Atlas der
klinischen Neurologie

Atlas der klinischen Neurologie

Von J. D. Spillane

Deutsche Übersetzung von
H. Gänshirt und R. Reuther

592 Abbildungen in 979 Einzeldarstellungen

1981
Georg Thieme Verlag Stuttgart · New York

Titel der Originalausgabe:
An Atlas of Clinical Neurology, 2nd Edition

Dr. J. D. Spillane
Prescelly
Newport, Pembrokeshire
Dyfed sa 42 onr

Prof. Dr. H. Gänshirt
Neurologische Klinik der Universität Heidelberg
Voßstraße 2, 6900 Heidelberg

Prof. Dr. R. Reuther
Neurologische Klinik der Universität Heidelberg
Voßstraße 2, 6900 Heidelberg

Wichtiger Hinweis: Medizin als Wissenschaft ist ständig im Fluß. Forschung und klinische Erfahrung erweitern unsere Kenntnisse, insbesondere was Behandlung und medikamentöse Therapie anbelangt. Soweit in diesem Werk eine Dosierung oder eine Applikation erwähnt wird, darf der Leser zwar darauf vertrauen, daß Autoren, Herausgeber und Verlag größte Mühe darauf verwendet haben, daß diese Angabe genau dem Wissensstand bei Fertigstellung des Werkes entspricht. Dennoch ist jeder Benutzer aufgefordert, die Beipackzettel der verwendeten Präparate zu prüfen, um in eigener Verantwortung festzustellen, ob die dort gegebene Empfehlung für Dosierungen oder die Beachtung von Kontraindikationen gegenüber der Angabe in diesem Buch abweicht. Eine solche Prüfung ist besonders wichtig bei selten verwendeten Präparaten oder solchen, die neu auf den Markt gebracht worden sind.

CIP-Kurztitelaufnahme der Deutschen Bibliothek

Spillane, John D :
Atlas der klinischen Neurologie / von J. D. Spillane. Dt. Übers. von H. Gänshirt u. R. Reuther. – Stuttgart ; New York : Thieme, 1981.
Einheitssacht.: An atlas of clinical neurology ⟨dt.⟩

– Printed in Germany –
Satz und Druck: G. Appl, Wemding, gesetzt auf Linotron 303

ISBN 3 13 608901 4

Dem Gedenken an
Dr. MILTON DAVIES
gewidmet,
einem Landarzt in Pembrokeshire während eines halben Jahrhunderts, dem die Kunst der ärztlichen Beobachtung eine Quelle ständiger Freude war

Vorwort der Übersetzer

Wer Neurologie lehrt, gleichgültig wo in der Welt, der kennt und schätzt den Atlas von Spillane. Diesem Werk mit mehr als 800 Abbildungen, überwiegend Photographien, die z. T. vom Verfasser eigenhändig aufgenommen wurden, ist bisher nichts Vergleichbares gegenübergestellt worden, was nicht verwunderlich ist; denn eine derartige Sammlung ist ein Lebenswerk und dazu ein lohnendes, es wird auch durch Fortentwicklung der medizinischen Technik niemals überflüssig werden. Nahezu jedes klinische Photo mit seiner Legende erzählt eine Geschichte, ist ein Auszug aus einem Krankenblatt.

Wer meint, ein solcher Atlas sollte weniger verbindenden Text enthalten, mag generell recht haben. Der Text will auch, wie der Verfasser expressis verbis feststellt, ein Lehrbuch nicht ersetzen. Aber er erweitert ein Lehrbuch in einer geradezu idealen Weise. Die großen neurologischen Krankheitsbilder werden von ihren medizinhistorischen Wurzeln her entwickelt, die möglichen Irrungen der Diagnostik in manchmal geradezu launiger Weise beschrieben, die Segnungen und Gefahren unserer modernen Therapie sogar in einem besonderen Abschnitt eindrücklich vor Augen geführt. Dies alles ist nur jemandem möglich, der jahrzehntelang tagtäglich neurologisch Kranke untersucht und behandelt hat, der seinem Wesen nach ein Kliniker mit Leib und Seele ist, ein Medizinhistoriker dazu und ein begnadeter und begeisterter akademischer Lehrer.

Ich war begreiflicherweise hocherfreut, als Herr Dr. Hauff mir vor einiger Zeit seine Absicht mitteilte, den Atlas von Spillane ins Deutsche übersetzen zu lassen. Eine Übersetzung ins Spanische und Japanische lag bereits vor, ein Beweis dafür, daß dieses Werk weltweite Anerkennung genießt. Nachdem mein Oberarzt, Herr Prof. Dr. Roland Reuther, sich bereit erklärte, mit mir gemeinsam die Übersetzung ins Deutsche vorzunehmen, habe ich mich dazu entschlossen in dem Glauben, daß diese Arbeit den Studenten und Ärzten deutscher Zunge nützlich sein kann und in der Hoffnung, damit der Neurologie im deutschsprachigen Raum einen Dienst zu erweisen.

Dem Studenten, der Eingang in dieses Werk finden möchte, sei geraten, zunächst nur die Abbildungen mit ihren Legenden zu studieren und erst im zweiten Anlauf sich mit dem Text zu beschäftigen. Er wird feststellen, daß er beim zweiten Hinsehen während der Textlektüre auf den Abbildungen mehr sieht als beim ersten Mal.

Die Übersetzung hat uns Freude gemacht. Bei jedem Satz ist zu spüren, daß das, was hier geschrieben und abgebildet ist, vom Autor selbst gesehen, erlebt und erfahren wurde. Die echt englisches „Understatement“ verratende Bezeichnung „Atlas“ umfaßt mehr als nur einen hervorragenden klinischen Atlas, hier liegt ein lebendiger, ja spannender und reich illustrierter Erlebnisbericht vor. Möge etwas hiervon auch im deutschen Text zu spüren sein.

Neu hinzugefügt haben wir ein Verzeichnis aller im Buch vorkommenden Arzneimittel mit ihren freien und Präparatenamen, um dem Leser besonders das Studium des letzten Kapitels, das der Medikamentennebenwirkungen, zu erleichtern. Weiterhin haben wir eine Liste deutschsprachiger neurologischer Lehr- und Lernbücher aufgenommen.

Zu danken haben wir unseren Mitarbeiterinnen, Frau Dr. med. Gabriele Haack für die sachkundige Umarbeitung des Stichwortverzeichnisses und das Lesen der Korrekturen, Frau Inge Krause und Frau Ingetraut Scholz für die Niederschrift des Manuskriptes und nicht zuletzt dem Thieme-Verlag für die Anregung, den Erwerb der Übersetzerrechte und die Ausstattung der deutschsprachigen Ausgabe.

H. Gänshirt R. Reuther

Vorwort zur 2. Auflage

Bei der Vorbereitung der 1. Auflage dieses Buches hegte ich die Befürchtung, es würde zu altmodisch für unser ultrawissenschaftliches Zeitalter sein – eine Mottenkiste neurologischen Wissens – und den Studenten unserer Tage könnte das Gefühl beschleichen, so etwas gehöre ins Museum und nicht in eine Bibliothek. Aber ich sagte mir auch, daß ein Buch dieser Art den Stoff enthält, aus dem die Medizin gemacht ist, und wenn dem Leser dies nicht aufgeht, sollte ich ihm ein Licht aufsetzen.

10000 Käufer des Buches waren das Ergebnis dieses meines geistigen Zwiespaltes; die Übersetzung ins Japanische und Spanische bestärkten mich darin, daß die Mühe nicht vergeblich war und unsere zukünftigen Ärzte noch etwas mehr als bloße Techniker sein wollen, die nur die Sprache des Labors sprechen. Die Britische Medizin hat stets vor den Gefahren gewarnt, den Schlüssel zur Heilkunst nur im wissenschaftlichen auf Kosten des humanistischen Aspektes zu sehen. Wenn der humanistische Gedanke in der Medizin keine Heimstatt mehr findet, könnte er leicht gänzlich verloren gehen. Das Format des Buches und die Aufmachung sind im wesentlichen beibehalten worden. Ich habe mich Vorschlägen widersetzt, das Buch in eines der gängigen Lehrbücher umzuwandeln und versucht, meine Kollegen und mehr noch meine Studenten zu Verbesserungsvorschlägen und Ergänzungen bei Abbildungen und Text anzuregen, ebenso zur Korrektur von Fehlern, von denen die Mehrzahl bei der 1. Auflage der Rezension entging – oder sollte ich sagen, von dieser taktvoll übergangen wurde?

„Es ist die Aufgabe eines klinischen Lehrers", sagte Sir WILLIAM R. GOWERS vor vielen Jahren, „aus dem Schatz seines Wissens Neues sowohl als auch Altes zu vermitteln".

Zum wiederholten Male danke ich Herrn RALPH MARSHALL und seinen Mitarbeitern vom Department für Medizinische Illustrationen am Universitätskrankenhaus von Wales für Jahre harmonischer Zusammenarbeit.

J. D. SPILLANE

Vorwort zur 1. Auflage

Dieses Buch ist das Kind einer zufälligen Begegnung mit Dr. J. C. GREGORY von der Oxford University Press auf einer Cocktailparty in Penang. Ihm hatten es die Illustrationen angetan, die ich bei einem Vortrag dort zeigte. Am Ende eines bezaubernden Abends versprach ich leichtfertig, meine Sammlung klinischer Photographien für eine Veröffentlichung herzurichten.

Ursprünglich war nur daran gedacht, die Bilder zu ordnen und geeignete Legenden anzubringen. Bald überkam mich aber die Lust, zu den abgebildeten Kranken und ihrer Krankheit und auch zu den Kniffen der klinischen Neurologie mehr zu sagen. Als Ziel schwebte mir vor, den Studenten davon ins Bild zu setzen, wie weit er es mit dem bloßen Gebrauch seiner Sinnesorgane bringen kann im Kampf mit den Fallstricken, die die Diagnostik am Krankenbett bereithält. Vom schreckenerregenden Aufgebot heutiger technischer Diagnoseverfahren wird nicht, allenfalls im Vorbeigehen, die Rede sein. Auch bin ich weder auf die klinische Untersuchungstechnik noch auf die Systematik der Pathologie und der Symptomatologie der Krankheiten des Nervensystems eingegangen. Hierzu existieren bereits viele gute Lehrbücher. Dieser Atlas soll deshalb auch nicht als elementare Einführung in die Klinik der Nervenkrankheiten mißverstanden werden.

Die Medizin ist eine anspruchsvolle Disziplin. Wer sie ausübt, den beschenkt sie fortwährend mit Interessantem: Die ärztliche Kunst und die Medizingeschichte wirken auf mich in ganz besonderem Maße anziehend, und dies nicht erst jetzt, begünstigt durch Lebensalter und Erfahrung, sondern schon seit meinen Studententagen. Die Erinnerung an meinen Lehrer Prof. ALEXANDER MILLS KENNEDY und an seine hervorragende Beobachtungsgabe ist in mir immer noch wach. Wie er mit einer Nadel die Sensibilität von Extremitäten und Rumpf prüfend eine Grenze des Empfindungsverlustes quer über den Brustkorb feststellte und einen spinalen Tumor diagnostizierte, den der verstorbene Prof. LAMBERT ROGERS entfernte, so daß die Patientin alsbald wieder herumgehen konnte! Das alles ereignete sich natürlich vor der Ära der Myelographie. Eine gekonnte klinische Untersuchung solcher Art ist zwar keineswegs etwas Besonderes, sie verfehlt aber nicht ihre Wirkung auf den Studenten, der sie zum ersten Male erlebt und der sich fortan daran erinnert.

Ein ebensolches Talent am Krankenbett war CHARLES ELSBERG aus New York, einer der amerikanischen Pioniere der Neurochirurgie, mit dem ich ein Jahr gearbeitet habe. Seine Monographie über die Rückenmarkstumoren, 1923 erschienen, ist ein Klassiker geblieben. Die Krankengeschichten von 100 Fällen sind beispielhaft.

Auf der Krankenstation erwirbt der Student zwar die Grundlagen seiner Fertigkeit, dennoch kann das gesamte Gebiet der klinischen Neurologie am Krankenbett nicht erlernt werden. Hierzu ist weder genügend Zeit noch ausreichend Lehrpersonal verfügbar. Glücklicherweise können zahlreiche neurologische Symptome, etwa Motilitätsstörungen, Sensibilitäts- oder Reflexstörungen auch im Hörsaal gezeigt werden. Das Fernsehen erweitert die Möglichkeiten noch und läßt auch eine Ptosis, einen Nystagmus, die Atrophie kleiner Handmuskeln erkennen, die auf andere Weise einem ganzen Auditorium auf einmal nicht zu demonstrieren wären. Über mehr als 20 akademische Jahre habe ich wöchentlich 2 neurologische Fälle vorgestellt. Diapositive von vergleichbaren Patienten und auch anderes geeignetes Anschauungsmaterial wurde projiziert, um Beispiele zu geben und besondere Punkte herauszuheben. Im Laufe der Jahre sammelten sich mehrere tausend Dias an, die Grundlage zu diesem Atlas. Frühere Studenten und Assistenten erkennen vielleicht einige der Patienten darauf wieder und rufen sich die lehrreichen diagnostischen Gedankengänge und die Anteilnahme an diesen Kranken in Erinnerung zurück. Aus den Krankengeschichten anderer kann man nämlich niemals soviel lernen wie aus den eigenen. Endlich liefert auch erst eine gute Legende die Essenz einer klinischen Photographie.

Die menschliche Sehrinde ist bekanntlich größer als die Hörrinde, und Lern- und Gedächtnisvorgänge sind deshalb vorwiegend visueller Natur. Die Demonstration im Kolleg wirkt aus diesem Grunde weniger unmittelbar als die Lehre am Krankenbett, die den Studenten zum aktiven Teil-

nehmer werden läßt. Am Kolleg können jedoch wesentlich mehr Lernende gleichzeitig unterrichtet werden, so daß ihnen im Laufe von 3 Jahren ein umfangreicherer Unterrichtsstoff vermittelt werden kann.
Ich bin oft mein eigener Photograph gewesen. Dessen ungeachtet wurden fast alle Abbildungen in diesem Buch in der Abteilung für medizinische Illustrationen in meinem Krankenhaus unter der Leitung von Mr. RALPH MARSHALL F. R. P. S. aufgenommen. Ihm und seinen Mitarbeitern gebührt mein Dank für die sachkundige Hilfe, deren ich mich in den vergangenen 15 Jahren erfreuen durfte.
Es mag schließlich merkwürdig anmuten, daß das 1. Kapitel dieses Buches einem historischen Thema gewidmet ist. Ich habe auf diese Eingangspforte zur Medizin aber stets größten Wert gelegt und bin darin bestärkt worden durch Dr. PAUL D. WHITE aus Boston, in dessen kardiologischer Abteilung ich ebenfalls 1 Jahr gearbeitet habe. Als einer der großen Kliniker unseres Jahrhunderts ist er in die Geschichte seines Fachgebietes tief eingedrungen. Meine allererste Aufgabe in jenem Jahr war es, Giovanni Maria Lancisis (1654–1720) Beitrag zur Kardiologie herauszuarbeiten und bei den wöchentlichen Konferenzen darüber zu referieren. Er war einer der Erstbeschreiber der Herzaneurysmen. Allen neuen, der Abteilung zugewiesenen Studenten wurden ähnliche medizinhistorische Referate übertragen.
Man hat oft gesagt, ein Mensch kann nur über das schreiben, was er in seinem Innersten verarbeitet hat, oder wie HENRY THOREAU, Naturforscher und Philosoph aus Neu England es einmal ausdrückte: „A man should step to the music which he hears“.
Zu besonderem Dank bin ich Dr. J. C. GREGORY verpflichtet für seinen sachkundigen Rat bei der Vorbereitung dieses Buches.

Cardiff, September 1967 J. D. SPILLANE

Inhaltsverzeichnis

1 Einführung in die klinische Neurologie

Ein Medizinstudent, der nach Jahren theoretischer Vorbereitung zum ersten Male eine Krankenabteilung betritt und darauf brennt, mit Patienten in Berührung zu kommen, lernt eine neue Lehrmethode kennen, das sog. „bedside teaching". Wahrscheinlich hatte er irrtümlich angenommen, diese Methode sei so alt wie die Medizin selbst und Studenten seien von jeher in dieser Form unterrichtet worden. Hatte nicht schon Hippokrates die Methode der Beobachtung beim Studium von Krankheiten propagiert und hatte er nicht seinen Schülern eingeschärft, „sich in der Naturbeobachtung zu schulen, besonders in jenen Dingen, die man sehen, fühlen und hören kann"? Dies trifft zwar zu, dennoch bezog die Medizin ihre Kenntnisse jahrhundertelang nicht aus der Krankenbeobachtung, sondern holte sie aus Büchern. An den Medizinischen Fakultäten huldigte man dem Theoretisieren und Philosophieren. Krankenvisiten für Studenten gab es erst im 18. Jahrhundert, als die klinische Medizin aufzublühen begann. Nachdem die Medizinischen Fakultäten dann vorübergehend ihren Einfluß zu verlieren schienen, fanden sie erneut zu sich selbst im 19. Jahrhundert, als Physik, Chemie, Physiologie und Mikroskopie die Vorklinik bereicherten und das Tor zum modernen Zeitalter der wissenschaftlichen Medizin aufstießen.
Der englische Arzt SYDENHAM führte im 17. Jahrhundert die Technik der Krankenbeobachtung wieder ein. Seine Meinung war, „daß Spekulation, fiktive Beweisführung und Bücherweisheit zum Fortschritt der Heilkunde ebensowenig beitragen können wie die Malerei zu einer Verbesserung der Navigation". SYDENHAM kann als eigentlicher Begründer der klinischen Medizin gelten. Es bedurfte dennoch eines ganzen Jahrhunderts, bevor der englische Medizinstudent aus dieser revolutionären Entwicklung Nutzen ziehen konnte.
Das Lehren am Krankenbett wurde erstmals im 17. Jahrhundert in Leyden eingeführt und dort auch weiterentwickelt, in Großbritannien faßte die Methode erst im 18. Jahrhundert Fuß, und zwar in Edinburgh. Großen Erfolg hatte sie in Dublin zu Ende des 18. und im Beginn des 19. Jahrhunderts, wo Männer wie GRAVES, STOKES, CHEYNE, CORRIGAN und ADAMS die Technik der klinischen Beobachtung wiederbelebten. In London waren es dann BRIGHT, ADDISON und HODGKIN – Namen, die in der Medizin unsterblich geworden sind.
1858 wurden klinische Medizin und Lehre am Krankenbett Bestandteil der medizinischen Ausbildung. Es war das Jahr, in dem der Beruf des praktischen Arztes gesetzlich eingeführt wurde, der von nun an mit einem Stethoskop, aber noch nicht mit Taschenthermometer und Pulsmeßgerät ausgestattet war.
Der Student in klinischen Semestern mit Kenntnissen in menschlicher Biologie und Übung in wissenschaftlicher Methodik wurde zu einem assistierenden Lehrling aufgewertet. Von seinen Lehrern überwacht, lernte er jetzt unmittelbar am kranken Menschen; denn die Medizin widmet sich lebenden Menschen, nicht toten Gegenständen. Eigene Mitarbeit am Krankenbett sollte ihm Fertigkeiten und Fähigkeiten vermitteln, die ihm Bücher, Vorlesungen, Demonstrationen, Tagungen und Symposien allein nicht bieten konnten. Würde man die Zeit, die dem „bedside teaching" gewidmet ist, beschneiden, würde man Erfahrung abbauen und das Niveau des zukünftigen Arztes gefährden. Wenn die Grundlagen ärztlicher Tätigkeit in dieser Phase des Studiums nicht erworben werden, werden sie es später nie mehr. Die Krankengeschichte – der geschriebene Bericht über die Befragung des Patienten zu seiner Vorgeschichte und über das Ergebnis der Untersuchung – hat ein Muster an Vortrefflichkeit, Einfühlsamkeit, Beobachtungsgabe, Gewissenhaftigkeit und Prägnanz zu sein.
In der Vorklinik wird das wissenschaftliche Denken des Studenten an logischen Zusammenhängen geschult. Er mag dabei manches als langweilig empfinden und sich fragen, wofür das wichtig sein könnte, aber er hat sich durch ein in sich geschlossenes Wissenschaftsgebiet hindurchzukämpfen, das auf Beobachtung, Messung und Experiment gegründet ist. Er lernt, Hypothesen zu formulieren, sie zu analysieren und sie notfalls zu verwerfen. Nicht unproblematisch ist es dabei für den Lehrer wie auch für den Studenten, diese vorklinisch erworbenen Denkmethoden unter den Gegebenheiten der Klinik beizubehalten. Einige allgemeingültige Gesichtspunkte können dem Studenten helfen, Orientierung und Perspektiven nicht zu verlieren:

Einmal muß man wissen, wie die klassischen Verfahren der Beobachtung und des Experiments unter klinischen Bedingungen zu handhaben sind. Eine Krankenabteilung ist kein Laboratorium, in beiden werden aber Beobachtungen angestellt und Daten gesammelt. Im Laboratorium können Phänomene voneinander getrennt und zur besonderen Untersuchung auch isoliert beobachtet werden, was auf der Krankenstation nicht zu praktizieren ist. Die Beschwerden, die der Patient vorbringt, und die Befunde, die der Arzt erhebt, sind ungeordnete und schon gar nicht didaktisch aufbereitete Erscheinungen einer Krankheit. Sie können nur im Zusammenhang und auf einem speziellen Hintergrund studiert werden. Das Messenwollen, selbstverständlich und wesentlich im Laboratorium, ist unter klinischen Umständen oft ein unausgegorenes oder ein unmögliches Verlangen, wenngleich neuerdings nicht unbeträchtliche Fortschritte auf diesem Gebiet erzielt worden sind.
Experimentelle Technik im strengen Sinne ist also nicht die übliche Methode der klinischen Untersuchung, mag sie auch für Fragen der Forschung nützlich sein, vorausgesetzt, sie schadet dem Kranken nicht, und er ist damit einverstanden. Für das weitere Verständnis bleibt jedoch zu beherzigen, daß auch die klinische Untersuchung, die einem bestimmten Ablauf folgt, einem Experiment gleichzusetzen ist.
Zuerst beobachtet der Student die leicht feststellbaren Erscheinungen einer Krankheit, wie den Verlust der Motorik oder der Sensibilität. Dann stellt er fest, daß er weitere Informationen mittels klinischer Tests erhalten kann. Mögen es Reaktionen auf Reize, wie die Antwort der Pupillen auf Licht sein, die Wirkung des Bestreichens der Fußsohle auf die Zehenbewegung oder die der Dehnung einer Sehne auf den zugehörigen Muskel. Diese Erscheinungen der Reflexaktivität können als experimentell induzierte Beobachtungen betrachtet werden. In anderen Fällen wird der Einfluß einer Veränderung der Körperlage im Raum geprüft. Den Kliniker interessiert dabei die Wirkung auf den Blutdruck und auf die Raumorientierung. Es können subjektive Störungen provoziert werden, etwa eine Synkope oder ein Schwindelanfall, aber auch objektivierbare Symptome, wie eine Bradykardie oder ein Nystagmus mittels eines Lageveränderungsmanövers. Schließlich gibt es klinische Tests, die darauf abzielen, die Rückwirkung der körperlichen Verfassung des Kranken auf seine Symptome festzustellen. Hierher gehört die Myasthenia gravis, bei der die physische Ermüdung auf Augenlider, Stimme und Muskelkraft untersucht wird.
Die Schwierigkeiten und Grenzen, sich solcherart dem Problem zu nähern, liegen auf der Hand. Die Vorteile, aber auch die Nachteile dieser Art des Zuganges zur wissenschaftlichen Medizin sind beleuchtet worden. Klinik als Wissenschaft stößt an Beschränkungen, die Entscheidungsfähigkeit des Klinikers bleibt deshalb notwendigerweise an seine praktisch-ärztliche Qualifikation gebunden.
Ein anderer Weg, ins klinische Studium einzutreten, ist der historische. Medizingeschichte wird oft als Freizeitbeschäftigung für Pensionäre betrachtet, gespickt mit Aphorismen, Anekdoten und herausgeputzten Platitüden aller Art und deshalb ungeeignet für Studenten. Etwas Wahres ist daran. Ein medizingeschichtliches Lehrbuch kann tatsächlich der langweiligste Wälzer sein, den ein Student jemals in der Hand hatte, eine Vorlesung eine trockene Aufzählung ehemaliger Apotheker und ihrer Kräuter, ein medizinhistorisches Museum ein Ort vollgestopft mit Inkunabeln, eine Bewahranstalt vergangener medizinischer Lehrmeinungen. Kein Wunder, daß Medizingeschichte nur selten in Lehrplänen oder Studienführern erwähnt wird. Man sucht vergebens Hinweise sogar bei jenen Repräsentanten, die die Gründer moderner Medizinschulen verantwortlich beraten. Aber vielleicht gedeiht die Medizingeschichte doch noch wie jüngst die Archäologie*.
Die Geschichte der Medizin ist ein Teil der Menschheitsgeschichte. Der Kliniker kann den Menschen nur für eine kurze Zeitspanne studieren. Stände ihm nur diese zur Verfügung, würde er wenig lernen können. Das Wissen unserer Vorfahren, die selbst längst vergessen sein mögen, versorgt uns mit den unentbehrlichen Grundlagen. Viele Kollegen haben zwar beträchtliche Kenntnisse über die Ursprünge und die Entwicklung ihres Fachgebietes, sie machen davon aber in ihren Vorlesungen nur ganz nebenbei Gebrauch, wenn sie gelegentlich Bildchen zeigen oder Anekdoten erzählen.
Das gedankenlose Zusammentragen eponymer Syndrome darf nicht verwechselt werden mit Liebe zur Medizingeschichte. Dies würde heißen, eine Laune zur Idee, ein Steckenpferd zur Richtschnur des Lebens hochzustilisieren. Solch nutzloses Geschwätz schreckt ab und führt zu Vorurteilen. Ich für meinen Teil glaube, wir haben die Medizingeschichte allzu sehr vernachlässigt und ihre wertvollen Hilfsquellen nicht genügend ausgeschöpft. Niemand wird leugnen, daß sich die Medizin in den vergangenen 30 Jahren umwälzend verändert hat, und es besteht kein Zweifel, daß Fortschritte Nut-

* Im September 1966 wurde beschlossen, die erste medizingeschichtliche Universitätsabteilung in Großbritannien am University College in London einzurichten.

zen bringen, aber auch neue Probleme aufwerfen. Ein Gefühl dafür, was die Zukunft bringen wird, kann von unschätzbarem Wert für die gesamte Medizin, auch für den einzelnen Arzt sein. Die ganze Erfahrung unseres Berufsstandes, unser Wissen und unsere innere Einstellung zum ärztlichen Handeln müssen uns Leitlinie für die Ausbildung junger Ärzte sein. Unsere Erfahrungen in der Vergangenheit müssen in den Lehrplan eingehen, um gegenwärtige Probleme lösen, neue Forderungen richtig beurteilen und moderne Konzepte formulieren zu können. Gerade die historische Betrachtungsweise kann hier im besonderen Maße weiterhelfen, wie sie es übrigens auch in der Soziologie und der Psychiatrie vermag.

Ein Student fragte mich einmal, warum das Karpaltunnelsyndrom erst kürzlich beschrieben worden ist. Man dürfte doch annehmen, daß der N. medianus in früheren Jahrhunderten auch schon empfindlich auf Druck gegen das Handgelenk war. Wie ist das zu verstehen? Diese Frage berührt das gesamte Problem der Nosologie, der Entdeckung und der Abgrenzung von Syndromen und Krankheiten. Warum liegt manchen Syndromen keine nachweisbar gestörte Struktur oder Funktion zugrunde? Warum verschwinden andere im Laufe der Zeit, so als wären sie an besondere äußere Umstände oder kulturelle Einflüsse einer Epoche gebunden gewesen. Die Viszeroptose und die Chlorose sind zwei Beispiele, die mir gerade einfallen. Sind wir schon am Ende des Zeitalters klinischer Nosologie angelangt? Beschreiben unsere Lehrbücher wirklich alle Krankheiten des Nervensystems? Sind keine mehr unentdeckt geblieben?

Im großen und ganzen ist man tatsächlich dieser Ansicht und weist der zukünftigen Forschung mehr die Entdeckung von Ursachen der bekannten Krankheiten zu, von Wegen zu ihrer Verhütung und Mitteln zu ihrer Heilung. Was die Neurologie betrifft, so würde der erwähnte Student, wenn er weiter fragt, feststellen können, daß die verschiedenen Krankheiten des Nervensystems, die er im Krankenhaus sieht, fast ausnahmslos im vorangegangenen und in diesem Jahrhundert in Europa beschrieben worden sind. Allerdings geben die meisten Neurologen zu, daß sie nur bei etwa 60% ihrer Patienten der Krankheit einen Namen geben können. Gewiß sind manche gar nicht krank, aber bildet sich der Rest eine Krankheit nur ein? Ist es nicht vielmehr so, daß zu dieser Gruppe Syndrome gehören wie die „restless legs“ (Anxietas tibiarum), die periodisch migränöse Neuralgie, die Neuronitis vestibularis und die Miktionssynkope – jüngste Gewächse unter den Krankheitsbildern, die deshalb oft zögernd und erst spät diagnostiziert werden? Und was ist mit den Krankheiten in den tropischen Gebieten der Welt? Lauern dort nicht „neue“ Nervenkrankheiten? Und wer kann behaupten, daß die „alten“ nicht weiterexistieren, nicht bloß in anderer Gestalt, sondern jetzt auf dem Boden neuer Ursachen, natürlichen oder künstlichen?

In der Neurologie haben wir es mit jenem Teil des Menschen zu tun, der das spezifisch Menschliche ausmacht, dem Gehirn. In seiner Hirnrinde ist der höchste Stand der Evolution erreicht. Die Kenntnis der Geschichte vom Bemühen des Menschen, das Wesen seines eigenen Gehirns und das seiner Störungen zu verstehen, sollte dem Studierenden Hilfe und Leitstern sein.

Entstehung und Entwicklung der Neurologie

Eine der häufigsten Schädigungen des Gehirns ist heutzutage die Gehirnerschütterung nach einem Hirntrauma. Die Schädeleröffnung bei Verletzungen und aus anderen, nicht bekannten Anlässen ist die älteste Operation, von der wir durch Schädel aus der Neusteinzeit Kenntnis haben, die merkwürdigerweise erst vor hundert Jahren ausgegraben wurden. Der erste *geschriebene* neurologische Krankheitsbericht stammt von den alten Ägyptern um das Jahr 3000 v. Chr. Die Bezeichnung Gehirn wurde von ihnen zum ersten Mal verwendet. Der Bericht beschreibt die Lähmung eines Beines nach einer Verletzung des Kopfes auf der Gegenseite. Die hippokratischen und andere Schriften aus dem 5. und 4. Jh. v. Chr. enthalten Aufzählungen neurologischer Krankheiten, wie Epilepsie (einschließlich der Aura, visuellen und olfaktorischen Begleiterscheinungen, postparoxysmaler Amnesie, Status epilepticus und Jackson-Anfällen), Rückenmarksverletzungen (Paraplegie, Tetraplegie und Sphinkterlähmung), Kopfverletzungen (Schädelbrüche, Impressionsfrakturen, stumpfe und penetrierende Verletzungen mit Durazerreissung) sowie frühe Beschreibungen des Gehirns, seiner Groß- und Kleinhirnhemisphären, seiner Kammern und seiner Häute. Angesichts dieser Tatsachen nimmt es Wunder, daß den alten Griechen, geleitet von ihren Philosophen Plato und Aristoteles, keine der physiologischen Funktionen des Nervensystems offenbar wurde. Das Gehirn war für sie nichts anderes als eine Drüse, die Phlegma in die Hypophyse und in die Nase sezerniert. Zentrales Körperorgan war das Herz. Die Blutgefäße und nicht die Nerven bildeten die Kanäle, die Motorik und Sensibilität vermittelten, eine Ansicht, die in gewisser Weise sogar von William Harvey 2000 Jahre später geteilt wurde. Es war nicht das letztemal, daß Philosophen Dogmen errichteten, die zu ihren Theorien paßten, anstatt sie auf die verfügbaren Tatsachen zu gründen. Natürlich kann ARISTOTELES nicht das Recht abgesprochen werden, Erfindungen gemacht zu haben, die Physiologie hat er aber sicher nicht erfunden.

Über die wahre Natur des Nervensystems hat erstmals GALEN in Rom (130–210 n. Chr.) Vermutungen angestellt. Er durchschnitt das Rückenmark neugeborener Schweine und stellte einen Verlust der Bewegungen und des Gefühls in den Extremitäten fest. Das Gehirn sei der Sitz der Intelligenz und der Vorstellungskraft, das Hauptorgan für die Wahrnehmung. Auch sei das Gehirn, so dachte er, die Quelle einer der Lebenssäfte, der in unsichtbaren Kanälen der Nerven hinabfließt, Bewegung und Gefühl vermittelnd.

Obwohl die Anatomen der Renaissance – VESAL, FALLOPIUS, WILLIS, SYLVIUS und MORGAGNI – die Basis unseres Wissens über die Struktur des Nervensystems erarbeitet haben, wurde erst im 19. Jahrhundert der Modus der Impulsübertragung im Nerven entdeckt.

Die beiden Dogmen, die die neurologische Forschung verwirrt haben, waren die von den Säften und die von der Seele. Ersteres verglich Gehirn und Nerven mit Herz und Blutgefäßen, jene enthielten eine hypothetische Flüssigkeit, diese das Blut. Das Gehirn beherbergte darüber hinaus die menschliche Seele. Indessen traten neue Philosophien auf den Plan, jene von BACON, LOCKE und NEWTON, die sich den Grundsätzen der Naturbeobachtung, des Experimentes und der induktiven Beweisführung verschrieben hatten. Um die Mitte des 18. Jahrhunderts ergriffen diese Lehren auch von der Nerven- und Muskelphysiologie Besitz, von den Eigenschaften der Nervenleitung, der Reflextätigkeit, des Rückenmarkes und den Funktionen des Gehirns.

Nerven

Man hat freigelegtes tierisches und menschliches Gewebe mechanischen, thermischen und chemischen Reizen ausgesetzt und gefunden, daß manche dieser Reize mit Schmerz oder Bewegungseffekt beantwortet wurden, andere wiederum nicht. Ein Muskel kontrahierte sich, ein Nerv blieb bewegungslos. Sehnen und Bänder waren weniger empfindlich als Nerven und konnten hierdurch unterschieden werden. Die Begriffe der Sensitivität, Irritabilität und Kontraktilität entstanden. Dessen ungeachtet konnte der Gewebsschwund distal einer Nervendurchschneidung erklärt werden mit einem Verlust von Nährflüssigkeit im Nerven, die vom Gehirn ausgehend zu denken war, obwohl das Mikroskop (1674) Nervenkanäle nicht aufdeckte, durch die sie fließen konnte.

Das Problem nahm eine neue Gestalt an, eine physikalische anstelle einer humoralen, nach der Entdeckung der physikalischen Gesetze in jener Zeit. DESCARTES (1596–1650) hatte sich schon den menschlichen Körper als Maschine vorgestellt und die Bewegung von Nervenfäden, die das Gehirn mit der Peripherie verbinden, als Hauptbestandteil des Phänomens der Bewegung und der Empfindung postuliert. Man dachte an Erschütterung, Vibration oder an Druckwellen im Nerven. – Doch erst die Entdeckung der Elektrizität brachte die endgültige Lösung der Frage der Nervenleitung. Ende des 18. Jahrhunderts war nur die statische Form der Elektrizität bekannt; aber man war sich bewußt, daß der Schock von Fisch- und Aalarten elektrischer Natur ist, der Gedanke an die „tierische Elektrizität" und die Möglichkeit elektrischer Fortleitung im Nerven lag in der Luft. Apparate zur Erzeugung von Reibungselektrizität und Kondensatoren (die Leyden-Flasche) wurden ersonnen, um sie zu speichern. Es war GALVANI (1737–1798), der diese Kenntnisse auf die Neurophysiologie anwandte, indem er das einfache Nerv-Muskel-Präparat am Frosch benutzte, um die elektrische Natur der Nervenleitung zu demonstrieren. Eine Zeitlang ging der Streit bei der Interpretation der GALVANI-Experimente darum, ob die Elektrizität eine natürliche oder artefizielle Reizform sei und wo sie im Nerv-Muskel-Präparat ihren Sitz habe. Sie wurde dann tatsächlich im Muskel sowohl wie im Nerven aufgefunden, und in der ersten Hälfte des 19. Jahrhunderts war es möglich geworden, Leitungsgeschwindigkeiten, Potentiale in Ruhe und bei Tätigkeit zu erfassen. Gerade vor einem Jahrhundert konnte gezeigt werden, daß die Nervenimpulse durch eine sich selbst ausbreitende Depolarisierung der Nervenmembran entstehen. Mit empfindlichen Instrumenten wurde es möglich, die Amplituden und die Geschwindigkeiten der Reizantworten zu messen, so daß im ersten Jahrzehnt unseres Jahrhunderts das Alles-oder-Nichts-Gesetz und die Refraktärperiode beschrieben wurden. Die moderne Elektrophysiologie war geboren.

Die Geschichte von der chemischen Impulsleitung im Nerven ist ein Sproß des Hauptthemas. Bis zu den Tagen von SHERRINGTON (1897) war die Synapse nicht bekannt, aber die spezielle Histologie der motorischen Endplatten und die dort auftretende Leitungsverzögerung warfen die Frage auch einer nichtelektrischen Überleitung auf. Pharmakologische Experimente mit denervierter und perfundierter glatter Muskulatur erwiesen deren Richtigkeit. Die Bedeutung von Adrenalin und Acetylcholin in sympathischen und parasympathischen Synapsen wurde von Physiologen aufgedeckt – ELLIOT, LOEWI und DALE. Somit enthielt die alte Neurohumoraltheorie am Ende doch noch ein Körnchen Wahrheit.

Rückenmark

Beim Blick auf ein mehrfarbiges neuroanatomisches Diagramm unserer Tage kann man den Studenten verstehen, der in Verwunderung und Schrecken innehält vor dem Schauspiel der Linien, die kommen und gehen, kreuzen, sich verzweigen und erneut auftauchen in der Art eines Schaltpultes. Zu versuchen, sie im Gedächtnis zu behalten, wäre ein steriles zweckloses Unterfangen.

Ratsam ist es hingegen, einen Blick auf die Entstehung solcher Diagramme zu werfen, um zu erkennen, daß sie nicht von Zeichnern, sondern von Anatomen, Physiologen und Klinikern mit den Methoden der Beobachtung, des Experimentes und der induktiven Beweisführung erarbeitet wurden. Der Wert dieses Vorgehens läßt sich gut am Beispiel des Rückenmarks darstellen. Namen, die dem Studenten geläufig sind, wie FLECHSIG und GOWERS, SCHWANN und PURKINJE, MARCHI, GOLGI, CAJAL, WALLER und BROWN-SÉQUARD, bedeuten mehr als eine Nervenbahn oder einen Zellhaufen, eine Färbung, eine Nervenscheide, einen Apparat oder ein Phänomen. Was diese Männer zustandebrachten, ist wesentlich interessanter und eindrucksvoller.

Die Untersuchungen, die es HORSLEY 1887 als erstem ermöglichten, einen Rückenmarkstumor zu entfernen, der von GOWERS diagnostiziert wurde, und die MARTIN 1911 erstmals in die Lage versetzten, zur Beseitigung von Schmerzen eine Chordotomie vorzunehmen, waren nahezu zur Gänze schon im 19. Jahrhundert ausgeführt worden. Lange Zeit sah man im Rückenmark eine Art Verlängerung des Gehirns oder einen Nervenstrang, ohne etwas von seiner Anatomie oder Funktion zu wissen. Die doppelten Wurzeln und die Ganglien wurden zur Kenntnis genommen, die Faserstränge grob zergliedert und die Pyramidenkreuzung identifiziert, aber kaum mehr. Der erste wichtige Schritt zu Anfang des Jahrhunderts war die Entdeckung von MAGENDI und BELL, daß den Rückenmarkswurzeln eine unterschiedliche Funktion zukam. Mittels Durchschneidung und Reizung zeigten sie, daß die vorderen motorisch und die hinteren sensibel sind. Damit war der erste Hinweis auf getrennte Leitungselemente im Rückenmark erbracht.

Weitere Fortschritte wurden erzielt durch Verfeinerung der mikroskopischen Technik und der Färbemethoden der zentralnervösen Gewebe. Dies geschah zu derselben Zeit, zu der PURKINJE (auf den der Ausdruck „Protoplasma" zurückgeht) die Ähnlichkeit pflanzlicher und tierischer Zellen auffiel, SCHWANN diese bis zu den Eizellen zurückverfolgte und zur Doktrin erhob, daß die Zelle das anatomische Grundelement des Lebens ist; dies führte zu Ende des Jahrhunderts zum Begriff des Neurons als Basis nervöser Tätigkeit. Die Kerne und andere intrazelluläre Partikel wurden identifiziert, ebenso die Zellmembranen und die Zellfortsätze. Im Kielwasser dieser Forscher segelten die Neurohistologen GOLGI, MARCHI, WEIGERT und CAJAL, die mit Silber- und Goldimprägnationen, Anilinfärbungen und Osmiumsäuretechniken die außerordentliche Vielfalt nervöser Strukturen darstellten. Es überrascht nicht, wenn die komplexen Verzweigungen

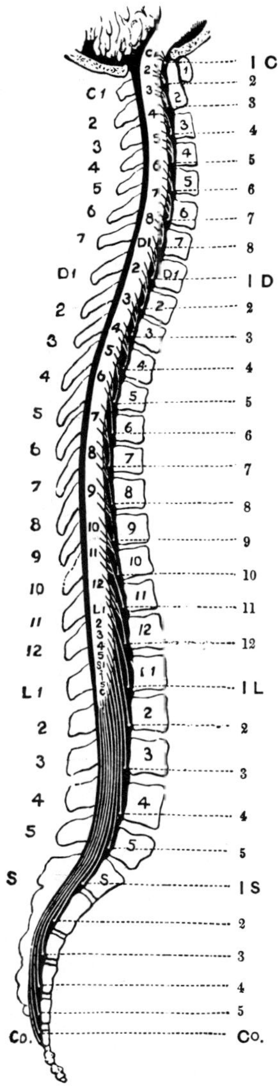

1 Rückenmark *(Gowers)*: Das von *Gowers* gezeichnete Bild erschien in der 1. Auflage seines Lehrbuches 1886 und war das erste, das eindeutig die Beziehungen zwischen den Dornfortsätzen, den Wirbelkörpern und den spinalen Segmenten zeigt. Es beruht auf Sektionspräparaten, die für ihn am University College Hospital von einem jungen anatomischen Demonstrator namens *Victor Horsley* angefertigt wurden. Ein Jahr später, 1887, waren *Gowers* und *Horsley* die ersten Chirurgen, die einen Rückenmarkstumor diagnostizierten und erfolgreich entfernten

und Verästelungen der Axone und Dendriten sowie das Netzwerk der Glia die Hypothese des nervösen Retikulums gebaren, die der Neuronentheorie gegenübergestellt wurde. Damals war allerdings der

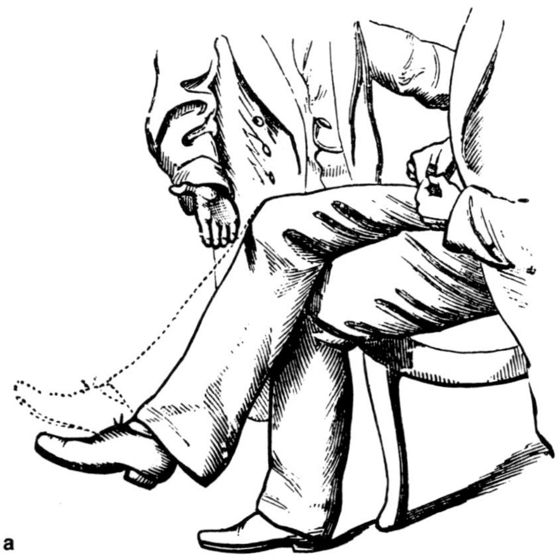

2a

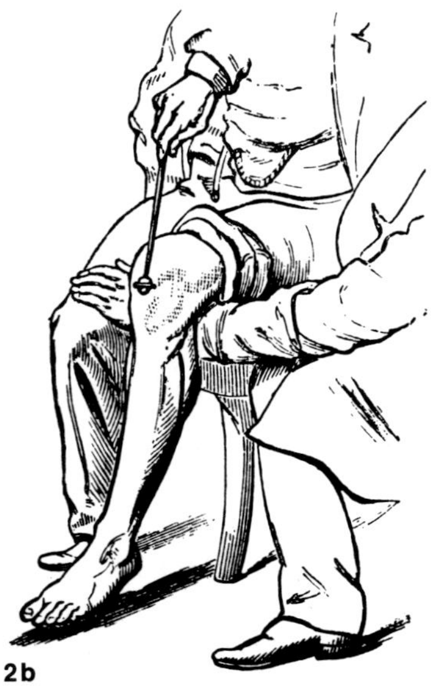

2b

2a + b Patellarreflex: Eine Illustration aus „Diseases of the Nervous System" von *W. R. Gowers*, 1886 erschienen, bekannt unter der gemütvollen Bezeichnung „Bibel der Neurologie". *Gowers* war ein Künstler und konnte seinen klassischen Text selbst illustrieren. Die Art, wie ein Kranker mit pseudohypertrophischer Muskeldystrophie sich vom Boden aufrichtet, wurde als Gowers-Zeichen bekannt. Er prägte auch den Ausdruck „knee jerk", über den er schrieb: Er wurde von *Westphal* „Kniephänomen" genannt, von *Erb* „Patellarsehnenreflex", von mir selbst „knee jerk". Andere Bezeichnungen, die von ihm stammen, sind „amyotatisch, abiotrophisch und Fibrositis". **a** Die punktierte Linie zeigt die Bewegung an, die auf den Schlag gegen die Patellarsehne erfolgt. **b** Eine Methode, den Reflex zu erhalten, wenn er auf dem üblichen Wege nicht prompt ausgelöst werden kann

Begriff der Synapse noch nicht geboren. Ursprung und Ende der Axone wurden auf zweierlei Weise erforscht. Einmal untersuchte man sowohl die Myelinbildung am Neugeborenen als auch den Myelinzerfall nach Verletzung oder durch Krankheit. Dies setzte FLECHSIG in die Lage, die Pyramidenbahn und den Tractus spinocerebellaris posterior [dorsalis] ausfindig zu machen. WALLER entdeckte, daß die Durchschneidung eines Axons dieses peripher davon – seiner Ernährung aus dem Zellkörper beraubt – degenerieren läßt. Durchschneidung der Vorderwurzeln ließ erkennen, daß deren Ursprungszellen in der grauen Substanz liegen. Wurden die hinteren Wurzeln unterbrochen, starb die zentrale Portion jener Axone ab, die ins Rückenmark eintraten und nicht die periphere, die mit dem Spinalganglion weiter in Verbindung blieb.

TÜRCK in Wien und andere verfolgten die Bahnen im Rückenmark selbst und konnten nachweisen, daß ihre Degeneration in der Richtung ihrer Fortleitung erfolgte. Er verfolgte die motorische Bahn das Rückenmark hinauf über die Kreuzung in der Medulla oblongata bis zu den basalen Kernen des Großhirns. Er nannte sie Pyramidenbahn wegen der Pyramiden des Hirnstamms. BETZ aus Kiew beschrieb die Pyramidenzellen der motorischen Rinde, von denen wir jetzt wissen, daß sie der Ursprung des Tractus pyramidalis sind, und gab ihnen den Namen. Er soll 5000 menschliche Gehirne untersucht haben.

Es entstand so ein Bild aus weißen Fasersträngen, bestehend aus absteigenden motorischen Fasern, von denen die Masse im Rückenmark kreuzt, und von aufsteigenden sensiblen Teilstrecken, die um das zentrale Grau herum angeordnet sind. Nun wurden die Funktionen dieser Strukturen untersucht, besonders die Wege der sensiblen Qualitäten für Berührung, Druck, Schmerz und Temperatur herausgearbeitet. Eine Zeitlang gab es nur den Hinweis auf einen einzigen sensiblen Leitungsweg, den in den Hintersträngen, und die graue Substanz schien ebenfalls an den sensiblen Funktionen beteiligt. Um die Mitte des Jahrhunderts jedoch wurde durch selektive Schnittführung im Rückenmark, Einzel- und Mehrfachschnitte, horizontalen und vertikalen und in verschiedenen Höhen gelegten, entdeckt, daß es mindestens zwei sensible Wege gab. Aus der Klinik kam die Bestätigung, Schmerz und Temperatur werden über Fasern geleitet, die zunächst kreuzen und dann in den Seitensträngen aufsteigen, während Berührungs- und Lagesinn den direkten Weg in den ipsilateralen Hintersträngen nehmen. Penetrierende Verletzungen des Rükkenmarks, Fälle von Rückenmarkskompression und von Syringomyelie mit Zonen dissoziierter Anästhesie bewiesen mehr und mehr, daß der Tractus spinothalamicus, wie er später genannt wurde, die graue Substanz kreuzt und erst dann zum Gehirn aufsteigt.

Es bleibt noch über die Reflextätigkeit des Rückenmarks zu berichten. Durch Jahrhunderte hin herrschte die Vorstellung, daß mehr als eine Form der Motorik existieren müsse, weil man bemerkt hatte, daß es Bewegungen gab, die nicht der Willkürkontrolle unterlagen, sondern den Instinkten und den Emotionen. Die unwillkürliche Tätigkeit der Pupillen und der Augenlider auf Licht und auf Bedrohung, die Krampftätigkeit der dekapitierten Hühner (und vielleicht auch des hingerichteten Verbrechers) wurden im 16. Jahrhundert als „automatisch" aufgefaßt. Tierexperimente demonstrierten, daß sie von einem intakten Rückenmark abhängig sind und das Wort „Reflektion" kam in Gebrauch. MARSHALL HALL (1790–1857), ein Londoner Arzt, entwickelte seinen Begriff der spinalen Reflextätigkeit auf der klinischen und experimentellen Erfahrung. Er prägte den Ausdruck „Reflexbogen" und „spinaler Schock", und er fand heraus, daß es mittelbare und unmittelbare segmentale Verschaltungen bei den Reflexen geben müsse und daß sie durch den Willen beeinflußbar sind. So sagte er: „Das Rückenmark führt ein Eigenleben – das Gehirn mag schlafen, das Rückenmark schläft niemals."

BABINSKIS (1857–1932) kurze Mitteilung über sein Zeichen im Jahre 1896 besteht aus nur 28 Zeilen. „In einer gewissen Zahl von Fällen mit Hemiplegie oder kruraler Monoplegie aufgrund organischer Schädigung des zentralen Nervensystems habe ich eine Veränderung des kutanen Plantarreflexes beobachtet, die ich kurz beschreiben möchte. Feine Nadelstiche in die Fußsohle der nichtaffizierten Seite bewirken eine Beugung des Schenkels in der Hüfte, des Beines im Knie, des Fußes im Fußgelenk und der Zehen in den Metatarsalgelenken, also dieselbe Reaktion wie im Normalzustand. Ein ähnlicher Reiz auf der gelähmten Seite verursacht ebenso eine Beugung des Schenkels in der Hüfte, des Beines im Knie und des Fußes im Fußgelenk, aber die Zehen führen eine Streckbewegung im Metatarsus aus anstelle der erwarteten Beugung." GOWERS betrachtete im Jahre 1886 den Plantarreflex als den wichtigsten aller Hautreflexe.

Im 19. Jahrhundert wurde die Reflexhemmung an den Vagusnerven entdeckt und ihr Einfluß auf Atmung und Schlucken. Schließlich legten SHERRINGTON (1857–1932) und seine Schule in einer ganzen Reihe klassischer Arbeiten die Grundlage zu unserem Verständnis der Reflextätigkeit auf allen Ebenen des Nervensystems. „The integrative action of the nervous system" von SHERRINGTON, 1906 veröffentlicht, gehört zu den ganz großen wissenschaftlichen Werken der Geschichte.

Gehirn

Die Entfernung eines intrakraniellen Meningeoms, heute eine keineswegs mehr ungewöhnliche Maßnahme in fast allen Teilen der Welt, ist nicht nur ein Triumph operativen Geschickes und chirurgischer Technik. Sie darf mit gutem Recht als ein Höhepunkt in der Wissenschaftsgeschichte des menschlichen Gehirns gelten. Der 100. Geburtstag der Neurochirurgie ist schon begangen worden. Der Eingriff zur Entfernung eines Meningeoms wurde erstmals 1879 von Sir WILLIAM MACEWEN vorgenommen, Regius-Professor für Chirurgie an der Universität Glasgow. 5 Jahre später, 1884, nahm RICKMAN GODLEE am Hospital für Epileptiker und Gelähmte, Regent's Park London, das erste Gliom heraus. Diese Leistungen kamen allein durch anatomische, physiologische und klinische Beobachtung zustande – sie datieren selbstverständlich noch vor den Tagen der Radiologie (1891) und der Lumbalpunktion (1895). MACEWENS Patient wies eine supraorbitale Hyperostose auf, jener von GODLEE hatte linksseitige fokale Krampfanfälle und ein bilaterales Papillenödem.

Studenten, die das historische Wachstum unseres Wissens über das Gehirn verfolgen wollen, können sich an Namen orientieren, die sie im Seziersaal lernen. Viele Namen von Teilen des Gehirns beziehen sich immer noch auf ihre Erstbeschreiber. Das Torcular Herophili (der Confluens sinuum) und die V. Galeni (die große Hirnvene) sind Beispiele aus dem Altertum. Der Antike waren auch die Hirnpulsationen bekannt, die Hirnwindungen, die Hüllen und die Hohlräume. Tatsächlich waren bei der Einführung der Sektion im 16. Jahrhundert in Bologna nicht so sehr die Hirnsubstanz als die Hirnhäute und die Ventrikel Gegenstand des Interesses. Diese Strukturen haben Anatomen und Philosophen 2000 Jahre lang in Anspruch genommen. Die Ausdrücke „Dura mater" und „Pia mater" wurden im Mittelalter gebräuchlich in der Vorstellung, sie seien schützende „Mutter"häute, die „harte" und die „anhängliche". Die spinnwebartige Arachnoidalmembran wurde erst im 17. Jahrhundert beschrieben, als PACCHIONI auch über die „Granulationen" der Dura berichtete. Er nahm an, diese Häute seien nicht nur zum Schutz vorhanden, sondern trieben durch muskuläre Kontraktion Flüssigkeit in die Peripherie.

Von den Hirnventrikeln glaubte man, sie hätten mit der Atmung und der Exkretion etwas zu tun

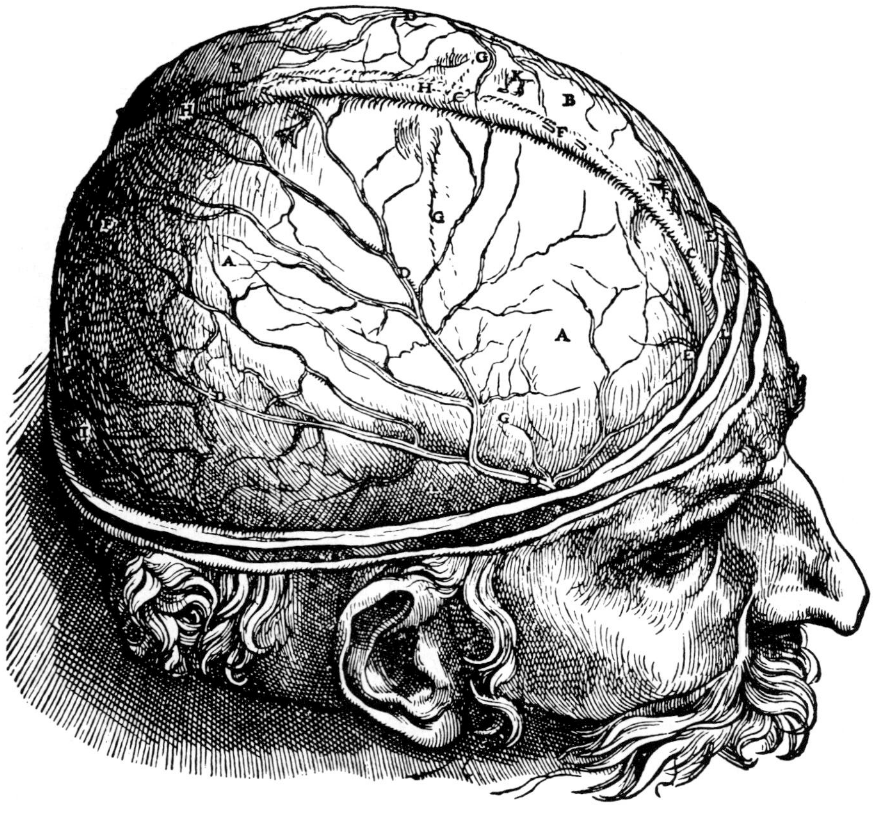

3 Gehirn *(Vesalius):* Die Oberfläche des Gehirns, dargestellt in „Fabrica Corporis Humani" von *Vesal* (1543)

und seien wesentliche Bestandteile von GALENS Doktrin der 3 Säfte. Die Anatomen des Mittelalters beschrieben 3 Hirnkammern und ordneten ihnen bestimmte Fähigkeiten zu. Überwiegend waren dies das Denken, die Vorstellungskraft und das Gedächtnis, von vorn nach hinten angeordnet, aber es existierten viele Varianten. Die Ausgüsse von Hirnventrikeln, die LEONARDO DA VINCI um das Jahr 1500 anfertigte, und die Zeichnungen davon waren, wie die meisten anderen Früchte seines Geistes, ihrer Zeit um Jahrhunderte voraus. Sie blieben ohne Einfluß, weil sie Hunderte von Jahren verschollen waren. Das Fortbestehen der Säftelehre des Gehirns hielt die Anatomen wahrscheinlich von unvoreingenommener Beobachtung ab und verzögerte das Auffinden jener Wege, die der Ventrikelliquor passiert. Der Aquädukt des Mittelhirns wurde von SYLVIUS beschrieben, Professor der Medizin in Leyden im 17. Jahrhundert, einer der ersten, die Medizin als „bedside teaching" lehrten; die intraventrikulären Foramina sind im 18. Jahrhundert durch ALEXANDER MONRO bekannt geworden, Professor der Anatomie in Edinburgh. Sein Vater, der in Leyden studiert hatte, brachte die Lehre am Krankenbett mit nach Großbritannien. Die Beschreibung der Foramina des 4. Ventrikels erfolgte erst im 19. Jahrhundert durch MAGENDIE und LUSCHKA.

Die Flüssigkeit in den Ventrikeln, so stellte sich WILLIS vor, ein Arzt des 17. Jahrhunderts und Erstbeschreiber der arteriellen Anastomose an der Hirnbasis, sollte aus den Plexus chorioidei stammen. Bilder in seiner „Cerebri Anatome" sind von CHRISTOPHER WREN gezeichnet worden. Mitteilungen über die Natur und die Verteilung der Zerebrospinalflüssigkeit stammen von jenem Manne, der als erster über die Ischias berichtete, COTUGNO, Professor der Medizin in Neapel am Ausgang des 18. Jahrhunderts. Viele unbedeutende Beiträge haben ihren Autoren eponyme „Unsterblichkeit" eingetragen. Die Diagramme, die in modernen Druckwerken Entstehung, Flußrichtung und Verbleiben der Zerebrospinalflüssigkeit verzeichnen, sind Resultat jahrhundertelanger Forschung. Wir wissen zwar heute über die chemische und die zelluläre Zusammensetzung dieser Flüssigkeit Bescheid, ihre Funktion liegt jedoch weiterhin im Dunkeln. Sollte sie eines Tages entdeckt werden, so wäre dies, wie es für andere Hirnstrukturen gleichermaßen gilt, eines eponymen Ehrentitels wert, und der Liquor würde nicht länger ein „Innominatum" bleiben müssen.

Der Leser wird auch überrascht sein zu erfahren, daß die Identifizierung der Hirnnerven bei ihrem Austritt aus der Schädelbasis ebenfalls eine verwirrende Angelegenheit war. Die gegenwärtige Eintei-

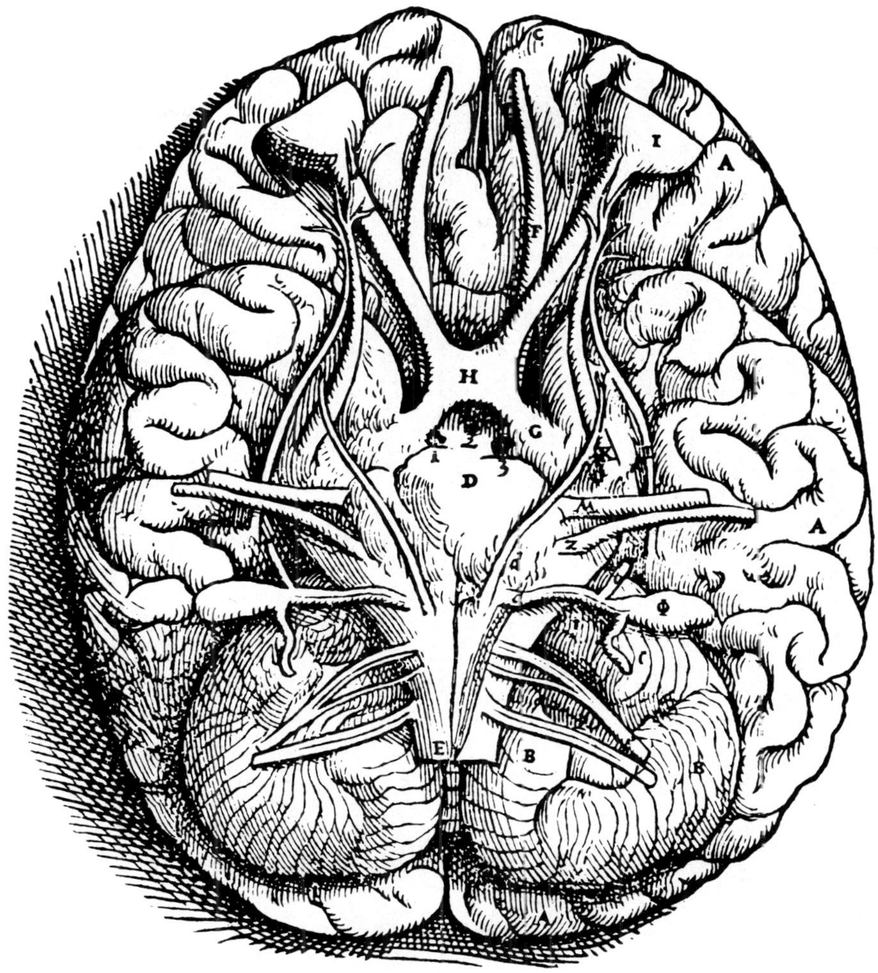

4 Gehirn *(Vesalius):* Die Hirnbasis, wie sie in „Fabrica Corporis Humani" von *Vesal* dargestellt wurde. Obgleich dieses klassische Werk bekannt ist für seine schönen Illustrationen, ist diese Zeichnung plump im Vergleich zu jener von *Christopher Wren* in Abb. **5**. Man beachte die fehlende Trennung zwischen Brücke und Schläfenlappen. *Vesalius* zählte wie *Galen* 7 Hirnnervenpaare

lung der Hirnnerven in 12 Paare ist erst seit der Mitte des 19. Jahrhunderts allgemein anerkannt. VESALIUS hat in seiner „Fabrica corporis humani" (1543) die 7 Hirnnervenpaare von GALEN übernommen und abgebildet. Die Nn. olfactorii waren nicht eingeschlossen, die Paare des IV. und VI. Hirnnerven wurden erst später im 16. Jahrhundert identifiziert; die Insertion des IV. Hirnnerven im M. obliquus superior des Auges sogar erst von FALLOPIUS beschrieben, bekannt durch die Eileiter. WILLIS fügte das Riechnervenpaar hinzu, so daß es jetzt insgesamt 9 waren, die ersten 6 unseren heutigen entsprechend. Er sprach von den „riechenden Nerven" (1), den „sehenden Nerven" (2) und den „bewegenden Nerven der Augen" (3). Die Ordnung unter den kaudalen Hirnnerven blieb auch weiterhin konfus. Die moderne Einteilung in 12 Paare wurde 1778 von einem Medizinstudenten aus Göttingen namens VON SÖMMERING in seiner Dissertation vorgeschlagen.

In der 1. Auflage von GRAYS Anatomie, veröffentlicht 1858, war diese Einteilung noch nicht aufgenommen worden, nur 9 Hirnnervenpaare sind dort beschrieben. Die ersten 6 waren identisch mit den heutigen, die Kombination von Fazialis und Hörnerven bildete den 7., der 8. schloß den 9., 10. und 11. Nerven ein. Der 9. war der Hypoglossus. Der Vorschlag des deutschen Medizinstudenten, die Hirnnerven in der Reihenfolge ihres Austrittes aus den Foramina der Schädelbasis zu zählen, ist jetzt überall anerkannt. Diese Zählweise wird vermutlich länger als 1500 Jahre Bestand haben, während der GALENS 7 Paare galten.

Wenn wir uns dem Gehirn selbst zuwenden, dem Stoff, aus dem es gemacht ist, seiner Substanz, so stellen wir fest, daß das voreingenommene Philosophieren über die Funktion der Hirnventrikel in der Zeit nach VESAL im Abnehmen begriffen war. Im 17. Jahrhundert stellte WILLIAM HARVEY sogar die Frage: „Ist die Hirnsubstanz oder ist die Hirnkammer der wesentliche Teil?" WILLIS dachte mehr an das Gehirn, weniger an die Ventrikel als Sitz der Hirnfunktionen. Er nahm an, der Sensus communis, der Treffpunkt aller 5 Sinne, von dem sich der

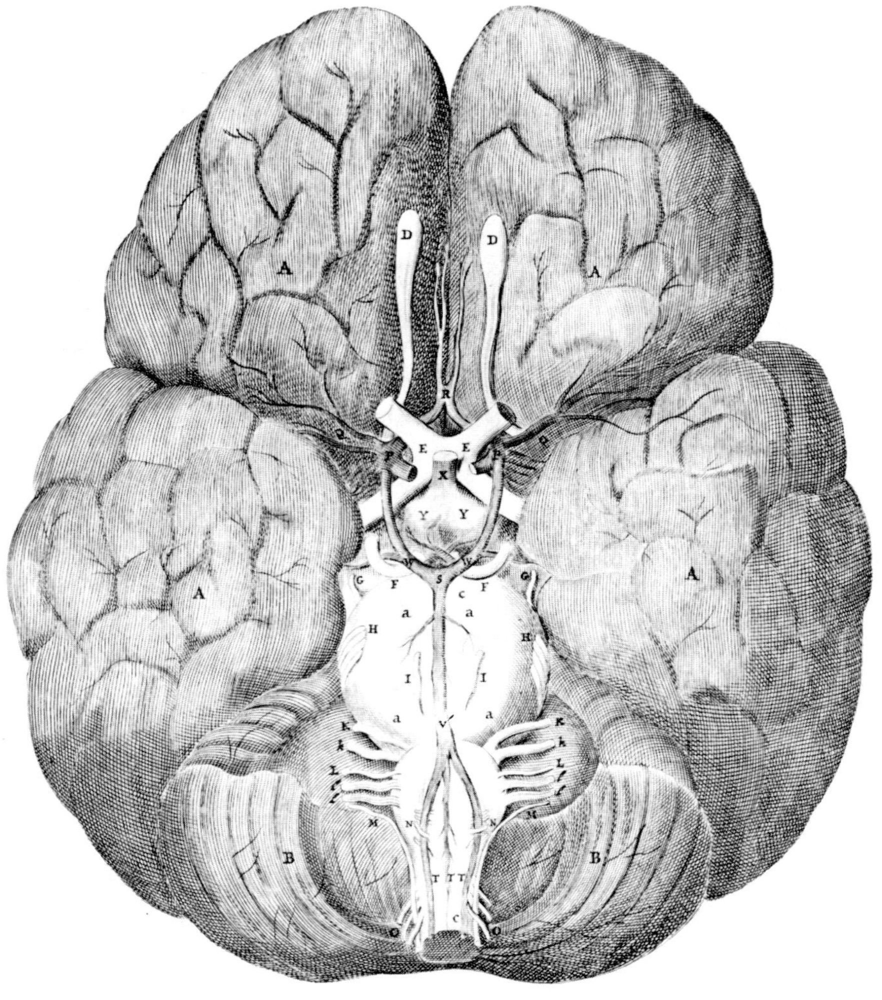

5 Gehirn *(Willis):* Die Hirnbasis, dargestellt in „Cerebri Anatome" von *Thomas Willis*, 1664. Eine der ersten genauen Beschreibungen des menschlichen Gehirns. Die Bilder in diesem Buch wurden von *Sir Christopher Wren* gezeichnet. *Willis* erkannte, daß das erste Hirnnervenpaar die Riechnerven sind. Er zählte 9 Hirnnervenpaare

Ausdruck „common sense" herleitet, sei im Corpus striatum lokalisiert, die Vorstellungskraft im Corpus callosum und das Gedächtnis in der Hirnrinde. Auch prägte er den Begriff „Neurologie", die Lehre von den Nerven. MALPIGHI, einer der ersten Biologen, die das Mikroskop benutzten, Begründer der mikroskopischen Anatomie, fing damit an, Betrachtungen über die Hirnsubstanz anzustellen.
Die Hirnwindungen wurden von den Anatomen bis ins frühe 19. Jahrhundert hinein gänzlich vernachlässigt. Erst um die Mitte jenes Jahrhunderts kamen die Ausdrücke „Windungen" und „Gyri" in Gebrauch. Jahrhundertelang wurden die Hirnwindungen etwa gleichgestellt den Dünndarmschlingen und gewöhnlich wurde auf sie Bezug genommen als „darmähnliche Fortsätze" oder als „eingeweideähnliche Vorwölbungen". Oft wurde ihr Aussehen beschrieben wie ein Teller Makkaroni oder eine Wolkenbank am Himmel. Die erste Struktur an der Hirnoberfläche, die einen Namen erhielt, war im 17. Jahrhundert die Fissura Sylvii. Der Insula Reili wurde ihr Name 1809, der Fissura Rolandi 1831 gegeben.
Die Bedeutung der Hirnrinde wurde erstmals von GALL, dem Begründer der Phrenologie, zu Ende des 18. Jahrhunderts ins Gespräch gebracht. Seine Physiologie, die die geistigen Fähigkeiten mit den Höckern der Schädelknochen in Beziehung setzte, war zwar ein Mythos, seine anatomischen Untersuchungen jedoch – die Differenzierung zwischen grauer und weißer Substanz, die Identifizierung der großen Kommissuren des Gehirns und der Pyramidenkreuzung sowie seine Gedanken zur vorderen Sprachregion – machten ihn zu einem der Begründer der Hirnlokalisationslehre.
Die Untersuchung der Feinstruktur des Gehirns wurde im 19. Jahrhundert möglich durch die Erfindung des achromatischen Mikroskops und durch die Härtungs- und Fixierungstechniken des Hirngewebes. Die halbflüssige graue Substanz des Gehirns konnte auf andere Weise nicht erforscht werden. Diese Methoden setzten Männer wie PUR-

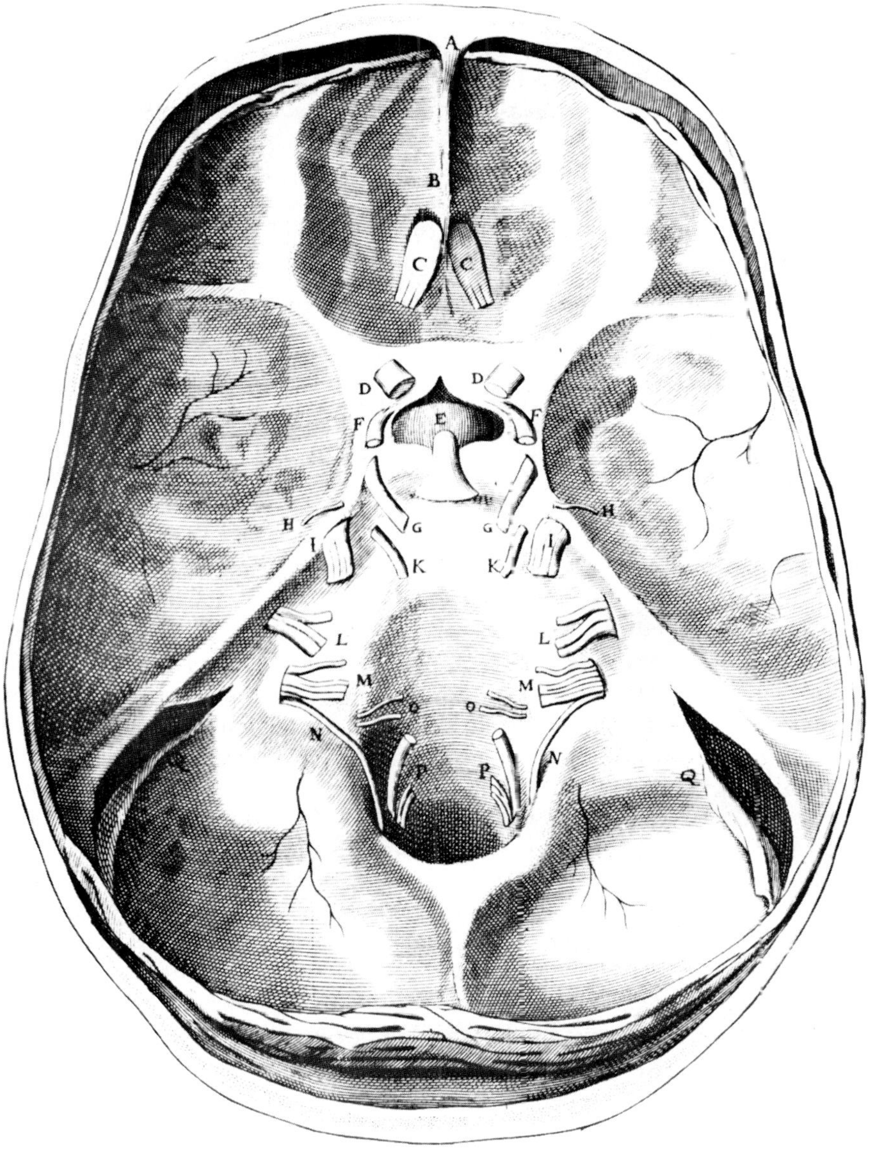

6 Schädelbasis *(Willis):* *CC:* Riechnerven; *DD:* Sehnerven; *E:* Hypophyse; *FF:* Karotiden; *GG:* „Die bewegenden Nerven des Auges"; *HH:* „Die Gefühlsnerven; *II:* „Das 5. Paar"; *KK:* „Das 6. Paar"; *LL:* „Das 7. Paar"; *MM:* „Das 8. oder umherschweifende Paar, das mit vielen Fasern mit dem Akzessoriusnerven zusammenwächst"; *NN:* „Wie es aus der Schädelbasis heraustritt"; *OO:* „Das 9. Paar" (aus *Th. Willis:* Cerebri Anatome. London 1664)

KINJE, REIL und ROLANDO, deren Namen dem heutigen Studenten vertraut sind, in die Lage, ihre hervorragende Arbeit zu leisten. Bis zum Jahre 1840 sind die Zellen verschiedenster Teile des Nervensystems bekannt und beschrieben gewesen. Myelinisierte und nicht markhaltige Fasern wurden anschaulich gemacht. Aber es dauerte noch 20 Jahre, bis unzweifelhaft feststand, daß alle Nervenfasern mit Zellen in Verbindung stehen. VIRCHOW prägte 1856 den Ausdruck „Neuroglia". Das Neuron, das strukturelle Element des Nervengewebes, erhielt seinen Namen von WALDEYER im Jahre 1890. Er begründete die Neuronentheorie der nervösen Aktivität, ein Kulminationspunkt von drei wissenschaftlichen Hauptströmungen. WALDEYER benutzte histogenetische Methoden, beobachtete das Wachstum von Nervenzellen und Fortsätzen am Embryo und wies nach, daß Fasern aus einer einzelnen Zelle aussprossen. Von ihm stammt das Wort „Dendriten". FOREL konnte mit der Technik der retrograden Degeneration von Waller zeigen, daß das Axon eine Verlängerung der Zelle ist. CAJAL wies in brillanten histologischen Untersuchungen ein für allemal nach, daß das Nervensystem nicht bloß ein simples Netzwerk ist. Ende des Jahrhunderts waren Färbemethoden entwickelt worden, auf deren Grundlage vorzügliche Atlanten der makro- und mikroskopischen Anatomie des Gehirns erstellt werden konnten. GOLGI und CAJAL teilten sich für ihre Arbeiten den Nobelpreis des Jahres 1906 für Medizin.

Funktionen des Gehirns

Die Vorrangstellung, die dem Gehirn zukommt, hatte schon HIPPOKRATES erkannt. In seiner Abhandlung über die heilige Krankheit, die Epilepsie, schrieb er:

„Die Menschen sollten wissen, daß von nichts anderem als dem Gehirn die Freude kommt, die Lust, die Heiterkeit, das Vergnügen, aber auch der Kummer, der Gram, die Verzweiflung und die Trauer. Und mit ebendemselben gelangen wir zu Weisheit und Wissen, wir sehen und hören damit ... und durch dasselbe Organ werden wir verrückt und wahnsinnig, fallen uns Angst und Entsetzen an ... auch für Unkenntnis, Rückständigkeit und Unerfahrenheit ist es verantwortlich. Alle diese Dinge fechten uns an, wenn es nicht gesund ist. Das Gehirn ist der Vermittler für das Verstehen ... das Gehirn erklärt das Denken. Alle akuten, besonders schweren und tödlichen Erkrankungen und jene, die am schwierigsten verstehbar sind für den Unerfahrenen, befallen das Gehirn."

Lange Zeit hindurch blieben die einzigen Studien zur Lokalisation der Hirnfunktionen jene, die sich mit dem Sitz der Seele befaßten. Bis in die jüngste Zeit versah dieses Problem Philosophen, Kliniker und Anatomen mit unerschöpflichem Diskussionsstoff. Die wesentlichen Lokalisationsprinzipien im Gehirn setzten sich erst im 19. Jahrhundert durch. Sie waren von zweierlei Art – klinisch und experimentell.

Man verglich bei der brachialen und kruralen Monoplegie, Hemiplegie, Hemianopsie und Hemianästhesie das klinische Bild mit dem morphologischen Befund bei der Autopsie, besonders die Auswirkungen penetrierender Verletzungen und scharf umschriebener Läsionen. Die Ausdrücke Broca-Hirnwindung und Jackson-Epilepsie erinnern an jene Zeit. Darüber hinaus fand man auch Hirnregionen, bei deren Schädigung keine Lähmung auftrat, etwa die Frontallappen, die bei der progressiven Paralyse so deutlich in den Krankheitsprozeß einbezogen sind. Man entdeckte, daß sie etwas mit den intellektuellen Leistungen zu tun haben. Verletzungen und Krankheiten des Kleinhirns führten zu gleichen Erscheinungen wie die Alkoholintoxikation; die Leistungen des Gleichgewichtes und der Koordination hatte man sich also an das Kleinhirn gebunden vorzustellen. Krankheiten der basalen Ganglien schienen eine Erschwerung der Motorik und der Fortbewegung ohne wirkliche motorische Lähmung zu verursachen.

Aus der Klinik kam auch der Beweis für die kortikale Vertretung visueller und auditiver Leistungen in den Okzipital- bzw. Temporallappen. Die Kenntnis, daß nach Thalamusläsionen sensorische Ausfälle auftreten, gedieh nur langsam, weil in vielen Fällen auch sensorische Fasern der benachbarten inneren Kapsel betroffen waren. Was den Hirnstamm angeht, so konnten die Ophthalmoplegie, die Alternanssyndrome, die bulbären Erscheinungen und die Atemlähmung auf Herde in Mittelhirn, Brücke bzw. Medulla oblongata bezogen werden. Das Aufspüren und Identifizieren der motorischen und sensorischen Bahnen im Gehirn war die selbstverständliche Folge dieser klinisch-pathologischen Forschung. In der 1. Auflage von GRAYS Anatomie war die Pyramidenbahn von den Basalganglien ausgehend dargestellt. Erst einige Jahrzehnte später wurde ihr Ursprung im motorischen Kortex nachgewiesen. Ähnliche Schwierigkeiten gab es mit dem Nachweis der thalamischen und der kortikalen Repräsentation der aufsteigenden sensiblen Bahnen. Analog dem Vorgehen beim peripheren Nerven und Rückenmark wurden auch hier die Methoden der Myelinbildung am Fetus und die der Waller-Degeneration nach artefiziellen oder krankheitsbedingten Läsionen angewandt.

Inzwischen hatten zwei weitere Methoden zur Untersuchung der Hirnfunktionen beim Tier Einzug in die Hirnforschung gehalten. Rindenausschneidungen, zerebrale und zerebelläre Hemisphärektomien wurden an verschiedenen Tierspezies vorgenommen und mit immer besser werdender Technik. Viele Tiere überlebten den Eingriff lange genug, um die Effekte auf Motorik, Sensibilität, Sehen, Hören und Koordination beobachten zu können. Über viele Jahre hin war die Übertragung dieser tierexperimentellen Daten auf das menschliche Gehirn Gegenstand unablässiger Diskussion.

Die Stimulation der Hirnrinde von Tieren ist in der 2. Hälfte des 18. Jahrhunderts in Angriff genommen worden, noch während der 1. Hälfte des 19. gingen die Meinungen über die kortikale Erregbarkeit weit auseinander. Der Streit war auch 1870 noch nicht endgültig beigelegt, als FRISCH und HITZIG in Berlin sowie FERRIER in London die elektrische Erregbarkeit des motorischen Kortex mit galvanischen und faradischen Strömen schließlich unter Beweis zu stellen vermochten. Als 1884 das erste Hirngliom operativ entfernt wurde, war die vorwiegend motorische und sensible Repräsentation der vorderen und hinteren Zentralwindung anerkanntes Wissensgut. Die an dem damaligen operativen Erfolg beteiligten Ärzte zollten in ihrem Bericht den Experimentatoren, die die Landkarte der Hirnrinde entworfen hatten, ungeteilte Anerkennung.

Die Lokalisationslehre war jetzt auf ihrem Höhepunkt angelangt. Die Ansprüche an diese Lehre wurden allerdings weit übertrieben, es kam zur absurden Zerstückelung von Hirnleistungen, aber HUGHLINGS JACKSONS scharfsinnige Beobachtungsgabe und Beweisführung behielt schließlich die Oberhand. Die Frage nach den positiven und

den negativen Effekten einer zerebralen Läsion, nach Reiz oder Ausschaltung, wurde aufgeworfen, von größtem Einfluß war schließlich auch sein Konzept der „Ebenen“ innerhalb des zentralen Nervensystems. Dieses Konzept wurde abgeleitet aus Fakten der Evolutionslehre, wonach das Gehirn um so differenzierter wird, je höherstehend die Spezies ist. Die höherentwickelten Hirnzentren übernehmen dabei allmählich die Kontrolle über die niedrigen, um damit dem Gehirn mehr Ausgewogenheit und Wirksamkeit in seiner Gesamtleistung zu ermöglichen. Krankheiten des Nervensystems offenbaren sich deshalb zuerst in einer Störung jener Leistungen, die phylogenetisch zuletzt erworben wurden. So leidet die Feinbeweglichkeit der Finger bei einer fortschreitenden Lähmung der oberen Extremität infolge eines Krankheitsherdes im motorischen Kortex früher und intensiver als die gröberen „primitiveren“ Bewegungen der proximalen Abschnitte der Arme. In umgekehrter Reihenfolge geht die Erholung vor sich.
Die Art der Symptomentstehung ließ sich nicht allein auf dem Hintergrund der anatomischen Läsion verstehen. Die akute Schädigung führt zur Sofortwirkung – Schock oder Diaschisis –, die passager ist. Der danach folgende Funktionsausfall erst ist das unmittelbare Ergebnis der Läsion, es folgt früher oder später dem mittelbaren und in dem Maße, wie niedrigere Ebenen des Nervensystems aus der Kontrolle höherer Zentren „entlassen“ werden. Der Zeitfaktor spielt also eine beträchtliche Rolle für das Verständnis der Symptome.
Zu Ende des 19. Jahrhunderts war es möglich, an der freigelegten menschlichen Hirnrinde elektrische Reize zu setzen, aber es bedurfte der neurochirurgischen Technik des 20. Jahrhunderts, diese Methode ausreifen zu lassen. Elektroenzephalographische Potentiale beim Menschen wurden 1929 zuerst aufgezeichnet, obwohl sie bei Tieren schon 100 Jahre zuvor entdeckt worden waren. Die Erkennung ihres diagnostischen Wertes bei der Epilepsie und bei den Hirntumoren liegt etwa 40 Jahre zurück.
Die Biochemie des Nervensystems ist Neuland der neurologischen Forschung. Die Kenntnisse des chemischen Aufbaus nervösen Gewebes, der Gliederung seiner Bausteine und Einblick in seinen Stoffwechsel sind notwendige Voraussetzungen für das Studium der pathologischen Bedingungen. Elektrolyte, Enzyme und Lipide, die Aufgabe der Neuroglia und der Bluthirnschranke beanspruchen wachsendes Interesse. Der Begriff der biochemischen Läsion entstand aus den Untersuchungen der neurochemischen Veränderungen bei der Beriberi. Er hatte großen Einfluß auf die gesamte medizinische Forschung, förderte unsere Kenntnis über die genetisch bedingten und die hereditären Krankheiten, die Pharmakologie und die Therapie. Alles deutet darauf hin, daß der Neurochemie noch eine große Zukunft bevorsteht.

Neurologische Nosologie

Eine systematische Klassifikation der Nervenkrankheiten ist nicht möglich. Bei vielen sind uns ihre Ursachen heute noch so wenig bekannt wie bei ihrer Erstbeschreibung vor 100 oder mehr Jahren. Die Namen, mit denen wir sie unterscheiden, spiegeln oft nur die Methoden wider, die einmal zu ihrer Identifizierung dienten, und diese waren vorwiegend pathologisch-anatomische. Beispiele sind die Multiple Sklerose, die Tabes dorsalis und die Syringomyelie. Andererseits sind manche Krankheiten nach ihren hervorstechendsten klinischen Erscheinungen benannt worden, wie die Chorea, der Tortikollis und die Myasthenia gravis. Bei noch anderen wurde die Krankheit mit dem Namen ihres Entdeckers belegt – Parkinson, Friedreich, Wilson, Pick und Huntington. Syndromen wurden ebenfalls eponyme Bezeichnungen gegeben, wie im Falle Wernicke, Landry, Korsakow, Horner, Brown-Séquard und Guillain-Barré. Der Ausdruck „Syndrom“ wird auch im anatomischen Sinne gebraucht wie beim Karpaltunnelsyndrom, Thalamussyndrom und Chiasmasyndrom.
Freilich änderte sich die Klassifikation mit zunehmendem Wissen. Aus der lokomotorischen Ataxie, einer funktionellen Bezeichnung, wurde die Tabes dorsalis, eine pathologisch-anatomische. Aus der subakuten kombinierten Strangdegeneration des Rückenmarks, die Art der neuralen Schädigung andeutend, ist die Vitamin-B_{12}-Neuropathie geworden, die auf die Ätiologie hinweist. Vor 100 Jahren war die Ätiologie der Paraplegien praktisch unbekannt. Auch heute kennen wir die Ursache vieler von ihnen nicht – Multiple Sklerose, spastische Spinalparalyse, spinale Muskelatrophie, amyotrophische Lateralsklerose, heredodegenerative Formen – bei anderen hingegen, Beispiele sind die Vitamin-B_{12}-Neuropathie, die zervikale Spondylose, der Rückenmarkstumor, ist die Ätiologie aufgeklärt worden. Allerdings wissen wir noch nichts über die Ursache des Vitamin-B_{12}-Mangels, der Spondylose oder des Meningeoms. Polyneuritis ist eine Bezeichnung, die eine ganze Gruppe von Krankheiten verschiedenster Ätiologie abdeckt.
Trotz ihrer Nachteile und Mängel ist Klassifikation nötig, nicht allein aus didaktischen und deskriptiven Gründen, sondern auch im Interesse der Therapie. Wenn man nicht unterschieden hätte zwischen Tabes, funikulärer Myelose und diabetischer Neu-

ropathie, Beispiele, bei denen in den unteren Extremitäten sensible Beschwerden, objektiver Sensibilitätsausfall und Reflexausfall auftritt, hätten Penicillin, Vitamin B_{12} und Insulin niemals umfassend und mit präziser Indikation therapeutisch eingesetzt werden können. Der lange Weg zur Entwirrung und der Abtrennung der einzelnen Symptome dieser Krankheiten mußte zuvor beschritten werden.

Vergessen wir nicht, daß viele Bezeichnungen, die wir heute verwenden, etwa Neuralgie, Migräne oder Myoklonus, in Wirklichkeit nicht besser sind als die „Nervosität", die „Spasmen" oder die „Erschöpfung" unserer Vorväter. Aber mag auch die wissenschaftliche Grundlage so vieler und unbestimmter nervöser Beschwerden noch immer unbekannt sein, die Kranken suchen uns dennoch auf, wir müssen unsere ärztliche Kunst an ihnen beweisen und hoffen, daß sie eines Tages geheilt werden können.

2 Körpergröße

Viele Faktoren, genetische und exogene, bestimmen die Körpergröße des Menschen. Das Wachstum kann durch Mangelernährung oder infolge einer Erkrankung des Herzens, der Lungen, der Nieren oder der Leber beeinträchtigt sein. Bestimmte angeborene Stoffwechselstörungen können gleichfalls das Wachstum stören. Minderwuchs kann die Folge einer endokrinen Insuffizienz sein, wie beim Kretin oder bei Patienten mit einer Hypophysenläsion. Auch eine Reihe von Skeletterkrankungen kann das Wachstum beeinträchtigen.

Zwergwuchs ist kein wissenschaftlicher Begriff und kann kaum als Diagnose angesehen werden. Er läßt sich am besten als ein körperliches Sym-

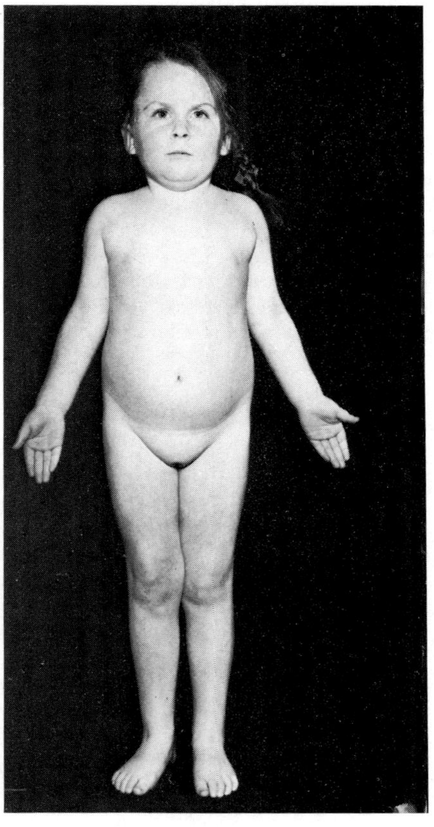

7 Kraniopharyngeom: Alter 6 Jahre. Größe 96,5 cm. Unauffällige Familienvorgeschichte. Geburtsgewicht knapp 3 kg. Anscheinend gesund, besuchte die Schule, keine Klagen. Den Eltern war aufgefallen, daß das Kind im Wachstum zurückblieb und die letzten 18 Monate überhaupt nicht mehr gewachsen war. Untersuchung: intelligent, Kopfumfang 55 cm, leichte Fettsucht. Blasse Sehnervenpapillen. Visus rechts 6/36, Visus links 6/24. Linkstemporale Hemianopsie. Die Röntgenübersichtsaufnahmen des Schädels ergaben eine verkalkte supraselläre Raumforderung, Röntgenaufnahmen des Handgelenks ein Knochenalter von 3 Jahren. Kraniotomie: großes, 6 cm × 6 cm messendes zystisches Kraniopharyngeom. Eine Wachstumsstörung ist ein sehr ungewöhnliches Leitsymptom des Kraniopharyngeoms

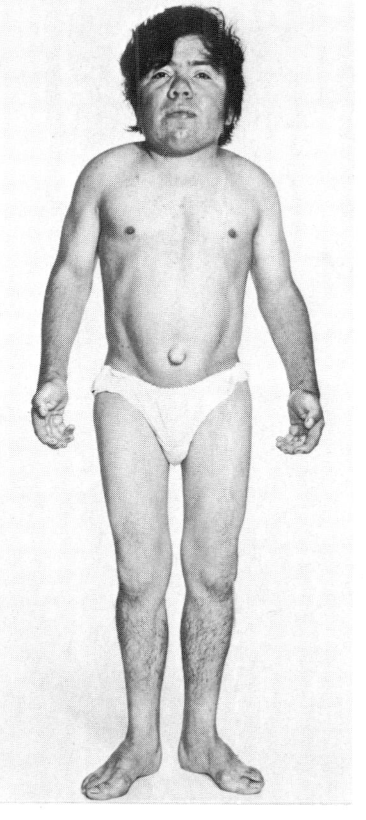

8 Hurler-Syndrom: 20jähriger Mann. Zwergwuchs mit großem Kopf, Sattelnase, aufgeworfenen Lippen und weiten Nasenlöchern. Kurzer Hals, breite Hände mit gekrümmten spatelförmigen Fingern. Allgemeine Einschränkung der Gelenkbewegungen. Vorstehender Bauch mit Nabelhernie. Geistige Retardierung. Dieser Patient hatte seit mindestens 2 Jahren eine beidseitige Stauungspapille. Keine anderen neurologischen Anomalien. Dies ist ein seltenes Symptom des Hurler-Syndroms und manchmal mit einem Hydrozephalus verbunden. Ein Pneumenzephalogramm wurde nicht angefertigt

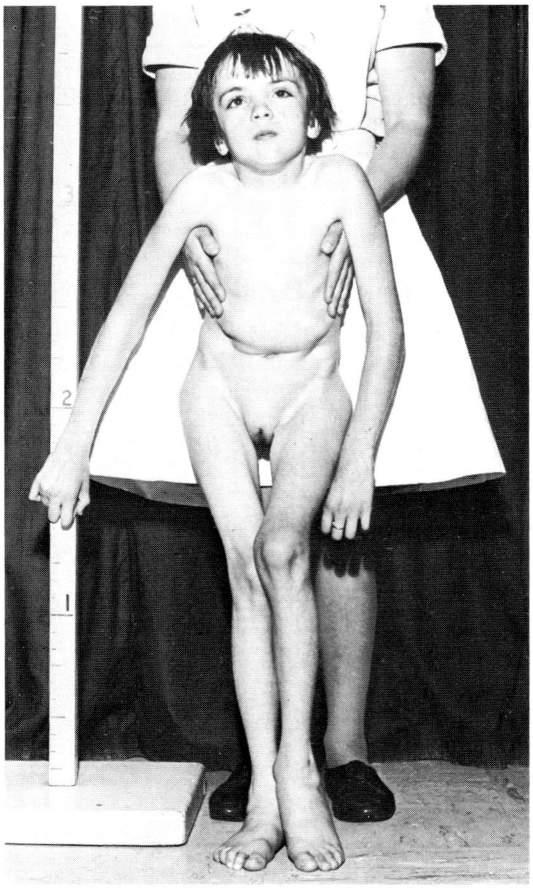

9 a

9 a–d Morquio-Brailsford-Syndrom mit spastischer Tetraparese: Alter 14 Jahre. Seit 2 Jahren zunehmende Lähmungen. **a** Minderwuchs, kurzer Hals, normale Kopfform. Keine Hepatosplenomegalie. Schwere spastische Tetraparese mit gesteigerten Eigenreflexen und beidseits positivem Babinski. Aufgehobenes Vibrationsempfinden bis in Höhe C3; distal Beeinträchtigung der Oberflächensensibilität. Beachte die kurze Wirbelsäule, die langen Extremitäten und die Deformierung der Hüfte. **b** Platyspondylie mit nach vorn spitz zulaufenden Wirbelkörpern. **c + d** Halswirbelsäule in Streck- und Beugestellung mit Luxation von C1 gegenüber C2 und Anomalie der Wirbelkörperform

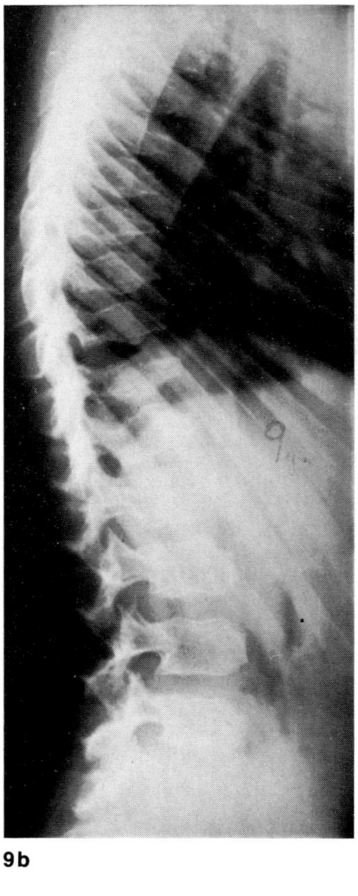

9 b

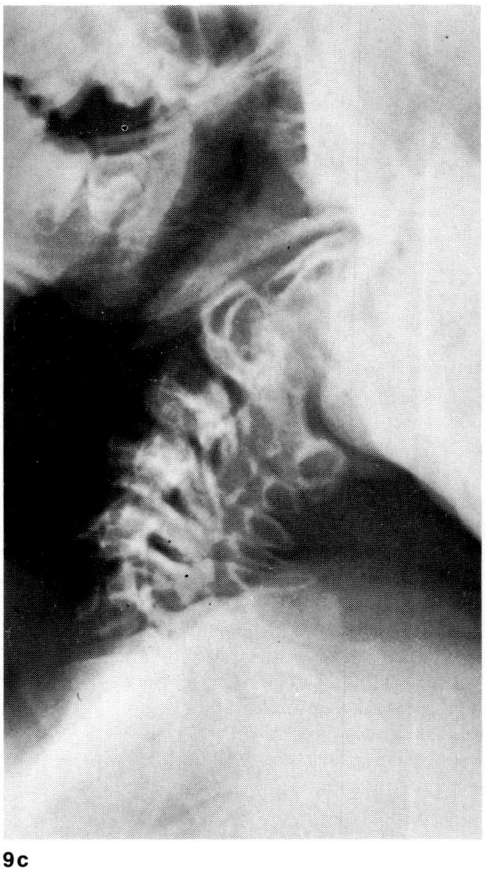

9 c

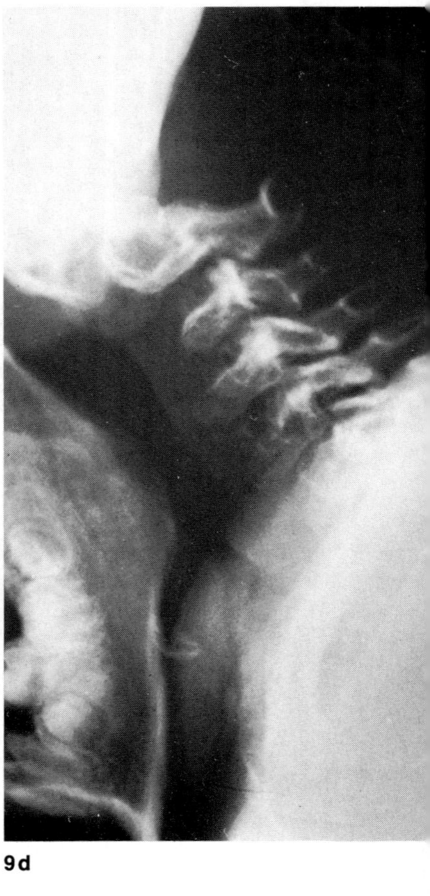

9 d

ptom betrachten, das von anderen Anomalien begleitet sein kann oder auch nicht. Personen mit bestimmten Zwergwuchsformen neigen zur Entwicklung unterschiedlicher neurologischer Störungen. So kann bei der Chondrodystrophie eine Kompression der Cauda equina oder des Rückenmarkes im mittleren Lebensalter zu einer Lähmung der unteren Extremitäten führen. Auch ein Hydrozephalus kommt häufig vor. Bei der Morquio-Brailsford-Krankheit kann sich infolge einer atlanto-axialen Subluxation eine Tetraparese entwickeln.

In ähnlicher Weise kann ein *Hochwuchs* die Folge eines Hyperpituitarismus, einer Chromosomenanomalie oder einer Knochenerkrankung sein. Neurologische Störungen sind beim Hochwuchs ungewöhnlich.

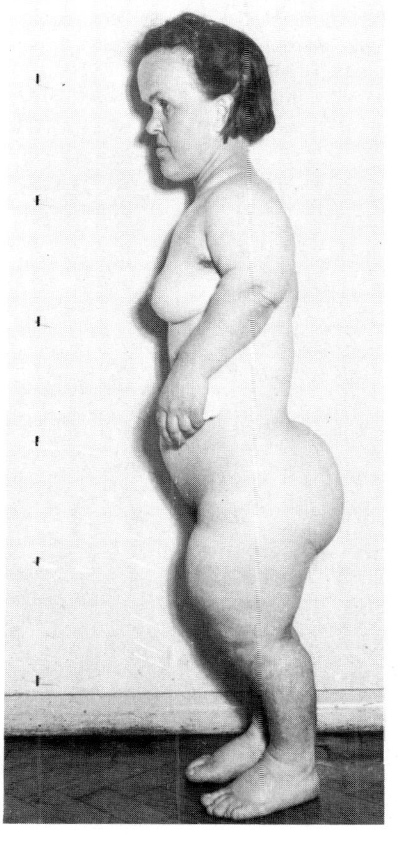

10 Chondrodystrophie; beidseitiger Hängefuß: Alter 37 Jahre. Körpergröße 1,35 m. Kopfumfang 60 cm. In der Familienvorgeschichte kein Zwergwuchs. Seit 2 Jahren Ischias mit beidseitigem Hängefuß, rechtsseitig fehlendem Patellarsehnenreflex, fehlenden Achillessehnenreflexen und doppelseitiger Sensibilitätsstörung L4–S1. Lumbalpunktion: Queckenstedt negativ, Liquoreiweiß 575 mg% (575 mg/dl). Die zisternale Luftenzephalographie zeigte eine allgemeine Ventrikelerweiterung. Die Röntgendiagnostik der Wirbelsäule ergab eine dorsolumbale Kyphose und konkave Hinterflächen der Wirbelkörper mit Hängenbleiben von Myodil an den Zwischenwirbelscheiben: partieller Stopp bei L4, kompletter Stopp in Höhe L3. Bei der Laminektomie fand sich ein enger Spinalkanal mit multiplen Bandscheibenprotrusionen und Kompression der Cauda equina. Mäßige Besserung im rechten Bein. 10 Jahre später immer noch schwer beeinträchtigt, konnte jedoch ohne Hilfe im Haus umhergehen

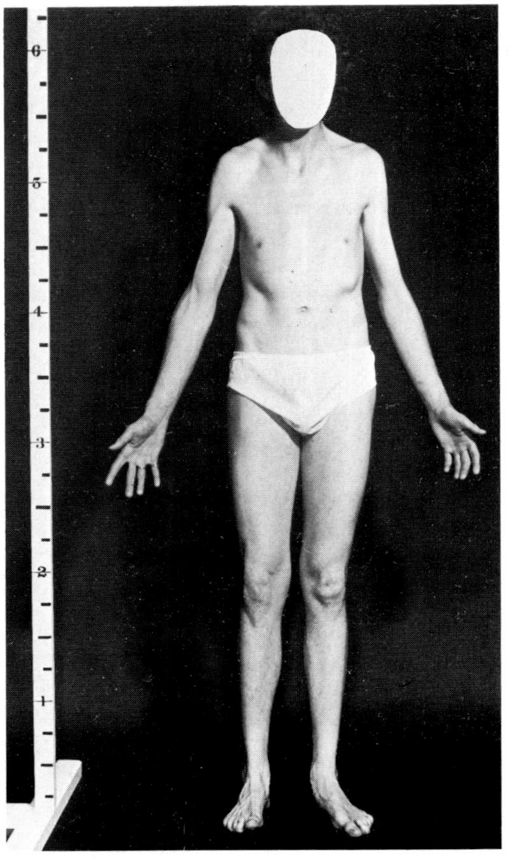

11 Klinefelter-Syndrom: Alter 25 Jahre. Seit 6 Jahren in einer geschlossenen Anstalt. Ursprünglich war eine Temporallappenepilepsie angenommen worden, später stellte sich jedoch eine Schizophrenie heraus. Körpergröße 1,93 m; Hypogonadismus. Normaler neurologischer Befund. Chromosomenbefund: Chromatin – positiv, 47 XXY

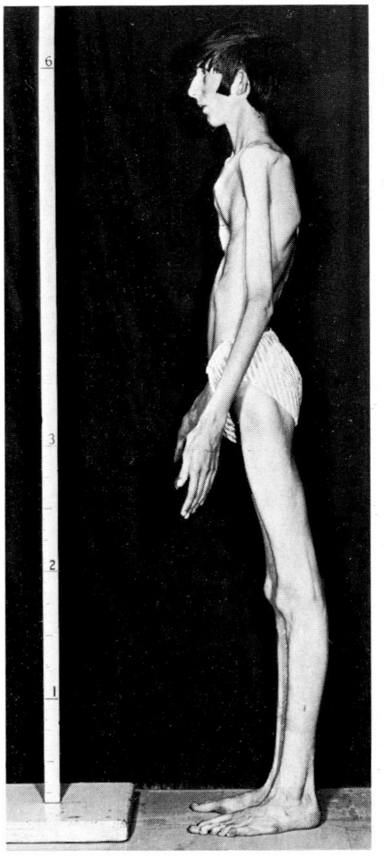

12 Marfan-Syndrom: Alter 15 Jahre. Familiäre Belastung. Körpergröße 1,93 m, lange Extremitäten, hoher gewölbter Gaumen, Trichterbrust (teilweise chirurgisch korrigiert), Kyphoskoliose, beidseitige Iridodonesis infolge Linsensubluxation. Arachnodaktylie, Muskelschwäche und Hypotonie. Pansystolisches Geräusch, jedoch keine Aortenerweiterung. Die neurologischen Komplikationen bei dieser Erkrankung resultieren gewöhnlich aus einer Dissektion der Aorta mit zerebralen und spinalen vaskulären Schäden. Auch Krampfanfälle können auftreten. In der Kindheit kann wegen der Muskelhypoplasie und -schwäche eine Muskeldystrophie vermutet werden

3 Kopf und Hals

Gesicht und Kopf

Das Gesicht ist der Spiegel der Seele.
Der Arzt schaut beim ersten Besuch instinktiv in das Gesicht seines Patienten und setzt diese Beobachtung während der Erhebung der Vorgeschichte fort. Falls notwendig, folgt eine äußerliche Untersuchung des Gesichts und der Kopfhaut. Bereits auf diese einfache Weise können Symptome einer Reihe unterschiedlicher Erkrankungen festgestellt werden und einige davon sind von besonderem Interesse für den Neurologen. Sie können den Weg zur richtigen Diagnose weisen, wenn die Angaben des Patienten ungenau sind oder die übliche klinische Untersuchung keinen weiteren Aufschluß ergibt. Bei manchen Krankheiten kann man die Diagnose vom Aspekt her stellen, z. B. beim Parkinsonismus und Myxödem.
Um angeborene Störungen und Skelettanomalien mit Änderung der Kontur von Kopf und Hals handelt es sich bei der Oxyzephalie, beim Klippel-Feil-Syndrom und bei bestimmten kraniovertebralen Anomalien. Die Form des Hirnschädels kann sich auch im Gefolge einer Erkrankung ändern, z. B. bei der Ostitis deformans (Morbus Paget), Knochen und Weichteile des Gesichts bei der Akromegalie. Die Gesichtshaut kann durch einen Ausschlag wie beim Adenoma sebaceum verändert sein oder durch einen Naevus wie beim Sturge-Weber-Syndrom.
Besonders wichtig sind die Hyperostosen des Schädels bei Meningeomen. Eine Verdickung des Oberrandes der Orbita oder eine Vorwölbung an der Schläfe oder am Vertex können schon in einem Stadium nachzuweisen sein, in dem andere Tumorsymptome noch fehlen und die Operationsaussichten noch gut sind.
Der *Gesichtsausdruck* kann von besonderer Bedeutung sein und sollte im Befund festgehalten werden. Beispiele sind die Unruhe und Ängstlichkeit des Neurotikers oder des Patienten mit einer Thyreotoxikose; das Gesicht des Depressiven, die Ausdruckslosigkeit der Facies myopathica; das unbewegliche und doch ängstliche Gesicht des Parkinson-Kranken; die Euphorie bei der Multiplen Sklerose; die emotionelle Labilität der Kranken mit Hirngefäßsklerose; das schlaffe Gesicht bei der progressiven Paralyse; der einfältige Gesichtsausdruck und die albernen Bemerkungen der Kranken mit Stirnhirntumoren; der verstörte Blick des Dementen und der stumpfe Ausdruck bei fortgeschrittenem Hirnabbauprozeß. Das Gesicht der Kranken

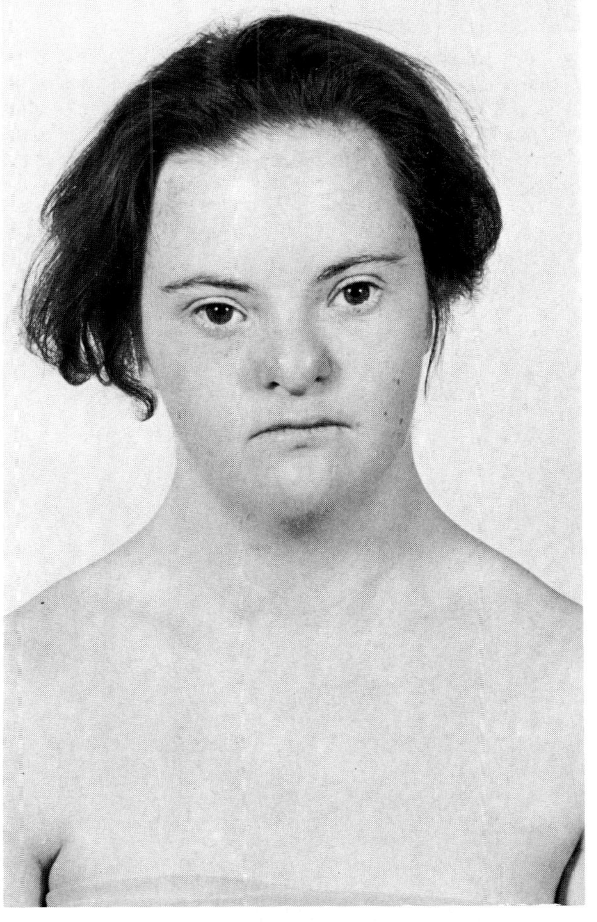

13 Down-Syndrom (Monogolismus): Alter 22 Jahre. Kurze Attacken mit Bewußtseinsverlust, meist ohne hinzufallen; keine Krämpfe; plötzlich Blässe und Bewußtseinsverlust. EEG normal. Belastungsdyspnoe; Systolikum mit gespaltenem 2. Herzton über der Pulmonalis. EKG: Überdrehter Linkstyp, Wolff-Parkinson-White-Syndrom. Vermutlich kleiner atrioventrikulärer Defekt. Chromosomen: 47, Trisomie 21. Angeborene Herzfehler sind beim Down-Syndrom nicht ungewöhnlich. Die Attacken waren vermutlich Synkopen und keine epileptischen Anfälle. Beachte die Flügelfellbildung am Hals

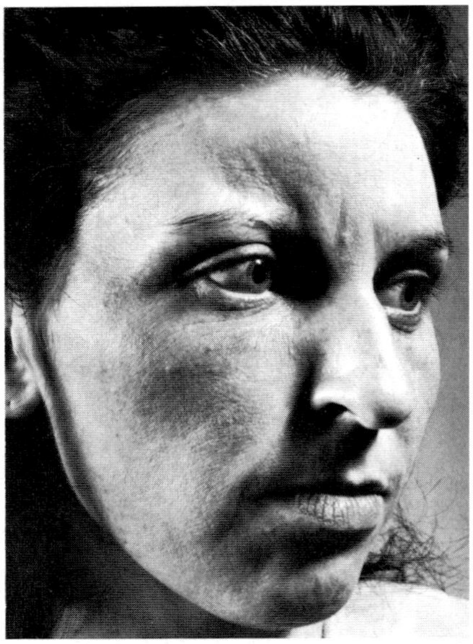

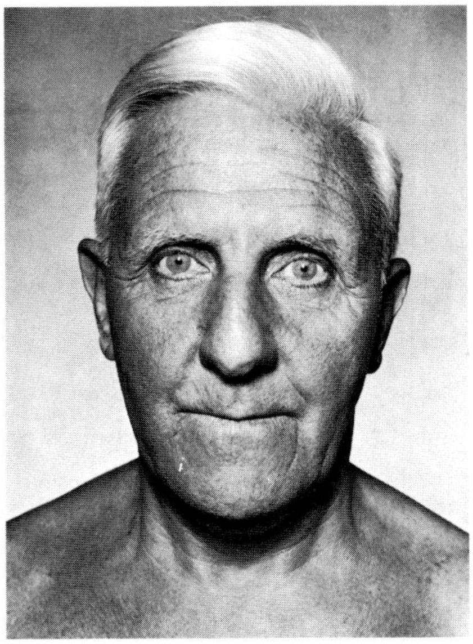

14 Sklerodermie: Umschriebene Sklerodermie an der Stirn mit dem Erscheinungsbild des „Coup-de-sabre". Die Narbe hatte seit dem 12. Lebensjahr bestanden, neuerdings traten epileptische Anfälle und Gedächtnisstörungen auf. Die klinische Untersuchung, die Luftenzephalographie und Karotisangiographie waren normal

15 Funikuläre Spinalerkrankung: Es ist ein seit langem bekannter klinischer Eindruck, daß die perniziöse Anämie besonders Personen mit blauen Augen und vorzeitig ergrautem Haar befällt. Man muß einräumen, daß dies selten ist, jedoch ließ in diesem besonderen Fall das Erscheinungsbild die Diagnose vermuten

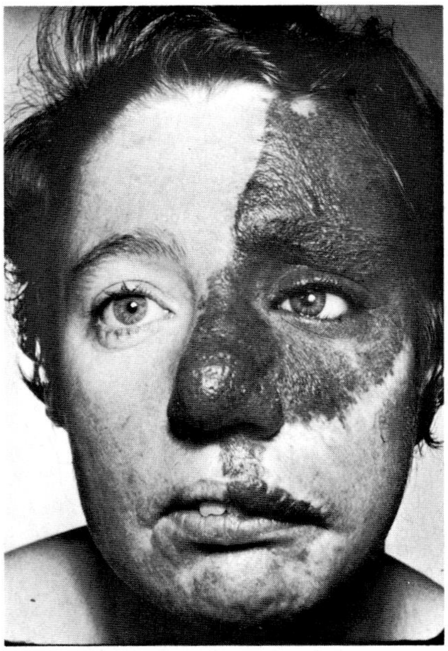

16a

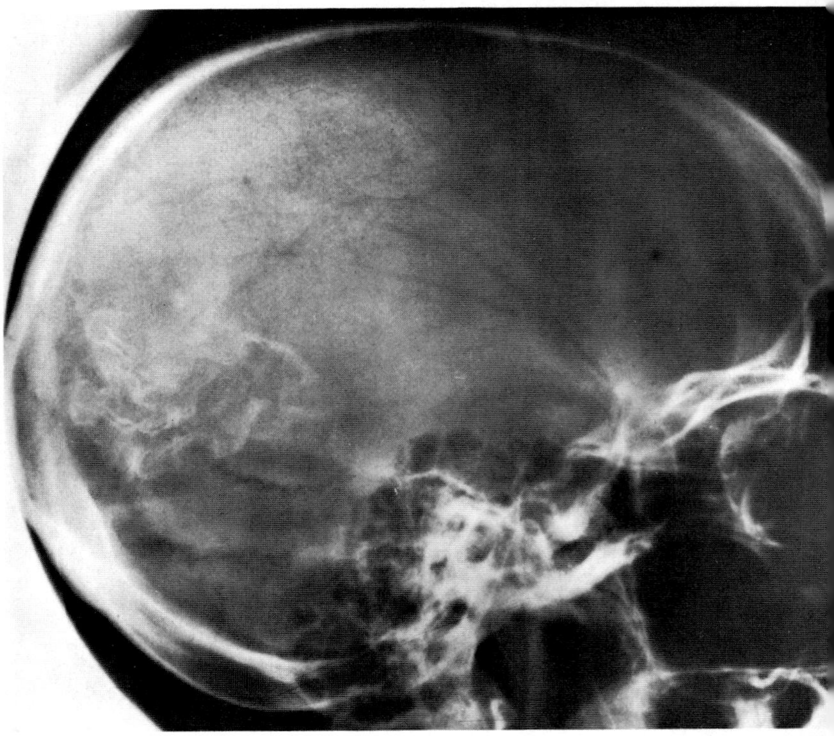

16b

16a + b Sturge-Weber-Syndrom: Gesichtsnävus, Epilepsie und intrakranielle Verkalkungen. Der Hautgefäßnävus oder „Portweinfleck" ist mit einem kortikalen Angiom vergesellschaftet – oft in der Okzipitalregion. Die Verkalkung liegt in der Rinde und nicht in den anormalen Gefäßen. Die kutanen und intrakraniellen Naevi sind gewöhnlich auf der gleichen Seite. Unterschiedliche kongenitale Anomalien können am Auge der betroffenen Seite vorkommen (Glaukom, Strabismus, Buphthalmus, Angiome der Chorioidea).

a Bei dieser Patientin war das linke Auge in der Kindheit entfernt worden, vermutlich wegen eines Buphthalmus.

b Beachte die charakteristischen intrakraniellen Verkalkungen in der Parietookzipitalregion *(L)*; Verkalkung der Gyri mit Doppelkonturen. Angiographisch ließ sich kein intrakranielles Angiom nachweisen

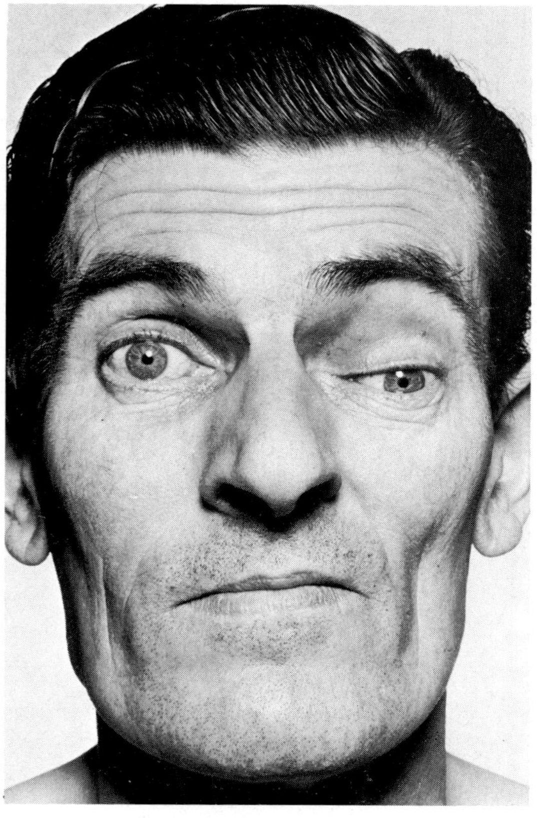

Abb. 17

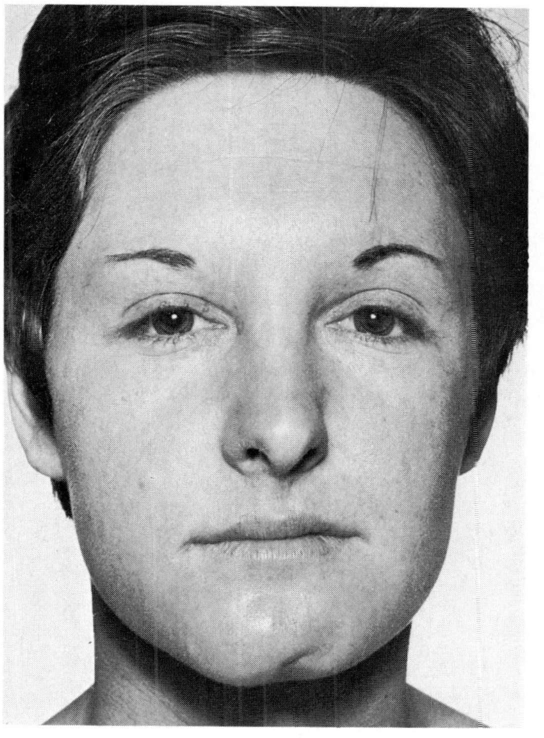

Abb. 19

Abb. 18

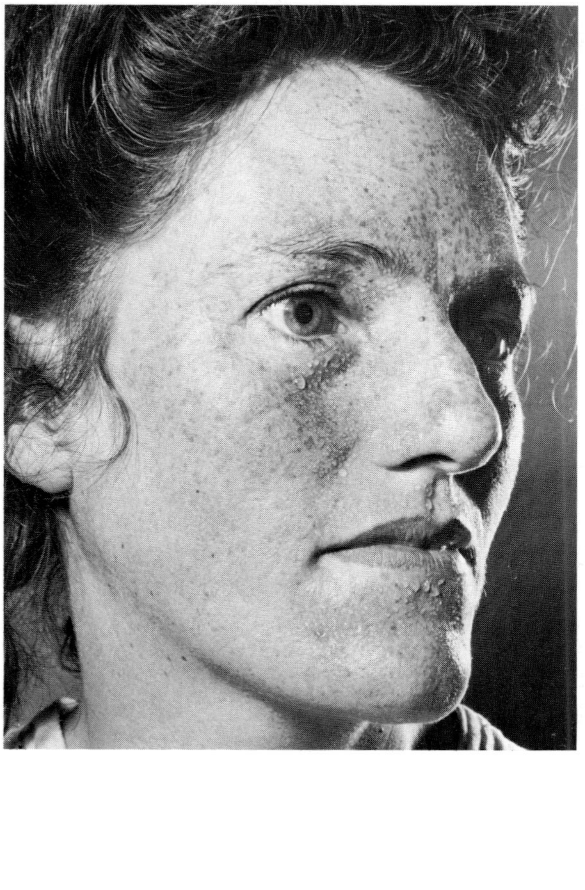

17 Mukozele linksfrontal: Seit 6 Wochen Schmerzen im linken Auge mit Ptosis und Doppelbildern. Ausgeprägte Verlagerung des linken Bulbus nach unten mit Okulomotoriusteilparese, fehlendem Kornealreflex und Sensibilitätsstörung im 1. Trigeminusast. Röntgenaufnahmen zeigten eine Destruktion des Oberrandes der Orbita und eine Aufhellung in der linken Stirnhöhle. Bei der Operation fand sich eine große Mukozele linksfrontal

18 Idiopathisches gustatorisches Schwitzen: Eine große Anzahl von Nahrungsmitteln ist für das gustatorische Schwitzen angeschuldigt worden: Schokolade, Käse, Alkohol und in Essig eingelegte Früchte werden gewöhnlich genannt. In diesem Fall war kräftiger Käse der Hauptanlaß und mußte vermieden werden. Die Migräne kann ebenfalls durch solche Nahrungsmittel wie Käse und Alkohol provoziert werden, jedoch ist dies vermutlich Folge der Aufnahme von Tyramin. Dies ist beim gustatorischen Schwitzen nicht der Fall, bei dem keine Anhaltspunkte dafür vorliegen, daß die Störung Folge der Aufnahme irgendeiner pharmakologisch aktiven Substanz ist. Bei Diabetikern scheint das gustatorische Schwitzen Symptom einer autonomen Neuropathie zu sein. *Brown-Séquard* litt an einem durch Schokolade induzierten gustatorischen Schwitzen im Gesicht

19 Beginnende progressive Hemiatrophie des Gesichts: Alter 26 Jahre. Vor 3 Jahren zeigte sich ein Grübchen am Kinn. Es wurde größer und ist jetzt eine kleine Delle direkt links von der Mittellinie. Nachdem sich eine weitere Delle links vom Philtrum ausbildet, glaubt die Patientin, daß ihre linke Oberlippe schrumpft. Sie hat Schmerzen und Mißempfindungen in der Wange. Dies sind ihre hauptsächlichen Beschwerden. Keine Sensibilitätsstörungen, jedoch geringe Pigmentation der linken Wange. Röntgenaufnahmen und EEG waren normal

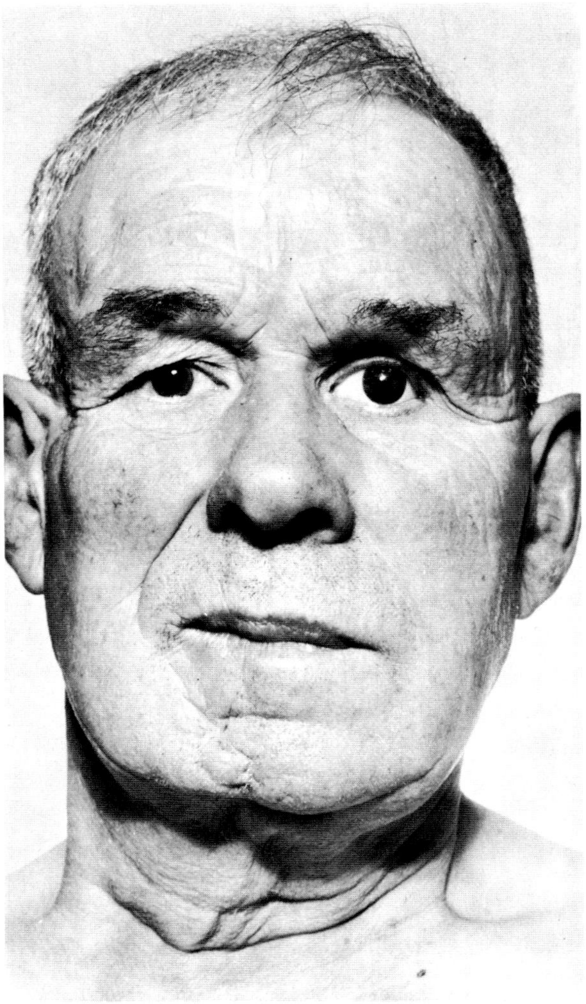

20 Hemiatrophie des Gesichts: Alter 66 Jahre. Dieser Mann glaubte, daß eine sich vertiefende Delle an seiner rechten Schläfe durch eine banale Verletzung hervorgerufen worden sei. Es bestand eine diffuse Hemiatrophia faciei rechts. Die Luftenzephalographie zeigte eine ziemlich ausgeprägte, jedoch symmetrische Hirnatrophie. Die Hemiatrophie ist eine sog. trophische Störung unbekannter Ursache, bei der es zu einer zunehmenden Atrophie der Gewebe einer Gesichtshälfte kommt. Haut, Unterhautgewebe, Muskeln und Knochen können sämtlich beteiligt werden. Manchmal tritt eine Trigeminusneuralgie auf, die Bewegungen des Gesichts bleiben jedoch relativ verschont. Gleichzeitig kann eine Sklerodermie an einer anderen Körperstelle bestehen

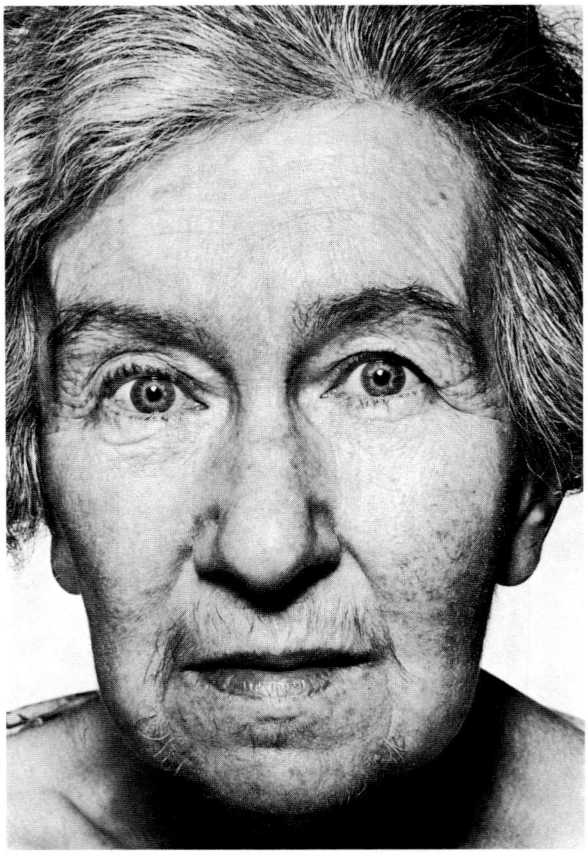

21 Beginnender Parkinsonismus: Diese Frau klagte über eine schmerzhafte Schultersteife links. Eine Ungeschicklichkeit des linken Armes wurde der eingeschränkten Beweglichkeit in diesem Gelenk zugeschrieben. Jedoch bestand ein periodischer Fingertremor, ein Rigor mit Zahnradphänomen am Handgelenk und ein für den Parkinsonismus typischer Gesichtsausdruck. *James Parkinson* (1755–1824), ein praktischer Arzt in London, hat noch nicht den charakteristischen „maskenhaften" Gesichtsausdruck beschrieben, der mit seinem Namen verbunden ist

wird natürlich nicht in allen Fällen und immer in der gleichen Weise von den genannten Leiden verändert. Der Patient mit Multipler Sklerose kann einen besorgten und niedergeschlagenen Eindruck machen; der Parkinsonismus kann das Gesicht aussparen (PARKINSON hat in seiner Originalbeschreibung der Erkrankung keine Besonderheiten des Gesichtsausdrucks berichtet); Depressionen können larviert verlaufen. Nicht selten bleiben bei hirnatrophischen Prozessen der Gesichtsausdruck normal und die Bewegungen flüssig. Manchmal hat man dabei den Eindruck, als ob die Krankheit den Körper verschont.

Bei der Beschreibung von Schmerzen sollten nicht nur die Worte, sondern auch der Gesichtsausdruck des Patienten Beachtung finden. Im Falle eines chronischen Kopf- oder Gesichtsschmerzes sind gewöhnlich keine auffälligen Veränderungen festzustellen, es kommt mehr auf die Interpretation der Beschwerden an. Die Eindringlichkeit, mit der der neurotische Patient seine Symptome schildert und versucht, die Unerträglichkeit seines Leidens klar zu machen, ist charakteristisch und kontrastiert zu seinem Gesichtsausdruck, in dem sich das Leiden nicht widerspiegelt. Andererseits beeindruckt die

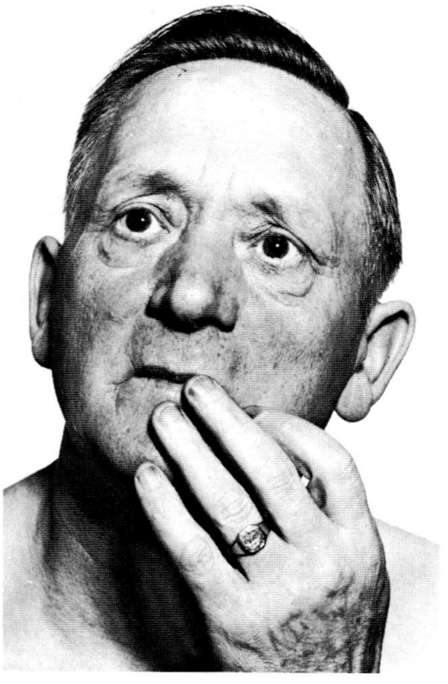

a

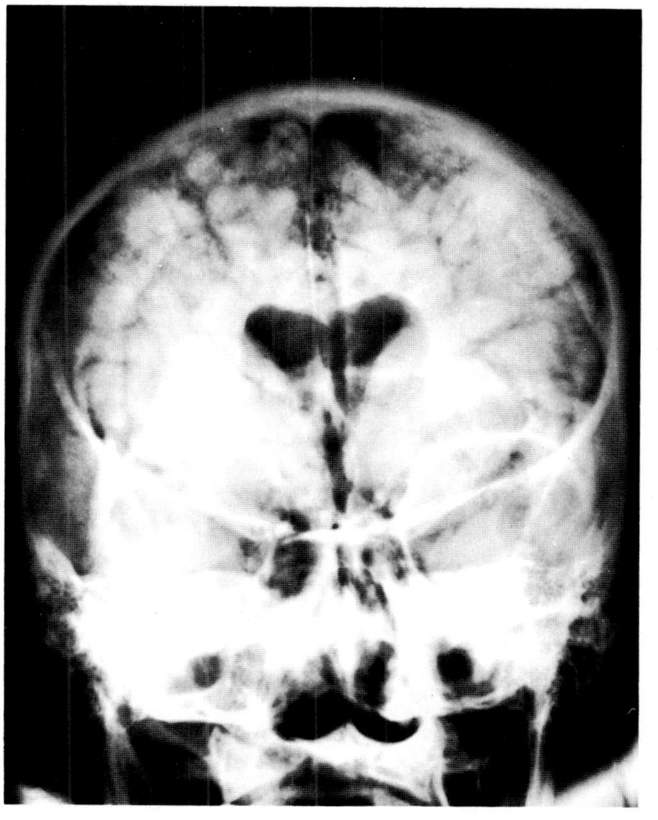

b

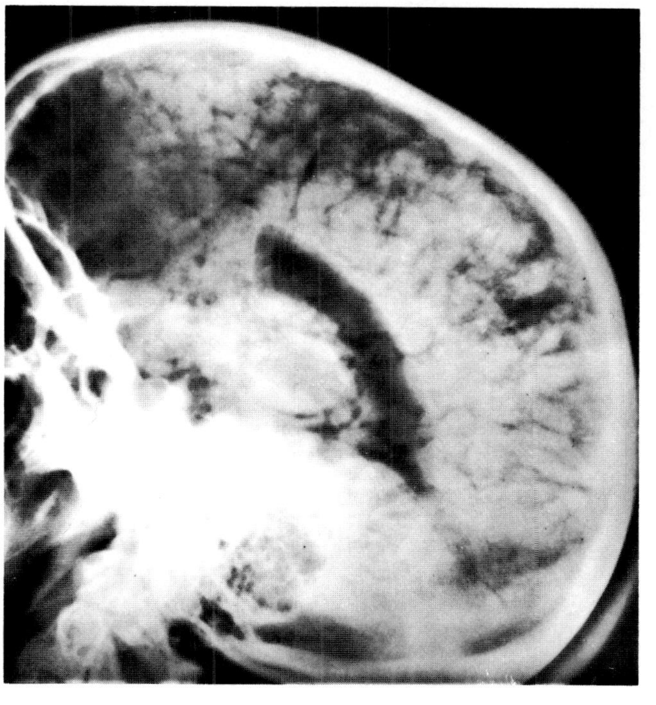

c

22a–c Organische Demenz infolge Hirnatrophie: Beeinträchtigung der intellektuellen Leistungen und Verlust des Neugedächtnisses. Ruhig, höflich, ordentlich und nach außen aufmerksam. Gute körperliche Verfassung. Keine krankhaften neurologischen Befunde. Jedoch ergab sich psychopathometrisch ein erheblicher intellektueller Abbau. **b + c** die Luftenzephalographie zeigte erweiterte Ventrikel und eine Findenatrophie. **a** Die Abbildung läßt einen ratlosen und leeren Blick erkennen, wenn ihm einfache Testaufgaben vorgelegt werden

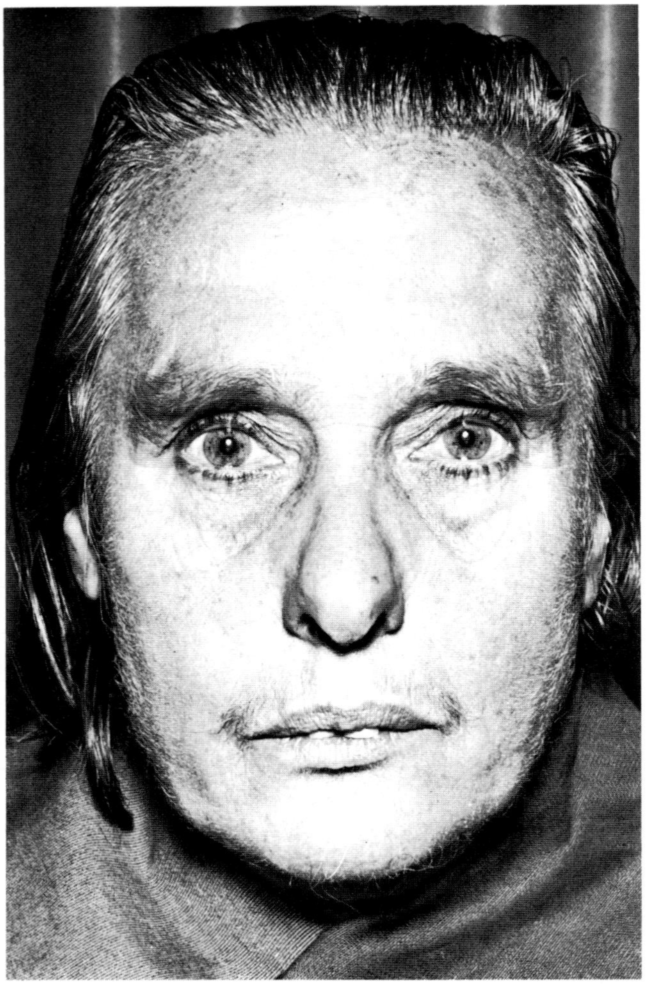

Abb. 23

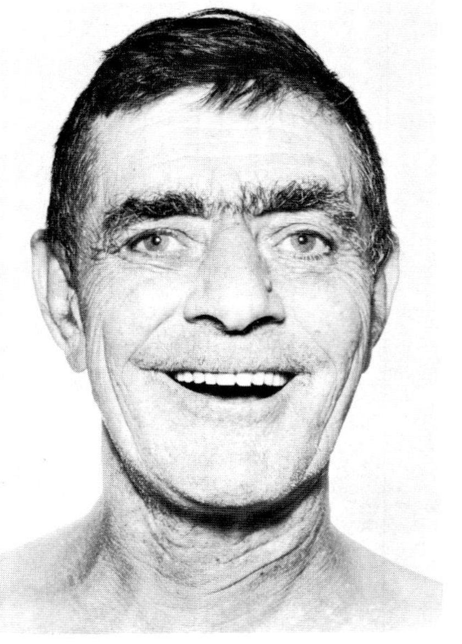

Abb. 25

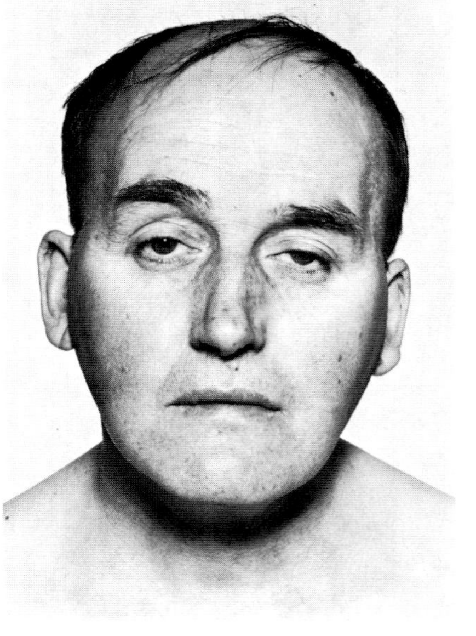

Abb. 26

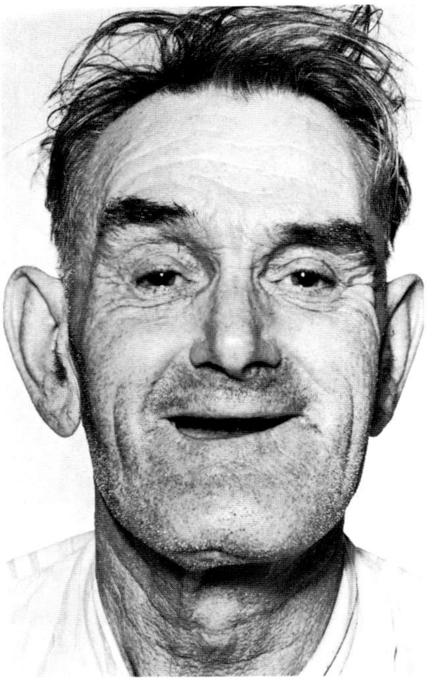

Abb. 24

23 Präsenile Demenz: Zunehmend nachlässig in Kleidung und Lebensgewohnheiten. Am Tage schläfrig; dysarthrisch und zeitlich und örtlich desorientiert. Hoffnungslos dement

24 Stirnhirngliom rechts: Kam mit seiner Arbeit nicht mehr zurecht und klagte lediglich über leichte Kopfschmerzen. Völlig uneinsichtig, ständig lachend, scherzend und witzelnd. Er fühlte sich jeden Morgen, „als ob er Bäume ausreißen könnte"

25 Stirnhirngliom rechts: Vor kurzem 2 epileptische Anfälle. Keine Klagen. Er fühlte sich gesund und wartete nur darauf, an seine Arbeitsstelle zurückzukehren. Seine Euphorie war nach Aussagen der Familie die Übersteigerung eines vorbestehenden Charakterzuges

26 Myotonische Dystrophie: Ein flaches lebloses Gesicht mit herabhängenden Augenlidern und traurigem Mund. Beachte die Glatzenbildung

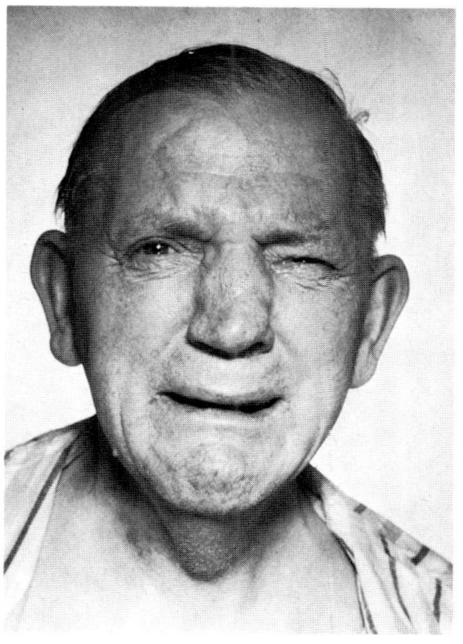

a

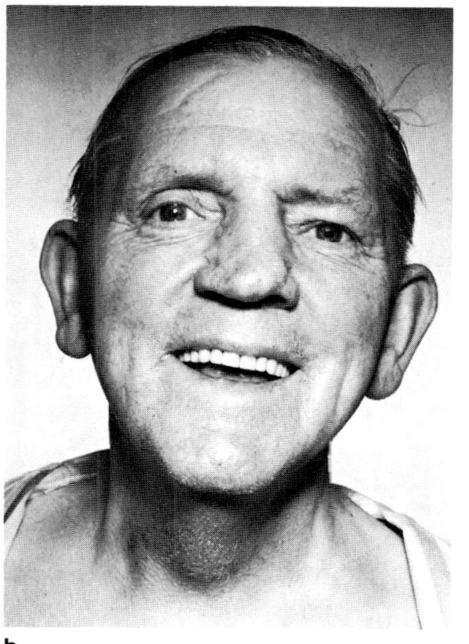

b

27 a + b Emotionale Labilität: Posttraumatische Demenz. Früheres Schädeltrauma. Beachte die Narbe an der rechten Stirn und die deformierte Nase (kein ehemaliger Boxer).
a Ein Wort des Mitgefühls und er pflegte in Tränen auszubrechen.
b Ebenso plötzlich hörte dieser Ausbruch auf und der Patient begann in der nächsten Minute zu lächeln und seine Tränen wegzuwischen

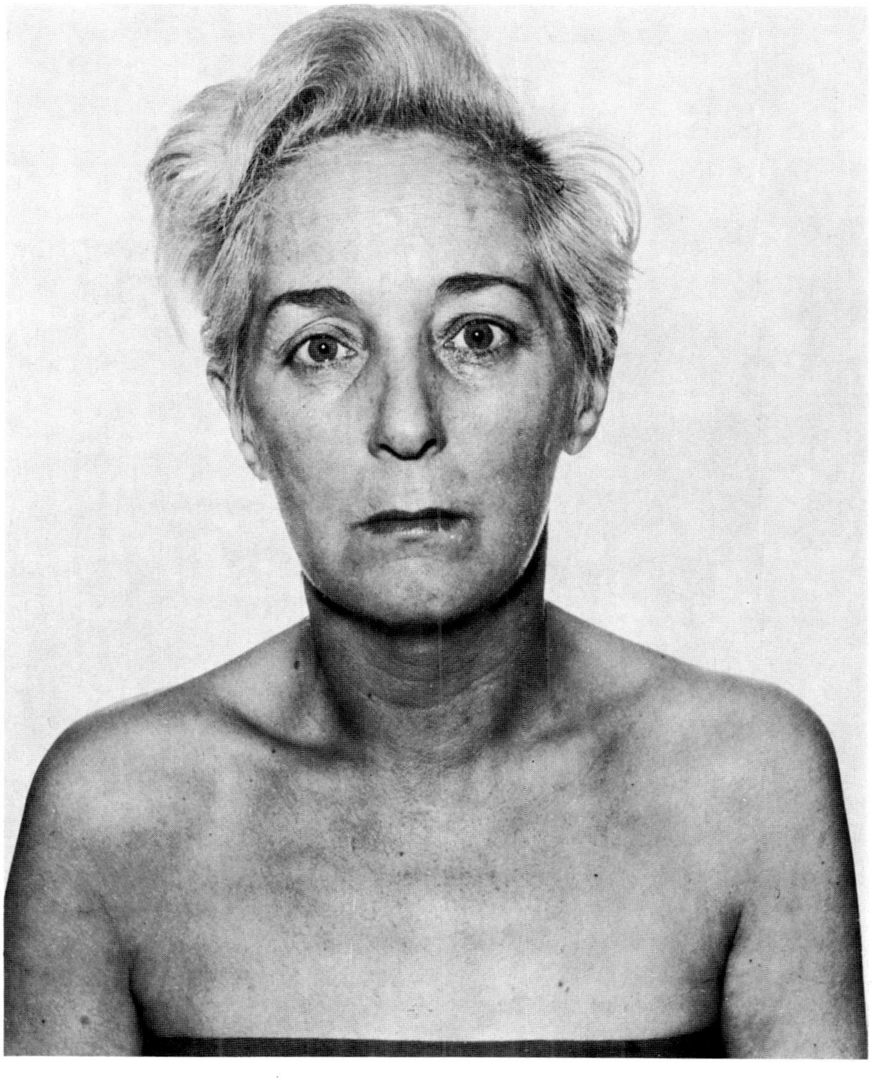

28 Thyreotoxikose: Alter 40 Jahre. Seit 3 Jahren Abgespanntheit, Müdigkeit, lebhafte Träume, amnestische Episoden und plötzliches Hinstürzen. Keine Ausfälle von seiten des zentralen Nervensystems, abgesehen von einer augenfälligen Ängstlichkeit und einem Fingertremor. Puls 100/min, erhöhter Jugularvenendruck, lautes in den Hals fortgeleitetes Systolikum. Schilddrüse normal. Augen normal. Grundumsatz + 80. Proteingebundenes Jod 16,0 μg% (16,0 μg/dl). ^{131}J-Aufnahme typisch für eine Thyreotoxikose. Gutes Ansprechen auf Behandlung mit Carbimazol.
Weder die Vorgeschichte noch der Gesichtsausdruck wiesen auf die richtige Diagnose. Es bestand der Verdacht auf eine Temporallappenepilepsie bei labiler Persönlichkeit

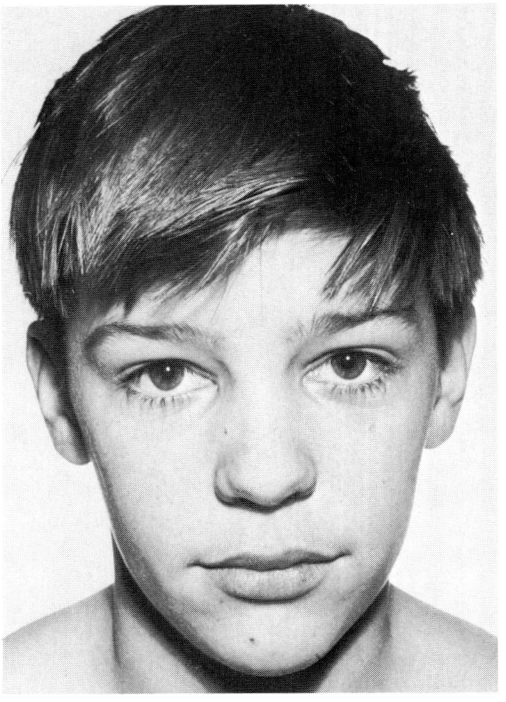

a

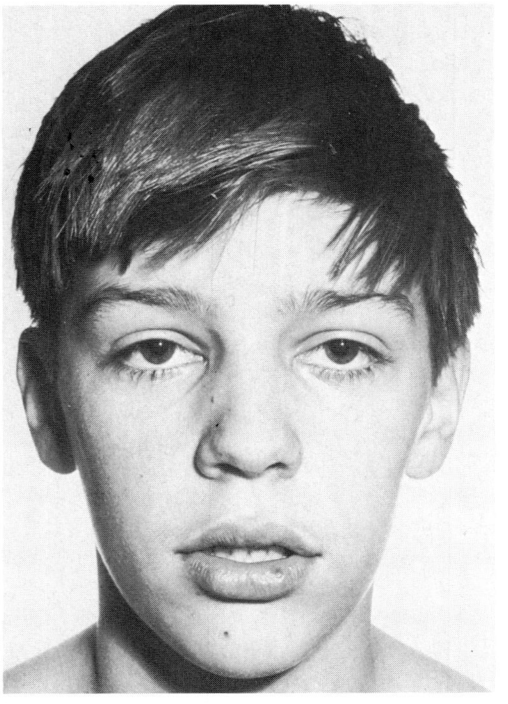

b

29 a + b Petit mal: Zwei Aufnahmen im Abstand von 4 sec von einem Jungen, der an Petit mal litt. **b** Beachte den glasigen Blick und offenen Mund, die sein Aussehen verändern

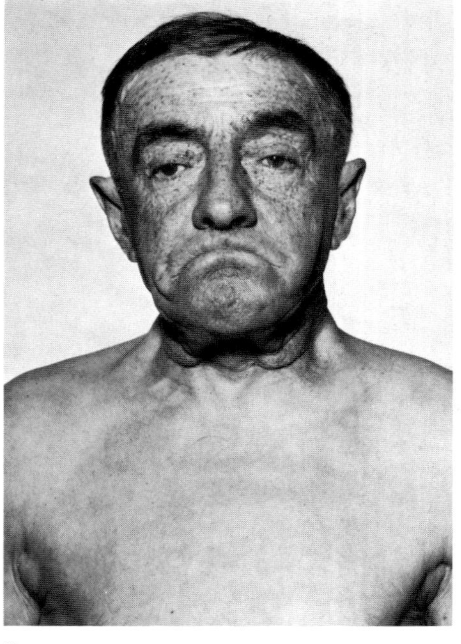

a

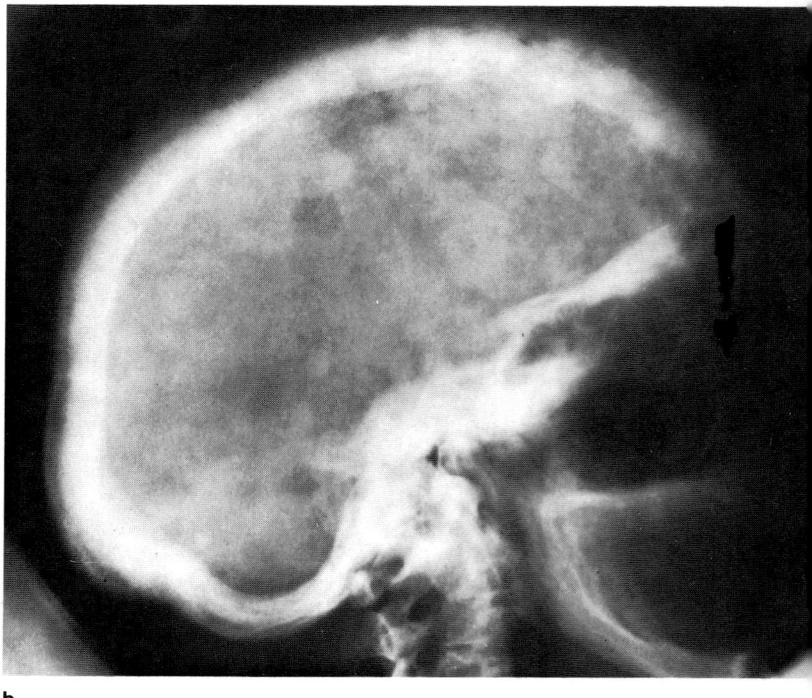

b

30 a + b Ostitis deformans (Morbus Paget): Seit kurzem Auftreten epileptischer Anfälle und Klagen über Kopfschmerzen. Dem Patienten war eine Zunahme der Hutgröße aufgefallen. **a** Beachte die Vorwölbung auf beiden Seiten des Schädels in der Parietotemporalregion. Die Kopfhaut fühlte sich ungewöhnlich warm an.
b Röntgenaufnahmen zeigten das verdickte „wollige" Schädeldach verbunden mit einer basilären Impression

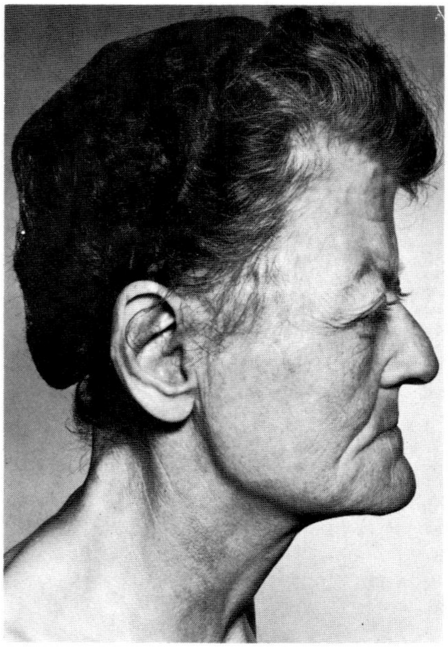

a

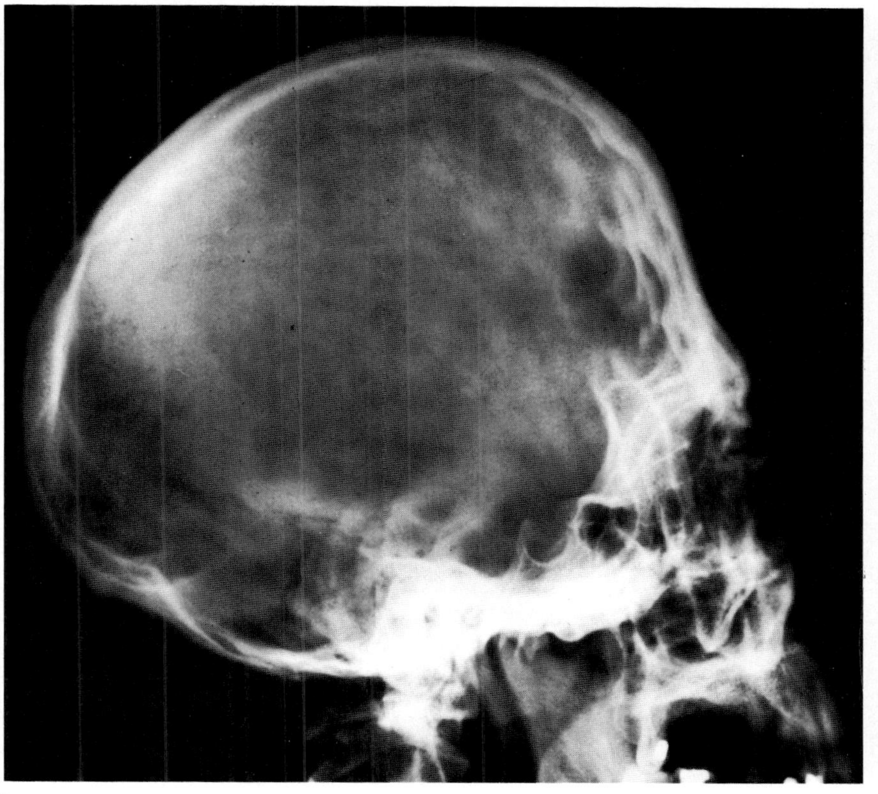

b

31 a + b Oxyzephalie (Turrizephalus; Turmschädel): Eine angeborene Fehlbildung des Schädels infolge vorzeitiger Verknöcherung der Nähte, besonders der Koronarnaht. Durch Druck auf das wachsende Gehirn kann es zu einer Rindenatrophie kommen, ebenso zu einer Optikusatrophie. In diesem Fall waren in letzter Zeit epileptische Anfälle aufgetreten. Beachte die abgeplattete hohe St rn, die flachen Augenhöh en und das hervortretende rechte Auge. Es bestanden eine beidseitige Anosmie und eine mäßiçe Nervenschwerhörigkeit rechts

Angst des Patienten mit Trigeminusneuralgie in der Erwartung der nächsten Attacke.
Der Student sollte auf die Stimmung eines Patienten achten und dies schriftlich festhalten. Es gibt unterschiedliche Grade von Angst und Depression und die Sprache ist reich an Adjektiven, die man benutzen kann, um seinen Eindruck mitzuteilen. Bei der Nuancierung der Ängstlichkeit kann man aus der folgenden Skala wählen: gelassen, ruhig, beherrscht, unruhig, reizbar, gespannt, furchtsam, bebend, agitiert, in Panikstimmung und entsetzt. Es können auch einige Begleitsymptome der Angst beobachtet werden wie Konzentrationsmangel, Aufmerksamkeitsstörung, nervöse Unruhe, Muskelanspannung, Zittern, hastiges Sprechen, Hautrötung, Schwitzen, Mundtrockenheit, rasches Atmen und schneller Pulsschlag. Zwischen schwarzer Melancholie und manischer Erregung gibt es ein Kontinuum der Stimmung: hoffnungslos, verzagt, untröstlich, niedergeschlagen, trübsinnig, feierlich, ernst, ausgeglichen, fröhlich, heiter, ausgelassen und euphorisch.

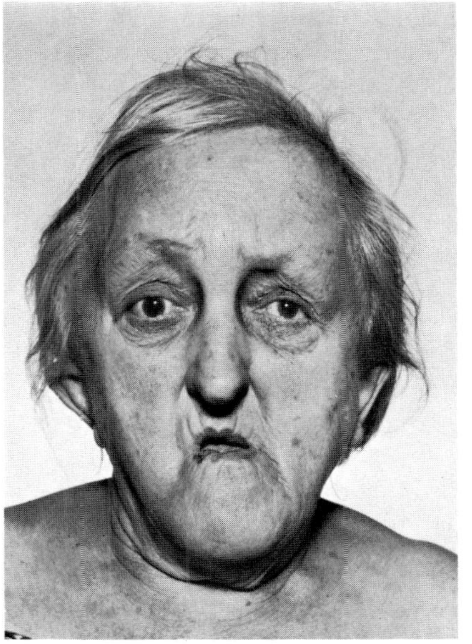

32 Ostitis deformans: Beidseitige Schwerhörigkeit und unklare Kopfschmerzen. Beachte die Vorwölbung frontal und temporal. Es bestanden eine beidseitige Anosmie und eine beginnende Demenz

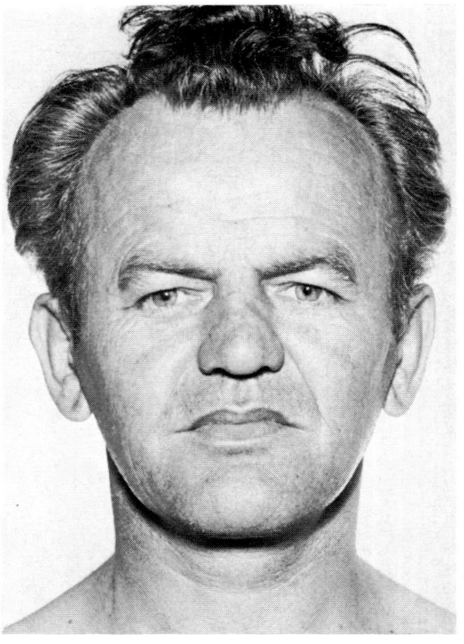

a

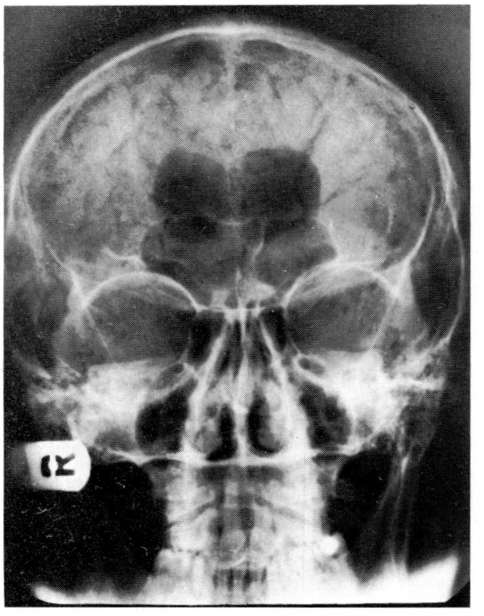

b

33 a + b Hydrozephalus: Alter 44 Jahre, früherer Fallschirmjäger. Eines seiner Kinder hatte eine leichtere Epilepsie. Seit 5 Jahren Kopfschmerzen. Keine Abhängigkeit von der Körperhaltung oder körperlicher Belastung. Manchmal verbunden mit vorübergehendem Schleiersehen.

a Großer Kopf (Umfang 61 cm), normale Sehnervenpapillen und Fundi, regelrechter neurologischer Befund. EEG normal. **b** Das Luftenzephalogramm zeigte große, nicht verlagerte Seitenventrikel bei normalem III. und IV. Ventrikel und regelrechter Rindenzeichnung

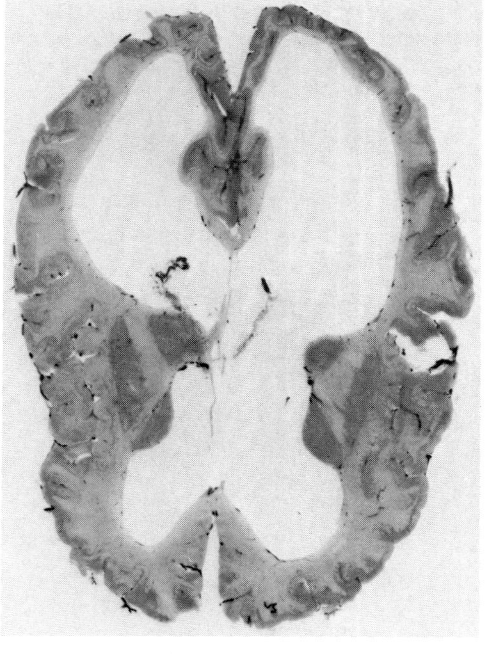

34 Kongenitaler kommunizierender Hydrozephalus: Horizontaler Hirnschnitt bei einem 26jährigen Patienten, der 10 Tage nach einer lumbalen Luftenzephalographie verstarb. Niedriger Intelligenzquotient, vor kurzem 2 große epileptische Krampfanfälle, Kopfumfang 64 cm. Regelrechter neurologischer Befund. Liquordruck 200 mm. Die Hirnrinde am Frontalpol maß 13 mm und am Okzipitalpol 18 mm. Solche Untersuchungen sind gefährlich und können zu einer plötzlichen Dekompensation führen

Hyperostosen bei Meningeomen

Die Eigentümlichkeit bestimmter Meningeome, eine Verdickung des benachbarten Knochens hervorzurufen, ist schon viele Jahre bekannt. Die Hyperostosen können entweder flächenhaft oder knotenförmig sein. Sie müssen nicht auf einen Knochen beschränkt sein, die Knochennähte wirken nicht als Grenzen. Cushing u. Eisenhardt haben in ihrer klassischen Monographie über die Meningeome die Reaktion des Knochens in 8 Typen eingeteilt (Abb. **40**). Beim ersten Typ handelt es sich lediglich um eine erhöhte Vaskularisierung des darüberliegenden Knochens. Beim zweiten liegt eine geringfügige Verdünnung des Knochens durch den Tumordruck vor. Beim dritten Typ besteht eine leichte Endostose, beim vierten eine tastbare Verdickung der Lamina externa des knöchernen Schädels. En Plaque-Tumoren können einen kompakten harten Knochenwulst hervorrufen, dessen Äußeres dem 6. von Cushing u. Eisenhardt herausgestellten Typ mit erweiterten Diploe-Kanälen sehr ähnlich ist. Beim 7. Typ beginnt der Tumor extrakranial zu wachsen und beim seltenen 8. schieben sich zentrale Tumoranteile in die Hyperostose vor. Naturgemäß lassen sich diese unterschiedlichen Arten der Knochenreaktion röntgenologisch früher nachweisen und genauer studieren. Für den Kliniker sind sie wichtig, weil sie schon auf die richtige

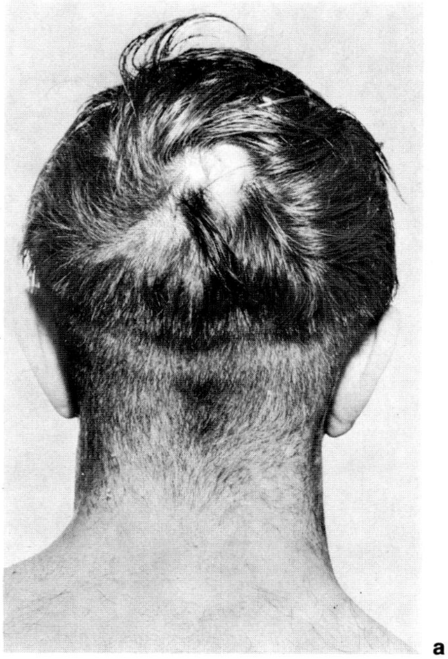

a

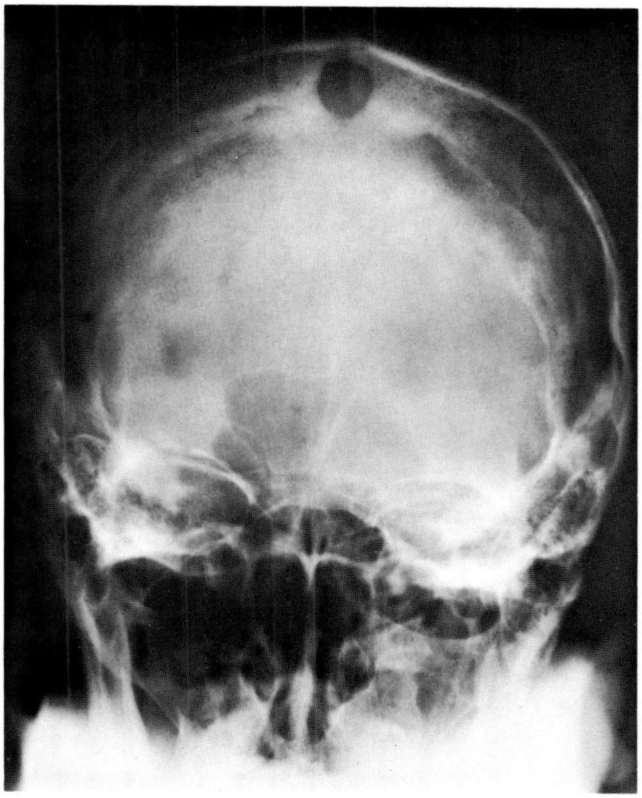

b

35a + b Enzephalozele: 35jähriger Mann. Geistig behindert, seit der Kindheit ataktisch. Seit 3 Jahren an den Rollstuhl gebunden. Spastische Tetraparese mit grobem Nystagmus und zerebellärer Dysarthrie. Großer Kopf; Umfang 65 cm. **a** Enzephalozele. **b** Röntgenübersichtsaufnahme des Schädels mit einem kreisförmigen Knochendefekt über der Lambdanaht

Diagnose hinweisen, wenn andere Symptome noch spärlich und nur leicht ausgeprägt sind. In Ausnahmefällen kann sich ein Konvexitätsmeningeom anfänglich lediglich durch eine gewisse Schläfrigkeit und im weiteren Verlauf durch einen Hirnabbauprozeß zu erkennen geben, ohne daß Herderscheinungen oder Beschwerden aufzutreten brauchen. Beim lateralen und medialen Keilbeinmeningeom können die Kopfschmerzen ganz im Hintergrund stehen, statt dessen aber Mißempfindungen um das Auge herum und eine Schwellung des Augenlides die ersten Symptome darstellen. Ptose, Doppelbilder und Exophthalmus folgen nach. Die daraus resultierende Asymmetrie der Augenstellung wird verstärkt durch die sicht- und tastbare temporale oder supraorbitale Schwellung. Bei der Beschreibung des en plaque wachsenden Keilbeinmeningeoms schrieb CUSHING: „Sie sind sich von Fall zu Fall außerordentlich ähnlich – vermutlich ähnlicher als die Meningeome irgendeiner anderen Gruppe, die suprasellären nicht ausgenommen.“ Erkrankt sind so gut wie immer Frauen.

Hals

Am Hals sind sichtbare Veränderungen ungewöhnlich, obwohl auch normale Verhältnisse wie sonst am Körper eine große Variationsbreite aufweisen. Beim Kleinkind verläuft die Halswirbelsäule noch gestreckt, nimmt dann jedoch mit dem Wachstum und der vollen Ausbildung der Bandscheiben, die im vorderen Abschnitt höher werden, eine Lordose ein. Im mittleren Lebensalter zeigt die Halswirbelsäule wieder eine Tendenz zu gestreckterem Verlauf, und im Alter kann die Höhenminderung der Bandscheiben sogar eine Kyphose verursachen.
Die Bewegungen, die in der Halswirbelsäule erfolgen, sind komplexer Natur; die Beweglichkeit hängt vom gesamten Bewegungsumfang aller Wirbel ab und nicht vom schmalen Bewegungsumfang zwischen zwei Einzelwirbeln. Kopf und Atlas bewegen sich bei der Rotation und Seitwärtsbeugung grundsätzlich als eine Einheit auf dem Epistropheus. Nickbewegungen des Kopfes spielen sich hauptsächlich in den Atlantookzipitalgelenken ab.

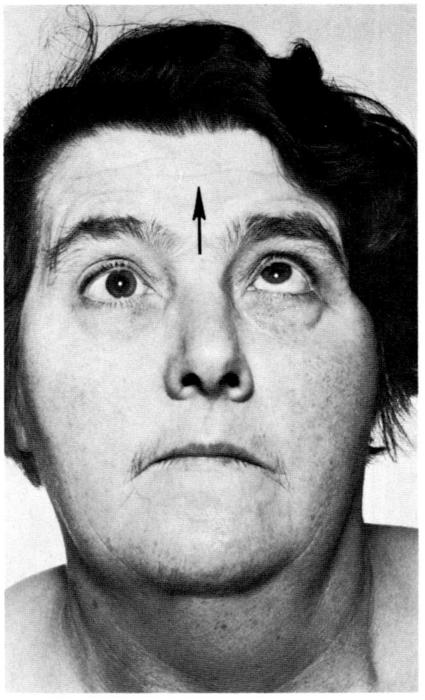

a

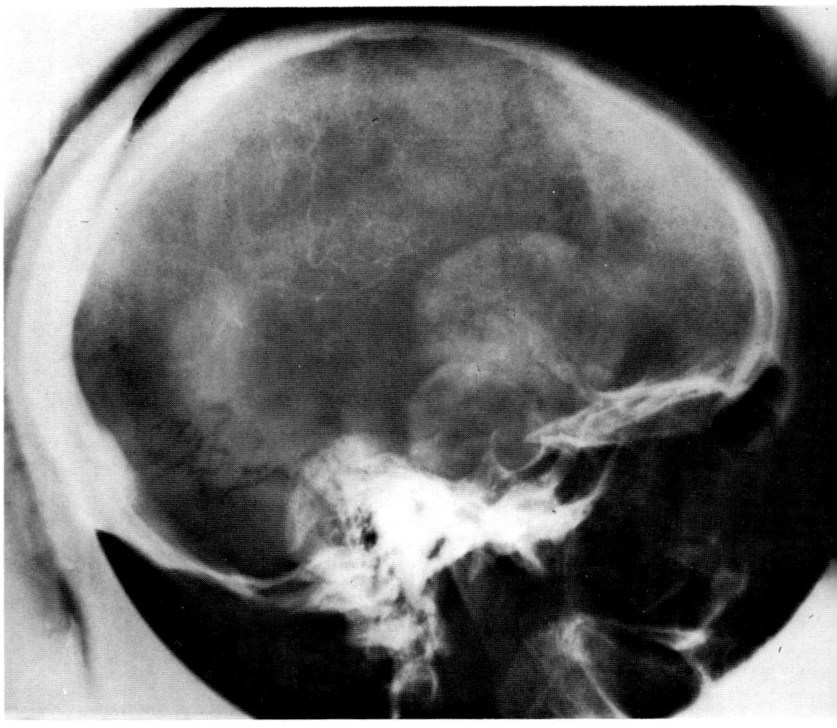

b

36 a + b Meningeom des rechten Keilbeinflügels: Alter 51 Jahre. Seit 1 Jahr Taubheitsgefühl und Mißempfindungen im Trigeminusgebiet. Seit kurzem morgens Kopfschmerz; Temporallappenepilepsie. Okulomotoriusteilparese rechts, fehlender Kornealreflex, Sensibilitätsstörung im Gebiet des 2. und 3. Trigeminusastes rechts. Normale Sehnervenpapille rechts; Gesichtsfeld intakt. Die Röntgenaufnahmen zeigten eine erweiterte Fissura orbitalis rechts und eine Arrosion des kleinen Keilbeinflügels.
a Beachte die Ptose rechts und die Lähmung des rechten Auges beim Blick nach oben. Der Oberrand der rechten Orbita und das angrenzende Stirnbein waren erhaben und verdickt.
b Karotisangiogramm rechts: Meningeomanfärbung

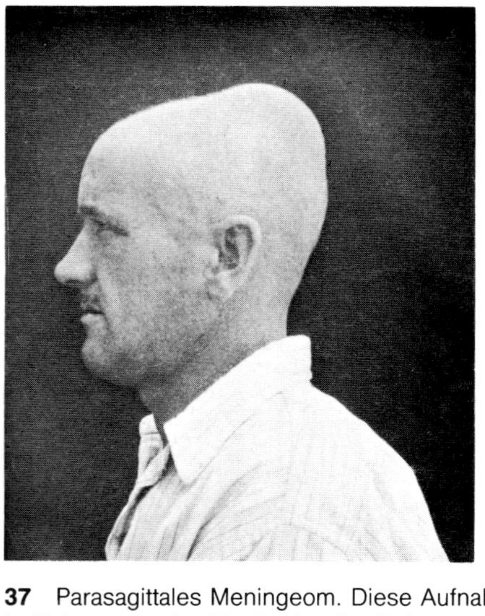

37 Parasagittales Meningeom. Diese Aufnahme wurde 1942 in Kairo gemacht. Ein Soldat der 8. Armee. Er meldete sich krank, „weil ich mein Barett nicht mehr aufsetzen kann!" Er befand sich in einem ausgezeichneten gesundheitlichen Zustand und hatte keine Klagen über Kopfschmerzen. Es bestanden keine krankhaften neurologischen Befunde, jedoch ist das Ausmaß der langsam wachsenden Hyperostose in Scheitelhöhe zu erkennen. Er bekam einen Platz auf dem nächsten Lazarettschiff nach Hause

Im allgemeinen sind Druck und Belastung in den unteren Abschnitten der Halswirbelsäule vermutlich am größten. Rotationsbewegungen spielen sich zum größeren Teil zwischen dem 1. und 2. Halswirbel ab.

Zervikale Spondylose

Bei der Spondylose als der häufigsten Erkrankung der Halswirbelsäule sieht der Nacken äußerlich in der Regel normal aus. Die Einschränkung der Beweglichkeit ist kein Gradmesser für das Ausmaß der Bandscheibendegeneration. Umgekehrt stellt die Schwere der röntgenologischen Veränderungen an der Halswirbelsäule keinen Indikator für die Funktionseinschränkung dar. Manche älteren Leute mit ausgeprägten spondylotischen Veränderungen haben überhaupt keine Beschwerden; andere mit dauernden Schmerzen und anhaltender Steife zeigen u. U. nur geringfügige Veränderungen.
Das Schleudertrauma der Halswirbelsäule hat in medizinischen und juristischen Kreisen einen Ruf erlangt, der etwa so populär wie der „Kreuz-

schmerz“ oder das „postkommotionelle Syndrom“ ist. Bei einer so alltäglichen Verletzung läßt sich schwer beurteilen, welche Rolle die zervikale Spondylose in der Entstehung von Symptomen wie Kopfschmerzen, Schwindel, drop attacks und anderen Zeichen der vertebrobasilären Insuffizienz spielt. Manche Ärzte glauben, daß der Kopfschmerz bei zervikaler Spondylose bestimmte Charakteristika aufweist; er sitzt in der Regel okzipital und strahlt zur Stirn oder zum gleichseitigen Auge aus, ist bohrend oder ziehend, nicht aber pulsierend oder ein Vernichtungsschmerz. Schmerzen im gleichseitigen Arm können das Kopfweh begleiten, wobei beide Schmerztypen die Neigung haben, gleichzeitig ab- und zuzunehmen. Bewegungen und Körperhaltung können beide beeinflussen. Die Pathogenese dieses Kopfschmerzes bleibt unklar. Druck auf die Hinterwurzeln ist wenig wahrscheinlich, da dabei kaum jemals Sensibilitätsstörungen am Kopf nachgewiesen werden und ebensowenig die Schmerzen in der Stirn oder am Auge damit erklärt werden können.

Die Klärung der Ursache von Schwindel bei zervikaler Spondylose ist gleichermaßen schwierig. Viele Schwindelformen sind haltungsabhängig; die Anamnese allein hilft dem Untersucher bei der Klärung der Ursache des Schwindels nur wenig. Bei Spondylose wird er in der Regel durch Kopfbewegungen ausgelöst und könnte folgerichtig aus einer Beeinträchtigung der Blutzirkulation im vertebrobasilären System resultieren, als Folge von Kompression oder Dehnung der Aa. vertebrales, die in dieser Altersgruppe sklerotisch abgeknickt oder mehr geschlängelt sein können. Transitorische Episoden von koordinatorischer Instabilität, Halbseitenlähmung, Dysphasie, Diplopie, Visusverlust oder Hemianopsie können durch Kopfbewegungen ausgelöst werden. Diese Episoden sind eindeutig ischämischer Natur und der Schwindel dürfte dann Folge einer Mangeldurchblutung des Hirnstamms oder des Kleinhirns sein. Gleichermaßen kann der durch Kopfbewegung ausgelöste Schwindel im Labyrinth entstehen. In Rückenlage ist die passive Kopfdrehung die übliche Art und Weise, Lageschwindel und Nystagmus auszulösen. Da diese Bewegung jedoch gleichfalls die Vertebralarterien und Karotiden am Hals torquiert, sollten hämodynamische Effekte dadurch ausgeschlossen werden, daß die Stellung von Kopf und Schultern zueinander bei der Drehung des Patienten konstant bleibt. Personen, die älter als 55 Jahre sind und plötzlich mit Lageschwindel und Taubheit erkranken, haben wahrscheinlich auch eine zervikale Spondylose, jedoch wird man die Labyrinthischämie in diesen Fällen kaum der Spondylose zuschreiben können.

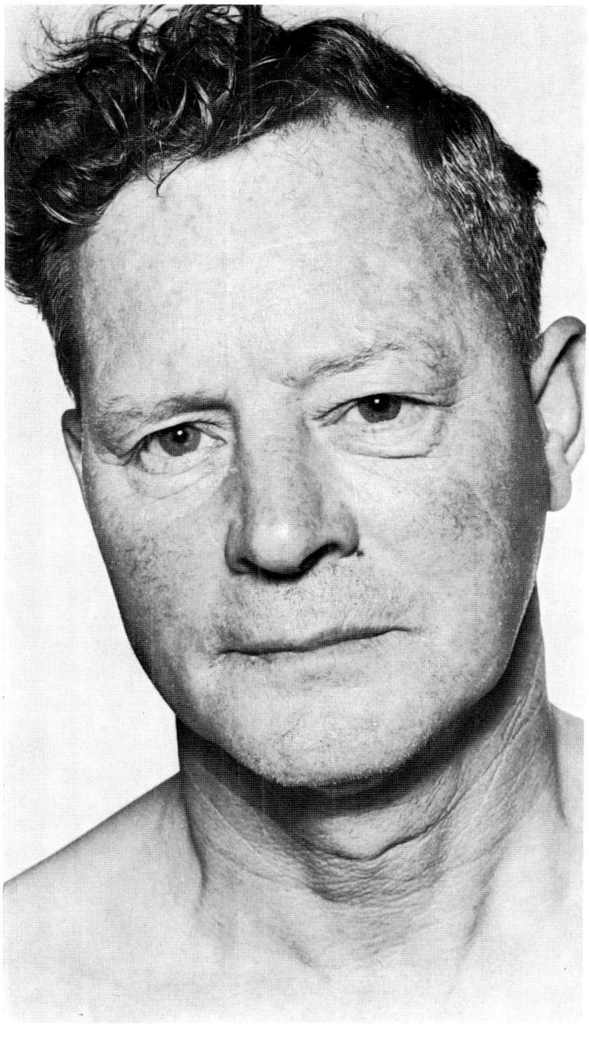

38 Linksfrontales Meningeom: Alter 53 Jahre. Seit 18 Monaten Herabsinken des linken Oberlides, Schleiersehen links und Doppelbilder. Beachte die Ptosis, den Exophthalmus und die Verdickung des Oberrandes der linken Orbita und der linken Schläfe. Beginnender temporaler Defekt im linken Gesichtsfeld

In der Ätiologie der zervikalen Myelopathie wird die Kompression des Rückenmarks durch Osteophyten und Knochenspangen oft als eine unbefriedigende Erklärung angesehen, da die Schwere der Spondylose und die der Paraparese nur mangelhaft korreliert sind, sich nur gelegentlich ein Block der spinalen Passage nachweisen läßt und die chirurgischen Ergebnisse häufig enttäuschen. Eine Beeinträchtigung der Blutversorgung des Rückenmarks und die Auswirkungen von Subluxation und einer Hypertrophie des Lig. flavum sind gleichfalls angeschuldigt worden. Ein besonders wichtiger Faktor in der Ätiologie der zervikalen Myelopathie ist der sagittale Durchmesser des zervikalen Spinalkanals. Er ist in der Regel bei Patienten mit zer-

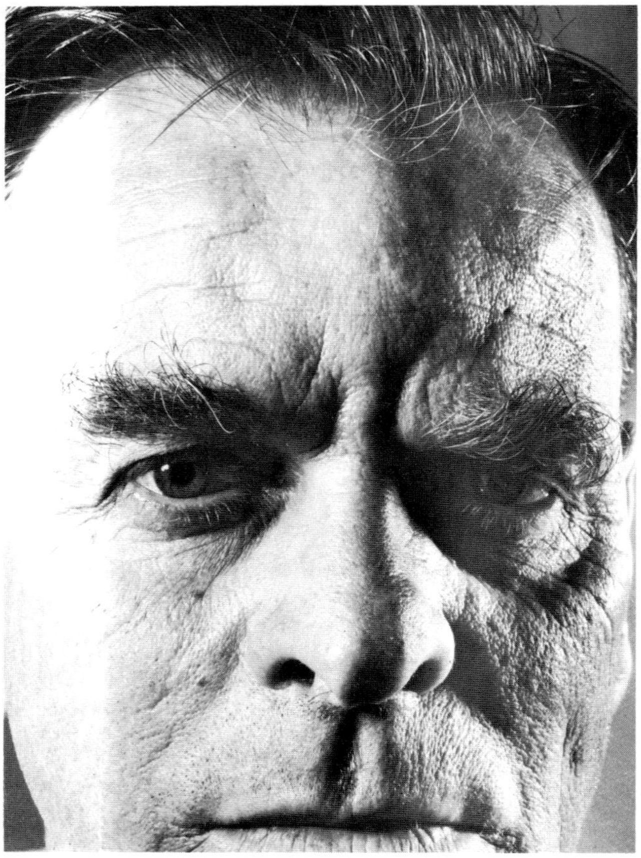

39a

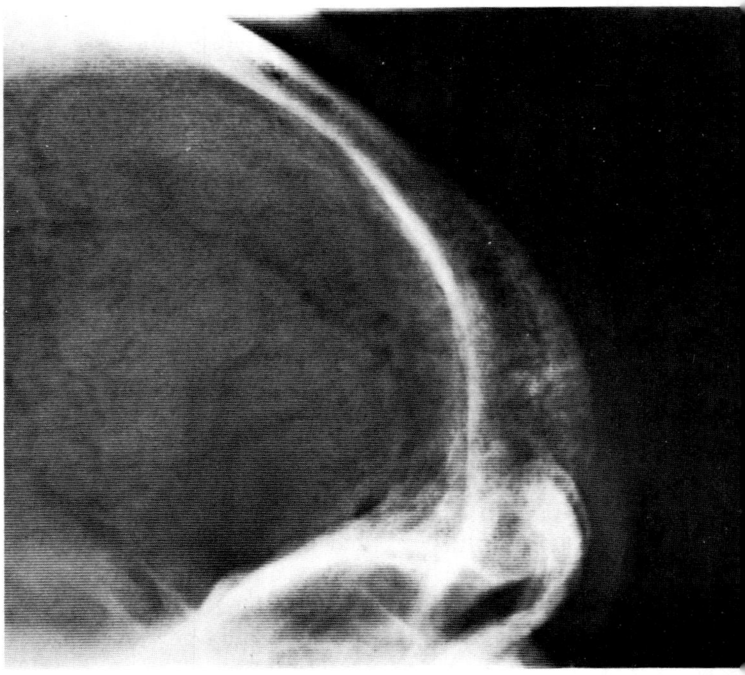

39b

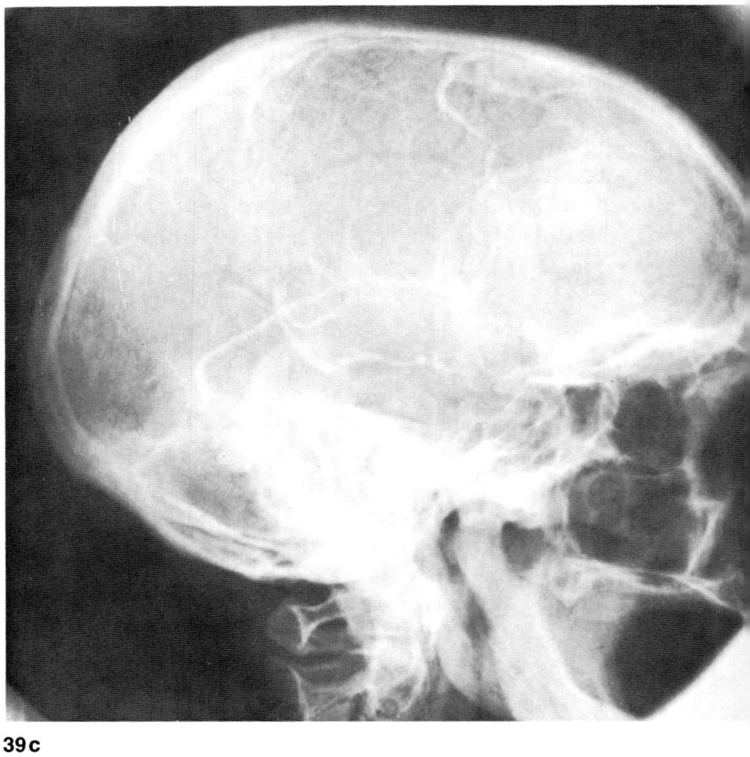

39c

39a–c Linksfrontales Meningeom: Alter 54 Jahre. Seit 1 Jahr zunehmende organische Demenz. Verlangsamt, schläfrig, vergeßlich. Fuhr bis vor 3 Monaten eine Lokomotive; klagte kaum über Kopfschmerzen. Die einzigen pathologischen neurologischen Befunde bestanden in der Demenz und in einer gewissen Gangunsicherheit. Das Geruchsvermögen und der Visus waren normal.
a + b Beachte die in der Mittellinie liegende Hyperostose an der Stirn.
c Linkes Karotisangiogramm: Meningeomanfärbung

vikaler Myelopathie enger als in der Durchschnittsbevölkerung. Die Spondylose selbst führt leicht zu einer weiteren Verengung des Kanals. Je enger aber der Kanal, desto schwerer die nachfolgende Paraparese. Ferner je enger der Kanal, um so wahrscheinlicher führt ein Trauma zu Komplikationen am Rückenmark. Es scheint, daß die zervikale Myelopathie immer mit einem engen Kanal korreliert ist, obwohl ein enger Spinalkanal nicht in jedem Fall zu einer Myelopathie führt. Im allgemeinen sind die funktionellen Ausfälle bei zervikaler Myelopathie gering und nach anfänglicher Ver-

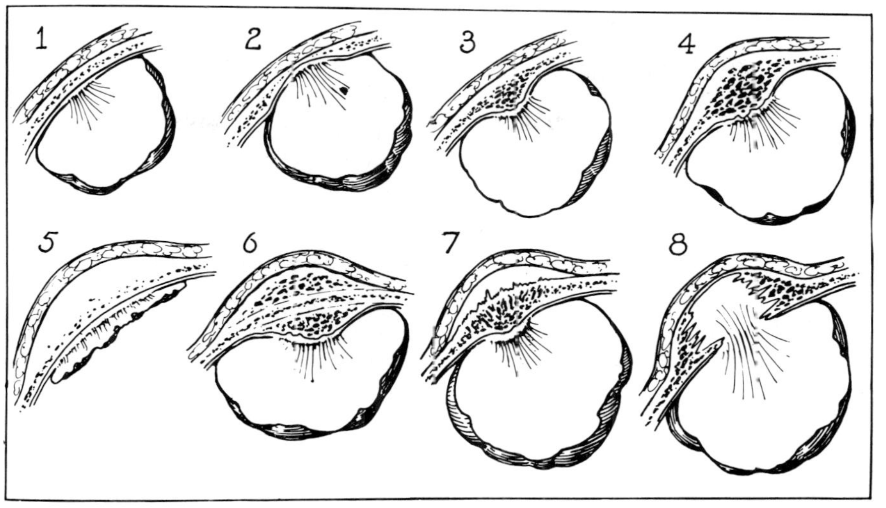

40 Schädelhyperostosen: 8 Typen der Hyperostose bei Meningeomen (aus *H. W. Cushing, L. Eisenhardt:* Meningeome. Hafner, New York 1938)

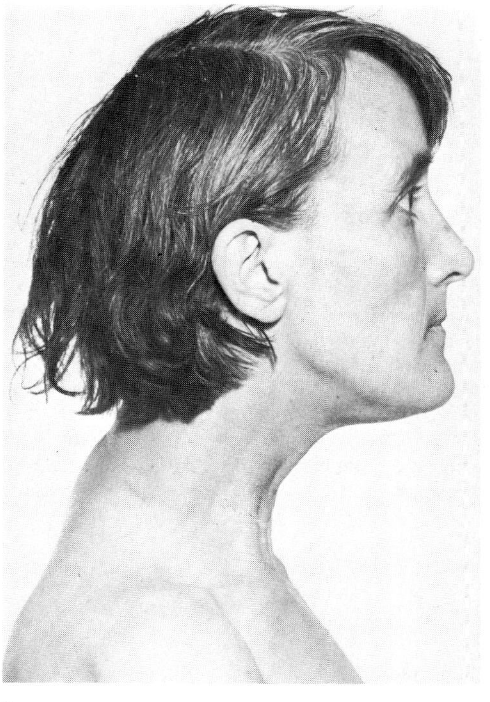

a

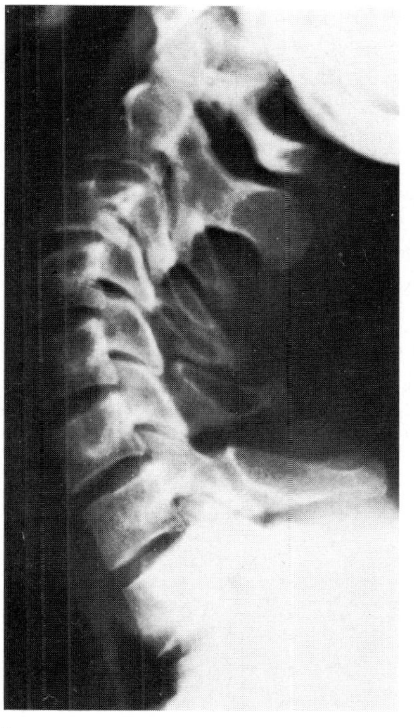

b

41 a + b Wirbelsubluxation C3–4: **a** Alter 38 Jahre. Nach einer Teilresektion der Schilddrüse wegen einer nichttoxischen Struma nodosa 4 Jahre zuvor bemerkte die Patientin eine zunehmende Pelzigkeit und Ungeschicklichkeit der Finger und Hände. Pseudoathetose; normale Oberflächensensibilität; Lagesinn an den Fingern fehlend, am Handgelenk erhalten; aufgehobenes Vibrationsempfinden bis in Handgelenkshöhe. Im weiteren Verlauf entwickelte sie an den unteren Extremitäten typische Pyramidenbahnsymptome mit beidseits positivem Babinski. Beachte die Haltung von Kopf und Hals. **b** Röntgenologisch zeigte sich in Streckhaltung eine Subluxation von C3 gegenüber C4. Die Myelographie ergab in Streckstellung einen fast kompletten Stopp bei C3–4.
Röntgenaufnahmen der Halswirbelsäule, die vor der Thyreoidektomie angefertigt worden waren und nochmals betrachtet wurden, zeigten, daß die Subluxation bereits vorhanden war. Die ersten Symptome traten nach dieser Operation auf und begannen, als die Patientin noch im Krankenhaus war

schlechterung tritt gewöhnlich ein Stillstand ein, der einige Jahre anhält. Im Alter neigt die Erkrankung zum Fortschreiten. Die chirurgische Behandlung sollte auf Patienten beschränkt bleiben, deren Ausfälle zunehmen.

Wenn nach einem Sturz oder einem Unfall unerwartet eine Paraparese auftritt, findet man in der Regel eine der folgenden Anomalien: zervikale Spondylose, einen engen zervikalen Spinalkanal, zervikale Blockwirbelbildung oder irgendeine kra-

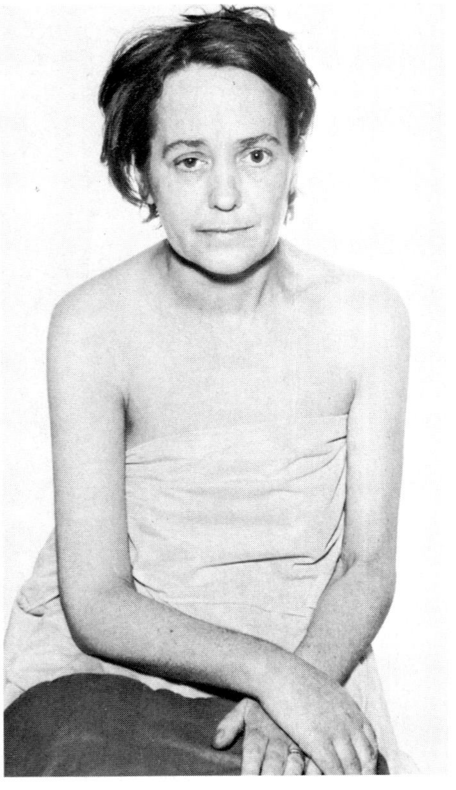

a

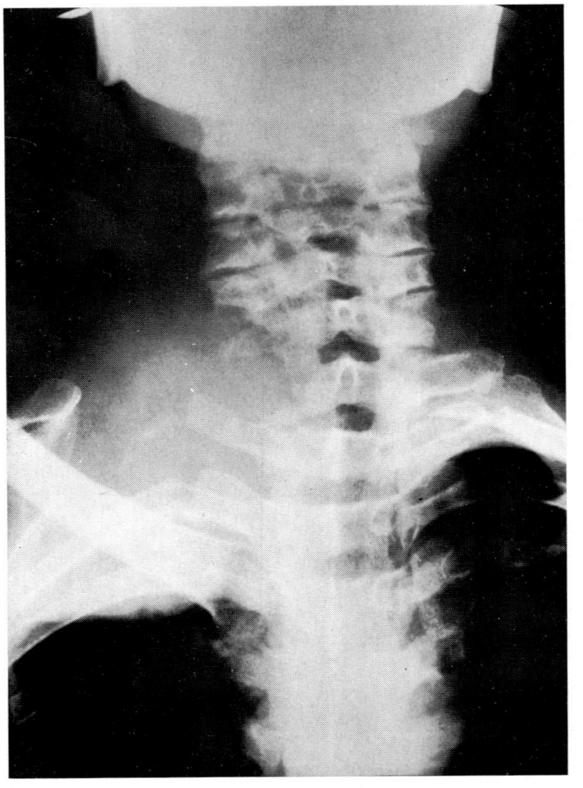

b

42 a+b Karzinom der rechten Lungenspitze (Pancoast-Tumor): **a** Alter 45 Jahre. Seit 9 Monaten Schmerzen, Schwäche und Taubheitsgefühl an der rechten Hand und am rechten Unterarm. Gewichtsabnahme von knapp 20 kg. Der Schmerz an den Fingern und in der Hohlhand war ausgesprochen heftig, brennend in seinem Charakter und durch die üblichen Analgetika nicht zu beeinflussen. Beachte das Horner-Syndrom rechts, die Schwellung am Nackenansatz rechts, das Ödem des rechten Handrückens und das kranke Aussehen der Patientin. Der Tumor ließ sich in der rechten oberen Schlüsselbeingrube tasten, die Trachea war nicht verlagert, die Brust normal. Die Reflexe an der paretischen und tauben oberen Extremität waren erhalten und es bestand eine diffuse Hyperalgesie der rechten Hand: die Wahrnehmung von Berührung, Vibration und Lage war erhalten.
b Röntgenologisch fand sich eine ausgedehnte knöcherne Destruktion im Schulter-Hals-Bereich mit Beteiligung der unteren Halswirbel, des Schlüsselbeins und der oberen Rippen

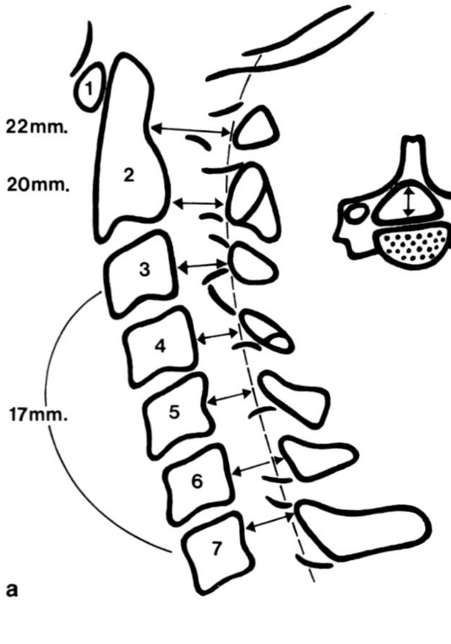

a

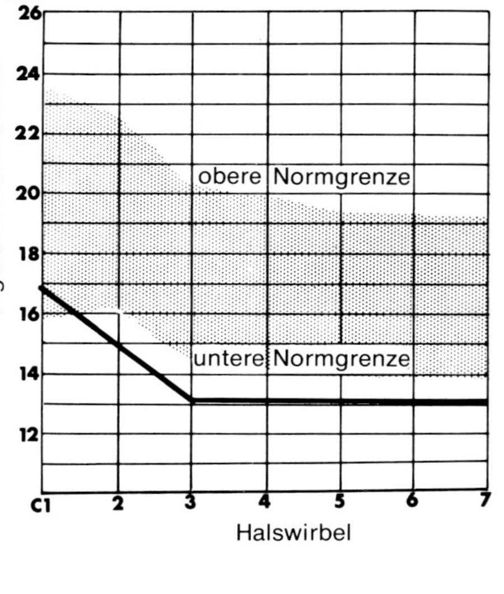

b

43 a Sagittaler Durchmesser des zervikalen Spinalkanals. Bei 70% der Erwachsenen liegt diese Weite zwischen 16 und 19 mm, kann jedoch von 12–20 mm variieren. **b** Die oberen und unteren Grenzen der normalen Variationsbreite lassen sich graphisch darstellen. Die schwarze Linie zeigt den Durchmesser des in Abb. **44** dargestellten Falles niospinale Übergangsstörung. Wir haben noch keine Halswirbelsäule gesehen, deren Spinalkanal im sagittalen Durchmesser enger als 10 mm gewesen wäre. In 70% der Erwachsenen liegt er zwischen 16 mm und 19 mm.

Noch ein anderer Aspekt der zervikalen Spondylose verdient erwähnt zu werden. Im allgemeinen zeigen sich bei der neurologischen Untersuchung Wurzelschäden und eine Myelopathie. Die Symptome und Ausfälle entsprechen denen einer zervikobrachialen Neuritis und einer Paraparese, die entweder isoliert, kombiniert oder nacheinander auftreten können. Es gibt jedoch eine kleine Gruppe von Patienten gewöhnlich im fortgeschrittenen Lebensalter, die über gefühllose und hölzerne Hände und Finger klagen. Keine Schmerzen, keine Beschwerden in den Beinen. Sie sagen: „Schauen Sie, meine Hände sind nicht schwach, ich kann die Fäuste ballen, ich kann Gegenstände tragen, ich kann Gegenstände aufheben, aber ich habe kein richtiges Gefühl mehr in den Fingern und Händen, ich kann nicht mit kleinen Gegenständen umgehen, ich lasse sie fallen, ich bin ungeschickt." Unangenehme Mißempfindungen in den Händen begleiten diese Ungeschicklichkeit und viele dieser Patienten sind gequält und schlaflos. Das Anziehen, Rasieren, Kochen, Schreiben und tausende andere kleine Alltagsverrichtungen werden zur Quelle von Klagen und Unannehmlichkeiten. Besonders unangenehm ist die Unfähigkeit, Toilettenpapier zu benutzen. Bei der Untersuchung ist die Kraft in den Händen gut, Muskelatrophien fehlen gewöhnlich, die Reflexe sind lebhaft und die Oberflächensensibilität ist weitgehend erhalten, jedoch kann der Untersucher den Eindruck gewinnen, daß der Patient nervös und fahrig ist, da seine Finger dauernd in Bewegung sind. Wenn der Patient die Augen schließt, scheinen die Finger vor Schmerzen unruhig hin- und herzuwandern – „Pseudoathetose" oder „sensible Unruhe". Die sensiblen Störungen sind praktisch auf den Lagesinn und das Vibrationsempfinden beschränkt, und in der Hand befindliche Gegenstände können durch Berührung nicht erkannt werden. Diese älteren Leute mit doppelseitiger Astereognose haben immer eine ausgeprägte zervikale Spondylose und wir vermuten, daß hier wiederum die Enge des Spinalkanals der entscheidende Faktor ist. Unterschiedliche Schweregrade von Subluxation und Kompression durch ein verdicktes Lig. flavum tragen vermutlich zu einer Irritation der Hinterwurzeleintrittszonen bei. Die Nervenleitgeschwindigkeiten sind normal. Die dekompressive Laminektomie hilft in einigen Fällen, Operationen am Karpaltunnel dagegen nicht. Steroide sind nutzlos.

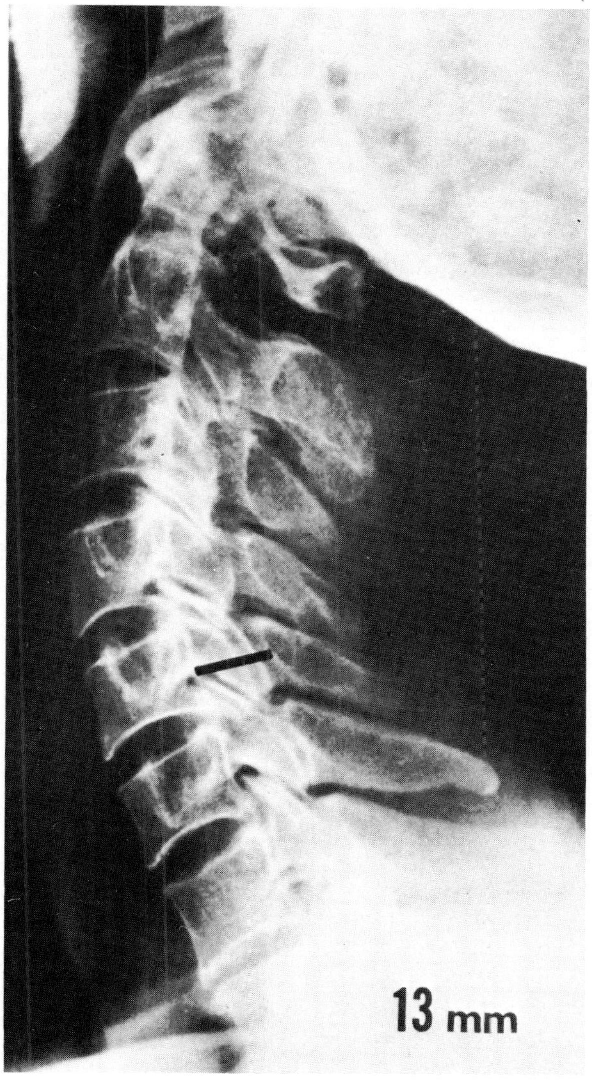

44 Akute spastische Tetraparese: Der 54jährige Mann hob einen Sack Zement auf einen Lastwagen und spürte plötzlich ein Gefühl wie „einen elektrischen Schock" in den Extremitäten; „Lähmung". Bei der Krankenhauseinweisung 2 Wochen später fand sich eine mäßiggradige spastische Tetraparese. Röntgenübersichtsaufnahme der Halswirbelsäule: keine Spondylose; sagittaler Durchmesser 13 mm. Liquoreiweiß 70. Queckenstedt-Versuch regelrecht bei normaler Kopfhaltung, jedoch mit einem Stopp, wenn die Halswirbelsäule gestreckt war. Die Myelographie zeigte einen partiellen Stopp bei C5–6. Eine hintere dekomprimierende Laminektomie deckte eine Bandscheibenprotrusion bei C5–6 auf. Die Rückbildung verlief langsam und unvollständig

Tortikollis

Die Verdrehung, Neigung oder Rotation des Halses zu einer Seite, „Schiefhals", kann bei einer Reihe von Krankheiten vorkommen. Er kann angeboren oder erworben sein, krampfartig sich verstärkend und abschwächend auftreten oder ständig vorhanden sein.

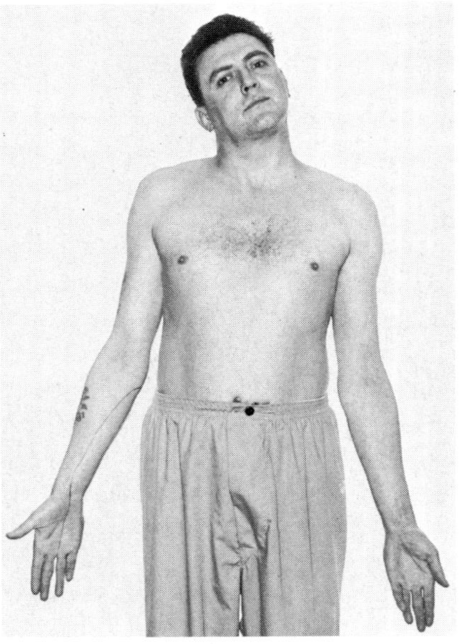

a

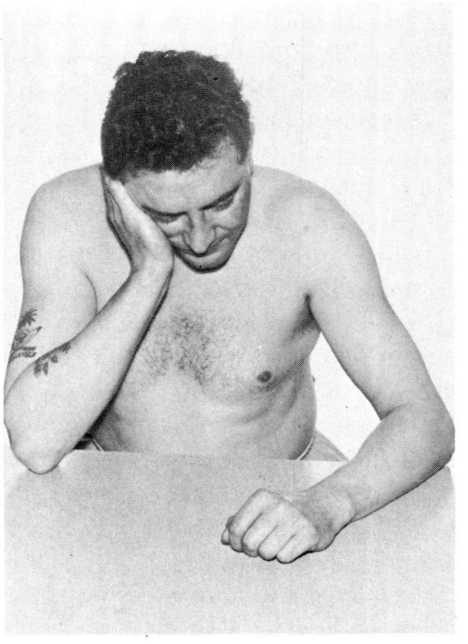

b

45a+b Tortikollis und Ulnarislähmung rechts. **a** 40jähriger Buchhalter mit einem seit 7 Jahren bestehenden Tortikollis. Seit kurzem Taubheitsgefühl an der Innenkante der rechten Hand und des rechten Unterarmes mit Ungeschicklichkeit des 4. und 5. Fingers. Die Ausdehnung der objektivierbaren Sensibilitätsstörung ließ an ein zervikales Neurofibrom (C8) denken, jedoch verliefen entsprechende Untersuchungen negativ. Die Messung der Nervenleitgeschwindigkeit zeigte, daß das Taubheitsgefühl in der rechten Hand die Folge einer Ulnarisläsion am rechten Ellenbogen war. **b** Erklärung: Um den Kopf ruhig zu halten, wenn er an seinem Schreibtisch saß, hatte der Patient gelernt, mit der linken Hand zu schreiben, während er den Kopf mit der rechten Hand abstützte, woraus eine Druckschädigung des N. ulnaris am Ellenbogen resultierte. In der Folgezeit zeigte sich, daß sich die obere Grenze der Sensibilitätsstörung in Handgelenkshöhe befand

Es gibt zwei Typen des angeborenen Tortikollis:

1. Den als Folge einer knöchernen Entwicklungsstörung, wie bei der Verschmelzung von Atlas und Okzipitalschuppe, Blockwirbelbildung zwischen Atlas und Axis oder keilförmiger Fehlbildung der Halswirbel. Dies wird manchmal als „knöcherner Tortikollis“ bezeichnet. Er ist im allgemeinen symptomlos, jedoch können nicht selten durch ein Trauma ausgelöste Attacken von Schmerzen und Nackensteife auftreten.
2. Ein häufigerer Typ, bei dem eine *angeborene* Kontraktur des M. sternocleidomastoideus vorliegt, gewöhnlich auf der rechten Seite. Er ist pränatal entstanden analog dem kongenitalen Klumpfuß und der angeborenen Scapula alata. Der anormal angelegte Muskel kann unter der Geburt reißen, jedoch ist das sich ausbildende Hämatom nicht die eigentliche Ursache des Tortikollis. Eine Gesichtsasymmetrie ist häufig damit verbunden.

Der angeborene Tortikollis muß von *erworbenen Zuständen* unterschieden werden, die die normale Kopfhaltung stören, wie der Kleinhirntumor, der Rückenmarkstumor oder eine Reihe von Wirbelsäulenerkrankungen. Gelegentlich wird der Kopf schief gehalten, um Doppelbilder zu vermeiden – okulärer Tortikollis.

Eine der häufigsten Formen des erworbenen Tortikollis ist der *Torticollis spasticus.* Eine klonische oder tonische Kontraktion der Halsmuskulatur ist für die abnormale Drehhaltung des Kopfes verantwortlich. Sie kann das Symptom einer Hysterie oder einer organneurologischen Erkrankung sein, dauernd aufrechterhalten werden oder intermittierend auftreten. Bei der *hysterischen Form* ist der Beginn oft akut und steht im Zusammenhang mit neu aufgetretener Angst oder einer anderen psychischen Belastung. Intensives Zureden wird – zumindest zeitweise – bei der hysterischen Form eher die Bewegungsstörung mindern. Wenn sich der Tortikollis schleichend im Laufe von Jahren entwickelt, ist er häufig die Manifestation einer *Torsionsdystonie.* Die Bewegungen können tonisch und/oder klonisch sein und später eine obere Extremität beteiligen. Für viele Jahre werden sie nur vom Patienten registriert, wobei Emotionen, das Gefühl, beobachtet zu werden, oder Ermüdung die Bewegungen verstärken. Eine Milderung wird oft durch einen nur leicht an das Kinn angelegten Finger erreicht. Soweit uns bekannt, sistieren sie im Schlaf. Das Ausmaß der subjektiven Beeinträchtigung variiert beträchtlich; einige Patienten geben starke Schmerzen an, während andere nur durch die Bewegung beunruhigt sind. In der Regel kommt es zu

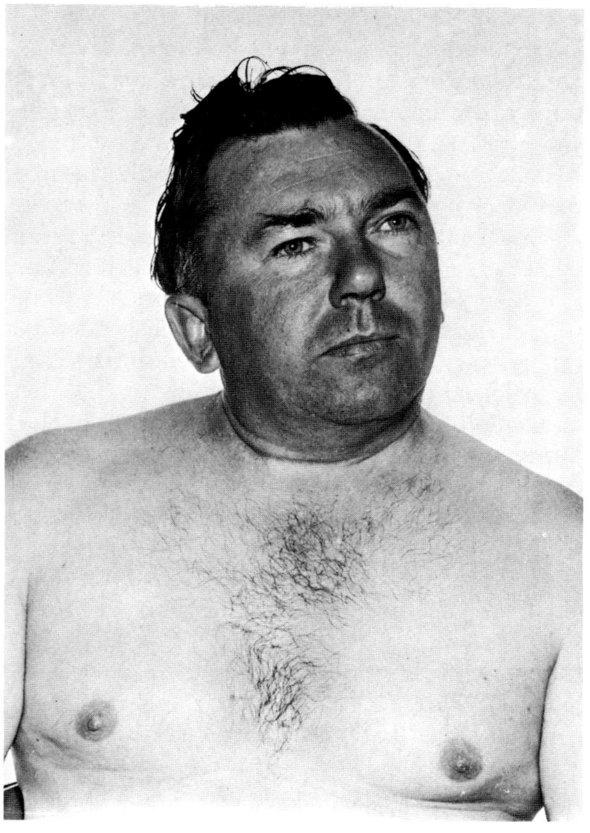

46 Angeborener Schiefhals: Pränatale Läsion des rechten M. sternocleidomastoideus; Kontraktur; Kopf nach links gedreht. Beachte die kleinere rechte Lidspalte

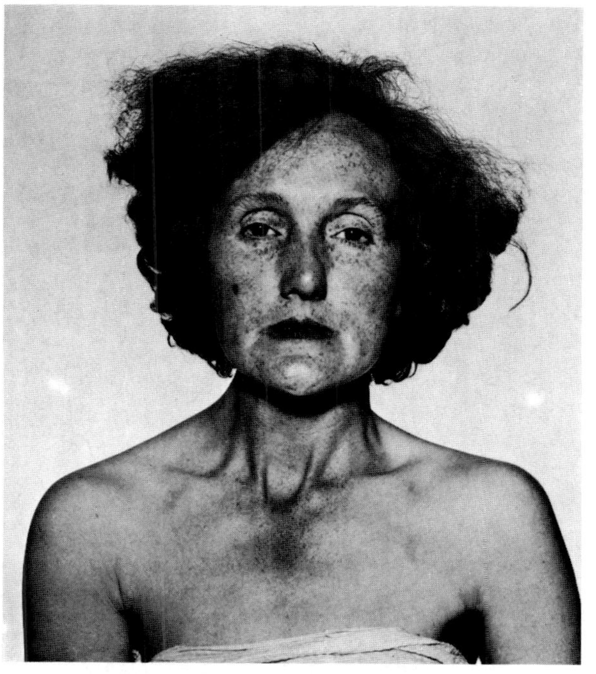

47 Angeborener knöcherner Schiefhals: Geringe Neigung des Kopfes nach links bei basilärer Impression und Blockwirbelbildung C1–2. Schmerzen sowie Nacken- und Schultersteife mit zeitweisem Taubheitsgefühl der Finger

einer Hypertrophie des M. sternocleidomastoideus. Die zugrundeliegende Läsion beim organisch bedingten Torticollis spasticus ist nicht bekannt, jedoch werden degenerative Veränderungen in den Stammganglien vermutet. Andere Familienmitglieder oder Verwandte können Tremor aufweisen, Nickbewegungen des Kopfes oder leichte ataktische Zeichen.
Schließlich soll daran erinnert werden, daß Phenothiazine die Ursache für akut auftretende dystone Bewegungen im Gesicht und am Hals sein können.

Kraniovertebrale Übergangsstörungen

Es sind eine Reihe von Entwicklungsstörungen am kraniovertebralen Übergang und am Hals und Nacken beschrieben worden. Die Störung kann gering und unbedeutend sein wie z. B. ein fehlender Bogenschluß des Atlas, oder aber sehr ausgedehnt mit Beteiligung von Knochen und Nervensystem. Die funktionellen Ausfälle spiegeln jedoch nicht einfach das Ausmaß der Fehlbildung wider. Manche Personen mit ausgedehnter kraniovertebraler Übergangsstörung und deutlich sichtbarer Deformität können ein normales Leben mit geringer oder

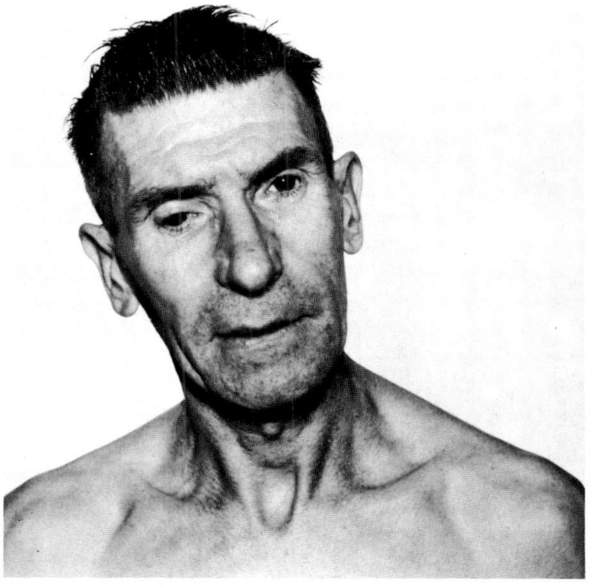

48 Angeborener okulärer Schiefhals: Angeborene Lähmung äußerer Augenmuskeln rechts mit Doppelbildern. Sie ließen sich durch Einnahme einer kompensatorischen Kopfhaltung vermeiden, die die Bewegungen der gelähmten Muskeln auf ein Minimum beschränkte. Beachte das Schielen und die Ptose rechts

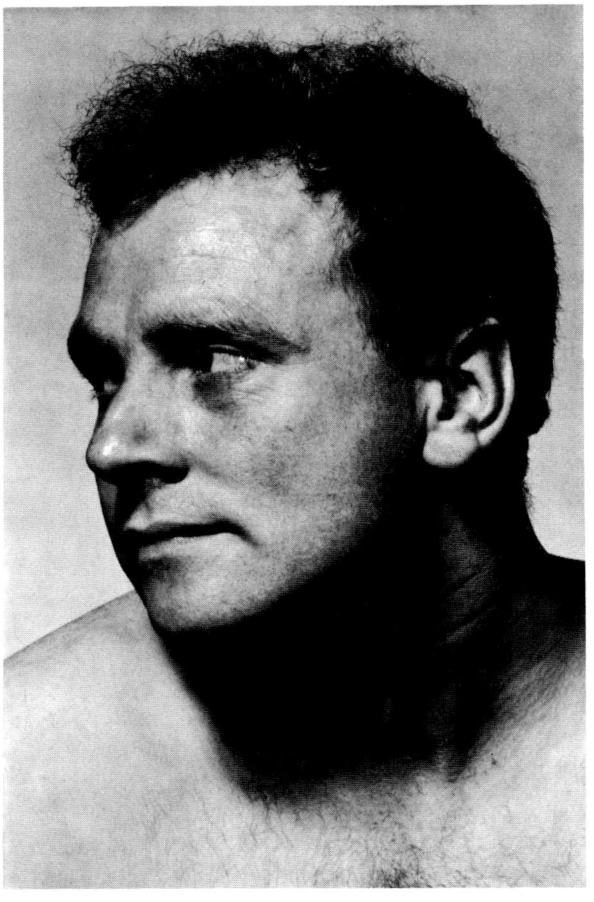

gar keiner Beeinträchtigung führen. In anderen Fällen mit normalem Körperbau und scheinbar mäßiger Störung der Knochenstrukturen kann die Funktionseinschränkung progredient sein und erhebliche Ausmaße annehmen. Ein weiteres verwirrendes Kennzeichen dieser Erkrankungen ist die Tatsache, daß neurologische Komplikationen erst im Erwachsenenalter eintreten können, was wiederum zu Fehldiagnosen führen kann. Schließlich deckt in manchen Fällen erst die Operation einen den vorherrschenden Symptomen zugrundeliegenden pathologischen Prozeß auf. So kann ein Syringomyelie-Syndrom bei einem Patienten mit einer Skelettanomalie am kraniovertebralen Übergang aus einer intramedullären Höhlenbildung resultieren (als Ausdruck einer echten Syringomyelie, Hydromyelie oder ischämischen Nekrose) oder von einer Kompression des Myelons herrühren (durch ein enges Foramen magnum, einen Dens-Hochstand, ein Duraband oder eine Verlagerung von Kleinhirnanteilen).

Das äußere Erscheinungsbild ist oft ganz normal, jedoch können eine ungewöhnliche Kopfhaltung, eine auffällige Nackenkontur, eingeschränkte Be-

49 Hysterischer Torticollis spasticus: Unreife ängstliche Persönlichkeit mit neurotischen Verhaltensweisen. Persistierender Tortikollis, unbeeinflußt durch Psychotherapie und Narkose

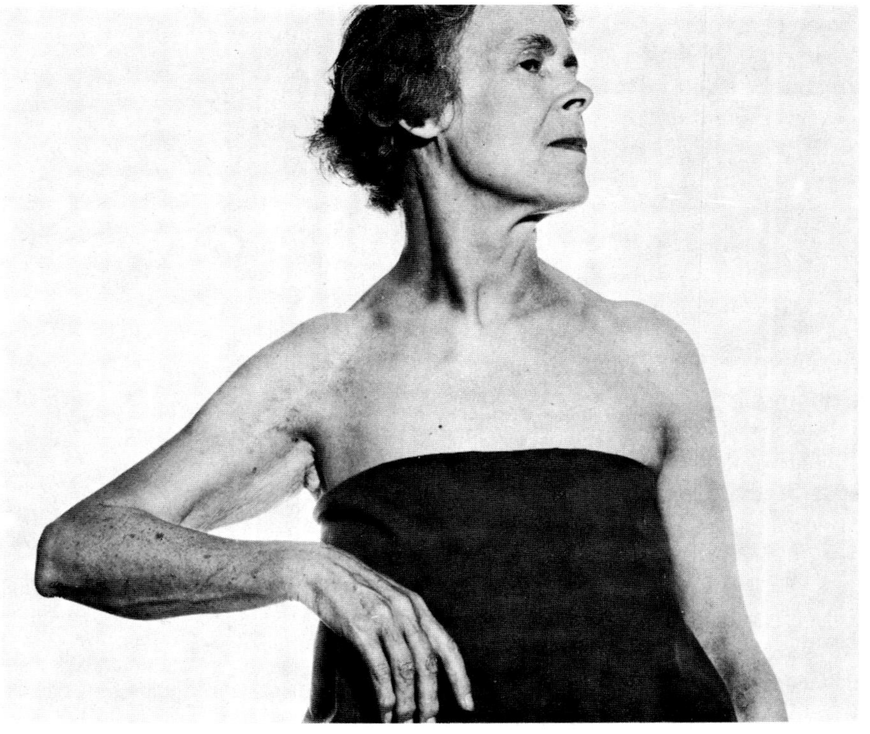

50 Torticollis spasticus (Dystonie): Krampfhafte Drehung des Kopfes nach links mit unwillkürlicher Kontraktion des rechten M. deltoideus. Die Bewegungen waren Teil einer sich entwickelnden Torsionsdystonie. Beachte den hypertrophierten rechten Sternokleidomastoideus. Operationsnarbe nach Entfernung des Oberarmkopfes – bevor die richtige Diagnose gestellt worden war weglichkeit der Halswirbelsäule oder ein anomaler Haaransatz auf eine okkulte Fehlbildung hinweisen. Bei einem ausgeprägt kurzen Hals besteht die Möglichkeit, daß einige der Halswirbel verschmolzen sind (Klippel-Feil-Syndrom). Ansonsten läßt sich ein abnorm kurzer Hals nicht mit einer bestimmten Form der kraniovertebralen Übergangsstörung in Beziehung setzen. Die Verschmelzung des Atlas mit der Okzipitalschuppe führt so gut wie immer auch zu äußerlich sichtbaren Veränderungen. Ein tiefer Haaransatz ist kein besonders verläßliches Zeichen. In der Mehrzahl der Fälle ist er die Folge eines kurzen Halses und stellt keineswegs eine Ausdehnung der haarbildenden Kopfhaut auf die hinteren Anteile der oberen Zervikalsegmente dar. Ein kleines Haarbüschel in der Mittellinie entlang der Wirbelsäule sollte an die Möglichkeit einer Spina bifida occulta denken lassen.

Gelegentlich wird eine *Flügelfellbildung* am Hals bei kraniovertebralen Übergangsstörungen beobachtet. Damit ist entweder eine dünne Platte von Weichteilgewebe zwischen Mastoid und Schulter gemeint oder die dreieckige Form des Nackens bei abnormaler Verbreiterung der oberen Fasern des M. trapezius. Wir haben eine Flügelfellbildung der zuerst genannten Form bei kraniovertebralen Übergangsstörungen noch nicht gesehen, aber eine abnormale Verbreiterung des Trapezius schon häufiger. Andere damit vergesellschaftete Stigmata sind Gesichtsasymmetrie, Fehlbildung der Ohren, Gaumenanomalien, angeborenes Fehlen der Daumenmuskulatur oder von Fingern.

Bei der *Platybasie* liegt eine Abflachung der hinteren Schädelgrube vor, kenntlich an der Vergrößerung des Winkels zwischen Klivus- und Sphenoidebene. Sie hat keine klinische Bedeutung, kann aber mit einer basilären Impression vergesellschaftet vorkommen.

Bei der *basilären Impression* sind die Knochen in der Umgebung des Foramen magnum in das Schä-

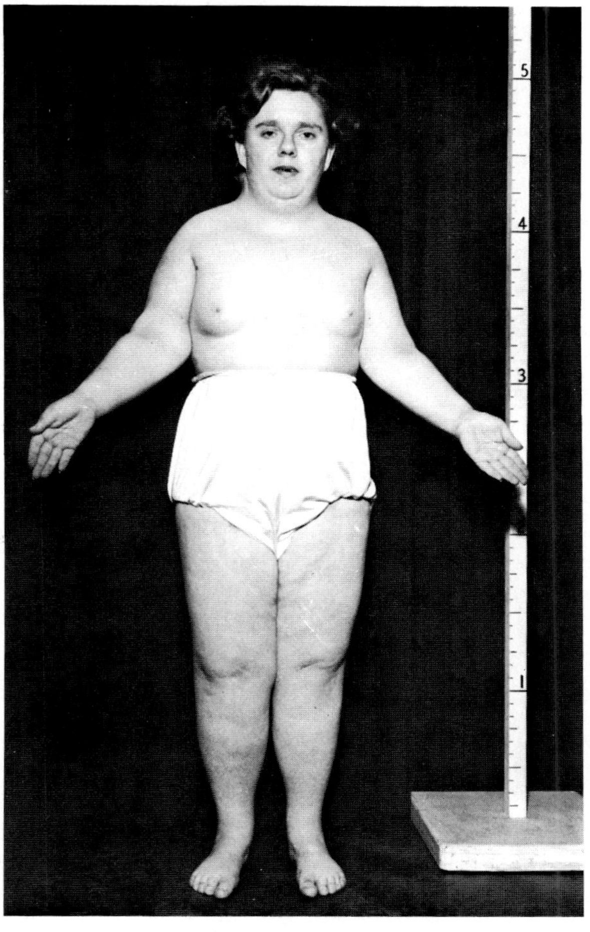

51 Aplasie der Ovarien; Turner-Syndrom: Entwicklungshemmung der Ovarien; Minderwuchs, Flügelfellbildung am Hals, Cubitus valgus und Aortenisthmusstenose. Manifestiert sich gewöhnlich nach der Pubertät in Form einer primären Amenorrhoe. In 80% liegt ein chromatinnegatives Kerngeschlecht vor, ein XO- anstelle eines XX-Geschlechtschromosomenpaares und nur 45 Chromosomen pro Zelle

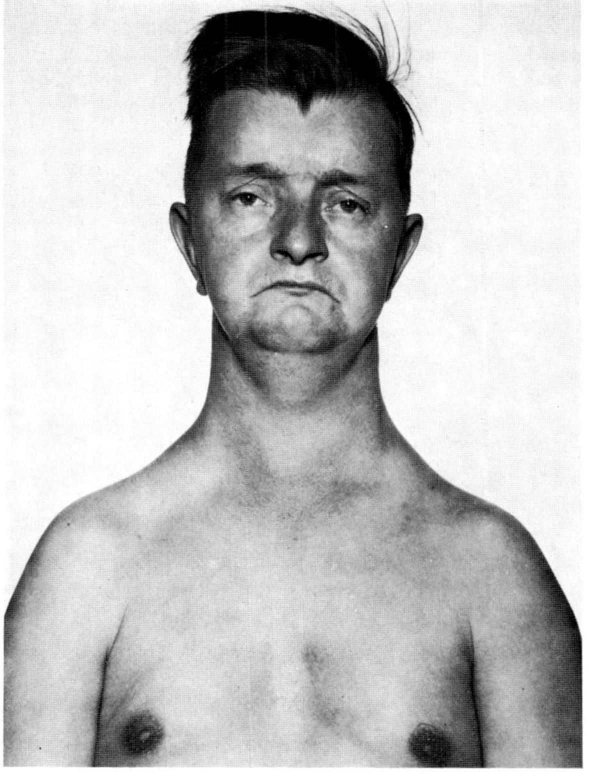

52 Dysostosis cleidocranialis: Angeborenes Fehlen der mittleren Abschnitte der Schlüsselbeine. Fehlbildung des Schädels, geistige Retardierung und Spastik. Die Erkrankung ist oft familiär. Beachte die vorstehende Stirn. Zeichen der intrakraniellen Drucksteigerung wie bei der Kraniostenose gehören nicht dazu. Dieser Patient hatte eine Epilepsie und Symptome einer spastischen Paraparese

delinnere verlagert, woraus eine Deformierung des Inhalts der hinteren Schädelgrube resultiert. Die basiläre Impression kann angeboren sein oder Folge von Knochenerkrankungen wie Osteomalazie, Rachitis oder eines Morbus Paget.
Die Verschmelzung des Atlas mit der Okzipitalschuppe, die chronische atlantoaxiale Dislokation oder ein separater Dens stellen sämtlich relativ seltene Anomalien dar, die mit oder ohne basiläre Impression gefunden werden können.
Bei dem von KLIPPEL u. FEIL 1912 beschriebenen Patienten waren nur 4 Halswirbel zu einer einzigen Knochensäule verschmolzen, heute jedoch wird das Eponym gebraucht, um jede angeborene Verschmelzung oder zahlenmäßige Verringerung der Halswirbel mit Ausbildung eines Kurzhalses zu bezeichnen. Die von KLIPPEL u. FEIL beschriebenen klassischen Symptome waren: 1. Verkürzung des Halses, 2. tiefer Haaransatz und 3. Bewegungseinschränkung der Halswirbelsäule.
Das *Klippel-Feil-Syndrom* ist häufig vergesellschaftet mit anderen angeborenen Anomalien der Wirbelsäule und des übrigen Skeletts, und in einigen Fällen auch mit neurologischen Störungen. Eine Beeinträchtigung der Medulla oder des Zervikalmarks ist wahrscheinlich so gut wie immer die Folge von Anomalien am kraniovertebralen Übergang. Die kongenitale zervikale Blockwirbelbildung kann symptomlos bleiben, bis der Patient ein Trauma erleidet. Dann können Schmerzen im Genick und in einer oder beiden oberen Extremitäten auftreten. Bei Kindern kommen gelegentlich unvermutete synkopale Anfälle nach einer plötzlichen Kopfbewegung vor. Eine merkwürdige und lästige

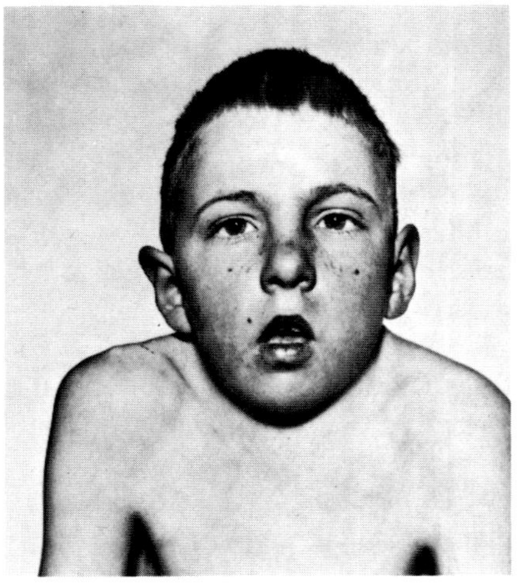

53 Klippel-Feil-Syndrom: Familienanamnestisch schwere Formen einer Spina bifida und Myelodysplasie. Dieser Patient litt an Epilepsie, Stuhlinkontinenz und einem Sprachdefekt. Es bestand eine Ophthalmoplegia externa infolge Kernaplasie; spiegelbildlich ablaufende Mitbewegungen der Hände. Zervikal und lumbal Spina bifida

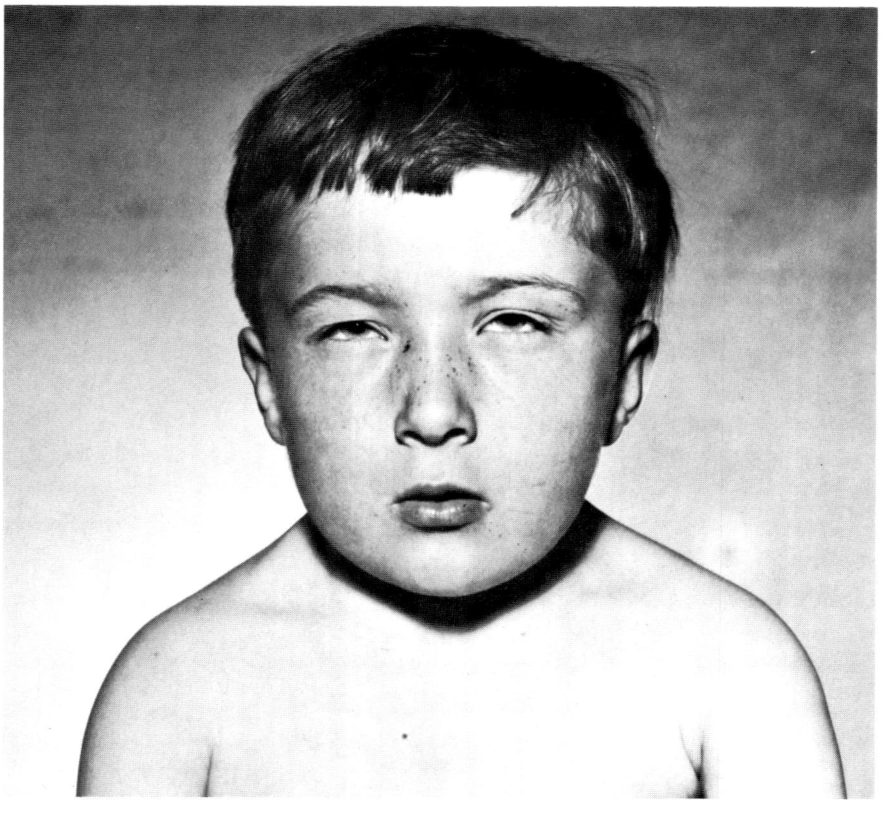

54 Klippel-Feil-Syndrom: Unauffällige Familienanamnese; doppelseitige Abduzensparese

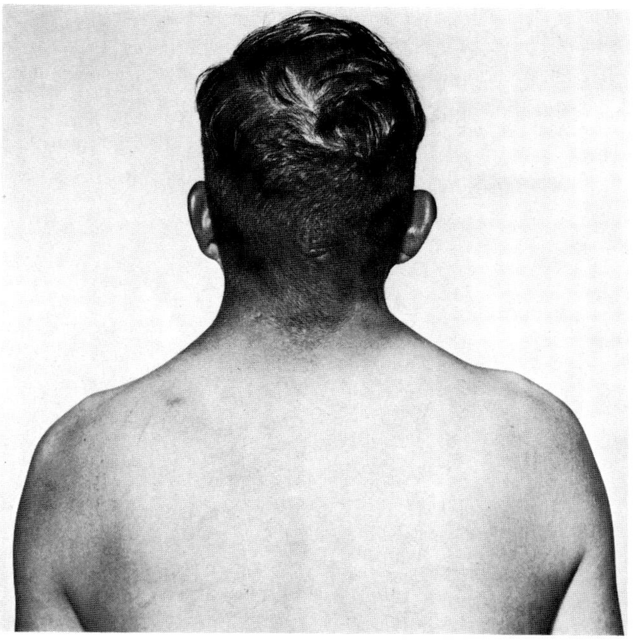

a

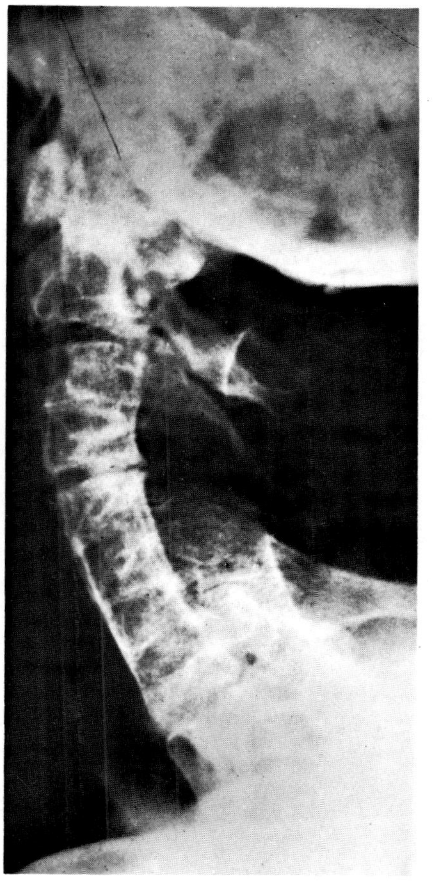

b

55 a+b Klippel-Feil-Syndrom: **a** Operation wegen einer Meningozele in der Kindheit (beachte die Narbe). Ein jetzt 22jähriger Soldat mit Schwäche der unteren Extremitäten nach Übungsmärschen. **b** Blockbildung aller Halswirbel; geringfügige spastische Symptome an den unteren Extremitäten und leichte Erweiterung der Seitenventrikel. 10 Jahre später keine Verschlechterung

Störung sind spiegelbildlich ablaufende Bewegungen der oberen Extremitäten bei einer ansonsten harmlosen Klippel-Feil-Fehlbildung. Sie werden meist von den Eltern oder vom Lehrer festgestellt, wenn das Kind schreibt. Dem Erwachsenen können diese Mitbewegungen allenfalls bei bestimmten Tätigkeiten gefährlich werden, z. B. beim Fahrradfahren oder beim Ersteigen einer Leiter.

Die *Arnold-Chiari-Mißbildung* ist eine angeborene Anomalie von Kleinhirn und Hirnstamm. Sie besteht aus einer Verlagerung der Kleinhirntonsillen und der unteren Abschnitte der Medulla durch das Foramen magnum in den oberen Teil des zervikalen Spinalkanals. Sie kann isoliert vorkommen oder vergesellschaftet sein mit knöchernen Anomalien des kraniovertebralen Übergangs oder mit unterschiedlichen Formen einer Spina bifida. Sie ist eine häufige und wichtige Fehlbildung bei Kindern mit Hydrozephalus und Spina bifida. Bei Erwachsenen kann die Fehlbildung zu einer Kompression des oberen Zervikalmarks führen und einen Tumor imitieren. Diese Form (Chiari Typ I) kann ohne äußerlich sichtbare Anomalien am Nacken und ohne röntgenologisch nachweisbare Veränderungen vorkommen. Es wird oft behauptet, daß ARNOLD die zerebellären und CHIARI die medullären Komponenten der Fehlbildung beschrieben habe. Dies ist nicht richtig. Es war CHIARI, der 1891 in Prag sehr ausführlich diese komplexe Hemmungsmißbildung bei Säuglingen, Kindern und Erwachsenen beschrieben hat. Die 1894 erschienene Mitteilung von ARNOLD in Heidelberg gründete sich lediglich auf einen Autopsie-Fall und nahm keinen Bezug auf CHIARIS Originalarbeit. Der Ausdruck „Arnold-Chiari-Mißbildung“ wurde danach im Jahre 1907 von zwei Schülern ARNOLDS, SCHWALBE und GREDIG, geprägt.

Fünf verschiedene neurologische Syndrome können bei dieser Fehlbildung vorkommen: Ein Syringomyelie-Syndrom, eine Kompression der Medulla und des oberen Zervikalmarks, ein Kleinhirnsyndrom, eine intrakranielle Drucksteigerung und kaudale Hirnnervenlähmungen.

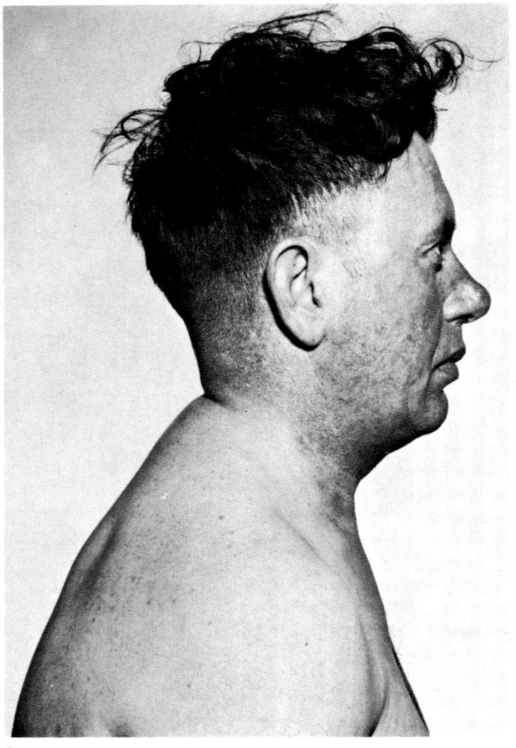

a

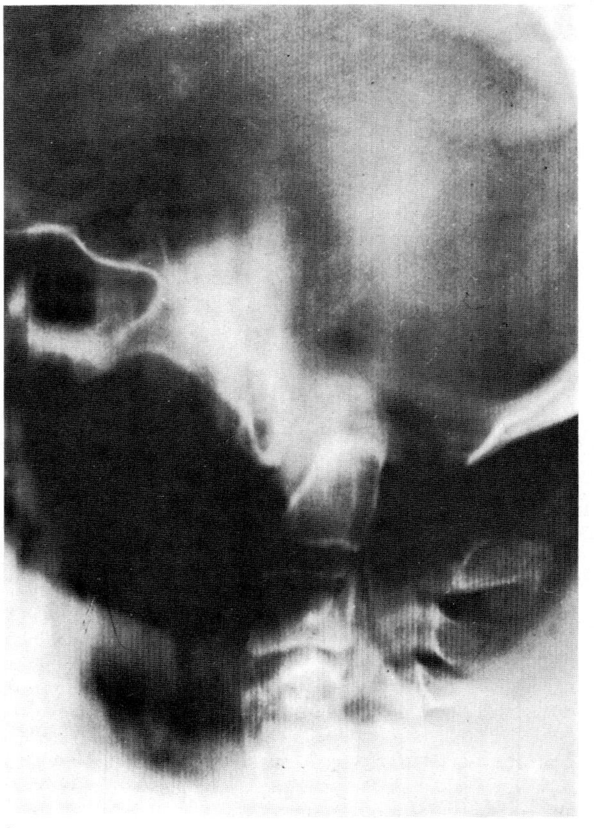

c

b

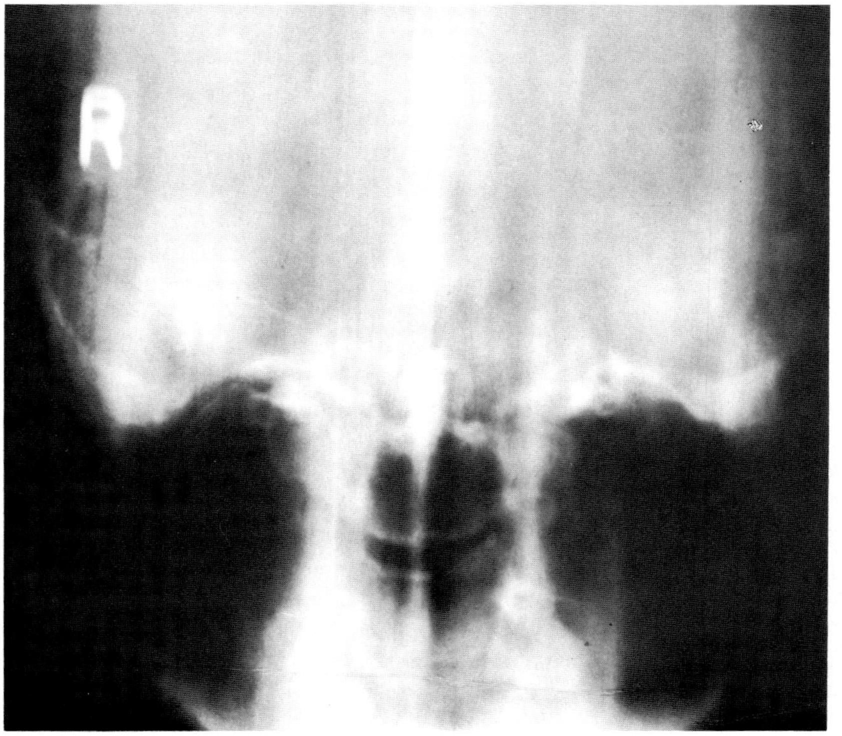

56 a–c Kraniovertebrale Anomalie: Syringomyelie-Syndrom. **a** Kurzer Hals. **b** a.–p. Tomogramm: basiläre Impression, Hochstand des Randes des Foramen magnum. **c** Seitliches Tomogramm: der vordere Atlasbogen ist mit dem Klivus verschmolzen, der hintere Atlasbogen nicht zu erkennen. Der schnabelförmige Dens ragt durch das Foramen magnum in die hintere Schädelgrube

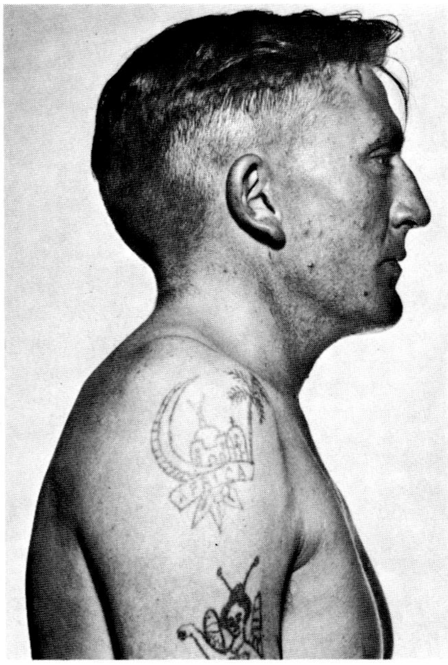

a

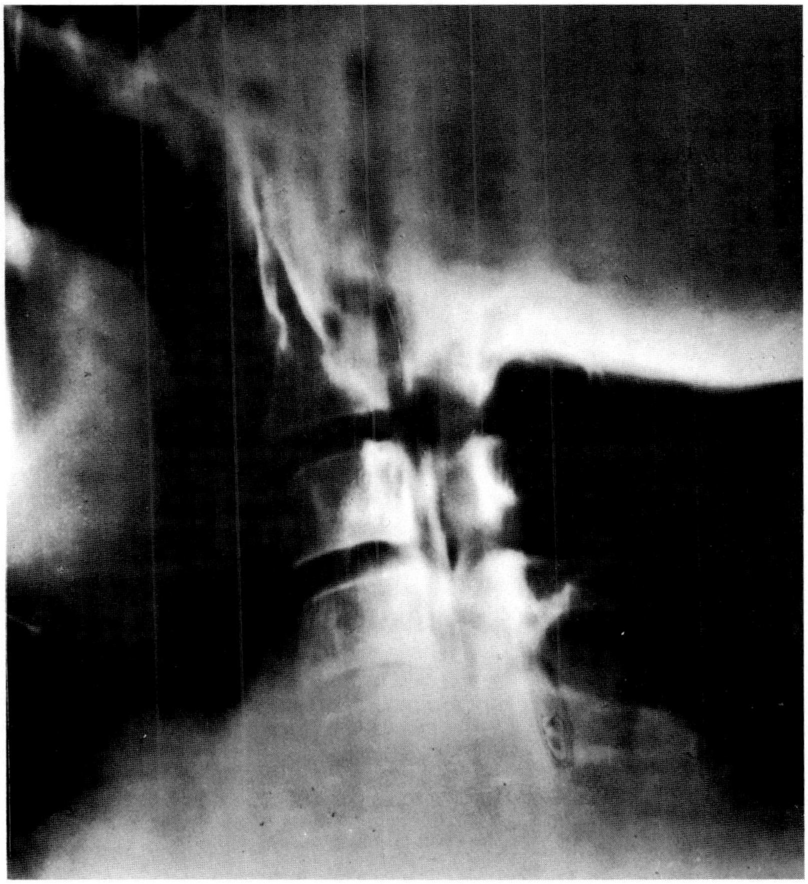

57 a + b Kraniovertebrale Anomalie: Nakkensteife, Schwäche der oberen Extremitäten, spiegelbildliche Mitbewegungen, Nystagmus. **a** Beachte den kurzen Hals. Operation: Chiari-Mißbildung. **b** Postoperatives Tomogramm: steiler Klivus, der mit dem vorderen Atlasbogen und dem Dens verschmolzen ist; okzipitalisierter hinterer Atlasbogen

b

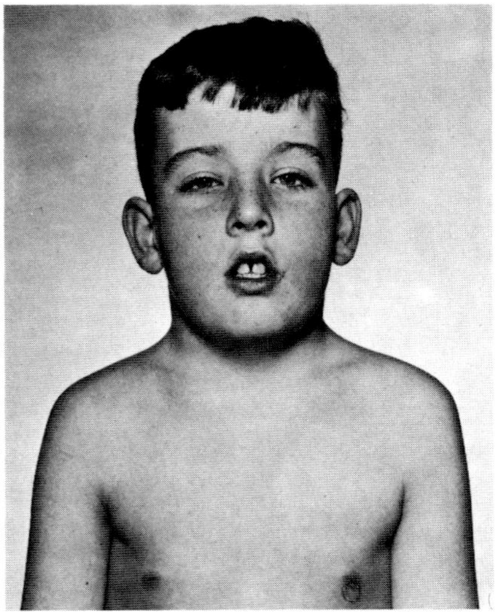

a

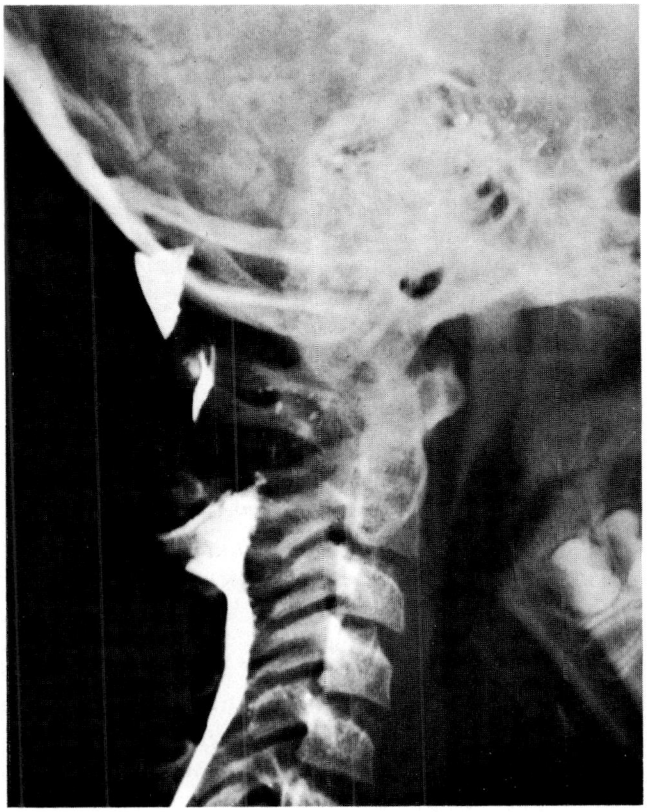

58 a + b Arnold-Chiari-Mißbildung: Alter 7 Jahre. Entfernung einer zervikalen Meningozele mit 1 Jahr. **a** Kurzer Hals, Ataxie, spiegelbildliche Mitbewegungen der Hände, fehlendes Vibrationsempfinden an den Extremitäten. **b** Myelogramm: großes Foramen magnum und weiter oberer Zervikalkanal. Beachte den mit Myodil gefüllten Hals der Meningozele

b

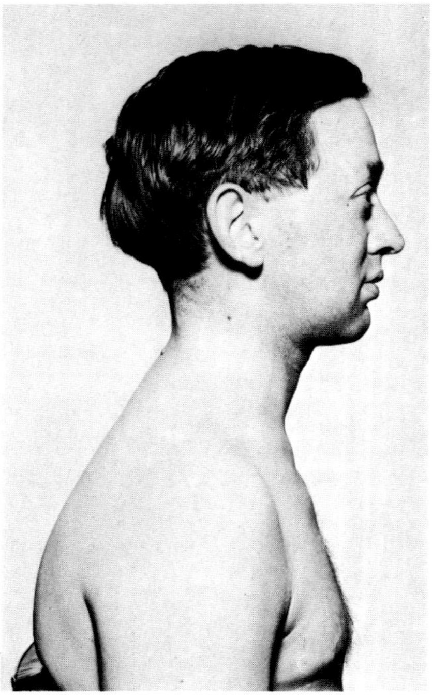

59 Basiläre Impression: Viele Patienten mit Anomalien des kraniovertebralen Übergangs haben ein normales Aussehen und eine normale Form von Kopf und Hals. Dieser Patient bot eine Oszillopsie, Ataxie und Nystagmus. Er ging mit nach vorne gebeugtem Kopf, um die Oszillopsie zu verringern. Es lag eine basiläre Impression vor und bei der Operation eine Chiari-Mißbildung Typ I

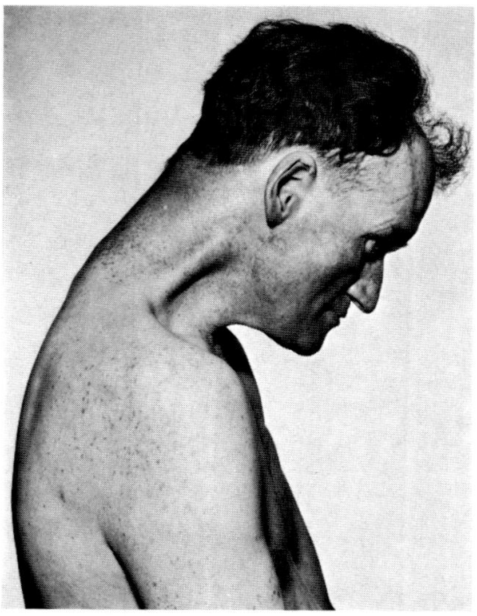

60 Luische Meningomyelitis: Schwäche und Atrophie der Mm. trapezii und der Nackenstrecker in einem Fall mit chronischer luischer zervikaler Meningomyelitis

Augen

Visusverlust

Klagen über Sehverschlechterung sind in der Regel die Folge von Erkrankungen im Auge selbst – Refraktionsanomalien, Trübung der brechenden Medien oder Netzhauterkrankungen. Die häufigsten Ursachen der Erblindung in Großbritannien sind eigenständige Erkrankungen des Auges wie die senile Katarakt, Makuladegeneration, diabetische Retinopathie, das Glaukom oder die Netzhautablösung. Wenn sie nicht nachweisbar sind oder – noch wichtiger – wenn sie für den Visusverlust nicht verantwortlich gemacht werden können, muß eine Läsion der Sehbahn zwischen Retina und okzipitalem Kortex angenommen werden. Wenn darüber hinaus der Visusverlust zunimmt, muß ein zerebraler Tumor in die Erwägungen einbezogen werden. Die Sehverschlechterung kann flüchtiger Natur, akut oder progredient, ein- oder beidseitig sein.

Amblyopie ist die Folge einer Hemmung der physiologischen Entwicklung bei einem unbehandelten Sehfehler. Die Makula bildet sich erst im 6. Lebensmonat aus. Die Sehschärfe erreicht erst im 4. oder 5. Lebensjahr den Normalwert eines Erwachsenen, zu einem Zeitpunkt, in dem sich auch das binokulare Sehen ausbildet. Ein Schielen, eine einseitige Refraktionsanomalie, eine angeborene Hypermetropie oder ein kongenitaler Astigmatismus laufen auf ein defekt oder gar nicht ausgebildetes binokulares Sehen hinaus. Ein Schielen kann zur Amblyopie führen, da der Seheindruck dieses Auges durch den visuellen Kortex unterdrückt wird, um Doppelbilder zu vermeiden. Wenn eine einseitige Refraktionsanomalie oder eine andersartige Störung der brechenden Medien vorliegen, kann die Amblyopie ohne Schielen eintreten; das gesunde Auge dominiert das andere, das unscharfe Netzhautbild wird durch die Sehrinde unterdrückt. Wenn eine beidseitige kongenitale Hypermetropie oder Astigmatismus vorliegen, kann sich frühzeitig eine bilaterale Amblyopie ohne Schielen entwikkeln.

Eine normale *Sehschärfe* wird mit 6/6 angenommen. Eine Sehschärfe von ungefähr 6/12 ist notwendig, um eine Autonummer aus etwa 22,5 m Entfernung zu erkennen (in Großbritannien eine gesetzlich festgelegte Anforderung an Autofahrer). Wenn die Sehschärfe für den Gebrauch von Testbuchstaben zu schlecht ist, hat es sich als nützlich erwiesen, festzuhalten, ob der Patient in der Lage ist, Finger zu zählen oder Handbewegungen bzw. zumindest Lichtschein wahrzunehmen.

Der „Nadellochtest“ ist eine einfache und sichere Methode, festzustellen, ob die Visusminderung Folge einer Refraktionsanomalie ist. Wenn man den Patienten den Testbuchstaben durch ein Nadelloch betrachten läßt, werden die Auswirkungen jeglicher Refraktionsanomalie auf ein Minimum reduziert. Patienten, die bei diesem Test einen besseren Visus erreichen, sollte man lieber zu einer Refraktionsbestimmung überweisen als zu einer neurologischen Untersuchung. Ein Mißverhältnis zwischen der Sehkraft für die Ferne und dem Nahvisus ist so gut wie immer die Folge einer Refraktionsanomalie. Ein Kurzsichtiger kann ganz ordentlich lesen, aber den Testbuchstaben am anderen Ende des Raumes nicht erkennen. Ein Weitsichtiger ist nicht in der Lage, aus 30 cm Entfernung zu lesen, hat aber eine gute Sehkraft in die Ferne.

Beim *Glaukom* liegt als Folge einer Verlegung des Abflusses von Kammerwasser aus dem Auge ein erhöhter intraokulärer Druck vor. Die obere Normgrenze des intraokulären Druckes ist schwierig festzulegen, so daß die Früherkennung des Glaukoms problematisch ist. Das chronische Glaukom weist in der Regel eine hereditäre Komponente auf und die Sehschärfe kann erhalten bleiben, bis die Erblindung unmittelbar bevorsteht. Das Auge ist äußerlich normal, jedoch verursacht der erhöhte intraokuläre Druck Veränderungen am Sehnerv, die zu charakteristischen Gesichtsfelddefekten und zu einer Exkavierung der Papille führen. Am Beginn bestehen die Defekte aus kleinen verstreuten Skotomen, die später zusammenfließen und ein bogenförmiges Skotom bilden. Eine akute Form des Glaukoms ist das Engwinkelglaukom. Dabei kommt es zu heftigen Schmerzattacken im Auge, zu einer beträchtlichen Visusverschlechterung, zur Korneatrübung und zu einer reaktionslosen mittelweiten Pupille.

Eine *Katarakt* stellt eine Trübung in der Linse des Auges dar. Eine gewisse Kataraktbildung jenseits des 70. Lebensjahres ist fast unvermeidlich. Die große Mehrzahl der Katarakte sind einfach Altersveränderungen, aber sie können auch die Folge eines Traumas, eines Diabetes mellitus oder einer lokalen Erkrankung des Auges wie Uveitis oder Netzhautablösung sein. Katarakte kommen vor bei Erkrankungen wie Myotonie, Mongolismus und Hypoparathyreoidismus. Hauptsymptom ist der Visusverlust, der am deutlichsten in Erscheinung tritt, wenn die zentralen Anteile der Linse betroffen sind. Die Geschwindigkeit, mit der die Kataraktbildung fortschreitet, ist nur selten vorhersehbar und eine Katarakt kann scheinbar über Jahre stationär bleiben. Manchmal geben Patienten mit einer Katarakt ein positives Skotom an, einen zentralen Gesichtsfelddefekt, der nicht wie die bekannte „Musca volitans" die normalen Augenbewegungen mitmacht. Die weißliche Trübung in der Pupille kann schon bei genauem Hinsehen auffallen, aber die beginnende Katarakt läßt sich in der Regel erst ophthalmoskopisch als eine dunkle Silhouette gegen den rötlichen Fundusreflex erkennen.

Flüchtige Amaurose

Das flüchtige Schwarzwerden vor den Augen beim Heranwachsenden, der vom Stuhl aufsteht, das „schwummerige Gefühl" einer ängstlichen Frau und das Verschwommensehen des älteren Menschen sind allen geläufige, wenn auch wenig prägnante Beispiele. Die Ursache begleitender synkopaler Erscheinungen muß nicht immer so offensichtlich sein wie bei einer Darmblutung oder bei einer Herzrhythmusstörung. Die Amaurose bei der Migräne ist nicht notwendigerweise mit einer Teichopsie (Flimmerskotom, Fortifikationsskotom) oder einer Hemianopsie verbunden und kann manchmal Besorgnis auslösen. Die zwei wichtigsten Ursachen des vorübergehenden Visusverlustes sind jedoch die retinale Ischämie und die Stauungspapille.

Rezidivierende Attacken einer monokulären Erblindung sind ganz überwiegend Folge einer *Stenose der gleichseitigen A. carotis interna.* Zerebrale Ischämieepisoden können den Amaurosis-fugax-Attacken vorausgehen oder nachfolgen. Die meisten dauern nur wenige Minuten und bilden sich vollständig zurück, einige können Stunden anhalten und ein Skotom hinterlassen. Wir hatten nie das Glück, bei den wenigen Gelegenheiten, die sich geboten haben, im Fundus während einer Attacke irgendetwas Ungewöhnliches zu beobachten. Es sind jedoch wandernde arterielle Mikroembolien beschrieben worden. Die Emboli können weiß oder gelb-glänzend aussehen und bestehen aus Thrombozytenaggregaten oder Cholesterinkristallen. Nach wiederholten retinalen Ischämieattacken können sich eine Visusminderung und Fundusveränderungen bemerkbar machen. In leicht verlaufenden Fällen treten gewöhnlich keinerlei Veränderungen an der Netzhaut ein. In anderen Fällen können einige „Cotton-wool"-Herde in der ischämisch geschädigten Retina zurückbleiben. In schweren Fällen kann eine Optikusatrophie die Folge sein.

Eine vorübergehende Erblindung oder Amaurosis fugax betrifft praktisch immer nur ein Auge. Der Patient ist in der Regel älter als 50 Jahre. Die monokuläre Erblindung hält einige Minuten an und die Attacken neigen zur Wiederholung, jedoch variieren Häufigkeit, Dauer und Schwere auch bei demselben Patienten beträchtlich. In der Regel beschreiben die Patienten einen Schleier, der sich von oben nach unten über das Gesichtsfeld legt. Häufig ist ein Strömungsgeräusch über der gleichseitigen A. carotis am Hals zu hören. Viele Patienten mit einer derartigen Karotisinsuffizienz bekommen in den nächsten Jahren einen Schlaganfall, jedoch weisen die bis heute veröffentlichten Zahlen sowohl hinsichtlich der Inzidenz nachfolgender Schlaganfälle als auch in bezug auf die Häufigkeit der Amaurosis fugax als Vorbote eines Schlaganfalles beträchtliche Schwankungen auf. Das Auftreten einer Amaurosis-fugax-Attacke wird heute allgemein als Indikation zur Angiographie des betroffenen Karotiskreislaufs angesehen.

Ein passagerer Visusverlust, im Extremfall eine persistierende Erblindung, kann auch die Folge einer *kortikalen Ischämie* sein. Dies wird im Rahmen einer hypertonen Krise beobachtet, ferner bei Migräne, bei Porphyrie, bei schwerer orthostatischer Dysregulation und Anämie. Ein plötzliches beidseitiges Schleiersehen kann bei Verschlußkrankheit der großen Gefäße am oder nahe ihrem Ursprung vom Aortenbogen vorkommen, wobei sich diese Episoden häufig beim Aufrichten aus der Rückenlage ereignen.

Vorübergehendes Schleiersehen nach einem heißen Bad, einer körperlichen Belastung oder einer üppigen Mahlzeit kann bei Gesunden noch eine physiologische Reaktion sein, ist aber besonders eindrucksvoll bei Patienten mit Multipler Sklerose und abgelaufener Retrobulbärneuritis. Viele der Erkrankungen, die Ursache eines vorübergehenden Visusverlustes sind, können auch eine dauernde Blindheit hervorrufen.

Es sollte nicht vergessen werden, daß vorübergehender Visusverlust ein eindrucksvolles Symptom des *Schädeltraumas im Kindesalter* sein kann, ohne daß dabei Bewußtlosigkeit aufzutreten braucht. Das Sehvermögen kehrt in der Regel innerhalb weniger Stunden zurück.

Bei der *Migräne* fängt die Sehstörung meist mit einem Zentralskotom an, dem bald in die peripheren Gesichtsfeldanteile wandernde Flimmerskotome folgen. Sie dauert gewöhnlich 15–30 Min. und kann mit der Wahrnehmung von Lichtblitzen oder farbigen Lichterscheinungen, Gesichtsfelddefekten oder grellen Zackenlinien einhergehen. Persistierende Gesichtsfelddefekte sind bei der Migräne selten.

Die *Stauungspapille* ist in den Frühstadien meist symptomlos. Wenn tatsächlich kurze Attacken von Verschwommensehen oder Visusverlust auftreten, liegt in der Regel eine erhebliche Prominenz der Sehnervenpapille vor. Die Attacken gehen gewöhnlich innerhalb von Sekunden vorbei, können aber auch länger anhalten und sich im Verlaufe eines Tages häufig wiederholen. Manchmal berichten die Patienten über eine vorübergehende Visusverschlechterung beim Bücken oder bei angestrengtem Hinsehen. Die Sehschärfe ist mit Ausnahme dieser flüchtigen Episoden in der Regel normal. In dieser Hinsicht unterscheidet sich die Stauungspapille von der Optikus- oder Retrobulbärneuritis, bei der sich frühzeitig eine deutliche Sehstörung einstellt. Es ist am zweckmäßigsten, die Stauungspapille als ein Symptom zu betrachten, das ophthalmoskopisch nachgewiesen werden muß. Sie läßt sich nicht aufgrund der Anamnese vorausahnen und hat keine direkte Beziehung zum intrakraniellen Druck. Nicht selten ist die Stauungspapille ein unerwarteter Befund.

Akuter Visusverlust

Ist ein akuter Visusverlust das einzige Symptom, so kommen nur wenige Ursachen in Betracht. Beim jüngeren Erwachsenen ist der Visusverlust meist nur auf *einem Auge* und entweder Folge einer Netzhautablösung oder einer Optikusneuritis. Im mittleren und höheren Lebensalter kann eine Arteriitis temporalis vorliegen.

Der akute *beidseitige* Visusverlust kann jedoch bei einer Reihe von Krankheiten als ein Hauptsymptom vorkommen – z. B. bei der akuten toxischen Enzephalopathie der Säuglinge und Kinder, im Erwachsenenalter bei der hypertonischen Enzephalopathie. Gelegentlich tritt er als eine schwerwiegende Komplikation nach Bluttransfusionen oder Blutverlusten auf, im letzteren Fall merkwürdigerweise eher nach wiederholten kleinen Blutungen als nach einer einzigen massiven. Meist handelt es sich um gastrointestinale Blutungen oder um Blutverluste aus dem Uterus. Der Visusverlust kann dabei erst einige Tage später auftreten und irreversibel sein.

Verschluß der A. centralis retinae durch Embolie oder Thrombose bewirkt eine komplette Erblindung des betroffenen Auges. Amaurosis-fugax-Attacken können, müssen aber nicht vorausgegangen sein. Unmittelbar nach dem Ereignis sieht die Sehnervenpapille blaß aus und die Netzhautarterien sind auf Fadendünne verengt. Der Visusverlust ist so gut wie immer irreversibel. Der Verschluß von Ästen der A. centralis retinae verursacht unterschiedliche Gesichtsfelddefekte. Meist sind Patienten mit Herzkrankheiten oder Arteriosklerotiker betroffen.

Die *Optikusneuritis* ist beim sonst gesunden Erwachsenen eine häufige Ursache des akuten Visusverlustes auf einem Auge. Obwohl in Lehrbüchern oft zahlreiche Ursachen aufgeführt werden, lehrt die praktische Erfahrung, daß die Patienten im weiteren Verlauf entweder gesund bleiben oder eine

Multiple Sklerose bekommen. Der Visusverlust erreicht in der Regel innerhalb von Tagen sein Maximum und beginnt nach einigen Wochen sich zu bessern. Schmerzen im Auge fehlen gewöhnlich oder sind nur gering ausgeprägt, jedoch kann das betroffene Auge druckempfindlich sein. Die Pupille ist in der Regel weitgestellt und der Lichtreflex je nach Ausmaß des Visusverlustes herabgesetzt oder aufgehoben. Außerdem besteht ein Zentralskotom, das u. U. mit einem roten Testobjekt besser nachgewiesen werden kann als mit einem weißen. Bei der Multiplen Sklerose kann dieses Zentralskotom sehr klein sein und der Konfrontationsperimetrie entgehen. Ophthalmoskopisch sind Papille und Fundus zunächst normal. Ein Papillenödem ist dann festzustellen, wenn der demyelinisierende Prozeß im N. opticus papillennahe liegt. Das Ausmaß des Visusverlustes und des Papillenödems weisen ebenso wie der Grad der Rückbildung eine große Schwankungsbreite auf. Die Mehrzahl der Patienten erlangt innerhalb von 2 oder 3 Monaten ihr normales oder ein fast normales Sehvermögen wieder. Zu diesem Zeitpunkt kann eine temporale Abblassung der Papille sichtbar werden. Die Optikusneuritis kann rezidivieren und ist gelegentlich beidseitig. Niemand weiß, wie viele Patienten mit Optikusneuritis später eine Multiple Sklerose bekommen, bei jüngeren Patienten stellt sie jedoch mit Sicherheit eine ernste Warnung dar. Im mittleren Lebensalter ist sie weniger häufig ein Vorpostensymptom dieser Erkrankung, möglicherweise haben diese Fälle eine nicht so ernste Prognose. Der N. opticus ist eine besonders wichtige Leitungsbahn, im Gegensatz dazu gibt es im Nervensystem viele Bahnsysteme, wo eine einzige kleine Läsion unbemerkt bleiben kann.

Nicht selten gehen der Optikusneuritis die Infektion oder Extraktion eines Zahnes, eine Nebenhöhlenentzündung oder ein grippaler Infekt voraus. Vermutungen, daß sie eine Optikusneuritis auslösen könnten, stehen auf sehr schwachen Füßen. Es ist aber nicht schlimm, wenn der Patient dies denkt, und unter normalen Umständen braucht man dem Patienten nichts anderes zu sagen.

Die *Arteriitis temporalis* tritt nur im mittleren und höheren Lebensalter auf und ist charakterisiert durch eine subakute Entzündung der Externagefäße. Der Patient kann einen schwerkranken Eindruck machen. Die Hauptbeschwerden sind Schmerzen in der Schläfengegend, im Gesicht, im Nacken und im Kiefer, manchmal bestehen Allgemeinsymptome wie Gewichtsabnahme, Schwäche, Gliederschmerzen und eine depressive Stimmungslage. Die schwerwiegendste Komplikation ist ein plötzlicher Visusverlust auf einem oder beiden Augen durch Verschluß der Arterien des N. opticus oder der A. centralis retinae. Dies ist eine Notfallsituation. Wir haben beobachtet, wie sich innerhalb von 24 Std. eine vollständige bleibende Erblindung entwickelte. Der Kopfschmerz ist in der Regel sehr heftig. Manchmal geben die Patienten eine Überempfindlichkeit der Kopfhaut an, Schwierigkeiten, einen Hut aufzusetzen oder den Kopf auf ein hartes Kissen zu legen. Oft hat der Patient schon selbst die verdickten und druckschmerzhaften Temporalarterien festgestellt. Die Affektion der A. occipitalis läßt sich häufig mit den Fingerspitzen nur schwer tasten. Therapeutisch ist der sofortige Einsatz von Steroiden notwendig.

Eine akute Erblindung kann eintreten, ohne daß am Auge oder ophthalmoskopisch irgendetwas besonderes festzustellen ist. Diese Form der akuten Erblindung findet sich bei *Läsionen der Sehrinde* in den Okzipitallappen oder bei *Chiasmaprozessen.* Bei der kortikalen Blindheit sind die Pupillenlichtreaktionen erhalten. In der Regel handelt es sich um ältere Patienten mit einer Hochdruckkrankheit oder Zeichen der Arteriosklerose; manchmal findet man einen Basilararterienverschluß am Ursprung der Aa. cerebri posteriores. Auch kann ein großes Aneurysma der A. basilaris mit Subarachnoidalblutung und konsekutiver Erblindung vorliegen. Bei Subarachnoidalblutungen kann die Erblindung ebenso Folge einer doppelseitigen Glaskörperblutung sein. Die Hypophysenapoplexie, bei der es zu einer plötzlichen Infarzierung und Schwellung der Hypophyse kommt, kann eine plötzliche Erblindung chiasmaler Herkunft bewirken. Aneurysmen der Chiasmaregion, die entweder von der A. carotis oder der A. basilaris ausgehen, verursachen gelegentlich einen raschen Visusverfall und können sogar die Sella ausweiten, so daß ein Hypophysentumor angenommen wird.

Bekanntlich betrifft die Neuritis n. optici bei demyelinisierenden Erkrankungen zur selben Zeit in der Regel nur ein Auge. Eine Ausnahme bildet das hierzulande seltene, in Japan aber häufige Syndrom der *Neuromyelitis optica Devic* (vermutlich eine akute Verlaufsform der Multiplen Sklerose), bei dem der Visusverlust plötzlich und beidseits auftreten kann.

Bei älteren Menschen können Klagen über ungewöhnliche und periodisch auftretende Sehstörungen besonders wichtig sein. Beim *akuten Glaukom* kann der Patient besonders abends durch Photopsien in Form von regenbogenfarbenen Kreisen um eine offen brennende Lichtquelle beunruhigt werden. Lichtblitze gefolgt von schwarzen Streifen in der unteren Gesichtsfeldhälfte sind oft ein Frühsymptom der *Netzhautablösung.* Sie werden verursacht durch eine Glaskörperblutung als Folge des Blutaustritts aus einem zerrissenen Netzhautgefäß. Netzhautablösungen und das akute Glaukom sind ophthalmologische Notfallsituationen.

Progredienter Visusverlust

Bei neurologischen Erkrankungen ist der progrediente Visusverlust in der Regel Folge einer Kompression der Sehnerven oder des Chiasma durch einen Tumor. Der Patient kann das Sehvermögen auf einem oder beiden Augen wegen einer Optikusatrophie einbüßen und dennoch kaum unter Kopfschmerzen leiden. Die typischen Symptome der intrakraniellen Drucksteigerung – Kopfschmerz, Erbrechen, Stauungspapille, Bewußtseinsstörung usw. – können vollkommen fehlen. Nicht selten bleibt der Visusverlust auf einem Auge eine Zeitlang unbemerkt. Wenn die Abblassung der Papille nicht sehr ausgeprägt ist, liefern Gesichtsfelduntersuchungen Hinweise auf eine Läsion der Sehbahn. Auf die Wichtigkeit der Konfrontationsperimetrie sei hier noch einmal hingewiesen. Wie die Stauungspapille ist auch die Optikusatrophie ein Befund und keine Diagnose. Im Kindesalter sind kongenitale und genetische Ursachen am häufigsten, beim alten Menschen wahrscheinlich die Arteriosklerose. Im mittleren Lebensalter sollte man jedoch zuerst an ein Chiasmasyndrom und -kompression durch ein Meningeom oder ein Hypophysenadenom denken.
Die Pupille des blinden Auges reagiert nicht auf Licht, verengt sich aber bei Reizung des anderen Auges. In Fällen mit partieller Optikusläsion sind Geschwindigkeit und Ausmaß der Pupillenreaktion bei getrennter Belichtung beider Augen seitendifferent. Bei Prüfung der Pupillenlichtreaktion sollte der Patient in die Ferne blicken, so daß die Akkomodationsreaktion ausgeschlossen wird. Normalerweise sind konsensuelle und direkte Antwort identisch. Bei einer einseitigen Erkrankung der Netzhaut oder des N. opticus verengt sich die Pupille des gesunden Auges normal, wenn dieses Auge belichtet und das andere abgedeckt wird; wenn aber das erkrankte Auge belichtet und das andere abgedeckt wird, reagiert die Pupille des erkrankten Auges zunächst mit einer geringen Verengung und dann mit einer Erweiterung. Diese paradoxe Lichtreaktion auf der betroffenen Seite ist Folge der reflektorisch ablaufenden, normalen konsensuellen Erweiterung des abgedeckten Auges, wodurch die Abschwächung des direkten Lichtreflexes auf dem erkrankten Auge maskiert wird. Die sich einstellende Pupillenerweiterung wird durch die Abdunkelung auf der gesunden Seite bewirkt. Dieses merkwürdige Phänomen wird allgemein *Marcus-Gunn-Pupillenzeichen* genannt. Es kann das erste Symptom einer Optikusläsion sein. Bei blasser Sehnervenpapille und fehlendem pupillomotorischem Defekt darf die Schlußfolgerung gezogen werden, daß es sich nicht um eine beginnende Optikusatrophie handelt.

Funktionelle Sehstörungen

Sehstörungen der einen oder anderen Art sind häufig neurotische Symptome. Die sog. *„mouches volantes"*, die Gesunde ignorieren, werden für den Neurotiker zu einer Quelle der Selbstbeschäftigung und Beunruhigung. Das Tragen einer getönten Brille im Untersuchungszimmer ist fast immer Zeichen einer Neurose, selten ein modisches Accessoire und so gut wie niemals ein Hinweis darauf, daß draußen die Sonne scheint. Fragen nach dem „Warum" werden vom Patienten gewöhnlich mit dem Hinweis beantwortet, daß er die Brille auf Rat des Optikers trägt. Ein Blepharospasmus soll ein häufiges funktionelles Symptom sein, obwohl unserer Erfahrung nach die Patienten kaum darüber reden, vermutlich, weil sie sich längst daran gewöhnt haben. Die hysterische Ptose als Folge eines Spasmus der Lidspalten bzw. des M. orbicularis oculi kann man u. U. daran erkennen, daß der Spasmus zunimmt, wenn der Untersucher versucht, das Lid hochzuheben. Klagen über eine Überanstrengung der Augen in Verbindung mit Kopfschmerzen, besonders unter Studenten und Lehrern, werden oft von einem Akkomodationskrampf oder einer übermäßigen bzw. mangelhaften Konvergenz begleitet.
Beim Hysteriker können Sehstörungen nur eines von vielen Symptomen oder die Hauptbeschwerde sein. Ein junges Mädchen aus der Fabrik, das ein Bagatelltrauma am Kopf erlitten hat, mag behaupten, auf einem Auge mehr oder weniger blind zu sein. Dabei sind die Pupillenlichtreflexe und die Sehnervenpapillen normal und die Konfrontationsperimetrie zeigt nicht selten mit jedem neuen Testversuch eine zunehmende Gesichtsfeldeinengung. Bei dem Versuch, durch eine plötzliche Handbewegung ein reflektorisches Blinzeln auszulösen, sollte man darauf achten, daß kein Luftzug entsteht, der ebenfalls dazu führen kann. Wenn die hysterische Sehstörung beide Augen betrifft, entsteht eine Diskrepanz zwischen dem Beschwerdebild und dem Verhalten des Patienten. Bei einer neurotischen Entwicklung nach einem Unfall wird oft behauptet, daß die Sehstörung Folge einer Hirnkontusion sei. Viele dieser Leute trifft man dann beim Einkauf und manche tragen zum erstenmal in ihrem Leben eine Brille.
Visusstörungen bei Schulkindern, die nicht auf eine

Refraktionsanomalie zurückgeführt werden können, stellen ein häufiges Problem dar. Die zu starke Akkomodation kann das Sehen in die Ferne beeinträchtigen und immer wieder zu Schwierigkeiten beim Ablesen von der Schultafel führen. Die verschiedenen Formen der Netzhautdegeneration bewirken u. U. schon einen deutlichen Visusverlust, wenn die Fundusveränderungen noch gering sind. Zeichen einer Makuladegeneration oder Pigmentstörungen der Netzhaut können erst spät in Erscheinung treten. Die Optikusatrophie im Kindesalter, besonders die erblichen Formen, können in einem Stadium bereits beträchtlicher Visusbeeinträchtigung mit einer nur geringen Papillenblässe einhergehen. Psychische Probleme, die beim Kind nicht selten die Sehstörung begleiten, können in Richtung einer Hysterie weisen, wenn nicht beachtet wird, daß der Sehverlust den Fundusveränderungen vorausgehen kann. Subtile Untersuchungen mit Farbtafeln, Perimetrie, Dunkelanpassung, optokinetischen Tests und Elektroretinographie können notwendig werden, bevor man mit Sicherheit eine organische Sehstörung ausschließen kann.

Es gibt eine Reihe von visuellen Symptomen und Störungen, manchmal auch recht bizarrer Natur, die die Annahme einer funktionellen Störung nahelegen, in Wirklichkeit aber organisch bedingt sind. *Optische Halluzinationen* können bei okzipitalen oder parietookzipital lokalisierten Läsionen, aber auch bei Läsionen der Temporallappen vorkommen. Im ersteren Fall handelt es sich um ungeformte Halluzinationen, die der Patient nur schwer beschreiben kann; er mag Farbeindrücke wahrnehmen oder sich in einem Gesichtsfeldabschnitt bewegende helle Lichtpunkte. Geformte optische Halluzinationen entstehen meist im Schläfenlappen. Eine Blindheit als Folge beidseitiger Okzipitallappenläsion kann vollständig negiert werden, wobei der Neglekt von einer erheblichen Konfabulationsneigung, Dinge und Gegenstände in der Umgebung des Patienten betreffend, begleitet ist. Bei okzipitoparietalen Läsionen kann die primäre optische Wahrnehmung erhalten, die Erkennung der Bedeutung von Objekten jedoch verlorengegangen sein. Dyslexie ist eine besondere Form dieser *optischen Agnosie,* bei der die Bedeutung des Geschriebenen nicht verstanden wird. Eine globale optische Agnosie kann als Hysterie verkannt werden. Prosopagnosie, die Unfähigkeit, Gesichter zu erkennen, kann fälschlicherweise für einen Gedächtnisverlust oder einen Hirnabbauprozeß gehalten werden. Diese optischen Agnosien treten gewöhnlich bei Läsionen der dominanten Hemisphäre auf und sind manchmal von einer sensorischen Aphasie begleitet. Läsionen der Parietookzipitalregion können das räumliche Vorstellungsvermögen beeinträchtigen. Der Patient kann unfähig sein, sich am eigenen Körper richtig zu orientieren, so daß bestimmte Bewegungen schlechter ausgeführt werden können; Aufgaben, wie den Tisch zu decken, Möbel zu stellen oder einen vertrauten Weg zu gehen können seine Schwierigkeiten aufdecken. Der Neglekt einer Gesichtsfeldhälfte stellt ein anderes Beispiel dar.

Kortikale Läsionen, gewöhnlich parietal, können auch eine Apraxie der Augenmotorik bewirken. Während spontane Augenbewegungen normal ablaufen, ist der Patient nicht fähig, willkürlich ein bestimmtes Objekt zu fixieren. Emotionen, mit denen der Patient seine Schwierigkeiten beim willkürlichen Blicken begleitet, weisen eher auf eine funktionelle als eine organische Störung hin.

Die optischen Agnosien sind Störungen des Erkennens und nicht der Wahrnehmung. Man spricht von optischer Agnosie, optisch-räumlicher Agnosie und topographischer Agnosie.

Klagen über *Doppelbilder* bedeuten nicht immer, daß tatsächlich eine Diplopie vorliegt. Für die meisten Patienten sind Doppelbilder etwas, was sie bereitwillig akzeptieren, ganz im Gegensatz z. B. zu Gesichtsfeldstörungen. Die Angabe von Doppelbildern sollte deswegen immer Anlaß zu einer besonders sorgfältigen Untersuchung sein. Oft stellt sich dabei heraus, daß es sich um ganz vage und unbedeutende Beschwerden handelt. Der Begriff „Doppelbilder" sollte vom Arzt nicht zur Beschreibung oder Erklärung der angegebenen Beschwerden verwandt werden. Der Patient übernimmt sonst diesen Begriff und viel Zeit ist vergeudet. Monokuläre Doppelbilder sind häufiger funktionell als organisch, können aber bei Katarakt, Korneatrübungen, Linsenluxation und schwerem Astigmatismus vorkommen. Mit entsprechendem Nachdruck seitens des Untersuchers läßt sich oft eine funktionelle Diplopie auf eine Triplopie usw. ausweiten und gelegentlich bekommt man vom Patienten, der angeblich unter Doppelbildern leidet, zu hören, daß er Dinge drei- oder vierfach sieht. Wechselnde Angaben und Ungereimtheiten, die sich bei der Untersuchung auf Doppelbilder herausstellen, sollten letzte Zweifel zerstreuen.

Gesichtsfeld

Der Normalsichtige, der auf ein direkt vor ihm stehendes Objekt schaut, nimmt die in der Umgebung befindlichen Objekte weniger deutlich oder überhaupt nicht wahr. Sein Gesichtsfeld wird begrenzt durch die Strukturen des Auges selbst, insbesondere die Größe der Retina, und durch den Nasenrücken sowie die Oberränder der Orbita. Subjektiv nimmt er den blinden Fleck nicht wahr – das negative Skotom, das durch Projektion der Papille in das Gesichtsfeld entsteht – aber er realisiert, daß die Sehschärfe im Gesichtsfeld nicht einheitlich ist. Sie ist am größten im Zentrum und nimmt gegen die Peripherie hin ab, so daß ein kleines Objekt in der Gesichtsfeldperipherie unentdeckt bleiben kann, solange es sich nicht bewegt. Durch Drehen seines Kopfes vergrößert er sein Gesichtsfeld und durch Fixieren eines Objektes und Einsetzen der Makula erreicht er die maximale optische Wahrnehmung.

In der Regel weiß der Patient nichts über die Gesichtsfelder, daß sie sich überlappen und daß sie in beiden Großhirnhemisphären repräsentiert sind. Wenn irgendetwas mit seinem Sehen nicht stimmt, denkt er begrifflich in einem oder beiden Augen. Der Patient mit einer rechtsseitigen homonymen Hemianopsie klagt, wenn überhaupt, über einen Sehverlust auf dem rechten Auge. Dieses Auge kann bei der Untersuchung normal sein.

Der Patient mit einem Gesichtsfelddefekt kann diesen wahrnehmen oder nicht. Bei einseitiger Optikusneuritis kann er u. U. nicht nur den raschen Visusverfall angeben, sondern gleichzeitig auch das positive Zentralskotom beschreiben. Die Mitte einer bedruckten Seite kann verschwommen sein, aber nicht die Peripherie. Wenn er den Arzt ansieht und das gesunde Auge abdeckt, wird er vielleicht sagen: „Ich kann Ihre Ohren und Ihr Kinn sehen, aber nicht Ihre Nase und die Augen."

Die Wahrnehmung eines hemianopischen Defektes hängt nicht unwesentlich von der Geschwindigkeit ab, mit der der Defekt entsteht. Bei akuten zerebrovaskulären Erkrankungen kann der Patient nicht selten nur unbestimmte Sehstörungen angeben. Er ist manchmal sogar nicht in der Lage zu sagen, ob diese Sehstörung rechts oder links ist. Wenn Sprachstörungen, Lähmungen oder sensible Ausfälle fehlen, sollte eine plötzlich einsetzende Sehstörung beim älteren Menschen immer Anlaß zu einer Prüfung der Gesichtsfelder sein. In solchen Fällen findet man nicht selten eine homonyme Hemianopsie. Die Zeit, die vergeht, bis ein Patient eine Hemianopsie bemerkt, variiert beträchtlich und spiegelt oft sein Alter und seinen Allgemeinzustand wider, aber ich bin sicher, daß es andere, noch weitgehend unbekannte Faktoren hierfür gibt.

Die allmählich sich entwickelnde Hemianopsie gibt andere Probleme auf. Wenn sie einseitig ist, wird sie u. U. vom Patienten nie wahrgenommen, wenn sie beidseitig ist, wird der Betroffene früher oder später Beschwerden äußern. Aber selbst dann brauchen sich seine Beschwerden primär nicht auf das Sehen zu beziehen. Die Hausfrau mag sagen: „Ich glaube, ich werde unbeholfen, ich renne dauernd irgendwo an." Im Hause wird sie durch Anrennen an Möbelstücke oder Türpfosten, durch die Enge des Flurs und die nicht seltenen lautstarken Proteste ihrer Haustiere, die sie getreten hat, irregemacht. Beim Einkaufen sieht sie überrascht, wie plötzlich ein Nachbar, der die Straße hinuntergeht, auftaucht und wieder aus ihrem Gesichtsfeld verschwindet. Straßenverkehr macht sie unsicher, „er scheint von nirgendwoher zu kommen". Das Anrempeln anderer Leute in vollen Läden wird peinlich und unangenehm und die Effizienz eines Einkaufs im Supermarkt kann schließlich darunter leiden. Wieder zu Hause mag sie sich für geistesabwesend halten, da sie die eingekauften Sachen falsch einordnet. Der Ehemann kann schließlich ihre Betroffenheit teilen, wenn er feststellen muß, daß der Tisch zu den Mahlzeiten unvollständig gedeckt ist, daß sie beim Absetzen der Tasse die Untertasse oder gar den Tisch verfehlt, daß beim Bügeln das Bügeleisen dauernd vom Bügelbrett fällt oder daß sich in der Küche die Unfälle am Herd häufen.

Unserer Erfahrung nach geben männliche Patienten anamnestisch meist verwertbarere Hinweise auf das Vorliegen einer Hemianopsie. Dies nicht allein deswegen, weil der Mann als Autofahrer in der Regel Erfahrungen hat, die sofort eine Sehstörung nahelegen, er scheint auch seine Beschwerden besser beschreiben und analysieren zu können. Allerdings muß man einräumen, daß es der Autofahrer ist, gleichgültig ob Mann oder Frau, der am häufigsten eine hemianopische Sehstörung vermutet. Es können sich triviale Unfälle beim Einparken, Ausweichen oder beim Wenden ereignen. Er kann u. U. feststellen, daß er den Seitenspiegel am Wagen „aus den Augen verliert". Schwere Unfälle ereignen sich in der Regel dann, wenn der Patient mit homonymer Hemianopsie nicht das Herankommen anderer Verkehrsteilnehmer auf der blinden Seite bemerkt.

Die große Mehrzahl der Sehnervenfasern dient der Makulafunktion. Die von der Makula zum Sehnerv ziehenden Fasern (das papillomakuläre Bündel) verlaufen über die temporale Papillenbegrenzung. Die Makula stellt das Zentrum des Gesichtsfeldes dar. Die nasalen und temporalen Gesichtsfeldhälften werden von einer durch die Makula und nicht durch die Papille verlaufenden vertikalen Linie voneinander abgegrenzt. Die Fasern aus der temporalen Netzhauthälfte übertragen zum gleichseitigen okzipitalen Kortex, während die nasalen Fasern im Chiasma kreuzen und Impulse zur kontralateralen Sehrinde vermitteln. Die Sehschärfe ist bei der homonymen Hemianopsie nicht herabgesetzt; solange eine Hälfte der Makula intakt ist, bleibt die Sehschärfe normal.

Bei der *Konfrontationsperimetrie* schaut der Patient dem Untersucher in die Augen und der Untersucher, der seine Hände etwa in der Mitte zwischen sich und Patient ausstreckt, so daß sie etwa einen halben Meter auseinander sind, fragt, ob beide Hände gesehen werden oder ob eine Seitendifferenz besteht. Bei kompletter Hemianopsie wird nur eine Hand wahrgenommen, wenn die Hemianopsie nicht total ist, lediglich eine seitenunterschiedliche Konturschärfe beider Hände. Gesichtsfelddefekte bei Parietalhirnläsionen pflegen in der unteren Gesichtsfeldhälfte stärker ausgeprägt zu sein, während Temporallappenherde ein umgekehrtes Verhalten zeigen. Ergibt sich fingerperimetrisch der Verdacht auf eine Hemianopsie, so kann man nach dem Erkennen von Handbewegungen auch das Fingerzählen testen. Der Untersucher streckt dabei seine Hände in der oben beschriebenen Weise aus, schließt zunächst die Fäuste, streckt dann kurzzeitig einen oder zwei Finger einer Hand und fragt den Patienten, wie viele Finger er gesehen hat. Jeder Gesichtsfeldquadrant kann auf diese Weise untersucht werden. Bei der Konfrontationsperimetrie kann man auch weiße und rote Hutnadeln mit 5 mm Durchmesser verwenden und den Patienten nach Seitendifferenzen der Farbintensität in jeder Gesichtsfeldhälfte fragen. Rote Nadeln haben sich besonders bei Läsionen des Chiasma und des Tractus opticus als wertvoll erwiesen. Die Fingerperimetrie kann man auch zum Nachweis einer hemianopischen Aufmerksamkeitsschwäche bei okzipitalen oder parietookzipitalen Läsionen anwenden. Hierbei benutzt der Untersucher die Finger beider Hände gleichzeitig.

Verfall des zentralen Visus ist charakteristisch für Läsionen des N. opticus und der Makula. Eine persistierende und progrediente Störung des zentralen Sehens mit mangelhafter Farbwahrnehmung und einem relativen Defekt der afferenten Pupillenbahn sollte immer an die Möglichkeit einer Kompression des Sehnerven denken lassen. Bei Makulaerkrankungen geht der Verfall des zentralen Visus oft mit Klagen über Verzerrtsehen (Metamorphopsie), Mikropsie oder Makropsie einher.

Läsionen der Kornea, Kataraktbildung, eine Trübung des Kammerwassers oder Glaskörperläsionen führen nicht zu Gesichtsfelddefekten. Auch eine enggestellte Pupille verkleinert nur selten das Gesichtsfeld.

Der Nachweis eines einseitigen Zentralskotoms sollte immer zu einer sorgfältigen Untersuchung des Gesichtsfeldes auch des anderen Auges Anlaß geben. Im Frühstadium bewirkt eine Kompression des Sehnerven in der Regel ein Zentralskotom, da der zentrale Visus an die Intaktheit des papillomakulären Bündels gekoppelt ist, das den druckempfindlichsten Teil des Sehnerven darstellt. Bei progredienter einseitiger Kompression des Sehnerven kann ein Defekt in der oberen temporalen Gesichtsfeldhälfte des kontralateralen Auges entstehen; dies ist Folge einer Beteiligung von kreuzenden Fasern, die schleifenförmig zum anderen Sehnerv verlaufen.

Der charakteristische Defekt bei Chiasmaläsionen ist eine *bitemporale Hemianopsie.* Sie entwickelt sich in der Regel schleichend und unbemerkt, bis eine plötzliche Verschlechterung der Sehschärfe eintritt. Die häufigste Ursache ist ein großer Hypophysentumor, der aus der Sella nach oben herauswächst und das Chiasma komprimiert. Ein großes Aneurysma kann ähnlich wirken. Kraniopharyngeome komprimieren das Chiasma von hinten. Beim Kind kommt es neben dem Visusverfall zu Wachstumsstörungen; im frühen Erwachsenenalter sind endokrine Ausfälle verdächtig; beim älteren Menschen kann die Krankheit als Demenz verlaufen. Eine *homonyme Hemianopsie* kann vom Patienten lediglich als eine unbestimmte Sehstörung empfunden werden. Bei einer linksseitigen homonymen Hemianopsie kann der Kranke schlecht lesen, weil er Schwierigkeiten hat, die neue Zeile zu finden. Bei einer rechtsseitigen homonymen Hemianopsie kann das Lesen erschwert sein, weil die Zeile nicht in der normalen Weise verfolgt werden kann. Homonyme Hemianopsien verlaufen entweder mitten durch die Makula (macular splitting) oder sparen sie aus (macular sparing). Im ersteren Fall teilt der Defekt die Gesichtsfelder genau in zwei Hälften, während bei dem anderen Typ ein schmaler Saum des zentralen Visus auf der hemianopischen Seite erhalten ist; es ist aber nicht einfach, diese Charakteristika fingerperimetrisch zu erfassen. Der Verschluß einer A. cerebri posterior ist die häufigste Ursache einer Hemianopsie mit Aussparung der Makula.

Läsionen des Tractus opticus sind seltene Ursachen einer homonymen Hemianopsie. Die hemianopischen Defekte sind nicht identisch, da die Fasern im Tractus opticus asymmetrisch angeordnet sind. Es entsteht eine inkongruente homonyme Hemianopsie, bei der der Gesichtsfelddefekt auf der Seite der Läsion in der Regel etwas größer ist als auf der anderen Seite.

Die Fasern der Sehbahn verlaufen über den Tractus opticus zum Corpus geniculatum laterale und von dort zum hinteren Knie der Capsula interna, von wo sie als Radiatio optica in die Calcarina des Okzipitallappens einstrahlen. Die Sehbahn verläuft unter und hinter der Kapselregion, so daß Gesichtsfelddefekte kein typisches Symptom der lakunären Infarkte oder bei Kapselblutungen darstellen. Die aus den oberen temporalen Gesichtsfeldhälften stammenden Fasern gehen in den Temporallappen hinein. Läsionen dieses Lappens führen daher im allgemeinen zu inkompletten, aber kongruenten Quadrantenausfällen. Parietalhirnläsionen dagegen haben die Tendenz, die gesamten Fasern der Sehstrahlung zu beteiligen und so eine eher komplette Hemianopsie zu verursachen. Läsionen, die die ganze Sehstrahlung beteiligen, führen im allgemeinen zu homonymen Gesichtsfelddefekten, die kongruent sind.

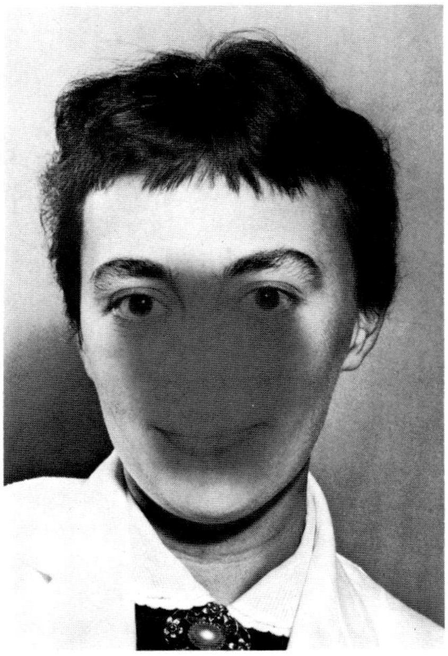

61 Zentralskotom: Der Patient mit einem kompletten einseitigen Skotom wird beim Abdecken des gesunden Auges das Gesicht der Krankenhausärztin auf diese Weise sehen. Die Ohren, die Stirn und das Kinn mögen deutlich erkennbar sein, nicht jedoch die Mitte des Gesichts

Die Sehrinde liegt ober- und unterhalb des Sulcus calcarinus, wobei die oberen Netzhautquadranten im oberen Abschnitt des optischen Kortex repräsentiert sind und die unteren Quadranten unterhalb des Sulkus. Läsionen einer Sehrinde verursachen gekreuzte homonyme Gesichtsfelddefekte. Wenn die obere Hälfte der Sehrinde betroffen ist, resultieren Defekte im unteren Gesichtsfeld und umgekehrt. Eine Läsion, die sich auf den Okzipitalpol und somit auf die kortikale Projektion der Makula beschränkt, wird ein zentrales oder parazentrales Skotom bewirken.

Obwohl die *Fingerperimetrie* strenggenommen nur ein grobes Verfahren darstellt, gibt es keinen Zweifel, daß sie in der Hand des Erfahrenen ein außerordentlich nützlicher Test sein kann. Sie erlaubt ein grobes Abschätzen der Größe und Intensität eines Skotoms und die Erkennung von Quadrantenanopsien und hemianopischen Defekten. Einige Worte der Erklärung an den Patienten werden fast immer das Ausmaß der Mitarbeit verbessern. Der Untersucher kann sofort feststellen, ob sich das

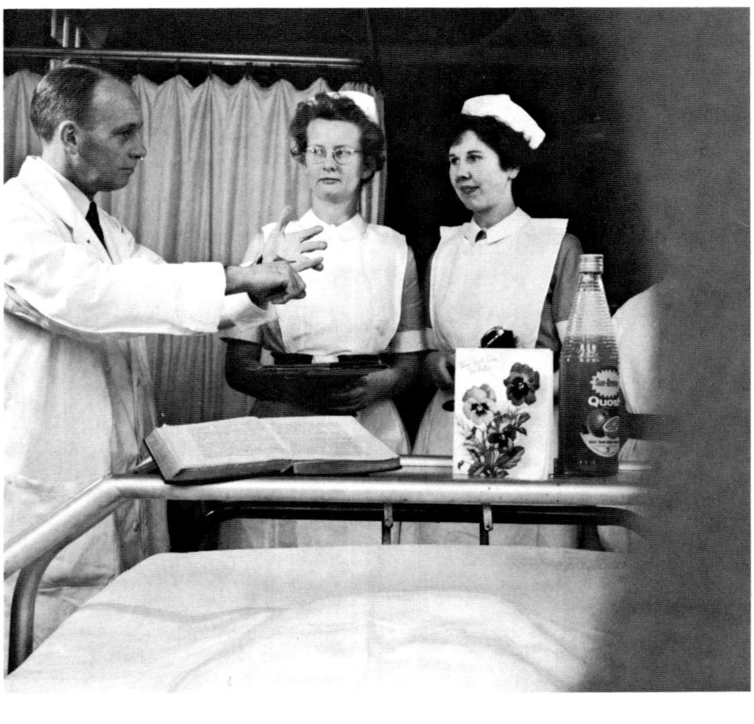

62 Rechtsseitige homonyme Hemianopsie: Der im Bett liegende Patient mit einer rechtsseitigen homonymen Hemianopsie bemerkt den Arzt am Fußende des Bettes zur linken, nicht jedoch die Stationsschwester auf der rechten Seite

Auge des Patienten bewegt, während der Untersuchung vergleicht er sein eigenes Gesichtsfeld mit dem des Patienten.
Die Bedeutung der Fingerperimetrie liegt nicht im Nachweis beginnender Gesichtsfeldstörungen. Danach muß mit Hilfe der quantitativen Perimetrie gesucht werden. Der Patient mit groben Gesichtsfeldausfällen und gut erhaltenem Visus braucht eigentlich so gut wie niemals zur quantitativen Perimetrie geschickt zu werden.

Ophthalmoskop und Augenhintergrund

Das von Ludwig von Helmholtz 1851 erdachte ophthalmologische Instrument hat niemals die Popularität und den Status des Stethoskops erreicht, das René Theophile Hyacinthe Laennec 1817 erfand. Jedem Schulkind ist das Stethoskop vertraut, doch nur wenige Erwachsene wissen etwas über das Ophthalmoskop. Möglicherweise liegt der Grund darin, daß man im abgedunkelten Raum des Optikers oder Augenarztes nur einen flüchtigen Blick auf dieses Instrument werfen kann. In der neurologischen Klinik liest man nicht selten in den Krankenunterlagen Bemerkungen wie „Papillen – die Batterie war leer“, „Fundi – das Ophthalmoskop funktioniert nicht richtig!“ oder „Stauungspapille – nur flüchtig gesehen“. Die Schwierigkeiten im Umgang mit einem Ophthalmoskop sind häufig Folge seiner Vernachlässigung. Viele gute Instrumente rosten in einer Schublade oder einem Schrank still vor sich hin. Es ist auch ein empfindliches Instrument; man kann es nicht einfach auf den Fußboden fallen lassen wie ein Stethoskop. Sogar in Polikliniken mag einem ein Ophthalmoskop in die Hand gedrückt werden, das den Lippen seines Erfinders eine Kette preußischer Flüche entlockt hätte.
Das Hervorheben der Bedeutung des Ophthalmoskops in Lehrkrankenhäusern sollte nicht den Neurologen und Augenärzten überlassen bleiben. Der Student bekommt sonst den Eindruck, daß es sich um ein Instrument für Spezialisten handelt, um das er sich nicht weiter zu kümmern braucht. Nur wenn er damit umgehen kann, wird er sich während seiner Studienzeit ein Ophthalmoskop zulegen und es am Krankenbett benutzen.
Die Kenntnis der normalen Variationsbreite des Augenhintergrundes kann nur durch praktische Erfahrung gewonnen werden. Das augenfälligste Merkmal ist die Sehnervenpapille mit ihren radiär verlaufenden Blutgefäßen. Der seidenartige Glanz der Netzhaut beim jungen Menschen bekommt im Alter ein matteres Aussehen. Die Farbe, in der der Fundus erscheint, hängt ab vom Grad der Pigmentation. Bei starker Pigmentierung in der Retina wirkt der Fundus farblich dunkler. Bei hell pigmentierter Retina erscheint der Fundus farblich heller und es werden Einzelheiten der darunter liegenden Chorioidea sichtbar. Die Sehnervenpapille selbst weist eine Reihe normaler anatomischer Varianten auf, Refraktionsanomalien beeinflussen die Größe

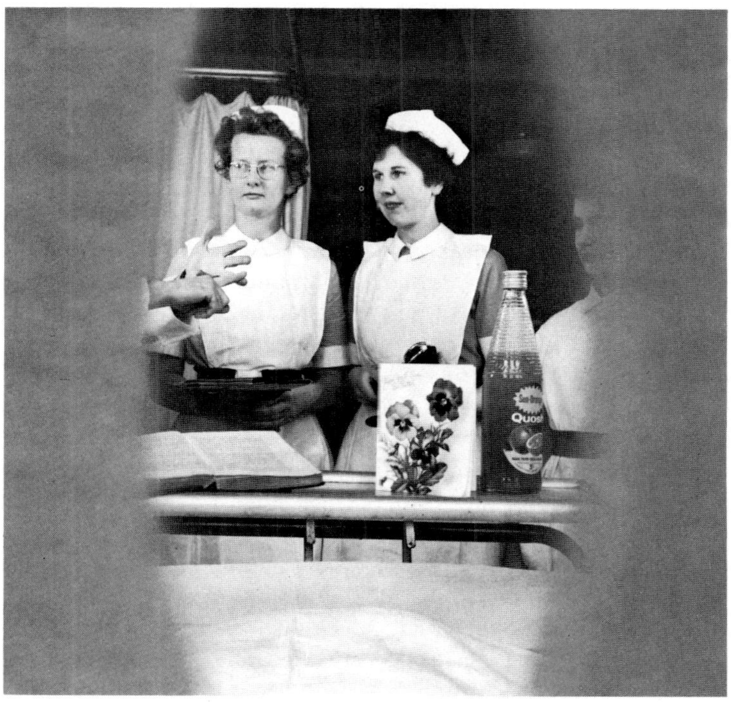

63 Bitemporale Hemianopsie: Die laterale Hälfte beider Gesichtsfelder ist dunkel und Gestalt der Papille; die Ränder können gut oder schlecht abgrenzbar sein; Pigmentsicheln stellen ebenso eine normale Variante dar. Gefäßanomalien und embryonale Residuen sind häufig auf der Papille anzutreffen. Die temporale Papillenhälfte sieht oft blasser aus als die nasale, weil sie mehr Nervenfasern mit ihren ernährenden Blutgefäßen enthält. Aus der Sehnervenpapille taucht die A. centralis retinae auf, die sich in obere und untere Äste aufzweigt, die ihrerseits temporale und nasale Äste abgeben. Auf der Oberfläche der Papille besteht ein Kapillarnetz. Die Netzhautvenen haben sehr dünne Wände, dafür aber ein größeres Lumen. An den arteriell-venösen Kreuzungsstellen kann die Vene eingeengt sein, besonders wenn eine Arteriolosklerose vorliegt. Normalerweise ist eine Netzhautarteriole unsichtbar, da ihre Wand transparent ist; was man sieht, ist die Blutsäule. Die Wand wird sichtbar, wenn die Sklerose dem Gefäß ein „kupferdrahtartiges" oder „silberdrahtartiges" Aussehen verleiht. Schließlich nimmt eine schwer sklerotisch veränderte Arteriole eine undurchsichtig weiße oder gelbliche Farbe an. Sklerotisch veränderte Netzhautarteriolen verlaufen auch gerader und ihre Zweige werden dünner.

Auf der temporalen Seite der Papille, 1–2 Papillendurchmesser entfernt, liegt die Fovea im Zentrum der Makularegion. Hier ist der Fundus dunkler und relativ gefäßfrei. Makulaläsionen bewirken eine Minderung der Sehschärfe, da die Makula der empfindlichste Netzhautabschnitt ist und die Stelle des schärfsten Sehens darstellt. Hier kann man Zeichen der Pigmentation und Degeneration, Ödembildung, Blutungen und Exsudate beobachten.

Die zwei wichtigsten mit dem Ophthalmoskop nachweisbaren Befunde sind die Optikusatrophie und die Stauungspapille. Da Farbe, Gestalt, Größe und Begrenzung der Papillen beim Gesunden eine solch große Schwankungsbreite aufweisen, sind Fehlinterpretationen praktisch unvermeidlich. Die Papille ist heller als der umgebende Fundus, weil sie weder die Pigmentepithelschicht enthält noch von der gefäßreichen Chorioidea bedeckt wird. Diese Papillenblässe kann ziemlich ausgeprägt sein, solange jedoch Visus und Gesichtsfelder normal sind, läßt sich daraus keine Optikusatrophie ableiten. Umgekehrt wird ein Visusverlust bei Optikusatrophie manchmal nur von einer geringen Papillenblässe begleitet. Im Fall der Stauungspapille ist das Problem weitgehend das gleiche – nämlich die große Variationsbreite normaler Erscheinungsformen zu erkennen. Verwaschene Papillengrenzen, anomal verlaufende Gefäße, geringe Prominenz eines Papillensektors, hyaline Ablagerungen und Venen, die gestaut aussehen, gehören zu den Befunden, die diagnostisch in die Irre führen können. Die rötliche Papille ist nicht immer hyperämisch. Besonders bei der Hypermetropie können die Papillen hyperämisch aussehen und die Ränder unscharf sein. Beim Myopen besteht eher eine Tendenz zur Papillenblässe, jedoch erscheint die Papille größer und weist oft auf einer Seite eine halbmondförmige Ablassung auf. Die Tiefe des Sehnerventrichters im Zentrum der Papille kann sehr unterschiedlich sein, liegt eine tiefe Exkavation vor, entsteht leicht der Eindruck einer Optikusatrophie. In einem solchen Fall kann der Sehnerventrichter selbst bei eindeutiger Stauungspapille noch klar zu erkennen sein.

Man spricht von *primärer Optikusatrophie,* wenn die Papille porzellanweiß ist und die Ränder scharf begrenzt sind. Wenn die Papille mehr grau aussieht und die Ränder verwaschen sind, wird die Optikusatrophie als *sekundäre* bezeichnet. Für manche bedeutet der letztere Begriff, daß die Optikusatrophie nicht die Folge einer Läsion des Sehnerven selbst darstellt; andere fassen ihn so auf, daß sich die Atrophie nach vorausgegangener Stauungspapille entwickelt hat. Die primäre Optikusatrophie ist in der Regel Folge lokaler Läsionen des Sehnerven. Er kann durch ein Schädeltrauma oder durch Druck von Tumoren oder Aneurysmen geschädigt und bei Erkrankungen wie Multipler Sklerose oder Tabes dorsalis mitbeteiligt werden. Eine primäre Optikusatrophie kann auch familiär vorkommen. Die temporale Hälfte der Sehnervenpapille ist oft blasser als die nasale. Dies ist nicht notwendigerweise krankhaft. Eine temporale Abblassung wird jedoch häufig bei multipler Sklerose mit oder ohne vorausgegangener Optikusneuritis beobachtet und ist Folge einer Läsion des papillomakulären Bündels.

Die Optikusatrophie im Kindesalter kann hereditär sein oder nach einem Schädeltrauma, nach Bleivergiftung oder bei einem Optikusgliom oder Kraniopharyngeom auftreten. Sie kann auch bei infantiler Zerebralparese, bei hereditärer Ataxie oder bei einem Hydrozephalus vorkommen. Beim Erwachsenen kann die Optikusatrophie Folge einer Kompression des Sehnerven sein (Hypophysentumor, Meningeom, Kraniopharyngeom, Aneurysma, Orbitatumor) oder sie wird durch einen Diabetes mellitus oder Vitaminmangel verursacht oder sie ist Teilsymptom einer hereditären Erkrankung des Nervensystems. Schließlich kann eine Stauungspapille in Optikusatrophie übergehen oder die Atrophie tritt nach einer abgelaufenen Optikusneuritis oder bei Netzhauterkrankungen auf. Gleichgültig welche Ursache sich dahinter verbirgt, die charakteristischen Merkmale der Optikusatrophie sind Gliose, Demyelinisierung und Ischämie.

Ein sich rasch entwickelndes Ödem der Sehnervenpapille wird kaum verkannt. Schwellung und Stauung können sehr beeindruckend sein. Auf der anderen Seite kann eine *Stauungspapille*, die sich allmählich entwickelt oder die schon einige Monate oder Jahre bestanden hat, sehr schwierig zu erkennen sein. Gerade bei solchen Patienten, nicht selten Meningeomträger, sind die Symptome nur gering ausgeprägt und spärlich und die Papillenveränderungen wenig beeindruckend. Fehldiagnosen können in beiden Richtungen entstehen. Wir haben einmal bei ein und demselben Patienten nach zwei 5 Jahre auseinanderliegenden Untersuchungen die Diagnose chronische beidseitige Stauungspapille gestellt. Die Papillen waren „normal".

Eine beidseitige Stauungspapille bedeutet in der Regel Hirntumor, kann aber auch bei Meningitis oder einem Hirnabszeß vorkommen. Phänomenologisch kann bei einer Optikusneuritis oder Zentralvenenthrombose der Retina der Eindruck einer einseitigen Stauungspapille entstehen. Beim Hirntumor besteht keine direkte Beziehung zwischen der Stauungspapille und dem Grad der intrakraniellen Drucksteigerung. Die Lumbalpunktion kann einen unter hohem Druck stehenden Liquor liefern, obwohl die Papillen noch normal sind. Das Hirnödem bildet ohne Zweifel einen wichtigen Faktor in der Entstehung der Stauungspapille.

Wenn Unsicherheit besteht, ob das Aussehen der Papillen einer chronischen geringgradigen Stauungspapille entspricht oder nicht, sollten andere Symptome und Befunde über den Zeitpunkt weiterer Untersuchungen entscheiden.

Die Fluoreszenzangiographie hat beim Nachweis einer Stauungspapille einen besonderen Stellenwert. Bei der beginnenden Stauungspapille, wenn erst ein Papillenödem und eine leichte Hyperämie vorliegen, zeigt sich fluoreszenzangiographisch ein feines Gefäßnetz an der Papillenoberfläche. Bei der akuten Stauungspapille besteht eine venöse Stauung und die Fluoreszenzangiographie läßt frühzeitig einen Austritt des Farbmittels in die umgebende Netzhaut erkennen. Bei der chronischen Stauungspapille kann das Gefäßnetz auf dem Sehnervenkopf ophthalmoskopisch sichtbar sein. Im allgemeinen ist die Papille nicht nur prominent, sondern als Folge des sich über die Papillengrenzen ausdehnenden Ödems auch verbreitert. Venenpulsationen sind im normalen Fundus häufig zu beobachten und haben bei der Stauungspapille die Tendenz zu verschwinden. Bei fraglichem Papillenödem läßt der Nachweis einer Venenpulsation meist darauf schließen, daß der Sehnerv nicht pathologisch verändert ist. Dagegen läßt sich ihr Fehlen in einem solchen Fall nicht diagnostisch verwerten. Gelegentlich wird eine Stauungspapille bei Patienten ohne Hirndruck beobachtet; dies ist bei Rückenmarkstumoren, bei chronischen Lungenerkrankungen, beim Guillain-Barré-Syndrom, beim Morbus Paget und beim Hurler-Syndrom beschrieben worden (Abb. 8).

In den letzten Jahren sind Fälle mit Stauungspapille als Nebenwirkung bestimmter Medikamente bekannt geworden. Steroide, orale Kontrazeptiva, exzessive Dosen von Vitamin A, Tetracycline und Nalidixinsäure sind hin und wieder angeschuldigt worden. Kinder scheinen besonders empfindlich gegenüber diesen Pharmaka. Besonders im Kindesalter ist das ophthalmoskopische Bild der Stauungspapille und der Optikusneuritis vollkommen identisch. Die Optikusneuritis tritt bei Kindern häufig beidseitig auf.

Bei der benignen intrakraniellen Drucksteigerung ist die Stauungspapille oft ein massiver und unerwarteter Befund. Mädchen oder junge Frauen mit Übergewicht, die sich gesund fühlen und aussehen und nur über Kopfschmerzen und Verschwommensehen klagen, leiden eher an einer benignen intrakraniellen Drucksteigerung als an einem Tumor der hinteren Schädelgrube. Natürlich handelt es sich um eine Diagnose, die ohne Computertomogramm und ggf. Ventrikulographie nicht gestellt werden sollte, jedoch stellt die Diskrepanz zwischen dem alarmierenden Ausmaß der Stauungspapille und dem offensichtlichen Wohlergehen der Patientin vielleicht das charakteristischste Merkmal dar.

Wie bei den Sehnervenpapillen gibt es auch bei den retinalen Arterien und Venen eine erhebliche Schwankungsbreite. Geschlängelt oder abgewinkelt verlaufende Arterien und pulsierende Venen haben keinen Krankheitswert. Obwohl allgemein von retinalen „Arterien" gesprochen wird, gehören sie strukturell und funktionell zu den Arteriolen. Es ist auch keineswegs sicher, wie stark ihr Zustand den des übrigen arteriellen Gefäßsystems widerspiegelt. Da retinale und zerebrale Arterien einen gemeinsamen Ursprung haben, bestand die Hoffnung, daß das Aussehen der Netzhautarterien den Zustand der Hirngefäße widerspiegeln könnte. Heute weiß man jedoch, daß nur eine sehr lockere Korrelation zwischen beiden besteht, vermutlich weil die Arteriosklerose in der Regel großkalibrigere Arterien als die retinalen befällt. Im Gegensatz dazu sind es bei der Hochdruckkrankheit und beim Diabetes mellitus gerade die kleinen Gefäße, die in der Hauptsache betroffen werden und bei denen ophthalmoskopisch eindrucksvolle Fundusverän-

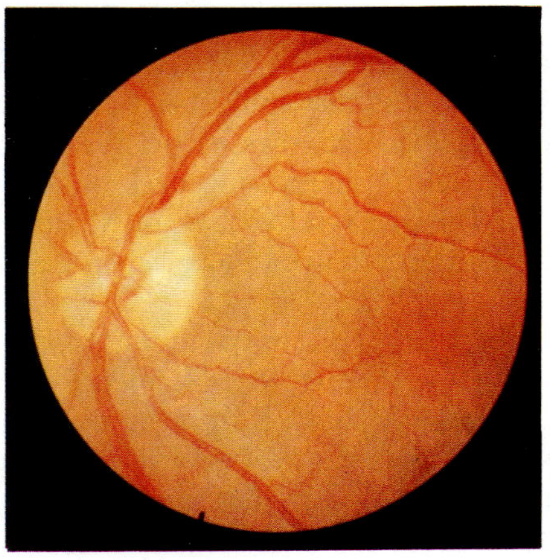

64 Normaler Fundus: 20jähriger Patient. Die Sehnervenpapille ist blasser als der umgebende Fundus. In ihrem Zentrum kann die Exkavation zu sehen sein, die durch den zentralen Austritt der Nervenfasern in den N. opticus hervorgerufen wird. Venen und Arterien gehen strahlenförmig von der Papille aus. Die Venen sind dunkler und breiter als die Arterien. Es gibt gewöhnlich 4 Hauptäste sowohl der Arterien als auch der Venen – obere und untere nasale sowie obere und untere temporale. Der dunklere Makulabezirk liegt auf der temporalen Seite der Papille und ist relativ gefäßfrei. Bei der Untersuchung des Fundus sollte man auf die Farbe der Papille achten, auf die physiologische Exkavation, den Papillenrand, die Arterien und Venen, die Makula und auf evtl. vorhandene Exsudate oder Blutungen.

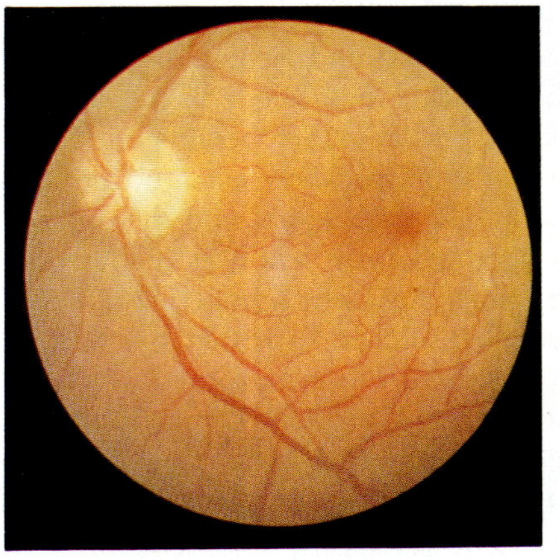

65 Normaler Fundus: Ein 55jähriger Patient mit normalem Visus. Eine kleinere Papille mit gestreckter verlaufenden und etwas dünneren Gefäßen infolge des höheren Lebensalters. Ophthalmoskopisch wirkte die Retina matter und stärker lichtundurchlässig als die in Abb. **64**

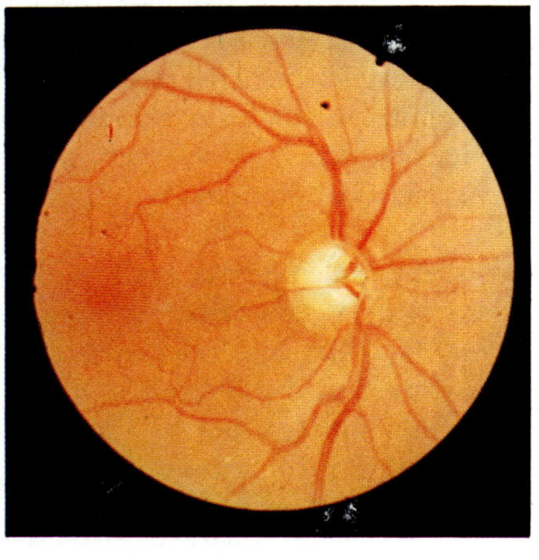

66 Tiefe physiologische Exkavation: Normale Sehnervenpapillen zeigen Unterschiede in der physiologischen Exkavation. Dies ist die zentrale Vertiefung in der Sehnervenpapille, aus der die Netzhautgefäße hervorkommen. Ihre Tiefe und ihr Durchmesser variieren beträchtlich. Am Boden der Exkavation kann man u. U. die Lamina cribrosa erkennen, die Siebplatte, durch die die Nervenfasern verlaufen, bevor sie sich zum N. opticus vereinigen

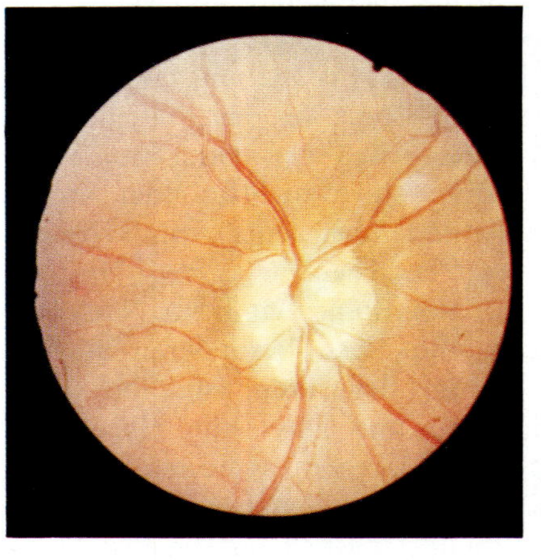

67 Drusenpapille: Abgerundete, unregelmäßige weißliche Auflagerungen auf der Papillenoberfläche. Drusen beeinträchtigen selten den Visus, können jedoch fälschlicherweise für eine Stauungspapille gehalten werden

derungen beobachtet werden können. Bei der *hypertonischen Retinopathie* sind die retinalen Arterien eng gestellt, weisen ein perlschnurartiges Aussehen auf und können die Venen an Kreuzungsstellen komprimieren. Silberdrahtartiges Aussehen als Folge einer stärkeren Reflektion des Lichts an den Arterien ist nicht notwendigerweise krankhaft. Dagegen stellt die Einscheidung von Arterien außerhalb der Sehnervenscheiben einen pathologischen Befund dar. Mikroaneurysmen sind vermutlich der

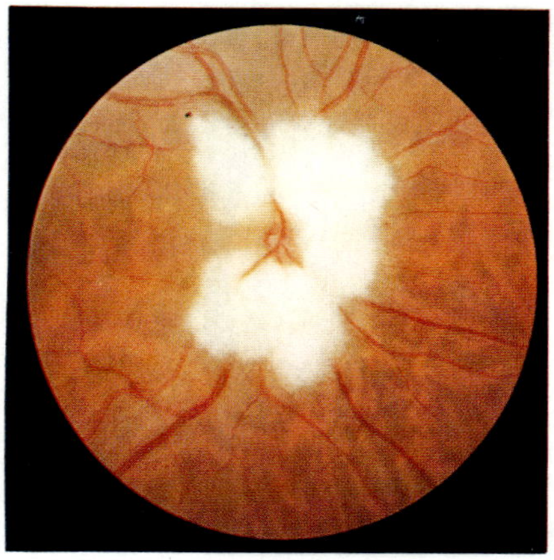

68 Bemarkte Nervenfasern: Normalerweise verlieren die Optikusfasern beim Eintritt in das Auge ihre Myelinscheiden. Gelegentlich bleiben sie ein Stück weit erhalten, nachdem die Fasern die Papille verlassen haben. Dies führt am Papillenrand zu weißen Flecken mit ausgefransten Rändern. Bei besonderer Ausprägung können sie die Papille und die austretenden Gefäße verdecken. Der Visus wird dadurch nicht beeinträchtigt

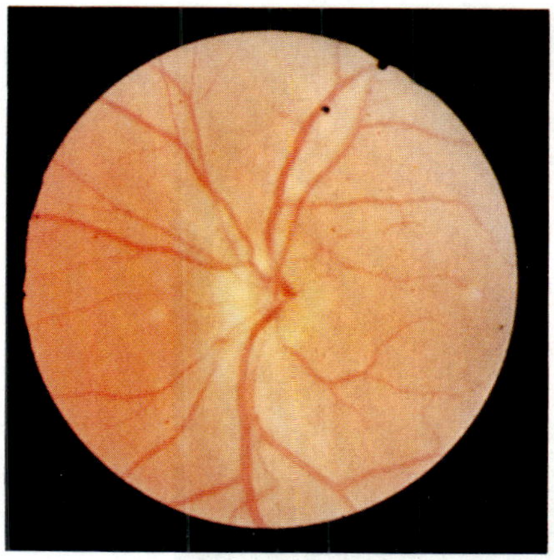

69 Normale Papillen, die einer Stauungspapille ähneln: 50jähriger Mann mit kürzlich aufgetretener Epilepsie. Das Aussehen seiner Sehnervenpapillen verleitete zur Annahme einer beginnenden Stauungspapille, so daß eingehende Untersuchungen vorgenommen wurden, jedoch mit negativem Ergebnis. 5 Jahre später waren die Papillen unverändert, aber wiederum führten sie zu der Verdachtsdiagnose und zur Krankenhauseinweisung. Eine Pseudostauungspapille kann Folge einer Hypermetropie, einer angeborenen Papillenanomalie oder von Drusenablagerungen sein

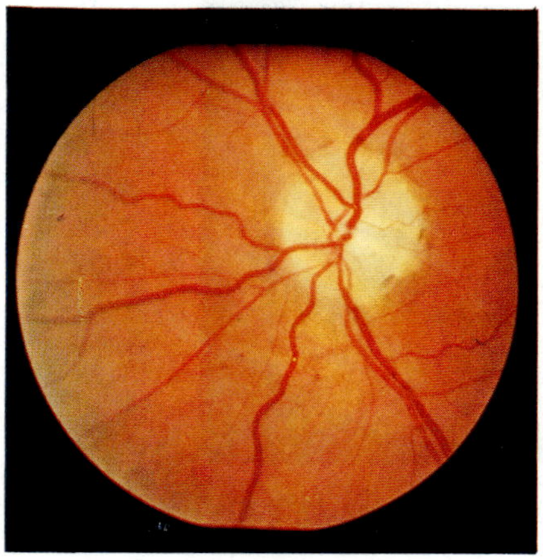

70 Einseitige primäre Optikusatrophie: Visusverfall rechts seit 5 Jahren. Wiederholte Anpassung von Brillen. Die linke Sehnervenpapille war normal. Rechts betrug der Visus 6/60. Die Papille ist porzellanweiß und ihre Ränder sind scharf. Ein subfrontales Meningeom rechts

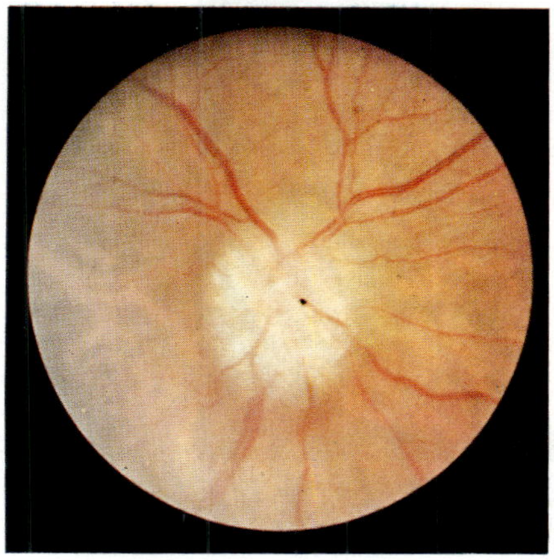

71 Sekundäre Optikusatrophie: Erblindung infolge Atrophie nach lange bestehender Stauungspapille bei einem Patienten mit Meningeom. Die Papillen sind grau und die Ränder unscharf

früheste und wichtigste Befund bei hypertonischer Retinopathie. Die Durchmesser der Netzhautarteriolen variieren erheblich, nicht nur interindividuell, sondern auch im Fundus ein und derselben Person. Sie lassen sich auch nur schwer messen. Solange die Engstellung der Arteriolen nicht extreme Ausmaße annimmt, kann man sie nicht als einen verläßlichen Hinweis einer erst seit kurzem bestehenden Hochdruckkrankheit ansehen.

Zu den Frühveränderungen der *diabetischen Retinopathie* gehören ebenfalls Mikroaneurysmen, punktförmige Blutungen und kleine weiße Herde. Das Auftreten der Retinopathie scheint jedoch nicht vom Vorliegen eines Hochdrucks abhängig zu sein. Die weichen Exsudate bei Hypertonus sind weniger augenfällig als bei hypertonischer Retinopathie. Eine diabetische Form der Optikusneuritis ist zwar beschrieben worden, wir haben sie jedoch noch nie gesehen.

Die Einteilung der Fundusveränderungen in arte-

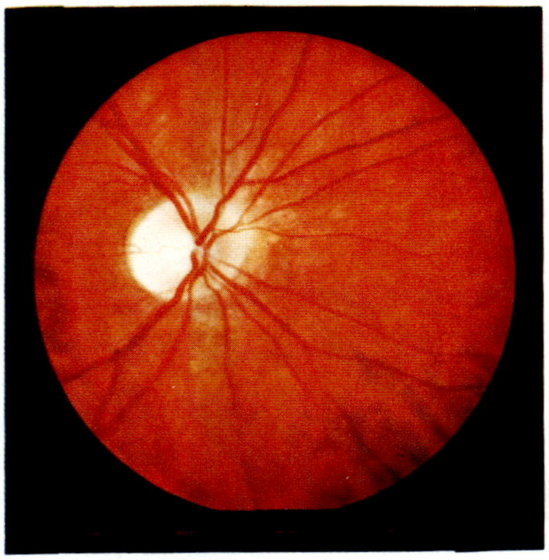

72 Temporale Papillenabblassung bei Multipler Sklerose: Sie ist nicht pathognomonisch für diese Erkrankung. Sie kann auch bei gesunden Personen beobachtet werden

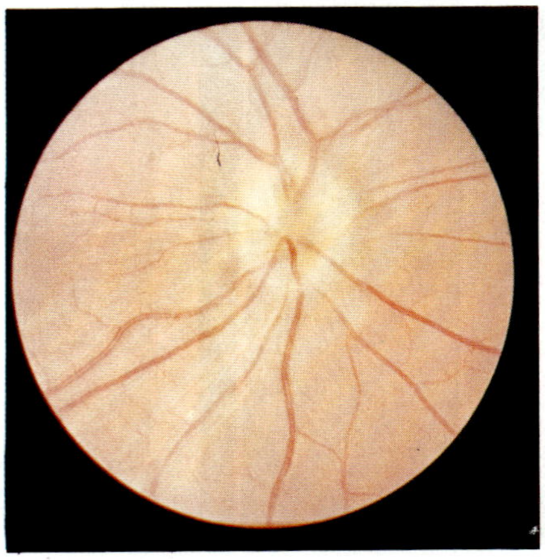

73 Beginnende Stauungspapille: 18jähriger Jugendlicher mit seit einem Monat auftretenden Episoden von flüchtiger Blindheit und Doppelbildern. Blicklähmung nach oben und beginnende Stauungspapille. Beachte den verstrichenen Sehnerventrichter im Zentrum der Papille, die Unschärfe der Ränder und die irregulären radialen Streifen. Die Ventrikulographie ergab eine Aquäduktstenose

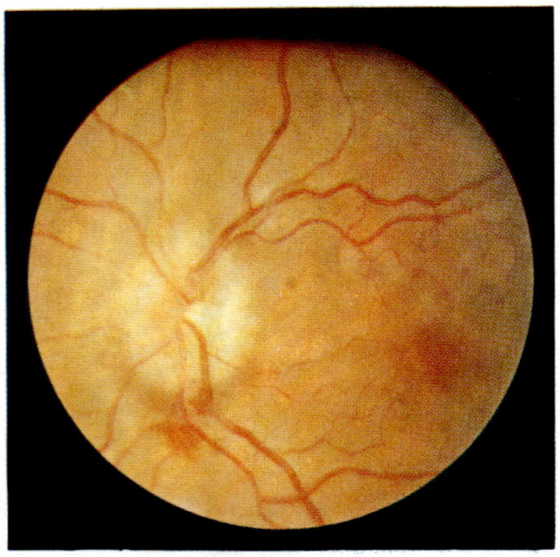

74 Mäßiggradige Stauungspapille: 50jähriger Mann mit Demenz. Glioblastom. Die Ränder beider Papillen waren unscharf und gestaut. Am Unterrand der Papille befinden sich Blutungen

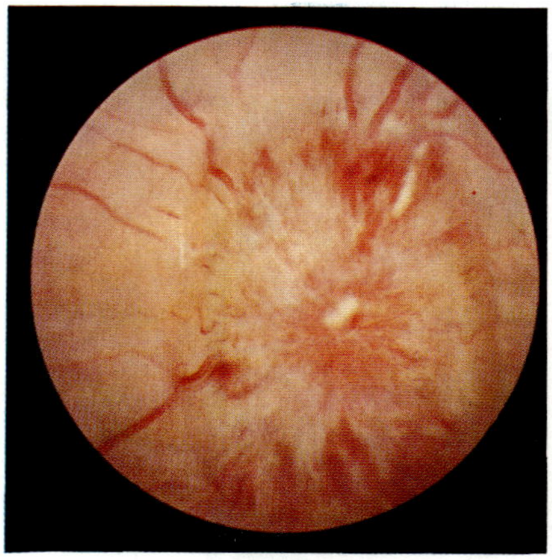

75 Massive Stauungspapille: 52jähriger Mann mit einer 4wöchigen Anamnese von Kopfschmerzen, Erbrechen, Visusverfall und Halbseitenlähmung links. Der Visus betrug beidseits 6/12. Der vergrößerte blinde Fleck ließ sich fingerperimetrisch nachweisen. Beachte das „bösartige" Aussehen der Papille mit pilzförmiger Auftreibung des Sehnervenkopfes und Radialstreifung mit Blutungen und Exsudaten. Rechts frontales Astrozytom

riosklerotische und hypertonische haben wir immer als schwierig empfunden. Die scheinbare Leichtigkeit, mit der viele meiner jüngeren Kollegen Veränderungen der Schweregrade I–IV diagnostizieren, hat in mir immer Neid erweckt. Wahrscheinlich ist es aber wichtiger, zwischen Fällen mit und ohne Papillenödem zu unterscheiden. Es gibt keine scharfe Grenze zwischen arteriosklerotischer Retinopathie und hypertonischer Retinopathie, jedoch ist ein beidseitiges Papillenödem ein sicheres, wenn auch nur in schweren Fällen auftretendes Kennzeichen der letzteren. Weiche Exsudate bei einem Jugendlichen mit Hypertonie sind prognostisch ernster zu beurteilen als herdförmige glänzende Ablagerungen beim älteren Menschen.

Cotton-wool-Herde, so genannt wegen ihres flaumigen Aussehens, werden bei Hypertonus, bei Polyarteriitis und systemischem Lupus erythematodes, bei retinalen Embolien und bei schwerer Anämie beobachtet. Sie sind gewöhnlich auf die hinte-

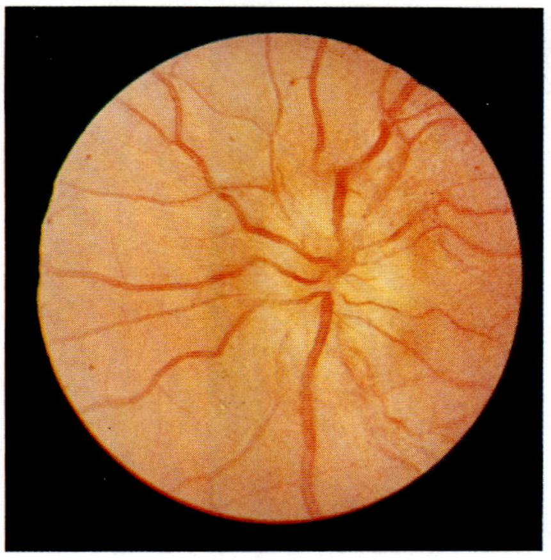

76 Einseitige Optikusneuritis: Akuter Visusverlust rechts vor 6 Tagen. Sonst keine Besonderheit. Das linke Auge war normal. Die Pupille des rechten Auges war etwas erweitert und reagierte schlecht auf Licht. Es bestand ein kleines absolutes Zentralskotom. Mäßige Schwellung der Sehnervenpapille

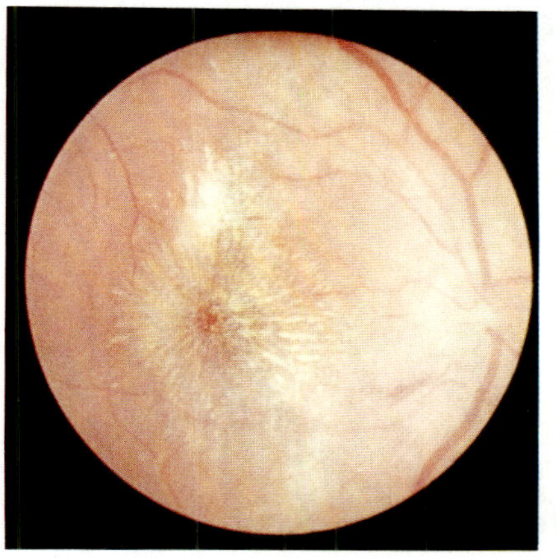

77 Sternfigur der Makula: Die Nervenfasern in der Makulagegend haben einen radialen Verlauf, so daß bei Erkrankungen, die mit einem Ödem der Papille oder der Netzhaut einhergehen, eine fächer- oder sternförmige Figur der Makula auftreten kann. Dies war ein Fall mit hypertonischer Retinopathie

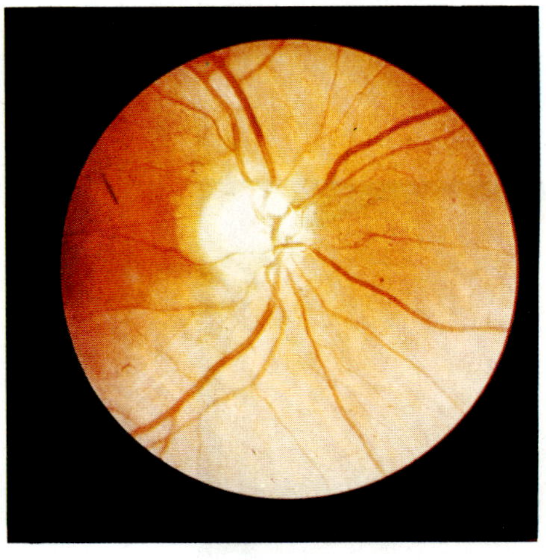

78 Chronisches Glaukom: Schmerzloser, allmählich progredienter beidseitiger Visusverfall. Pathologische Exkavation der Papille

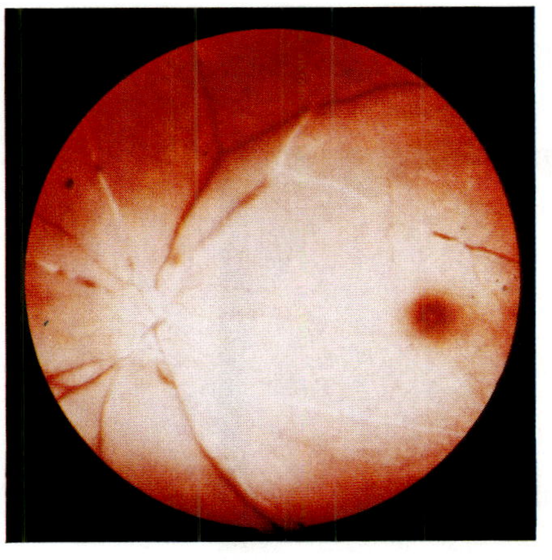

79 Zentralarterienverschluß: Diese Erkrankung manifestiert sich mit einem plötzlichen Visusverlust. Sie kann Folge einer ortsständigen Thrombose oder einer Embolie aus dem Herzen, der Aorta oder der A. carotis sein oder bei der Arteriitis temporalis auftreten. Innerhalb weniger Stunden wird das betroffene Gefäß eng und blutleer und die ischämische Netzhaut nimmt ein blasses und milchiges Aussehen an. Der „kirschrote Fleck" in der Makula erscheint, wenn die gefäßführende Chorioidea durch die dünne Retina sichtbar wird. Manchmal besteht ein Ödem der Papille und der umgebenden Netzhaut. Der Visusverlust ist meist irreversibel, wenn er mehr als einige Minuten anhält, jedoch ist gelegentlich beobachtet worden, wie Emboli ein Gefäß passieren, so daß die Durchblutung dann wieder hergestellt werden kann. Viele dieser Patienten leiden an Bluthochdruck, Arteriosklerose und Diabetes mellitus

ren Fundusabschnitte beschränkt und verschwinden, ohne eine Spur zu hinterlassen, innerhalb weniger Monate. Der Cotton-wool-Herd stellt eine fokale Reaktion ischämisch geschädigter Axone dar.

Fluoreszenzangiographisch konnte nachgewiesen werden, daß Cotton-wool-Herde in der Nachbarschaft durchlässiger Arteriolen auftreten. Die Läsionen bestehen aus einer Schwellung in der Nervenfaserschicht der Netzhaut. Sie entwickeln sich

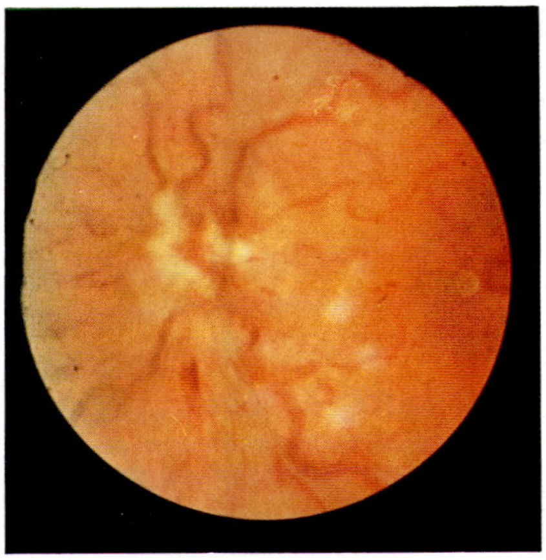

80 Zentralvenenverschluß: Auch hierbei kommt es zu einem plötzlichen Visusverlust, der jedoch meist nicht so vollständig ist wie bei einem Verschluß der Zentralarterie. Es bestehen eine auffallende Hyperämie der Netzhautvenen, streifenförmige Blutungen, weiche Exsudate und manchmal ein Papillenödem. Der Verschluß ist gewöhnlich in der Nähe der Lamina cribrosa, wo Arterie und Vene eng beieinanderliegen. Eine Sklerose der Arterie kann die Vene in Mitleidenschaft ziehen. Eine retinale Venenthrombose kommt bei Bluthochdruck, bei Arteriosklerose und bei Hyperviskositätssyndromen vor

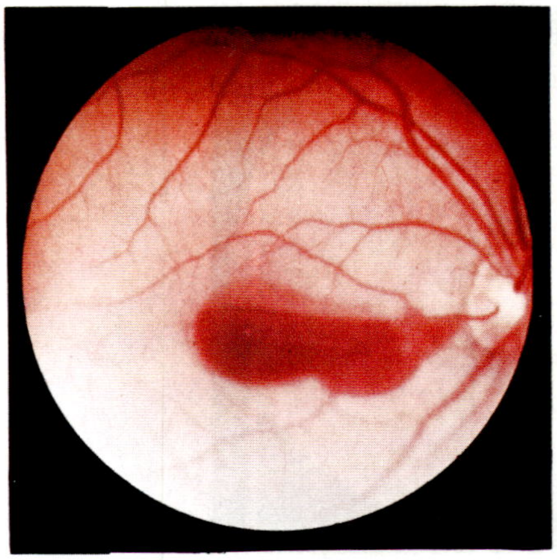

81 Glaskörperblutung: Die Blutung liegt präretinal im Raum zwischen Netzhaut und Hinterfläche des Glaskörpers, vor den Netzhautgefäßen. Wenn sie klein ist, hat sie bei aufrechter Haltung des Patienten eine nestartige Form. Kleine Blutungen werden gewöhnlich resorbiert mit voller Wiederherstellung des Visus. Präretinale Blutungen kommen bei Bluthochdruck, bei Diabetes mellitus und bei Subarachnoidalblutungen vor

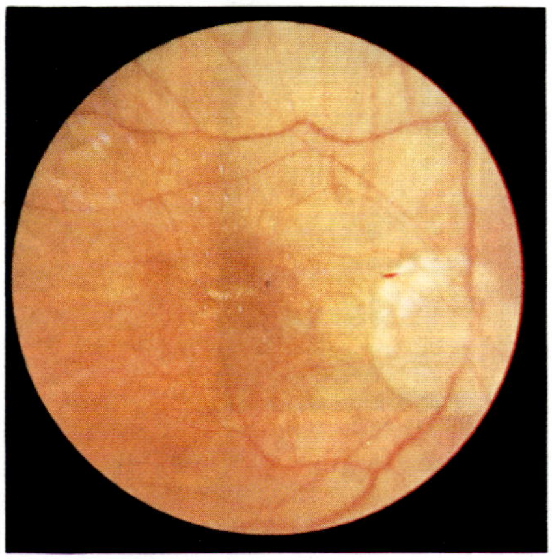

82 Arteriosklerotische Retinopathie: 67jähriger Mann, Hypertoniker (200/110 mm Hg), mit linksventrikulärer Hypertrophie. Keine Beschwerden von seiten der Augen. Die Papillen sind normal, aber die Netzhautarterien verlaufen gestreckt und sind eng. In der Makulagegend befinden sich harte glitzernde Exsudate

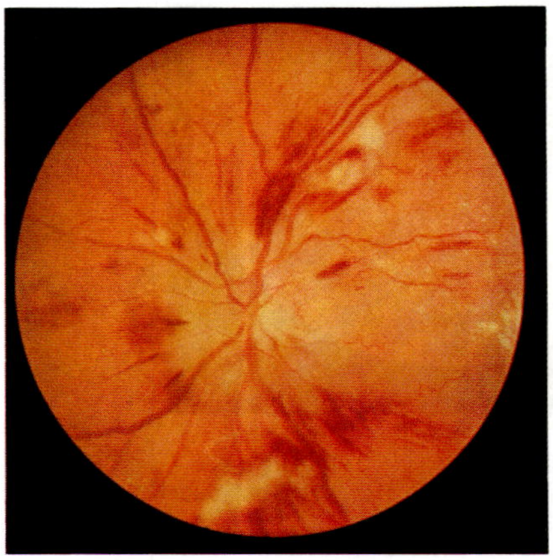

83 Hypertonische Retinopathie: 40jährige Frau mit maligner Hypertonie. Visusverfall. Die Sehnervenpapillen sind gestaut, es bestehen Blutungen und harte sowie weiche Netzhautexsudate

im Falle eines Hypertonus rascher als bei Diabetes mellitus; wenn der Hochdruck unter Kontrolle ist, verschwinden die durchlässigen Stellen an den Arteriolen innerhalb weniger Tage. Beim Diabetes mellitus hält die lokale kapilläre Ischämie länger an, die wesentliche Läsion liegt auf der kapillären Ebene, während im Falle des Hochdrucks die terminalen Arteriolen betroffen sind.

Augenlider

Die Stellung der Lider wird bestimmt durch das Ausmaß der Bulbusprotrusion und durch den Tonus der Lidmuskeln. Diese sind der M. levator palpebrae, der M. orbicularis oculi und der M. corrugator supercilii. Der Levator, der vom III. Hirnnerv innerviert wird, hebt das Oberlid und ist der direkte Antagonist des Orbicularis oculi, des Schließmuskels der Augenlider, der vom VII. Hirnnerv in-

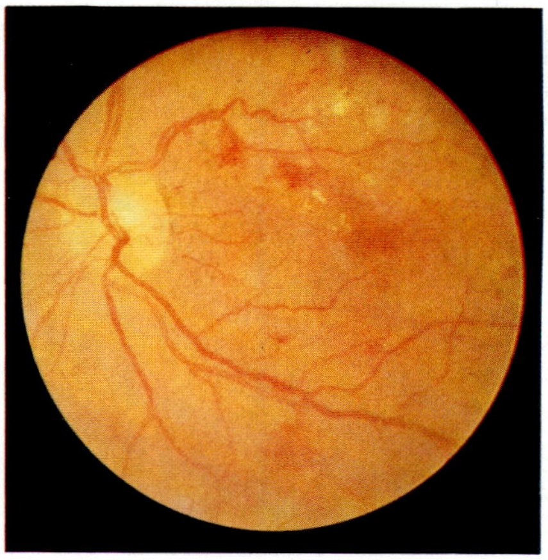

84 Diabetische Retinopathie: Sie ist im Grunde genommen eine Erkrankung der Netzhautgefäße. Die pathologischen Veränderungen, die am Augenhintergrund auftauchen, umfassen Mikroaneurysmen, Blutungen, weiche und harte Exsudate, venöse Anomalien, Glaskörperveränderungen sowie Neubildung von Blutgefäßen und Bindegewebe. Sie sind nicht spezifisch für Diabetes mellitus, aber ihre progrediente Entwicklung macht schließlich ein recht charakteristisches Bild. An diesem Augenhintergrund sind punkt- und fleckförmige Blutungen und harte Exsudate zu erkennen

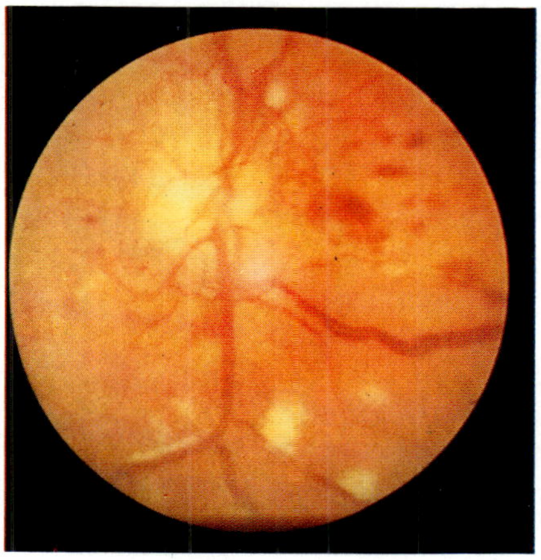

85 Diabetische Retinopathie: Geschlängelte Venen, Blutungen, Exsudate und Gefäßneubildungen peripapillär

nerviert wird. Beim Lidschluß erschlafft der Levator. Beim Blick nach oben springt der M. frontalis als Hilfsmuskel ein. Die glatte Orbitamuskulatur enthält Fasern zum Oberlid und wird nervös vom zervikalen Grenzstrang aus versorgt.

Eine *Ptose* oder das Herabhängen des Oberlides kann entweder verursacht werden durch eine Lähmung des Levator als Folge einer Okulomotoriusläsion oder durch eine Lähmung der glatten Orbitamuskulatur als Folge einer Sympathikusläsion. Die Ptose im letzteren Fall ist fast immer geringer, kann aber auch deutlich ausgeprägt sein. Um zwischen der Ptose als Folge einer Okulomotoriusläsion und einer Sympathikusläsion zu unterscheiden, sollte man den Patienten auffordern, nach oben zu blicken. Das Anheben der Augenlider ist nämlich normalerweise mit der Blickbewegung nach oben verbunden. Das Ausmaß dieser assoziierten Bewegung bleibt im Falle der Sympathikusläsion normal; es wird kleiner, wenn der Levator gelähmt ist. Bei doppelseitiger Ptose kontrahieren sich kompensatorisch die Stirnmuskeln, die Augenbrauen können ständig hochgezogen und die Stirn gerunzelt sein. Dies kommt z. B. bei der Tabes vor.

Die Ptose kann ebenso Folge einer Muskelerkrankung sein wie bei der Myasthenia gravis oder der okulären Myopathie. Bei der Myasthenie läßt sie sich induzieren oder verstärken, wenn man den Patienten auffordert, längere Zeit nach oben zu blikken. Bei der okulären Myopathie kann es zu einem beträchtlichen Gewebsschwund an den Lidern und periorbital kommen. Die Haut und das subkutane Gewebe der Oberlider sind oft dünn und semitransparent.

Die kongenitale Ptose, die unterschiedlich stark ausgeprägt sein und ein- oder doppelseitig vorkommen kann, ist kein seltener Befund. In einigen Fällen scheint das Ausmaß der Ptose im Alter zuzunehmen. Wenn man sich über die Bedeutung einer Ptose nicht im klaren ist, kann es notwendig werden, alte Photographien des Patienten zum Vergleich heranzuziehen.

Bei manchen Ptosen wird eine familiäre Belastung angegeben, die einen dominanten Erbgang vermuten läßt. Sie ist oft einseitig und kann mit einer Schwäche des gleichseitigen M. rectus superior verbunden sein.

Eine einseitige Ptose kann natürlich auch willkürlich vorkommen, um Doppelbilder zu unterdrükken. Die *Pseudoptose* ist Folge mechanischer Faktoren entweder mit Verdickung der Lider nach rezidivierender Entzündung oder Lidverdünnung nach wiederholtem Auftreten eines angioneurotischen Ödems.

Lidretraktion wird am häufigsten bei der Thyreotoxikose beobachtet, ein Exophthalmus ist nicht notwendigerweise damit verbunden. Sie ist Folge eines Spasmus oder eines erhöhten Tonus der glatten oder quergestreiften Muskeln der Oberlider. Der Begriff „Lidretraktion" meint in der Regel irgendeine Form von Spasmus, er wird nicht gebraucht, um die Stellung der Oberlider zu bezeich-

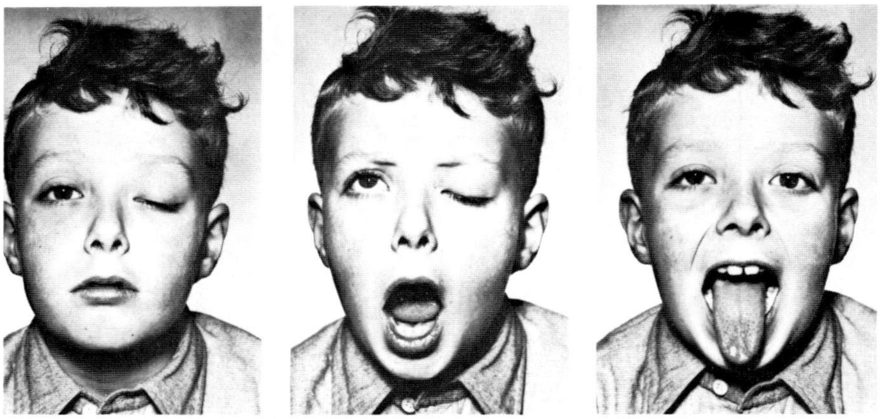

a b c

86 a–c Kongenitale einseitige Ptose: Beim echten Gunn-Phänomen (Kiefer-Augenzwinkern) kommt es bei Öffnung des Mundes oder bei seitlichen Kieferbewegungen zur Anhebung des ptotischen Augenlides. Beim umgekehrten Kiefer-Augenzwinkern fällt das teilweise geschlossene Lid weiter herab, wenn der Mund weit geöffnet wird, wie in **b**. Das Herausstrekken der Zunge führt zu einem reflektorischen Anheben des ptotischen Augenlides **c**. Schlucken-Augenzwinkern ist ebenfalls beschrieben worden. Als *Gunn* 1883 dieses Phänomen beschrieb, wurde ein Komitee eingesetzt, um diesen Fall zu untersuchen. Der Vorsitzende war *Gowers*. Man glaubte, daß die einfachste Erklärung die wäre, daß der Lidheber sowohl vom III. als auch vom V. Hirnnervenkern innerviert würde

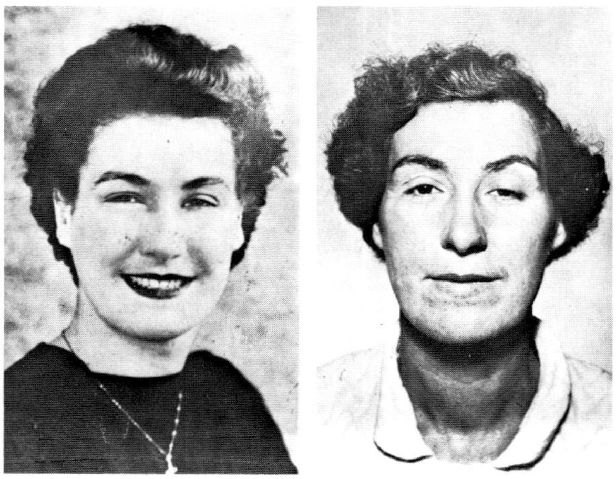

a b

87 a + b Kongenitale einseitige Ptosis: Ein Zufallsbefund bei einer Kopfschmerzpatientin. **a** Im Alter von 20 Jahren, **b** im Alter von 37 Jahren

nen, die rein mechanisch durch die Bulbusprotrusion bestimmt wird. Eine Blicklähmung nach oben kann mit einer Lidretraktion einhergehen. Dies wird bei Läsionen im oberen Mittelhirn beobachtet, z. B. bei Multipler Sklerose, beim postenzephalitischen Parkinson und bei Tumoren. Da der Rectus superior und der Levator palpebrae vom gleichen Nerv versorgt werden, ist vermutet worden, daß die Anstrengung, die notwendig ist, um in solchen Fällen die Augen in der Horizontalstellung zu halten, eine Überinnervation beider Muskeln bewirkt. Bei einer Lähmung des M. rectus superior kann die Funktion des Levator intakt bleiben. Die Lidretraktion verschwindet beim Blick nach unten.

Der *Blepharospasmus* verursacht meist nur leichte Beschwerden, oft verbunden mit Lichtempfindlichkeit. Bei der Untersuchung der Augenbewegungen kann er störend in Erscheinung treten. Massiver Blepharospasmus mit festem Lidschluß wird am häufigsten bei hysterischen Frauen beobachtet. In diesen Fällen besteht eine augenfällige Kontraktion des Orbicularis oculi. Die Patientin mag sich darüber beklagen, die Augen nicht aufmachen zu können; manchmal wird dies bei einer Agoraphobie als Entschuldigung benutzt, um nicht das Haus verlassen zu müssen (Abb. 557).

Ein vollkommen anderes Problem gibt der Kranke mit einer *Apraxie des Augenöffnens* auf (Abb. 89). Hierbei schildert der Patient, daß er seine Augen bei bestimmten Gelegenheiten nicht willkürlich aufmachen kann. Dies kann beim Aufwachen aus dem Schlaf sein, nach willkürlichem Lidschluß oder sogar nach einem Blinzeln. Es kann nur kurzfristig vorhanden sein oder persistieren. Der Patient ist nicht in der Lage oder hat Schwierigkeiten, den Akt der Lidhebung einzuleiten. Der Lidschluß ist normal, es besteht kein Blepharospasmus. Einige Patienten eignen sich bestimmte Tricks an, die es ihnen ermöglichen, die Schwierigkeiten beim Beginn des Augenöffnens zu überwinden, indem sie den Kopf zurückwerfen, den Mund öffnen oder das Unterlid nach unten ziehen. Die Patienten, die ich untersucht habe, haben in der Regel Hinweise auf eine Beteiligung der basalen Ganglien geboten. Manchmal kann eine leichte Lidretraktion beste-

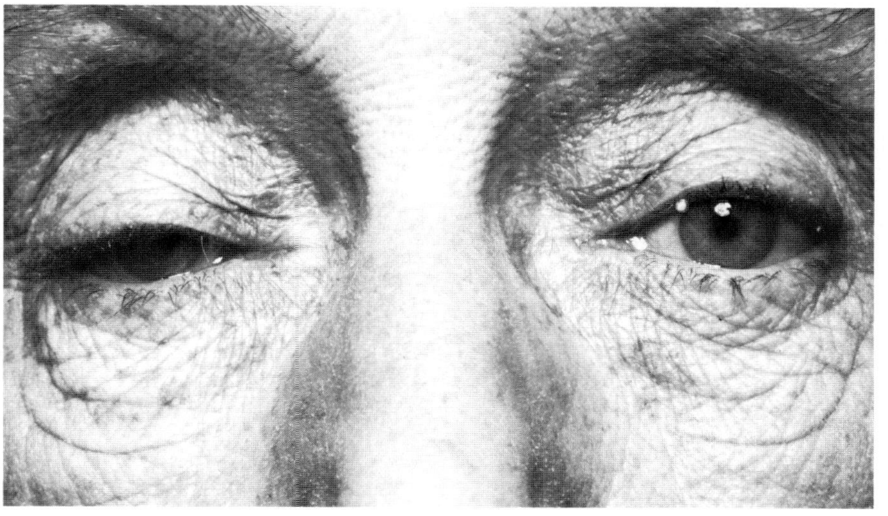

88 Einseitige Ptose bei einer 80jährigen Dame: Eine Ursache konnte nicht gefunden werden, kein Ansprechen auf Tensilon. Es bestanden keine anderen krankhaften neurologischen Befunde

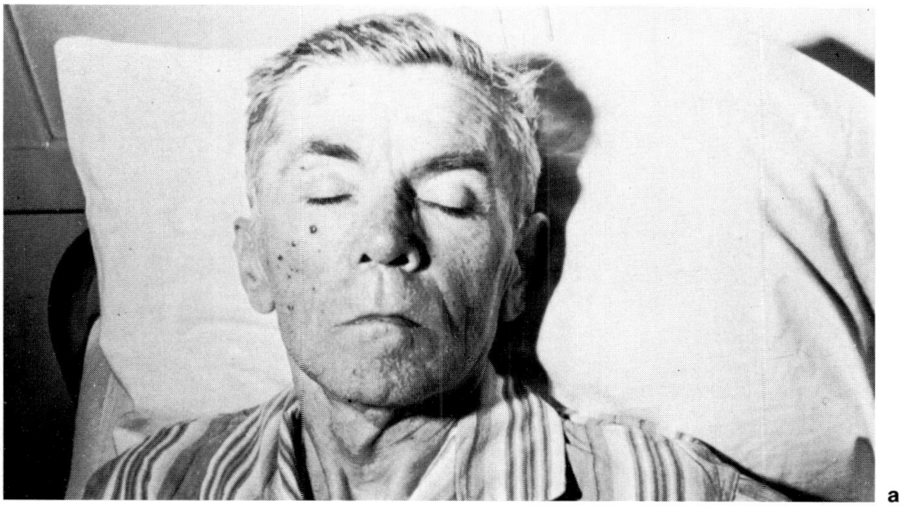

a

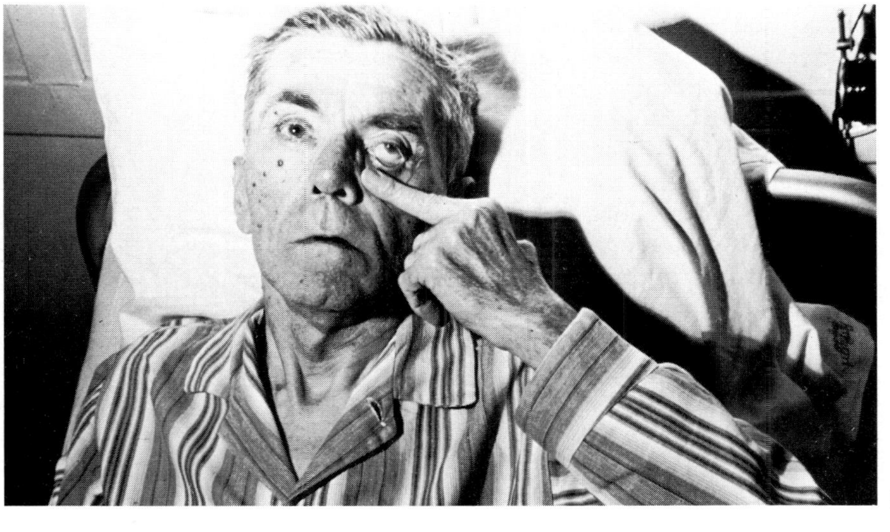

b

89a + b Apraxie beim Augenöffnen: Bettlägeriger Invalide infolge respiratorischer Insuffizienz (chronische Bronchitis und Emphysem). Leichte Parkinson-Symptome in den letzten 2 Jahren. Äußerst beunruhigt über sein Unvermögen, morgens beim Aufwachen die Augen zu öffnen. Ähnliche Schwierigkeiten nach festem willkürlichem Lidschluß. Das Herabdrücken eines oder beider Unterlider mit dem Finger löste regelmäßig das Anheben der Oberlider aus

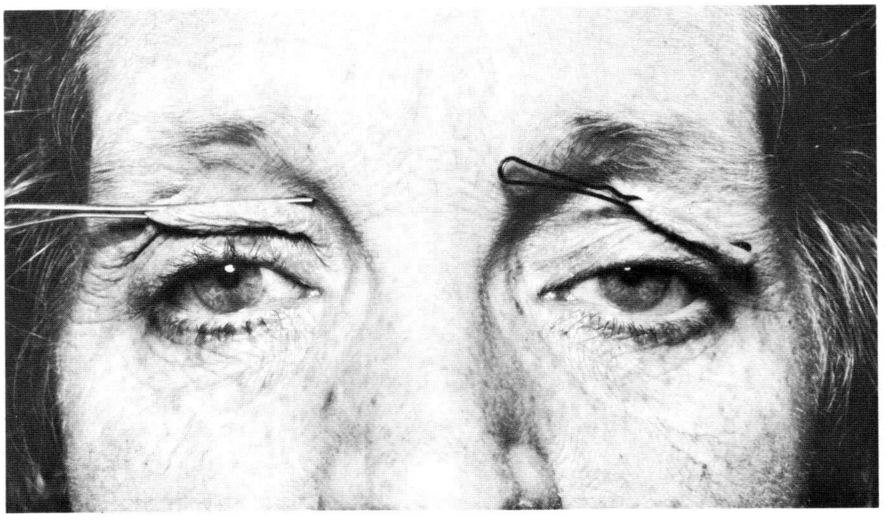

90 Okuläre Myopathie: Diese Frau im mittleren Lebensalter mit massiver Ptose hatte die Lider viele Jahre lang mit Haarnadeln festgehalten. Es bestand eine mäßige beidseitige externe Ophthalmoplegie

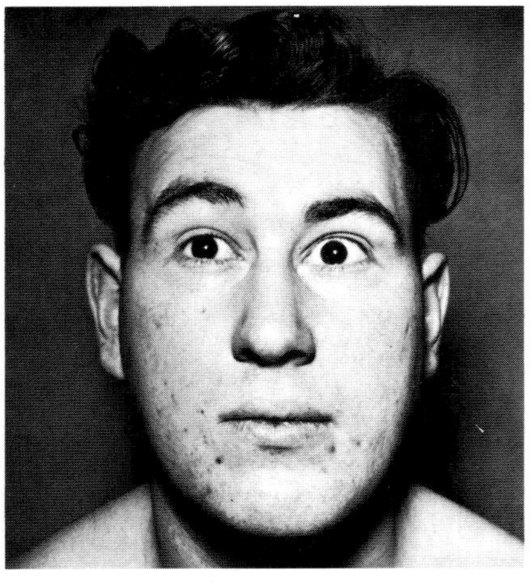

91 Schilddrüsenkarzinom: Retraktion der Oberlider. Die einzigen Beschwerden des Patienten waren heftige rechtsseitige Hüftschmerzen, die durch eine osteolytische Metastase hervorgerufen wurden

hen, aber es liegt keine Ophthalmoplegie vor. Es ist eine eigenartige Störung, die sehr hinderlich sein kann. Einer meiner Patienten, eine Frau mit einem leichten Parkinson-Syndrom, machte eine Reihe unangenehmer Erfahrungen, nachdem sie auf einer Parkbank eingenickt war. Es ist sicherlich kein Symptom einer Hysterie. Die wenigen Patienten, die ich mit Laevodopa behandelt habe, haben kaum darauf reagiert.

Es sollte nicht vergessen werden, daß die Stellung der Augenlider beim Gesunden und beim Kranken in der Regel den Bewußtseinszustand widerspiegelt. Die Lider sind im Schlaf, Stupor und Koma geschlossen. Der Grad der Ptose läuft mit der Bewußtseinsstörung parallel. Im Tiefschlaf besteht außerdem eine Kontraktion des Orbicularis oculi, und bei manchen Stuporformen löst das passive

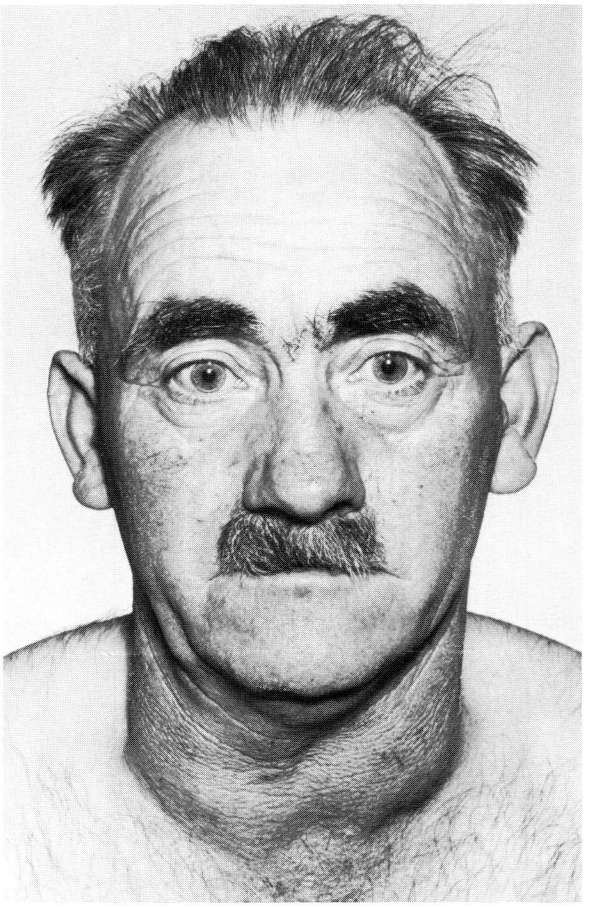

92 Multiple Sklerose: Retraktion des linken Oberlides bei gleichzeitiger doppelseitiger Ophthalmoplegie

Hochheben der Oberlider einen lebhaften Blepharospasmus aus. Das Blinzeln bzw. der reflektorische Lidschluß sind für den bewußtseinsklaren Patienten typisch; beim Einschlafen hört das Blinzeln auf, kann jedoch trotz geschlossener Augenlider weiterhin vorhanden sein, z. B. bei Benommenheit oder Stupor. Auch im Falle einer Ptose oder einer peripheren Fazialislähmung kann der Patient noch blinzeln.

Pupillen

Die Pupillenweite wird von den Muskeln der Regenbogenhaut kontrolliert. Die zirkulär verlaufenden Fasern, der Sphincter pupillae, werden vom III. Hirnnerven innerviert und bewirken eine Verengung der Pupille. Die radialen Fasern erweitern die Pupille und werden vom zervikalen Grenzstrang innerviert. Die tatsächliche Pupillenweite beruht auf der Interaktion beider, wobei der Sphinkter wahrscheinlich der kräftigere Muskel ist. Der Pupillendurchmesser beträgt normalerweise etwa 4 mm, jedoch besteht eine ständige Pupillenunruhe. Die momentane Weite hängt hauptsächlich vom Lichteinfall und von der Konvergenz-Akkommodation ab. Sie wird ferner vom Alter des Individuums beeinflußt und ist beim älteren Menschen kleiner.

Eine kleine, enggestellte Pupille weist auf eine Läsion irgendwo im Verlauf der den M. dilatator pupillae versorgenden Sympathikusfasern hin. Sie kann im zervikalen Grenzstrang liegen, im oberen Halsmark, im Hirnstamm und Hypothalamus oder im Verlaufe der Fasern, die mit dem ersten Ast des V. Hirnnerven zum Auge ziehen. Eine weitgestellte Pupille weist auf die Beteiligung der mit dem III. Hirnnerven verlaufenden parasympathischen Fasern hin. Die Läsion liegt in der Regel im Mittelhirn, im Nerven selbst oder im Ganglion ciliare in der Orbita. Man sollte nicht vergessen, daß Pupillenanomalien gelegentlich angeboren oder Folge einer früheren Verletzung oder Erkrankung sind. Bei einer Iritis kann die Pupille eng sein, eine reaktionslose weite Pupille ist gelegentlich Folge von Adhäsionen oder Synechien. Letztere lassen sich in der Regel relativ leicht nachweisen, wenn es sich um vordere Synechien mit Anheftung an der Kornea handelt. Zum Nachweis hinterer Adhäsionen an die Linse kann – sofern möglich – eine medikamentöse Weitstellung der Pupille notwendig werden.

Der normale Pupillenlichtreflex erfolgt prompt und beidseitig. Man spricht von einer direkten und einer konsensuellen Reaktion. Wenn sich bei Belichtung eines Auges keine der beiden Pupillen verengt, ist die Läsion im afferenten Schenkel des Reflexbogens zu suchen, nämlich in der Netzhaut, im Sehnerv oder im Chiasma. In solchen Fällen mit streng einseitiger Läsion reagieren bei Reizung der gesunden Seite beide Pupillen. Ist die Läsion dagegen im efferenten Schenkel des Reflexbogens, z. B. im III. Hirnnerv, so ist die betroffene Pupille zu keiner Verengung mehr fähig, gleichgültig welche Seite gereizt wird. Bei erhaltenem Visus und beidseits fehlender Pupillenlichtreaktion ist die Läsion in der Regel im Mittelhirn. Bei der Prüfung des Pupillenlichtreflexes sollte helles Licht verwendet und das Alter der untersuchten Person in Rechnung gestellt werden. Schon manch eine unnötige Lumbalpunktion ist wegen eines vermeintlich gestörten Pupillenlichtreflexes vorgenommen worden.

Auch die Konvergenz ist mit einer Verengung der Pupillen verbunden, so daß der Patient bei Prüfung des Pupillenlichtreflexes in die Ferne sehen soll. Sie kann bei einer Läsion des III. Hirnnerven mit der Lichtreaktion verloren gehen. Ist der Lichtreflex erhalten, die Akkommodationsreaktion der Pupille aber aufgehoben, so liegt die Läsion im Mittelhirn. Beim postenzephalitischen Parkinson kann dies von einer Konvergenzparese begleitet werden.

Im Falle eines einseitigen Visusverlustes ist eine genaue Untersuchung beider Pupillen äußerst wichtig. Bei der Neuritis n. optici ist der Pupillenlichtreflex auf der betroffenen Seite oft überraschend gut erhalten. Werden jedoch beide Augen alternierend belichtet, zeigt die Pupille der betroffenen Seite zum Zeitpunkt des Lichteinfalls nicht selten eine langsame Erweiterung. Diese paradoxe Reaktion ist in Wirklichkeit eine normale Antwort auf Dunkelheit. Die Sehnervenläsion bewirkt eine Abschwächung des pupillomotorischen Reizes verglichen mit dem, der entsteht, wenn Licht in das gesunde Auge fällt. Insofern ist in solchen Fällen die direkte Belichtung pupillomotorisch weniger wirksam als der konsensuelle Reflex, und die Pupille kann sich beim Wechsel zwischen einer intakten konsensuellen und einer relativ abgeschwächten direkten Antwort tatsächlich erweitern. Dieses Phänomen ist als Marcus-Gunn-Pupillenzeichen oder als afferenter Pupillendefekt bekannt geworden. Es hat seine Bedeutung als Frühsymptom einer Optikusläsion.

Argyll-Robertson-Pupille

Der Edinburgher Augenarzt Douglas Argyll Robertson (1837–1909) war 31 Jahre alt, als er seine Arbeiten über die Pupillenreaktion auf Licht und bei Akkommodation veröffentlichte. Darin beschrieb er nicht nur die Pupillen und ihre krankhaften Störungen, sondern auch deren Bedeutung bei der Diagnose der luischen Erkrankungen des Rükkenmarks. Man muß sich dabei vor Augen führen, daß diese Artikel viele Jahre vor Einführung der Wassermann-Reaktion geschrieben wurden. Heute ist eine Argyll-Robertson-Pupille fast pathognomonisch für Neurolues. Die Pupille ist eng, entrundet,

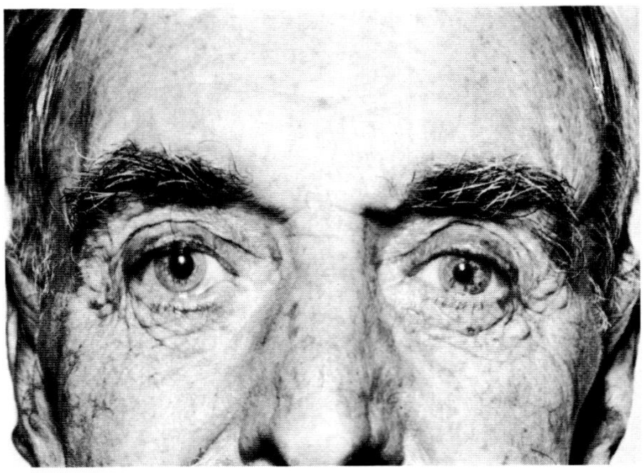

93 Progressive Paralyse: Beachte die leichte doppelseitige Ptose und die Anisokorie. Keine der Pupillen reagierte auf Licht

lichtstarr, reagiert bei Akkommodation, erweitert sich aber nur schlecht auf Mydriatika. ARGYLL ROBERTSON hat die Entrundung der Pupille nicht hervorgehoben, sie ist auch keineswegs konstant nachzuweisen. Manchmal sind die Pupillen nicht eng, sondern sogar weitgestellt und von seitenunterschiedlicher Größe. Manche Autoren pflegen bei weiten Pupillen das Eponym nicht zu verwenden, auch wenn sonst die von ARGYLL ROBERTSON beschriebenen Charakteristika vorliegen. In den seltenen, nicht luisch bedingten Fällen ist die Pupille oft weit. In einigen Fällen läßt sich eine Irisatrophie nachweisen. Es ist einsichtig, daß bis zur vollen Ausbildung der Argyll-Robertson-Pupille einige Zeit vergeht und daß eine träge Lichtreaktion dem Ausfall des Reflexes vorausgehen kann. Wir selbst haben träge und rasch erschöpfliche Pupillenlichtreaktionen bei Neurolues beobachtet. Die Symptome können in einem Auge schon weiter fortge-

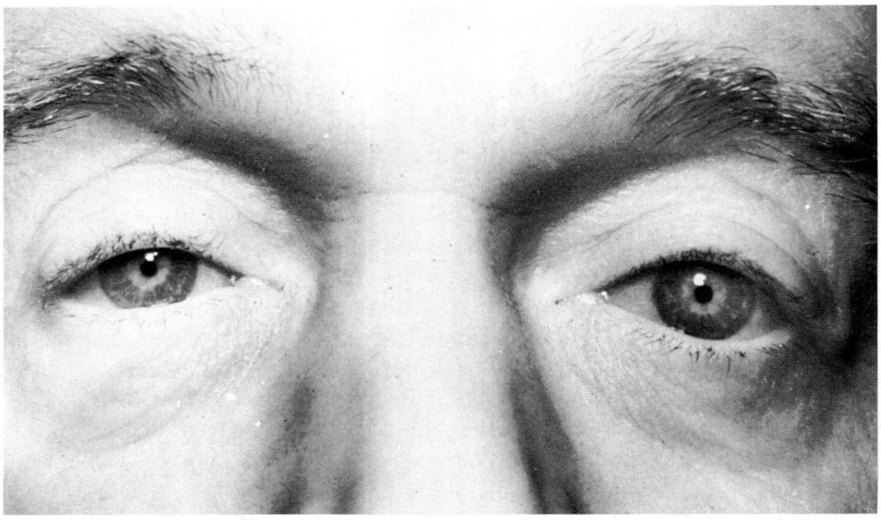

94 Diabetische Pseudotabes: Alter 55 Jahre. Kreuzschmerzen und Gangunsicherheit. Enge reaktionslose Pupillen; rechtsseitige Ptose. Fehlende Reflexe an den unteren Extremitäten mit sensibler Ataxie; fehlendes Schmerzempfinden über der Achillessehne. Negative Serologie. Glukosurie von 3%; Nüchternblutzucker 220 mg% (220 mg/dl). Diabetische Retinopathie

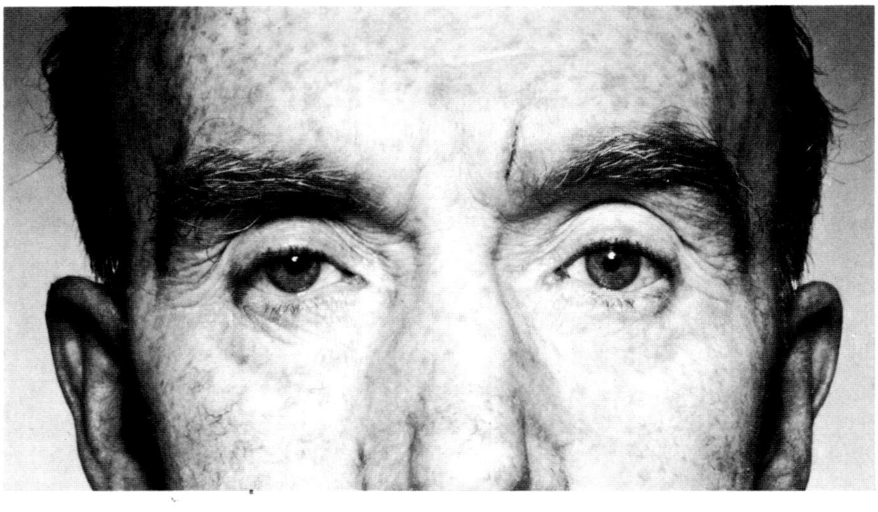

95 Tabes dorsalis: Doppelseitige Ptose, enge unregelmäßige Pupillen, geringe Anisokorie und fehlende Lichtreaktion

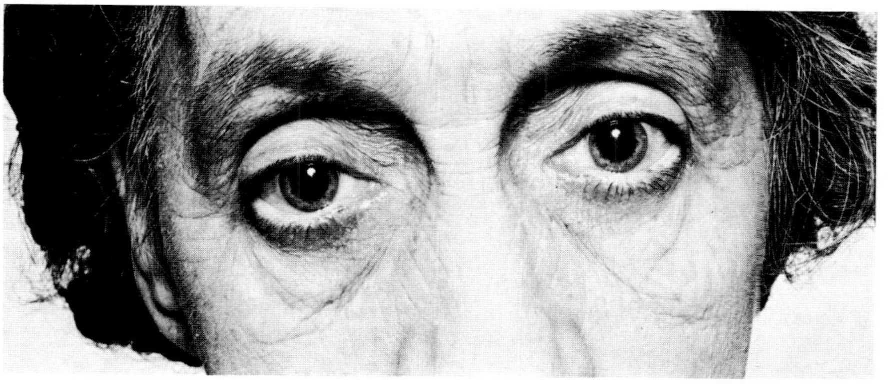

96 Tabes dorsalis: Ausgeprägte doppelseitige Ptose mit weitgestellten lichtstarren Pupillen

schritten sein als im anderen. Eine einseitige Argyll-Robertson-Pupille, bei der die andere Pupille vollkommen normal ist, ist nach meiner Erfahrung niemals Symptom einer Neurolues. Sie kommt gelegentlich bei Diabetes mellitus vor. Der Ort der Läsion bei der Argyll-Robertson-Pupille ist immer noch unbekannt.

Myotonische Pupille

Dieses Syndrom ist verbunden mit den Namen von Moore, Holmes und Adie. Obwohl die Pupille nicht oder so gut wie nicht auf Licht reagiert, handelt es sich um eine harmlose Anomalie, die sich in einigen wichtigen Punkten von der Argyll-Robertson-Pupille unterscheidet. Sie ist fast immer einseitig, die betroffene Pupille ist weitgestellt und reagiert normal auf Mydriatika. Die Lichtreaktion, sowohl direkt als auch konsensuell, ist teilweise oder vollständig aufgehoben, jedoch zeigt die Pupille in einem abgedunkelten Raum eine langsame Erweiterung und umgekehrt auch eine langsam ablaufende Verengung, wenn sie längere Zeit dem Licht ausgesetzt wird. Darüber hinaus zeigt die anomale Pupille bei Akkommodation Konvergenz mit einer Latenz, die mehrere Minuten betragen kann, eine langsame Verengung, wobei sie schließlich kleiner werden kann als die normale Pupille. Am häufigsten wird sie bei jungen Frauen beobachtet. Sie verursacht oft keinerlei Beschwerden, so daß die weite Pupille zufällig von der Patientin selbst oder einem Freund festgestellt wird. In einigen Fällen setzt die Störung akut ein und ist mit Verschwommensehen oder Lichtempfindlichkeit verbunden. Die Eigenreflexe an den Beinen können fehlen. Wenn sie einseitig ausgeprägt und die betroffene Pupille weitgestellt ist, läßt sich die Anomalie leicht von Pupillen bei Neurolues unterscheiden. Beträchtliche Schwierigkeiten können aber auftreten, wenn die Störung längere Zeit besteht, insbesondere wenn beide Pupillen betroffen sind. Wir sahen einen Patienten, bei dem das zweite

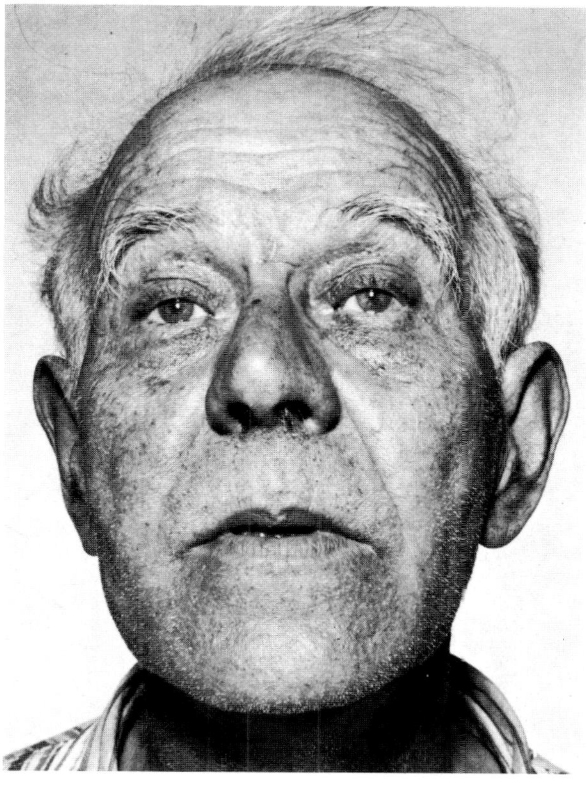

97 Tabes dorsalis: Doppelseitige Ptose, enge anisokore und lichtstarre Pupillen. Beachte die Kontraktion des Stirnmuskels, um die Ptose auszugleichen.

Auge 7 Jahre nach dem ersten affiziert wurde. In der Zwischenzeit hatte sich die zuerst betroffene Pupille, die anfänglich weitgestellt war, allmählich verengt. Umgekehrte diagnostische Irrtümer sind selten, uns ist jedoch ein Fall von juveniler Taboparalyse mit weiten lichtstarren Pupillen und Areflexie bekannt, der fälschlicherweise für ein Adie-Syndrom gehalten wurde.
Es gibt eine Reihe von Varianten des klassischen Syndroms der myotonischen Pupille, die in Kleinigkeiten voneinander abweichen. Die mangelhafte

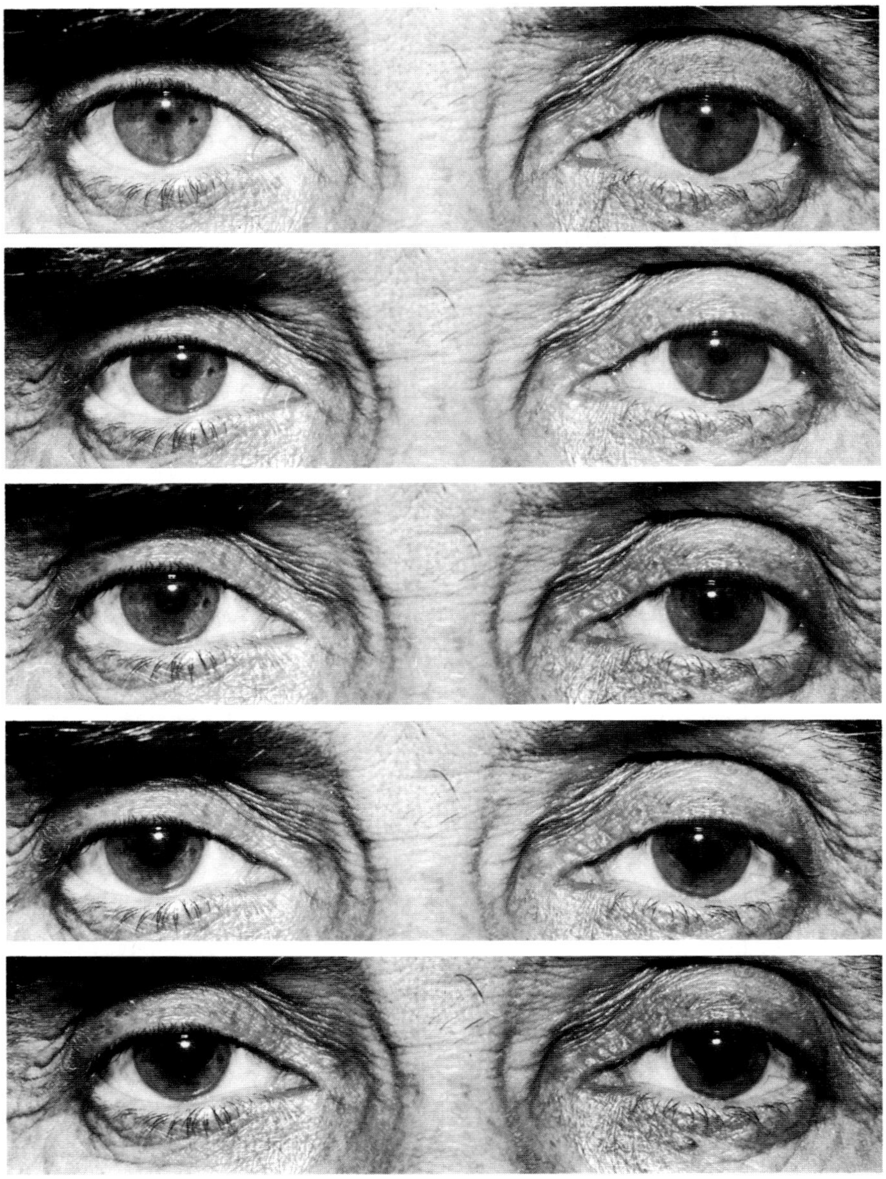

0 min

10 min

20 min

30 min

40 min

98 Tabes dorsalis: *Argyll Robertson* beobachtete, daß sich die Pupillen auf Mydriatika langsam und unvollständig erweitern. In diesem Fall nahm die Erweiterung auf Homatropin eine Stunde in Anspruch

Lichtreaktion ist häufiger zu beobachten als die zögernde Verengung bei Konvergenz. Es wird angenommen, daß die maßgebliche Läsion im Ganglion ciliare liegt.

Die myotonische Pupille reagiert überempflindlich auf cholinerge Substanzen, so daß eine Läsion der parasympathischen postganglionären Fasern angenommen werden kann. Sie ist auch bei segmentaler Anhidrose beobachtet worden. Auch diese Beobachtung stützt die Vorstellung einer Läsion des Parasympathikus. Das Fehlen oder das Verschwinden von Sehnenreflexen, das mit dieser Pupillenanomalie vergesellschaftet sein kann, hat jedoch noch keine Erklärung gefunden. Eine orthostatische Hypotonie haben wir bei Patienten mit myotonischer Pupille nicht festgestellt, wohl können aber andere vegetative Störungen vorkommen.

Horner-Syndrom

Die Lähmung der Pupillenerweiterung ist Folge einer Läsion des zervikalen Sympathikus. Die Pupille ist durch Überwiegen des Tonus des M. sphincter pupillae enggestellt und zeigt bei Abdeckung des Auges oder bei Reizung des Sympathikus, z. B. durch Schmerz oder im Zustand der Erregung, keine Erweiterung. Die Miose wird begleitet von Ptose und Enophthalmus unterschiedlichen Grades; diese sympathische Ophthalmoplegie wird Horner-Syndrom genannt. Ipsilaterale Vasodilatation und Anhidrose von Kopf und Hals sind zwei

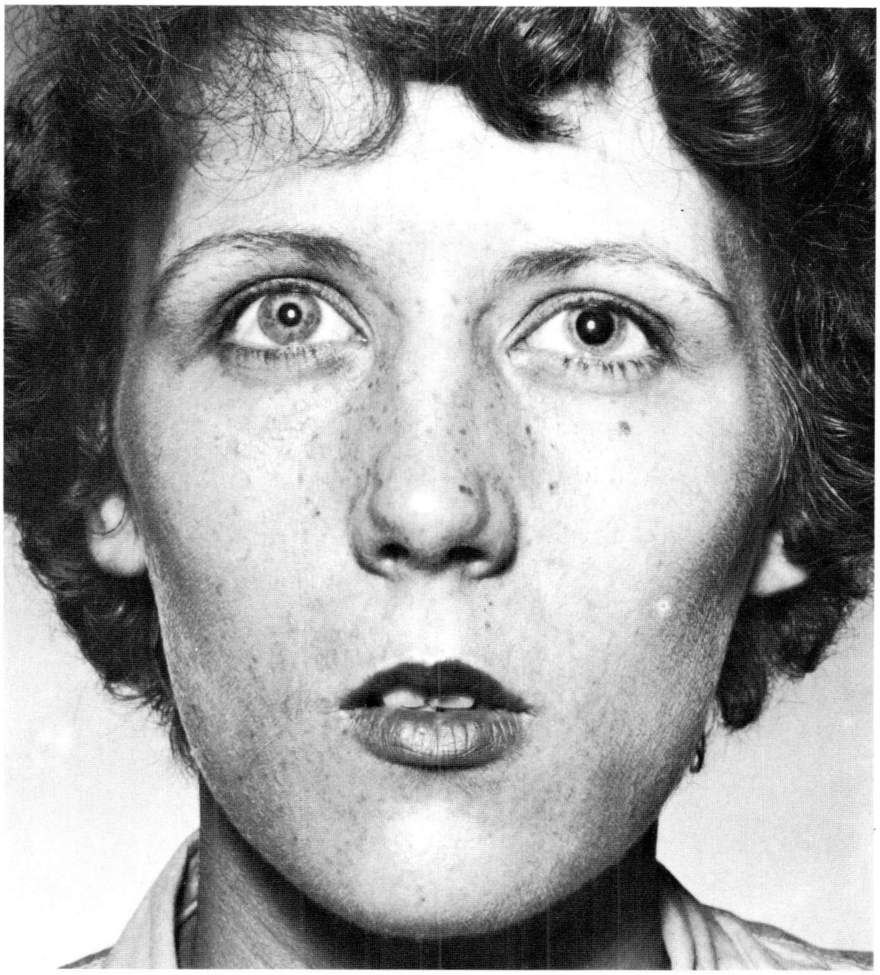

99 Myotonische Pupille: Die Störung wird gewöhnlich bei jungen Frauen beobachtet. Der Beginn ist oft akut, die Weitstellung der Pupille kann sehr eindrucksvoll sein und ist oft mit einseitigem Verschwommensehen verbunden

weniger konstante Begleitsymptome des Horner-Syndroms.

Die Aktivität des okulosympathischen Systems wird vom Hypothalamus gesteuert, von wo Fasern in das Tegmentum des Hirnstamms und in das Zervikalmark absteigen, das sie mit den Vorderwurzeln des 8. Zervikal- und 1. und 2. Thorakalsegments verlassen. Dann verlaufen sie im Grenzstrang aufwärts, um in Begleitung der A. carotis in den Schädel einzutreten. Nachdem sie die Wand des Sinus cavernosus passiert haben, vereinigen sie sich mit dem 1. Trigeminusast und erreichen die Iris mit den langen Ziliar- und den Nasoziliarnerven. Sie innervieren die glatte Lidhebermuskulatur, den M. dilatator pupillae und den glatten Müller-Orbitalmuskel, der dazu beiträgt, das Auge in der normalen Stellung zu halten. Läsionen können die okulosympathische Bahn an verschiedenen Stellen treffen, jedoch ist das Syndrom kaum jemals bei Erkrankungen, die sich oberhalb des Hypothalamusniveaus abspielen, zu beobachten. Am häufigsten kommt es bei Rückenmarkserkrankungen vor (Syringomyelie, Tumoren) und bei Läsionen des zervikalen Grenzstrangs. Ein Karzinom der Lungenspitze und vergrößerte zervikale Lymphknoten oder Metastasen sind häufige Ursachen, ebenso Armplexusverletzungen und Wurzelausrisse in Höhe des 8. Zervikal- und 1. Thorakalsegmentes. Bis zu einem gewissen Grad kann das Horner-Syndrom auch Begleitsymptom einer Thrombose der A. carotis interna sein.

Der Ort der Schädigung bei einem Horner-Syndrom ergibt sich meist aus den Begleitsymptomen. Manche Patienten nehmen die Ptose und Miose wahr, andere nicht. Das Ausmaß der Ptose variiert beträchtlich und ist in der Regel nicht so ausgeprägt wie bei einer Okulomotoriuslähmung. Auch der Enophthalmus ist variabel und scheint oft stärker als es tatsächlich der Fall ist. Bei einem Karzinom der Lungenspitze mag der Patient einen Ausfall der Schweißsekretion in der betroffenen Gesichtshälfte feststellen oder aber ein exzessives

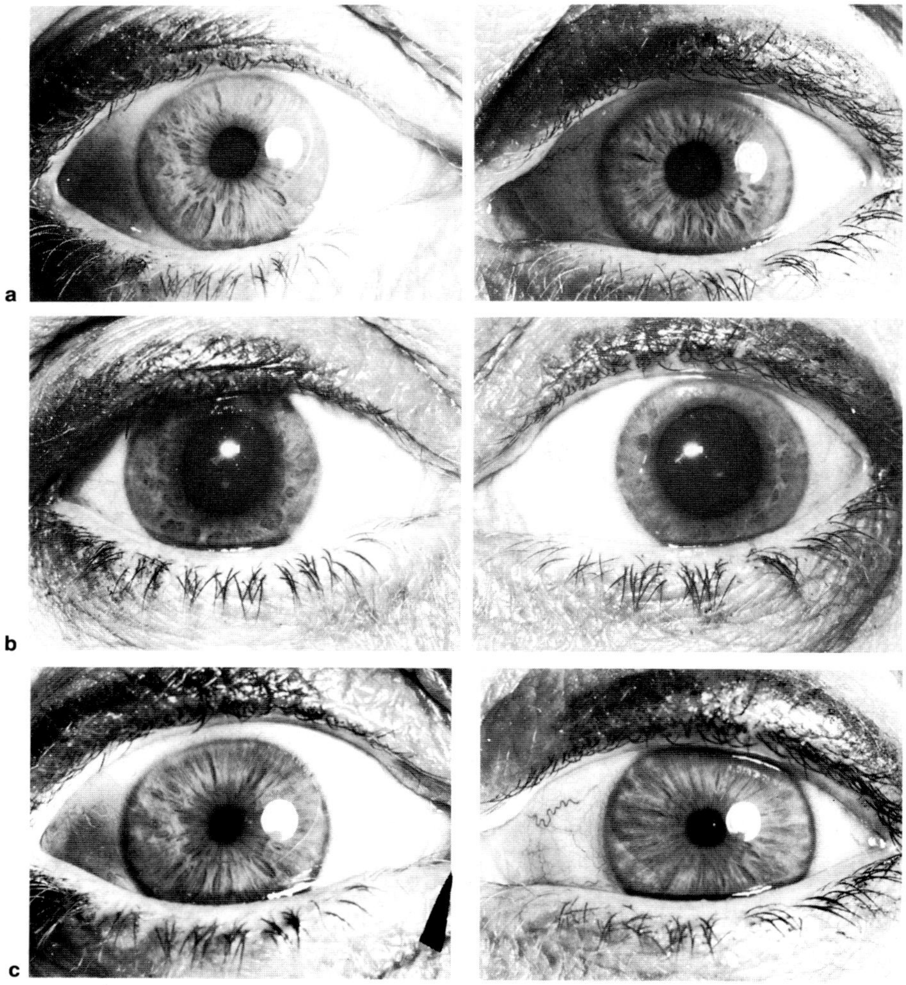

100 a–c Myotonische Pupille: Bei dieser jungen Frau mit fehlenden Patellar- und Achillessehnenreflexen und keinen serologischen Hinweisen auf eine Neurolues reagierten die Pupillen **a** weder auf Licht noch bei Konvergenz. **b** Sie erweiterten sich prompt auf Homatropin und **c** verengten sich auf Mecholyl. Geringe Mengen von 2%igem Mecholyl bewirken bei einer normalen Pupille keine Verengung

Schwitzen am gleichseitigen Arm. Es scheint allerdings auch eine idiopathische Form des Syndroms zu geben, bei der der Ort der Läsion unbekannt ist und die erfahrungsgemäß eine gute Prognose hat. Meist handelt es sich um Frauen, und das Syndrom wird zufällig bei einer Routineuntersuchung festgestellt. In anderen Fällen kommt die Patientin und klagt über die Ptose oder hat bemerkt, daß die Pupille auf der Seite kleiner ist. Wir kennen Fälle, in denen das Syndrom im Anschluß an eine Armplexusneuritis auf der gleichen Seite aufgetreten ist. Vermutlich liegt wie bei der myotonischen Pupille eine ganglionäre Läsion zugrunde.

Auch bei ein- und demselben Patienten können die Symptome des Horner-Syndroms schwanken. Wir haben dies in Fällen mit neurogener orthostatischer Hypotonie und Läsion im Zervikalmark beobachtet. Diese Fluktuation kann sehr ausgeprägt sein. Unter den vegetativen Symptomen einer Polyneuritis haben wir es noch nicht beobachtet.

Der Schweizer Ophthalmologe HORNER beschrieb das Syndrom 1869. Bei seinem Patienten konnte die zugrundeliegende Läsion nicht nachgewiesen werden. Er beschrieb eine anfallsartig auftretende Gefäßerweiterung der ipsilateralen Gesichtshälfte. PAGET stellte 1864 in Fällen mit Verletzungen zervikaler Spinalnerven eine gleichseitige Miosis und Ptosis fest und zitierte HUGHLINGS JACKSONS Vermutung, wonach wahrscheinlich eine Läsion ziliospinaler Fasern den okulären Symptomen zugrundeliegen müsse.

Beim sog. *Raeder-Syndrom* sind der 1. Trigeminusast und die okulosympathischen Fasern mit Ausnahme der Schweißfasern für das Gesicht beteiligt. Typischerweise liegen neben Miose und Ptose Schmerzen und sensible Ausfälle im Versorgungsgebiet des 1. Trigeminusastes vor. RAEDERS erster Fall war Folge eines in der Nachbarschaft des N. trigeminus gelegenen Tumors, in vielen Fällen bleibt die wahre Natur der Läsion unklar. Frühere Vermutungen liefen auf eine ursächlich zugrundeliegende Dilatation der A. carotis interna hinaus.

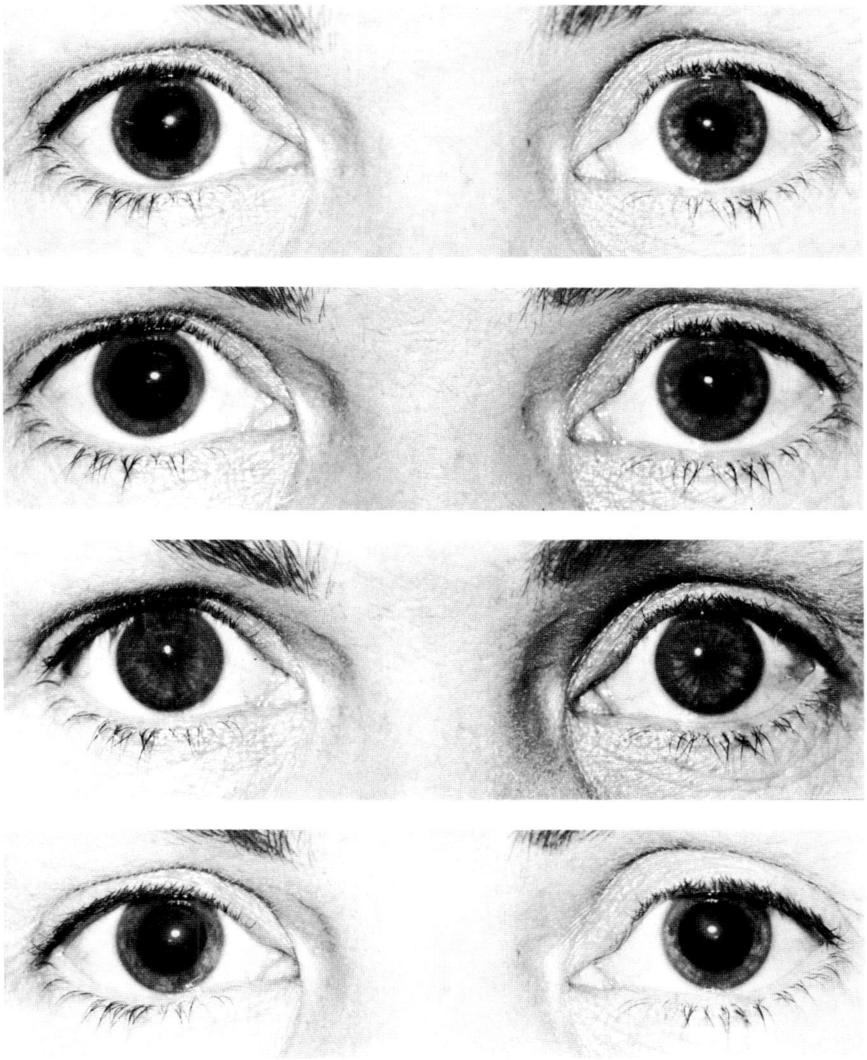

a

b

c

d

101 a–d Myotonische Pupille: **a** Die weite rechte Pupille, **b** sie reagiert normal auf Cocaintropfen, **c**, auf Eserin und **d** Homatropin. Die Tropfen wurden in beide Augen gegeben

Der Schmerz in der Augengegend ist meist ein im Vordergrund stehendes Symptom, das einige Monate anhält und dann unter Zurücklassen einer leichten Ptose und Miose allmählich verschwindet. Das Raeder-Syndrom kann Symptom einer Arteriitis cranialis oder eines Karzinoms des Nasopharyngealraumes sein.

Bulbi

Ein Hervortreten der Bulbi wird bei Thyreotoxikose, endokriner Ophthalmoplegie, Geschwülsten der Augenhöhle und retroorbitalen intrakraniellen Tumoren beobachtet. Primäre Geschwülste der Augenhöhle können vom Sehnerven selbst oder von der Sehnervenscheide ausgehen, maligne Tumoren der Nasennebenhöhlen in die Orbita einwachsen. Ein retroorbitales Meningeom oder Aneurysma kann ebenfalls eine Bulbusprotrusion be-

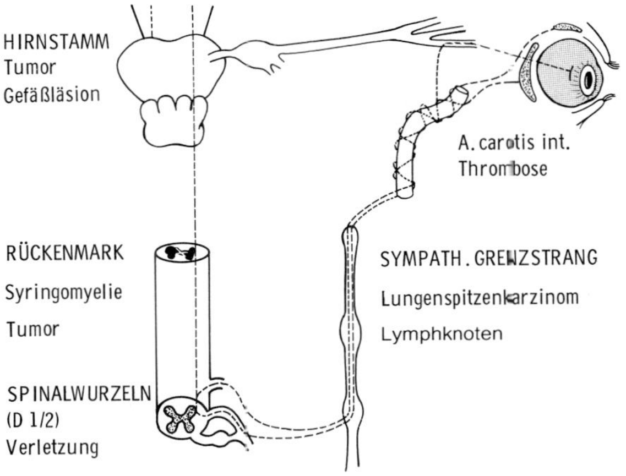

102 Okulosympathische Bahn und die Läsionsorte beim Horner-Syndrom: Läsionen im Hirnstamm und Rückenmark, den Spinalwurzeln von C8 und D1, dem sympathischen Grenzstrang und der A. carotis int. Bei der idiopathischen Form und bei der Neurolues ist der Läsionsort nicht bekannt

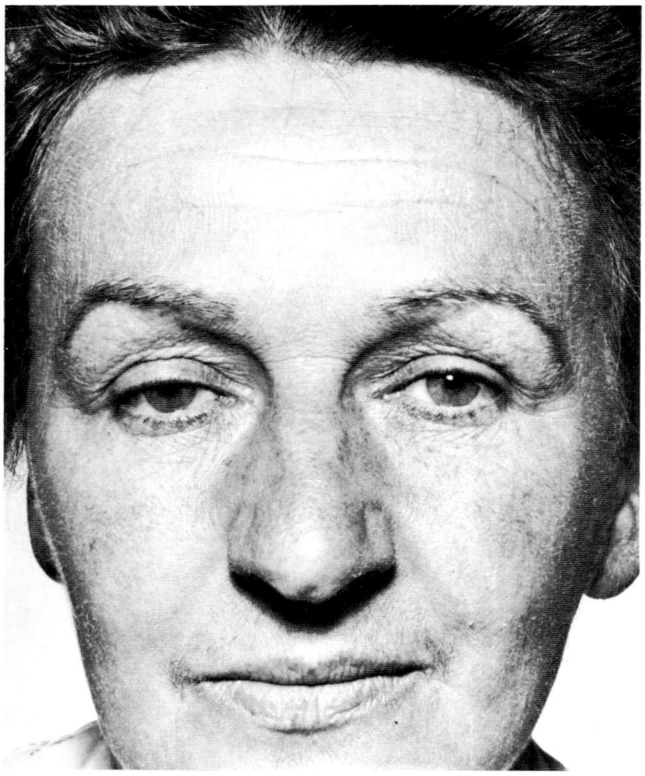

103

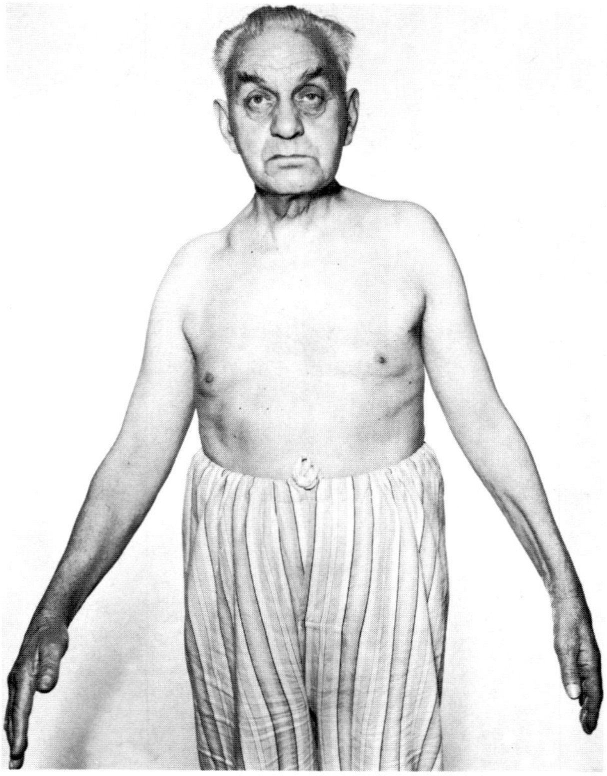

104

103 Horner-Syndrom, ,,idiopathische" Form: Die Störung betrifft meist Frauen, der Läsionsort ist unbekannt. In diesem Fall persistierten die Symptome unverändert über viele Jahre, ohne daß sich die Patientin beeinträchtigt fühlte

104 Horner-Syndrom links: Karzinom der linken Lungenspitze. Der Patient klagte über Schmerzen, Taubheitsgefühl und Schwäche im linken Unterarm. Beachte die Atrophie der Muskeln des linken Armes, besonders des Unterarmes und im Spatium interosseum I

105a + b Horner-Syndrom links: Die im Vordergrund stehenden Beschwerden waren Schwäche, Gewichtsverlust und ein Herabhängen des linken Oberlides. Der Patient hatte weder seiner Frau noch einem Arzt gegenüber erwähnt, daß er seit 3 Monaten eine Schwellung am Skrotum hatte. **a** Beachte die Verengung der Lidspalte, die nicht nur Folge einer Ptose des Oberlides, sondern auch durch das hochgezogene Unterlid bedingt war. **b** Bösartiger Hodentumor (Seminom)

105b ▶

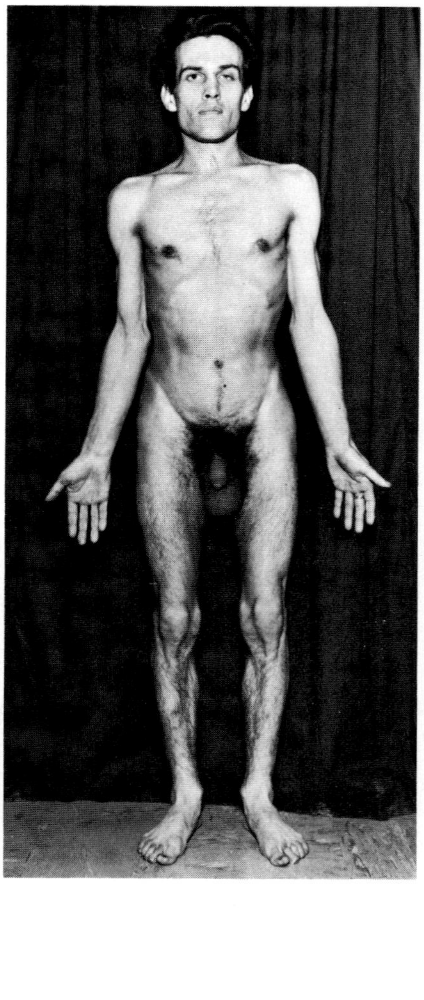

105a

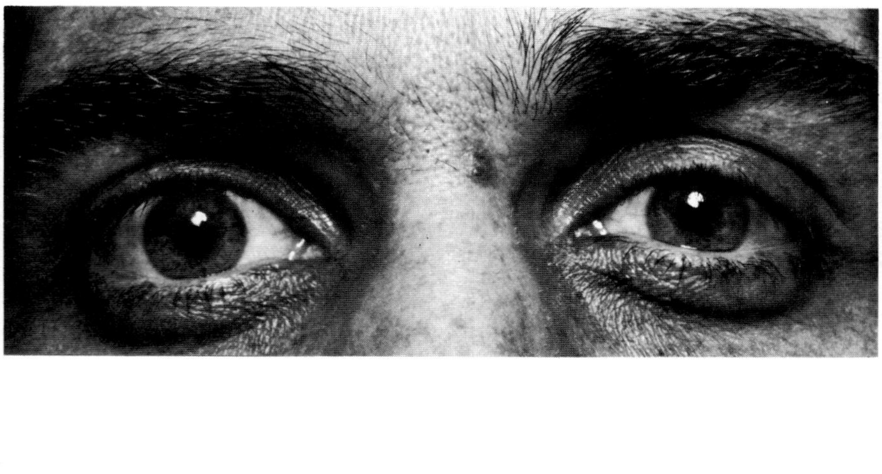

wirken. Beim Erwachsenen erweist sich eine Raumforderung der Augenhöhle oft als Granulom.

Bei der *Thyreotoxikose* ist der Exophthalmus gewöhnlich nur leicht ausgeprägt und eine Lähmung äußerer Augenmuskeln selten. Im Gegensatz dazu ist beim Exophthalmus im Rahmen einer endokrinen Ophthalmoplegie die Schilddrüsenüberfunktion in der Regel leicht bzw. durch Behandlung gemildert oder sogar von einem klinisch manifesten Myxödem abgelöst worden, die Ophthalmoplegie aber oft ausgeprägt. Sowohl Ptose als auch Lidretraktion können vorkommen. Die Bulbusprotrusion ist Folge einer Zunahme des retrobulbären Gewebskissens, es kommt zu einer fettigen Degeneration bzw. zellulären Infiltration der äußeren Augenmuskeln. Die Erkrankung tritt im mittleren Lebensalter auf und betrifft in der Regel beide Augen. Die Bindehaut ist ödematös verändert, am frühesten werden die Augenbewegungen nach außen und oben beeinträchtigt. Pupillenstörungen treten nicht auf. Die Erkrankung scheint einige Jahre aktiv zu bleiben und dann auszubrennen. Meist hinterläßt sie Restsymptome – einen starren Blick und Einschränkungen der Augenbeweglichkeit.

Patienten mit *endokriner Ophthalmoplegie* können klinisch hyperthyreot oder euthyreot sein. Bei Hyperthyreose gehören zu den Augensymptomen starrer Blick, Schmerzen, Tränen, Lidretraktion und seltener Lidschlag. Sie sind die Folge der exzessiven Aktivität des Schilddrüsenhormons. Der damit verbundene Exophthalmus wird dagegen durch hypophysäre Faktoren verursacht. Durch Lidretraktion, die bei Hyperthyreose häufiger ist als ein echter Exophthalmus, kann indes der Eindruck eines Exophthalmus entstehen. Die schwersten Fälle von Exophthalmus sind euthyreot, ohne daß ein grundlegender Unterschied zwischen dem Exophthalmus bei Hyperthyreose und dem mit

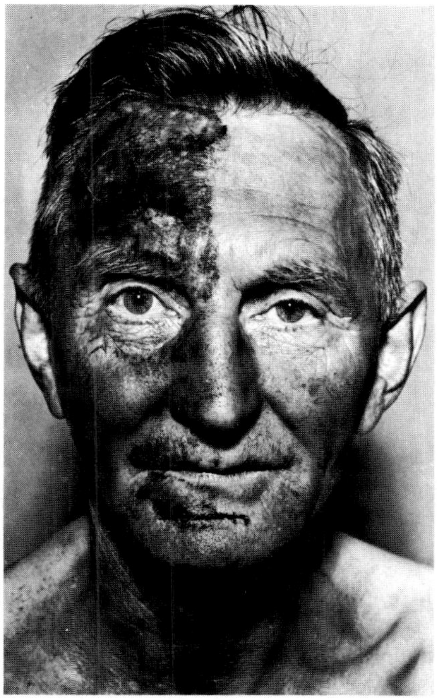

106 Horner-Syndrom links: Seit einem Monat Ptosis und Miosis links. Der Schweißtest zeigte ein exzessives Schwitzen an der linken Hand und eine fehlende Schweißsekretion in der linken Gesichtshälfte. Schwirren und Strömungsgeräusch über der linken A. subclavia. Bei der Operation fand sich eine kleine Karzinommetastase im Bereich der linken Lungenspitze. Später wurde der Primärtumor im Ösophagus entdeckt

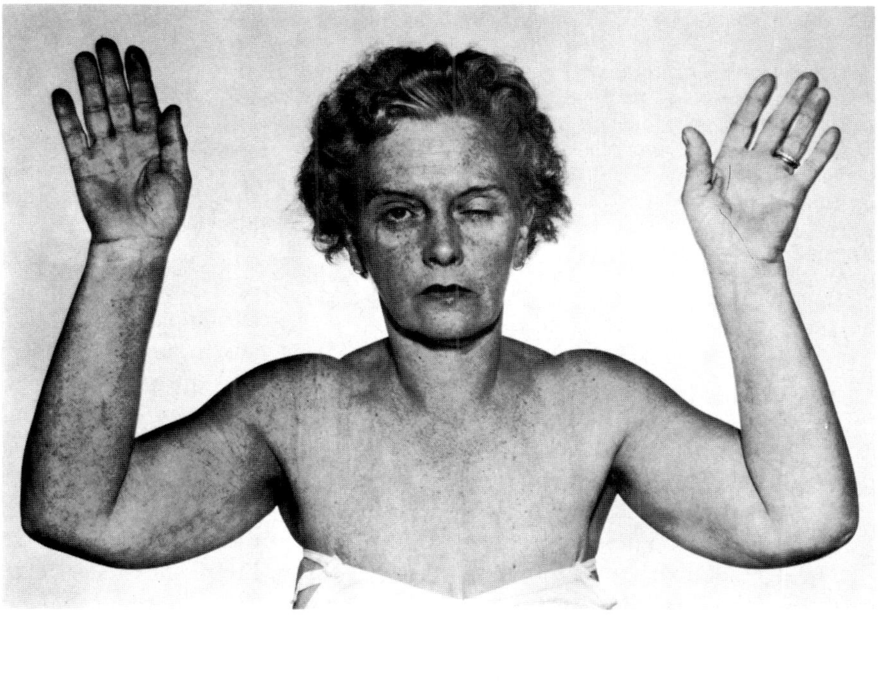

107 Horner-Syndrom bei Syringomyelie: Das Ausmaß der Ptose beim Horner-Syndrom ist unterschiedlich; in diesem Fall ist es besonders ausgeprägt. Beachte die Verfärbung von Zeige- und Mittelfinger der rechten Hand infolge Narben und Verbrennungen durch Zigaretten. Die rechte Hand war kalt und zyanotisch. Es bestand eine Atrophie der kleinen Handmuskeln, obwohl die Kontur des Daumen- und Kleinfingerballens weitgehend normal erhalten ist

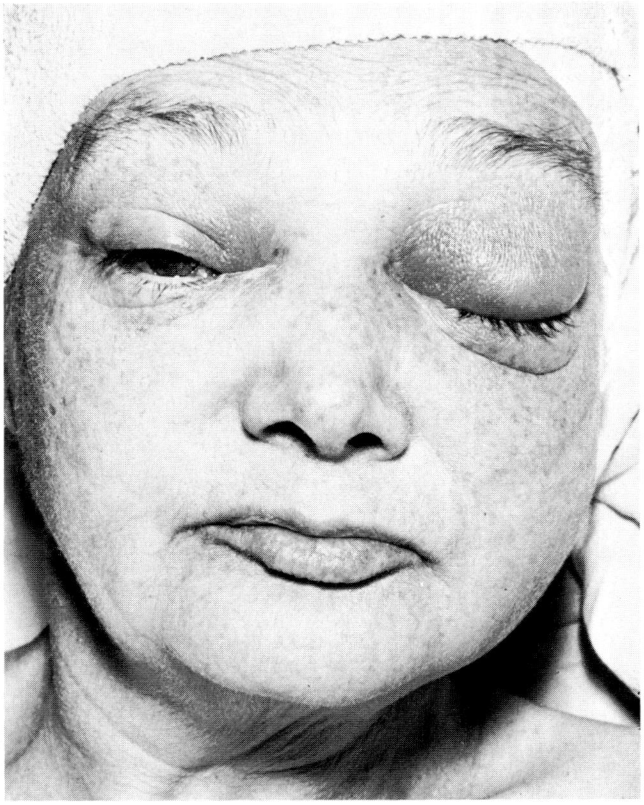

a

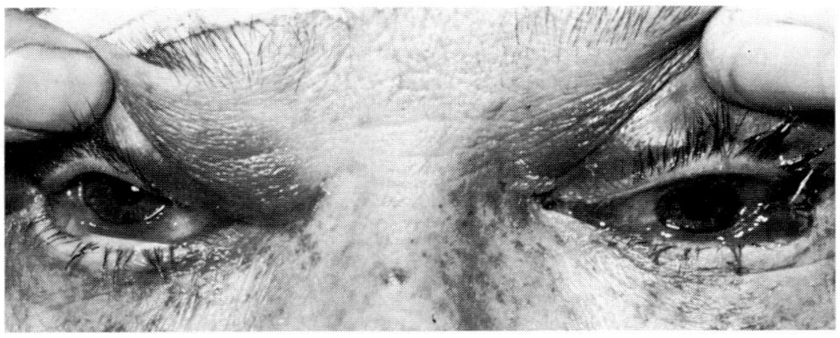

b

108 a + b Sinus-cavernosus-Thrombose: Alter 48 Jahre. Seit 3 Wochen Furunkel am Hinterkopf. Plötzlich Kopfschmerzen, Erbrechen, Verwirrtheit. **a** Bei der Aufnahme moribund, Fieber von 39,2° C, zyanotisch, Leukozytose von 30000; BKS in der 1. Std. 128 mm n. W.; in der Blutkultur wuchs Staphylococcus aureus. **b** Beidseits Lidödem und Chemosis, linksseitiger Exophthalmus, beidseits inkomplette externe Ophthalmoplegie; Pupillen anisokor und reaktionslos. Keine Stauungspapille. Gutes Ansprechen auf antibiotische Behandlung. Die Thrombose des Sinus cavernosus ist heutzutage eine seltene Erkrankung, früher verlief sie fast immer tödlich

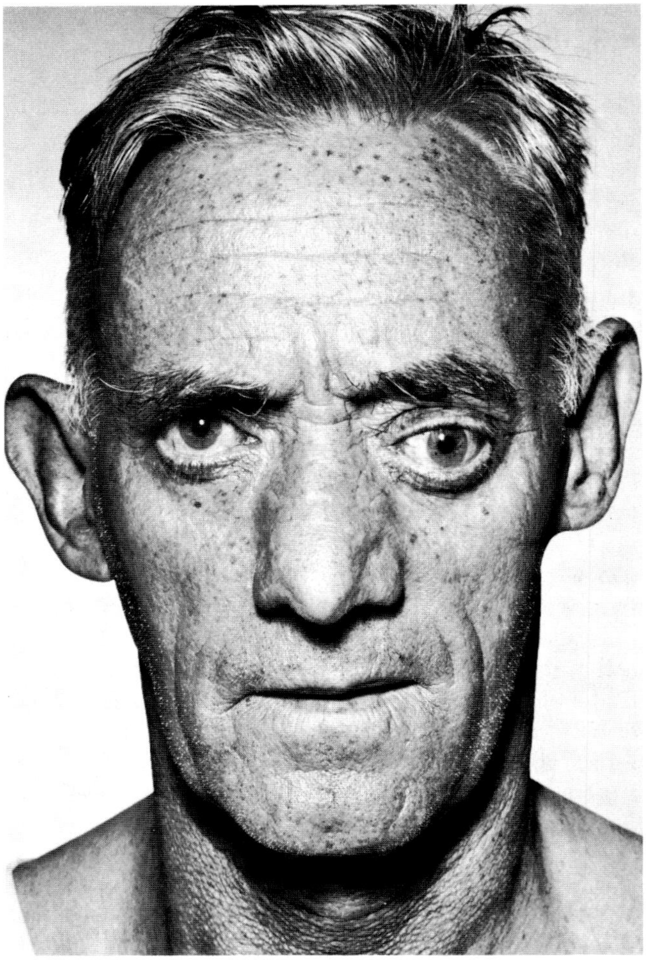

109 Granulom der Orbita: Exophthalmus und Verlagerung des linken Bulbus nach unten. Seit 1 Jahr Nebelsehen mit Doppelbildern und Schmerzen in der linken Augenhöhle. Röntgenologisch Knochenarrosion des Orbitadaches. Entfernung von granulomatösem Gewebe aus der Orbita durch eine linksfrontale Kraniotomie. Kein Rezidiv

normaler Schilddrüsenfunktion besteht. In schweren Fällen von endokrinem Exophthalmus kann die Verdrängung der Bulbi so ausgeprägt sein, daß ein Visusverfall durch Stauungspapille und Dehnung der Sehnerven hervorgerufen wird. Die Beteiligung der äußeren Augenmuskeln führt zu Doppelsehen, ohne daß das Ausmaß der Ophthalmoplegie in einem direkten Bezug zum Grad des Exophthalmus steht. Ein Visusverlust kann auch dadurch entstehen, daß ein mangelhafter Lidschluß (Lagophthalmus) Läsionen und Ulzerationen der Hornhaut nach sich zieht.

Auch wenn der endokrine Exophthalmus anfangs nur einseitig ist, müssen bei einem Patienten mit euthyreoter Stoffwechsellage differentialdiagnostisch zunächst andere Ursachen eines Exophthalmus ausgeschlossen werden. Lidretraktion spricht für einen endokrinen Exophthalmus. Im allgemeinen läßt sich am Auge kein Unterschied zwischen dem Grad des Exophthalmus im Stehen und Liegen feststellen. Mit dem Exophthalmometer konnte jedoch nachgewiesen werden, daß in Rückenlage der Bulbus normalerweise etwas zurücksinkt und daß diese haltungsabhängige Änderung am Auge bei

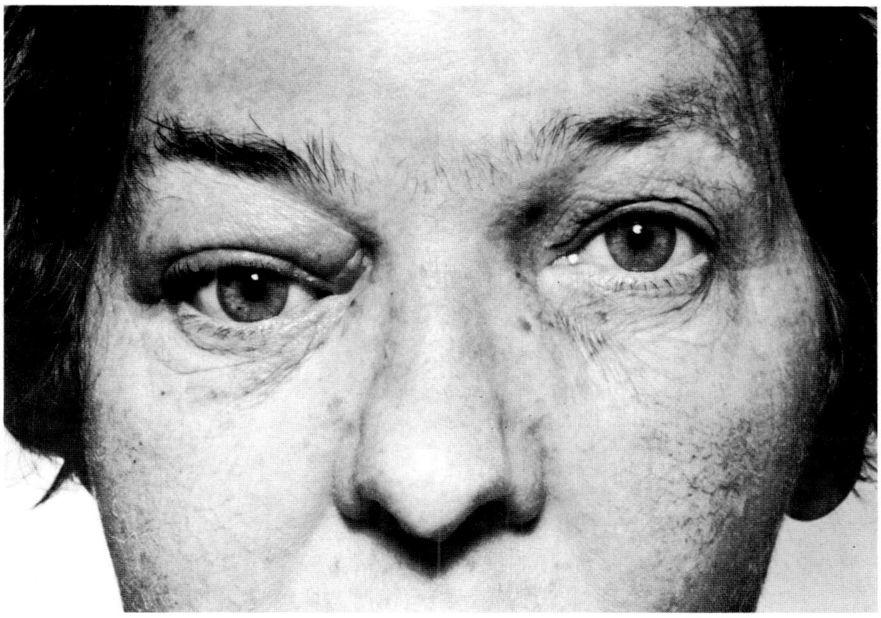

110 Karzinom der Orbita: Chemosis des rechten Oberlides; Exophthalmus und Verlagerung des rechten Bulbus nach unten. Ausbreitung des malignen Tumors in das rechte Siebbein und die Orbita

Vorliegen eines endokrinen Exophthalmus nicht eintritt. Bei einem einseitigen Orbitatumor bleibt der haltungsabhängige Unterschied auf dem gesunden Auge erhalten.

Es gibt eine Reihe von *nicht endokrin bedingten* Ursachen des Exophthalmus. Bei hochgradiger Myopie und bestimmten Glaukomformen im Kindesalter (Buphthalmus) kann der Bulbus vergrößert sein. Bei Schädelmißbildungen wie Kraniostenosen, Hypertelorismus und Hydrozephalus können die Augen nach vorne und auch nach unten verlagert sein (Abb. 33). Das Hervortreten eines Auges kann Folge einer Gefäßerkrankung sein, z. B. einer Thrombose des Sinus cavernosus (Abb. 108) oder einer Karotis-Kavernosus-Fistel. Im ersteren Fall ist der Patient schwerkrank und hochfieberhaft, Gefäßgeräusche über dem Schädel oder der Orbita fehlen, der Exophthalmus ist nicht pulsierend. Gewöhnlich besteht gleichzeitig ein Eiterherd am Kopf oder im Gesicht. Eine Karotis-Kavernosus-Fistel kann Folge eines Traumas sein oder aus einer Spontanruptur einer sklerotischen A. carotis interna in den Sinus cavernosus resultieren. Das Hervortreten des Auges läßt sich nicht selten durch Kompression der A. carotis am Hals verringern. Der Exophthalmus ist pulsierend und mit einem Gefäßgeräusch verbunden.

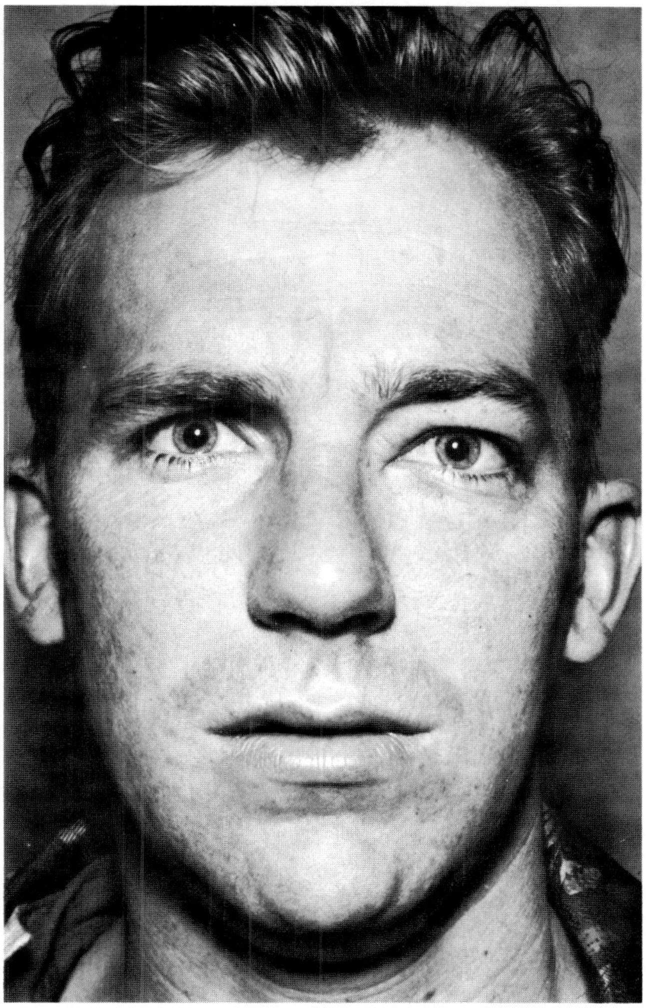

111 Sinusitis frontalis links: Chemosis des linken Oberlides, leichte Verlagerung des Bulbus nach unten und geringer Exophthalmus. Schmerzen in der linken Stirn, Schmerzen in der Augenhöhle, Doppelbilder beim Blick nach oben, drei epileptische Anfälle, vermutlich infolge einer hinzugetretenen intrakraniellen Thrombophlebitis

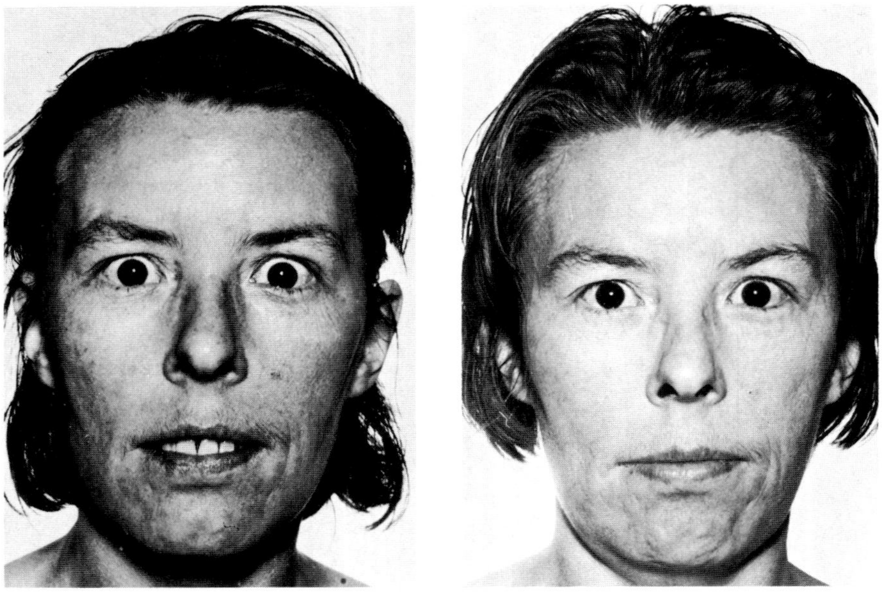

a b

112 a + b Thyreotoxikose: Hervorstehende Augen mit Lidretraktion und seltenem Lidschlag. Innere Unruhe und Gewichtsverlust. **a** Vor Behandlung. **b** Nach zweimonatiger Behandlung

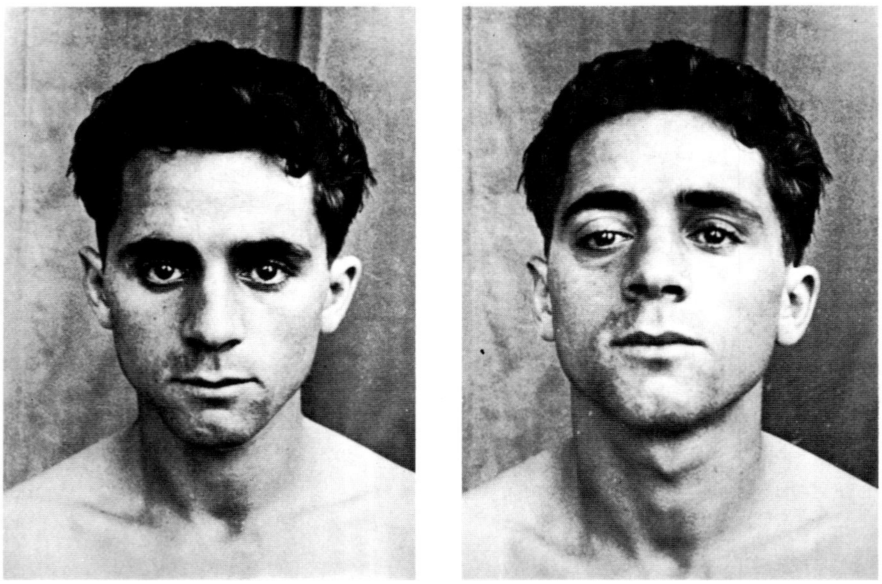

a b

113 a + b Exophthalmus rechts beim Vornüberbücken: **b** Der Patient hatte bemerkt, daß sein rechtes Auge beim Bücken hervortrat. **a** Innerhalb von 3 min nahm es seine normale Stellung wieder ein. Beschwerdefrei, keine anderen Symptome, keine Gefäßgeräusche. Das Phänomen bestand seit vielen Jahren. Der Patient lehnte eine Untersuchung ab

Erkrankungen der *Stirnhöhlen und Siebbeinzellen* können ebenfalls einen Exophthalmus bewirken. Ein Verschluß der Sinusausgänge kann zur Erweiterung des Sinus und zur Ausbildung einer Mukozele führen. Diese kann sich bis in die Orbita ausdehnen und den Bulbus verlagern.

Bei einseitigem Exophthalmus sollte als erstes immer ein *Orbitatumor* in Betracht gezogen werden. Diese Geschwülste sind manchmal gutartig, wie z. B. Dermoidzysten. Andererseits können eine Reihe maligner Erkrankungen die Orbita beteiligen, einschließlich Sarkome, Lymphome und Leukämien. Es können auch Geschwülste vorliegen, die vom Nervengewebe bzw. seinen Hüllen ihren Ausgang nehmen, z. B. Neurofibrome, Meningeome oder Optikusgliome.

Beim *Pseudotumor orbitae* handelt es sich um eine eigenartige Läsion, die sich oft nur einseitig zeigt. Erst die Biopsie klärt, daß der Exophthalmus durch ein Granulom hervorgerufen wird. Die Erkrankung imitiert einen genuinen Orbitatumor, jedoch ist die Prognose gut und der Visus bleibt gewöhnlich erhalten.

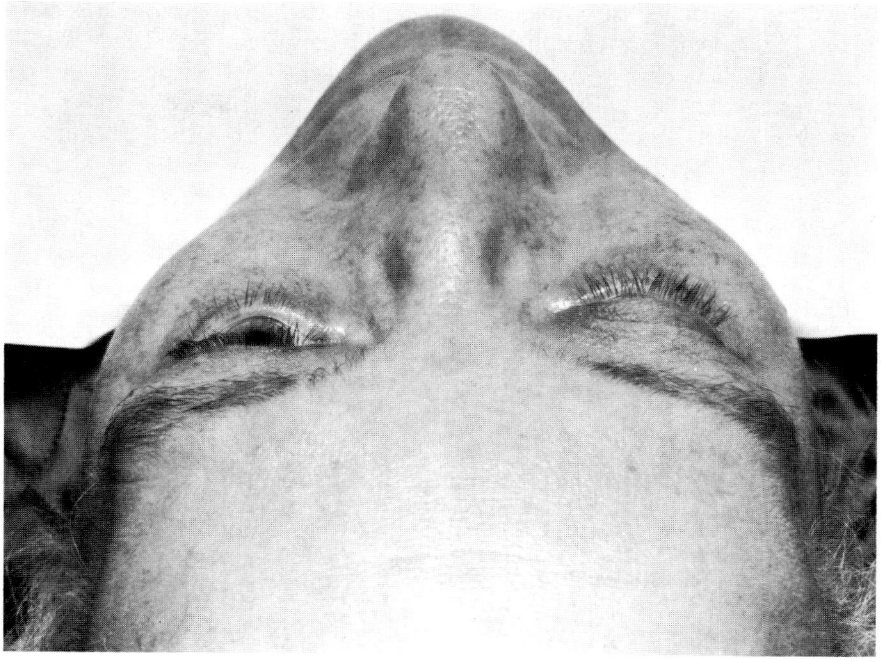

114 Einseitiger Exophthalmus rechts: Ein Exophthalmus ist oft am leichtesten festzustellen, wenn der Untersucher von hinten auf das Gesicht des Patienten blickt. Kopfschmerzen, seit 5 Jahren Ptosis rechts; partielle Okulomotoriusparese rechts; Schwäche des linken M. rectus lat. Röntgenaufnahmen und Angiogramm normal. Tensilon-Test negativ. Euthyreot. Vermutlich endokriner Exophthalmus

Augenbewegungen

Die 6 Augenmuskelpaare, die die Augen normalerweise bewegen, wirken in einer perfekt aufeinander abgestimmten Weise. Mit Ausnahme der Konvergenz handelt es sich um konjugierte Bewegungen, wobei sich beide Augen zusammen in der gleichen Richtung bewegen. Im Falle der Konvergenz spricht man von disjunktiver Bewegung. Die Horizontalbewegungen werden von den Mm. recti interni et externi ausgeführt; ihre Wirkungsweise ist einfach. Alle übrigen Muskeln haben aber primäre und auxiliäre Funktionen, so daß ihre Wirkungsweise komplexerer Natur ist. Für praktische Zwecke läßt sich sagen, daß bei abduziertem Auge die Mm. recti superiores et inferiores und bei adduziertem Auge die Mm. obliqui inferiores et superiores als Vertikalmotoren des Auges funktionieren.

Diese 6 Augenmuskeln sind paarweise angeordnet und inserieren so am Bulbus, daß die Muskeln jeweils eines Paares – hinsichtlich ihrer Hauptwirkung – Antagonisten sind. Während die lateralen und medialen Mm. recti reine Horizontalmotoren sind, besitzen die Mm. recti superiores und inferiores und die beiden schrägen Augenmuskeln nicht nur Heber- oder Senkerfunktionen, sondern auch eine Horizontal- und Torsionskomponente. Die Elevation des Auges wird vom M. rectus superior und M. obliquus inferior zusammen ausgeführt.

Das zweite Motoneuron, das diese Muskeln innerviert, liegt in den Kerngebieten des III. und IV. Hirnnerven im Mittelhirn und des VI. Hirnnerven in der Brücke. Jeder Hirnnervenkern erhält kortikale Impulse von beiden Großhirnhemisphären aus der Gegend der mittleren Stirnhirnwindungen. Diese bilaterale kortikale Kontrolle erklärt, warum die Lähmung der konjugierten Augenbewegungen zur Seite in der Regel nur vorübergehendes Symptom einer akuten einseitigen Läsion der Großhirnhemisphäre darstellt. Doppelseitige Erkrankungen der Großhirnrinde können dagegen zu einer bleibenden Lähmung willkürlicher konjugierter Augenbewegungen führen. Die Koordination zwischen links und rechts wird durch das mediale Längsbündel im Hirnstamm vermittelt, das die Kerngebiete untereinander verbindet. Es ist daher verständlich, daß eine Lähmung der Augenmuskeln oder Ophthalmoplegie die Folge sein kann von Läsionen in den Hemisphären, im Hirnstamm und in der Brücke, im III., IV. und VI. Hirnnerven und in den Augenmuskeln selbst.

Eine Lähmung konjugierter lateraler Augenbewegungen kann beim bewußtseinsgestörten Schlaganfallpatienten beobachtet werden; seine Augen sind infolge der ungebremsten Aktivität der anderen Großhirnhemisphäre von den gelähmten Gliedmaßen abgewendet. Bei Brückenblutungen oder Brückentumoren kann die konjugierte Bewegung der Augen zur Seite der Läsion ausgefallen sein. Krampfartiges konjugiertes Abweichen der Augen kommt bei der Epilepsie vor, beim postenzephalitischen Parkinson und selten als Nebenwirkung bestimmter Psychopharmaka. Eine bioelektrisch aktive Läsion im linken Frontalhirn bewirkt eine

Wendung der Augen zur Gegenseite. In den okulogyren Krisen beim postenzephalitischen Parkinson ist die Abweichung der Augen in der Regel nach oben gerichtet. Bei Mittelhirnläsionen, z. B. bei Tumoren oder Blutungen, können konjugierte Lähmungen der Vertikalbewegungen beobachtet werden.

Es gibt drei supranukleäre Systeme, die konjugierte Augenbewegungen beeinflussen:

1. Vestibuläre und tonische Halsreflexe sorgen dafür, daß die Augenstellung ständig der Kopfhaltung im Raum angepaßt ist. Diese Stellreflexe sind angeboren und werden über Zentren im Hirnstamm gesteuert: die Koordination der Vertikalbewegungen in der Area praetectalis und die Koordination horizontaler Bewegungen in der Brücke;
2. ermöglichen Impulse aus Informationen, die im optischen Kortex eingehen, reflektorische Folgebewegungen der Augen;
3. werden durch Impulse aus dem Stirnhirn Willkür- und Suchbewegungen der Augen sowie die reflektorische Fixation beeinflußt.

Die als zweites und drittes genannten supranukleären Systeme werden heute allgemein als das okzipitale Folge- bzw. das frontale sakkadische System bezeichnet. Die durch das erstere beeinflußten Augenbewegungen sind langsam, die durch das sakkadische System gesteuerten schnell.

Die *supranukleäre Ophthalmoplegie* entsteht in der Regel plötzlich als Folge meist vaskulär bedingter frontaler oder parietaler Läsionen. Obwohl der Patient bei einer supranukleären Blicklähmung unfähig sein kann, auf Kommando vertikale oder horizontale Blickbewegungen auszuführen, kann es ihm noch möglich sein, ein sich bewegendes Objekt zu fixieren und es mit den Augen zu verfolgen. Er ist ferner in der Lage, die Fixation eines Objektes beizubehalten, auch wenn man seinen Kopf passiv in einer vertikalen oder horizontalen Richtung dreht. Wenn demgegenüber die für eine konjugierte Blicklähmung verantwortliche Läsion im Mittelhirn oder in der Brücke liegt, ist der Patient nicht nur unfähig, auf Aufforderung Blickbewegungen auszuführen, sondern er kann auch kein sich bewegendes Objekt verfolgen, noch ein ruhendes Objekt bei passiver Kopfdrehung fixieren. Die unter dem Begriff progressive supranukleäre Lähmung bekannte Erkrankung stellt einen degenerativen Prozeß dar, der neben der im Vordergrund stehenden supranukleären Ophthalmoplegie eine mäßiggradige Demenz, Haltungsanomalien und Parkinson-Symptome verursacht. Der Einfluß der Basalganglien auf Augenbewegungen läßt sich aus dem Vorkommen der okulogyren Krisen beim postenzephalitischen Parkinson und von der Beeinträchtigung des Blickes nach oben sowohl beim Parkinson als auch bei der Chorea Huntington ableiten.

Eine Dissoziation konjugierter Lateralbewegungen ist bei der internukleären Ophthalmoplegie zu beobachten, die am häufigsten bei Multipler Sklerose auftritt. Beim Blick nach rechts und links läßt sich eine seitenunterschiedliche Funktion der Mm. recti externi et interni feststellen. Für gewöhnlich besteht eine gut erhaltene Abduktion eines Auges bei gleichzeitig mangelhafter Adduktion des anderen. Die oft zitierte Beobachtung, daß die Kontraktion der Recti interni bei Konvergenz erhalten ist, läßt sich nicht immer mit Sicherheit treffen. Es wird angenommen, daß die Läsion bei internukleärer Ophthalmoplegie im medialen Längsbündel liegt.

In manchen Fällen, wie in Abb. **132**, besteht nicht nur eine Konvergenzschwäche, sondern eine echte Parese beider Recti mediales. In Ruhe nehmen die Augen eine Divergenzstellung ein. Bei der typischen internukleären Ophthalmoplegie zeigt das abduzierte Auge einen Nystagmus. Die Funktion des Rectus medialis des adduzierten Auges kann normal sein, was sich durch Abdecken des abduzierten Auges nachweisen läßt. Gelegentlich liegen die Verhältnisse umgekehrt: auf beiden Seiten liegt ein Abduktionsdefizit vor und die Adduktion ist normal. Der Nystagmus des abduzierten Auges unterscheidet dieses Syndrom von einer doppelseitigen Abduzensparese. Die internukleären Ophthalmoplegien gehen als Folge der diskonjugierten Augenbewegungen und des dissoziierten Nystagmus mit Verschwommensehen und Doppelbildern einher. Diese Blicklähmungen sind diskonjugiert. Bei konjugierten Blicklähmungen behalten die Augen während einer Bewegung ihre Stellung zueinander bei, so daß Verschwommensehen, Doppelbilder und Nystagmus nicht auftreten. Augenmuskellähmungen als Folge nukleärer Läsionen sind weniger häufig. Im Falle der Abduzensparese ist eine Unterscheidung zwischen nukleärer und infranukleärer Lähmung nicht möglich. Doppelseitige asymmetrische Paresen der vom III. Hirnnerven versorgten Muskeln sind manchmal nukleären Ursprungs und gewöhnlich Symptome eines Tumors oder einer Wernicke-Enzephalopathie als Folge eines Thiaminmangels (Vitamin B_1).

Augenmuskellähmungen als Folge von Läsionen des III., IV. und VI. Hirnnerven werden auf S. 85 ff. beschrieben. Augenmuskellähmungen als Folge von Muskelerkrankungen werden bei der Myasthenia gravis, bei der endokrinen Ophthalmoplegie und den okulären Myopathien beobachtet.

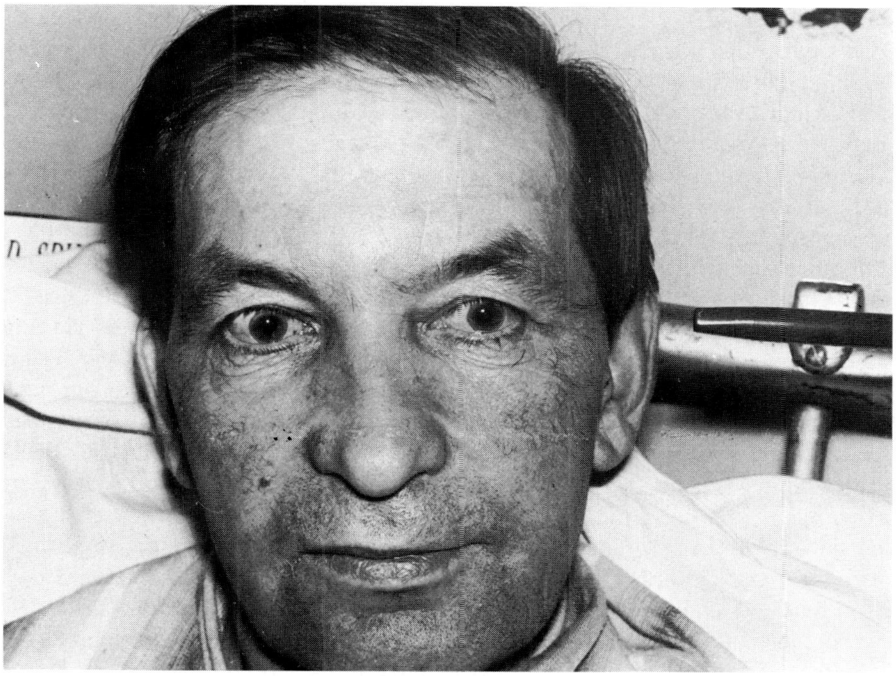

115 Konjugierte Blicklähmung nach links; Pons-Gliom: Alter 50 Jahre. Seit 4 Monaten Kopfschmerz; seit kurzem Erbrechen und Ataxie. Stauungspapille (links). Normale Pupillen. Normale Trigeminusfunktion. Leichte zentrale Fazialisparese links. Konjugierte Blicklähmung nach links; Der Patient konnte nicht auf einen links von ihm gehaltenen Bleistift blicken. Normale konjugierte Blickbewegung nach rechts. Die reflektorische konjugierte Blickbewegung nach links war ebenfalls aufgehoben; dem Patienten gelang es nicht, mit seinem Blick einen sich zu dieser Seite hin bewegenden Finger zu verfolgen, konnte dies aber nach rechts. Ein Herd in der Brücke beeinträchtigt gewöhnlich sowohl die reflektorische konjugierte seitliche Blickwendung als auch die entsprechende willkürliche Bewegung. In diesem Fall zeigte der rechtsseitige M. rectus med. bei Konvergenz eine normale Kontraktion

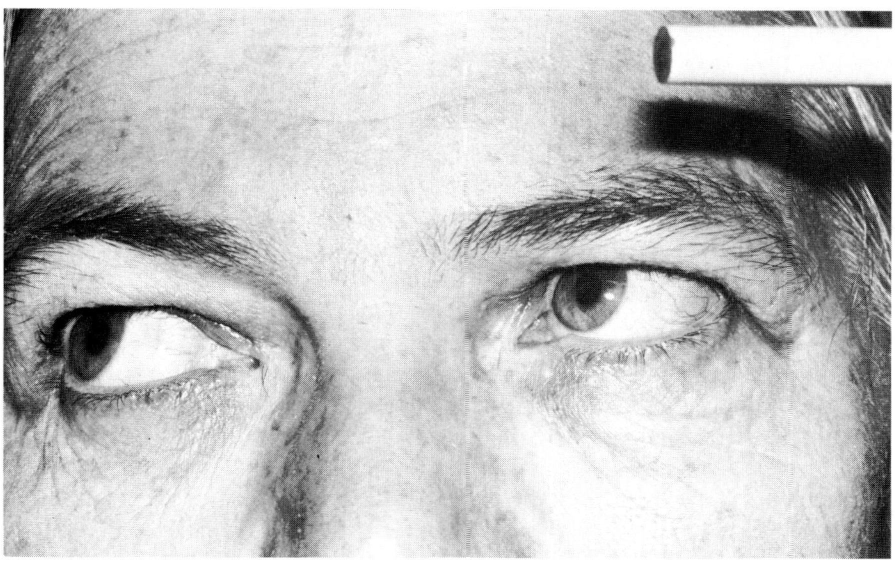

116 Spasmus der konjugierten seitlichen Blickbewegung; vertebrobasiläre Ischämie: Attacken mit vorübergehender Dysarthrie, Drehschwindel und Taubheitsgefühl der rechten Gesichtsseite. Zusätzlich längere Episoden, manchmal von 1–3 h Dauer, bei denen die Augen der Patientin „wie von einem Magnet nach rechts gezogen" wurden. Eine derartige Attacke ereignete sich im Krankenhaus und wurde photographiert. Die Patientin blieb dabei vollkommen bewußtseinsklar, konnte ihre Augen aber nicht nach links wenden. Ein episodisches Abweichen eines oder beider Augen kann bei transitorisch-ischämischen Attacken infolge vertebrobasilärer Insuffizienz vorkommen

Doppelbilder

Wie beim „Schwindel“ ist es wichtig zu wissen, was der Patient meint, wenn er über „Doppelbilder“ klagt. Es bedeutet keineswegs immer, daß zwei Bilder eines Objektes anstatt eines wahrgenommen werden. Genaueres Nachfragen mag aufdecken, daß der Begriff nur deswegen verwandt wird, weil der Patient nicht genau weiß, wie er sonst die Sehstörung beschreiben soll. Als Arzt tut man gut daran, zunächst nur zuzuhören und den Patienten nicht zu unterbrechen. Es ist überraschend, wie oft nur ein aufmerksames Nicken mit dem Kopf ausreicht, um eine Augenmuskelstörung weitgehend auszuschließen. Punkte, Flecken und „Sternchen“ vor den Augen sind banale optische Erscheinungen, die den Neurotiker zu beunruhigen vermögen. „Ich habe mir nichts daraus gemacht, bis sie hin- und herzutanzen begannen“ oder „sie geben mir das Gefühl, als ob ich schielen müßte“. Man muß jedoch zugeben, daß einige Patienten bei der Beschreibung dessen, was sie sehen, so große Schwierigkeiten haben, daß man erst dann, wenn sie behaupten, es noch bei geschlossenen Augen zu sehen oder nach Schließen eines Auges nicht mehr, je nach Lage des Falles erleichtert aufatmen und seine Exploration in die funktionelle oder organische Richtung fortsetzen kann.

Selbst wenn der Patient gar nicht über Doppelbilder, sondern lediglich über Verschwommensehen klagt, ist es ratsam, den Effekt zu prüfen, der durch abwechselndes Schließen der Augen entsteht, weil er im Falle eines minimalen Auseinanderstehens der Bilder das Doppelsehen nicht zu realisieren braucht. Nebeneinanderstehende Doppelbilder weisen in der Regel auf eine Abduzensparese hin; die Diplopie kann sich dabei nur beim Blick in die Ferne bemerkbar machen; bei kompletter Lähmung treten Doppelbilder in der Nähe auf. Übereinanderstehende Doppelbilder weisen auf die Beteiligung eines der vom III. oder IV. Hirnnerven versorgten Vertikalmotoren hin. Die Angabe des Patienten, daß die Doppelbilder bei Neigung des Kopfes verschwinden, sind oft Hinweis auf eine Trochlearisparese. Passagere Doppelbilder haben ihre Ursache oft in einer flüchtigen zerebralen Ischämie, pflegen jedoch nicht bei Karotis-, sondern bei vertebrobasilärer Insuffizienz aufzutreten. Läsionen der Temporal- und Parietallappen gehen nur in Ausnahmefällen mit Diplopie einher. Persistierende Doppelbilder können durch eine Reihe unterschiedlicher Läsionen in der Orbita, in den Augenmuskelnerven und in ihren Kerngebieten im Hirnstamm entstehen. Konjugierte Blicklähmungen, die im Grunde Störungen der Bewegungen darstellen, verursachen keine Doppelbilder, weil keine Achsabweichung der Augen vorliegt. Bei supranukleären und internukleären Ophthalmoplegien läßt sich in manchen Fällen eindeutig eine Achsabweichung der Augen beobachten, ohne daß der Patient über Doppelbilder klagt. Ebenso mag er während der Untersuchung die Tendenz haben, ein Auge zu schließen.

Verzerrtsehen, so daß ein Objekt größer, kleiner oder verdreht aussieht, wird als *Metamorphopsie* bezeichnet. Ständiges Verzerrtsehen ist meist Hinweis auf eine Makulaläsion. Metamorphopsien können auch bei Temporallappenläsionen auftreten und Symptom einer Temporallappenepilepsie sein. Bei der *Oszillopsie* liegt eine Scheinbewegung der Umgebung als Begleitsymptom eines vestibulären Nystagmus vor; zentral ausgelöster Nystagmus ist dagegen seltener mit Oszillopsie verbunden. Ein Patient, der es vermeidet, seitwärts zu blicken, kann horizontale Doppelbilder, horizontalen Nystagmus oder beides haben, jedoch hat auch der Kranke mit einer homonymen Hemianopsie nicht selten Schwierigkeiten, zur Seite des Gesichtsfeldausfalles zu blicken.

Monokuläre Doppelbilder können bei Erkrankungen des Auges selbst auftreten, z. B. bei einer beginnenden Katarakt, bei Hornhauttrübungen, Linsendislokation und ausgeprägtem einseitigen Astigmatismus; wir selbst haben bei Erkrankungen des Nervensystems noch keine gesehen. Allerdings können sich die Klagen eines Patienten über „Doppelsehen“ auf einem Auge bei genauerer Untersuchung als Verzerrtsehen oder als ein Gesichtsfelddefekt herausstellen. Wir haben dies bei Kindern mit Migräne, besonders mit hemiplegischer Migräne, beobachtet.

Monokuläre Doppelbilder zerebralen Ursprungs sind extrem selten, aber bei Gesichtsfelddefekten als Folge einer Okzipitallappenläsion beschrieben worden. Neonlicht bei Nacht und reflektierende Straßenlampen können bei gesunden Personen gelegentlich die Ursache monokulären Doppelsehens sein. Es wird angenommen, daß die Doppelbilder durch den oberen Linsenabschnitt, der als ein schwaches Prisma wirkt, verursacht werden.

Ebenso können sich Angaben, mehr als doppelt zu sehen, vier- oder fünffach, manchmal als organisch erweisen *(Polyopie)*, obwohl dies in aller Regel Zeichen einer Hysterie ist. Der Patient will damit ausdrücken, daß sich die Seheindrücke überlappen oder ineinander verschachtelt sind, z. B. bei einem bizarren Verzerrtsehen, das bei kortikalen Läsionen vorkommen kann.

Ein anderer Grund, die Vorgeschichte möglichst genau zu erheben, liegt darin, daß die klinische Untersuchung oft nichts Krankhaftes ergibt. Man fin-

det kein Schielen und die Augenbeweglichkeit erscheint normal.
Eigentlich ist es überraschend, daß echte Doppelbilder nicht häufiger vorkommen. Die Koordination der Augen muß bis ins kleinste aufeinander abgestimmt sein, um einen einzigen Seheindruck hervorzurufen. Die beiden Bilder müssen genau auf korrespondierende Netzhautstellen fallen. Disparate Bilder rufen Doppelsehen hervor. Dies kann bei Gesunden beim extremen Seitwärtsblick vorkommen. Jeder krankhafte Prozeß, der bewirkt, daß das Bild im einen Auge auf die Fovea und im anderen auf die extrafoveale Retina fällt, wird zu Doppeltsehen führen. Handelt es sich um eine flüchtige Störung, wird die Untersuchung der Augenbewegungen in der Regel nichts Krankhaftes aufdecken. Bei jüngeren Personen sollte an eine Myasthenia gravis und an die Multiple Sklerose gedacht werden. Im höheren Lebensalter wird sie gemeinhin auf eine Arteriosklerose zurückgeführt, wobei sich nur selten herausfinden läßt, ob die Läsion im Muskel, Nerven oder Hirnstamm liegt. In der Regel bildet sie sich zurück.
Bei Multipler Sklerose können Doppelbilder während oder nach körperlicher Anstrengung auftreten und müssen differentialdiagnostisch gegenüber Symptomen einer Myasthenia gravis abgegrenzt werden. Transitorisches Doppelsehen kann auch Zeichen einer benignen intrakraniellen Hypertension sein, obwohl wir dies noch nie vor Auftreten eines Papillenödems gesehen haben.
Bei Prüfung der Augenbewegungen sollten die Reaktionen des Patienten beobachtet werden. Der Neurotiker wird vor Beginn der Untersuchung häufig darum bitten, sich die Augen auswischen zu dürfen, und unruhig und nervös sein. Nach einer ersten Prüfung mag er blinzeln, die Nase rümpfen, stöhnen oder hin- und herschwanken. Manchmal wird die Bitte geäußert, sich hinsetzen zu dürfen, da er sich „komisch" oder „schwindelig" fühle. Reproduzierbare und eindeutige Antworten sind die Ausnahme. Ganz anders bei echten Doppelbildern. Hier wird der Patient prompt angeben, ob die beiden Bilder noch vorhanden und in welcher Blickrichtung sie am augenfälligsten sind. Die störenden Doppelbilder in einer oder mehreren Blickrichtungen werden ohne Emotionen und ohne übertriebene Angst registriert.
Das erkrankte Auge, der betroffene Nerv oder Muskel lassen sich oft identifizieren, ohne daß farbige Gläser oder Bilder benutzt werden. Man muß sich nur an zwei Dinge erinnern. Erstens ist der Abstand der beiden Bilder in der Richtung am größten, in der der paretische Muskel das Auge zieht. Zweitens liegt das falsche Bild ebenfalls in der Aktionsrichtung des gelähmten Muskels. Wenn man die Stellung, in der der Abstand der Bilder am größten ist, in Erfahrung gebracht hat, so ist das weiter weg liegende Bild das falsche und wird vom betroffenen Auge entworfen. Oft ist es weniger deutlich. Der Patient wird in der Regel angeben können, welches Bild bei alternierendem Abdecken der Augen verschwindet.
Bei horizontalen Doppelbildern stehen die Bilder nebeneinander und der paretische Muskel ist der Rectus lateralis oder medialis. Bei vertikalen Doppelbildern sind die Bilder übereinander angeordnet und die Parese betrifft entweder einen der beiden Obliqui oder den Rectus superior bzw. inferior. Folgendes Beispiel mag das für horizontale Doppelbilder Gesagte verdeutlichen: Im Falle einer Parese des rechten Rectus lateralis werden die Doppelbilder am deutlichsten beim Blick nach rechts sein und das periphere Bild wird bei Zuhalten des rechten Auges verschwinden. Ein Beispiel für vertikale Doppelbilder: Im Falle einer Parese des rechten Rectus inferior werden die Doppelbilder am deutlichsten beim Blick nach unten und rechts sein und das untere Bild wird bei Zuhalten des rechten Auges verschwinden.
Während man die Doppelbilder auf diese Weise analysiert, werden die Bulbusbewegungen sorgfältig beobachtet. Ein Auge kann hinter dem anderen zurückbleiben; eine Bewegung kann unvollständig oder ganz ausgefallen sein; auch Nystagmus kann auftreten. Laterale Augenbewegungen sind leichter zu untersuchen als vertikale. Der Bewegungsumfang der letzteren variiert beträchtlich, und bei älteren Leuten ist die Aufwärtsbewegung oft nicht nur eingeschränkt, sondern auch unangenehm. Vermutlich sind viele derartiger „Blickparesen nach oben" in Befundberichten angehender Neurologen verewigt. Beobachtungen der Kopfhaltung bei Doppelbildern sind nach meinen Erfahrungen mühsam und lohnen sich nicht. Bei längerbestehenden Augenmuskelparesen erschweren die Auswirkungen sekundärer Kontrakturen die klinische Untersuchung.
Läsionen des III., IV. und VI. Hirnnerven sind für die Mehrzahl der Fälle mit Doppelbildern verantwortlich. Isolierte Läsionen dieser Nerven sind häufiger als multiple. Am häufigsten ist die isolierte Abduzensparese, der ein Trauma, eine Gefäßerkrankung, eine Multiple Sklerose oder Tumoren zugrundeliegen können. Selten einmal ist ein Aneurysma die Ursache, viele Fälle bleiben ungeklärt. Am zweithäufigsten ist eine Lähmung des III. Hirnnerven, für die ursächlich Aneurysmen, Gefäßerkrankungen, Tumoren und Traumen etwa gleich oft in Betracht kommen. Eine isolierte Lähmung

des IV. Hirnnerven ist nicht häufig; wenn kein Trauma vorliegt, läßt sich nur selten eine Erklärung dafür finden. Eine komplette einseitige Ophthalmoplegie weist gewöhnlich auf eine Läsion im Sinus cavernosus hin, z. B. auf ein Karotisaneurysma. Pathologische Prozesse in der parasellären Region oder in der Nähe der Fissura orbitalis superior können zu einseitigen schmerzhaften Ophthalmoplegien führen. Der Schmerz ist Folge einer Beteiligung des 1. oder. 2. Trigeminusastes und kann mit einem entsprechenden Sensibilitätsausfall einhergehen. Eine vaskuläre Ätiologie ist zu vermuten, wenn die Symptome plötzlich einsetzen und die Augenmuskellähmungen stationär bleiben oder sich bessern. Ein Tumor wird wahrscheinlicher, wenn die Beschwerden und Symptome allmählich einsetzen. Eine einseitige schmerzhafte Ophthalmoplegie, die manchmal intermittierend oder rezidivierend verläuft, kann sich als entzündlich bedingt erweisen. In solchen Fällen verschwindet der Schmerz, die Ophthalmoplegie bildet sich langsam zurück, und Tumor und Aneurysma können durch entsprechende Zusatzuntersuchungen ausgeschlossen werden. Eine erhöhte Blutsenkung, leicht erhöhte Temperaturen und ein gutes Ansprechen auf Steroide sind weitere Hinweise auf die entzündliche Genese. Remissionen nach Steroidbehandlung kommen allerdings bekanntlich auch in Tumorfällen vor.

Schielen

Manchmal stellt sich die Frage, ob ein Begleit- oder ein Lähmungsschielen vorliegt. Meist handelt es sich um Kinder, die ein Schädeltrauma erlitten haben. Die Mutter oder Großmutter (nur selten der Vater) behaupten, daß das Kind vor dem Trauma nicht geschielt hat. Beim Begleitschielen gibt es keine Doppelbilder, wird das Schielen von der Stellung der Augen nicht beeinflußt und das schielende Auge weist den vollen Bewegungsumfang auf, wenn das fixierende Auge zugehalten wird.

Das volle binokulare Sehen wird normalerweise mit dem 5. Lebensjahr erreicht. Sehschärfe, bifoveale Fixation und binokulare Projektion des Netzhautbildes sowie die Ausbildung der Fusion ermöglichen den gleichzeitigen Gebrauch beider Augen, so daß jedes Auge zu einer einzigen gemeinsamen Wahrnehmung beiträgt. Beim Schielen kommt es zu einer Abweichung der normalerweise parallelen Sehachsen. Beim Begleitschielen liegt eine fehlerhafte Entwicklung koordinierter Augenbewegungen vor. Das Schielen kann dauernd vorhanden oder intermittierend sein, manifest oder latent, konvergent oder divergent. Wenn die Augen auf ein Objekt gerichtet sind und eines von beiden zugehalten wird, tritt beim Gesunden keine Achsabweichung auf. Beim Schielen weicht jedoch das betroffene Auge relativ zum anderen ab (primäre Achsabweichung). Wenn das gesunde Auge zugehalten wird und das betroffene Auge das Objekt fixiert, weicht das zugehaltene Auge ab (sekundäre Achsabweichung). Im Falle eines Begleitschielens sind diese Achsabweichungen gleich stark. Beim Lähmungsschielen ist die sekundäre Achsabweichung größer als die primäre. Heterotropie bedeutet ein manifestes Schielen, Heterophorie ein latentes Schielen. Im ersteren Fall weicht eine Sehachse erkennbar ab, während im letzteren die Tendenz zur Achsabweichung durch den Fusionszwang korrigiert wird. Bei Abdecken eines Auges ist eine Fusion nicht mehr möglich, und die Achsabweichung wird manifest. Die Begriffe Esotropie und Esophorie bedeuten ein Konvergenzschielen, die Begriffe Exotropie und Exophorie ein Divergenzschielen. Eine unterlassene Korrektur des Begleitschielens führt zur Unterdrückung des vom schielenden Auge entworfenen Bildes und zur Amblyopie.

Der Erwachsene mit einer angeborenen Augenmuskelparese kann eine Kopfhaltung einnehmen, die den Einsatz des gelähmten Muskels auf ein Minimum reduziert, wodurch gleichzeitig die Schielstellung in Grenzen gehalten wird. Es kann äußerst schwierig sein, solche Fälle von einem erworbenen Schielen abzugrenzen, weil mit zunehmendem Lebensalter diese Kontrolle zusammenbrechen und ein deutliches Schielen auftreten kann. Dagegen wird ein Schielen bei Kindern meist rechtzeitig diagnostiziert. Fehlt eine erkennbare Parese, kann sich eine Amblyopie ausbilden, noch ehe die Diagnose gestellt wird. In beiden Fällen liegt meist eine Refraktionsanomalie vor, das Kind mag sich die Augen reiben, seinen Kopf zur Seite neigen und das Buch beim Lesen dicht vor die Augen halten. Eine Reizung der Augen und Lichtempfindlichkeit können hinzutreten. Selten ist ein Begleitschielen im Kindesalter Folge einer ernsteren Erkrankung, wie z. B. einer Optikusatrophie oder eines Netzhauttumors. Beim Erwachsenen mit länger bestehendem Lähmungsschielen können Sekundärveränderungen in den nicht gelähmten Muskeln dieses in ein Begleitschielen umwandeln.

Nystagmus

Wir wissen nicht, welches Symptom Studenten mehr verwirren kann – Nystagmus oder das Babinski-Phänomen. Einige Rucknystagmen bei extremem Blick zur Seite sind oft bei Normalpersonen festzustellen, allerdings haben wir sie auch als Vorläufer eines manifesten Nystagmus bei Multipler Sklerose beobachtet. Die Rucknystagmen weisen oft eine große Amplitude auf und sistieren, sobald die Blickwendung nur geringfügig reduziert wird. Wissenschaftlich können sowohl diejenigen rechthaben, die behaupten, daß ein Nystagmus vorliegen muß, als auch diejenigen, die sagen, daß er nicht vorhanden sein darf. Im Einzelfall ist die Entscheidung oftmals schwierig.

Die unwillkürlichen rhythmischen Bulbusbewegungen oder Oszillationen der Bulbi, die den Nystagmus ausmachen, können ein- oder doppelseitig sein, fein- oder grobschlägig, schnell oder langsam, horizontal, vertikal oder rotatorisch, spontan oder bei Blickbewegungen, flüchtig oder dauernd und angeboren oder erworben. Der Patient kann die Bewegung wahrnehmen und davon Beschwerden haben oder auch nicht.

Ein Nystagmus, der sich über den Schreibtisch des Arztes hinweg feststellen läßt, ist unabhängig von der aktuellen Vorgeschichte meist angeboren und verursacht keine Beschwerden. Trotz der ins Auge springenden horizontalen Pendelbewegungen, um die es sich meist handelt, besteht keine Oszillopsie; der Patient kann lesen, obwohl die Sehschärfe fast immer herabgesetzt ist. Bei einem Blick in den Spiegel rätselt der Patient, warum er die Bewegungen, die jeder andere sieht, selbst nicht wahrnehmen kann.

Warum einige Patienten mit erworbenem Nystagmus über Oszillopsie oder Scheinbewegungen der Umgebung klagen und andere nicht, bleibt unklar. Diese Scheinbewegungen können quälende Symptome eines Kleinhirntumors, kraniovertebraler Übergangsstörungen und bei Streptomycinschäden sein. Beim Bergarbeiter ist Oszillopsie nur eines von vielen Symptomen, zu denen neben Drehschwindel Nachtblindheit, Lichtempfindlichkeit und Angstgefühle gehören. Der Bergarbeiter-Nystagmus ist heutzutage selten.

In der Regel läßt sich ein Pendel- oder Rucknystagmus feststellen, der gewöhnlich nicht in Ruhe, sondern bei Blickbewegungen in eine oder mehrere Richtungen auftritt. Beim *Pendelnystagmus* sind die Bewegungsausschläge in beiden Richtungen gleich groß, jedoch nimmt dieses Verhalten bei ausgiebigen Blickbewegungen ab. Der Pendelnystagmus ist Folge einer mangelhaften Fixation und kommt bei angeborener Katarakt, Makuladegeneration und Optikusatrophie vor.

Beim *Rucknystagmus* weisen die Bewegungen eine langsame und eine schnelle Komponente auf, gleichgültig ob es sich um einen horizontalen, vertikalen oder rotatorischen Nystagmus handelt. Er kommt vor bei Erkrankung des Labyrinths, des Hirnstamms und des Kleinhirns. Der erworbene Nystagmus läßt sich daher in einen okulären, vestibulären und zentral bedingten einteilen.

Kennzeichnendes Symptom des Nystagmus ist die Schwäche, konjugierte Blickbewegungen beizubehalten bzw. die gestörte Haltungskontrolle der Augenbewegungen. Die Augen tendieren, in Mittelstellung zurückzugleiten; dies ist die eigentlich pathologische Komponente der Bewegung, die langsam abläuft. Die ursprüngliche Augenstellung wird durch eine rasch ablaufende Bewegung wieder hergestellt, nach der traditionell die Richtung des Nystagmus angegeben wird. Zusätzlich zur qualitativen Beschreibung eines Nystagmus, auf die bereits hingewiesen wurde, gibt es allgemein gebräuchliche Termini, um den Nystagmus zu graduieren. Nystagmus 1. Grades wird danach erst in Endstellung auf der betroffenen Seite manifest, ein Nystagmus 2. Grades tritt bei nur geringfügiger Blickwendung zur betroffenen Seite auf, während ein Nystagmus 3. Grades auch dann noch festzustellen ist, wenn die Augen zur Gegenseite gerichtet sind. Es ist noch nicht geklärt, ob die rasche Nystagmuskomponente nur das Ergebnis von Versuchen ist, die Fixation wiederherzustellen.

Provokationsnystagmus kann physiologisch oder pathologisch sein. Beim Gesunden läßt sich ein Nystagmus durch kalorische Reizung der Bogengänge hervorrufen, durch Rotationstests oder dadurch, daß der Betreffende auf ein sich bewegendes Objekt blickt (optokinetischer Nystagmus). Eine Form des zuletzt genannten stellt der Eisenbahn-Nystagmus dar. Das Fehlen des optokinetischen Nystagmus ist pathologisch und weist auf die Läsion einer der für die supranukleären Blickbewegungen verantwortlichen kortikalen Bahnen hin. Der optokinetische Nystagmus bleibt erhalten, selbst wenn nur ein geringer Restvisus übrig ist; sein Nachweis bei einem Patienten, der behauptet, vollständig blind zu sein, beweist eine Simulation.

Das Problem in praxi ist gewöhnlich zu entscheiden, ob der Nystagmus Folge einer Erkrankung des Labyrinths oder des Hirnstamms und Kleinhirns ist. Im zuerst genannten Fall tritt er in der Regel intermittierend auf und geht mit Drehschwindel einher. Er besitzt gewöhnlich eine rotatorische Komponente und seine schnelle Phase und größere Amplitude sind von der Seite der Läsion weggerichtet. Bewegung und Haltung beeinflussen ihn mehr als den zentral bedingten Nystagmus. Bei einer Form des vestibulären Nystagmus, dem sog. Lagenystagmus, können die Bulbusbewegungen nur in einer bestimmten Körperhaltung festzustellen sein. Hierbei handelt es sich um eine Form des pathologischen Provokationsnystagmus.

Die Methode der Auslösung eines *Lagenystagmus* ist in Abb. 171 dargestellt. Es gibt zwei verschiedene Typen, wobei der häufigere Typ als „gutartiger paroxysmaler Lagerungsschwindel" bekannt ist. Der Nystagmus setzt mit kurzer Latenz in der kritischen Position ein. Die Patienten fühlen sich dabei schwindelig und schließen oft die Augen. Der Nystagmus hält typischerweise nur wenige Sekunden an, ehe er verschwindet, das Schwindelgefühl kann jedoch wieder auftreten, wenn sich der Patient aufsetzt. Wiederholt man den Provokationsversuch einige Minuten später, so können u. U. Drehschwindel und Nystagmus ausbleiben. Die zweite Form, „der zentrale Typ", läßt das Intervall vor Auftreten des Nystagmus vermissen, hört nicht spontan auf und erschöpft sich nicht. Der Patient fühlt sich meist nicht schwindlig, und der Nystagmus hält so lange an, wie die Lage beibehalten wird.

Beim gutartigen Typ des Lagenystagmus ist die schnelle Komponente abwärts zum unteren Ohr gerichtet, während beim zentralen Typ der Nystagmus typischerweise aufwärts in Richtung des obenliegenden Ohres schlägt. Man nimmt an, daß der gutartige Typ Folge einer Störung der Otolithen ist; die Prognose ist gut. Er ist eine häufige Erkrankung des mittleren und höheren Lebensalters, bildet sich meist jedoch innerhalb einiger Wochen zurück. Er kann sehr lästig fallen, gelegentlich die einzige Folge einer Hirnkontusion sein und in solchen Fällen bis zu einem Jahr anhalten. Der zentrale Typ des Lagenystagmus läßt sich nicht so klar abgrenzen wie die gutartige Form. Die Attacken dauern meistens länger und können mit Übelkeit und Erbrechen verbunden sein. In manchen Fällen liegt eine Multiple Sklerose oder ein metastasierendes Bronchuskarzinom zugrunde. Es können andere Symptome und Zeichen einer Beteiligung des zentralen Nervensystems vorhanden sein. Auch eine Ischämie des Hirnstamms gehört zum Ursachenspektrum. Alle Drehschwindelformen nehmen bei Bewegung zu, so daß die Vorgeschichte beim benignen und zentralen Typ des Lagenystagmus ähnlich sein kann. Im allgemeinen befindet sich der Patient mit der benignen Form in einem guten Allgemeinzustand, die Attacken sind klar abgegrenzt und laufen stereotyp ab, andere Symptome fehlen. Der zentrale Typ ist seltener, der Kranke befindet sich oft in einem schlechten Allgemeinzustand, eine vergleichbare Besserungstendenz fehlt, und es können andere Symptome vorliegen.

Erkrankungen des Hirnstamms und Kleinhirns, besonders die Multiple Sklerose und Tumoren, gehen häufig mit Nystagmus einher. Beim Tumor einer Kleinhirnhemisphäre betrifft der Nystagmus beide Augen, ist jedoch am deutlichsten beim Blick zur Tumorseite. Die schnelle Phase ist gewöhnlich nach außen gerichtet, die langsame nach median. Oft läßt der Nystagmus beim Kleinhirntumor anders als bei der Multiplen Sklerose eine deutliche Seitendifferenz erkennen, dagegen kann er bei Tumoren des Kleinhirnwurms fehlen. Bei progressiver Kleinhirnatrophie kann ein Nystagmus ebenfalls nicht nachzuweisen sein, obwohl der Patient sonst schwer ataktisch ist.

Einen bestimmten Nystagmus, der für die Multiple Sklerose pathognomonisch ist, gibt es nicht. Er kommt nicht anfallsartig wie bei der Menière-Erkrankung, kann aber in den Frühstadien durchaus intermittierend in Erscheinung treten. Auch sind Behauptungen unrichtig, daß er nach erstmaligem Auftreten persistieren müsse. In der Regel handelt es sich um einen schnellen horizontalen Rucknystagmus. Die feinen Zitterbewegungen der Augen, die besonders bei der Beobachtung des Augenhintergrundes mit dem Ophthalmoskop auffallen, sind charakteristisch für die Multiple Sklerose, aber keineswegs beweisend. Auch ist der ataktisch wirkende Nystagmus bei internukleärer Ophthalmoplegie nicht ausschließlich Symptom einer Multiplen Sklerose, sondern kann auch bei Gliomen und vaskulären Läsionen beobachtet werden. Bei diesem Syndrom zeigt das äußere Auge beim Blick nach der Seite einen grobschlägigen Nystagmus, während sich das innere Auge kaum bewegt.

Oft wird behauptet, daß Stirnhirntumoren oder Erkrankungen des Zervikalmarks Nystagmus verursachen. Während wir ihn bei Stirnhirntumoren noch niemals beobachtet haben, handelt es sich bei den mit Nystagmus einhergehenden Rückenmarkserkrankungen um eine Syringomyelie, um eine kraniovertebrale Übergangsstörung oder um einen Tumor am Foramen magnum. All dies sind Erkrankungen, bei denen Strukturen oberhalb des Foramen magnum beteiligt sein können.

Irrtümer bei der Beobachtung und Interpretation eines Nystagmus sind keine Seltenheit. Nach unseren Erfahrungen ist er immer das von den Hausärzten am häufigsten überdiagnostizierte Symptom gewesen. Auch am Krankenbett sind die Meinungen darüber oft geteilt. Man sollte nicht vergessen, daß auch eine Augenmuskelparese Nystagmus bewirken kann. Oft ist dies bei einer Abduzensparese zu beobachten. Nystagmus ist ungewöhnlich bei Myasthenie und schließt eine Neurolues weitgehend aus. Alkohol, Antikonvulsiva und Barbiturate können bekanntlich Nystagmus bewirken und vielfach verschwindet ein am Morgen zu beobachtender feinschlägiger Nystagmus im Laufe des Tages. Paradoxerweise haben wir erfahren müssen, daß Alkohol einen angeborenen Nystagmus zeitweise zum Verschwinden bringen kann. Einem unserer Patienten mit einem grobschlägigen angeborenen Nystagmus liefen regelmäßig bereits nach der ersten Runde im Ballsaal die Tanzpartnerinnen davon, bis er einige Jahre später feststellte, daß 2 Glas Bier vor dem Tanzen ausreichten, um ihn vorübergehend von seinem Spontannystagmus zu befreien. Noch einige Jahre später, bald nachdem er geheiratet hatte, mußte er feststellen, daß das Fehlen des Nystagmus für seine Ehefrau sicheres Zeichen dafür war, daß er auf dem Nachhauseweg mindestens 2 Glas Bier getrunken hatte.

Es gibt einige klar abgrenzbare Nystagmusformen, die wegen ihrer diagnostischen Bedeutung der Erwähnung bedürfen. Ein *latenter* Nystagmus, der sich durch Abdecken eines Auges auslösen läßt, ist angeboren und meist mit irgendeiner Schielart vergesellschaftet; für den Neurologen hat er keine Bedeutung. Der *Schaukel-* oder *„Seesaw"*-Nystagmus ist ein sehr seltenes klinisches Symptom, bei dem eine Abwärtsbewegung des einen Auges mit einer Aufwärtsbewegung des anderen korreliert ist. Er ist meist Folge eines parasellären Prozesses oder Kraniopharyngeoms. Ein nach unten schlagender Nystagmus, d. h. ein *Vertikalnystagmus,* der nur beim Blick nach unten vorhanden ist, ist gewöhnlich Folge einer Erkrankung in der hinteren Schädelgrube; er ist beschrieben worden bei basilärer Impression und Verlagerung von Kleinhirnanteilen. Das *Bobbing,* eine ähnlich aussehende spontane Ruckbewegung der Augen nach unten, haben wir selbst nicht beobachtet. Langsame und schnelle Nystagmuskomponenten sind entgegengesetzt gerichtet wie beim vertikalen Blicknystagmus nach unten: ein schneller Ruck nach unten und eine langsame Rückkehr in Mittelstellung. Es ist meistens bei Brückenblutungen beobachtet worden. Beim *Opsoklonus* handelt es sich um grobe irreguläre, arrhythmische und chaotisch wirkende Bulbusbewegungen, die am häufigsten bei Enzephalitiden festzustellen sind. *Willkürnystagmus* stellt eine Kuriosität dar. Wir haben ihn nur bei zwei Gelegenheiten beobachten können und waren davon sehr beeindruckt.

III. Hirnnerv

Der Kern des III. Hirnnerven liegt im Mittelhirn direkt vor dem Aquädukt. Seine efferenten Fasern treten an der Innenseite der Hirnschenkel hervor. Der Nerv verläuft nach vorne zwischen der A. cerebri posterior und den oberen Kleinhirnarterien, lateral von der A. communicans posterior, und durchdringt die Dura seitlich vom hinteren Klinoidfortsatz. Er liegt dann in der lateralen Wand des Sinus cavernosus, über dem IV. Hirnnerven und lateral des Kavernosusabschnittes der A. carotis interna. Der Nerv betritt die Orbita durch die Fissura orbitalis superior. Er versorgt den M. levator palpebrae und sämtliche äußeren Augenmuskeln mit Ausnahme des Rectus lateralis und Obliquus superior. Seine parasympathischen Fasern innervieren den M. sphincter pupillae und den Ziliarmuskel, der für die Akkommodation verantwortlich ist.

Bei *kompletter Lähmung* besteht eine Ptose, eine Abweichung des Auges nach außen, weil der Gegenspieler des Rectus lateralis ausgefallen ist, eine weitgestellte Pupille mit Verlust der direkten und konsensuellen Lichtreaktion, eine Akkommodationslähmung und eine Lähmung aller Augenbewegungen mit Ausnahme nach außen und unten innen. Es liegt eine innere und äußere Okulomotoriuslähmung vor.

Anfängliche Doppelbilder werden bald von der Ptose maskiert oder erst während der Rückbildung bzw. bei passivem Anheben des Oberlides bemerkt. Durch eine kräftige Kontraktion des M. frontalis, der vom N. facialis innerviert wird, kann das Lid kompensatorisch geringfügig angehoben werden.

Partielle Lähmungen sind häufig. Nervenfasern können von der Läsion verschont bleiben, oder die Restitution schreitet unterschiedlich schnell fort. Die pupillokonstriktorischen Fasern bleiben bei der diabetischen Okulomotoriusparese oft verschont. Die gleichzeitige Beteiligung sympathischer Fasern hinter der Orbita erklärt Fälle mit fehlender Pupillenerweiterung. Eine akute isolierte und mit Schmerzen einhergehende Okulomotoriusparese ist sehr oft Folge eines nicht rupturierten (paralytischen) intrakraniellen Aneurysmas. Der Liquor bleibt meist klar. Die Lues ist heutzutage nicht mehr die häufigste Ursache einer blanden Okulomotoriusparese. Vaskuläre und demyelinisierende Herde im Mittelhirn, paraselläre Tumoren, Keilbeinflügelmeningeome und karzinomatöse Prozesse an der Schädelbasis sind andere Ursachen. Flüchtige inkomplette Okulomotoriusparesen beim älteren Menschen sind „vaskulär" bedingt, bilden sich weist zurück, eine Angiographie ist eigentlich überflüssig. Rezidivierende Okulomotoriuslähmungen trotzen oft allen diagnostischen Bemühungen.

In *Aneurysmafällen* ist der Beginn nicht immer schlagartig. Selbst der charakteristische Schmerz in der Stirn, im Auge und manchmal auch an der Wange kann im Laufe einiger Wochen vor Auftreten der Okulomotoriuslähmung noch zunehmen. Es ist ein projizierter Schmerz, der in der Regel auf das Gebiet des 1. Trigeminusastes beschränkt

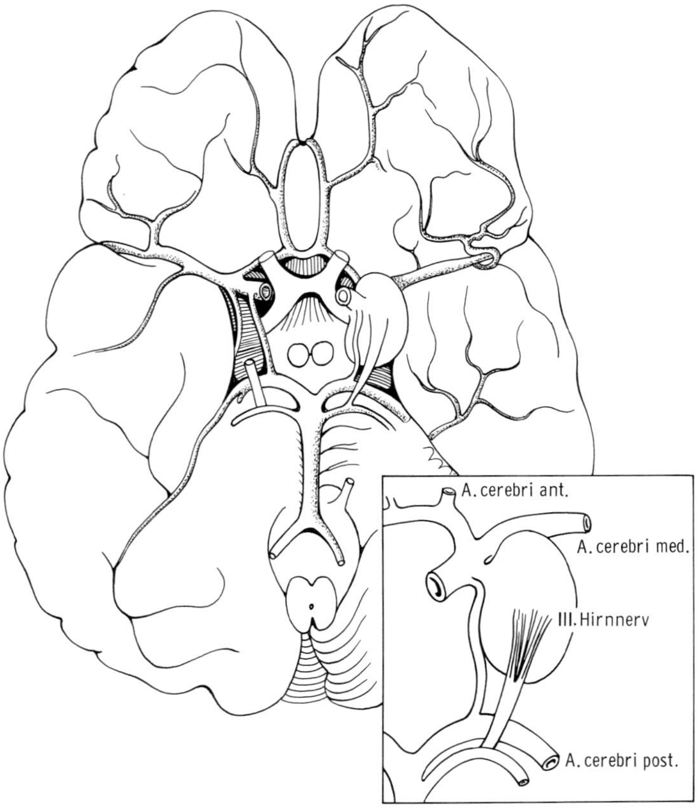

117 Okulomotoriusparese: Die häufigste Ursache einer akuten schmerzhaften einseitigen Okulomotoriuslähmung: ein Aneurysma der A. communicans post. Beachte die Einbeziehung des Nerven in die Wand des Aneurysma. Diese Zeichnung hat eine gewisse historische Bedeutung. Sie wurde 1927 von *E. W. Twining* in Manchester angefertigt. Es war der erste Fall, bei dem ein intrakranielles Aneurysma direkt operativ angegangen wurde. Der chirurgische Wegbereiter war *Sir Geoffrey Jefferson*

bleibt. Ein kompletter Sensibilitätsausfall ist selten. In Fällen mit spontaner Rückbildung können lediglich ein abgeschwächter Kornealreflex, eine enge Lidspalte und eine gewisse Einschränkung vertikaler Bulbusbewegungen zurückbleiben. Horizontale Bewegungen haben eine bessere Rückbildungstendenz.

Bei *„ophthalmoplegischer Migräne"* wird die Angiographie selten ein intrakranielles Aneurysma aufdecken. Obwohl die Vorgeschichte bei beiden ähnlich sein kann, setzen die Symptome bei der Migräne in der Kindheit oder in der Jugend ein und bilden sich rascher und immer vollständig zurück. In Aneurysmafällen können zwar ebenfalls Rezidive vorkommen, jedoch ist die Rückbildung nach einer Attacke niemals vollständig.

IV. Hirnnerv

Der Nucleus trochlearis liegt im Mittelhirn am Boden des Aquädukts unterhalb des Okulomotoriuskerngebietes. Er ist der dünnste der Hirnnerven und kreuzt nach dem Verlassen des Hirnstammes als einziger die Mittellinie, um sich um den Hirnschenkel herumzuschlängeln. Er durchquert die Cisterna interpeduncularis und tritt in die laterale Wand des Sinus cavernosus ein, um den M. obliquus superior am Auge zu versorgen. Als Folge der Kreuzung betrifft eine Kernläsion den gegenüberliegenden Obliquus superior. Eine einseitige Läsion im Mittelhirn kann den IV. Hirnnerv der gegenüberliegenden Seite und den III. Hirnnerv der gleichen Seite beteiligen.

Die Wirkungsweise des Obliquus superior ist komplex; primär zieht er das Auge nach unten, und zwar maximal in Adduktionsstellung, aber so gut wie gar nicht bei abduziertem Auge. In zweiter Linie abduziert er das Auge und rotiert es um die Vertikalachse. Eine Lähmung des Muskels führt zur Beeinträchtigung der Abwärtsbewegung des Auges in Adduktionsstellung und zu vertikalen Doppelbildern, wobei das falsche Bild schräg steht. Doppelbilder beim Blick nach unten stören besonders beim Lesen und beim Treppabgehen.

Die Meinungen über die Häufigkeit einer isolierten Trochlearisparese gehen auseinander, jedoch sind Doppelbilder beim Blick nach unten beim älteren Menschen nicht ungewöhnlich, wenn auch meist nur vorübergehend. Bei gleichzeitiger Okulomotoriusparese ist der Nachweis einer Lähmung des M. obliquus superior besonders schwierig. Da sich das Auge dann in Abduktionsstellung befindet, kann der Muskel seine Senkerwirkung nicht entfalten; seine Kontraktion bewirkt nur eine Torsionsbewegung, die leicht zu übersehen ist.

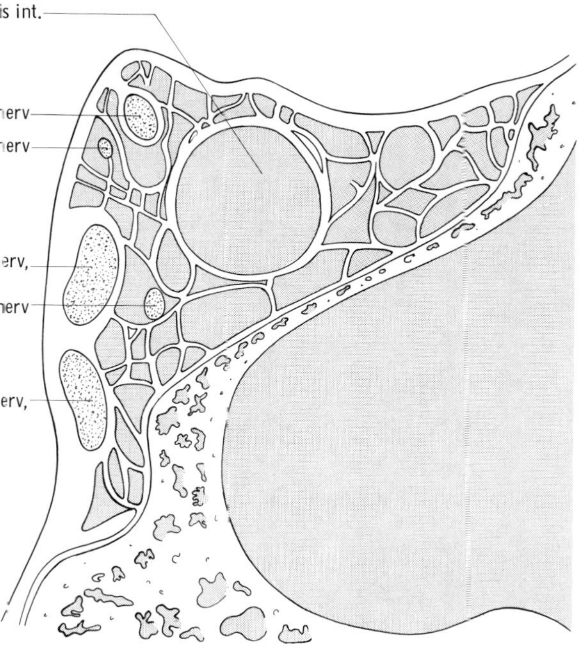

118 III., IV. und V. Hirnnerv: Die Beziehung des III., IV. und V. Hirnnerven zur Wand des Sinus cavernosus und der A. carotis int.

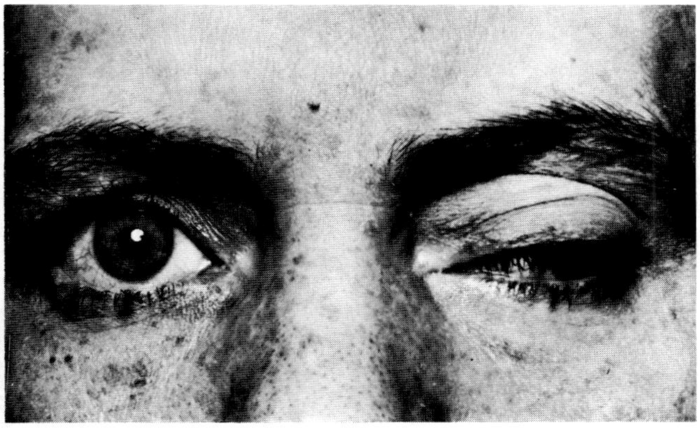

a

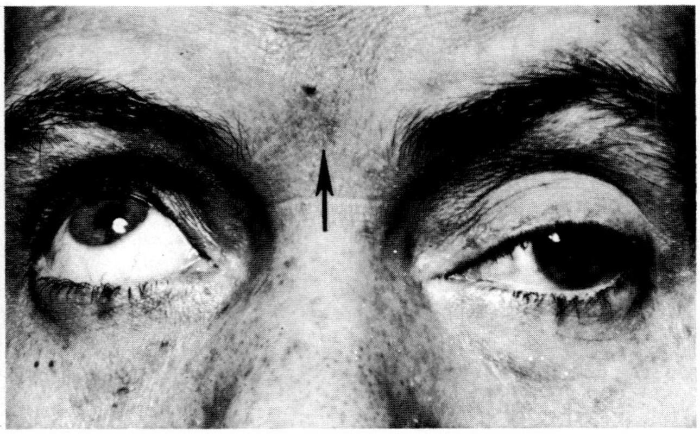

b

119 a + b Okulomotoriusteilparese links; Karzinom des Nasopharynx: **a** Ptose und Abweichen des linken Auges nach außen. **b** Blick nach oben: durch das geringe Anheben des linken Oberlides zeigten sich die erweiterte Pupille und die Lähmung des linken Auges beim Blick nach oben

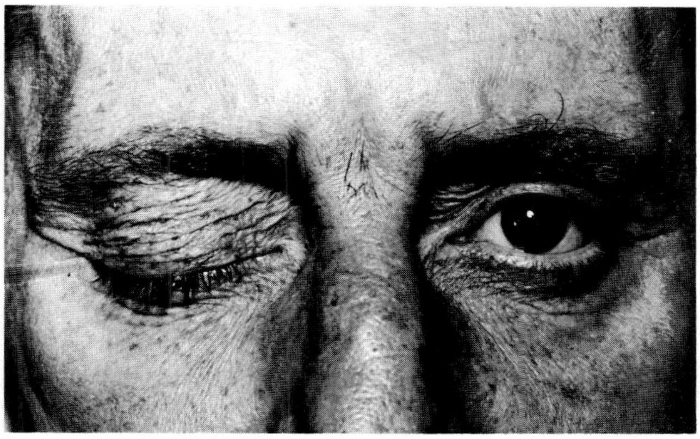

a

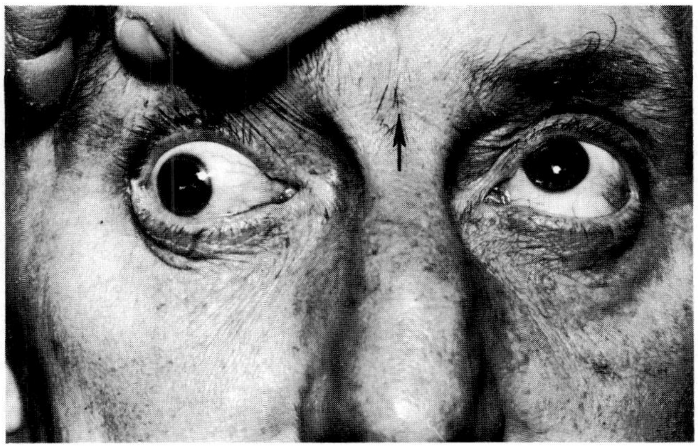

b

120 a + b Komplette Okulomotoriusparese rechts. Aneurysma der A. communicans post.: **a** Komplette Ptose. **b** Beim Hochheben des gelähmten Oberlids zeigt sich die erweiterte Pupille und die Abduktionsstellung des Bulbus. Der Patient wird aufgefordert, nach oben zu sehen, aber nur das linke Auge bewegt sich

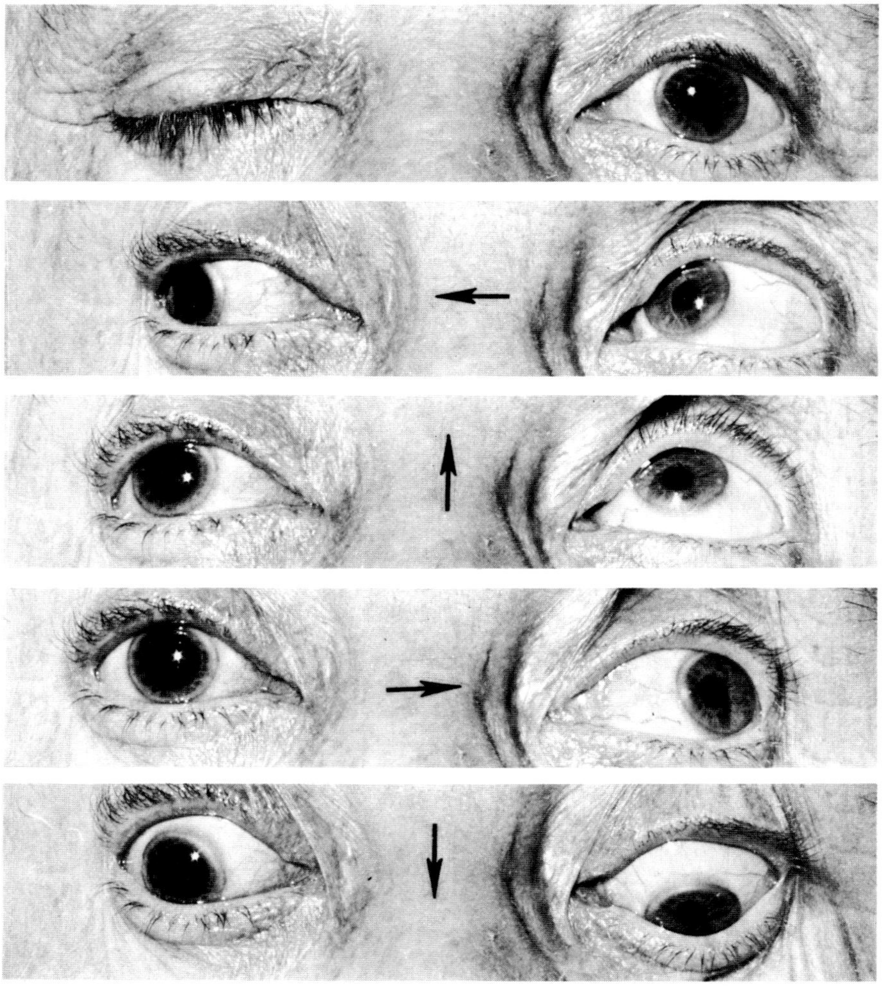

a

b

c

d

e

121 a–g Komplette Okulomotoriusparese rechts. Aneurysma der rechten A. communicans post. **a** Rechtsseitige Ptose. **b** Blick nach rechts: intakter rechter M. rectus lat. **c** Blick nach oben: rechts nicht möglich. **d** Blick nach links: Lähmung des rechten M. rectus med. **e** Blick nach unten: rechts nicht möglich. Beachte die weitgestellte rechte Pupille, die auf Licht und bei Konvergenz nicht reagierte. **f + g** Karotisangiogramm rechts, das das Aneurysma zeigt

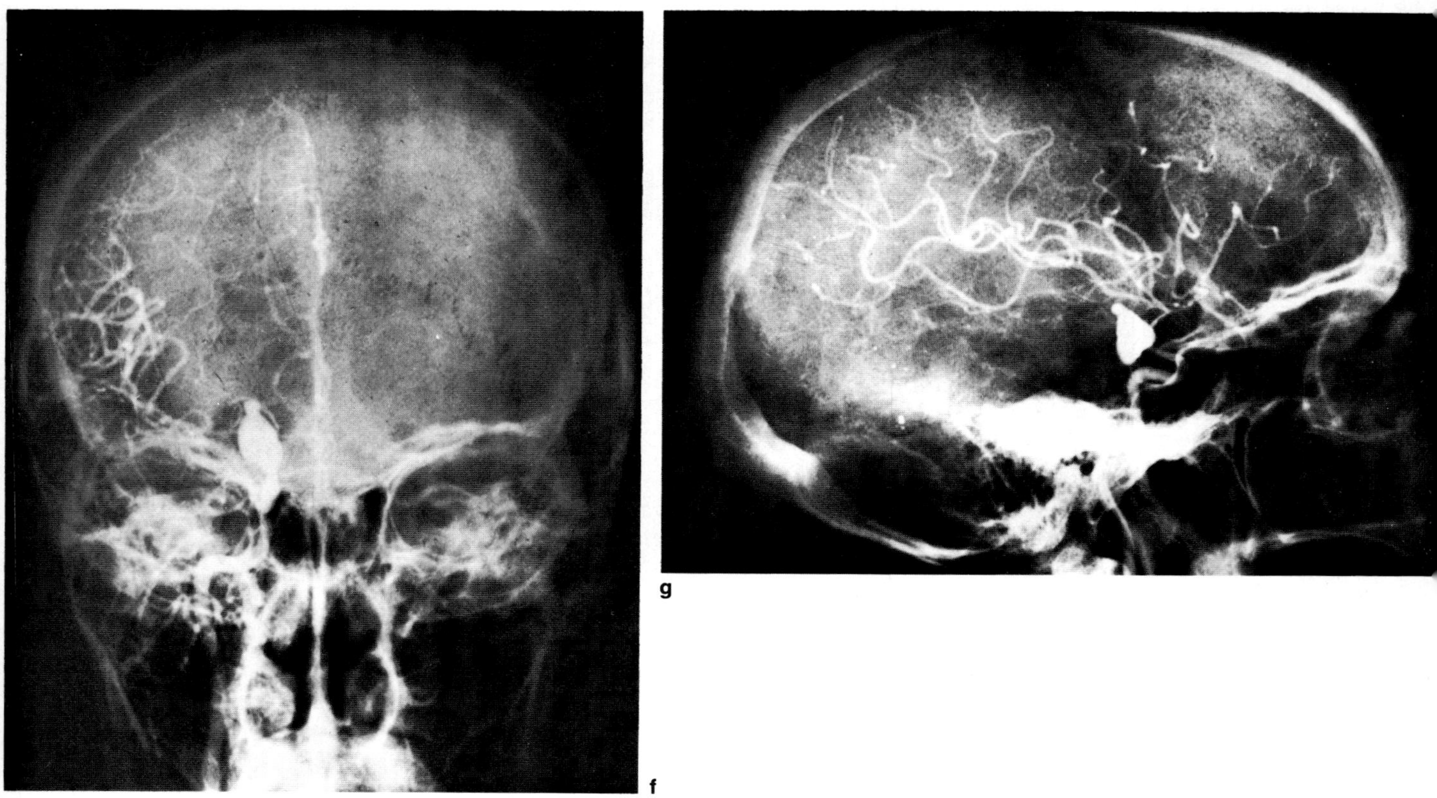

g

f

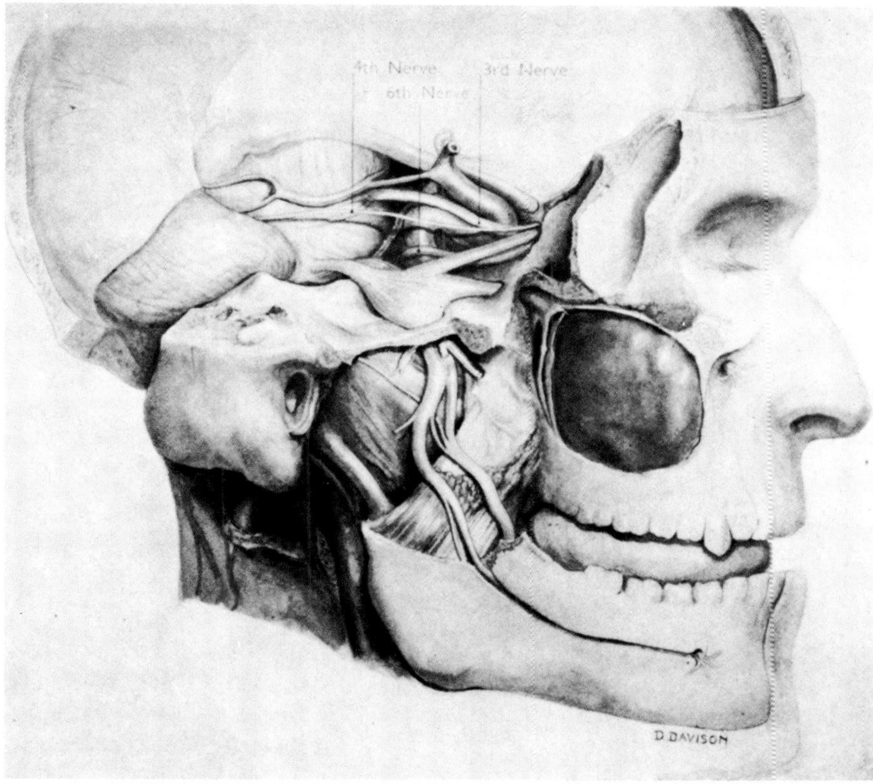

122 Die Beziehung des III., IV., V. und VI. Hirnnerven zum Karotissiphon

Nicht selten sind Verletzungen die Ursache einer Trochlearisparese. Während die Stelle der Nervenverletzung bei Schädelhirntraumen oft nur schwer festzustellen ist, kann ein Trauma der Orbita mit Fraktur des oberen Orbitalrandes die Trochlearisrolle dislozieren oder den M. obliquus superior selbst verletzen. Auch am Tentoriumrand kann der Nerv geschädigt werden. Diabetes mellitus und Durchblutungsstörungen sind andere Ursachen dieser Lähmung.
Ein diagnostischer Hinweis auf eine Trochlearisparese ist die vom Patienten eingenommene Kopfhaltung. Die Doppelbilder stehen übereinander und nehmen beim Blick nach unten zu. Am geringsten sind sie, wenn der Kopf zur anderen Seite gedreht und das Kinn gesenkt wird.

VI. Hirnnerv

Der Abduzenskern liegt im unteren Teil der Brücke am Boden des IV. Ventrikels. Nach kurzem intrapontinem Verlauf treten die Nervenfasern in Höhe des pontomedullären Überganges aus. Da der Kern in unmittelbarer Nachbarschaft des Fazialiskernes liegt, sind nukleäre Läsionen des VI. Hirnnerven manchmal mit Fazialisparesen kombiniert. Bei angeborener Diplegia facialis liegt gelegentlich auch eine Lähmung beider Recti externi vor: Ursache ist eine Kernaplasie dieser Hirnnerven. Die Multiple Sklerose oder Brückentumoren können mit einseitiger Abduzens- und Fazialisparese einhergehen. Der Nerv selbst hat einen langen extrazerebralen Verlauf an der Hirnbasis. Er spannt sich bogenförmig über die Felsenbeinspitze in unmittelbarer Nachbarschaft zum Sinus petrosus inferior, verläuft in der lateralen Wand des Sinus cavernosus und betritt die Orbita durch die Fissura orbitalis superior. Er versorgt den M. recuts lateralis. Ein Ausfall des VI. Hirnnerven führt zu einer Lähmung dieses Muskels mit Verlust der Abduktionsfähigkeit des Auges, das durch ein Überwiegen des Rectus internus nach einwärts abweichen kann. Doppelbilder werden beim Blick zur betroffenen Seite wahrgenommen, wobei das falsche Bild lateral vom echten und parallel zu ihm liegt. Eine Unterscheidung zwischen nukleärer und infranukleärer Abduzensparese ist nur anhand von Begleitsymptomen möglich, die auf den Ort der Läsion hinweisen. Der Kern kann bei Virusinfektionen des Hirnstammes sowie durch Tumoren und vaskuläre Herde in der Brücke geschädigt werden. Meist sind Abduzensparesen Folge von Läsionen des Nerven nach seinem Austritt aus der Brücke. Der Nerv kann direkt durch Tumordruck komprimiert werden; eine isolierte Lähmung durch ein intrakranielles Aneurysma wäre dagegen ungewöhnlich. Gelegentlich verbirgt sich eine Lues dahinter. In der

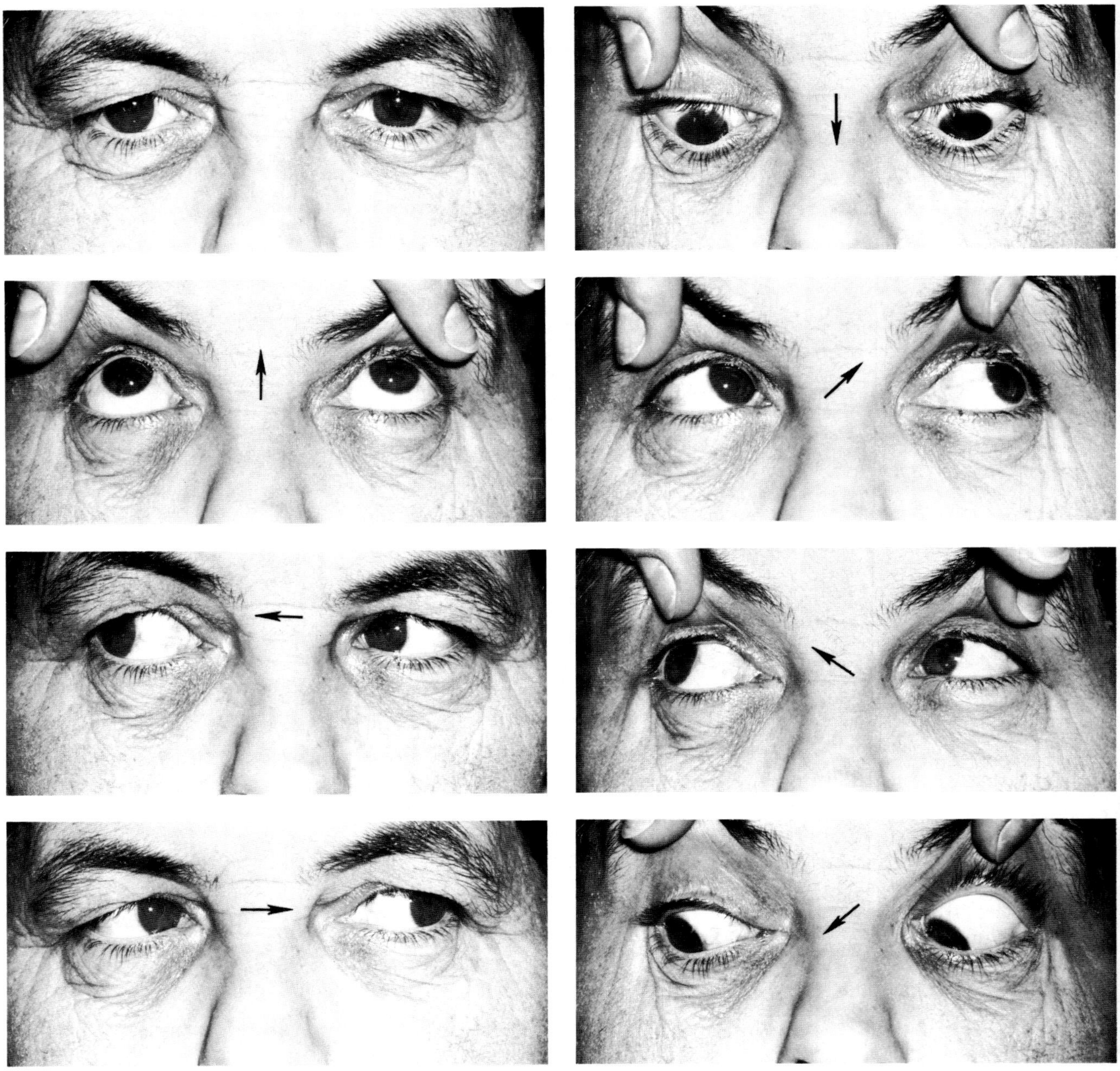

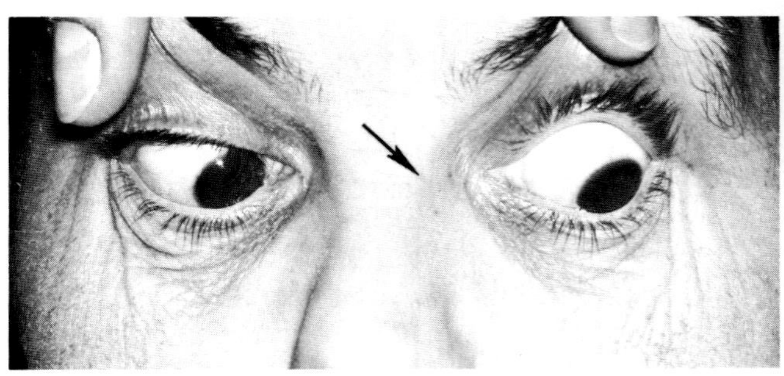

123 Trochlearislähmung rechts: Frau im mittleren Lebensalter mit plötzlich aufgetretenen Doppelbildern beim Blick nach unten. Beachte, daß die einzig sichtbare Bewegungseinschränkung bei der Senkung des adduzierten rechten Auges vorliegt. Langsame Rückbildung; keine Ursache nachgewiesen

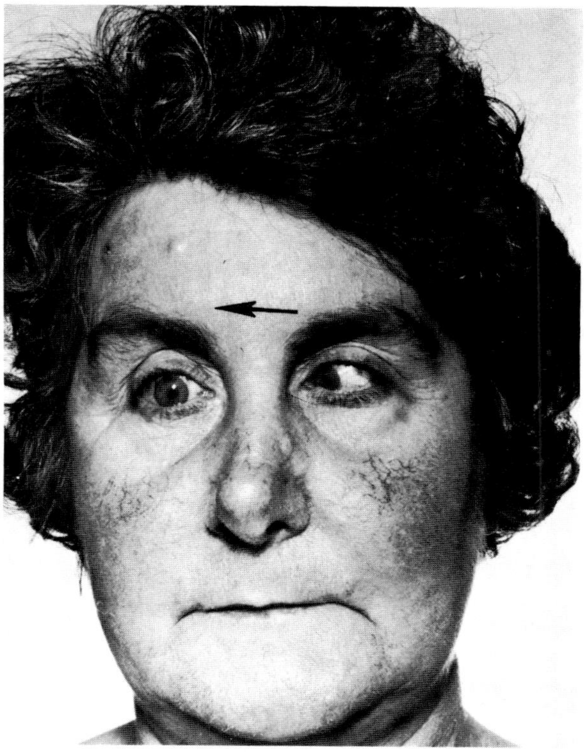

124 Abduzenslähmung rechts: Während des Fernsehens plötzlich Doppelbilder, keine anderen Beschwerden. Beachte die Lähmung des rechten M. rectus ext. beim Blick nach rechts. Pupillen normal; neurologischer Befund regelrecht. Positive Serologie in Blut und Liquor; letzterer war sonst normal

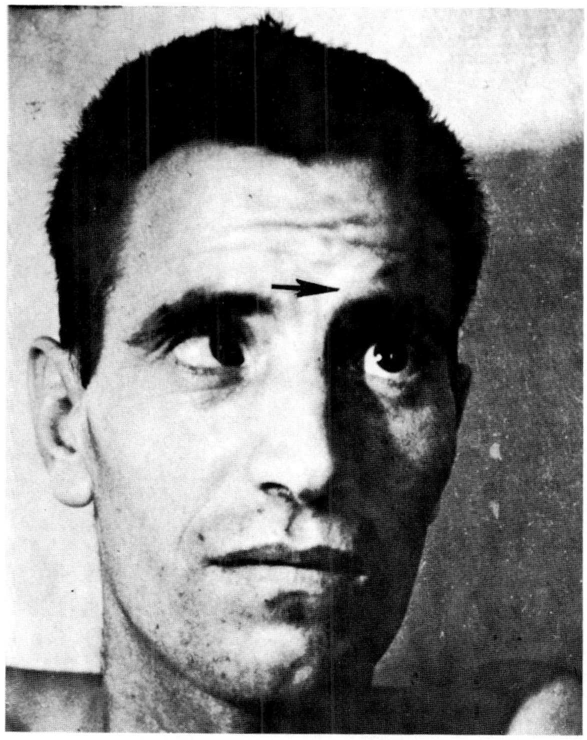

125 Abduzenslähmung links: Parese des M. rectus lat. links bei einem Patienten mit einem Tuberkulom im Kleinhirn; ein in die Irre führendes Lokalsymptom, hervorgerufen durch intrakranielle Drucksteigerung. Im weiteren Verlauf entwickelte sich eine Lähmung des rechten M. rectus lat. Eine beidseitige Stauungspapille lag schon bei der ersten Untersuchung vor

Mehrzahl der Fälle mit isolierter Abduzensparese bleibt die Ursache unklar. Da es sich meist um ältere Menschen handelt, werden naturgemäß vaskuläre Läsionen vermutet. Der Diabetes mellitus ist eine andere mögliche Ursache einer Abduzenslähmung. Rückbildung ist die Regel, zusätzliche diagnostische Maßnahmen können auf wenige Untersuchungen beschränkt bleiben, und nur selten wird die stationäre Einweisung notwendig. Wöchentliche klinische Kontrolluntersuchungen sind wichtiger als alles andere. Meist bietet der Patient Zeichen einer Arteriosklerose. Man sollte nicht vergessen, daß bei intrakranieller Drucksteigerung eine ein- oder doppelseitige Abduzensparese fälschlicherweise als Lokalsymptom angesehen werden kann. Die Erklärung liegt darin, daß der Nerv in seinem langen extrazerebralen Verlauf besonders leicht durch eine Massenverschiebung mit Verlagerung des Hirnstammes nach unten gedehnt werden kann.

Das rezidivierende, wiederholte oder fluktuierende Auftreten einer Abduzensparese beim jungen Menschen ist gewöhnlich Symptom einer Multiplen Sklerose oder Myasthenia gravis. An letztere sollte man auch beim älteren Menschen denken, bei dem oft allzu leicht eine zerebrale Arteriosklerose angenommen wird.

Okuläre Myopathie

Die äußeren Augenmuskeln sind bei einer Muskeldystrophie meist nicht betroffen. Die *Ophthalmoplegia progressiva externa* wurde viele Jahre als nukleär bedingt aufgefaßt, ohne daß sich jemals ein überzeugender autoptischer Beweis dafür hätte erbringen lassen. Erst die Muskelbiopsie enthüllte, daß die Augenmuskellähmung Folge einer myopathischen Degeneration ist. Die okuläre Myopathie kann familiär auftreten und bei Geburt vorhanden sein, kann aber auch in jedem Lebensalter einsetzen. Sie ist vermutlich für einige jener Ptosisfälle verantwortlich, die in der Kindheit auftreten und im späteren Leben zunehmen. In vielen Fällen scheinen die Symptome erst im mittleren Lebensalter einzusetzen.

Die Differenzierung zwischen neurogener und myopathischer Ophthalmoplegie kann schwierig sein. Die Mehrzahl der Patienten mit progressiver Ophthalmoplegie und Ptose scheint der progressi-

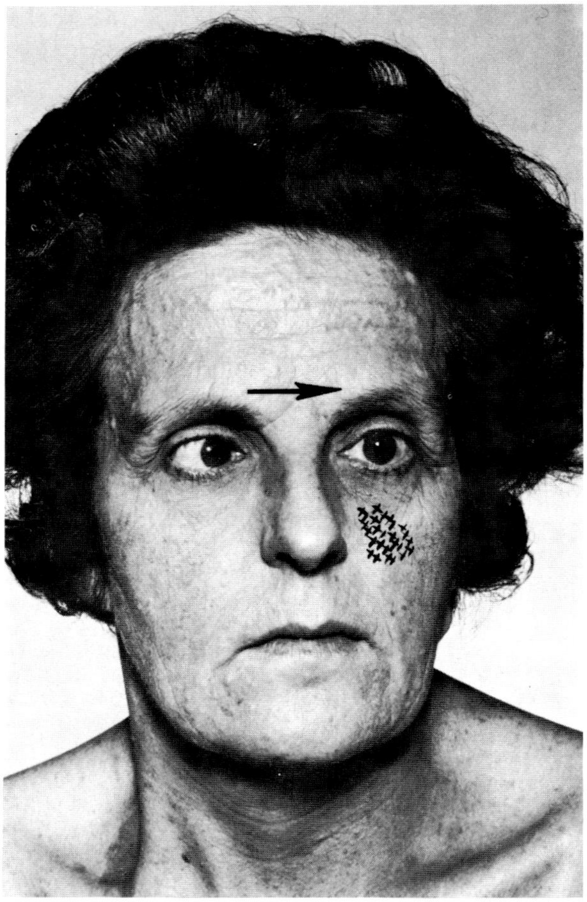

126 Abduzenslähmung links: Plötzlich aufgetretene Doppelbilder. Einen Monat später Kopfschmerz, Drehschwindel und Erbrechen. Kutane Neurofibromatose. Lähmung des linken M. rectus lat., Taubheitsgefühl an der linken Wange, normales Hörvermögen. Röntgenologisch waren die inneren Gehörgänge regelrecht. Normaler Liquor, normale Luftenzephalographie und Karotisangiographie. Bei Autopsie Ponsgliom

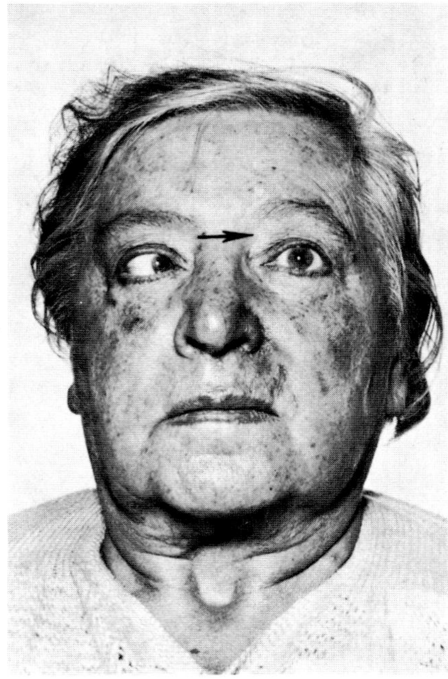

127 Isolierte linksseitige Abduzensparese bei einer Patientin mit Bluthochdruck und Diabetes mellitus. Vollständige Rückbildung

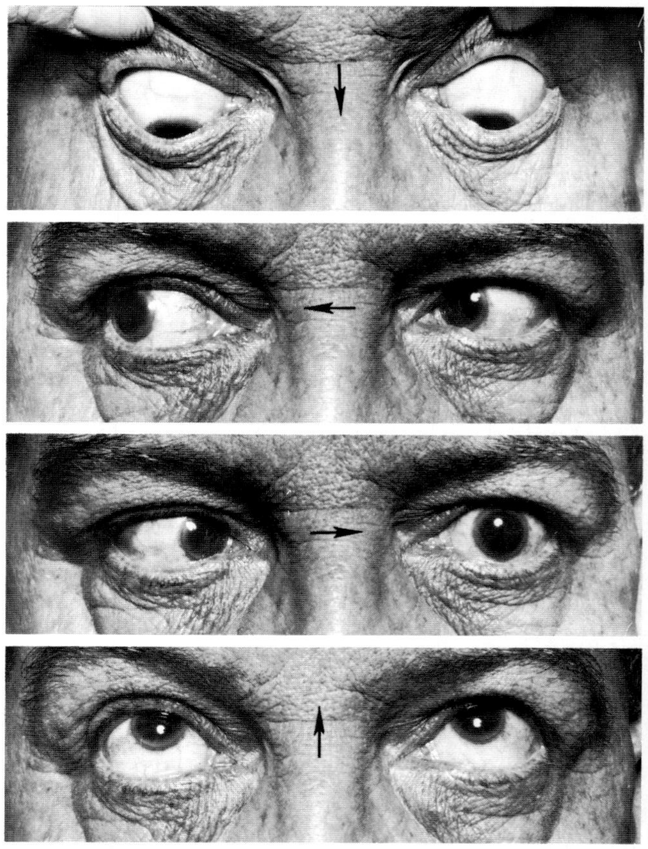

128 Isolierte linksseitige Abduzensparese. Alle Bewegungen des betroffenen Bulbus waren normal mit Ausnahme der Abduktion. Die Rückbildung war vollständig, jedoch entwickelte der Patient in der Folgezeit zahlreiche Beschwerden und Symptome einer Multiplen Sklerose

ven okulären Myopathie zuzugehören, bei der die Serumenzyme anders als bei den übrigen Myopathien nicht erhöht zu sein brauchen. Elektrophysiologische und histologische Untersuchungen weisen auf den myopathischen Prozeß hin. Selten wird die okuläre Myopathie von einer okulopharyngealen oder allgemeinen Myopathie begleitet oder gefolgt. Solche Fälle sollten nicht mit myotonischer Dystrophie verwechselt werden, die auch mit Ptose und Facies myopathica einhergeht. Auf der anderen Seite gibt es Fälle mit zunehmender Ptose und Ophthalmoplegie, bei denen die Sektion eine degenerative neurologische Erkrankung aufdeckt, obwohl nach dem Ergebnis der Muskelbiopsie ein anscheinend myopathischer Prozeß vorgelegen hat. Die Interpretation von Augenmuskel-Biopsiepräparaten muß schwierig sein, da die Durchtrennung des N. oculomotorius in den denervierten Muskeln

Veränderungen hervorrufen kann, die sich von denen einer Myopathie nicht unterscheiden lassen. Die Augenmuskeln stellen nicht einfach kleine Streifen quergestreifter Skelettmuskeln dar; sie haben anatomische, physiologische und pharmakologische Besonderheiten. An einer Extremität versorgt ein Axon 100–200 Muskelfasern, wohingegen am Auge ein Axon nur wenige Fasern versorgt. Insgesamt ist es denkbar, daß bis heute noch nicht genügend neuropathologische Untersuchungen okulärer Myopathien vorliegen, um mit Sicherheit sagen zu können, ob die Ophthalmoplegie neurogen oder myogen bedingt ist.

Männer und Frauen sind etwa gleich oft betroffen. Unserer Erfahrung nach ist die Ptosis das am konstantesten nachzuweisende Symptom, obwohl es auch anderslautende Berichte gibt. Es handelt sich gewöhnlich um eine beidseitige Ptose, obwohl sie längere Zeit nur einseitig ausgeprägt sein kann. Doppelbilder werden nur selten angegeben, was z. T. mit der Ptose zusammenhängt. Passives Anheben der Oberlider kann die Doppelbilder zum Vor-

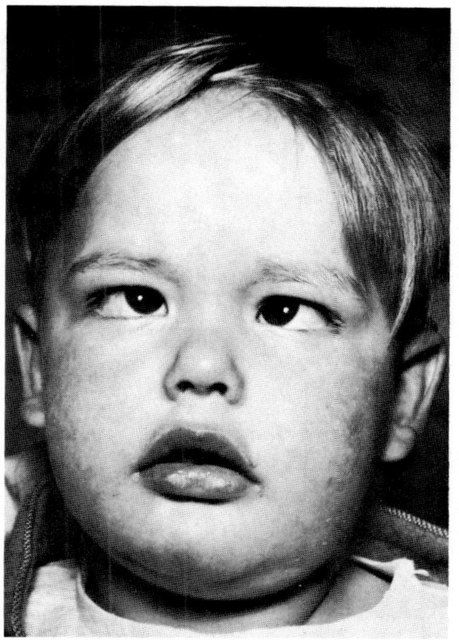

129 Strabismus convergens bei einer angeborenen doppelseitigen Abduzensparese. Dies ist manchmal zusammen mit einer kongenitalen beidseitigen Fazialislähmung zu beobachten – Diplegia facialis congenita infolge Kernaplasie

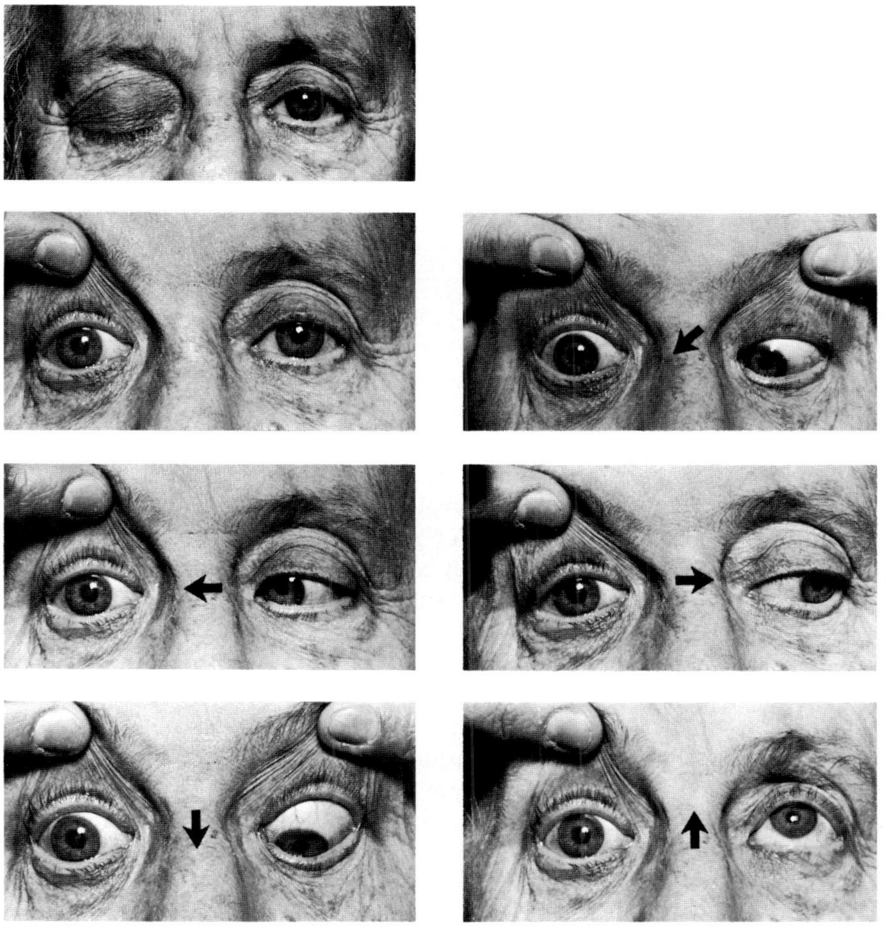

130 Komplette externe Ophthalmoplegie rechts. Linkes Auge normal. Die rechte Pupille war nur leicht erweitert und reagierte noch träge auf Licht. Es bestand auch eine Anästhesie im Versorgungsgebiet des 1. Trigeminusastes rechts. Intrakranielles Aneurysma, ausgehend von der rechten A. carotis int.

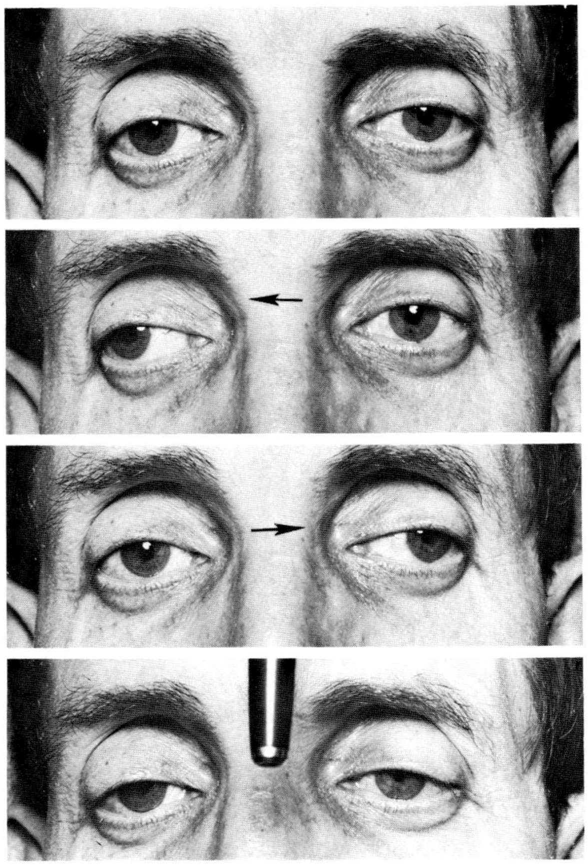

a b c d

131 a–d Internukleäre Ophthalmoplegie bei Multipler Sklerose: Beachte in **a** den leichten Strabismus divergens rechts. **b** Blick nach rechts: Parese des linken M. rectus med. **c** Blick nach links: Parese des rechten M. rectus med. **d** Es kommt zu einer leichten Kontraktion der Mm. recti mediales bei Konvergenz-Akkommodation

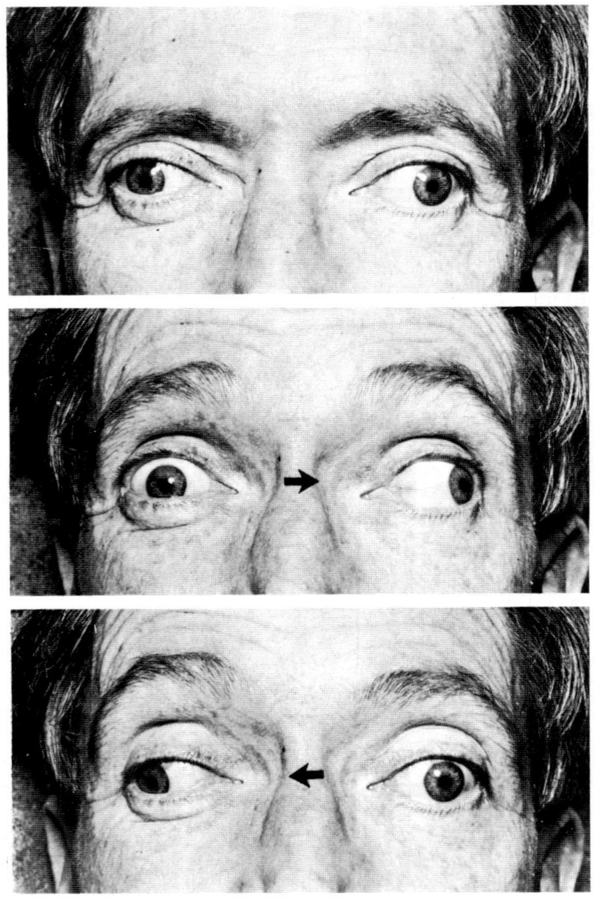

a b c

132 a–c Internukleäre Ophthalmoplegie bei Multipler Sklerose: **a** Strabismus divergens beidseits. **b** Beim Blick nach links Parese des rechten M. rectus med. **c** Beim Blick nach rechts Parese des linken M. rectus med.

schein bringen. In anderen Fällen ist die progressive Immobilität der Bulbi so symmetrisch, daß die Sehachsen parallel bleiben. Manche Patienten können die über einige Jahrzehnte langsam zunehmende Einschränkung der Bulbusbeweglichkeit anhand eigener Wahrnehmungen schildern. Die Pupillen sind ausgespart und reagieren normal auf Licht. Infolge der Ptose sind die Augenbrauen meist über den Oberrand der Orbita hochgezogen, und in schweren Fällen wird der Kopf nach hinten geworfen, um die Sicht zu erleichtern. Der Schwund der Augenlider und Augenmuskeln bewirkt, daß die Oberlider oft papierdünn werden und die Augen in die anscheinend leere Orbita zurücksinken. Gelegentlich zeigt sich auch eine gewisse myopathische Degeneration in der oberen Gesichts- und Schläfenmuskulatur.
Die Erkrankung schreitet fort, kann aber auf jeder Stufe Halt machen. Ptose und Augenmuskelparesen zeigen weder Schwankungen noch Remissionen wie bei der Myasthenia gravis. Die Kranken können allerdings über gelegentliche Doppelbilder und über eine ermüdungsbedingte Zunahme der Ptose klagen. Dies weckt oft den Verdacht auf eine Myasthenia gravis, so daß ein Tensilon- oder Prostigmin-Test notwendig wird. Sowohl bei der Myasthenia gravis als auch bei der okulären Myopathie sind die Pupillenreaktionen normal. Im Falle der okulären Myopathie werden die Symptome manchmal durch den Tensilon- oder Prostigmin-Test vorübergehend verschlimmert.
Obwohl sich in einigen Fällen von okulärer Myopathie eine Schwäche der Gesichtsmuskulatur zeigt, sind Symptome einer Bulbärparalyse selten. Bei Vorderhornerkrankungen stellen wiederum Ptose und Augenmuskelparesen eine Rarität dar.

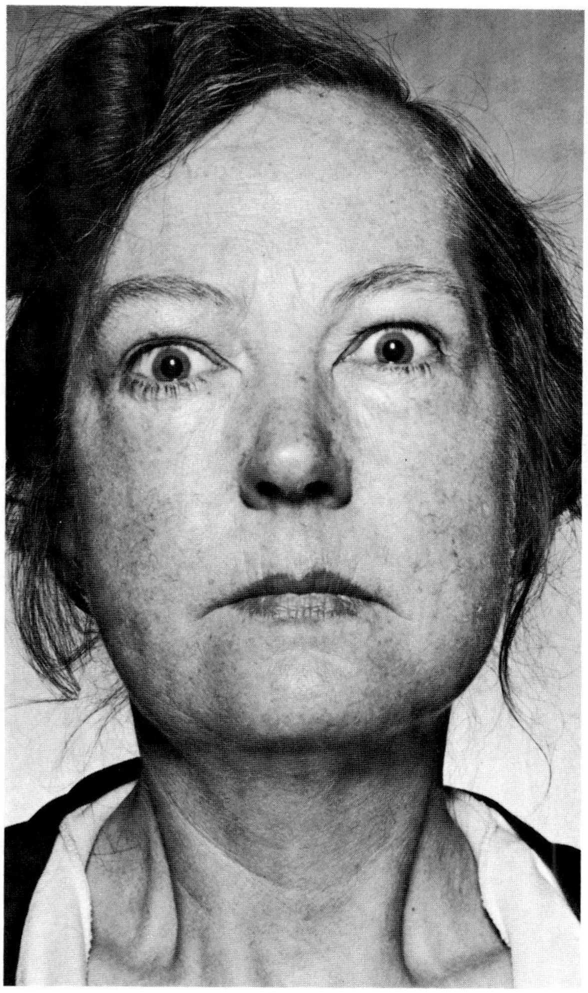

a

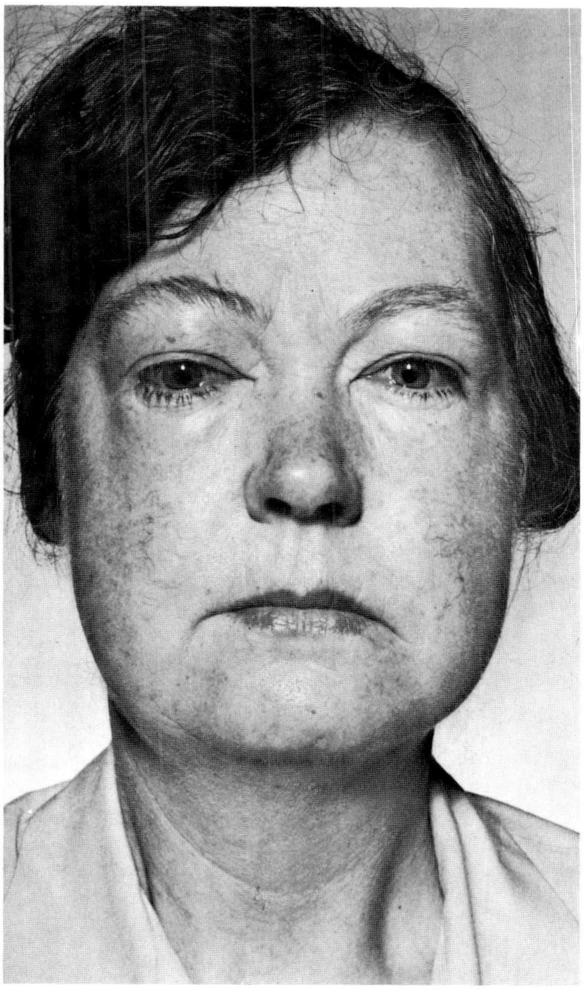

b

133 a + b Endokriner Exophthalmus: **a** Beachte die Retraktion der Oberlider und das Glänzen der Konjunktiva. Es bestanden keine Doppelbilder.

b 3 Monate später hatte die Patientin ein typisches Myxödem entwickelt. Beachte das Ödem der Oberlider und die Rötung der Konjunktiva

V. Hirnnerv

Der N. trigeminus besteht aus einem motorischen und einem sensiblen Anteil. Der motorische Kern liegt im Tegmentum der Brücke. Seine Fasern laufen nach vorne und verlassen die Ventralseite der Brücke zusammen mit der sensiblen Wurzel. Die motorische Wurzel verläuft unterhalb des Ganglion trigeminale [Gasseri] und vereinigt sich mit sensiblen Fasern zum 3. Trigeminusast oder R. mandibularis. Er versorgt die Kaumuskulatur: den M. temporalis, den M. masseter und die Mm. pterygoidei interni et externi. Die beiden zuerst genannten Muskeln bewirken das Anheben des Unterkiefers, das Schließen des Mundes und das Aufeinanderpressen der Zähne. Die Pterygoidei helfen, den Mund zu öffnen, den Unterkiefer nach vorne zu schieben und bewirken seitliche Kieferbewegungen.

Läsionen der motorischen Wurzel führen zu atrophischen Paresen dieser Muskeln, oft mit Ausbildung einer Delle ober- und unterhalb des Jochbeins. Wenn der Patient aufgefordert wird, die Zähne zusammenzubeißen, zeigt die Palpation des Vorderrandes beider Masseteren die defekte Kontraktion. Bei weitem Öffnen des Mundes weicht der Kiefer als Folge der ungebremsten Aktion des kontralateralen Pterygoideus lateralis zur gelähmten Seite ab. Bei beidseitiger Kaumuskellähmung, die bei bulbärer Poliomyelitis, in den Spätstadien einer Vorderhornerkrankung und bei Myasthenia gravis vorkommen kann, hängt der Unterkiefer herab.

Der Masseterreflex läßt sich beim Gesunden meist nicht auslösen, kann aber die allgemeine Hyperreflexie beim vegetativ Labilen begleiten. Ein eindeutig gesteigerter Masseterreflex kann zur Bestim-

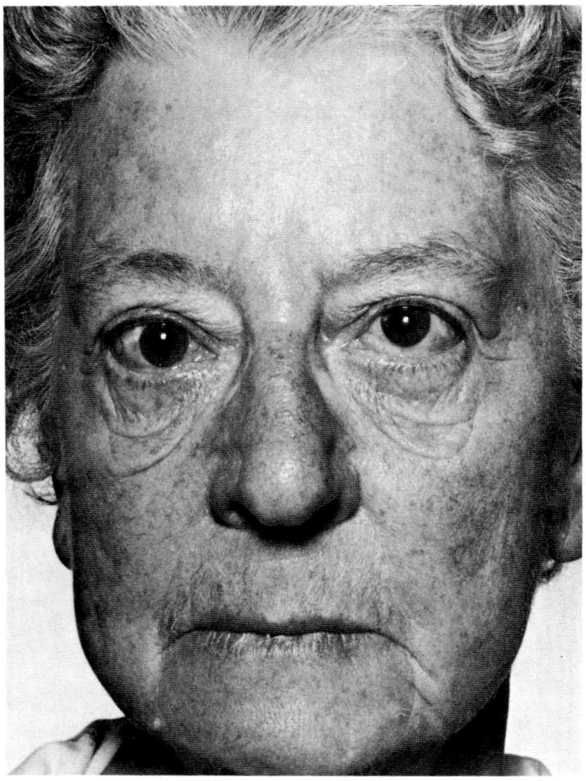

a

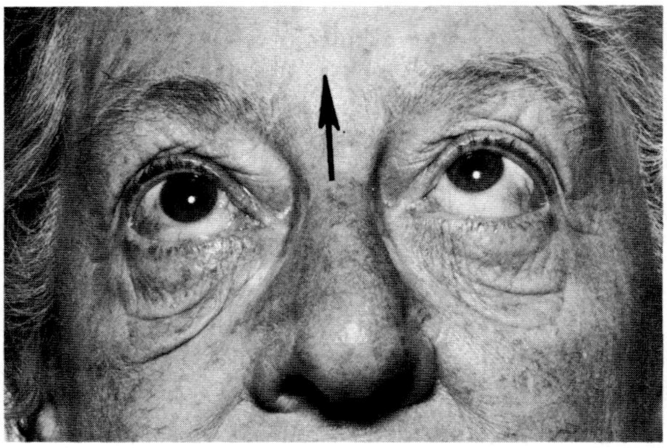

b

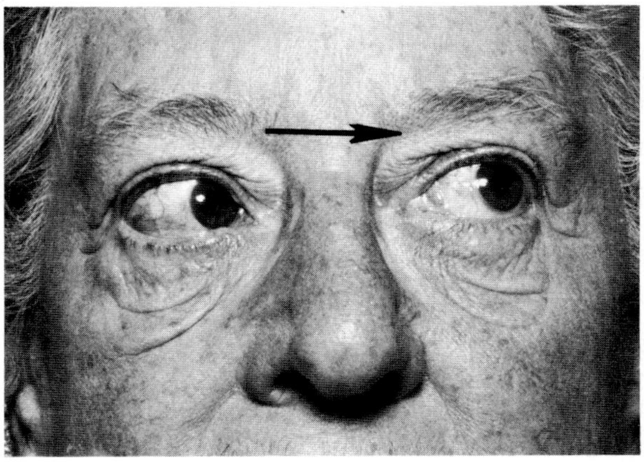

c

134 a–c Endokriner Exophthalmus: **a** Klagen über Doppelsehen und Hervortreten des linken Auges. **b** Beachte den eingeschränkten Blick nach oben des rechten Auges und **c** das Abduktionsdefizit des linken Auges. Die Bewegungen bei Elevation und Abduktion werden zuerst betroffen

mung der Läsionshöhe an den Pyramidenbahnen beitragen. Nicht selten gelingt dadurch die Differenzierung zwischen einem Herd in der Brücke und im Halsmark. Bei einem Kranken mit Tetra- oder Paraparese kann ein lebhafter Masseterreflex der einzige Hinweis darauf sein, daß die Läsion bzw. die Läsionen in oder oberhalb der Brücke zu suchen sind.

Die sensiblen Trigeminusfasern haben ihren Ursprung im Ganglion trigeminale [Gasseri], das in einem von der Dura gebildeten Rezessus an der Felsenbeinspitze liegt, lateral von der A. carotis interna und hinter dem Sinus cavernosus. Die peripheren Axone bilden die 3 Trigeminusäste, den R. ophthalmicus, den R. maxillaris und den R. mandibularis, die das Gesicht, die vorderen $^2/_3$ des behaarten Kopfes, das Auge und die vorderen $^2/_3$ der Zunge sensibel versorgen. Die zweiten Zervikalsegmente grenzen am Scheitel in Höhe der Ohr-Ohr-Linie an das Versorgungsgebiet des N. trigeminus. Die Nasenflügel werden von Aufzweigungen des 1. und. 2. Trigeminusastes sensibel innerviert. Die Anatomiebücher geben die sensible Versorgung der Ohrmuschel durch den N. trigeminus unterschiedlich wieder. Nach einigen Autoren versorgt der R. mandibularis lediglich den Tragus, nach anderen die vordere obere Hälfte der Ohrmuschel. Es mag eine gewisse normale Variationsbreite geben, jedoch führt nach meiner Erfahrung die Durchtrennung der sensiblen Trigeminuswurzel gewöhnlich zu einem Sensibilitätsausfall, der auf den Tragus und manchmal einen schmalen Streifen längs der oberen und vorderen Ohrmuschelbegrenzung beschränkt bleibt.

Die zentripetalen Fasern aus dem Ganglion trigeminale [Gasseri] treten mit der sensiblen Wurzel in die Brücke ein. Jene, die Berührung und propriozeptive Impulse übertragen, verlaufen zum sensiblen Hauptkern in der Brücke, während die schmerz- und temperaturleitenden Fasern sich abwärts wenden und am spinalen Trigeminuskern enden, der sich durch die Medulla bis in die oberen 2 oder 3 zervikalen Rückenmarkssegmente erstreckt. Die sensiblen Fasern dieses Trigeminussystems

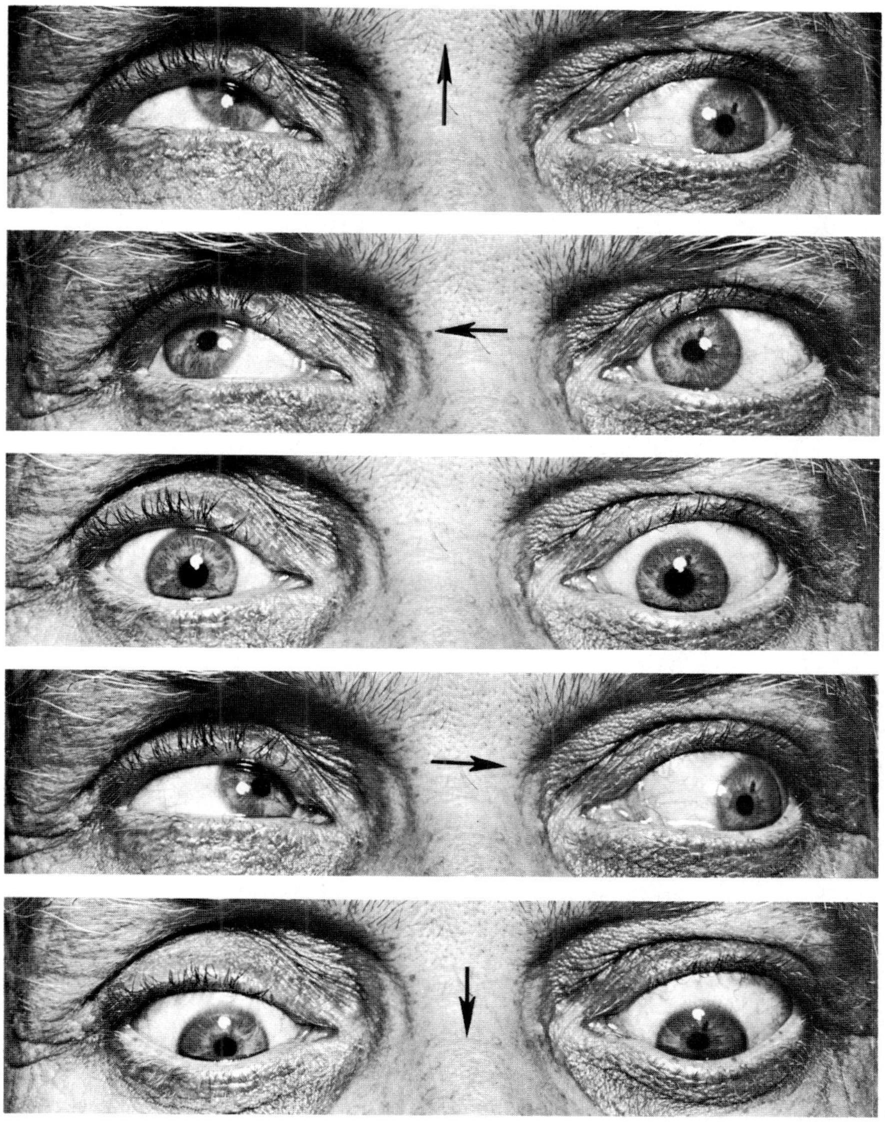

a b c d e

135 a–e Endokriner Exophthalmus: 47jähriger Mann, leicht hyperthyreot und Klagen über Doppelsehen. Beachte beim Geradeausblick in **c** den Strabismus divergens rechts und die Retraktion der Oberlider. Beim Blick nach rechts in **b** ist auf die Parese des linken M. rectus med. zu achten, beim Blick nach links in **d** auf die Parese des rechten M. rectus med. Wechselnd ausgeprägte Augenmuskelparesen in einem Beobachtungszeitraum von 10 Jahren

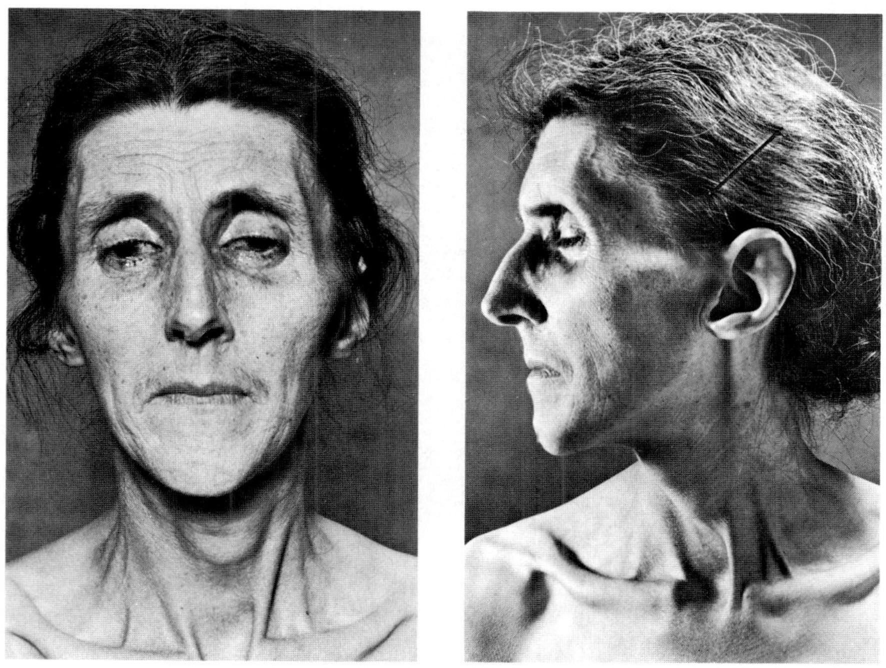

a b

136 a + b Okuläre Myopathie: Diese Patientin zeigt die charakteristische Fazies. Das schläfrige Aussehen, die dünnen Oberlider, die eingesunkenen Augen und zusätzlich eine Atrophie des M. temporalis und M. masseter beidseits. Es bestand auch der Verdacht auf eine beginnende Atrophie und Parese der Halsmuskeln. Tensilon-Test negativ. Krankheitsdauer 20 Jahre

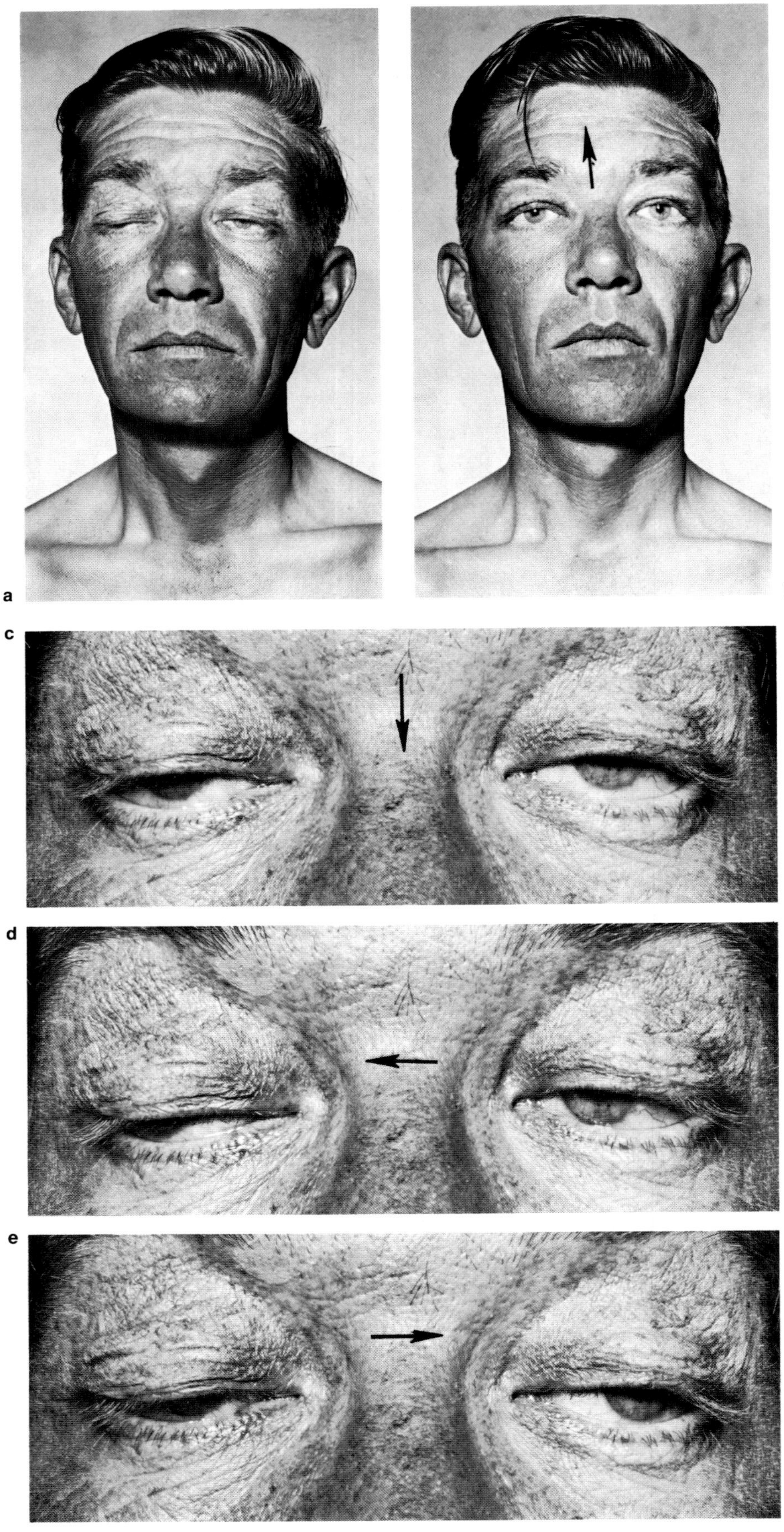

137 a–e Okuläre Myopathie: **a** Geradeausblick. **b** Blick nach oben; beachte, daß sich die Lider öffnen, obwohl sich die Bulbi nicht nach oben bewegen. **c** Beim Blick nach unten bewegen sich die Bulbi ebenfalls nicht. **d + e** Beim Blick nach rechts und links kommt es zu einer geringfügigen Bewegung. Krankheitsbeginn mit etwa 20 Jahren. Unauffällige Familienvorgeschichte. Tensilon-Test negativ

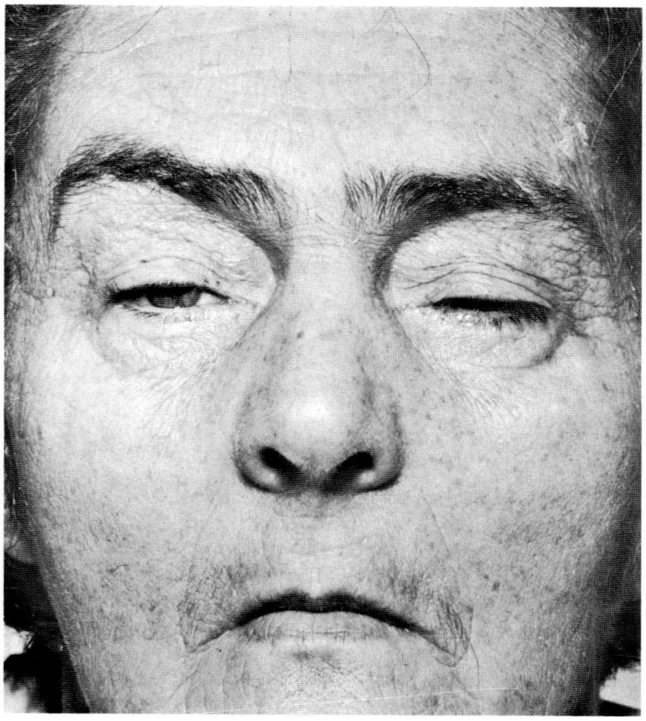

a

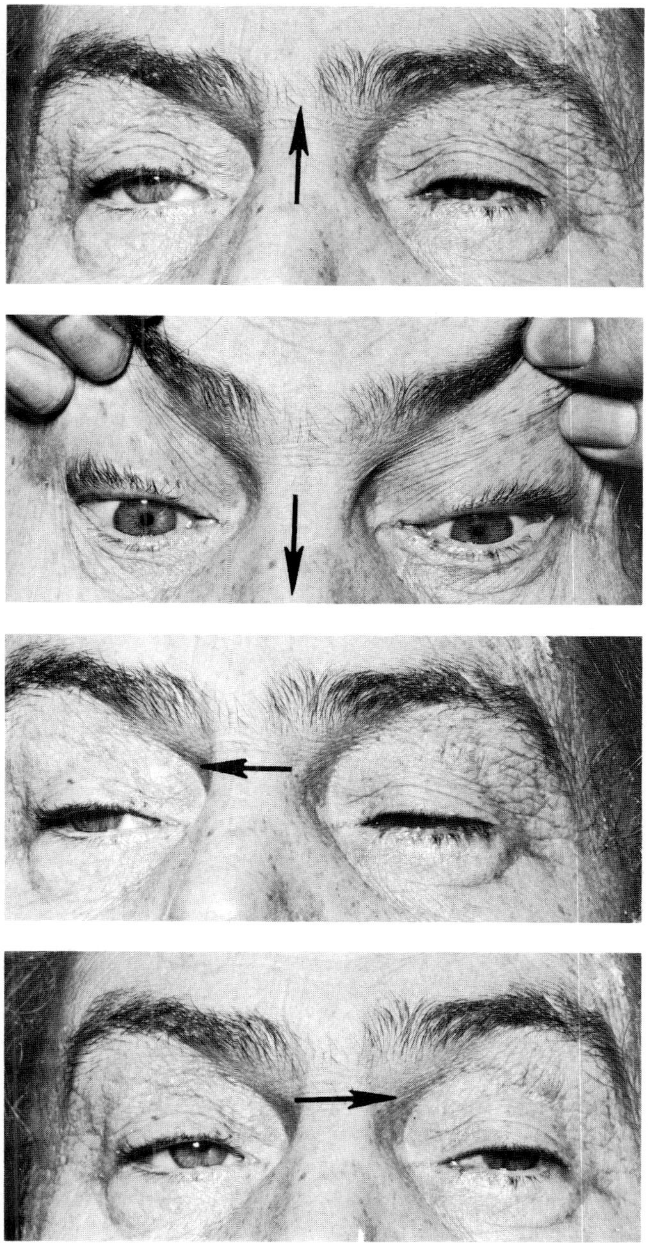

b c d e

138 a–e Doppelseitige externe Ophthalmoplegie (Ursache unbekannt) Seit 10 Jahren fortschreitende Demenz, Doppelbilder, Dysarthrie und Ataxie. Fehlende Reflexe an den unteren Extremitäten mit beidseits positivem Babinski. Zunächst wurde an eine megalozytäre Anämie gedacht, es bestanden jedoch normale Säureverhältnisse im Magen. Kein Ansprechen auf Behandlung mit Vitamin B_1 oder B_{12}. Möglicherweise eine irreversible Wernicke-Enzephalopathie. Pupillen normal. **a** Beachte beim Geradeausblick die doppelseitige Ptose und das Herabhängen der Mundwinkel. **b–e** Fast komplette externe Ophthalmoplegie beidseits

können innerhalb des Hirnstamms oder im Verlaufe des Nerven selbst geschädigt werden. Die Tatsache, daß Schmerzfasern des N. trigeminus bis ins Halsmark hinabsteigen, erklärt möglicherweise, warum bei Läsionen im Genick Schmerz zur Stirn projiziert werden kann. Eine dissoziierte Sensibilitätsstörung im Gesicht mit Ausfall der Schmerz- und Temperaturwahrnehmung bei intaktem Berührungsempfinden ergibt sich aus der anatomischen Neuordnung der sensiblen Fasern innerhalb des Hirnstamms. Beispiele für diesen Typ der Sensiblitätsstörung sind Fälle mit Syringobulbie oder Verschluß der A. cerebelli inferior posterior.

Die Multiple Sklerose ist eine häufige Ursache zeitweiliger einseitiger Mißempfindungen und Taubheit im Gesicht. Wir haben einmal bei einer Autopsie eine Plaque in der Eintrittszone der sensiblen Wurzel gesehen. Der Läsionsort bei einer Multiplen Sklerose, die mit Trigeminusneuralgie einhergeht, liegt vermutlich in der Brücke. Warum die Mehrzahl der sklerotischen Läsionen Parästhesien und Taubheit hervorrufen und nur wenige einen paroxysmalen Trigeminusschmerz, ist unklar.

Ein totaler Sensibilitätsausfall im Trigeminusgebiet weist auf eine Läsion des Ganglions oder der sensiblen Wurzel hin, meist handelt es sich um einen

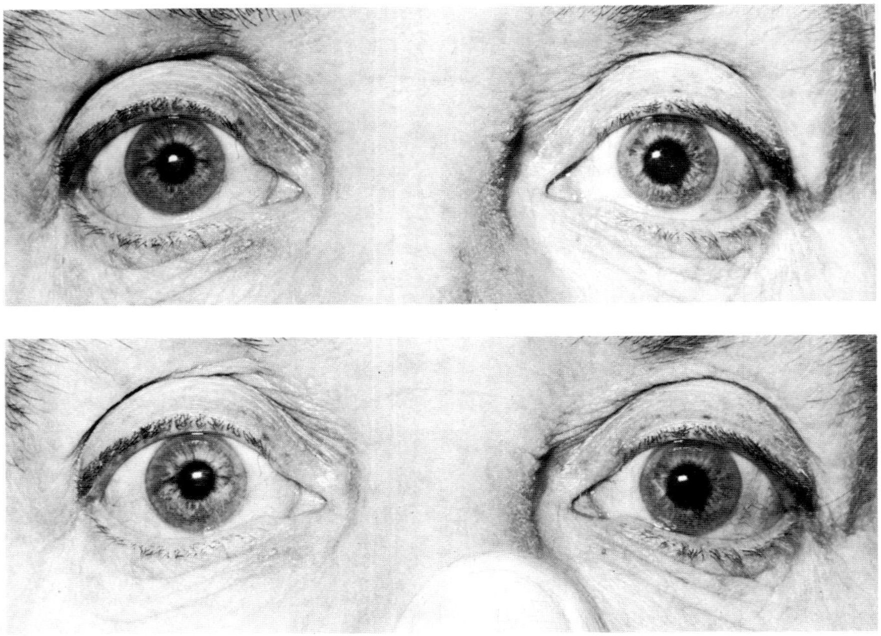

a

b

139 a + b Postenzephalitischer Parkinson: Lähmung der Konvergenz und Akkomodation. **a** Beachte beim Blick in die Ferne die Anisokorie. **b** Der Patient versucht, den Finger des Untersuchers zu fixieren; beachte das Fehlen der Konvergenz beidseits und das Fehlen einer Pupillenverengung links

Tumor. Ein Meningeom oder Neurofibrom, das von der sensiblen Wurzel ausgeht, kann zu einer schmerzlosen kompletten Anästhesie führen. Andere Läsionen in dieser Gegend, z. B. Metastasen und granulomatöse Prozesse wie das Boeck-Sarkoid, verursachen eher Schmerzen, Mißempfindungen und einen allmählichen Sensibilitätsverlust. Es gibt eine „idiopathische" Form der sensiblen Neuropathie des N. trigeminus. Die Taubheit im Gesicht entwickelt sich dabei schleichend. Zeitweise können leichte Schmerzen und Mißempfindungen vorhanden sein, im großen und ganzen ist es jedoch ein einfacher Sensibilitätsverlust, den der Patient schildert. Dieser ist an der Wange und an der Innenseite des Mundes lokalisiert und kann schließlich alle 3 Äste beteiligen. Gelegentlich sind sogar beide Gesichtsseiten betroffen. Wir haben 2 Fälle gesehen, bei denen schließlich eine totale trophische Erosion der Nase vorlag (Abb. **144** und **146**). Diese zwei Fälle mögen etwas Außergewöhnliches sein.* Meist schreitet die Taubheit bei der sensiblen Trigeminusneuropathie über einige Wochen und Monate fort und bildet sich dann wieder zurück. Der Kornealreflex ist oft erhalten. Bei Beteiligung des R. mandibularis kann der Geschmack auf der betroffenen Zungenhälfte verlorengehen.

In der Regel betrifft der Sensibilitätsausfall sowohl Schmerz als auch leichte Berührung. Die motorische Wurzel wird nur selten beteiligt. Die Taubheit im Gesicht ist oft sehr unangenehm, und die Patienten klagen darüber, daß sich die ganze Gesichtshälfte steif, kalt und tot anfühlt. In anderen Fällen ist der Sensibilitätsausfall geringer, umschriebener und weniger störend.

Die Erkrankung würde sich am ehesten mit einer Läsion der Wurzel oder des Ganglion trigeminale [Gasseri] selbst erklären lassen. Ihre genaue Ursache ist nicht bekannt. Die sensible Trigeminusneuropathie kann Symptom eines systemischen Lupus erythematodes sein, jedoch bestanden bei vielen der kasuistischen Mitteilungen anamnestisch Hinweise darauf, daß die sensible Trigeminusneuropathie nicht das einzige und führende Symptom war. Im Augenblick sollte man diese Neuropathie am zweckmäßigsten als ein Syndrom unterschiedlicher Ätiologie betrachten. Unserer Erfahrung nach erholen sich die meisten Patienten davon und entwickeln keine anderen Krankheitssymptome, jedoch sollte die Diagnose erst nach sicherem Ausschluß einer Kompression der sensiblen Trigeminuswurzel gestellt werden. Die Multiple Sklerose, Karzinome des Nasopharynx, das Boeck-Sarkoid und auch die Lues sind bekanntlich weitere mögliche Ursachen.

Der Befall des Ganglion trigeminale [Gasseri] durch das Zostervirus ist allgemein bekannt. Der R. ophthalmicus ist am häufigsten betroffen, jedoch können die Läsionen merkwürdig elektiv sein (Abb. **143**). Gleichermaßen unklar ist die Ursache

* Lord Elgin (1772–1841), berühmt wegen des Parthenon, litt unter einer Gesichtskrankheit mit einem Tic douloureux und allmählicher Zerstörung seiner Nase, so daß er für den Rest seines Lebens monströs entstellt war. Ein Reim jener Tage besagt: „Selbst ohne Nase, gräbt er antike Statuen ohne Nase aus, um zu zeigen, welche durch die Zeitläufte und durch die Pocken verlorengegangen sind.

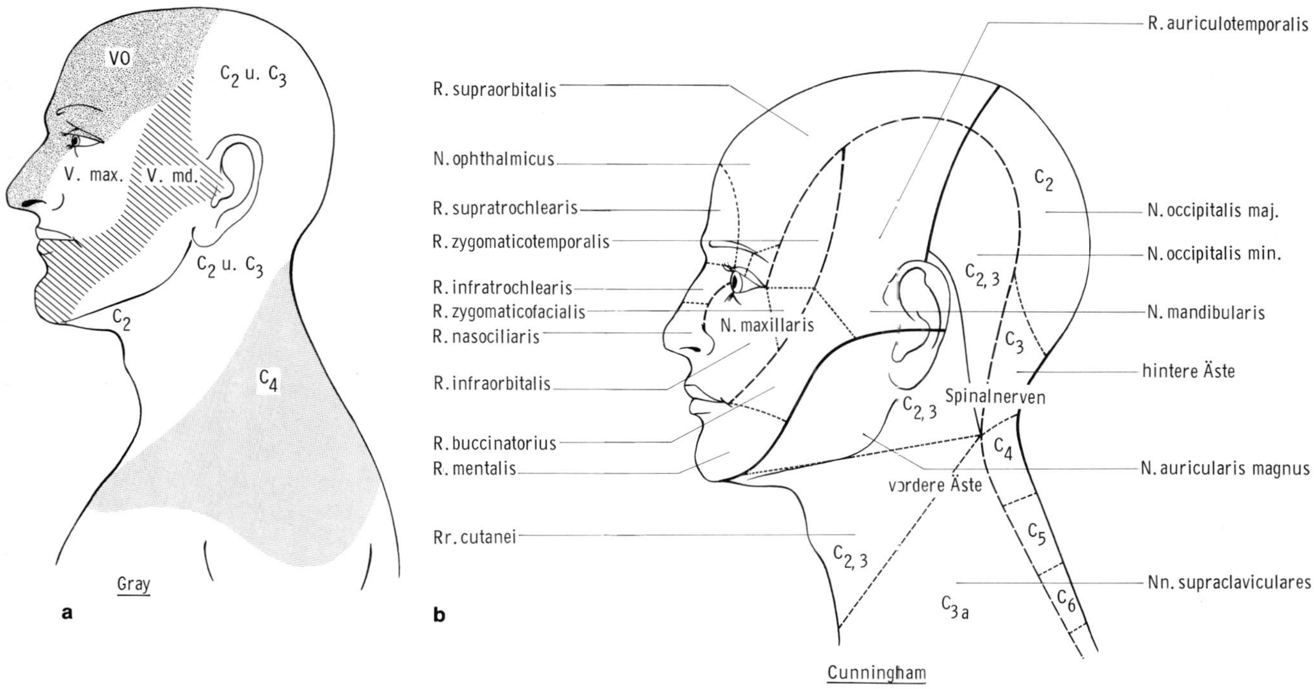

140 a + b V. Hirnnerv: Die unterschiedliche Ausdehnung des sensiblen Versorgungsgebietes des N. mandibularis an der vorderen oberen Ohrmuschel wurde in diesen Abbildungen aus bekannten Lehrbüchern der Anatomie übernommen

der *postherpetischen Neuralgie,* die beim älteren Menschen besonders unangenehm ist. Es gibt Hinweise darauf, daß heftige initiale Schmerzen diesbezüglich ein schlechtes Omen sind. Dies ist jedoch keineswegs immer der Fall. Nicht selten überstehen ältere Patienten mit typischen Zostereffloreszenzen im Gesicht den Sturm ohne nachfolgende Neuralgie. Es gibt klinische Berichte, wonach die frühzeitige Behandlung der Gürtelrose mit ACTH oder hochdosierten Steroiden per os die Häufigkeit und Schwere einer nachfolgenden Neuralgie verringert. Obwohl die Schmerzen anfallsartig und krisenhaft kommen und gehen, sind sie nicht kurz und paroxysmal wie der typische Tic douloureux, sondern halten Minuten, manchmal sogar Stunden an. Sie lassen sich nicht reflektorisch durch Trigger-Mechanismen wie beim Tic douloureux auslösen. Dies erklärt möglicherweise, warum sie auch im Schlaf nicht sistieren. Glücklicherweise hat der Schmerz die Tendenz nachzulassen, obwohl wir auch andere Verläufe kennen. Er ist vollkommen resistent gegen herkömmliche Schmerzmittel einschließlich dem bei der Trigeminusneuralgie so nützlichen Carbamazepin (Tegretal). Man sollte den älteren oder greisen Patienten nicht aus Gründen der Suchtgefahr leiden lassen oder ihm nutzlose chirurgische Eingriffe vorschlagen, da es euphorisierende Analgetika gibt, die das Leben erträglich machen. GOWERS berichtete über den Fall eines Patienten von Sir WILLIAM JENNER mit postherpetischer Neuralgie, der „vor Einführung der modernen Narkose aus Hoffnung auf Besserung die Exzision des Hautbezirkes, in den der Schmerz ausstrahlte, erduldete, jedoch keine Erleichterung fand und sich dann, unfähig, noch weiter die Schmerzen zu ertragen, erschoß“.

Wenn die sensible Trigeminuswurzel durch einen vom N. vestibulocochlearis [acusticus] ausgehenden *Tumor* komprimiert wird, sind Mißempfindungen, Taubheit und Abschwächung des Kornealreflexes viel häufiger als Schmerzen. Treten Schmerzen auf, sind sie selten anfallsartig. Hörverlust und gleichzeitige Fazialisparese weisen auf die Diagnose hin. Weitere Untersuchungen sollten auf eine genaue Abklärung der Taubheit gerichtet sein; notwendig ist eine röntgenologische Darstellung der inneren Gehörgänge und die Bestimmung des Eiweißgehaltes im Liquor.

Schmerzen im Versorgungsgebiet eines oder mehrerer Trigeminusäste können Ausdruck einer *strukturellen Erkrankung* sein, lange bevor sensible Ausfälle nachzuweisen sind. Besonders wichtig ist dies im Hinblick auf das Karzinom des Nasopharynx. Die durch Metastasen verursachte Gesichtsneuralgie kann schwer und therapieresistent sein. Das Fehlen klinischer Symptome und das depres-

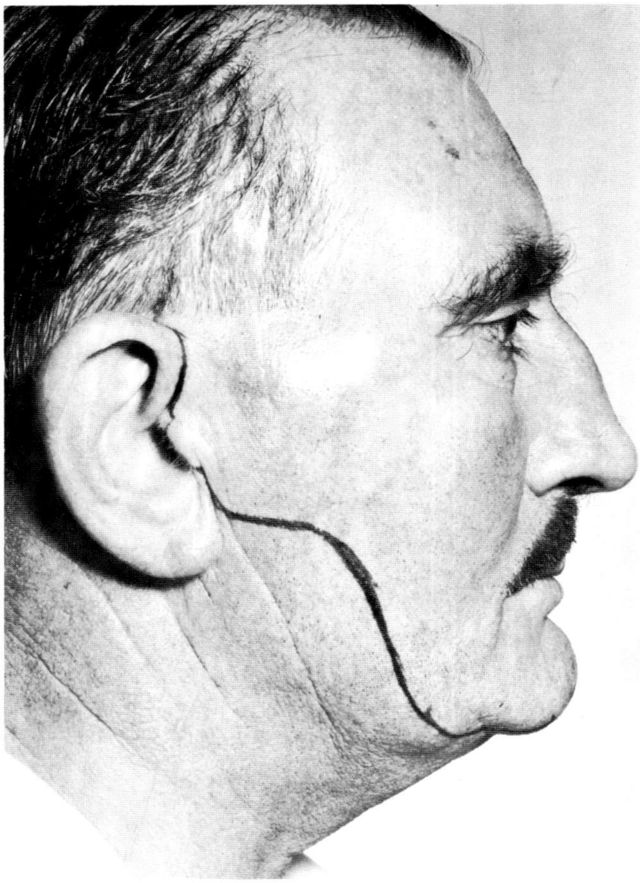

a

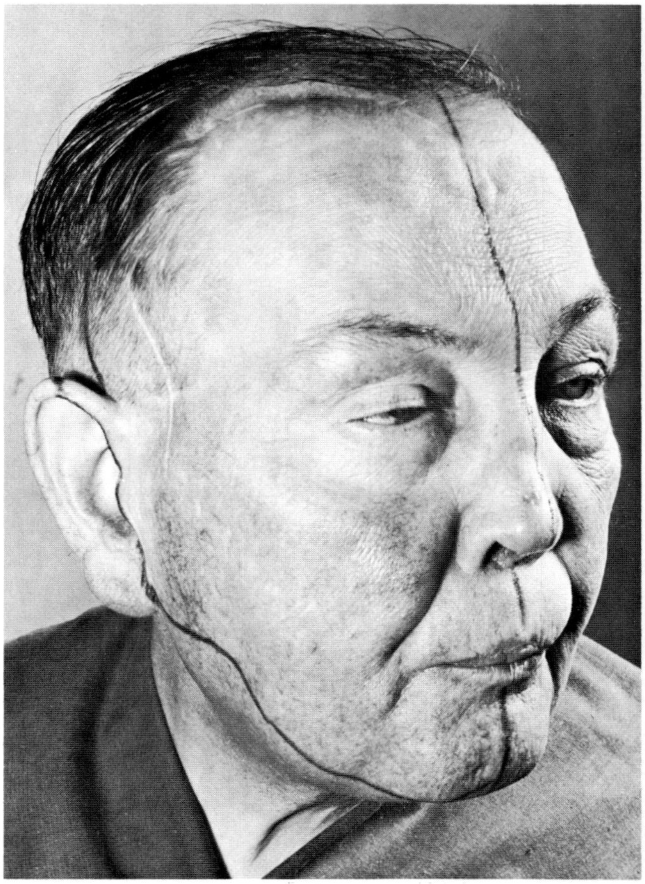

b

141 a + b Anästhesie im Trigeminusgebiet: Bei diesen beiden Patienten war eine komplette Durchtrennung der sensiblen Trigeminuswurzel wegen Trigeminusneuralgie erfolgt. Die Ausdehnung der Anästhesie ist eingezeichnet, und es ist zu erkennen, daß nur der Tragus des äußeren Ohres in **a** und in **b** einbezogen ist

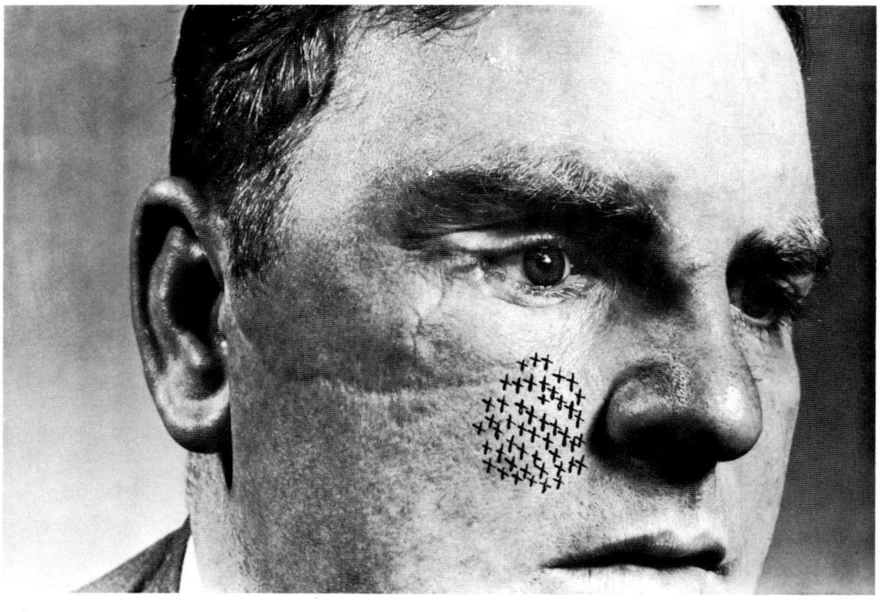

142 Verletzung des N. infraorbitalis: Schädeltrauma mit Fraktur des rechten Oberkiefers und verbleibender leichter Abflachung der Wange. Anhaltende lästige Schmerzen und Mißempfindungen im Versorgungsgebiet des N. infraorbitalis. Noch 8 Monate später war eine Sensibilitätsstörung vorhanden

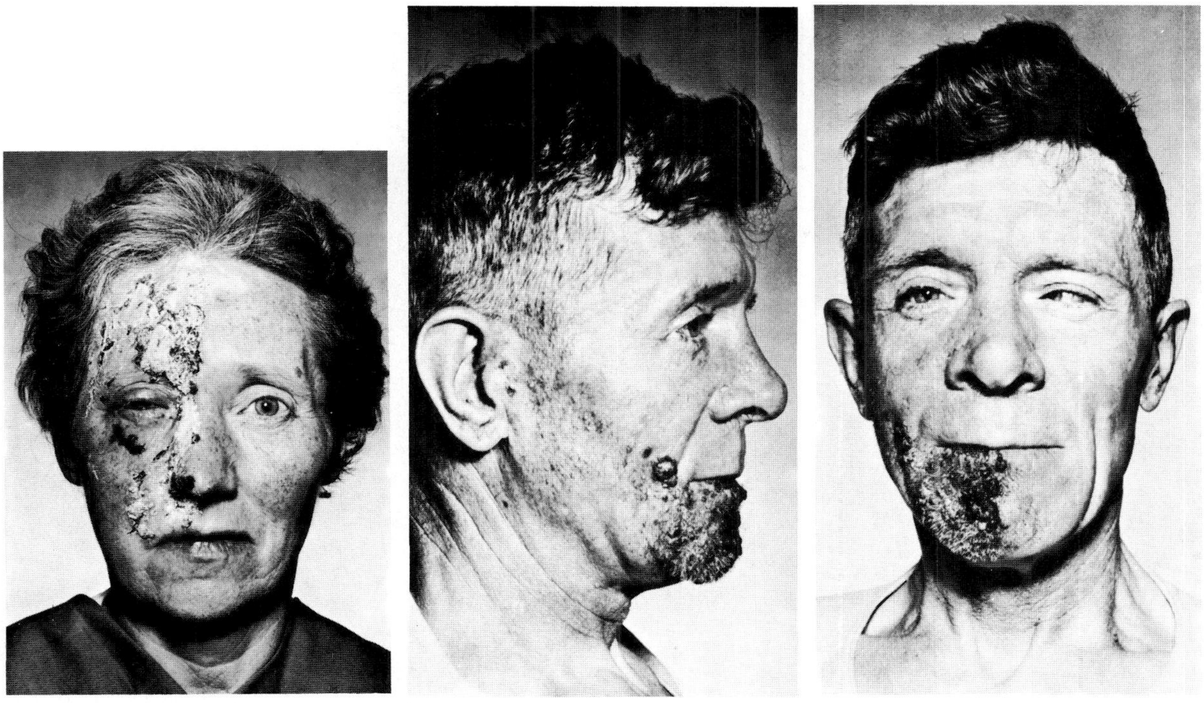

a b c

143 a–c Herpes zoster: **a** Herpes zoster des rechten Ganglion trigeminale (Gasseri) mit Beteiligung des 1. und 2. Nervenastes. Beachte die Chemosis des rechten Auges und die Aussparung des Mandibularisgebietes. **b + c** Herpes zoster des rechten Ganglion trigeminale mit Beteiligung nur des 3. Nervenastes (das linksseitige Schielen ist angeboren)

sive Aussehen des Patienten können den Arzt fälschlicherweise an eine Depression denken lassen. Die Augenbewegungen, das Hörvermögen, die Nase und die Nasennebenhöhlen, die Wangenschleimhaut, die Zunge, das Zahnfleisch (nach Entfernung des Gebisses), die Tonsillen, der Pharynx und die Schlundgegend müssen sorgfältig und öfter kontrolliert werden. Nur auf diese Weise und durch Röntgenuntersuchungen können diese Fälle erkannt werden.

Weiter peripher sind *Verletzungen* die häufigste Ursache von Läsionen der supraorbitalen oder infraorbitalen Nerven. Nach einem stumpfen Schädeltrauma beginnt der auf dem Weg der Besserung befindliche oder bereits entlassene Patient über Taubheit und Schmerzen an der Stirn oder an der Wange zu klagen. Die Symptome können bemerkenswert hartnäckig, manchmal fluktuierend sein, und, sofern keine sorgfältige Sensibilitätsprüfung erfolgt, zur Diagnose eines postkommotionellen Syndroms oder einer Neurose verleiten. Bei Palpation der Nervenaustrittspunkte lassen sich manchmal eine lokale Druckempfindlichkeit und ausstrahlende Schmerzen auslösen. Gelegentlich lenken diese posttraumatischen Neuralgien die Aufmerksamkeit auf eine bis dahin nicht erkannte Fraktur der Orbita oder des Oberkiefers. Infraorbitale Neuralgien können auch im Anschluß an eine Antrotomie auftreten. Meist handelt es sich um einen anhaltenden stechenden Schmerz, der oftmals durch Hitze verschlimmert wird, so daß die Patienten vermeiden, nahe am Feuer zu sitzen. Ein kausalgieähnlicher Schmerz im Ausbreitungsgebiet des N. dentalis inferior tritt manchmal im Anschluß an eine Zahnextraktion auf.

Bei der *Trigeminusneuralgie* liegen keine objektivierbaren körperlichen Symptome vor. Die Diagnose muß anhand der anamnestischen Angaben gestellt werden. Typische Kennzeichen des Schmerzes sind seine Einseitigkeit, seine Begrenzung auf das Trigeminusareal, sein ausgesprochen paroxysmaler Charakter und seine Auslösung durch Sprechen, Essen und beim Waschen des Gesichts. Der Schmerz tritt in Perioden auf, die durch Monate oder Jahre dauernde schmerzfreie Intervalle getrennt sein können. Im einen Augenblick fühlt sich der Patient gesund, im nächsten schießt der Schmerz in sein Gesicht ein. Mit jeder Attacke kann sich das Gesicht krampfartig verzerren (daher der Ausdruck „Tic douloureux"). Merkwürdigerweise hat die Mehrzahl der an dieser Krankheit leidenden Patienten einen festen Schlaf. Geringfügige Reize können ausreichen, um eine Schmerzattacke auszulösen. Ein Patient riß sich ein Haar aus

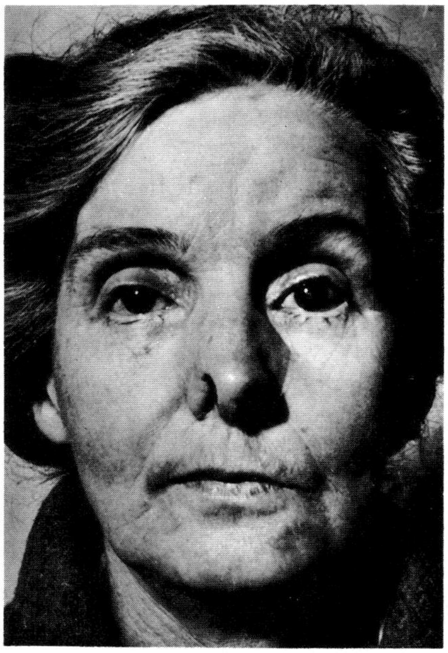

a

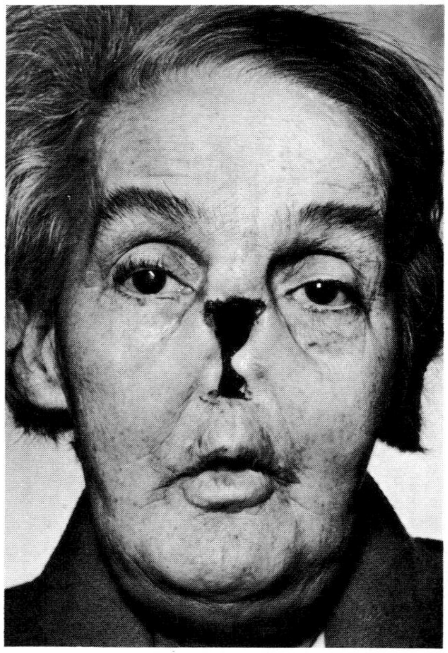

b

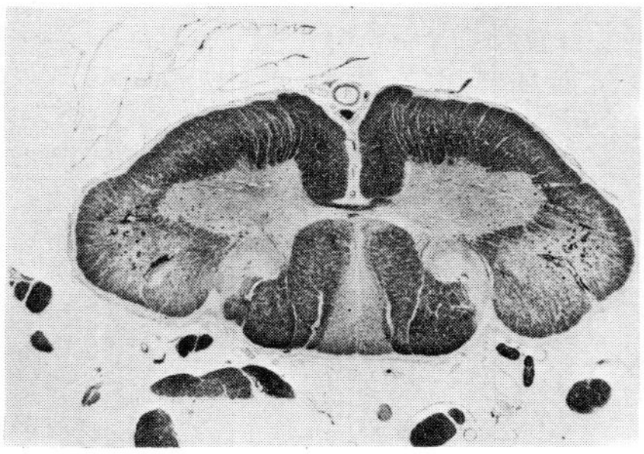

c

144 a–c Trigeminusneuropathie: Alter 58 Jahre. Unklare fortschreitende Sensibilitätsstörung im Trigeminusgebiet beidseits, vermutlich infolge „degenerativer" Herde im Ganglion trigeminale (Gasseri). Anästhesie der Kornea. Die Patientin wurde bis zu ihrem Tod im Alter von 78 Jahren 20 Jahre lang beobachtet. Im 2. Jahrzehnt der Krankheit entwickelte sie allmählich Zeichen einer Pyramidenbahn- und Hinterstrangläsion des Rückenmarks. Bei der Autopsie lag eine diffuse Beteiligung des sensiblen Trigeminussystems, der Spinalganglien sowie der Pyramidenbahnen und der Hinterstränge im Rükkenmark vor. *H. Urich* nahm an, daß es sich bei den Läsionen dem Typ nach um eine unbekannte Form einer vaskulären Amyloidose handelte, die seltsamerweise innerhalb des Nervensystems systematisiert auftrat. **a** Arrosion des Nasenflügels in einem frühen Erkrankungsstadium. Fortschreitende Sensibilitätsstörung im Trigeminusgebiet mit Keratitis neuroparalytica. **b** Dieselbe Patientin 8 Jahre später mit völliger trophischer Zerstörung der Nase. **c** Querschnitt des Zervikalmarks, das eine Beteiligung der Pyramidenbahnen und Hinterstränge aufwies (Luxol-fast blue)

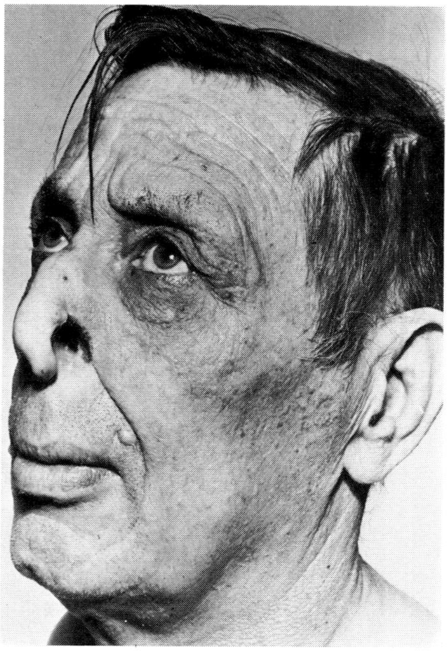

◀ **145** Arrosion des linken Nasenflügels bei postenzephalitischem Parkinson: Alter 52 Jahre. Ein psychotischer Landstreicher, dessen Krankheitsvorgeschichte nicht bekannt ist. Seit der Jugend Auffälligkeiten im Verhalten, Sprachstörung, typischer Tremor und Rigor mit Zahnradphänomen, hauptsächlich in den linksseitigen Extremitäten. Kein Ansprechen auf L-Dopa. Seit einem Jahr fortschreitende Arrosion des linken Nasenflügels. Wechselnde Angaben bei der Sensibilitätsprüfung, vermutlich aber Beeinträchtigung aller sensibler Qualitäten in der linken Gesichtshälfte; Kornealreflex erhalten. Die Arrosion der Nase beim postenzephalitischen Parkinson ist beschrieben worden und wird gewöhnlich auf ein häufiges Bohren in der Nase bei gleichzeitiger Analgesie zurückgeführt. Sie ist auch im akuten Stadium der Erkrankung beschrieben und dann auf den Druck einer Nasensonde zurückgeführt worden

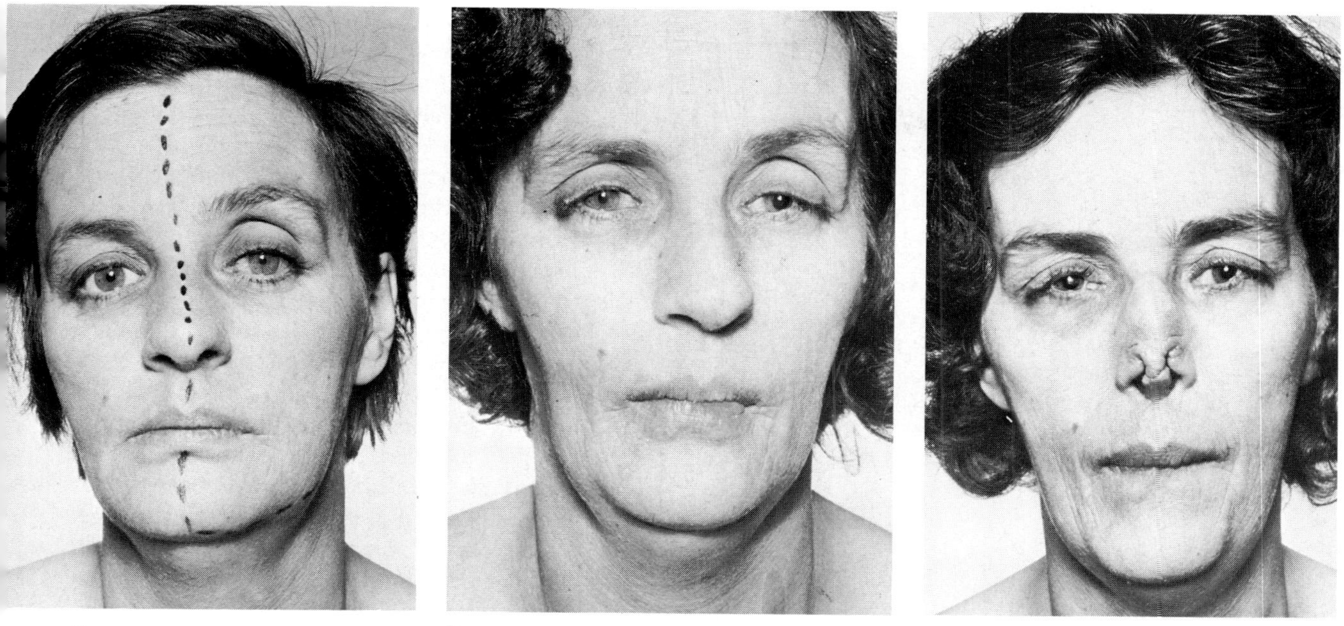

a b c

146 a–c Doppelseitige Trigeminusneuropathie: **a** 38jährige Frau. Seit 6 Monaten anfallsweise Trigeminusschmerzen links, später fortschreitende Sensibilitätsstörung im Trigeminusgebiet und Nachlassen der Schmerzen. Horner-Syndrom links; klinischer Befund sonst regelrecht. Eingehende Untersuchungen einschließlich Luftenzephalographie und Vertebralisangiographie links waren sämtlich normal. **b** 1 Jahr später Auftreten ähnlicher Schmerzen und Sensibilitätsstörungen im Trigeminusgebiet rechts. Eine Keratitis neuroparalytica links erforderte eine Tarsorrhaphie. Völliger Geschmacksverlust beidseits. **c** 4. Krankheitsjahr; beidseits Arrosion der Nase, Tarsorrhaphie rechts wegen Keratitis neuroparalytica. Fragliche Atrophie von Masseter und Schläfenmuskeln. Steroidbehandlung wirkungslos. Sonst keine Hirnnervenbeteiligung; keine Hinweise auf eine Systemerkrankung. Sarkoidose, Sklerodermie und systemischer Lupus erythematodes waren ausgeschlossen worden. Serumeiweiße, Elektrophorese, Liquor und Nasenbiopsie sämtlich normal. Eine erhöhte BKS war der einzig auffällige Laborbefund: 15, 48, 52, 45 und 50 mm n. W. in aufeinanderfolgenden Jahren

und brauchte dann nur eine winzige Stelle an der Oberlippe zu berühren, um einen Schmerzanfall zu provozieren. Wie im Falle der lanzinierenden Schmerzen bei Tabes kann der Patient das Gefühl haben, als ob der Schmerz Minuten anhält, wenn er in Wirklichkeit in wenigen Sekunden vorbei ist. Einem meiner Patienten wurde dies erst bewußt, als er auf einer Uhr, die im Fernsehen während eines Springreitturniers gezeigt wurde, die Dauer seiner Schmerzattacken ablesen konnte; jede Attacke hielt 5 oder 6 Sek. an. Manche Patienten spüren nach schweren Attacken einen dumpfen, anhaltenden Schmerz im Gesicht.

James Hogg (1770–1835), der Ettrische Schäfer, ein Freund und Zeitgenosse von Walter Scott, gab eine sinnfällige Beschreibung der Trigeminusneuralgie:

„Ich habe niemals einen solchen Schmerz empfunden wie den Tick Dollaroose.* Man ist an Schmerz im Gesicht nicht gewöhnt. Denn der Zahnschmerz ist im Inneren des Mundes, nicht im Gesicht; und Sie haben keine Vorstellung, wie empfindlich das Gesicht ist. Die Wangen sitzen ganz voller Nerven – und der Tick greift ihr gesamtes Bündel an und spannt sie bis zu einem solchen Grad, daß Sie gar nicht anders können als loszuschreien wie tausend Käuzchen. Sie pressen die Handflächen an ihre schmerzenden Kiefer/Wangen und wälzen sich flach auf dem Boden umher. Die Haare stehen Ihnen zu Berge, Ihre Augen brennen wie Feuer, und in allen Sehnen spüren Sie einen allgemeinen Muskelkrampf. So durchdringend, eindringend, bohrend, nagend, zerrend und reißend ist der entsetzliche Schmerz, der ständig an den Nerven Ihres göttlichen Antlitzes frißt und sie zerfetzt. Man stelle sich nur im Gesicht eines Menschen den Tick Dollaroose vor, der bis in alle Ewigkeit andauert!"

Der Arzt, der zuerst von einem Patienten mit Gesichtsschmerz konsultiert wird, trägt eine große Verantwortung. In der Mehrzahl der Fälle liegen keine körperlichen Symptome vor. Die Diagnose beruht allein auf der Vorgeschichte. Der Arzt sollte deshalb sorgfältig aufzeichnen, was der Patient über den Schmerz berichtet und was er auf an ihn gerichtete Fragen antwortet. Oft werden dabei Fehler gemacht und sehr oft ist es später äußerst

* Tic douloureux.

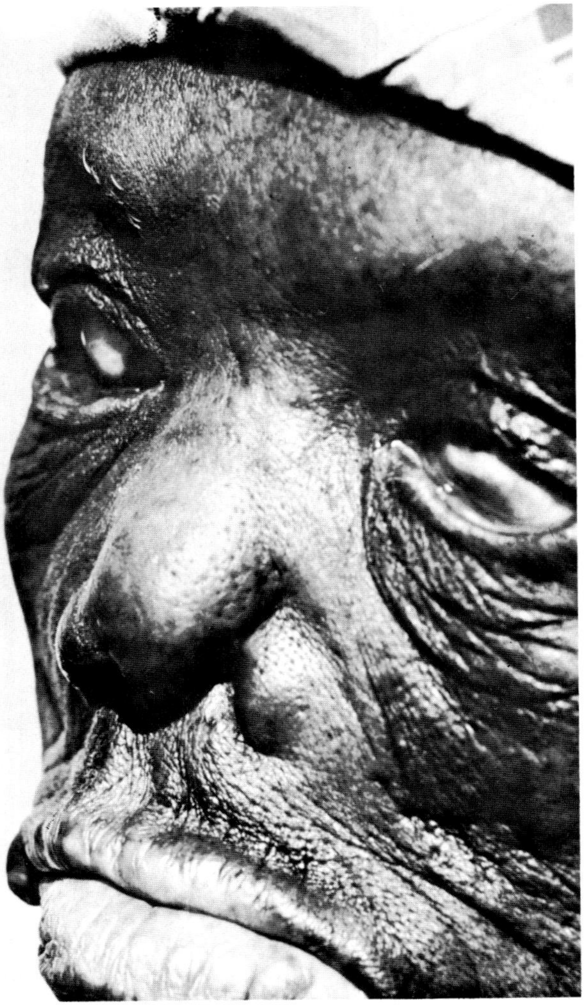

147 Lepra mit Anästhesie im Trigeminusgebiet, Keratitis neuroparalytica und Arrosion des linken Nasenflügels (Die Arrosion der Spina nasalis ant. ist ein Frühsymptom der Lepra und läßt sich mit entsprechenden Röntgenaufnahmen nachweisen. Es wird behauptet, daß das Skelett von Robert dem Grausamen, der an Lepra gestorben sein soll, dieses Symptom aufgewiesen habe)

schwierig, die Wahrheit herauszufinden. Selbst in Kliniken, wo ärztliche Aufzeichnungen aufbewahrt werden, können die Differenzen zwischen der ersten Schilderung und der letzten unglaublich sein. Der praktische Arzt, der bloß „Gesichtsschmerz" und das seinerzeit verordnete Medikament aufschreibt, hat die günstigste Gelegenheit zur Diagnose versäumt. Der neurotische Patient mit seinem Bündel voneinander abweichender Schilderungen kann etwas hinzufügen, das mit der tatsächlichen Vorgeschichte nicht mehr gemein hat als ein Gerücht mit dem Ereignis. Was zunächst als ein ganz unspezifischer Gesichtsschmerz geschildert wurde, läßt sich mit den Jahren hinsichtlich seiner Lokalisation, seiner Paroxysmen und seiner Auslösemechanismen schließlich von einem Tic douloureux nicht mehr unterscheiden, ausgenommen, daß er auf Behandlung nicht anspricht.

Andererseits kann es besonders bei sehr alten Leuten äußerst schwierig oder ganz unmöglich sein, die typischen Merkmale des Tic douloureux zu erfragen. Der Schmerz ist nicht paroxysmal, sondern anscheinend „ständig vorhanden", „er hört niemals auf". Er breitet sich über die Grenzen des Trigeminusgebietes oder auf die andere Gesichtshälfte aus. Er stört den Schlaf, er ist ebenso stark „im Kopf" wie im Gesicht. Kauen und Schlucken wirken nicht auslösend. Nichtsdestoweniger hat auch der gebrechlichste Alte irgendeine Art von Triggermechanismus bemerkt. Am häufigsten ist es eine einfache Berührung irgendwo im Gesicht, gewöhnlich in der Nasolabialfalte. Das Schneuzen der Nase oder das Einsetzen des Gebisses morgens nach dem Aufwachen können die einzigen Triggermechanismen und Hinweis auf die richtige Diagnose sein.

Der Student wird vermutlich kaum je beobachten können, wie ein Patient im Krankenhaus einen Tic douloureux erleidet. Es ist eines der kleinen dramatischen Ereignisse in der Neurologischen Klinik und anschaulich von EDWARDS (1973)* beschrieben worden:

„Die Patientin, die das mittlere Lebensalter bereits überschritten hat und nicht selten älter aussieht als sie ist, betritt behutsam und langsam das Untersuchungszimmer. Ängstlich vermeidet sie jede plötzliche, mit Erschütterung einhergehende Bewegung und setzt sich langsam mit einem Aufseufzen in den Stuhl. Sie macht einen abgehärmten und leidenden Eindruck. Wenn der Untersucher Glück hat, kann er eine Attacke beobachten und ungefähr deren Heftigkeit und genauer ihre Dauer abschätzen. Er sieht ein körperliches Symptom, das für einen Augenblick bildhaften Charakter angenommen hat. Plötzlich hält die Patientin im Reden inne und bewegt nur noch die Arme und eine Seite des Gesichts. Alles andere an ihr gefriert innerhalb von 1 oder 2 Sek. bis zur vollkommenen Unbeweglichkeit. Ihre Augen scheinen in die Ferne fixiert. Dann verzieht sich ihr Gesicht auf der Seite des Schmerzes. Die Hände kommen nach oben zum Gesicht, berühren es aber nicht. Nachdem sie diese Haltung in Sekundenschnelle eingenommen hat, verharrt sie regungslos und gibt unter dem anhaltenden Schmerz lediglich ein langanhaltendes Stöh-

---

* EDWARDS, C. H.: Neurology of the ear, nose and throat diseases. London 1973

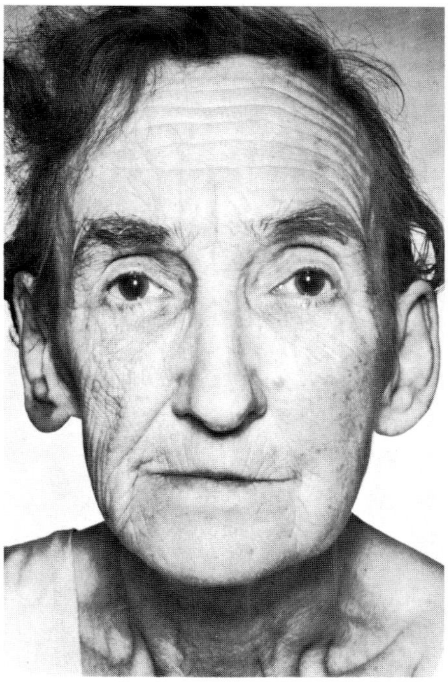
a

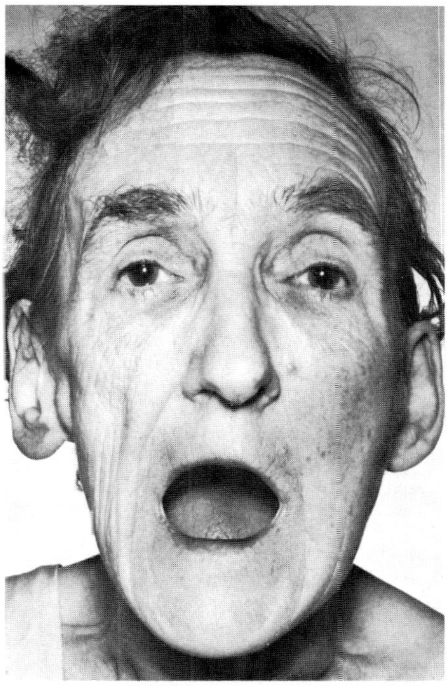
b

148 a + b Trigeminuslähmung: **a** Motorischer Trigeminusausfall rechts mit eingefallener rechter Wange infolge Atrophie des darunterliegenden Masseter. **b** Abweichen des Kiefers nach rechts beim Öffnen des Mundes infolge der ungebremsten Wirkung des linken M. pterygoideus ext. Isolierter Trigeminusausfall (motorisch und sensibel); 5 Jahre nachbeobachtet; Ätiologie unbekannt

nen von sich. Danach pflegen die Bewegungslosigkeit und das verzerrte Gesicht innerhalb von Sekunden zu verschwinden, dem Stöhnen folgen ein Seufzer oder die Worte: „das war es". Die ganze Angelegenheit dauert in der Regel Sekunden bis zu etwa einer Minute.

Unserer Erfahrung nach kommt es selten vor, daß ein Patient, der älter als 70 Jahre ist, über einen schweren einseitigen Gesichtsschmerz klagt, der sich schließlich nicht als Trigeminusneuralgie erweist.

Eine Form der Hemikranie von besonderem Interesse ist der *„cluster headache"*. In den vergangenen 50 Jahren hat er viele Bezeichnungen erhalten: Neuralgie des Ganglion sphenopalatinum, ziliare migränöse Neuralgie, Vidian-Neuralgie, Erythromelalgie des Kopfes, Histamin-Kopfschmerz, Petrosus-Neuralgie und periodische migränöse Neuralgie. Der Patient ist gewöhnlich ein erwachsener, sonst gesunder Mann. Er ist Attacken eines fast unerträglichen heftigen Schmerzes im und um das Auge herum ausgesetzt, der zur Stirn, Schläfe und Wange ausstrahlt. Der Schmerz hat einen langanhaltenden, bohrenden und oft auch pulsierenden Charakter, vollkommen anders als bei der Trigeminusneuralgie. Er dauert gewöhnlich 1 oder 2 Std. Während der Schmerzattacke rötet sich und tränt das Auge auf der betroffenen Seite. Häufig kommt es zu einer Schwellung des gleichseitigen Nasenlochs. Die Schmerzattacken treten periodenweise

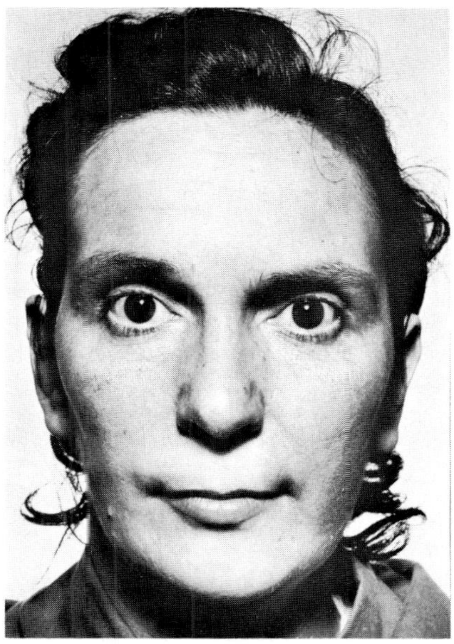

149 Motorischer Trigeminusausfall rechts mit Ausbildung einer Delle oberhalb und unterhalb des rechten Jochbeins. Läsion des N. mandibularis durch Metastasen eines Mammakarzinoms

einige Wochen lang auf und wecken den Patienten oft in den frühen Morgenstunden aus dem Schlaf. Wie bei der Trigeminusneuralgie lassen sich keine körperlichen Symptome nachweisen, jedoch ermöglichen die Kenntnis der Krankheit und ihre ty-

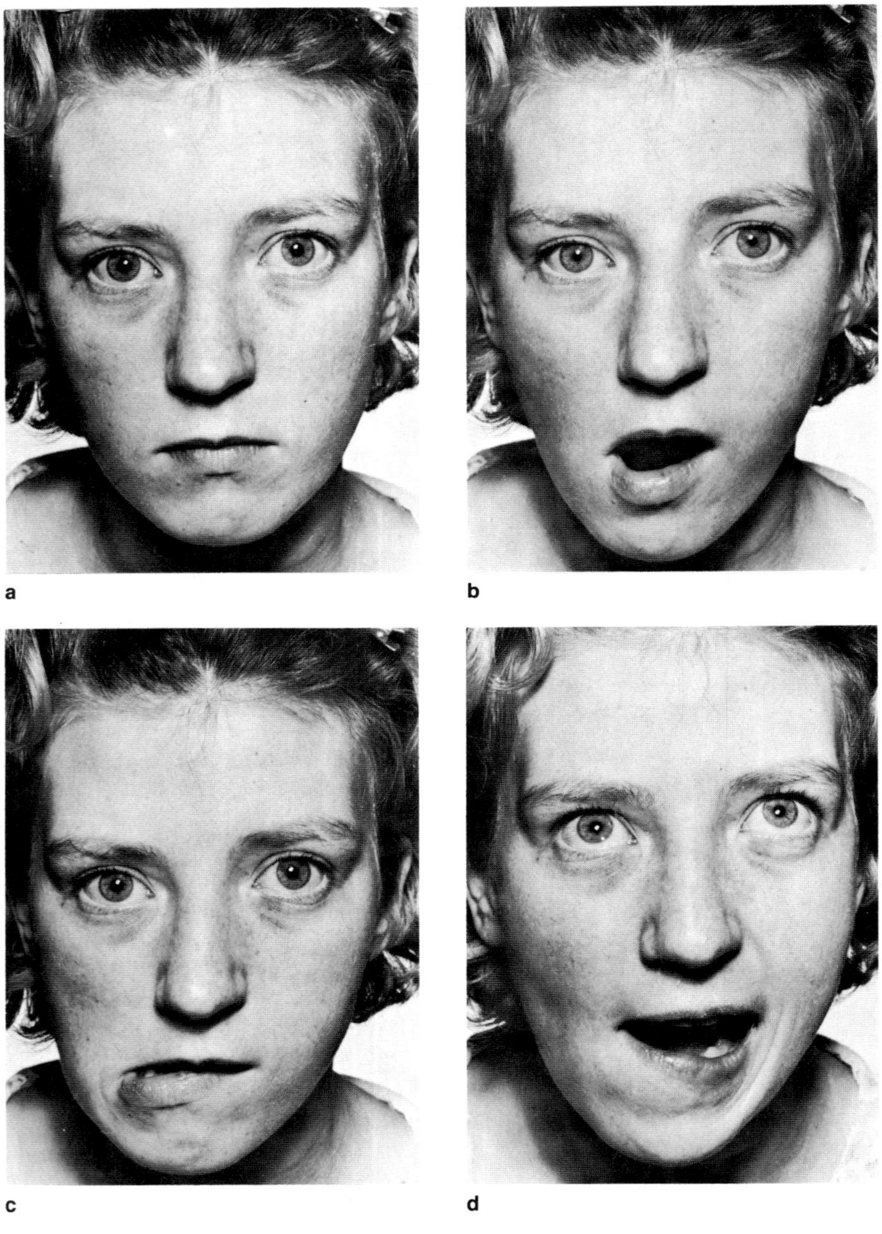

150 a–d Trigeminuslähmung: Zystisches Astrozytom der rechten Großhirnhemisphäre, das sich akut mit einer schmerzhaften motorischen und sensiblen Trigeminuslähmung rechts manifestierte (ein seltenes, irreführendes Lokalsymptom). **b** Abweichen des Kiefers nach rechts beim Öffnen des Mundes. **c** Die Patientin konnte mit dem intakten linken M. pterygoideus externus ihren Unterkiefer nach rechts vorstrecken. **d** Patientin versucht, den Kiefer nach links vorzustrecken, kann dies jedoch nicht, da der rechte M. pterygoideus ext. gelähmt ist

pischen Symptome die Diagnose. Die prophylaktische Gabe von Ergotamin-Präparaten, per os oder subkutan, ist am wirksamsten.

Trotzdem erweist sich schließlich doch, daß die Mehrzahl der Patienten mit Gesichtsschmerz entweder unter Zahnschmerzen leidet oder an einer Störung, die nicht näher abgrenzbar ist. Tatsächlich kann der durch Essen, insbesondere von Süßigkeiten, kalten oder heißen Speisen provozierte Zahnschmerz beim älteren Menschen als Trigeminusneuralgie verkannt werden. Jedoch sind Zahnschmerzen so häufig, aber auch so unterschiedlich in ihren klinischen Manifestationen, daß bei keinem Patienten mit anhaltendem oder rezidivierendem Gesichtsschmerz eine gründliche zahnärztliche Untersuchung unterbleiben sollte. Im Gegensatz zu den bisher beschriebenen, klar definierten Krankheitsbildern – wie die postherpetische Neuralgie, die Trigeminusneuralgie, der cluster headache und jene Störungen, bei denen der Schmerz Folge einer strukturellen Läsion des sensiblen Trigeminus darstellt – gibt es eine wesentlich größere Gruppe von Patienten mit Gesichtsschmerz, deren Leiden mangels eines besseren Ausdrucks als sog.

atypischer Gesichtsschmerz bezeichnet wird. Trotz des Beiwortes „atypisch" glauben manche Kliniker, daß diese Patienten gleichwohl eine gut abgrenzbare Entität repräsentieren. Es ist allgemein bekannt, daß die Mehrzahl von ihnen Frauen sind, in der Regel im mittleren Lebensalter. Sie können depressiv sein. Bei einigen ist der Schmerz Symptom einer endogenen Depression, ohne daß er jedoch auf antidepressive Behandlung anspricht. Bei anderen scheint die Depression reaktiv eine Folge des Schmerzes zu sein, obwohl dies eine Unterscheidung ist, die wir als äußerst schwierig empfinden. Die Mehrzahl unserer Patienten sind, soweit wir es beurteilen können, nicht depressiv. Sie zeigen auf antidepressive Behandlung keine nennenswerte Besserung. Sie behaupten, daß der Schmerz heftig sei, aber sie sehen nicht krank aus. Einige wirken sogar fröhlich (Abb. 569). Analgetika bringen keine Erleichterung. Meist wirken die Betroffenen auch gar nicht enttäuscht, wenn sie erzählen, daß das zuletzt verschriebene Medikament um keinen Deut besser gewesen ist als das vorhergehende. Es liegt ein eigenartiger Widerspruch in ihren Beschwerden. Sie sehen nicht aus, als ob sie leiden. Soweit uns bekannt, sind sie unheilbar, und sie können einen ständig an die Bemerkung SIGMUND FREUDs gegenüber einem seiner Patienten erinnern: „Ich fürchte, wir können ihr hysterisches Leiden nicht heilen, aber wir werden versuchen, es in eine gewöhnliche menschliche Traurigkeit zu verwandeln".

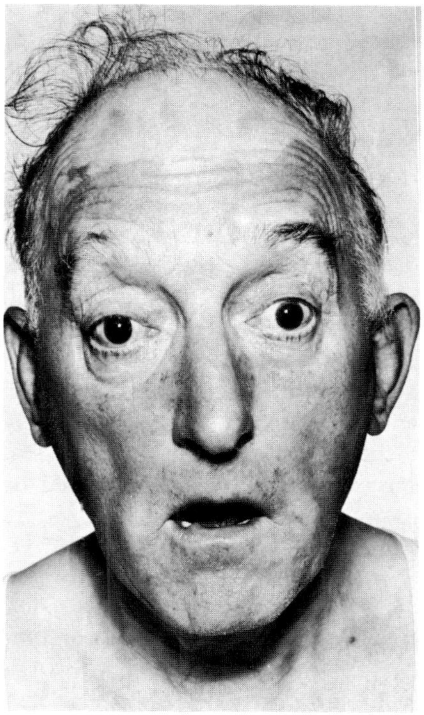

151 Myasthenia gravis: Herabsinken des Unterkiefers infolge beidseitiger Lähmung der Kaumuskulatur. Solche Patienten halten beim Sprechen oder Kauen ihr Kinn oft mit den Händen fest. Kontraktion des Stirnmuskels zum Ausgleich der Ptose

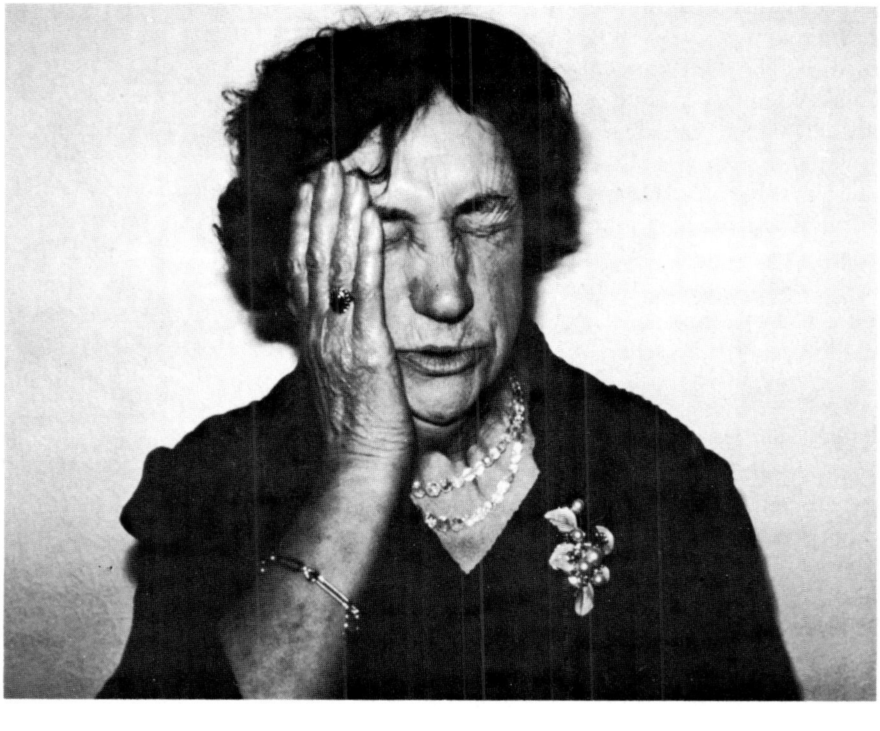

152 Trigeminusneuralgie: Eine Schmerzattacke

VII. Hirnnerv

Der N. facialis enthält eigentlich nur motorische Fasern, obwohl ihn in einem Teil seines Verlaufes sensible Fasern aus dem äußeren Gehörgang und des weiteren Fasern begleiten, die die Geschmacksempfindung aus den vorderen zwei Dritteln der Zunge leiten. Er führt auch sekretorische Fasern für die Tränen- und Speicheldrüsen mit Ausnahme der Parotis, die von Fasern aus dem R. auriculotemporalis des 3. Trigeminusastes versorgt wird.
Der motorische Kern liegt in der unteren Brücke und die austretenden Fasern verlaufen zuerst um den Abduzenskern herum, bevor sie sich nach vorne wenden, um am unteren Ende der Brücke dicht neben dem VIII. Hirnnerv den Hirnstamm zu verlassen. Der Nerv kreuzt den Subarachnoidalraum und tritt in den inneren Gehörgang ein, verläuft medial vom Mittelohr und verläßt den knöchernen Schädel durch das Foramen stylomastoideum. Innerhalb der Parotis teilt er sich in eine Reihe von Ästen, die die mimische Muskulatur und das Platysma innervieren. Erstere umfassen den Kopfhautmuskel (occipitofrontalis), die Schließmuskeln der Augenlider (Orbicularis oculi) und die Muskeln der Wange (Buccinator), der Nase und des Mundes. Der M. frontalis hebt die Augenbrauen, der Korrugator runzelt die Stirn. Die kleinen nasalen Muskeln bewirken das Rümpfen der Nase und die Erweiterung der Nasenlöcher. Lippen und Mund werden durch eine Reihe von Muskeln bewegt, die Ober- und Unterlippe nach oben oder unten ziehen, retrahieren und zusammenpressen. Der Zygomaticus major ist der Hauptmuskel beim Lachen und die Bukzinatormuskeln pressen z. B. beim Kauen die Wangen gegen die Zähne. Durch Zusammenwirken und selektive Kontrolle dieser verschiedenen Gesichtsmuskeln kann der Mensch gewollt und ungewollt die ganze Skala menschlicher Gefühle ausdrücken: Kummer, Überraschung, Leid, Zufriedenheit und Verachtung, Ironie, Lachen und Weinen und so fort. Bei einer Lähmung dieser Muskeln fehlt diese Ausdrucksfähigkeit. Eine Dissoziation zwischen willkürlicher und unwillkürlicher mimischer Innervation kann bei zentralen Läsionen vorkommen.

Fazialisparese

Eine *einseitige Gesichtslähmung* kann Folge einer peripheren oder zentralen Läsion sein. Eine periphere Läsion kann das Kerngebiet betreffen oder, was häufiger der Fall ist, infranukleär sein wie bei der Bell-Lähmung. Es liegt dann eine Lähmung der oberen und unteren Gesichtshälfte vor, so daß das Auge nicht geschlossen oder vom Untersucher leicht geöffnet werden kann. Bei dem Versuch, das Auge zu schließen, rollt der Bulbus nach oben weg (Bell-Phänomen). Der Patient ist nicht in der Lage, auf der betroffenen Seite die Augenbraue hochzuziehen. Der Mundwinkel hängt herab, die Nasolabialfalte ist verstrichen und willkürliche ebenso wie unwillkürliche Bewegungen des Mundes auf der betroffenen Seite sind gelähmt. Die Lippen und das Philtrum können zur Gegenseite verzogen sein und ebenso kann die herausgestreckte Zunge abweichen, so daß eine einseitige Hypoglossuslähmung vermutet wird.
Bei der Prüfung willkürlicher Gesichtsbewegungen sollte berücksichtigt werden, daß es eine große Variationsbreite gibt. Nicht alle Leute können pfeifen oder nicht einmal die Augenbrauen hochziehen. Wenn dieser Mangel an willkürlicher Kontrolle ausgeprägt ist, kann fälschlicherweise eine doppelseitige Fazialisparese angenommen werden.
Der Ort der Läsion beim häufigsten Typ der peripheren Fazialislähmung *(Bell-Lähmung)* wird gemeinhin in Höhe des Foramen stylomastoideum angenommen. Die Ätiologie ist unbekannt. Die Symptome setzen in der Regel akut und ohne Schmerzen ein, jedoch sind Schmerzen hinter dem Ohr nicht ungewöhnlich und führen manchmal zur Annahme einer Mastoiditis und zur Noteinweisung ins Krankenhaus. Mehr oder weniger vollständige Rückbildung kommt in 75% der Fälle mit Bell-Lähmung vor. Liegt nach 2 Wochen noch eine komplette Lähmung vor, ist eine vollständige Wiederherstellung offensichtlich unmöglich. Eine pontine Läsion, meist Folge einer Multiplen Sklerose, eines Tumors oder einer Gefäßerkrankung, führt oft gleichzeitig zu einer gleichseitigen Trigeminus- oder Abduzensparese und zu einer kontralateralen Hemiplegie. Eine Kompression des Nerven in seinem intrakraniellen Verlauf kann im Kleinhirnbrückenwinkel durch ein Akustikusneurinom oder Meningeom eintreten und ist dann verbunden mit einer Taubheit und einem Geschmacksverlust der vorderen zwei Drittel der Zunge. Nachdem der Nerv aus dem Foramen stylomastoideum ausgetreten ist, kann er durch einen Parotistumor oder pathologische Prozesse wie Sarkoidose und Polyneuritis in Mitleidenschaft gezogen werden. Verletzungen des Nerven können als Folge einer Felsenbeinfraktur oder durch eine Zangengeburt eintreten. Wenn Geschmack sowie Speichel- und Tränensekretion nicht betroffen sind, so daß die Läsion die Chorda tympani augenscheinlich nicht beteiligt, kann eine Läsion in der Brücke oder in Höhe des Foramen stylomastoideum angenommen werden. Wenn die Tränensekretion normal ist, jedoch Geschmack und Speichelproduktion beeinträchtigt sind, liegt die Läsion im Fazialiskanal distal des

Abgangs des R. petrosus superficialis, jedoch proximal vom Abgang der Chorda tympani. Über eine Verzerrung von Geräuschen oder Hyperakusis (Phonophobie?) wird manchmal bei hohen Fazialisläsionen oberhalb vom Abgang des Astes zum M. stapedius geklagt. Zusammen mit dem Tensor tympani kontrahiert sich der Stapedius reflektorisch bei Hochton-Reizen und führt nach allgemeiner Ansicht zu einer Dämpfung der Schallwellen, die das Innenohr erreichen.

Die Läsionshöhe im N. facialis bei der idiopathischen Bell-Lähmung ist mit Methoden untersucht worden, die die Tränensekretion, den Grad der Geschmacksbeeinträchtigung und die Aktivität des Stapediusreflexes messen. Diese haben gezeigt, daß der Nerv in der Regel im unteren Teil des Fazialiskanals betroffen ist. Die Schwellung des Nerven an dieser umschriebenen Stelle wird als Ursache der Lähmung angesehen. Die Ätiologie der Schwellung ist nach wie vor unbekannt. Die Erkrankung betrifft jung und alt, es gibt keine besondere jahreszeitliche Häufung oder anamnestisch Hinweise auf abgelaufene Infektionen. Auch die Angabe, daß der Betreffende Zugluft ausgesetzt gewesen ist, ist ungewöhnlich. Zugluft scheint vielmehr dann eine besondere Rolle in der Vorgeschichte zu spielen, wenn die Erkrankung wie in manchen Gutachtenfällen Gegenstand einer gerichtlichen Auseinandersetzung wird. Die Bell-Lähmung tritt bei kaltem und warmem Wetter auf; sie kommt auch in den Tropen vor. Einer Mitteilung zufolge war sie in einem Lehrkrankenhaus in Alexandria 20mal häufiger als in London (EL-EBIARY 1971).* Man kann mehrere Male eine Bell-Lähmung auf der gleichen oder auf der anderen Seite erleiden (Abb. 154). Manchmal gibt es Hinweise auf ein gehäuftes familiäres Vorkommen. Auch wird behauptet, daß die Erkrankung bei Patienten mit Diabetes mellitus oder Hochdruck häufiger auftritt, jedoch ist dies nicht bewiesen.

Der Kranke mit Bell-Lähmung ist stets beunruhigt und verlangt nach Zuspruch. Man kann ihm sagen, daß es in den meisten Fällen zu einer vollständigen oder fast vollständigen Rückbildung kommt. Der Patient wird natürlich fragen, wann man sagen kann, daß er zu dieser Mehrheit gehört. Wenn die Fazialisparese partiell ist, kann man ihm eine vollständige Heilung zusichern. Ein junger Patient wird in der Regel besser damit fertig als ein älterer. Das Auftreten oder Fehlen von Schmerzen am Beginn hilft als solches nicht bei der Beurteilung der Prognose, aber heftige Schmerzen sind ein Hinweis auf Denervierung. Geschmacksverlust hat initial keine prognostische Bedeutung, jedoch ist die Wiedererlangung des Geschmacks in der ersten Woche ein günstiges Zeichen. Elektrophysiologische Untersuchungen haben gezeigt, daß eine komplette Denervierung der Gesichtsmuskeln in etwa 10–15% der Fälle auftritt. Darunter sind jene mit Restparese, pathologischen Mitbewegungen und Kontrakturbildung unterschiedlichen Grades; einige bekommen „Krokodilstränen".

Schädeltraumen sind zunehmend häufiger die Ursache einer *traumatischen Fazialislähmung*. Auch hier kommt es in etwa 90% spontan zu einer Rückbildung und zur Wiedererlangung einer normalen Fazialisfunktion. Eine Fazialisparese, die sofort nach einem Schädeltrauma auftritt, läßt eine direkte Verletzung des Nerven vermuten. Wenn sich die Lähmung einige Stunden oder Tage nach dem Trauma entwickelt, handelt es sich vermutlich um eine sekundäre Läsion durch ein Ödem oder ein Hämatom innerhalb der Nervenscheide. Die Prognose des zweiten Typs ist besser als die des ersten. Schläfenbeinfrakturen mit Beteiligung der Schädelbasis sind die Hauptursache für Lähmungen. Das Felsenbein um den inneren Gehörgang ist kompakt und widerstandsfähig; Frakturen in dieser Gegend haben die Tendenz, das Tegmen tympani, das Labyrinth oder das Mittelohr zu beteiligen. Am häufigsten kommt es zu Verletzungen des N. facialis in seinem intralabyrinthären Verlauf. Hörverlust und Drehschwindel sind häufige Begleitsymptome. Die Prognose der traumatischen Fazialisparesen ist bei Felsenbeinlängsfrakturen besser als bei Querfrakturen. Die zuerst genannten sind häufiger.

Bei der *einseitigen zentralen Fazialisparese* betrifft die Läsion die supranukleäre Pyramidenbahn aus dem kontralateralen Stirnhirn. Wegen der doppelseitigen Innervation der Stirn ist die obere Hälfte des Gesichts viel weniger betroffen als die untere. Ferner können Mimik und Mitbewegungen des Gesichts mehr oder weniger erhalten sein. Gelegentlich tritt das umgekehrte Verhalten auf, nämlich ein Verlust mimischer Bewegungen bei erhaltenen Willkürbewegungen, was als mimische Parese bezeichnet wird. Die Dissoziation zwischen willkürlichen und mimischen Gesichtsbewegungen ist manchmal von erheblicher lokalisationsdiagnostischer Bedeutung. Kortikale Läsionen haben die Tendenz, die mimischen Bewegungen zu verschonen, tiefsitzende Läsionen nicht.

Bei einer alten peripheren Fazialisparese kann es, wenn das Gesicht nicht bewegt wird, schwierig sein, zu sagen, auf welcher Seite ursprünglich die Lähmung war. Kontrakturen können zu einer Be-

* EL-EBIARY, H. M.: Zitat. Rheumatol. Phys. Med. 11 (1971) 100

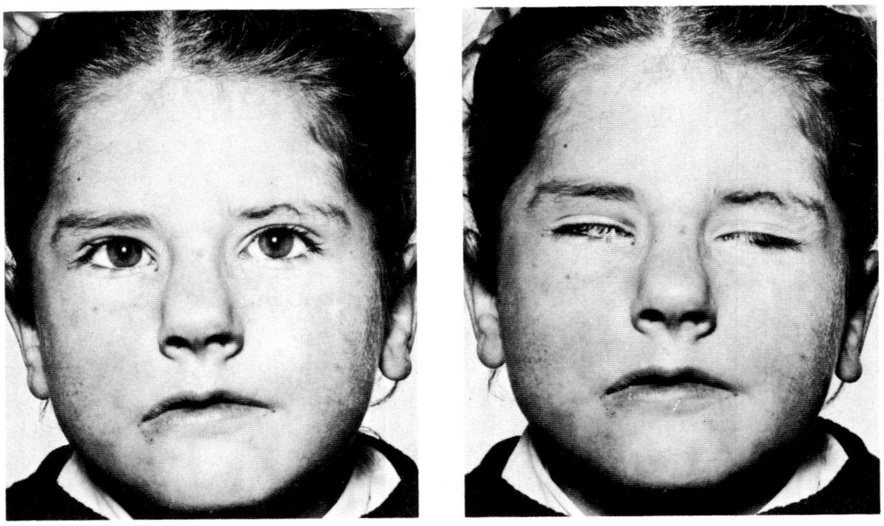

a b

153a+b Kongenitale Diplegia facialis. Beidseitige Lähmung des VI. und VII. Hirnnerven infolge Kernaplasie. **a** Beachte das leichte Einwärtsschielen beidseits, das ausdruckslose Gesicht und den schlaffen herabhängenden Mund. **b** Das Mädchen versucht, die Augen zu schließen, jedoch die Mm. orbiculares oculi sind paretisch. Die Oberlider können angehoben und gesenkt werden, da die Lidheber (versorgt vom N. oculomotorius) intakt sind. Beachte das Aufwärtsrollen der Bulbi (Bell-Phänomen), eine unwillkürliche Synkinesie

tonung der Nasolabialfalte auf der gelähmten Seite und zur Abweichung des Mundwinkels zu dieser Seite führen. Zusätzlich können lästige Synkinesien oder pathologische Mitbewegungen als Folge einer Aberration regenerierender Nervenfasern bei willkürlichen, mimischen und reflektorischen Bewegungen auftreten.

Beim *Ramsay-Hunt-Syndrom* ist es unklar, ob das Ganglion geniculi ausnahmslos beteiligt ist. In den von dem Neurologen aus Philadelphia (1874–1937) beschriebenen Originalfällen trat die Fazialisparese mit Herpeseffloreszenzen im äußeren Gehörgang auf. Später hat er weitere Fälle mitgeteilt, in denen sich die Hautveränderungen hinter dem Ohr, in der Nase, am Gaumen, im Schlund oder auf einer Seite der Zunge, des Gesichts oder des Halses entwickelten. Somit kann die Fazialisparese bei einem im Trigeminusgebiet, okzipital oder zervikal lokalisierten Herpes mit oder ohne Hörbeteiligung auftreten. Autopsierte Fälle sind selten und zumindest in einigen ist das Ganglion geniculi verschont geblieben. Klinisch ist es jedoch wichtig, daran zu denken, daß im Falle einer Bell-Lähmung an diesen Stellen nach Herpesbläschen gesucht wird. Die Lähmung ist in der Regel vollständig und mit einem ipsilateralen Geschmacksverlust verbunden, oft resultiert eine Defektheilung.

Wenn der Ausdruck „Ramsay-Hunt-Syndrom" auf jene Fälle mit Fazialisparese beschränkt wird, bei denen der Zoster nur die Gegend des äußeren Gehörganges betrifft, ist eine Beteiligung des Ganglion geniculi sehr wahrscheinlich. Dies ist autoptisch bestätigt worden. Die Tatsache, daß das Ganglion geniculi in einigen Fällen von Zostererkrankung des Gesichts, Halses oder Mundes mit gleichzeitiger Fazialisparese verschont bleibt, besagt nicht, daß es eine Erkrankung wie den Herpes zoster des Ganglion geniculi nicht gibt. Bei der herpetischen Fazialisparese gleich welcher Art ist die Inzidenz der Denervierung wesentlich größer als bei der gewöhnlichen Bell-Parese. Die Rückbildung ist in der Regel unvollständig.

Elektrodiagnostische Untersuchungen bei den idiopathischen und herpetischen Formen der Fazialisparese können nach 4 oder 5 Tagen zwischen Patienten mit einer einfachen Leitungsunterbrechung, die vollkommen wiederhergestellt werden, und jenen mit einer Degeneration des Nerven differenzieren. Trotzdem bleibt es schwierig, vorherzusagen, welches Ausmaß die Rückbildung in der wichtigen, zuletzt genannten Gruppe erreichen wird. Die Therapie bleibt empirisch, jedoch haben sich mit der Zeit die Hinweise gehäuft, daß Prednisolon oral wirksam ist. Naturgemäß ist der Behandlungserfolg besser, je früher die Therapie einsetzt, die Behandlung scheint sich zu lohnen, sofern sie innerhalb der ersten Woche beginnt.

Bei der *doppelseitigen Fazialisparese* ist die Unbeweglichkeit und nicht die Asymmetrie das kennzeichnende klinische Symptom. Sie kann deswegen unerkannt bleiben. Die angeborene Form der beid-

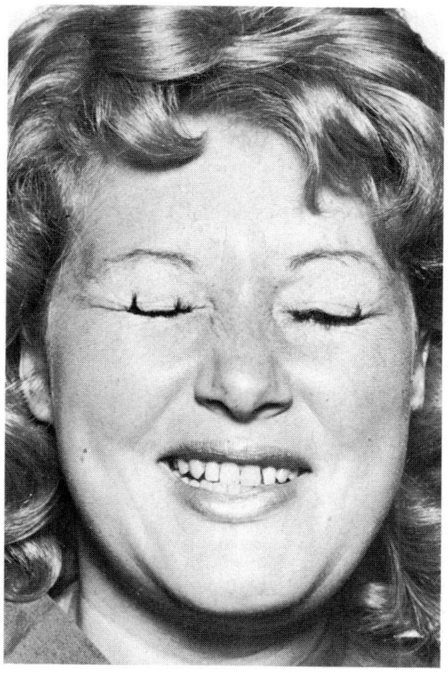

154 Rezidivierende Bell-Lähmung: Alter 26 Jahre. Die Patientin hatte seit ihrem 13. Lebensjahr 6 Attacken einer akuten peripheren Fazialislähmung. Wir selbst sahen 5 davon. Die 1. Attacke betraf die rechte Seite und alle nachfolgenden Attakken die linke Gesichtshälfte. Die Rückbildung nach der ersten dauerte ein Jahr, die Rückbildung nach den anderen etwa 6 Monate. Bei der letzten Attacke wurde sie unter dem Verdacht einer Meningitis einer Infektionsabteilung zugewiesen, weil Schmerzen hinter dem linken Ohr und eine gewisse Nackensteifigkeit bestanden. Eine Lumbalpunktion war normal und innerhalb von 48 h hatte sie zum 6. Mal eine Fazialislähmung. Diese Aufnahme wurde 6 Wochen später gemacht und zeigt noch eine leichte Schwäche beim Lidschluß und beim Zähnezeigen links. Trotz zahlreicher Untersuchungen keine Hinweise auf eine Systemerkrankung. Unauffällige Familienvorgeschichte

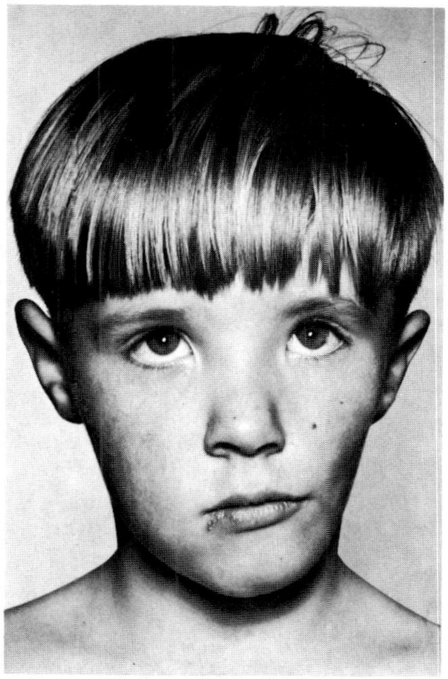

155 Geburtstraumatische periphere Fazialislähmung: Beachte den Minderwuchs der linken Gesichtshälfte. Bei der fortschreitenden Hemiatrophia faciei sind die Bewegungen des Gesichts normal erhalten

156 Akute Bell-Lähmung: Ein Hypertoniker, der eines Morgens mit einer rechtsseitigen Gesichtslähmung aufwachte. Er glaubte, daß er einen Schlaganfall erlitten hätte, und wegen der Dysarthrie stimmte ihm sein Hausarzt zu. Beachte die verstrichenen Stirnfalten rechts, die tieferstehende rechte Augenbraue, das Ektropion des Unterlides (mit störender Epiphora oder Überlaufen von Tränenflüssigkeit), das Verschwinden der Nasolabialfalte und das Herabhängen des rechten Mundwinkels. Der Patient versucht, die Augen zu schließen und die Zähne zu zeigen. Beachte die vollständige Unbeweglichkeit der rechten Gesichtsseite, die Unfähigkeit, das rechte Auge zu schließen und das Fehlen des Bell-Phänomens. Bei Gesunden rollen die Bulbi im Schlaf oder beim Schließen der Augen gewöhnlich, aber nicht immer, nach oben. Bei Kranken mit Fazialisparese wird dieses unterschiedliche Verhalten sichtbar ▶

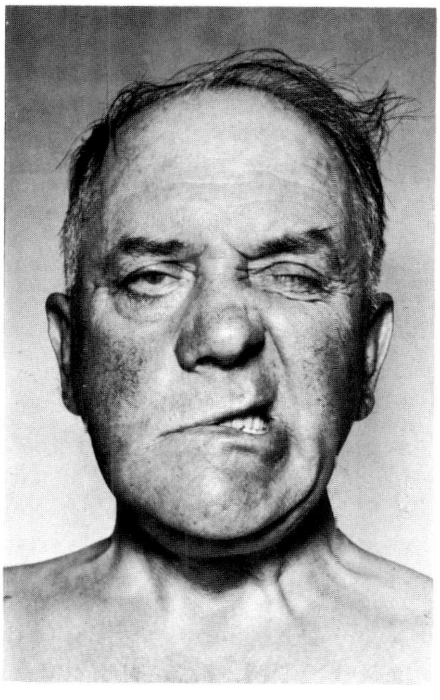

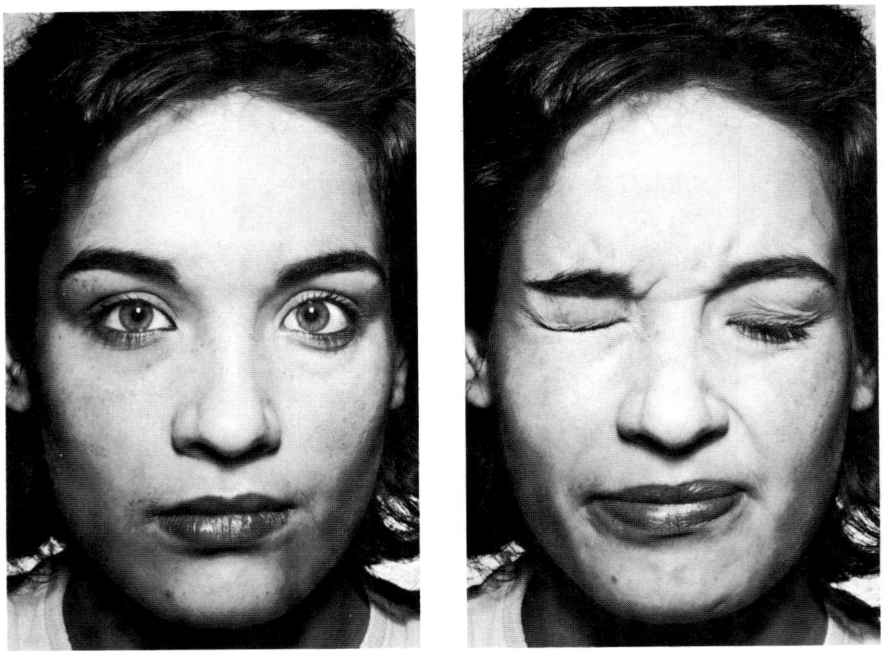

a b

157 a+b Alte Bell-Lähmung: **a** In Ruhe liegt oft keine sichtbare Asymmetrie vor. Hier besteht ein angedeutetes Hängen des linken Unterlides. **b** Der Augenschluß zeigt die Restparese des linken M. orbicularis oculi

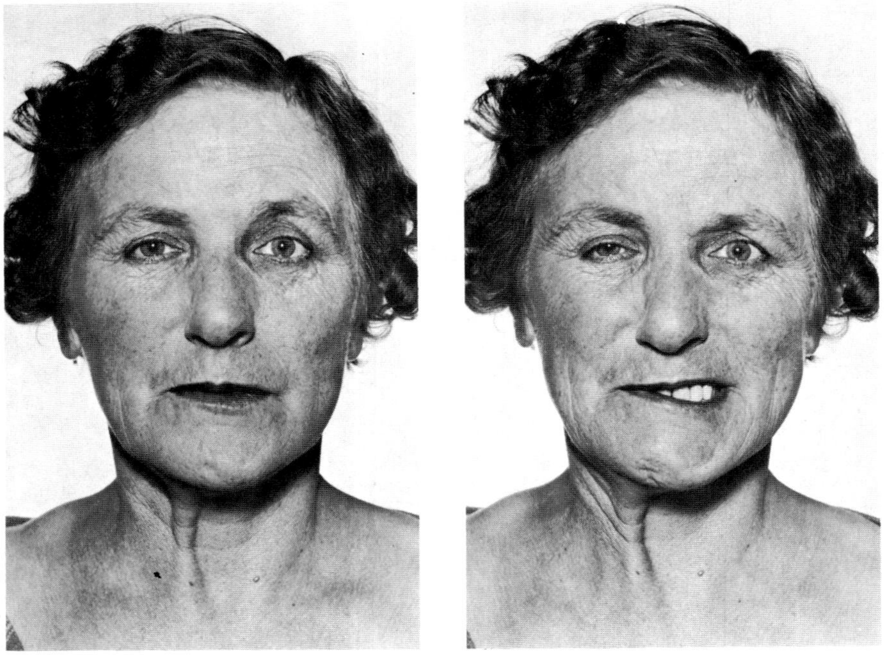

a b

158 a+b Alte Bell-Lähmung: **a** In Ruhe könnte angenommen werden, daß der linke Mundwinkel herabhängt, jedoch zeigen die verengte Lidspalte rechts (infolge Kontraktur im M. orbicularis oculi) und **b** die Unfähigkeit, den rechten Mundwinkel zurückzuziehen, daß die ursprüngliche Lähmung auf der rechten Seite war. Beachte auch das „Blinzeln" des rechten Auges (pathologische Mitbewegung) während der intendierten Bewegung. Die Patientin fühlte sich durch dieses „Blinzeln" beim Lächeln gestört

seitigen peripheren Fazialisparese als Folge einer Kernaplasie ist bereits erwähnt worden. Erworbene Formen der doppelseitigen schlaffen Parese kommen bei Polyneuritis, bei Myasthenia gravis und bei einigen Formen der Muskeldystrophie vor. Sie ist relativ selten bei Vorderhornerkrankungen. Doppelseitige supranukleäre Läsionen sind gewöhnlich Folge einer zerebrovaskulären Erkrankung, wobei gleichzeitig eine Pseudobulbärparalyse vorliegen kann. Bei dieser Erkrankung können schwache Reize Zwangslachen und -weinen provozieren, das den Angehörigen und Freunden lästig fällt. Ein Wort des Mitgefühls, ein Händedruck oder Klopfen auf die Schulter, ein Bild, einige Takte Musik oder eine Nachricht oder Plauderei können der Anlaß sein, daß der Patient in Tränen

159a+b Zentrale Fazialislähmung: Ein leichter Schlaganfall. **a** Der willkürliche Versuch, die Zähne zu zeigen, zeigt die Schwäche auf der linken Seite. **b** Erhaltene mimische Bewegungen des linken Mundwinkels und der linken Wange beim Lächeln. Gelegentlich kommt das Umgekehrte vor – Verlust mimischer Bewegungen und intakte Willkürbewegungen – mimische Lähmung. Die einseitige Steigerung mimischer Bewegungen (hier ist eine Andeutung davon) wird als paradoxe Hypermimie bezeichnet. In ähnlicher Weise können bei diesen zentralen Fazialisparesen mimische und willkürliche Bewegungen beim Ausdruck von Sorge und Enttäuschung gestört sein

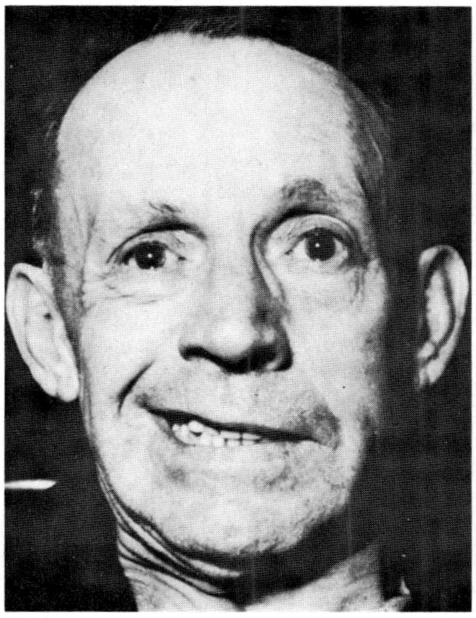

a

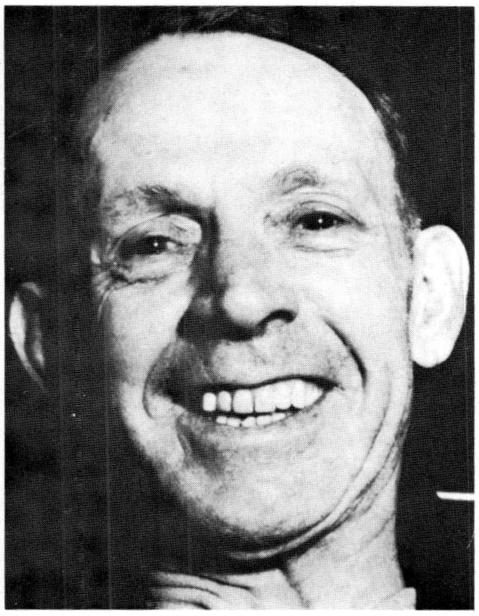

b

160a+b Zentrale Fazialisparese links infolge Schußverletzung rechtsfrontal. **a** Parese der unteren Fazialisäste links, wobei die linke Augenbraue etwas tiefer steht als die rechte. **b** Beim Lachen ist die mimische Bewegung des Mundes auf der linken Seite in Ordnung

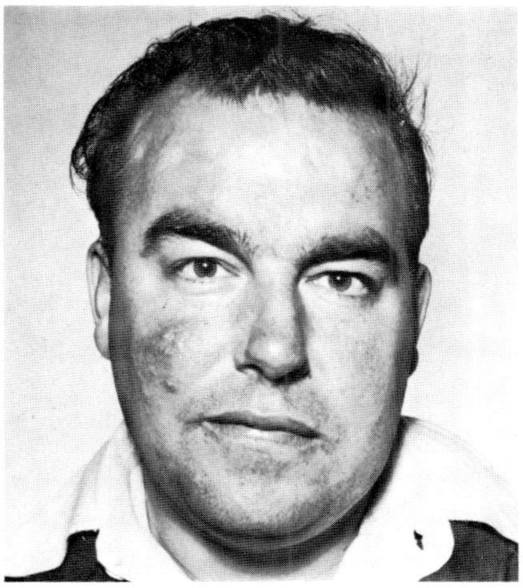

a

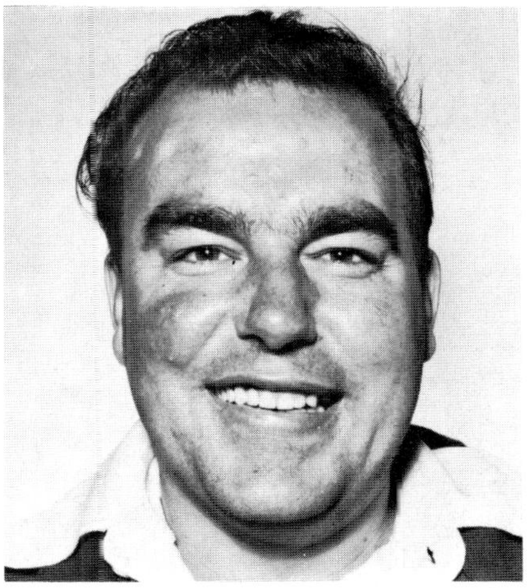

b

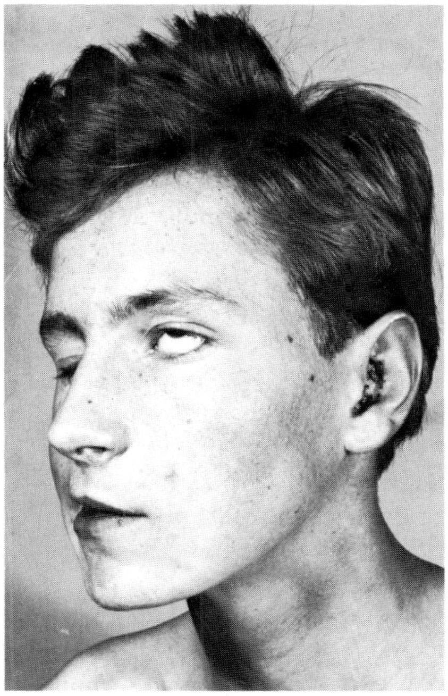

161 Ramsay-Hunt-Syndrom: Fazialisparese und ipsilateraler Zoster oticus. Der Patient versucht, die Augen zu schließen und die Zähne zu zeigen. Periphere Fazialisparese links, unwillkürliche Aufwärtsbewegung des linken Bulbus und Lähmung des M. orbicularis oculi. Beachte die verschorften Effloreszenzen des Herpes zoster im äußeren Gehörgang. Es bestand eine mittelgradige Schwerhörigkeit links. Schmerzen im Ohr, Bläschenausschlag und Schwerhörigkeit gingen der Fazialisparese um 3 Tage voraus. Der Geschmackssinn war vorne auf der linken Zungenseite ausgefallen ▶

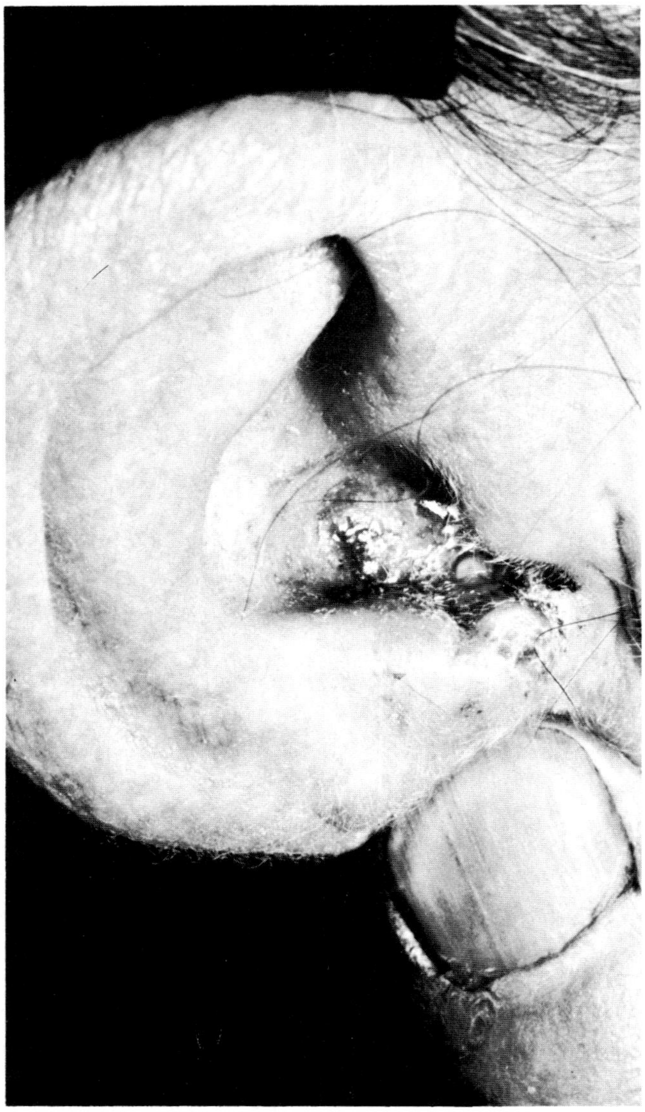

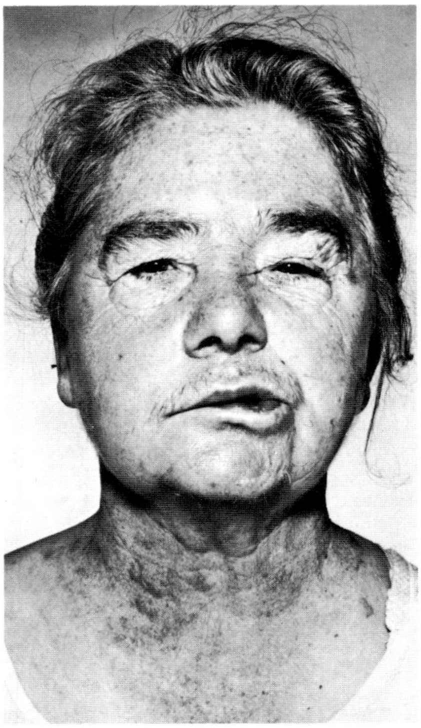

162 Ramsay-Hunt-Syndrom: Fazialisparese rechts vom peripheren Typ mit Zoster oticus ipsilateral. Der Geschmackssinn im vorderen Teil der Zunge war auf der gleichen Seite ausgefallen. Es bestanden keine Ohrgeräusche, keine Schwerhörigkeit

oder Gelächter ausbricht. Diese Schilderung der Affektinkontinenz beim älteren Menschen mit einem kleinschrittigen Gang weist eindeutig auf eine diffuse zerebrale Arteriosklerose hin. Es sind dies wichtige diagnostische Kriterien, da die aktuellen Beschwerden des Patienten in die Irre führen können und eine formale klinische Untersuchung nichts Bemerkenswertes aufzudecken braucht.

Fazialistic (Gewohnheitsspasmus)

Diese Erkrankung wird am häufigsten bei Kindern beobachtet. Dabei treten blitzartige, kurze, wiederholte Bewegungen an einer oder mehreren Stellen des Gesichts auf; ein Blinzeln der Augen, ein Grimassieren oder Naserümpfen. Sie wirken eigentlich nicht unwillkürlich. Das Kind ist in der Regel nervös und zappelig. Wenn man es daraufhin anspricht, kommt gewöhnlich ein Grinsen, ein Schulterzucken und die Antwort „ich kann dagegen nichts machen“. Die Störung ist funktioneller Natur.

Faziale Myokymie

Dies ist eine seltene Form einer unwillkürlichen Bewegung der Gesichtsmuskeln. Die Erkrankung setzt im allgemeinen akut ein und betrifft diffus die Muskulatur einer Gesichtshälfte, dauert einige Tage oder Wochen und klingt dann ab. Sie ist eine eigenartige Form eines Muskelwogens, das rasch und wellenartig über das Gesicht hinwegläuft. Sie beteiligt den Frontalis ebenso wie das Platysma und kann das Auge bis zur Hälfte schließen, den Mundwinkel nach oben ziehen oder die Lippen spitzen. Parästhesien oder Schmerzen sind nicht

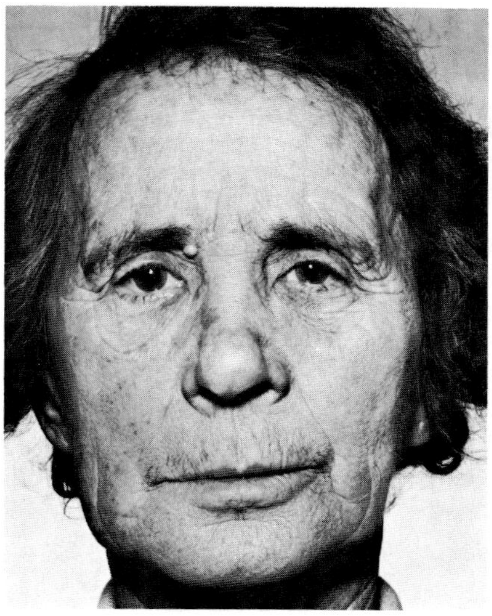

a

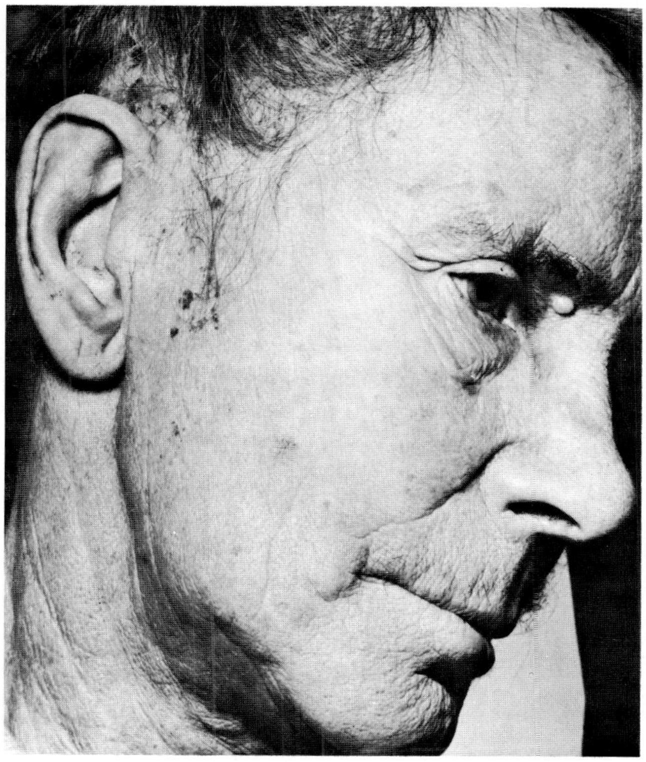

b

163 a + b Ramsay-Hunt-Syndrom: **a** Herabhängen des rechten Mundwinkels, verstrichene rechte Nasolabialfalte und Hängen des rechten Unterlides. **b** Zostereffloreszenzen vor und über dem Ohr (Trigeminusgebiet) sowie hinter dem Ohr (C 2)

damit verbunden. Die Erkrankung tritt nicht im Anschluß an eine Fazialisparese auf und wird am häufigsten bei Patienten mit Multipler Sklerose beobachtet. Die Läsion liegt vermutlich in der Brücke, dicht am Fazialiskern. Unglücklicherweise ist der Ausdruck „Myokymie" auch für die benigne Form des Faszikulierens verwendet worden, das man bei Gesunden an den Extremitäten oder am Unterlid beobachtet.

Spasmus hemifacialis

Dies ist eine Störung, die hauptsächlich Personen im mittleren oder höheren Lebensalter betrifft und organischer Genese ist. Sie beginnt gewöhnlich mit Zucken eines Augenlides oder eines Mundwinkels. In den Frühstadien kann sie sich nur gegen Tagesende bemerkbar machen und von langen beschwerdefreien Perioden unterbrochen werden. Mit den Jahren werden die Spasmen häufiger und intensiver, so daß für einen Augenblick die ganze Gesichtshälfte verzerrt sein kann. In vielen Fällen entwickelt sich eine gewisse Schwäche der Gesichtsmuskulatur. Es ist merkwürdig, daß die Patienten auch an einer Trigeminusneuralgie auf der gleichen oder anderen Seite leiden können.

Sehr selten kann der Spasmus hemifacialis mit einem fokalen epileptischen Anfall verwechselt werden.

Die Störung ist gewöhnlich idiopathisch, allerdings auch bei Läsionen beschrieben worden, die den N. facialis beteiligen, wie das Akustikusneurinom, ein Basilarisaneurysma oder eine Arachnoiditis der hinteren Schädelgrube. Es ist behauptet worden, daß bei den idiopathischen Fällen ein Zustand chronischer Irritation des Gesichtsnerven in einem ungewöhnlich engen Fazialiskanal vorliegt. Die chirurgische Dekompression des betroffenen Gesichtsnerven liefert unterschiedliche Ergebnisse; die Lähmung kann sich zurückbilden, die Bewegungen können wieder auftreten. Günstiger sind die Aussichten in jenen Fällen, wo eine selektive Durchtrennung terminaler Fazialisäste vorgenommen wird. Das Zucken eines Augenlides oder des Mundwinkels kann zum Verschwinden gebracht werden, ohne daß eine Fazialisparese auftritt.

VIII. Hirnnerv

Der N. vestibulocochlearis [statoacusticus] hat zwei Komponenten, eine kochleäre, die dem Hören dient, und eine vestibuläre zur Aufrechterhaltung des Gleichgewichts. Diese Nerven stammen aus getrennten zentralen Bahnsystemen.

Schallwellen werden vom Trommelfell und der Gehörknöchelchenkette auf das ovale Fenster (Luftleitung) oder durch direkte Knochenleitung auf das Innenohr (Knochenleitung) übertragen. Die Flüs-

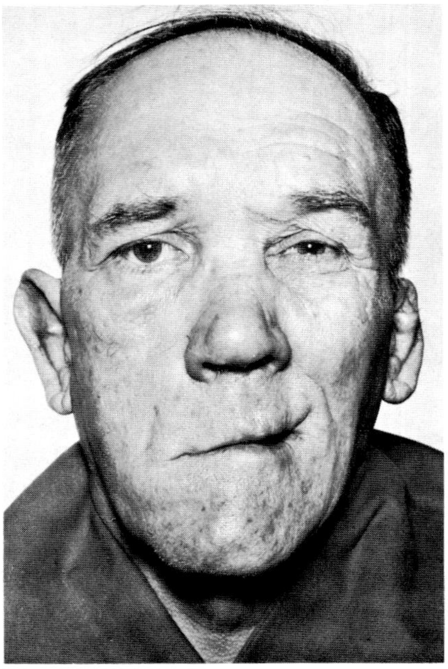

a

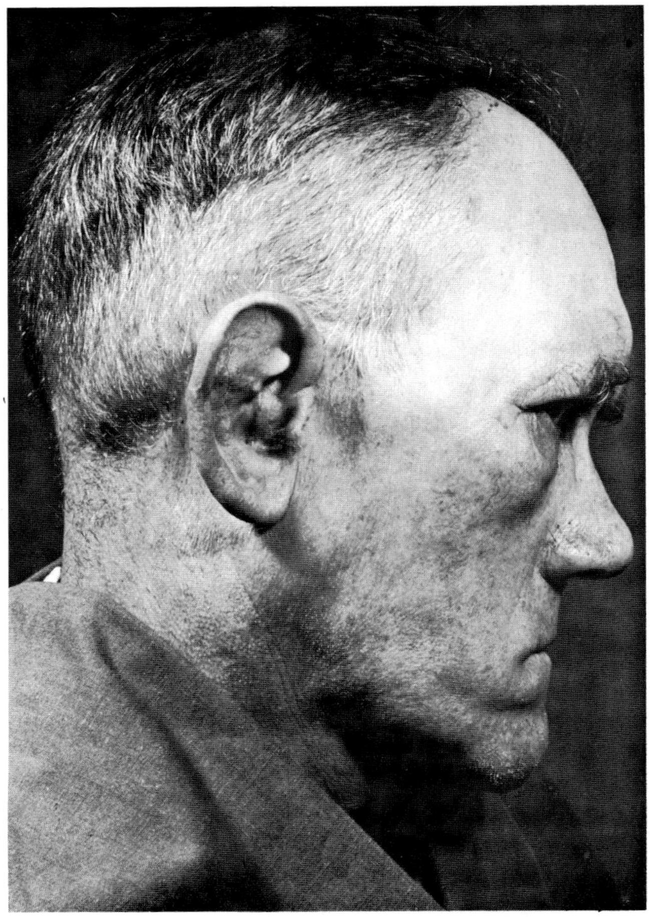

b

164a+b Traumatische Fazialislähmung: **a** Der rechte Gesichtsnerv dieses Bergmanns war hinter dem Ohr durch eine offene Verletzung geschädigt worden. Es lohnt sich, den berühmten Fall, den *Sir Charles Bell* 1827 beschrieben hat, ins Gedächtnis zurückzurufen. Ein Medizinstudent in einem Krankenhaus in Middlesex, der die Fazialisparese bei einem alten Straßenfeger beobachtete, brachte ihn zu *Bell.* Angeblich sollte der Mann 12 Jahre zuvor von einem Ochsen hochgeschleudert worden sein. ,,Die Spitze des Horns drang unter dem Kieferwinkel ein und kam vor dem Ohr heraus." *Bell* beobachtete, daß auf der betroffenen Seite ,,sich das Nasenloch beim Atmen nicht bewegte", und der alte Straßenfeger erklärte, wenn er Schnupftabak nahm, ,,ich kann ihn hereinbekommen, ich kann ihn aber nicht hochziehen". *Bell* besuchte die Frau des Patienten, um sich zu vergewissern, daß sich das rechte Auge im Schlaf nach oben drehte. *Bell* glaubte, daß die Natur dies so eingerichtet habe, damit das Auge im Schlaf feucht gehalten würde, wenn es ,,in den Tränenbrunnen eintauchte". Die Wange auf der gelähmten Seite ,,blähte sich bei jedem unvermitteltem Lachen auf". **b** Hier sind die Narben am Ohr und über dem Mastoid zu sehen. Beachte auch die Deformierung des Kieferwinkels, der gebrochen war

sigkeit in der Kochlea wird in Bewegung gesetzt, wodurch die Haarzellen des Corti-Organs gereizt werden. Der N. cochlearis überträgt die Impulse zu den Nuclei cochleares in der Brücke, von wo sie bilateral in den Lemnisci laterales nach oben zu den medialen Kniehöckern und dem Gyrus superior beider Temporallappen weitergeleitet werden. Dieser gekreuzte Verlauf der Hörbahn schließt eine Taubheit als Folge einer einseitigen zerebralen kortikalen Läsion aus. Andererseits können zentrale Läsionen für akustische Halluzinationen verantwortlich sein; epileptische Auren können die akustische Sphäre einschließen. Anhaltende Ohrgeräusche sind gewöhnlich Folge einer Läsion im Corti-Organ oder im Hörnerv und dementsprechend oft mit einer Schwerhörigkeit verbunden.

Art und Ausmaß des Hörverlustes lassen sich mit einfachen Hörtests unter Zuhilfenahme der Sprache und einer Stimmgabel abschätzen. Umgangssprache kann normalerweise bei geräuscharmer Umgebung aus 6 m Entfernung verstanden werden; bei einer leichten Schwerhörigkeit kann sie noch aus 4 m gehört werden und bei einem mittelgradigen Hörverlust in 1 m Entfernung. Wenn lautes Sprechen nur in Ohrnähe verstanden wird, liegt ein schwerer Hörverlust vor.

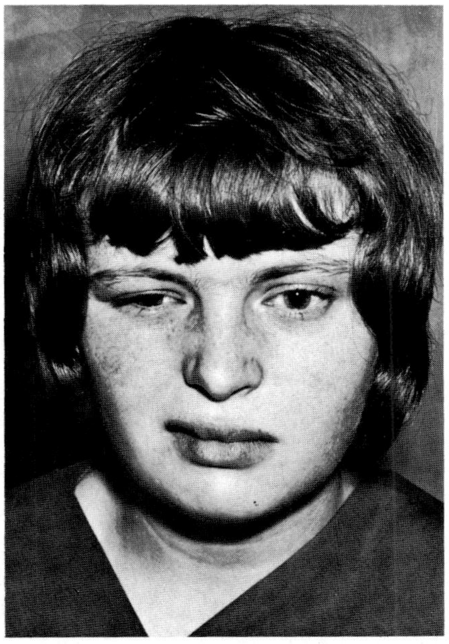

165 Fazialis-Tic (Gewohnheitsspasmus): Plötzliche, kurze, wiederholte Bewegungen der rechten Gesichtsseite, die aufhörten, wenn die Aufmerksamkeit der Patientin abgelenkt wurde, und die zunahmen, wenn sie aufgeregt war. Wiederholtes Naserümpfen, Schulterzucken und Launenhaftigkeit

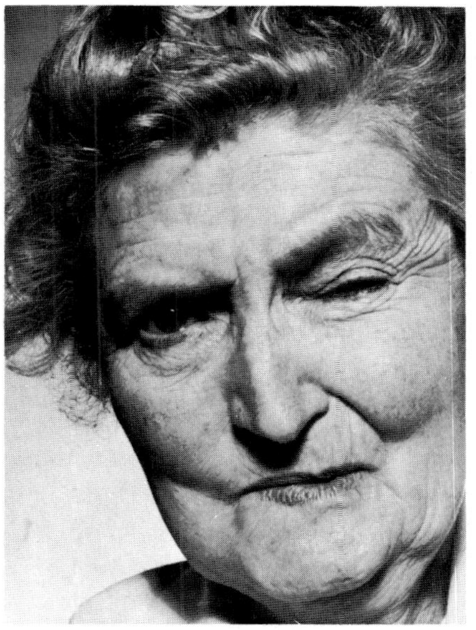

166 Klonischer Spasmus hemifacialis bei gleichseitiger Trigeminusneuralgie

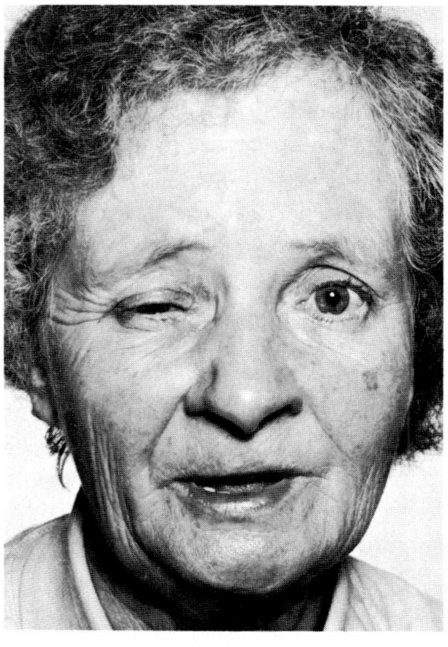

167 Rechtsseitige hemifaziale Spasmen waren fast ständig vorhanden und es bestand eine leichte Schwäche und Atrophie der Fazialismuskulatur rechts. Der Geschmack auf den vorderen $^2/_3$ der Zunge der betroffenen Seite war aufgehoben

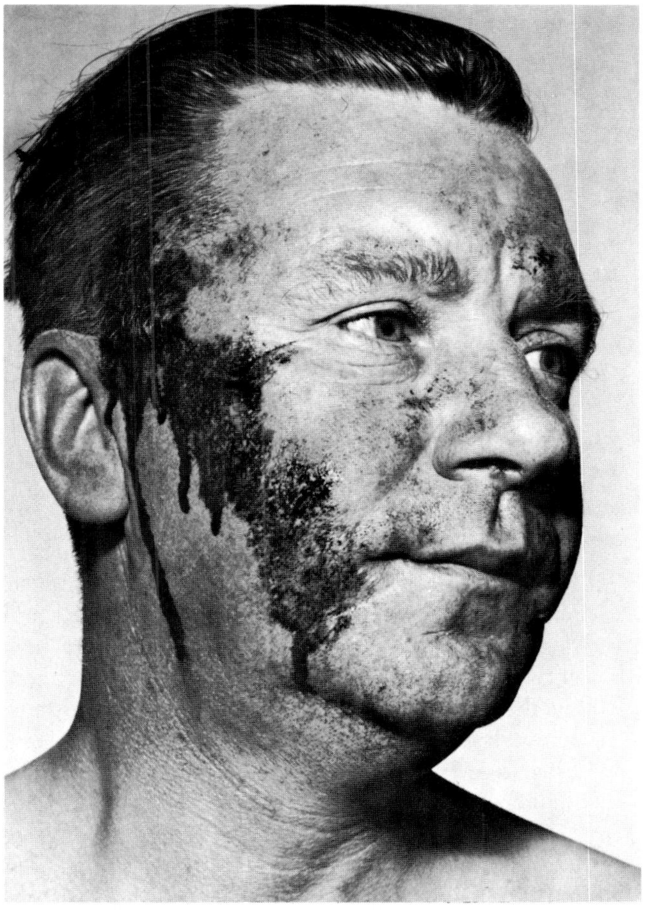

168 Aurikulotemporales Syndrom: Alte Schußverletzung im Gesicht. Schmecken und Essen führten zu Rötung und Schwitzen dieser Gesichtsseite – Geschmacksschwitzen. Der N. auriculotemporalis ist ein Ast des N. mandibularis und hat Querverbindungen zum N. facialis und zum Ganglion oticum. Das Syndrom entsteht durch eine fehlerhafte Regeneration nach Gesichtsverletzungen in der Gegend der Parotis

Es gibt grundsätzlich zwei Arten des Hörverlustes. Bei der *Schalleitungsschwerhörigkeit,* z. B. bei Mittelohrerkrankungen, liegt primär ein Verlust der Luftleitung vor; die Knochenleitung kann erhalten oder sogar gesteigert sein. Der Rinne-Test wird dann als negativ bezeichnet. Normalerweise wird beim Rinne-Test die Schwingung der Stimmgabel vor dem äußeren Ohr noch wahrgenommen, nachdem sie auf dem Mastoid unhörbar geworden ist. Beim Weber-Test wird das Schwingen der auf dem Scheitel aufgesetzten Stimmgabel zur erkrankten Seite „lateralisiert". Bei der Schalleitungsschwerhörigkeit werden tiefe Töne nicht mehr wahrgenommen, so daß bestimmte Vokale nicht mehr gehört werden können.

Bei der *Nerven- oder Schallempfindungsschwerhörigkeit* sind sowohl Luftleitung als auch Knochenleitung vermindert, jedoch können sie ihr normales Verhalten zueinander beibehalten, so daß der Rinne-Test positiv ist. Beim Weber-Test wird die Schwingung zur gesunden Seite lateralisiert. Der Hörverlust ist besonders ausgeprägt für hohe Töne, der Patient hat Schwierigkeiten beim Hören von Zischlauten und scharfen Konsonanten. Die Presbyakusis des älteren Menschen bringt gewöhnlich einen progredienten Hörverlust für hohe Töne mit sich.

Eine eingehendere Untersuchung des Patienten mit Hörverlust erfordert unterschiedliche Arten der Audiometrie: Ton-, Sprach- und Impedanzaudiometrie. Ein Hochtonverlust weist auf eine Presbyakusis hin. Ein Hörverlust für tiefe Töne läßt an die Möglichkeit einer Menière-Erkrankung oder an ein Akustikusneurinom denken. Ein plötzlicher Abfall bei 4000 Hz ist Hinweis auf eine durch ein Schalltrauma bedingte Schwerhörigkeit. Eine Schallempfindungsschwerhörigkeit kann Folge einer Schädigung durch eine Infektion (Mumps) sein oder durch toxische Wirkungen von Medikamenten hervorgerufen werden, jedoch beruht die häufigste Form der Schallempfindungsschwerhörigkeit auf degenerativen Veränderungen. Die Läsion liegt entweder im Corti-Organ oder in den Neuronen, die die Kochlea versorgen. Die Schallempfindungsschwerhörigkeit kann ein- oder doppelseitig sein. Einseitige Fälle mit akutem Beginn sind im allgemeinen Folge einer Virusinfektion oder vaskulärer Läsionen. Eine progrediente einseitige Ertaubung ist verdächtig auf eine Menière-Erkrankung oder ein Akustikusneurinom. Es gibt audiometrische Tests, die bei der Differenzierung zwischen Innenohr- und retrokochleärer Schwerhörigkeit helfen, wie z. B. das Recruitment und die Békèsy-Audiometrie.

Die Sprachaudiometrie ist nützlich bei der Entscheidung über den Wert eines Hörgerätes. Ein Ton kann gehört, jedoch nicht genau erkannt werden. Die Sprache besteht aus komplexen Schallwellen mit einer großen Frequenzbreite. Vokale enthalten mehr niedrige Frequenzen, während Konsonanten höhere Frequenzen aufweisen. Beim Hochtonverlust ist das Verstehen der Sprache beeinträchtigt, da Konsonanten nicht gehört werden und diese wesentlich mehr Information liefern als Vokale.

Bei der Otosklerose kommt es zu intensiven und dauernden Ohrgeräuschen ohne Drehschwindel, jedoch mit Parakusis oder der Fähigkeit, bei Lärm besser zu hören. Dies ist ein wichtiger Punkt in der Differentialdiagnose gegenüber der Nervenschwerhörigkeit, da die meisten Patienten mit dieser Erkrankung darüber klagen, daß sie bei Lärm so gut wie nichts hören können. Bei der Otosklerose betrifft der Hörverlust hauptsächlich die tiefen Töne. Die Schwerhörigkeit gehört zum Schalleitungstyp, ist progredient und doppelseitig. Ohrgeräusche sind häufig, besonders bei den älteren Patienten.

Nach Ausschluß der Traumen sind die Menière-Erkrankung und das Akustikusneurinom die zwei wichtigsten Ursachen der Nerventaubheit. Es kann sehr schwierig sein, den Ort der Läsion am Hörnerv genau festzulegen, ob er sich in den Zellen des Corti-Organs befindet wie bei der Menière-Erkrankung oder im Kleinhirnbrückenwinkel wie beim Akustikusneurinom. Bei der Differenzierung hilft die Prüfung des Lautheitsausgleichs (Recruitment). Wenn ein Schwerhöriger darüber klagt, angeschrien zu werden, obwohl die Stimme nur leicht angehoben wird, erlebt er grob gesprochen das Phänomen des Lautheitsausgleichs. Die Schwerhörigkeit nimmt auf dem betroffenen Ohr bei höheren Intensitäten der gleichen Frequenz ab. Der Grad des Lautheitsausgleichs läßt sich mit dem elektrischen Audiometer unter den üblichen Standardbedingungen messen. Bei Mittelohrerkrankungen kommt er nicht vor, wohl aber beim Morbus Menière und bei der Otosklerose; beim Akustikusneurinom oder bei Läsionen des Nervenstammes gelegentlich.

Der schwerhörige Patient kann seine Schwerhörigkeit nicht zu erwähnen, ein Hörgerät kann auf der anderen Seite des Arztschreibtisches nicht zu erkennen sein. Wird eine Hörstörung bei der Untersuchung nicht entdeckt, können diagnostische Irrtümer auftreten. Einige Beispiele seien erwähnt. Die Schalleitungsschwerhörigkeit beim älteren Menschen mit unklaren Gliederschmerzen kann sich als ein Morbus Paget erweisen. Der Nachweis einer retrokochleären Schwerhörigkeit bei einem Patienten, dessen Symptome spärlich und vage sind, kann die Aufmerksamkeit auf die Schilddrüsenaktivität lenken. Ein Hörverlust nach einem Schädeltrauma wird häufig übersehen. Der Kranke mit einem Akustikusneurinom kann vergessen, auf seine Schwerhörigkeit hinzuweisen, weil sie schon zu lange besteht, oder er kann sie bewußt nicht erwähnen, weil sie für die augenblicklichen Beschwerden wie Kopfschmerzen, Doppelbilder oder Gangunsicherheit belanglos erscheint.

Ein Hörverlust ist in der Regel ein allmählich fortschreitender Prozeß; wenn er plötzlich und massiv einsetzt, ist dies immer beunruhigend, gleichgültig ob ein oder beide Ohren betroffen sind. Er wird meist von einem lauten Ohrgeräusch begleitet und Drehschwindel ist nicht ungewöhnlich. Fast immer ist er vom Schallwahrnehmungstyp, und es ist überraschend, wie oft die Ursache unklar bleibt. Bei Infektionen wie Masern, Mumps und Zoster ist er die Folge einer toxischen Neuritis. Die kochleären Zweige der A. auditiva interna stellen Endarterien dar und möglicherweise sind Gefäßverschlüsse in einigen Fällen die Ursache.

Der *akute Hörsturz* ist in der Regel einseitig. Ein akuter doppelseitiger Hörverlust kann bei der Multiplen Sklerose vorkommen, allerdings selten; vaskuläre Läsionen sind gewöhnlich die Erklärung bei Personen im mittleren und höheren Lebensalter. Oft bestehen gleichzeitig Hinweise auf Vorhofflimmern, Embolien oder Bluthochdruck. Ähnliche Läsionen können bei Polyzythämie, bei Leukämie und bei Periarteriitis nodosa auftreten. Ototoxische Substanzen verursachen gewöhnlich einen progredienten Hörverlust, können jedoch unter bestimmten Umständen, besonders bei gleichzeitiger Niereninsuffizienz, zu einer plötzlichen und doppelseitigen Taubheit führen. Die Ohrgeräusche, die in der Mehrzahl der Fälle mit akutem Hörsturz vorkommen, können ebenso dramatisch und plötzlich einsetzen wie der Hörverlust. Drehschwindel kommt unterschiedlich oft vor und wird wohl am häufigsten bei vaskulären Läsionen beobachtet. In der Regel besteht ein Druckgefühl auf dem Ohr, Geräusche werden verzerrt wahrgenommen und Lärm als unangenehm empfunden. Spezielle Hörprüfungen sind notwendig, wenn der Ort der Läsion, kochleär (sensorisch) oder retrokochleär (neural) festgestellt werden soll. Es wird behauptet, daß eine Therapie mit Steroiden wirksam ist, wenn Fälle der zuletzt genannten Gruppe früh genug, innerhalb der ersten 2 Wochen nach Krankheitsbeginn, in Behandlung kommen. Vaskuläre Läsionen sprechen nicht oft auf Therapiemaßnahmen an.

Traumen, seien es direkte oder indirekte, spielen in der Ätiologie der Hörschäden eine zunehmend wichtigere Rolle. Ein direktes Schädeltrauma kann entweder eine Schallempfindungs- oder eine Schallleitungsschwerhörigkeit verursachen. Die erstere ist wesentlich häufiger, bei beiden Typen liegt gewöhnlich eine Fraktur des Felsenbeins vor. In den letzten Jahren hat sich mehr und mehr die Erkenntnis durchgesetzt, daß es nicht immer das Innenohr ist, das geschädigt wird, sondern manchmal die Kette der Gehörknöchelchen. Es gibt geeignete Methoden, diese Verletzungen mit guten Resultaten zu korrigieren, so daß ihre Erkennung von großer Bedeutung ist.

Im akuten Stadium des Schädeltraumas läßt der Nachweis von Blut im Gehörgang an eine Verletzung des Trommelfells oder des Mittelohres denken. Eine Otoliquorrhoe kann vorliegen. Es sind gerade diese Fälle, bei denen sorgfältige weitere Untersuchungen eine knöcherne Verletzung aufdecken können.

Die Schwerhörigkeit als Folge eines indirekten Traumas durch Lärm stellt ein zunehmendes Problem in Industriebetrieben dar. Sie ist so gut wie immer doppelseitig und typischerweise eine reine Schallwahrnehmungsschwerhörigkeit mit allmählichem Beginn. Sie ist am deutlichsten bei 4000 Hz. Die Hörschwellen von Bergarbeitern bei 4000 Hz korrelieren mit der Anzahl der Jahre, die sie im Kohlenbergbau verbracht haben. Audiometrische Reihenuntersuchungen an Leuten, die in lärmbelasteten Industrien beschäftigt sind, haben eine charakteristische Hörsenke in der Gegend von 4000 Hz gezeigt. Die Lärmschwerhörigkeit ist fast überall als Berufskrankheit anerkannt. Es ist nicht bekannt, was für eine Rolle Lärm in der Entwicklung der Altersschwerhörigkeit spielt, jedoch wird behauptet, daß die zugrundeliegenden degenerativen Veränderungen bei beiden Krankheiten unterschiedlich sind: bei Lärmschwerhörigkeit sind die Veränderungen auf das Spiralorgan begrenzt, während sie bei der Altersschwerhörigkeit mehr diffus sind.

Die „Diskotheken-Schwerhörigkeit" ist eine Form der Lärmschwerhörigkeit, wie nicht anders zu erwarten, bei jungen Leuten. Zuverlässige Anhaltspunkte dafür, daß *nicht* elektronisch verstärkte Musik Quelle eines Schalltraumas ist, gibt es nicht. Die Lärmschwerhörigkeit war vor mehr als 100 Jahren bei Hufschmieden und Glöcknern bekannt.

Die *Pars vestibularis* des VIII. Hirnnerven geht von Zellen des Ganglion vestibulare am Boden des inneren Gehörganges aus. Sie vermittelt Impulse aus den 3 Bogengängen, dem Utrikulus und Sakkulus. Positive und negative Beschleunigung, besonders Drehbewegung des Kopfes führen zu einer Verlagerung der Endolymphe und Reizung der

Haarzellen in den Ampullen der Bogengänge und der Otolithen in Sakkulus und Utrikulus. Die Vestibulariskerne in der Medulla haben wichtige Verbindungen zu den Augenmuskelkernen, dem Kleinhirn, dem Rückenmark und den Schläfenlappen. Die Funktion des Vestibularapparates ist die Aufrechterhaltung des Gleichgewichtes und der Fixation. Ein Vestibularisausfall führt zu Drehschwindel und Ataxie mit Nystagmus und manchmal Oszillopsie.

Der Wert einer ohne Eile erhobenen Vorgeschichte wird nirgendwo besser erkennbar als im Falle des Patienten mit *plötzlichem Schwindel*. In der Mehrzahl der Fälle läßt sich eine genaue Klärung und Interpretation der Beschwerden durch eine sorgfältig erhobene Vorgeschichte und klinische Untersuchung erreichen. Der Kranke, der einen plötzlichen Schwindel erlebt hat, hat meist wenig Schwierigkeiten, dem Arzt die Tatsache mitzuteilen, daß eine Gleichgewichtsstörung vorgelegen hat. Das Problem liegt nicht darin, daß der Schwindel vom Arzt oder Patienten unerkannt vorübergeht, obwohl dies vorkommen kann, sondern daß irgendein anderes Gefühl irreführend beschrieben oder als Schwindel interpretiert wird.

Schwindel ist ein Gefühl von gestörtem Gleichgewicht. Er ist nicht nur „Schwäche", „komisches Gefühl", „mulmiges Gefühl", „Leeregefühl im Kopf", „Schwarzwerden vor den Augen", „Krankheitsgefühl" oder irgendeine der vielen unangenehmen Sensationen, die manche Leute unter bestimmten Umständen empfinden, wie z. B. in der Höhe oder in den überfüllten Straßen der Städte. Derjenige, der Schwindel erlebt, hat fast immer ein Gefühl der Bewegung. Seine Sinne werden dazu verleitet, irgendeine Art von Bewegung wahrzunehmen oder zu empfinden. Dieses Gefühl einer Bewegung ist nicht notwendigerweise das der Rotation (Drehschwindel, Vertigo). Drehschwindel ist bekanntermaßen eine der häufigsten Formen von Schwindel; es besteht ein Gefühl des Drehens (vertere, drehen) entweder in einem selbst, seines eigenen Körpers oder der Umgebung. Der Patient mag ein Wirbeln in seinem Kopf empfinden; er mag das Gefühl haben, als ob sich sein Körper dreht; er kann beobachten oder fühlen, wie sich seine Umgebung um ihn herum dreht. Drehschwindel wird oft in diesem engeren Sinne gebraucht, um zu bezeichnen, daß der Eindruck der Bewegung der der Rotation ist. Allerdings ist nichts damit gewonnen, wenn man sich an diese Definition klammert, da wir wissen, daß andere gleichermaßen unangenehme Schwindelformen gleicher Ätiologie und Bedeutung nicht durch ein Drehgefühl charakterisiert sein können, sondern durch die Empfindung, in die Tiefe zu fallen, oder durch ein Gefühl, daß man sich selbst oder die Umgebung in irgendeiner anderen Ebene bewegt.

Gleichgültig welche Form der Schwindel tatsächlich annimmt, der Patient wird versuchen, sich an irgend etwas festzuhalten oder sich hinzulegen. Er kann die Augen schließen, um zu versuchen, den unangenehmen Bewegungseindruck auszuschalten. Blässe, Schweißausbruch, Übelkeit und Erbrechen können folgen. Der Patient fühlt sich nicht nur sehr krank und entkräftet, sondern auch sein Aussehen kann beunruhigend sein. Das gesamte Bild kann zur Annahme einer lebensbedrohlichen Krankheit oder einer Nahrungsmittelvergiftung verleiten, nicht zu der einer vorübergehenden Störung im Ohr. Während einer Attacke eines otogenen Schwindels liegt der Patient gewöhnlich auf der gesunden Seite. Wenn er die Augen öffnet und nach oben zum betroffenen Ohr schaut, läßt sich ein Nystagmus beobachten. Wenn er auf dem Rücken liegt, nimmt der Nystagmus an Amplitude zu, wenn die Augen zur gesunden Seite gewendet werden.

Die für einen akuten Drehschwindel verantwortliche Läsion ist gewöhnlich eine periphere, im Labyrinth selbst bei der Menière-Erkrankung und im N. vestibularis bei der sog. Neuronitis vestibularis. Bei der Menière-Krankheit wiederholen sich die Attakken und gehen mit Ohrgeräuschen und zunehmender Ertaubung einher. Gewöhnlich besteht bereits eine gewisse Schwerhörigkeit, wenn der Patient zum erstenmal untersucht wird. Eine Zunahme des Ohrgeräusches mit Verzerrung des Höreindrucks kündigt oft eine Attacke von akutem Drehschwindel an. Häufig lernt es der Patient, auf diese vorausgehenden Warnsymptome zu achten.

Die Pathogenese der Neuronitis vestibularis ist nicht bekannt, man nimmt jedoch an, daß es sich im Grunde um eine isolierte Läsion des vestibulären Systems handelt. Sie betrifft eine jüngere Altersgruppe als die Menière-Erkrankung und geht, da es zu keiner Beteiligung der Kochlea kommt, nicht mit Ohrgeräuschen oder Ertaubung einher. Gewöhnlich neigt sie auch nicht zur Wiederholung, allerdings kann die volle Wiederherstellung Wochen oder Monate dauern.

Beim *Lageschwindel* klagt der Patient, daß der Schwindel durch bestimmte Bewegungen oder Haltungen des Kopfes provoziert wird. Er mag feststellen, daß ihm schwindelig wird, wenn er sich hinlegt oder wenn er nach oben blickt. Brechreiz und Erbrechen sind selten und eine Beeinträchtigung des Hörvermögens ist nicht damit verbunden. Die Ursache ist unbekannt, jedoch ist es wichtig, daran zu denken, daß er nach einer Gehirnerschütterung auftreten kann. Er hält meist einige Wochen oder Monate an und bildet sich dann zurück. Angesichts der Lageabhängigkeit des Reizes, der notwendig ist, um die Beschwerden auszulösen, nimmt man an, daß die Läsion im Otolithenapparat liegt. Ein flüchtiger Nystagmus kann vom Untersucher bei dem klinischen Provokationstest, der in Abb. 171 schematisch angegeben ist, festgestellt werden. Wenn der Patient rasch in eine Rückenlage gebracht wird, mit dem Kopf nach unten und auf eine Seite gedreht, kann ein grobschlägiger Nystagmus beobachtet werden. Ein negativer Ausfall dieses Tests schließt die Diagnose nicht aus, wenn schon eine typische Vorgeschichte vorliegt. Bei positivem Ausfall wird der Kranke bestätigen, daß die Lageänderung die gleichen Beschwerden hervorruft, deretwegen er ärztlichen Rat gesucht hat. Trotz der vorübergehenden Beeinträchtigung ist er in der Regel erleichtert, daß seine oft als neurotisch verkannten Beschwerden verstanden werden. Es handelt sich in der Regel um eine gutartige Erkrankung, man kann den Patienten beruhigen. Gelegentlich ist ein Lageschwindel Symptom einer Kleinhirn- oder Hirnstammläsion. Der Nystagmus läßt sich dann meist in mehr als einer Position des Kopfes auslösen und hält solange an, bis die normale Kopfhaltung wieder eingenommen wird. Ein Lagenystagmus dieser Art kann Frühsymptom eines Tumors der hinteren Schädelgrube sein. Bei Tumoren der hinteren Schädelgrube ist Schwindel ein häufiges Symptom, jedoch mit einer geringeren Tendenz zu paroxysmalem Auftreten als bei den o. g. Erkrankungen. Die Gangunsicherheit nimmt unabhängig von Schwindelattacken progredient zu. Dem Tumorpatienten kann auffallen, daß dieser Gleichgewichtsverlust Folge einer mangelnden Kontrolle über seine Gliedmaßen ist und nicht Folge einer Störung in seinem Kopf. Danach sollte man ihn fragen. Ihm mag auch aufgefallen sein, daß die eine obere Extremität ungeschickt ist, obwohl von einem gestörten Gleichgewicht, z. B. beim Hinsetzen oder Zurücklehnen, nicht die Rede ist. Beim Tumorkranken braucht der Schwindel nicht bei einer bestimmten Kopfhaltung aufzutreten. In den Frühstadien eines Akustikusneurinoms können die Schwerhörigkeit unerkannt bleiben und die Ohrgeräusche geringfügig sein. Es ist nicht überraschend, daß die Diagnose in diesem Stadium selten gestellt wird. Eine Sensibilitätsstörung im Gesicht als Folge der Beteiligung des N. trigeminus, Doppelbilder infolge einer Abduzensparese und eine Ataxie der homolateralen Extremitäten durch eine Kompression des Kleinhirns sind später auftretende Symptome, die in der Regel die Aufmerksamkeit auf den ernsten Charakter der Erkrankung lenken.

Schwindel zentralen Ursprungs kommt vor bei Läsionen des Hirnstammes, des Kleinhirns und der Schläfenlappen. Eine akute Störung des Vestibularissystems im Hirnstamm kann bei Multipler Sklerose und bei einem Verschluß der A. vertebralis oder der A. cerebelli inferior posterior eintreten. Bei der Multiplen Sklerose handelt es sich oft um junge Patienten. Es bestehen keine Hinweise auf eine Innenohrerkrankung, Schwindel und Nystagmus sind meist, aber nicht immer begleitet von Zeichen einer Beteiligung anderer Kerne und Bahnen, z. B. Doppelbildern oder sensiblen Ausfällen. Die Rückbildung ist zögernder als beim otogenen Schwindel. Der Verschluß der A. cerebelli inferior posterior führt in der Regel zu einem Horner-Syndrom mit Beeinträchtigung des Schmerz- und Temperaturempfindens auf der gleichseitigen Gesichts- und der kontralateralen Körperhälfte. Diese Symptome können vom Patienten, wenn er sich rasiert oder ein Bad nimmt, bemerkt werden. Beim älteren und arteriosklerotischen Menschen kann ein akuter Drehschwindel, manchmal ausgelöst durch eine Kopfbewegung, zu einem mehr oder weniger ständigen Unsicherheitsgefühl oder einer Fallneigung hinzutreten. Episoden einer passageren Hirnstammischämie sind im allgemeinen für den Schwindel bei älteren Menschen verantwortlich, jedoch ist es meist unmöglich zu entscheiden, ob sie direkt Folge einer atheromatösen Gefäßwanderkrankung sind oder ob eine zervikale Spondylose und Kompression der Vertebralarterie im Spiele ist. Die Kompression einer sklerotischen A. carotis interna mit dem Finger kann Schwindel auslösen. Kopfbewegungen können infolge des Verlaufs der Vertebralarterien durch die Foramina costotransversaria des 6.–2. Halswirbels sicherlich die Blutzirkulation in diesen Arterien beeinträchtigen.

Schwindel kortikalen Ursprungs ist weniger eindrucksvoll und seltener, kann jedoch bei verschiedenen Formen der Epilepsie beobachtet werden, ferner bei Temporallappentumoren und als Folge einer intrakraniellen Drucksteigerung.

Die Differentialdiagnose dieser Fälle mit Schwerhörigkeit, Ohrgeräusch und Schwindel kann kompliziertere Hörtests und Vestibularisprüfungen erfordern. Die reine Tonaudiometrie wird in der Regel zwischen Schallempfindungsschwerhörigkeit, Schalleitungsschwerhörigkeit und Otosklerose differenzieren. Sie kann ein Ausmaß der Schwerhörigkeit aufdecken, das der Arzt nicht vermutet hat. Die Funktion beider Labyrinthorgane kann durch kalorische Prüfung untersucht werden. Abnormale Reaktionen werden in fast allen Fällen von Menière-Erkrankung und beim Akustikusneurinom gefunden. Beim Lageschwindel sind sie oft normal.

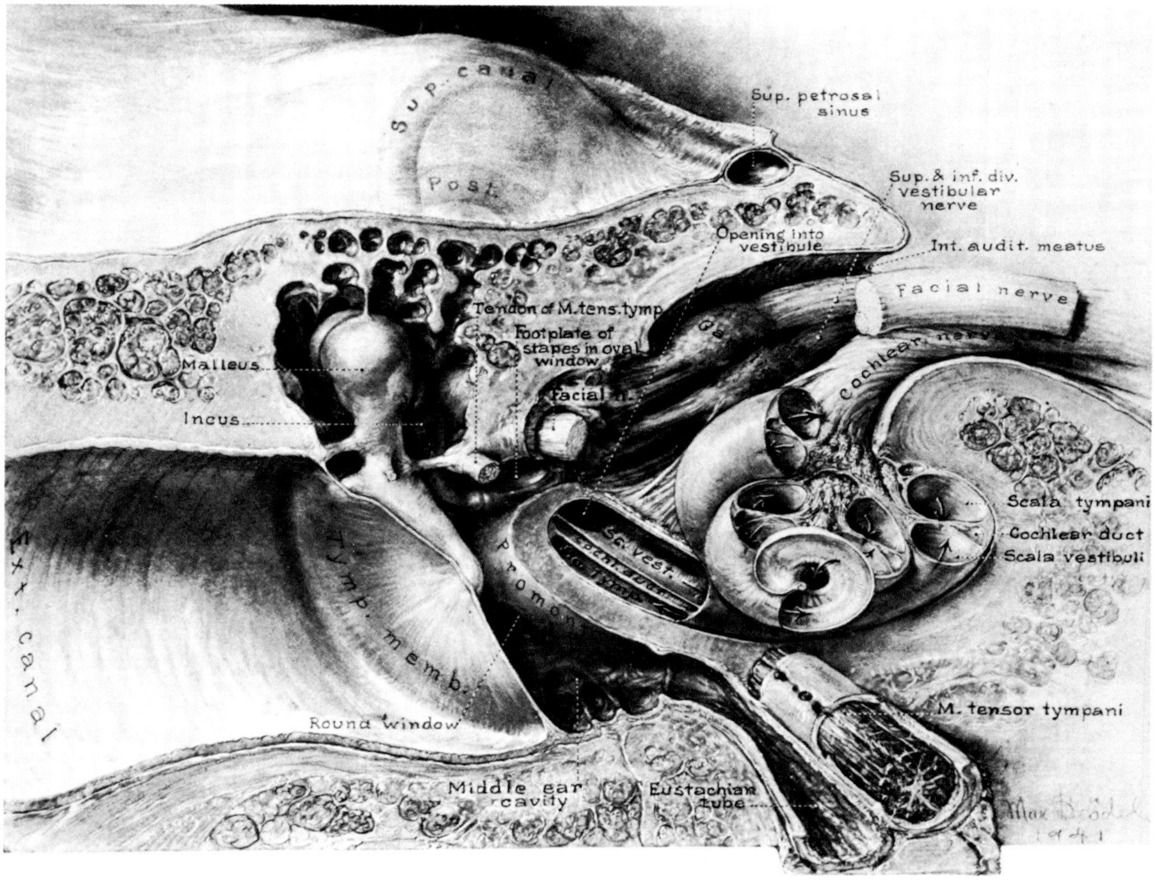

169 Innenohr: Diese Zeichnung wurde von *Max Brödel* (1870–1941) angefertigt und ist ein hervorragendes Beispiel für die Kunst der medizinischen Bebilderung

Diese Funktionsprüfungen des 8. Hirnnerven sind heutzutage standardisierte Methoden und genauso wichtig und notwendig für eine gründliche Untersuchung und Diagnose wie die länger etablierten Gesichtsfelduntersuchungen bei Erkrankungen des optischen Systems. Auch wenn gründlich untersucht worden ist, muß man zugeben, daß viele, die über Schwindel klagen, nicht an einer organischen Störung leiden. Schwindel kann lediglich Ausdruck eines Angstzustandes sein, für den mehr als genug Anhaltspunkte bestehen, jedoch können diese Patienten ihren „Schwindel" mit solcher Hartnäckigkeit und Anschaulichkeit beschreiben, daß der Unerfahrene das Schlimmste befürchtet. Es ist verständlich, daß der frisch examinierte Arzt zuerst an eine Kleinhirnerkrankung denkt, wenn ein Patient, meist eine Frau, angibt, daß sie beim Gehen auf der Straße nach links abweicht oder gezogen wird, daß sie ständig Leute oder Gegenstände anrempelt, daß sie befürchtet, ihr Gleichgewicht verloren zu haben, anfängt, an eine Läsion des Kleinhirns zu denken. Andere Beschwerden brauchen nicht vorzuliegen und der Ehemann der Patientin kann diese Angaben bestätigen und sogar noch ausschmücken. Die daraus resultierende Angst hinzufallen kann sie praktisch an das Haus fesseln. Die klinische Untersuchung deckt nichts Ungewöhnliches auf, jedoch ist die Diagnose trotzdem nicht schwierig. Man muß den Menschentyp erkennen, die Wortflut, das freiwillige Vorspielen der „Trunkenheit". Eigenartigerweise braucht die Patientin nicht beunruhigt zu wirken und kann sogar lächeln, wenn sie ihre Schwierigkeiten beschreibt. Sie scheint oft zu wissen, daß nichts Ernsthaftes vorliegt und kann einräumen, „ist es nicht albern?". Bei solchen Patienten wird oft angegeben, daß der Romberg positiv ist. Wenn man sie auffordert, sich mit geschlossenen Füßen hinzustellen, die Augen zu schließen und die Arme nach vorne auszustrecken, lächelt sie meist nervös, holt ihr Taschentuch und schwankt, sobald die Augen geschlossen sind, öffnet die Augen wieder, schaut beunruhigt auf und sucht, sich am nächsten Möbelstück festzuhalten. Jedoch mit Beharrlichkeit und gutem Zureden wird sie es bald

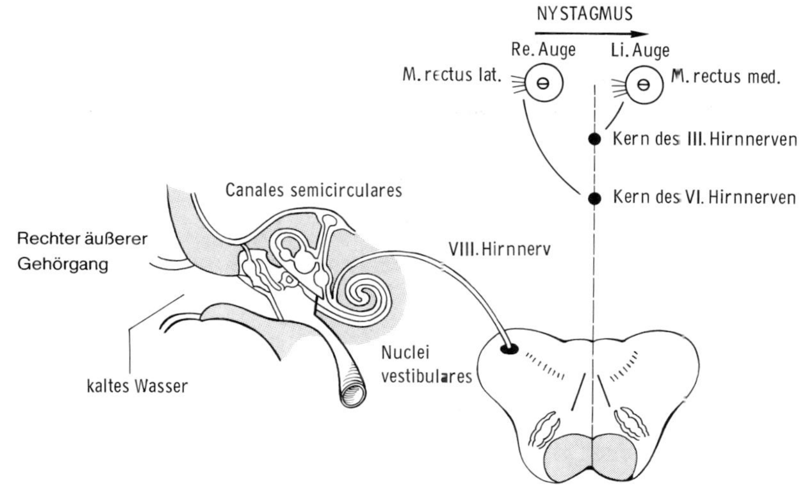

170 Schema zur Auslösung eines kalorischen Nystagmus: Abkühlung des rechten horizontalen Bogenganges durch Ausspülen des Ohres mit kaltem Wasser. Dies bewirkt Strömungen in der Endolymphe, das Labyrinth wird gereizt, der resultierende Nystagmus ist horizontal mit der schnellen Phase nach links

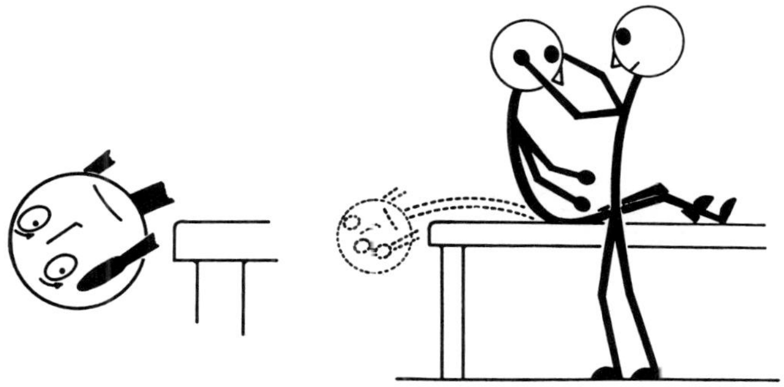

171 Schematische Darstellung des Verfahrens zur Auslösung eines Lagenystagmus: Schwindel und Nystagmus hören meist etwa innerhalb einer Minute auf, können sich jedoch vorübergehend wieder einstellen, wenn der Patient aufsitzt (nach *Hallpike*)

richtig machen. Ähnliche Verhaltensweisen sind zu beobachten, wenn sie aufgefordert wird, geradeaus zu gehen, besonders beim Seiltänzergang.

All das bedeutet nicht, daß Ängstlichkeit nicht im Anschluß an einen akuten Schwindel auftreten kann. Die Furcht vor der Wiederholung eines alarmierenden Erlebnisses ist ganz verständlich. Diagnostische Irrtümer können auf zweierlei Art und Weise gemacht werden. Die Angst kann so im Vordergrund stehen, daß der organische Charakter der ersten Schwindelattacke nicht erkannt wird, wenn keine genaue Vorgeschichte erhoben worden ist. Zum andern werden, was manchmal bei jungen Epileptikerinnen vorkommt, überlagerte hysterische Symptome nicht als solche erkannt. Prüfungen der Labyrinthfunktion sind in solchen Fällen unerläßlich.

IX. Hirnnerv

Der N. glossopharyngeus hat motorische, sensible und vegetative Funktionen. Die motorischen Fasern stammen aus den Zellen des Nucleus ambiguus in der Medulla, verlassen den Schädel durch das Foramen jugulare und innervieren den M. stylopharyngeus. Eine Lähmung dieses schlanken Muskels läßt sich bei der klinischen Untersuchung nicht entdecken und die Durchtrennung des Nerven zur Behandlung der Glossopharyngeusneuralgie bewirkt keine nachweisbare Schwäche des Gaumens oder Pharynx. Der Nerv leitet die Sensibilität aus dem Nasopharynx und Pharynx, der Tuba auditiva [Eustachii], dem Mittel- und Innenohr und dem hinteren Zungendrittel. Er vermittelt ferner Geschmacksempfindungen aus dem gleichen Teil der Zunge und führt sekretorische Fasern zur Parotis. Wenn der Nerv durch einen krankhaften Prozeß geschädigt wird, so geschieht dies fast immer gleichzeitig mit dem X. und XI. Hirnnerven.

Die Glossopharyngeusneuralgie ist viel seltener als die Trigeminusneuralgie, jedoch sehr ähnlich in der Schmerzqualität und dem paroxysmalen Charakter der Erkrankung. Der Schmerz wird in der Gegend der Tonsille und seitlich am Rachen wahrgenommen; er kann zum Kieferwinkel und zum Ohr ausstrahlen. Meist wird er durch den Schluckakt oder durch Räuspern ausgelöst und läßt sich vom Untersucher durch Berühren der Tonsille auf der betroffenen Seite triggern. Wie bei der Trigeminusneuralgie fehlen sensible Ausfälle. Manchmal ist es schwierig, die Erkrankung von den seltenen Fällen einer auf den 3. Ast beschränkten Trigeminusneuralgie zu unterscheiden. Ferner ist eine sorgfältige Untersuchung notwendig, um eine Kompression des N. glossopharyngeus durch einen Tumor oder vergrößerte Halslymphknoten auszuschließen.

X. Hirnnerv

Der N. vagus hat enge Beziehungen zum N. glossopharyngeus und führt sensible und motorische Fasern. Er leitet die somatische Sensibilität aus dem Rachenraum und Kehlkopf und innerviert die Gaumen-, Schlund- und Kehlkopfmuskeln. Der Nerv verläßt den Schädel durch das Foramen jugulare zusammen mit dem IX. und XI. Hirnnerv, verläuft am Hals weit nach unten zu den großen Gefäßen und tritt in den Thorax ein.

Läsionen des Nerven rufen unterschiedlich schwere Lähmungen am Gaumen, Schlund und Kehlkopf hervor. Eine einseitige *Gaumensegellähmung* verursacht keine Beschwerden. Wenn es sich um eine doppelseitige Gaumensegelparese handelt, spricht der Patient mit einem nasalen Tonfall und kann sich über eine Regurgitation von Flüssigkeiten durch die Nase beim Schlucken beklagen. Ein typisches Beispiel einer Gaumensegelparese ist bei jungen Frauen mit Myasthenia gravis zu beobachten, deren nasaler Tonfall und „mürrisches" oder „höhnisches" Lächeln als Folge der gestörten Lippenbewegungen zusammen ein charakteristisches Bild ergeben.

Eine einseitige *Lähmung der Schlundmuskulatur* verursacht keine Beschwerden, bei doppelseitiger Parese pflegt der Betroffene unter einer Dysphagie zu leiden, der Schluckreflex fehlt. Das Sprechen wird oft stockend unterbrochen, damit der Patient den sich ansammelnden Speichel herunterschlukken kann. Bei einer einseitigen Lähmung der Kehlkopfmuskeln ist die Stimme meist rauh, und das Stimmband nimmt eine Intermediärstellung zwischen Abduktion und Adduktion ein. Bei doppelseitiger Lähmung sind Phonation und Husten unmöglich, und es kann zu einem inspiratorischen Stridor kommen. Bei doppelseitigen Läsionen kann eine selektive Lähmung der Abduktoren der Stimmbänder vorliegen. Eine bilaterale Adduktorlähmung verwandelt die Stimme in ein Flüstern. Wenn eine Flüsterstimme hysterisch bedingt ist, kann der Patient husten.

Supranukleäre Läsionen des Vagus sind klinisch ohne Bedeutung; die Stimmbänder werden bei Hemiplegien nicht betroffen. Nukleäre Läsionen sind häufig und kommen vor bei Tumoren, vaskulären Läsionen, Syringomyelie, Vorderhornerkrankungen, Poliomyelitis und Polyneuritis. Primäre und sekundäre Tumoren der Schädelbasis beteiligen nicht selten und unterschiedlich stark die austretenden IX., X., XI. und XII. Hirnnerven. Am Hals und im Mediastinum ist gleichfalls die Kompression durch Tumoren oder vergrößerte Lymphknoten eine häufige Ursache von Lähmungen der Schlund- und Kehlkopfmuskeln. Selten sieht man heutzutage eine Rekurrensparese bei einem Aortenaneurysma.

Gelegentlich ist die mangelhafte Beweglichkeit eines oder beider Stimmbänder die Folge einer Arthritis des Krikoarytänoidgelenkes. Diese Komplikation kommt manchmal bei Patienten mit primär chronischer Polyarthritis vor.

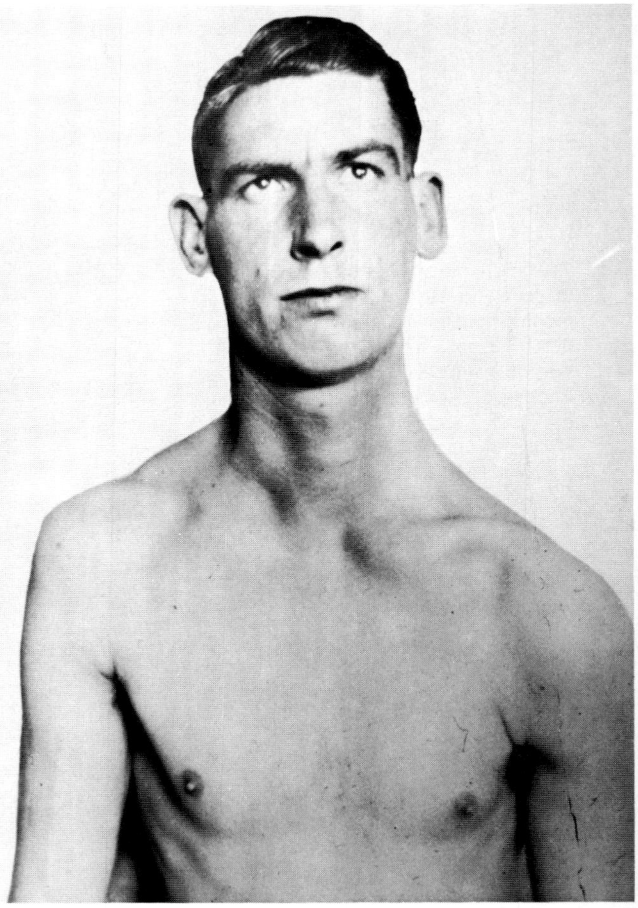

172 Isolierte einseitige Lähmung des spinalen Akzessorius. Beachte den ausgeprägten Tiefstand des betroffenen Schultergürtels und das Fehlen des M. sternocleidomastoideus auf der gleichen Seite. Die Ursache in diesem Fall war unbekannt. Die Lähmung bestand schon lange Zeit, und der Patient wurde einem Militärhospital während des 2. Weltkrieges zugewiesen, da er beim Tragen seiner Ausrüstung über Schmerzen in der betroffenen Schulter klagte. Die Lähmung mußte offensichtlich schon lange bestanden haben, da sein Schneider bereits zu Beginn seines 2. Lebensjahrzehnts die Schulterasymmetrie bemerkt hatte

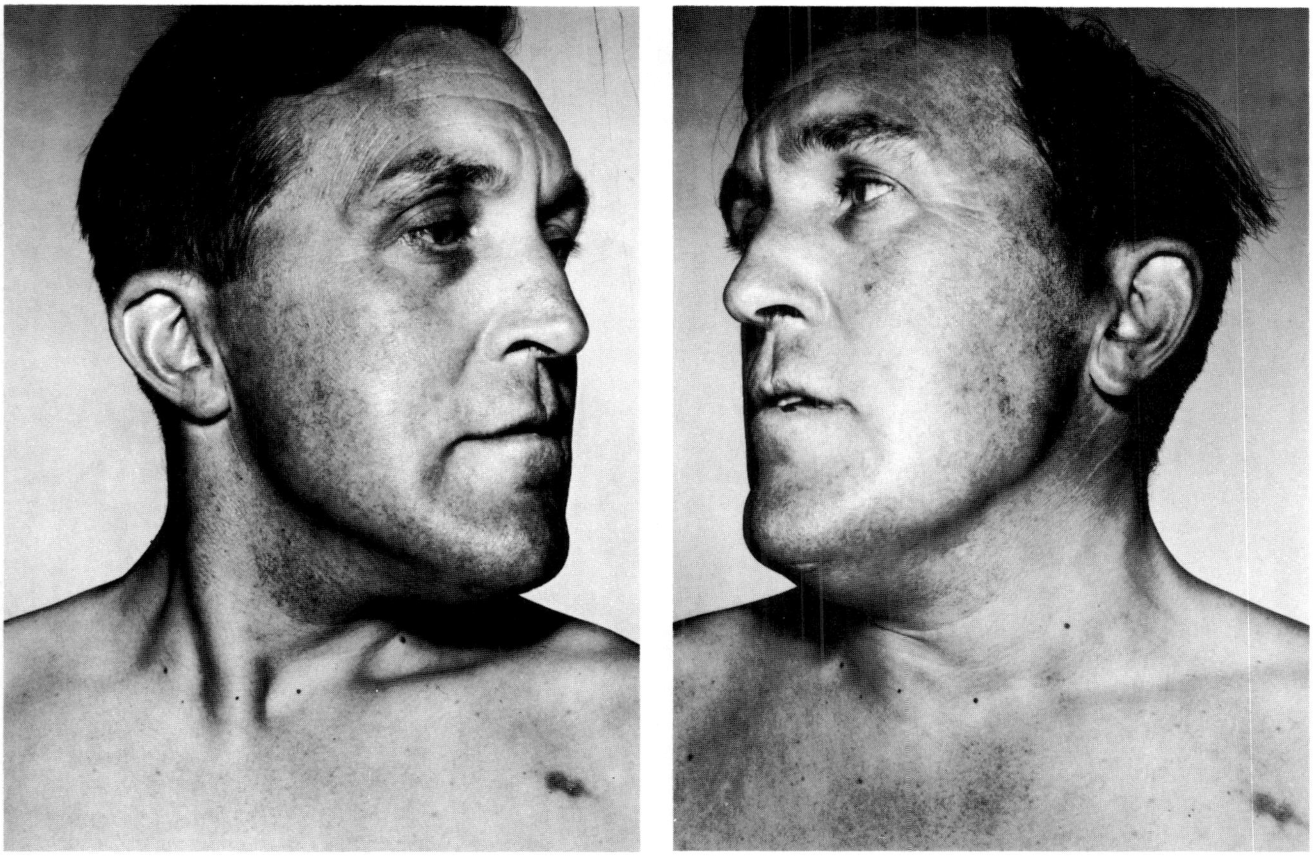

b

173 a+b Syringomyelie: Die Atrophie des linken M. sternocleidomastoideus wird sichtbar, wenn **b** der Patient seiner Kopf nach rechts wendet

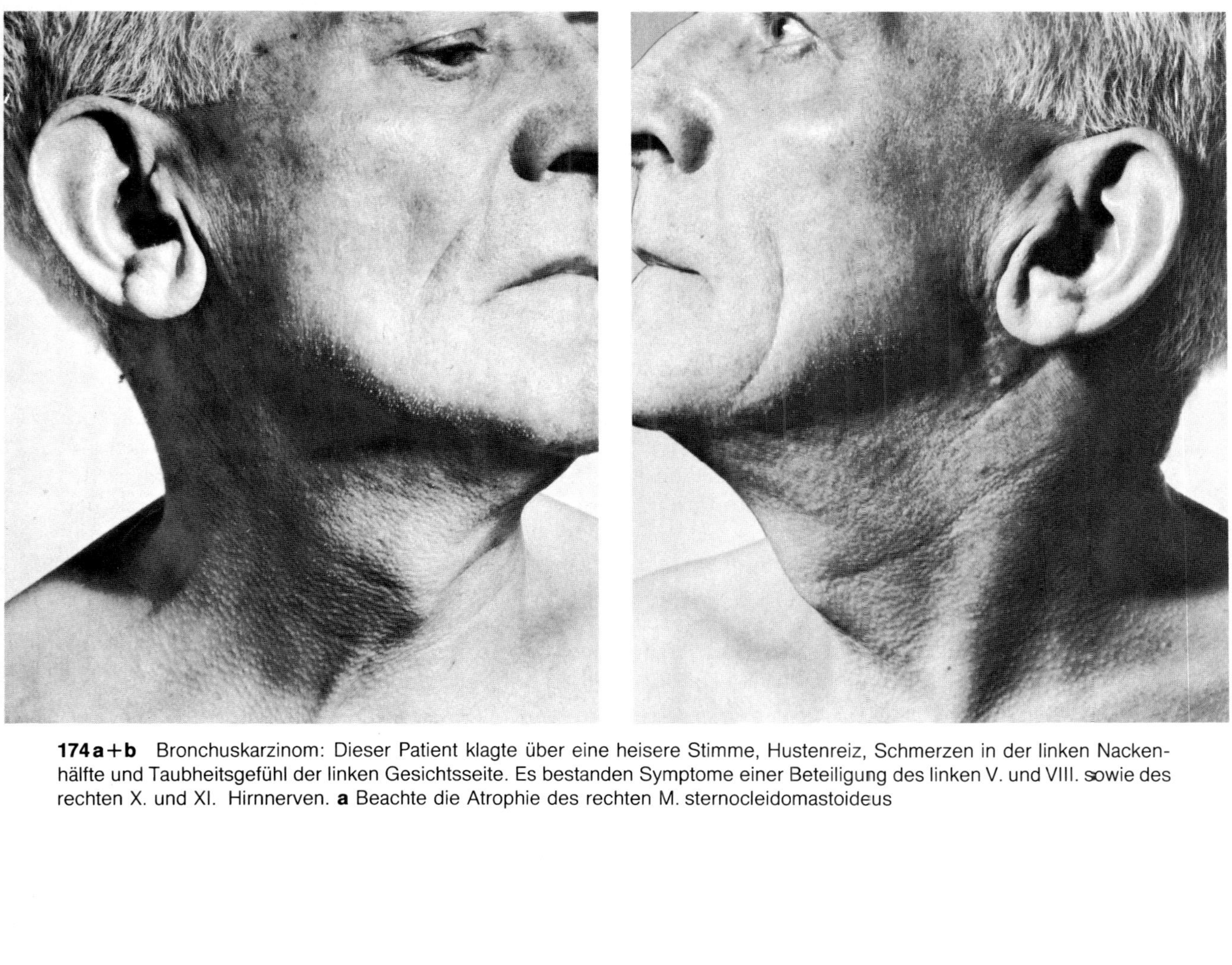

b

174 a+b Bronchuskarzinom: Dieser Patient klagte über eine heisere Stimme, Hustenreiz, Schmerzen in der linken Nackenhälfte und Taubheitsgefühl der linken Gesichtsseite. Es bestanden Symptome einer Beteiligung des linken V. und VIII. sowie des rechten X. und XI. Hirnnerven. **a** Beachte die Atrophie des rechten M. sternocleidomastoideus

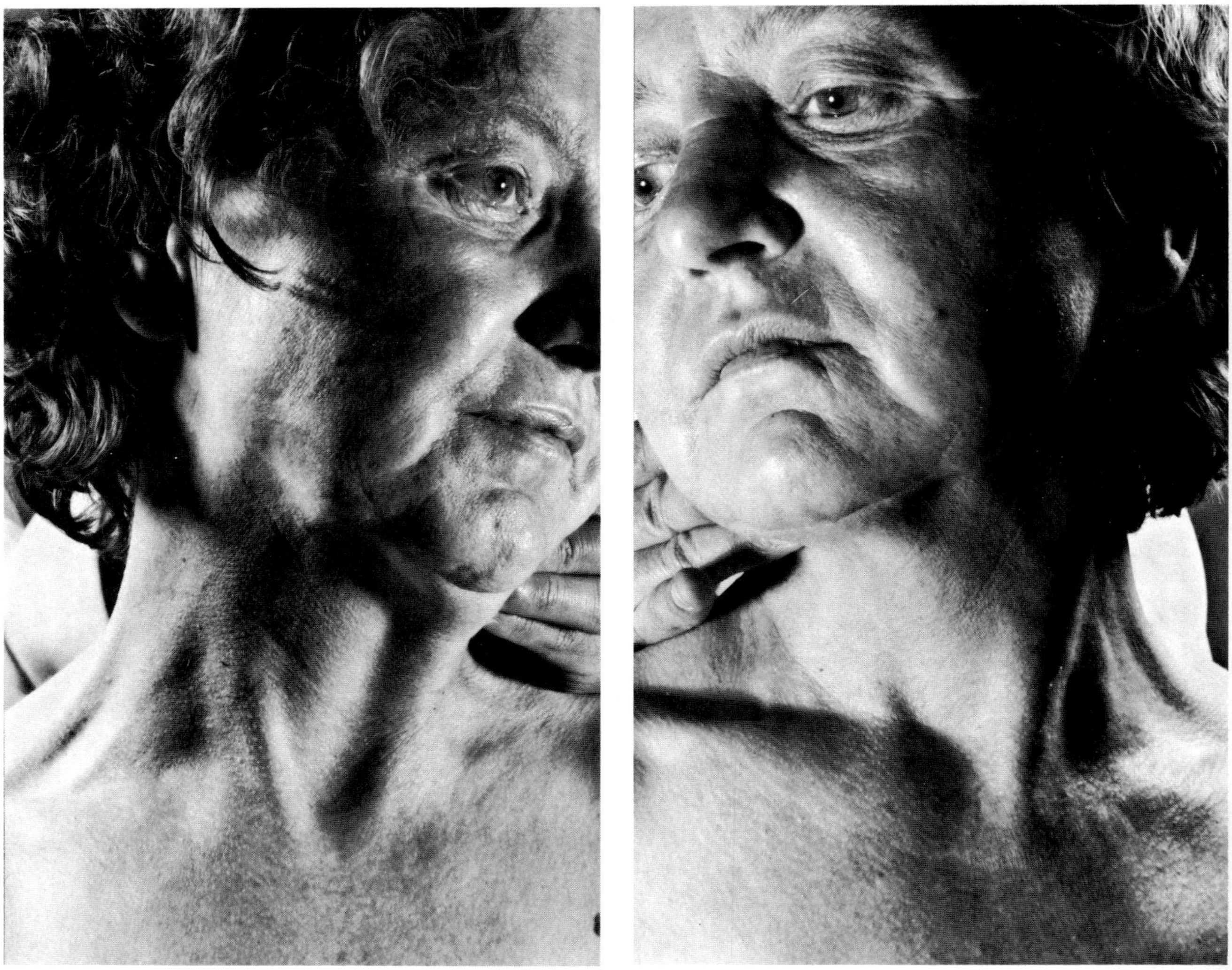

a b

175 a+b Tumor des rechten Glomus jugulare: Letzteres ist Teil eines Chemorezeptorensystems, zu dem auch die Paraganglien an der Karotisbifurkation und der Aorta gehören. Die Glomera liegen der Wölbung des Bulbus jugularis auf und sitzen am R. tympanicus des N. glossopharyngeus. Tumoren, die von diesen Knötchen ausgehen, haben die Tendenz, in das Mittelohr und die hintere Schädelgrube einzuwachsen und multiple Ausfälle der unteren Hirnnerven hervorzurufen. In diesem Fall bestanden eine Schwerhörigkeit, Schwindel, eine Gaumensegellähmung und eine Atrophie des M. sternocleidomastoideus, sämtlich auf der rechten Seite

XI. Hirnnerv

Der spinale Akzessorius ist ein rein motorischer Nerv, dessen Motoneurone am unteren Ende des Nucleus ambiguus in der Medulla und im Vorderhorn der grauen Substanz der oberen 5 Zervikalsegmente liegen. Die kranialen Wurzeln treten seitlich aus der Medulla aus und verlaufen lateral zum Foramen jugulare, wo sie sich vom spinalen Teil trennen und immer den Pharynx- und rekurrierenden Larynxästen des N. vagus beigesellen. Die aufsteigende Spinalwurzel betritt den Schädel durch das Foramen magnum hinter der Vertebralarterie und verläuft lateral durch das Foramen jugulare, um den Schädel zusammen mit dem Vagus zu verlassen. Am Hals kommt sie zwischen der A. carotis interna und der V. jugularis interna zu liegen und verläuft unter dem M. sternocleidomastoideus, den sie versorgt, kreuzt das hintere Halsdreieck und endet im M. trapezius. Der Sternokleidomastoideus wird auch durch die 2. Zervikalwurzel versorgt und der Trapezius von Ästen der 3. und 4. Zervikalwurzel.

Der Sternokleidomastoideus neigt den Kopf zur gleichseitigen Schulter und dreht ihn, so daß das Gesicht zur Gegenseite schaut. Zusammen unterstützen die Sternokleidomastoidei die Bewegung des Nackens nach vorne, etwa wie beim Anheben des Kopfes in Rückenlage. Der Trapezius, der zu-

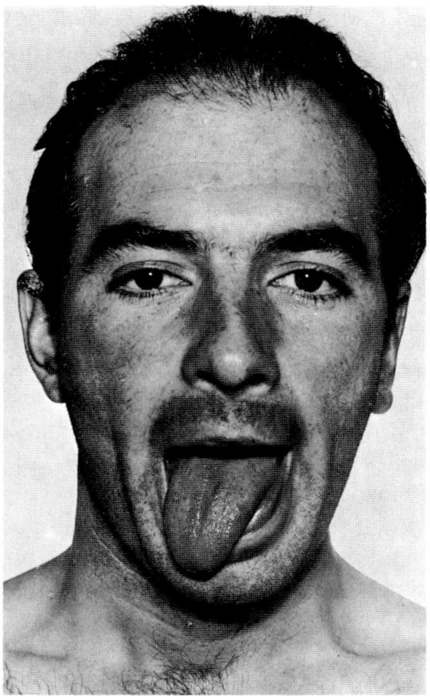

176 Isolierte rechtsseitige Hypoglossuslähmung nach Schädeltrauma, eine seltene Komplikation. Am Tage nach einem Verkehrsunfall bemerkte dieser Motorradfahrer eine Veränderung seiner Aussprache, aber erst mehrere Monate später beim Zähneputzen stellte er fest, daß seine Zunge beim Herausstrecken nach rechts abwich. Er hatte anhaltende rechtsseitige Hinterkopfschmerzen, Röntgenaufnahmen ergaben jedoch keinerlei Hinweise auf eine Schädelbasisfraktur. Die Aussprache einiger Konsonanten und Vokale war mangelhaft, was bei einseitiger Zungenlähmung selten ist. Alkohol verstärkte seine Artikulationsschwierigkeiten. Vermutlich wurde der N. hypoglossus im Canalis hypoglossi verletzt. Ein rückläufiger meningealer Ast, der vom Nerven in diesem Kanal abgegeben wird und sensibel sein soll, mag für die anhaltenden Hinterkopfschmerzen bei diesem Patienten verantwortlich gewesen sein

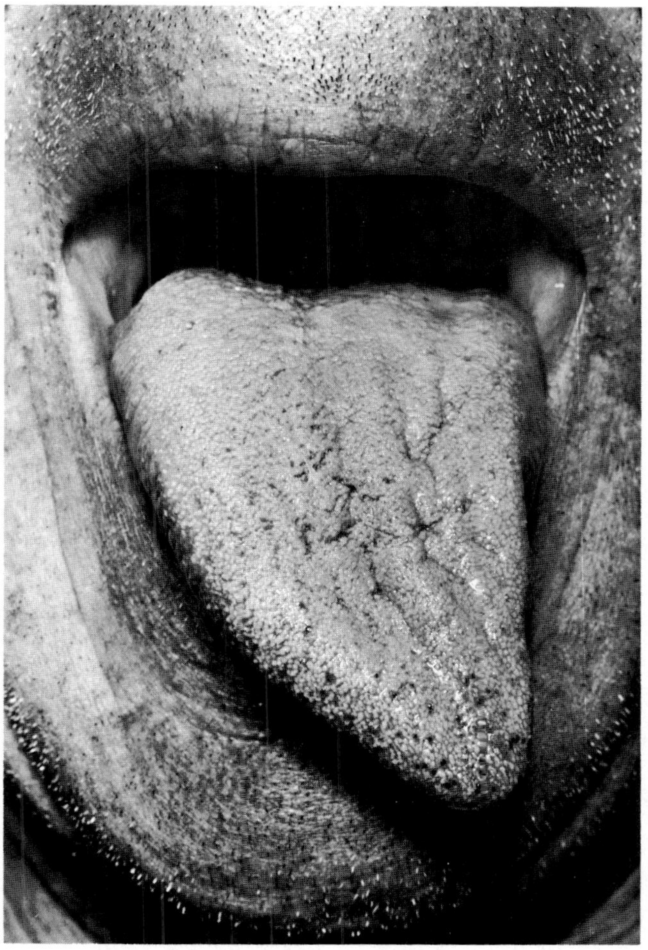

177 Linksseitige Hypoglossuslähmung mit Abweichen der herausgestreckten Zunge nach links. Der linke M. genioglossus ist gelähmt und die herausgestreckte Zunge wird durch die ungehinderte Wirkung des rechten M. genioglossus nach links geschoben. Die paarigen Mm. genioglossi ziehen normalerweise die Zunge nach vorne und wölben die Spitze des Mundes vor. Die vordere Hälfte der linken Zungenseite ist atrophisch. Der Patient hatte ein Bronchuskarzinom mit Halslymphknotenmetastasen

sammen mit anderen Muskeln an der Skapula inseriert, trägt zur normalen Schulterhöhe und -haltung bei und kontrolliert die Stellung des Schulterblatts bei aktiven Bewegungen des Armes. Er hebt und fixiert die Schulter und zieht den Kopf nach hinten und zur Seite.

Die Atrophie eines Sternokleidomastoideus kann am besten bei der Betrachtung von vorne festgestellt werden; die Kopfdrehung zur Gegenseite führt zu einer sichtbaren Kontraktion. Ein Seitenvergleich ist auch beim Anheben des Kopfes aus dem Kissen gegen Widerstand möglich. Eine Atrophie des oberen Anteils des Trapezius läßt die normale Krümmung beim Übergang vom Nacken zur Schulterhöhe stärker hervortreten; letztere steht tiefer, und das Schulterblatt ist so gekippt, daß der Angulus inferior näher an der Mittellinie steht als der Angulus superior. Bei entspannter Schulterhaltung kann eine angedeutete Scapula alata vorliegen, die bei der Kontraktion des Serratus anterior verschwindet. Wenn beide Trapezii gelähmt sind, kommt es zu einer Schwäche der Streckung des Nackens, und der Kopf hat die Tendenz, nach vorne zu fallen.

Bei supranukleären Läsionen, z. B. bei einer Halbseitenlähmung, kommt es zu einer Parese, aber nicht zu einer Plegie des Sternokleidomastoideus und Trapezius. Einseitige Läsionen können bei der Syringomyelie, bei Anomalien des kraniovertebralen Überganges, bei Tumoren in der Nähe des Fo-

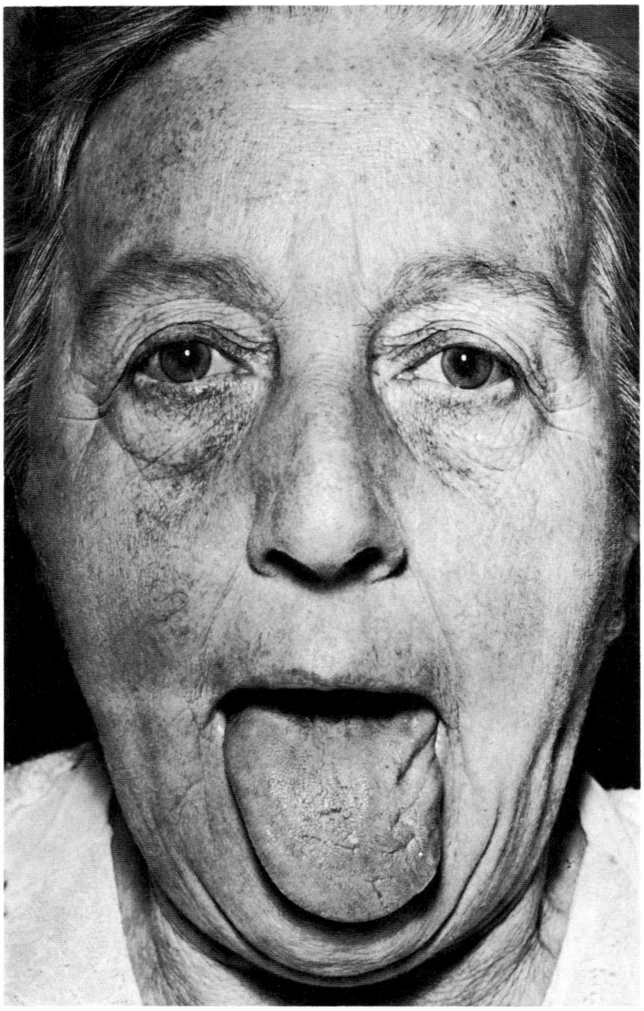

178 Linksseitige Hypoglossuslähmung mit Falten und Furchen der linken Zungenhälfte und Abweichen nach links. Die Patientin klagte über Schmerzen im linken Ohr und in der Schläfe, über Ohrgeräusche und Schwerhörigkeit links sowie über eine rauhe Stimme. Es stellte sich heraus, daß sie einen Tumor des linken Glomus jugulare mit einer polypenähnlichen Veränderung im äußeren Gehörgang hatte und röntgenologisch eine Arrosion des felsenbeinnahen Abschnittes der Temporalschuppe aufwies. Dies ist eines der nicht-chromaffinen Paraganglien

ramen jugulare und nach schweren Schädel- oder Nackentraumen beobachtet werden. Früher war die Entfernung von tuberkulös veränderten Halslymphknoten häufige Ursache einer Verletzung des Nerven am Hals. Wie andere Hirnnerven kann er durch Karzinommetastasen an jeder Stelle seines Verlaufes geschädigt werden.

Eine doppelseitige Lähmung dieser Muskeln kann bei Poliomyelitis, Polyneuritis, bei nukleären Läsionen wie bei Vorderhornerkrankungen sowie bei verschiedenen Formen der Muskeldystrophie beobachtet werden. Bei der Dystrophia myotonica ist eine beidseitige Atrophie des Sternokleidomastoideus besonders charakteristisch.

XII. Hirnnerv

Der N. hypoglossus ist der motorische Zungennerv; er führt keine sensiblen Fasern. Die Wurzelfasern aus dem Hypoglossuskern in der Medulla treten an ihrer ventralen Zirkumferenz zwischen Olive und Pyramide aus. Sie verlaufen durch die hintere Schädelgrube und vereinigen sich im Foramen hypoglossi, direkt lateral vom Foramen magnum, um den Schädel zu verlassen. Der Nerv versorgt die inneren und äußeren Muskeln der Zunge und die Senker des Zungenbeins. An diesem Knochen und am Unterkiefer ist die Zungenwurzel befestigt. In jeder Zungenhälfte gibt es zwei Gruppen von Muskeln, innere und äußere. Die ersteren bewirken hauptsächlich eine Änderung der Zungenform; Bewegungen mit Verschmälerung, Verlängerung, Abflachung und Verbreiterung der Zunge sind z. B. beim Sprechen, beim Kauen und beim Schlucken beteiligt. Es gibt 4 wichtige äußere Muskeln; der Genioglossus schiebt die Zunge nach vorne und streckt sie heraus; der Hyoglossus senkt die Zunge; der Chondroglossus senkt gleichfalls die Zunge; der Styloglossus zieht die Zunge nach oben und zurück.

Eine Lähmung der Zunge kann wie bei anderen Gruppen quergestreifter Muskeln Folge einer Läsion im 1. oder 2. motorischen Neuron sein. Beim ersteren sind die Läsionen oft doppelseitig und Teil des Syndroms, das unter dem unzulänglichen Begriff „Pseudobulbärparalyse“ bekannt ist. Es besteht eine verwaschene Sprache, der Masseterreflex ist gesteigert, der Patient kann die Zunge nicht herausstrecken, die klein und platt dem Mundboden aufliegt. Ferner besteht eine Affektinkontinenz. Das Syndrom ist meist Folge einer zerebralen Arteriosklerose, einer Multiplen Sklerose, einer Vorderhornerkrankung oder eines hohen Hirnstammtumors.

Bei Läsionen des 2. motorischen Neurons atrophiert die Zunge. Wenn es sich um eine einseitige Läsion handelt, ist die Zunge auf dieser Seite runzelig und faltig und die mediane Raphe konkav zur gelähmten Seite gekrümmt. Die herausgestreckte Zunge weicht als Folge der ungebremsten Wirkung des kontralateralen Genioglossus zur Seite der Läsion ab. Einseitige Läsionen können bei krankhaften Prozessen in der Medulla vorkommen z. B. bei Syringomyelie, Vorderhornerkrankungen und Tumoren. Gelegentlich wird der N. hypoglossus durch einen pathologischen Prozeß an der Schädelbasis in Mitleidenschaft gezogen, während Läsio-

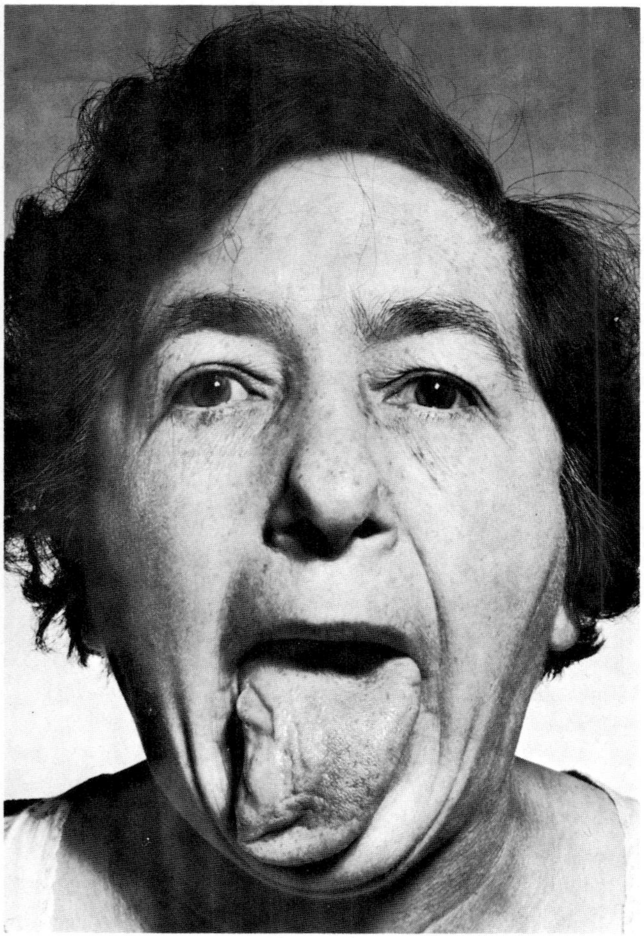

a

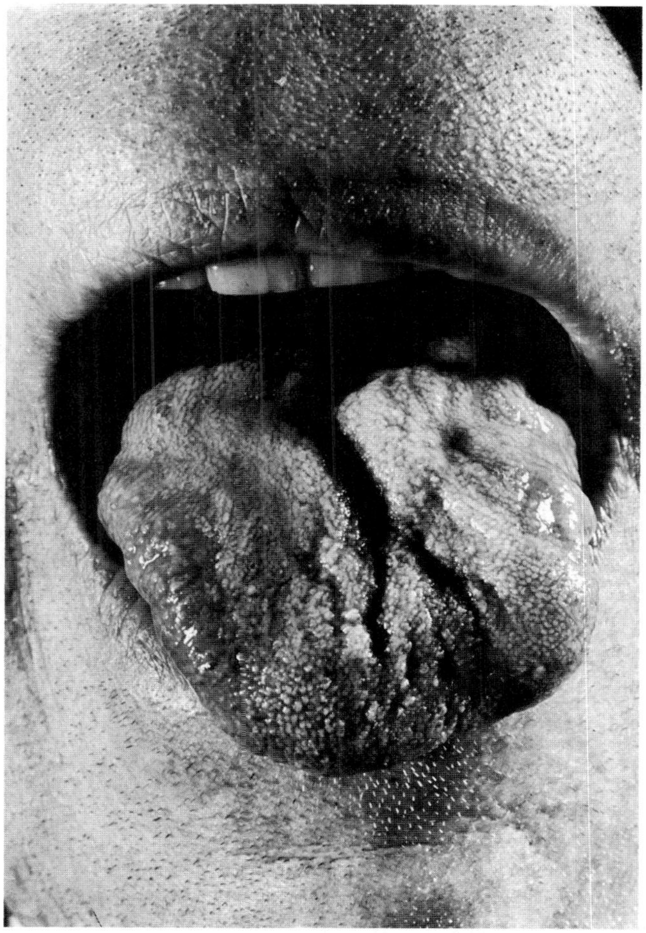

b

179 a–d Vorderhornerkrankung: **a** Einseitige Zungenatrophie. Auf der rechten Seite ist die Zunge faltig und voller Furchen, die mediane Raphe verläuft konkav zur gelähmten Seite. **b** Doppelseitige Zungenlähmung mit dem charakteristischen Schrumpfen der Binnenmuskeln und Fältelung der Schleimhaut. **c+d** Doppelseitige Zungenlähmung. In **c** wurde der Patient aufgefordert, die Zunge auf den Mundboden zu pressen (Hypoglossus), konnte dies aber nicht, in **d** die Zunge herauszustrecken, die Bewegung ist jedoch eingeschränkt

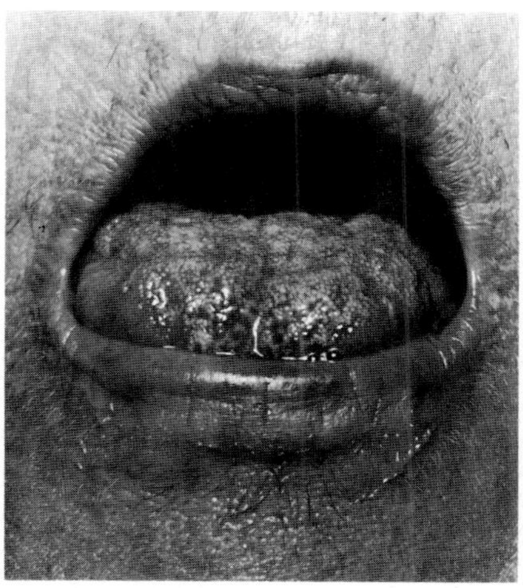

c

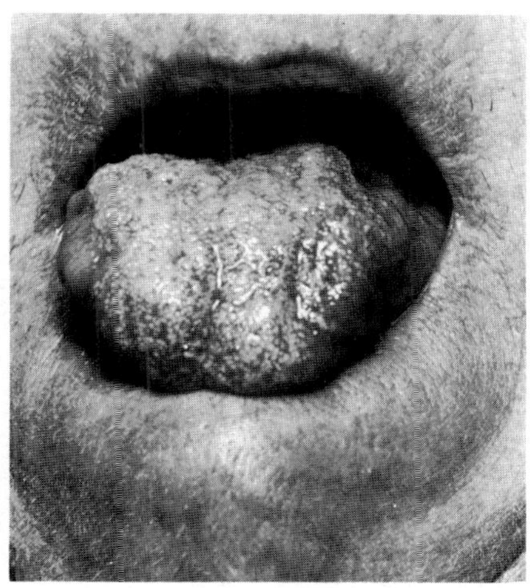

d

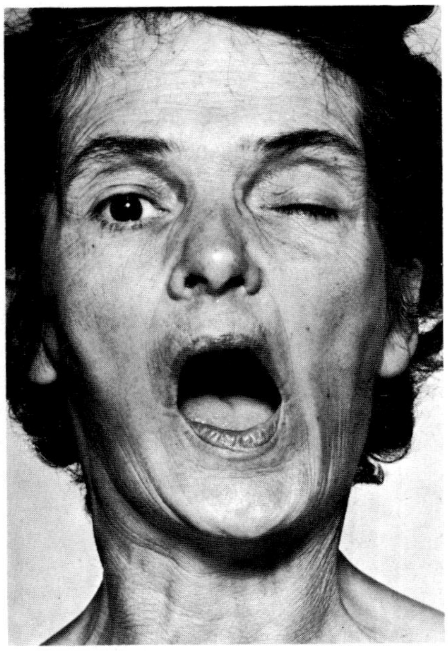

180 Paget-Krankheit des Schädels: Doppelseitige Nervenschwerhörigkeit und Lähmung des linken III., IV., V. und VI. Hirnnerven. Beachte die Ptose und das Abweichen des Kiefers nach links beim Mundöffnen als Folge einer Lähmung des linken M. pterygoideus

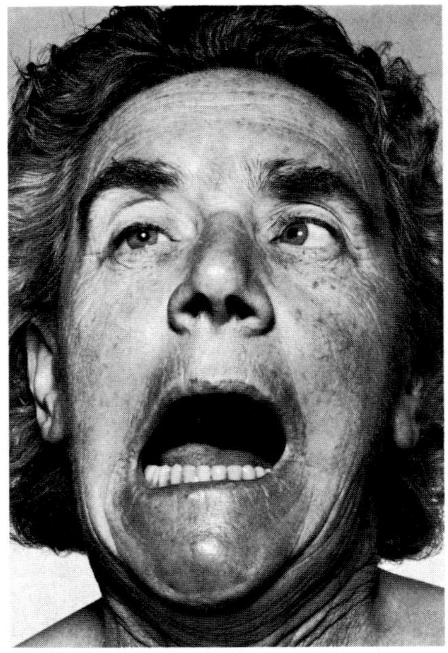

181 Akute linksseitige Brückenläsion; vermutlich Enzephalitis: Einwärtsschielen links infolge einer Lähmung des linken M. rectus lat.; nukleäre Fazialisparese links. Die Asymmetrie beim Mundöffnen war *nicht* Folge einer rechtsseitigen motorischen Trigeminuslähmung

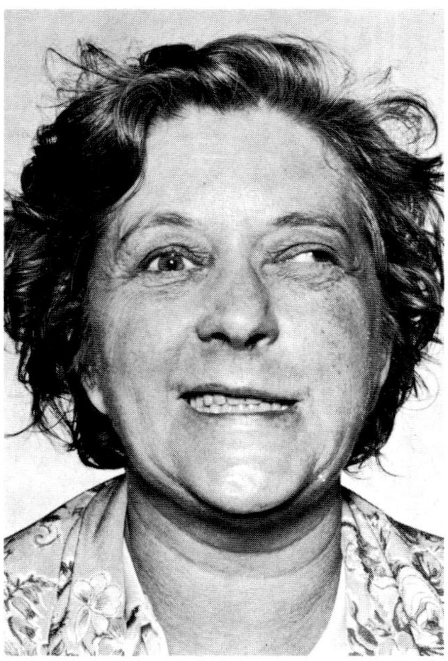

182 Nasendiphtherie: Epistaxis, Naselaufen und Fieber waren gefolgt von einer partiellen Okulomotorius- und Fazialisparese links. Beachte das linksseitige Auswärtsschielen infolge Lähmung des linken M. rectus med. und ungebremster Aktion des linken M. rectus lat.

nen direkt am Hals ungewöhnlich sind. Weitaus die häufigste Ursache einer doppelseitigen Atrophie und Lähmung der Zunge sind Vorderhornerkrankungen. Eine Atrophie der Binnenmuskeln der Zunge verursacht an der Schleimhaut, an der einige von ihnen ansetzen, Falten. Es bilden sich Beläge auf der Zungenoberfläche und im hinteren Abschnitt sammelt sich ein klebriger Schleim an. Die Zunge kann im ganzen beträchtlich an Größe abgenommen haben oder die Atrophie kann asymmetrisch sein. Faszikulationen sind meist vorhanden und können sehr ausgeprägt sein. Diese feinen wurmartigen Bewegungen brauchen nicht in allen Stellungen der Zunge sichtbar zu sein. So können sie nicht zu sehen sein, wenn die Zunge ganz im Mund liegt oder sehr weit herausgestreckt wird. Meist lassen sie sich am besten beobachten, wenn es der Patient fertig bringt, den Mundboden zu entspannen oder die Zungenspitze nur etwas über die Unterlippe vorzuschieben. Das Herausstrecken der Zunge über einen längeren Zeitraum ist anstrengend, es können Tremorbewegungen auftreten; sie sollten nicht mit Faszikulieren verwechselt werden. Ebenso ist die Oberfläche vieler normaler Zungen runzelig und gefurcht; dies bedeutet keine Atrophie der Binnenmuskeln. Eine Zungenlähmung läßt sich oft schon vor der Untersuchung vermuten, während der Patient seine Beschwerden beschreibt. Die Aussprache bestimmter Konsonanten und Vokale ist mangelhaft, man kann beobachten, daß der Patient häufig innehält, um den sich ansammelnden Speichel herunterzuschlucken.

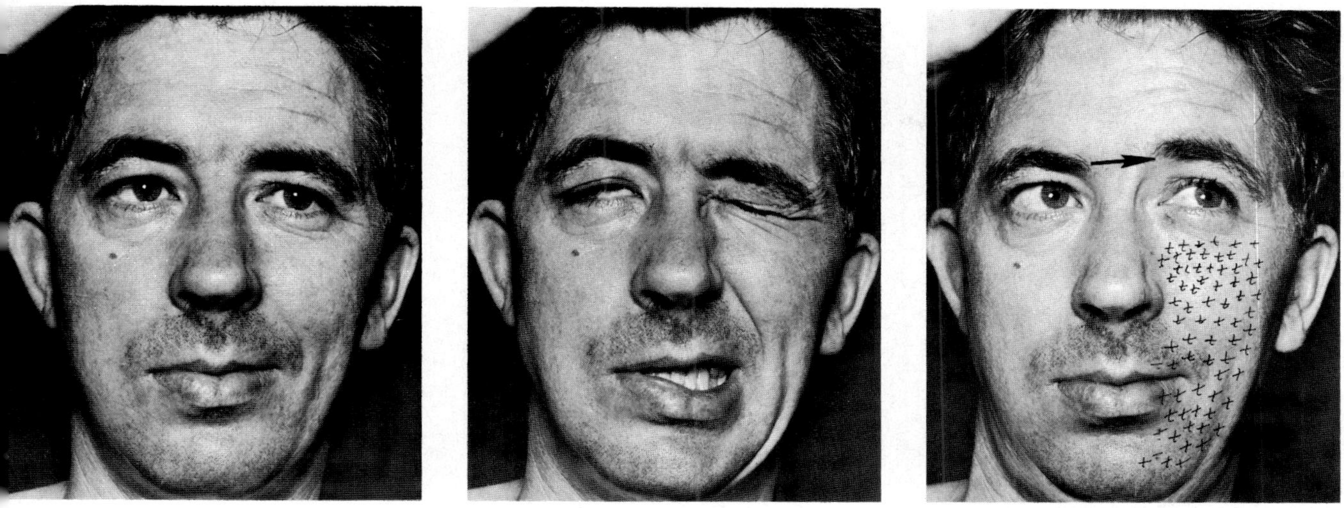

a b c

183 a–c Ponsgliom: Schwerhörigkeit, Schwindel, Ataxie, Doppelbilder sowie Kopfschmerzattacken und Erbrechen. **a** Beachte das geringfügige Einwärtsschielen rechts, die Abflachung der Furchen auf der rechten Stirnhälfte und das leichte Herabhängen des rechten Mundwinkels. **b** Der Patient versucht, die Augen zu schließen und die Zähne zu zeigen; beachte die periphere Fazialislähmung rechts. **c** Patient sieht nach links; beachte die Parese des rechten M. rectus med. und linken M. rectus lat. Der schattierte Bezirk bezeichnet die Ausdehnung der Sensibilitätsstörung (Versorgungsgebiet des 2. und 3. Trigeminusastes links)

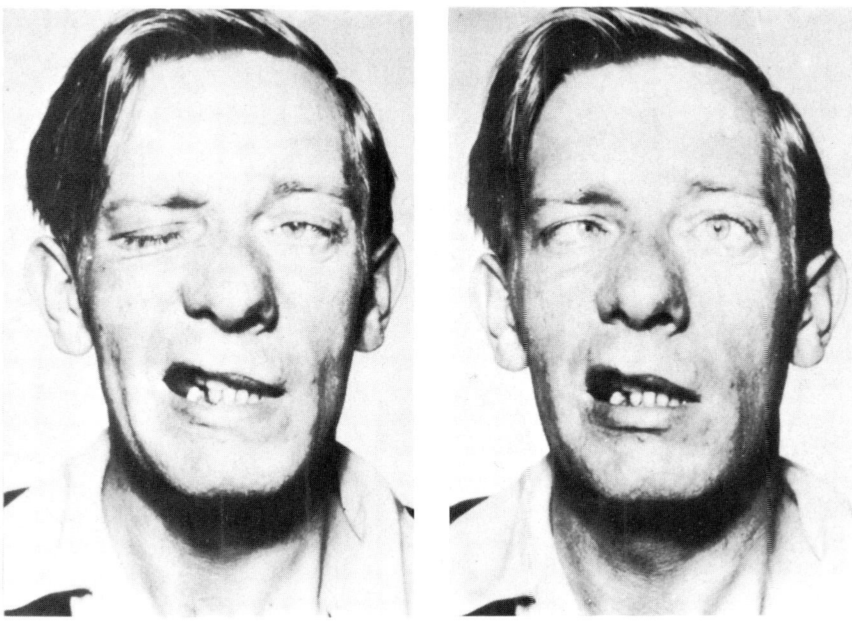

a b

184 a+b Multiple Sklerose: **a** Beachte die Lähmung des rechten M. rectus lat. mit Einwärtsschielen und die periphere Fazialisparese links mit Abweichen des Philtrum nach rechts. **b** Patient versucht, die Zähne zu zeigen und die Augen zu schließen; beachte die Lähmung des linksseitigen M. orbicularis oculi und des M. zygomaticus links

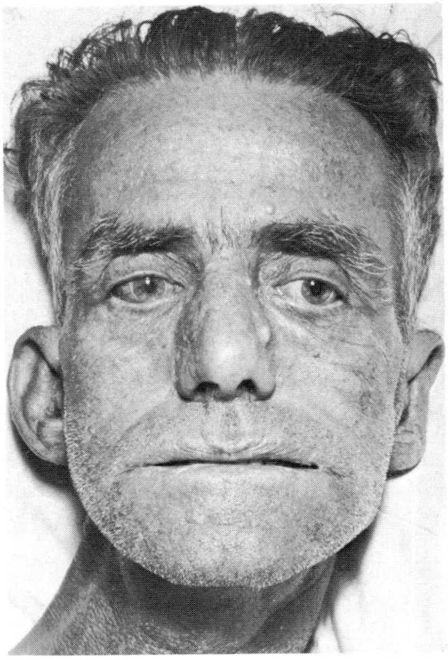

a

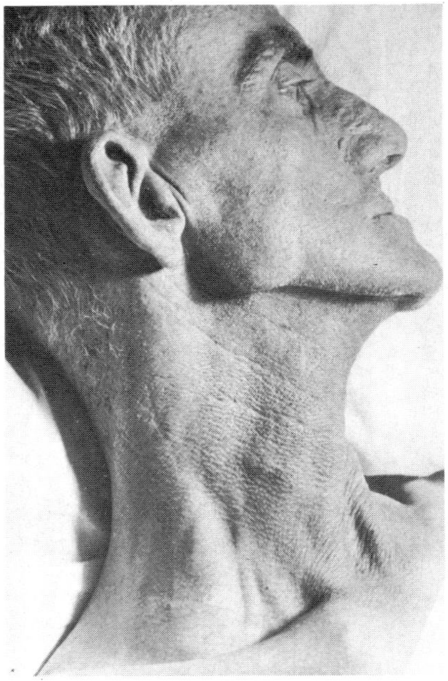

c

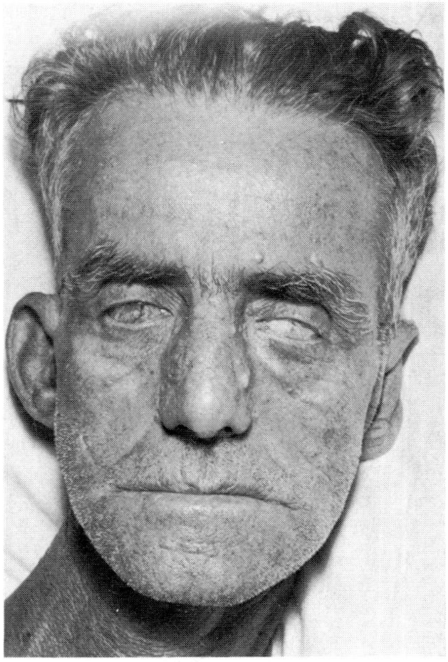

b

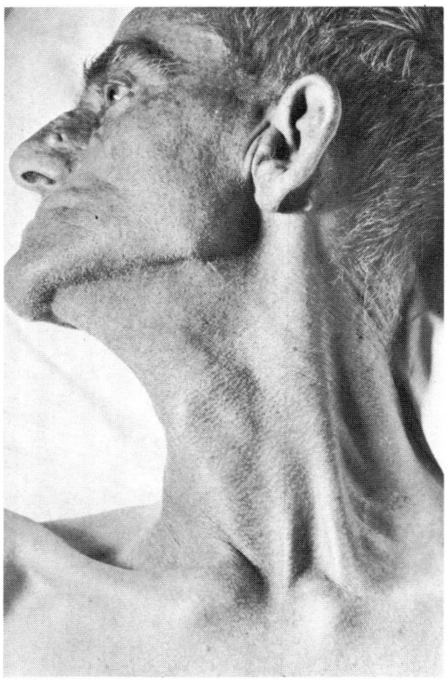

d

185 a–d Karzinomatose der basalen Meningen; Primärherd im Zökum: **a** Patient versucht, seine Zähne zu zeigen; beachte das Fehlen der Stirnfurchen und der Nasolabialfalten, die linksseitige Ptosis mit leicht erweiterter Pupille und das Auswärtsschielen infolge einer Schwäche des linken M. rectus med. **b** Patient versucht, seine Augen zu schließen; doppelseitige Lähmung des M. orbicularis oculi. Die Nasenflügel bewegten sich beim Rümpfen der Nase nicht, und er konnte auch nicht die Lippen spitzen. **c** Beachte die Atrophie des rechten M. sternocleidomastoideus als Folge der Läsion des spinalen Akzessorius. **d** Im Gegensatz dazu kontrahiert sich der linke M. sternocleidomastoideus normal

4 Extremitäten

Erkrankungen des peripheren Nervensystems

Akute Polyneuritis

Heutzutage ist der Medizinstudent nicht lange im Krankenhaus, ehe er merkt, daß die meisten Patienten mit akuter Polyneuritis an einer Krankheit mit vollkommen unbekannter Ätiologie leiden. Er wird vergebens nach Fällen mit Ursachen suchen, die in den Lehrbüchern aufgeführt sind. Arsen, Diphtherie, Beriberi und verschiedene Formen der Septikämie sind praktisch von der Bildfläche verschwunden, und was übrig bleibt, wird er beschrieben finden unter mannigfaltigen Bezeichnungen wie akute toxische Polyneuritis, akute febrile Polyneuritis, akute infektiöse Polyneuritis, akute Polyneuropathie, akute Polyradikuloneuritis, akute Polyneuritis usw.; und überall wird er auf die Namen von LANDRY, OSLER, GUILLAIN, BARRÉ, STROHL, HOLMES und BRADFORD stoßen. Der Student wird aus der Kenntnis der Geschichte dieser Erkrankung mehr Nutzen ziehen als vom Auswendiglernen der endlosen Liste von Ursachen einer Polyneuritis, die er kaum je zu Gesicht bekommen wird.

Die Geschichte begann tatsächlich 1859, als LANDRY, ein Arzt in Paris, 10 Fälle beschrieb, die an einer Krankheit litten, die charakterisiert war durch Taubheitsgefühl und Schwäche der Extremitäten und die er „akute aufsteigende Lähmung" nannte. Zwei seiner Patienten starben an Ateminsuffizienz. Es war WESTPHAL in Berlin, bekannt geworden durch den Patellarsehnenreflex, der 1876 erstmals auf das Syndrom der „aufsteigenden Paralyse Landry" Bezug nahm, und diese gegenüber der Poliomyelitis abgrenzte. In der ersten Ausgabe seines berühmten Lehrbuches der Medizin beschrieb OSLER 1892 die „akute febrile Polyneuritis", betrachtete sie jedoch als etwas anderes als die Landry-Paralyse. Während des ersten Weltkrieges wurde die Erkrankung nach den Mitteilungen von GUILLAIN, BARRÉ und STROHL 1916, HOLMES 1917 und BRADFORD u. Mitarb. 1918 allgemein bekannt. Die französischen Autoren beschrieben zum ersten Mal die Erhöhung des Liquoreiweißes; HOLMES untersuchte den Liquor in 2 seiner 12 Fälle und schilderte ihn als normal. BRADFORD untersuchte ihn in 4 von 30 Fällen und beschrieb ihn ebenfalls als normal. Keiner von diesen Autoren bezog sich ausdrücklich auf den Proteingehalt des Liquors, und sie erwähnten auch nicht die veröffentlichten französischen Mitteilungen. Der Ausdruck „akute infektiöse Polyneuritis" wurde von BRADFORD und seinen Mitarbeitern eingeführt anstelle des Ausdrucks „akute febrile Polyneuritis", der von OSLER und HOLMES gebraucht wurde, weil diese glaubten, daß sie die Erkrankung auf Affen übertragen und gezeigt hätten, daß es sich um eine Virusinfektion handele. Dies ist niemals bewiesen worden, jedoch bleibt ein infektiöses Agens eine mögliche Ursache.

In der großen Mehrzahl der Fälle ist das Liquoreiweiß erhöht, gelegentlich auch die Zellen. Die Veränderungen im Liquor sind kein Maßstab der Schwere der Erkrankung und der Eiweißgehalt des Liquors kann noch ansteigen, nachdem die Krankheit ihren Gipfel schon erreicht hat. Das klinische Bild unterscheidet sich nicht, ob nun der Liquor normal oder pathologisch verändert ist.

Die Krankheit setzt in der Regel plötzlich ein, oft mit Halsschmerzen oder grippeähnlichen Beschwerden, die neurologischen Ausfälle folgen einige Tage oder auch eine Woche später. Die Lähmung kann in allen 4 Extremitäten gleichzeitig beginnen oder zuerst die unteren Extremitäten betreffen. Beschwerden über ein Taubheitsgefühl und Mißempfindungen schwanken in ihrer Häufigkeit und Intensität beträchtlich. Im allgemeinen sind sie leicht und vorübergehend, entsprechend die objektivierbaren Sensibilitätsausfälle gering. Die Lähmung ist schlaff mit Reflexverlust und kann über die ganze Extremität gleichmäßig verteilt oder mehr proximal oder distal betont sein, was aber von Fall zu Fall wechselt. Symptome von seiten der Schließmuskeln sind meist gering, das Bewußtsein ist gewöhnlich erhalten, jedoch ist die Beteiligung von Hirnnerven allgemein bekannt. Eine Fazialisparese, Bulbärparalyse und Augenmuskelparesen sind gar nicht selten. Die betroffenen Muskeln können druckempfindlich sein. Sensible Ausfälle, meist in handschuh- und sockenförmiger Verteilung, sind leicht. Manchmal lassen sich trotz der

Angabe von Parästhesien Sensibilitätsstörungen nicht objektivieren.
Wie bei allen Fällen mit akuter Polyneuritis, besonders bei Beriberi und bei der diphtherischen Lähmung, kommt es häufig zu einer Tachykardie, und es besteht immer die Gefahr eines akuten Herzversagens. Mancher jüngere Patient ist in der Rekonvaleszenzphase nach akuter Polyneuritis plötzlich an Herzversagen verstorben. Mit einer Ateminsuffizienz ist dagegen meist während der ersten 3 Wochen der Erkrankung zu rechnen. Sie muß mit allen zur Verfügung stehenden Mitteln behandelt werden, da die Prognose des Kranken, wenn er die Phase der Ateminsuffizienz überlebt, ebenso gut ist wie die der anderen Patienten. Der Beginn, die Entwicklung der Lähmung, der Verlauf der Erkrankung und ihre Rückbildung zeigen eine große Variationsbreite. Bei vielen schreitet die Lähmung 1 oder 2 Wochen lang fort, bleibt einige Wochen stationär und beginnt sich dann wieder zurückzubilden. Bei anderen Patienten, gleichgültig ob es sich um einen akuten oder subakuten Beginn gehandelt hat, verläuft die Rückbildung und Rekonvaleszenz sehr langsam, und es kann 1 Jahr oder mehr dauern, ehe der Patient entlassen werden kann. Gelegentlich verbleiben Residualsymptome in Form von atrophischen Paresen mit Kontrakturen. Sehr selten kann ein Patient mehrmals die Erkrankung durchmachen. Einer meiner Patienten hat 3 Episoden in 30 Jahren gehabt, von denen jede ihn für etwa 6 Monate körperlich behinderte. Er war ursprünglich im ersten Weltkrieg aus Ägypten als dienstunfähig nach Hause entlassen worden mit der Diagnose einer diphtherischen Polyneuritis.
Die *akute aufsteigende Lähmung* ist meist Folge einer akuten Polyneuritis, wobei die zugrundeliegende Läsion die Wurzeln der Spinalnerven betrifft, jedoch können sich Myelitis und Poliomyelitis in einer ähnlichen Weise manifestieren. Bei der Myelitis liegen trotz der im Frühstadium fehlenden Eigenreflexe gewöhnlich pathologische Fremdreflexe der Babinski-Gruppe vor. Auch stehen sensible Ausfälle und Sphinkterstörungen stärker im Vordergrund. Bei der Poliomyelitis ist der Beginn noch akuter, Mißempfindungen sind selten, sensible Ausfälle kommen nicht vor, und die Untersuchung des Liquor cerebrospinalis zeigt gewöhnlich eine Zellvermehrung. Bei der akuten Porphyrie ist die häufigste neurologische Manifestation eine schlaffe Lähmung der Extremitäten mit Reflexverlust und Sensibilitätsstörungen. Häufig bestehen heftige Oberbauchschmerzen, es können zerebrale Symptome vorliegen, und in der Vorgeschichte lassen sich nicht selten frühere ähnliche Episoden abgrenzen. Die Attacken können ausgelöst werden durch eine Vielzahl von Pharmaka einschließlich Barbituraten, Sulfonamiden und Alkohol.
Die heutigen, *medikamentös induzierten, peripheren Neuropathien* manifestieren sich in der Regel nicht in solch dramatischer Weise wie die akute Polyneuritis. Ihr Beginn ist langsamer, Schmerzen und Parästhesien sind vorherrschend und Lähmungen weniger ausgedehnt. Die Schwermetalle wie Arsen, Blei und Quecksilber tauchen im Ursachenspektrum kaum noch auf, da Fowler-Lösung, bleihaltige Pasten und Emulsionen sowie Zahnpuder nicht mehr verwendet werden. Medikamente wie Isoniazid, Nitrofurantoin, Chloroquin sowie Insektizide haben ihren Platz als Ursachen einer peripheren Neuropathie eingenommen. Die Thalidomid-Neuropathie war in der Hauptsache sensibel, Lähmungen kamen selten vor. Eine wachsame Ärzteschaft mag nicht gänzlich in der Lage sein, in Zukunft das Auftreten einer iatrogenen Neuropathie zu verhindern, sollte jedoch bei der Früherkennung mitwirken.

Chronische Polyneuritis

Die in der Welt am häufigsten vorkommende Form der Neuritis ist die Lepra. Sie ist eine echte infektiöse Neuritis; der Erreger befällt die peripheren Nerven. Das humane Leprabakterium *(Mycobacterium leprae)* war das erste Bakterium, das unter dem Mikroskop als die Ursache einer Erkrankung beim Menschen nachgewiesen worden ist. Es wurde von Hansen 1874 entdeckt. Es ist fast 200 Jahre her, seitdem die Lepra in Großbritannien ausgestorben ist; der letzte einheimische Kranke soll 1798 auf den Shetland-Inseln gestorben sein. Es gibt mehr als 10 Millionen Leprakranke auf der Welt und, seitdem die Erkrankung 1952 in Großbritannien meldepflichtig geworden ist, sind mehr als 600 Fälle registriert worden. Ich habe im vergangenen Jahr 2 farbige Einwanderer mit Lepra gesehen. Wieviele mögen unter den 4 Millionen Einwanderern aus tropischen Ländern gewesen sein, die in den vergangenen 3 Jahren in Nordeuropa aufgenommen worden sind?
Hierzulande jedoch ist der Diabetes mellitus vermutlich die häufigste Ursache einer chronischen peripheren Neuropathie, obwohl diese nicht als eine symmetrische periphere Neuritis verläuft. Die alkoholische Polyneuritis ist hier eine relativ seltene Krankheit, jedoch im südlichen Frankreich, in Boston und in New York immer noch häufig. Das Anwachsen der karzinomatösen Neuropathie spiegelt die gestiegene Inzidenz des Bronchialkarzinoms wider.
Mit Sicherheit gibt es Formen der chronischen Po-

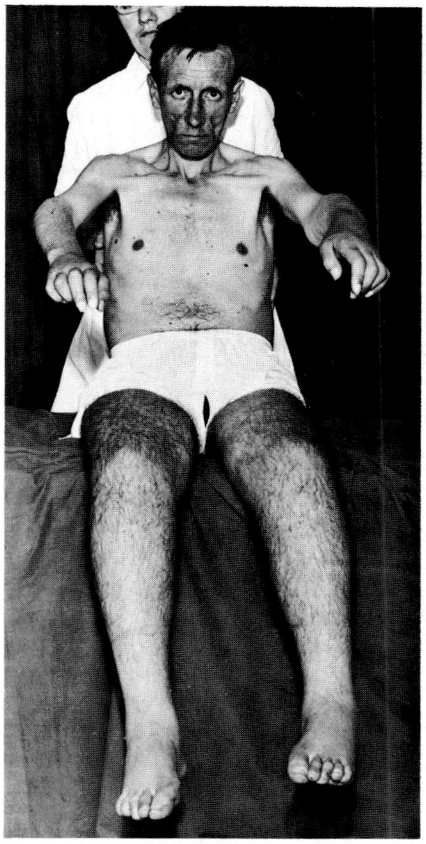

186 Akute Polyneuritis, 1 Jahr nach Beginn: Keine vorausgehende Infektion. Subakuter Beginn, keine Hirnnervenbeteiligung; schlaffe Tetraplegie, minimale sensible Ausfälle; vollständige Areflexie. Von Anfang an waren die unteren Extremitäten gerötet, zyanotisch und wiesen eine exzessive Schweißneigung auf. Eine doppelseitige Beinvenenthrombose komplizierte die Krankheit, 6 Monate kaum Anzeichen einer Besserung. Immer noch unfähig zu stehen, jedoch kann er selbständig essen

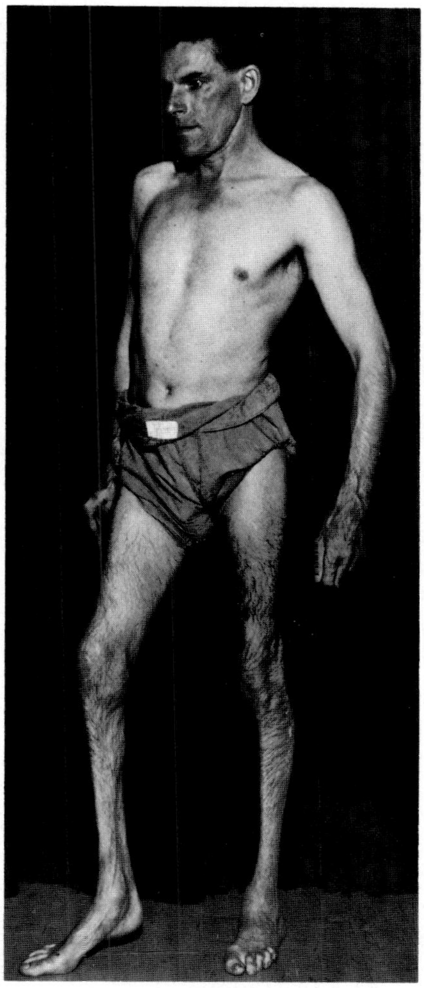

187 Akute Polyneuritis mit unvollständiger Rückbildung: Alter bei Krankheitsbeginn 13 Jahre. Akute fieberhafte Erkrankung mit Dyspnoe, Herzklopfen, Tachykardie und schlaffer Tetraparese mit Taubheitsgefühl, Mißempfindungen und Faszikulationen. Völlige Wiederherstellung an den oberen Extremitäten in 2 Jahren. Persistierende Atrophie, Schwäche und Reflexverlust an den unteren Extremitäten. Ataktischer Gang, beidseits Hängefuß. Jetzt 40 Jahre alt, kürzlich Verschlechterung an den unteren Extremitäten. Hirnnerven normal. Obere Extremitäten: normale Kraft, keine Atrophie, fehlende Reflexe. Handschuh- und sockenförmig angeordnete Sensibilitätsstörungen, ausgeprägter an den Beinen, wo Lage- und Vibrationsempfinden fehlten. Ferner bestand eine unklare chronische Kardiomyopathie. Trotz gründlicher labordiagnostischer Untersuchungen kein Nachweis einer Stoffwechselstörung, lediglich das Liquoreiweiß war auf 149 mg% (149 mg/dl) erhöht. Keine Zeichen einer Amyloidose

lyneuritis, die idiopathisch sind – sporadisch oder familiär. Die letztere stellt eine uneinheitliche Gruppe von Erkrankungen dar, von denen einige mit einer interstitiellen Hypertrophie der Nerven einhergehen. Beim Refsum-Syndrom bestehen zusätzlich eine atypische Retinitis pigmentosa und eine zerebelläre Ataxie. Eine abnorme Fettsäure (Phytansäure) häuft sich im Gewebe an. Bei einem ähnlichen Syndrom, dem von DÉJÉRINE und SOTTAS, ist keine biochemische Störung nachgewiesen worden, obwohl bei beiden Syndromen ähnliche pathologische Veränderungen an den Nerven vorliegen. Fehlt die Hypertrophie der Nerven, kann es unmöglich sein, sie klinisch von einer neuralen Muskelatrophie zu unterscheiden. Diese familiären Neuropathien zeigen scheinbar fließende Übergänge zu den Syndromen mit neuraler Muskelatrophie, dem Roussy-Levy-Syndrom (Hohlfuß und fehlende Eigenreflexe), und der Friedreich- sowie anderen hereditären Ataxien.

Lepra

Hierzulande kann man davon ausgehen, daß der Leprapatient aus dem Mittleren Osten, Asien oder Afrika kommt und die Krankheit in der Kindheit

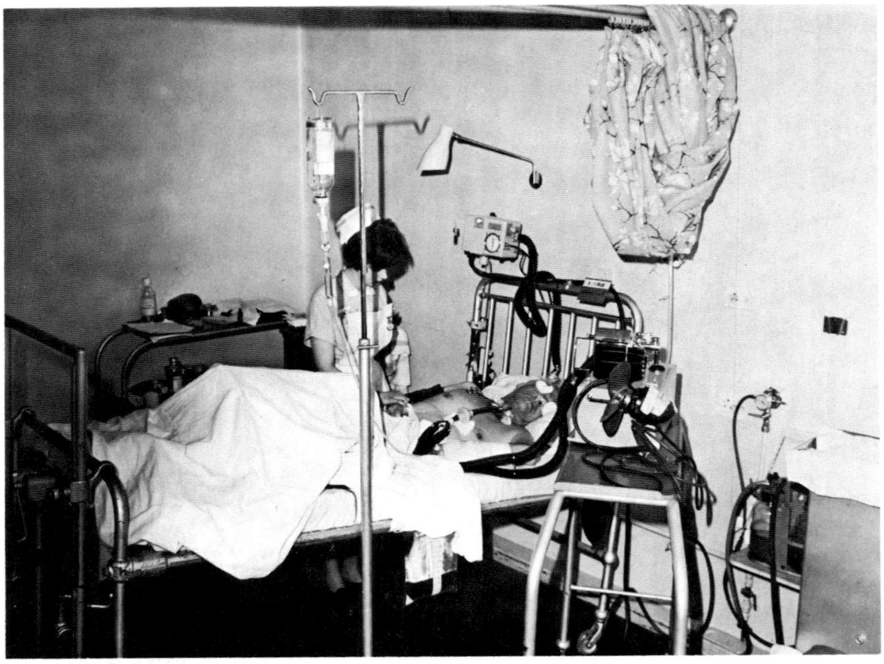

a

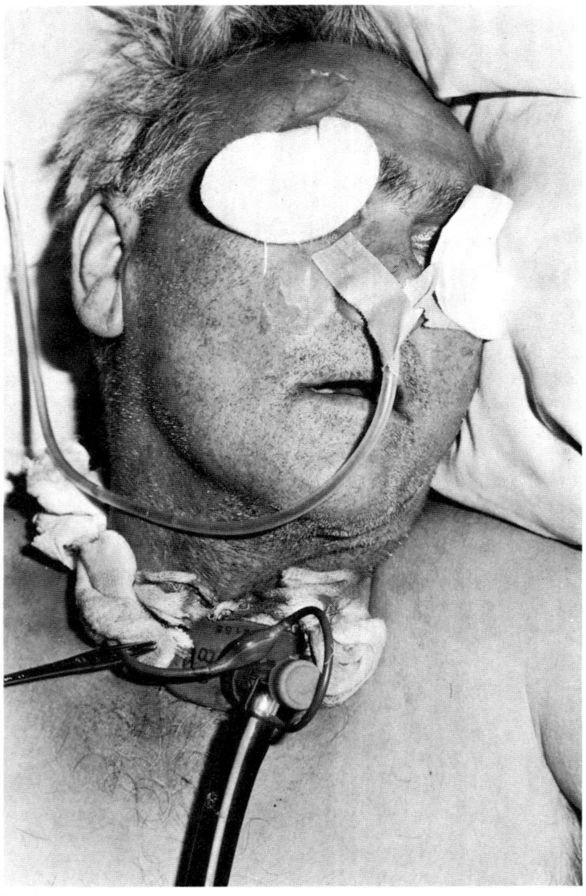

b

188a–e Akute Polyneuritis: 53jähriger Mann. Akute Polyneuritis mit Atemlähmung 3 Wochen nach einer akuten Infektion der oberen Luftwege. Parästhesien an Händen und Füßen begannen 5 Tage vor Krankenhauseinweisung; seit 3 Tagen Schwäche in den Beinen, seit 1 Tag periphere Fazialislähmung rechts. Trotz ACTH vom Einweisungstag an nahm die Lähmung zu. Der Patient entwickelte 4 Tage nach Einweisung auch eine periphere Fazialislähmung links und am 6. Tag eine Ateminsuffizienz, so daß Tracheotomie und künstliche Beatmung vom 7. Tag an notwendig wurden. Kontinuierliche künstliche Beatmung war 11 Tage lang erforderlich, der Respirator 5 Wochen, das Tracheostoma 2 Monate. Es bestand eine schlaffe Tetraplegie mit Reflexverlust, die einzig objektivierbare sensible Störung bestand in einem mangelhaften Lageempfinden an den Zehen. Das Liquoreiweiß betrug 312 mg%, die Zellen 5/mm^3. **a** Kontinuierliche künstliche Beatmung. **b** Tracheotomie, Ernährung durch eine Nasensonde, Keratitis infolge mangelhaften Lidschlusses, die eine Tarsorrhaphie notwendig machte. **c** 8 Wochen nach Einweisung; Tracheostoma geschlossen, die Kraft in den Extremitäten kehrt zurück. **d** 12 Wochen nach Einweisung, beachte die Atrophie der Interossei und die periphere Fazialisrestparese rechts. **e** 9 Monate nach Krankenhauseinweisung. Vollständige körperliche Wiederherstellung, lediglich die Eigenreflexe fehlen noch. Bleibende Erinnerungslücke für 3 Wochen.
Die akute Polyneuritis ist Beispiel einer Krankheit, von der sich ein Patient vollständig wieder erholen kann, obwohl einige Tage lang der Tod bevorzustehen schien. Sachverständige Intensivpflege ist hier lebensrettend

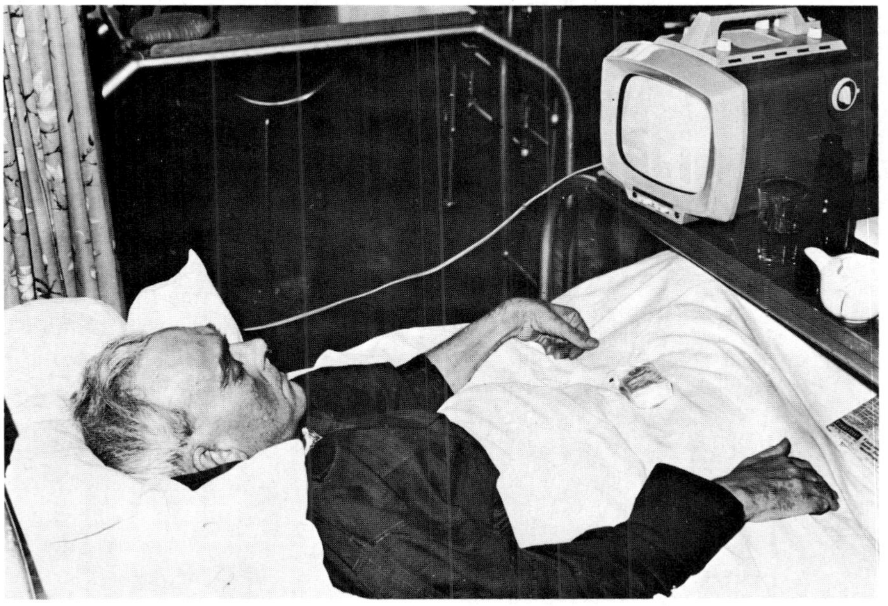

c

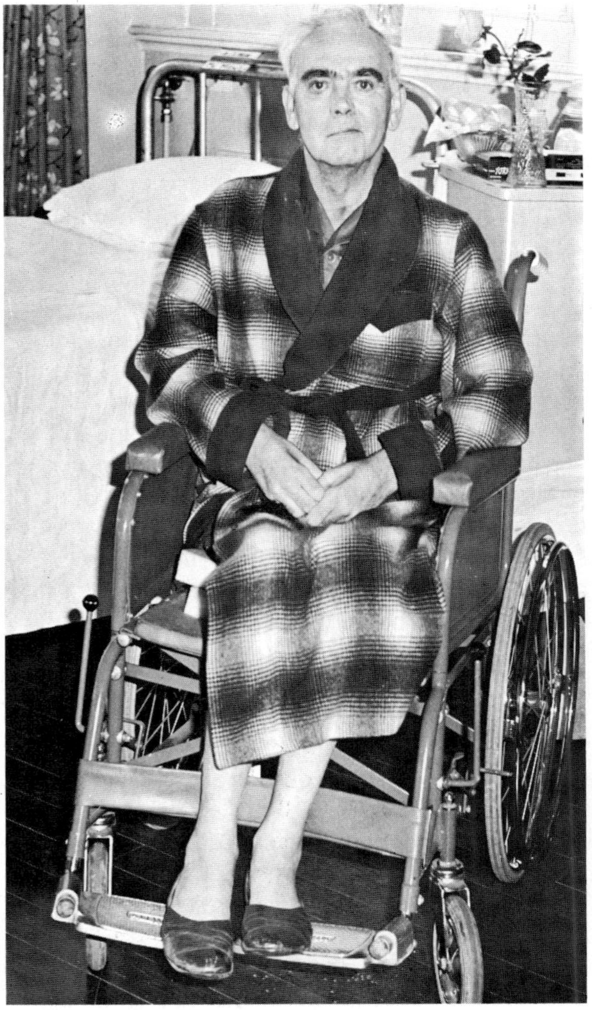

d

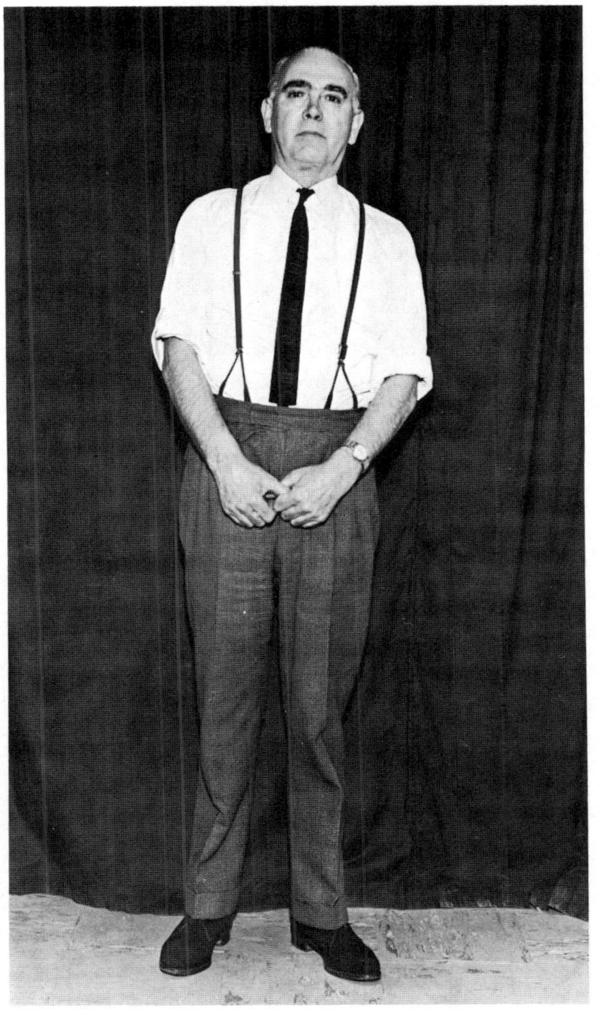

e

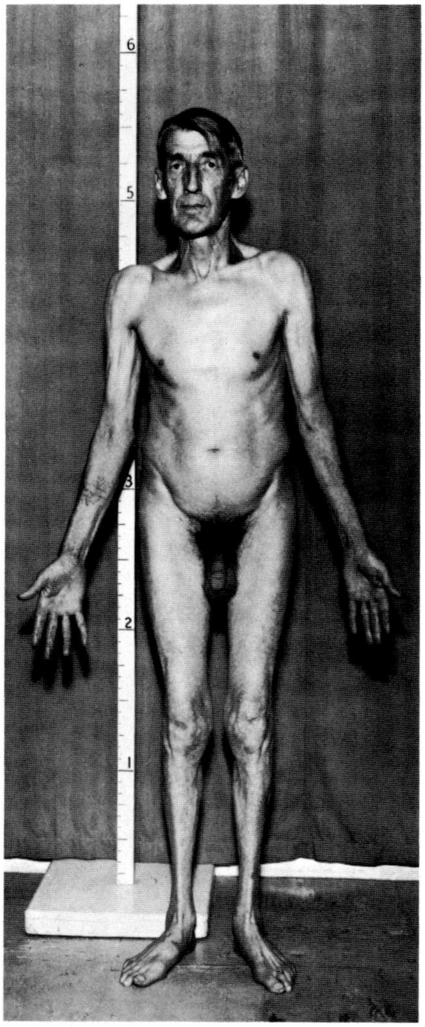

189 Chronische idiopathische Polyneuritis: 70jähriger Mann. 2jährige Vorgeschichte mit Schmerzen und Mißempfindungen in den Füßen und Waden, gefolgt von Schwäche der unteren Extremitäten. Sensible, jedoch keine motorischen Ausfälle an den oberen Extremitäten. Fehlende Reflexe, handschuh- und sockenförmig angeordnete Sensibilitätsstörungen mit Faszikulationen an den Waden und Oberschenkeln. Ausgezeichneter Allgemeinzustand, keine Hinweise auf ein Karzinom; bisherige Nachbeobachtungszeit 2 Jahre. Beachte die Atrophie der Unterarme und Beine

erworben hat. Die Infektion erfolgt vermutlich durch Berührung von aktiven Läsionen an der Haut, jedoch kann es dem Patienten entgangen sein, daß er einmal Kontakt mit der Erkrankung gehabt hat. Sie beteiligt grundsätzlich die Haut und subkutanen Nerven. Es gibt zwei ziemlich gut definierte Typen – den lepromatösen und den tuberkuloiden – mit allen möglichen Intermediärformen. Der erste Typ entwickelt sich bei geringer Resistenz gegenüber der Erkrankung, die Bakterien vermehren sich und breiten sich ungehemmt aus, die Lepromin-Reaktion ist negativ. Beim zweiten Typ liegt eine ausgeprägte Gewebsreaktion vor, die Bakterien breiten sich nur lokal aus und die Lepromin-Reaktion ist positiv.

Die Inkubationszeit dauert einige Jahre, die ersten Symptome der Krankheit äußern sich in bestimmten Hautveränderungen. Jedoch können auch Schleimhäute, innere Organe und Knochen beteiligt sein. Bei dem tuberkuloiden Typ werden die neuralen Elemente der Haut vollkommen zerstört, und klinisch kommt es zu fleckförmig verteilten anästhetischen Hautbezirken und einer umschriebenen Polyneuritis. Die neuralen Läsionen beim lepromatösen Typ sind die Folge von Ischämie und Kompression von Nervenästen.

Der Patient lenkt oft die Aufmerksamkeit auf einen Hautbezirk, der eine Verdickung oder Knotenbildung aufweist, oder auf Bezirke, wo die Haut trokken, depigmentiert und anästhetisch ist. Kleine Nerven sind in der Nachbarschaft der Hautläsionen verdickt und können sicht- und tastbar sein. Der Kranke kann Beschwerden und Symptome einer progredienten Läsion eines Einzelnerven an den oberen oder unteren Extremitäten aufweisen – des Ulnaris, des Radialis oder des Peronäus. Die Haut im Versorgungsgebiet des betroffenen Nerven kann durchsichtig, unelastisch und trocken sein. Vasomotorische und trophische Störungen können im Vordergrund stehen. Perforierende Ulzera treten an Druck ausgesetzten Stellen auf, besonders über den Köpfen der Metatarsalia; es kommt zu Geschwürsbildung und Verstümmelung der Finger. Die Oberflächensensibilität ist gewöhnlich beeinträchtigt, ehe Vibrations- und Lagesinn betroffen sind. Manchmal führt die Lepra-Neuritis zu einer dissoziierten Sensibilitätsstörung, ähnlich wie bei der Syringomyelie. Von den Hirnnerven werden der V. und VII. am häufigsten beteiligt, es kommt zu einer fleckförmigen Anästhesie im Gesicht und zu partiellen Fazialislähmungen. Der N. auricularis magnus kann, wo er den M. sternocleidomastoideus überquert, sichtbar verdickt sein.

Die Diagnose ist beim lepromatösen Typ leichter, weil sich die Organismen im Biopsiematerial oder im Ausstrich des Nasensekrets ohne Schwierigkeiten nachweisen lassen. Bei der tuberkuloiden Lepra findet man in der Haut oder in Schleimhautabstrichen die Bakterien selten, Biopsien aus Hautnerven können notwendig werden. Wenn sich der Verdacht auf Lepra stellt, gewöhnlich in einer Dermatologischen oder Neurologischen Klinik, sollte um die Meinung eines Experten ohne Verzögerung nachgesucht werden. Bei einem farbigen Patienten sollte ein veränderter, fraglich unempfindlicher Hautbezirk ausreichen, um den Arzt zu alarmieren.

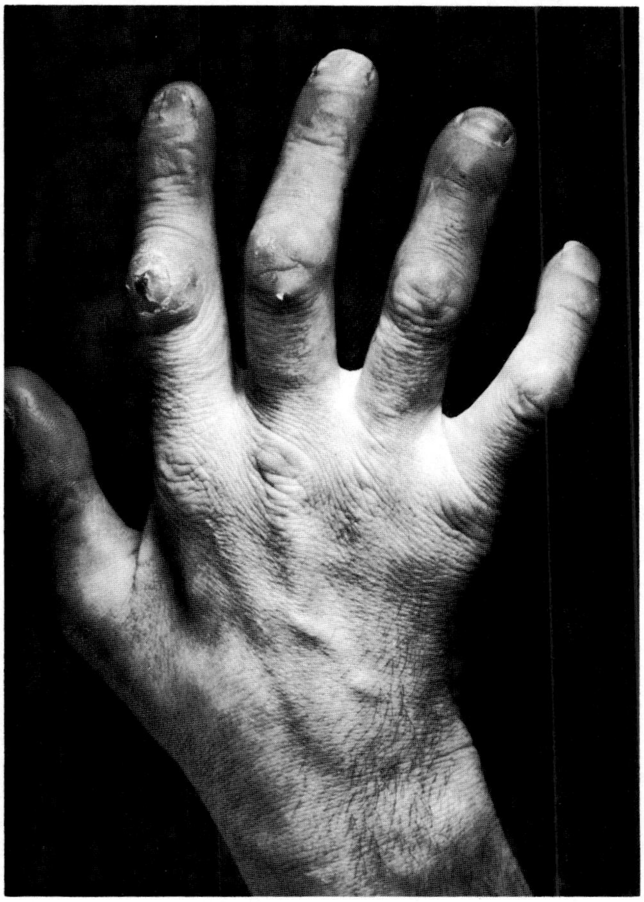

a

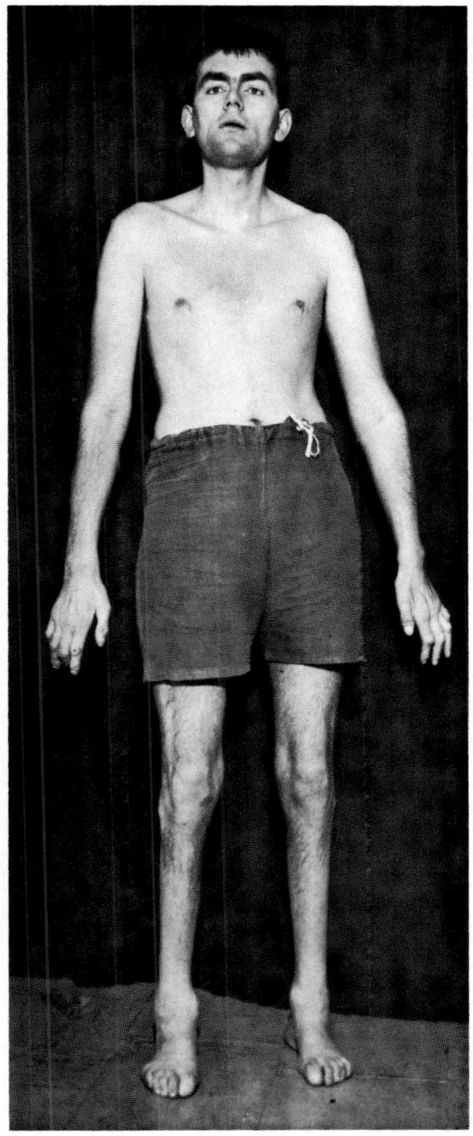

b

190a+b Chronische idiopathische Polyneuritis: 35jähriger Mann, Krankheitsbeginn mit 15 Jahren. Unauffällige Familienvorgeschichte, alle Untersuchungen negativ mit Ausnahme eines pathologischen Pyruvat-Toleranztestes. Nach subakutem Beginn mehr oder weniger progrediente Verschlimmerung; es gab Perioden, während der das Fortschreiten der Erkrankung für einige Monate oder einmal sogar ein Jahr still zu stehen schien. Es bestand eine komplette handschuh- und sockenförmig angeordnete Anästhesie. Beachte die Atrophie der distalen Muskulatur, die Krallenstellung der Finger und Zehen, die Atrophie der kleinen Handmuskeln und die narbig veränderten Fingergelenke. Trotz der kompletten Anästhesie fand sich röntgenologisch kein Hinweis auf eine Osteolyse der terminalen Phalangen. Keine Nervenhypertrophie

Alkoholische Neuropathie

Obwohl sie glücklicherweise jetzt in England eher selten geworden ist, gilt es, sie im Gedächtnis zu behalten, da sie vorliegen kann, wenn man am wenigsten daran denkt, und eine Verzögerung in der Diagnosestellung u. U. schwerwiegende Folgen hat. Früher war es nicht schwierig, die Entwicklung einer Neuropathie bei einem Alkoholiker zu erkennen, heutzutage jedoch kann die Alkoholsucht vollkommen verhehlt werden und nur dem Patienten bekannt sein. Oft handelt es sich dabei um eine einsame Witwe oder einen alleinstehenden älteren Menschen. Die Verwandten sind in der Regel ahnungslos und die Nachbarn, die die verstohlenen Einkaufsgänge oder die regelmäßigen Lieferungen ins Haus beobachten, sind für den Kliniker, der nach Information sucht, selten verfügbar. Der junge Pfarrer oder Sozialarbeiter mag der Ansicht

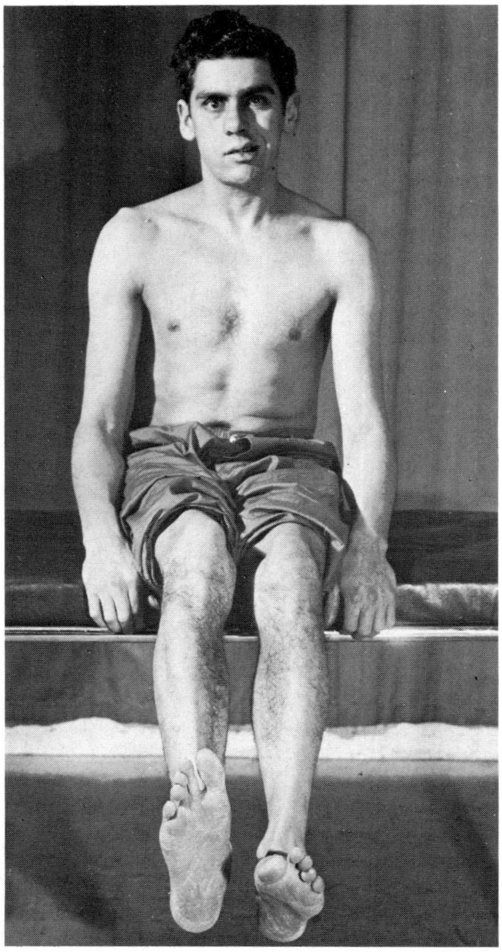

191 Mononeuritis multiplex; 2 Jahre später akute Leukämie: 29jähriger Mann. Als Asthmatiker hatte er viele Jahre lang täglich 10 mg Prednison eingenommen. 1 Jahr zuvor partielle Okulomotoriusparese rechts mit vollständiger Rückbildung, abgesehen von einer persistierenden Pupillenerweiterung. 8 Wochen vor Krankenhauseinweisung entwickelte er einen Hängefuß links mit Parästhesien, 10 Tage vor der Einweisung eine Fazialisparese rechts. Keine sensiblen Ausfälle; normales Reflexverhalten, Babinski negativ. Klinisch und labordiagnostisch keine Hinweise auf Sarkoidose. Kveim-Test negativ. 1 Jahr später entwickelte er Kopfschmerzen, Erbrechen und Stauungspapillen; eingehende Untersuchungen ergaben keine Hinweise auf eine intrakranielle Raumforderung. Ein weiteres Jahr später erkrankte er plötzlich an einer akuten Lymphoblastenanämie, die zum Tode führte. Unvollständige Rückbildung der Fazialis- und Peronäusparesen

sein, daß der Gedanke an einen Alkoholismus an den Haaren herbeigezogen ist.

Die alkoholische Neuritis ist lange als eine nutritive Neuropathie infolge einer Mangelernährung betrachtet worden und weniger als eine direkte toxische Schädigung durch den konsumierten Alkohol. Sie ist selten bei einem im Berufsleben stehenden Menschen, der regelmäßig große Mengen Bier

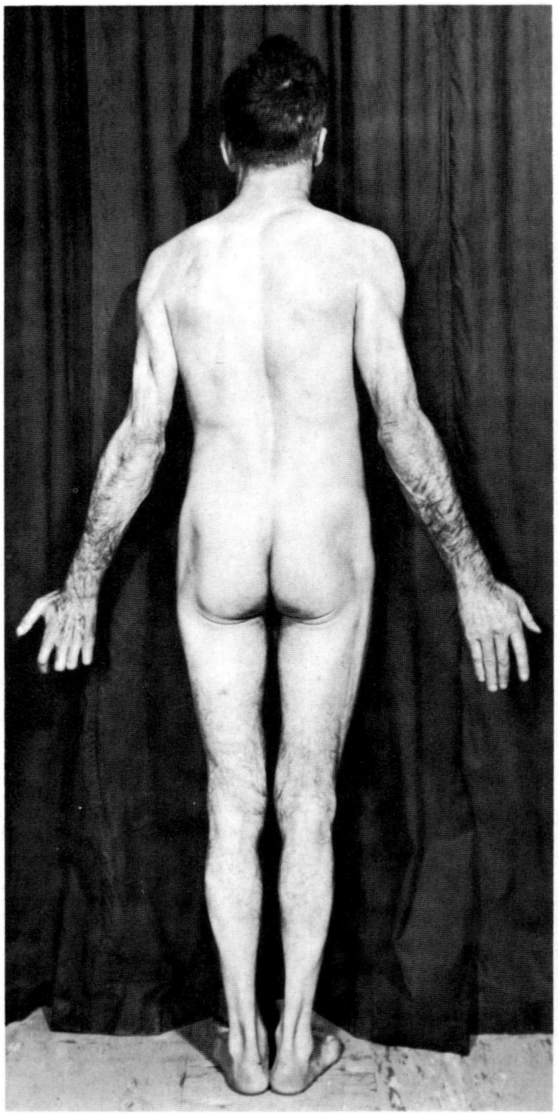

a

192 a–d Chronisch progressive hypertrophische Polyneuritis: 56jähriger Mann; unauffällige Familienanamnese. Mit 46 Jahren erste Symptome in Form von Schmerzen, Taubheitsgefühl und Crampi in der linken Hand. 4 Jahre später traten ähnliche Beschwerden im linken Bein, 1 Jahr später im rechten Bein und 2 Jahre danach in der rechten Hand auf. Damals bestanden Symptome einer chronischen Polyneuritis. Eine tastbare Verdickung peripherer Nerven (linker N. ulnaris, linker N. medianus, linker N. peronaeus communis und die Rr. musculocutanei beider Nn. peronaei communes) war erst im 10. Jahr der Erkrankung nachweisbar. **a** Allgemeines Erscheinungsbild nach 6jähriger Dauer der Erkrankung mit Krallenstellung der Finger der linken Hand. **b** Aussehen dieser Hand im 10. Jahr der Erkrankung. **c** R. musculocutaneus des linken N. peronaeus communis. **d** Operative Darstellung dieses Nerven auf der linken Seite. Histologisch fanden sich die typischen Kennzeichen der Erkrankung. Sie ist in der Regel familiär, mit Beginn in der Kindheit

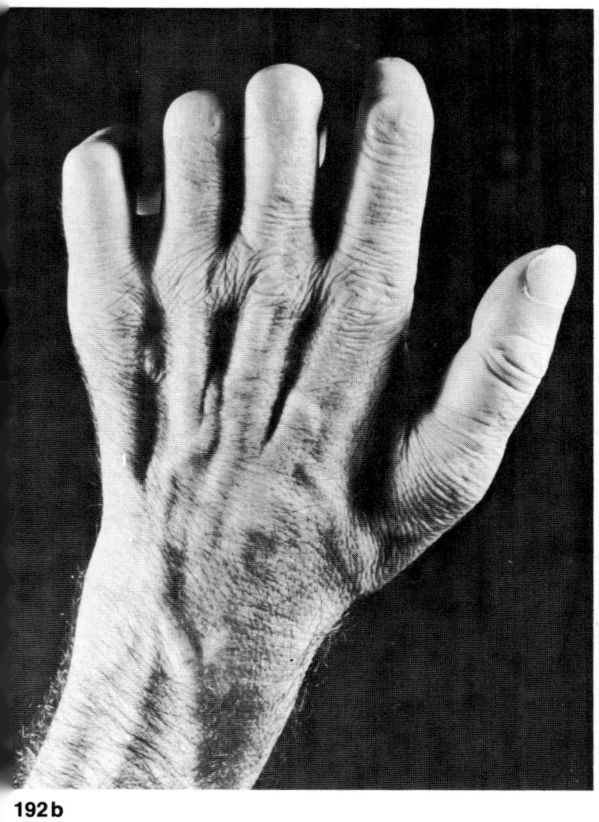

192 b

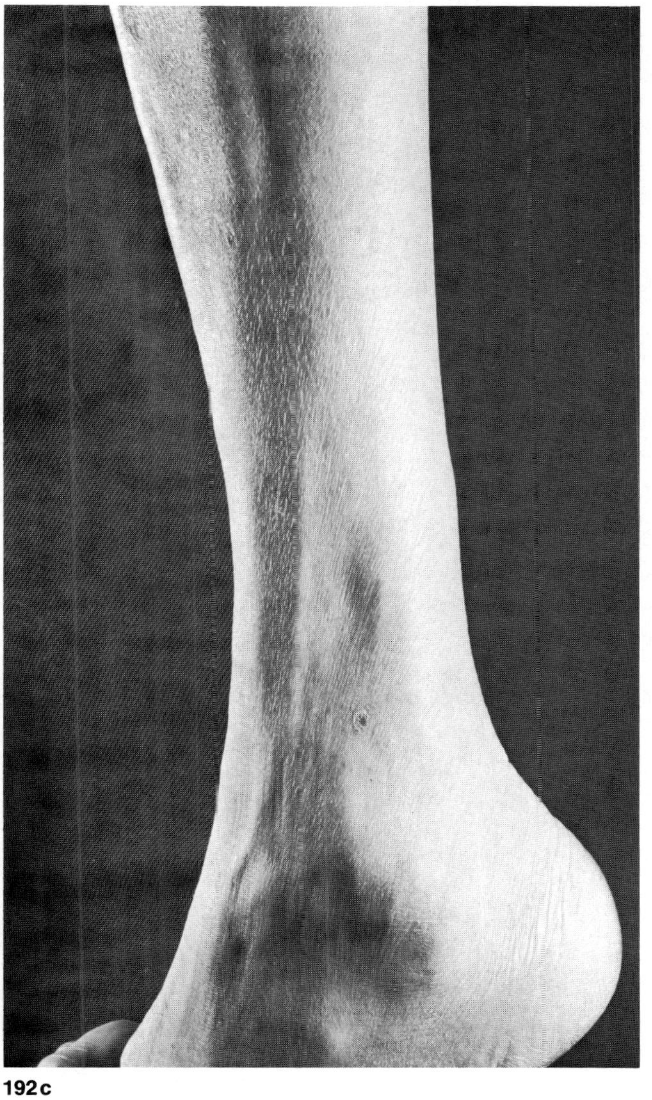

192 c

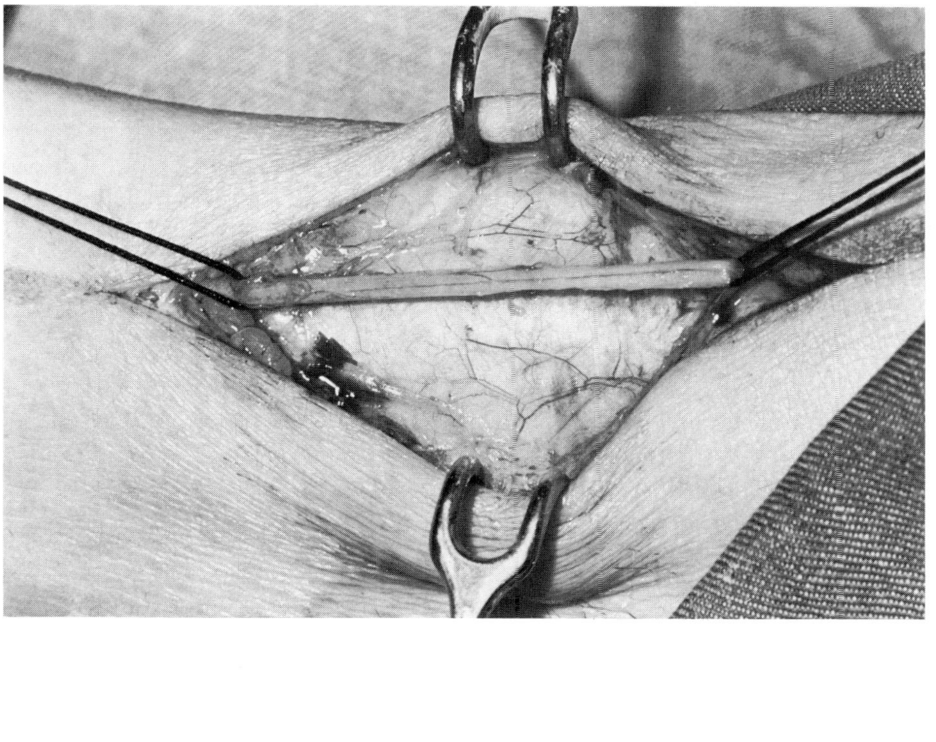

192 d

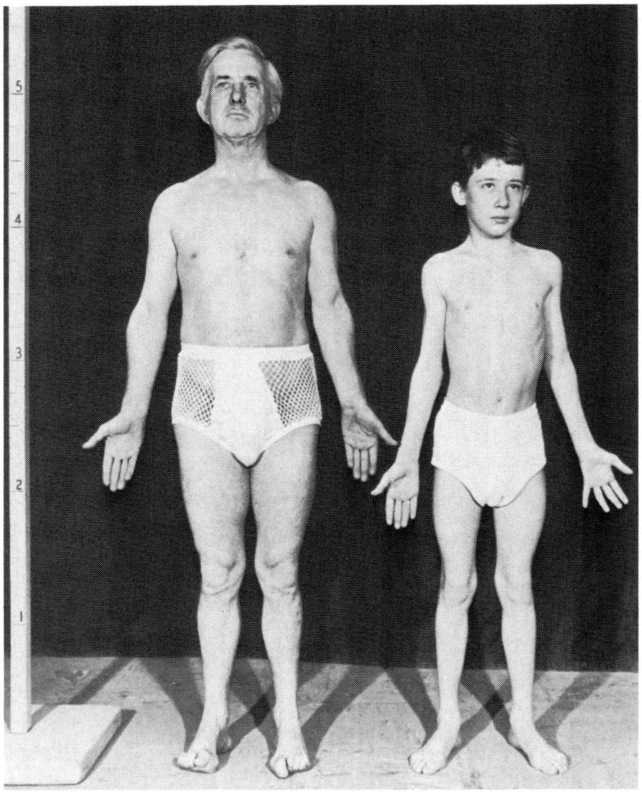

a

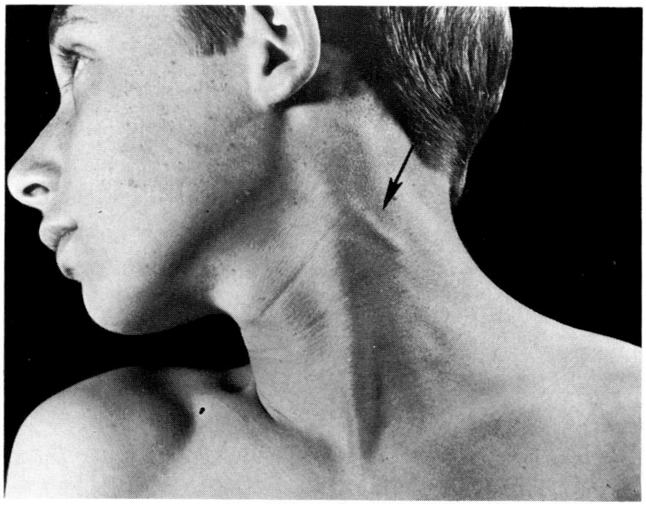

b

193a+b Hereditäre hypertrophische Polyneuropathie: Vater und Sohn. **a** Vater, 50 Jahre alt. Beidseits Hohlfuß, Steppergang, Wadenmuskelatrophie, Areflexie. Keine verdickten Nerven. Elektromyographie: schwere sensomotorische Neuropathie. **a + b** Sohn 14 Jahre alt. Seit 2 Jahren Ungeschicklichkeit beim Schulturnen; Gangstörung. Neuerdings Mißempfindungen, Taubheitsgefühl und Ungeschicklichkeit der Finger. Untersuchung: Stepppergang, Schwäche beim Fingerspreizen, schmächtige Waden- und Peronäusmuskulatur; kein Hohlfuß. Areflexie, distale Sensibilitätsstörungen an allen 4 Extremitäten. Sicht- und tastbare Verdickung einiger subkutaner Nerven (zervikal – Pfeil in **b** – und sural). Phytansäure normal. Elektromyographie: ähnlicher Befund wie beim Vater. Suralisbiopsie: hypertrophische demyelinisierende Neuropathie mit Proliferation der Schwann-Zellen.
Auch 2 Brüder hatten die gleiche Krankheit

trinkt und dabei ißt. Sie wird meist bei untergewichtigen Personen beobachtet, die einen schlechten Appetit haben und Alkohol trinken. Die Tatsache, daß die chronische Form nicht auf Injektionen von Vitamin B_1 anspricht, ist kein Beweis, daß ein Mangel an diesem Vitamin nicht beteiligt ist. In neueren Untersuchungen in den Vereinigten Staaten konnte gezeigt werden, daß tatsächlich ein Mangel an bestimmten B-Vitaminen im Blut der Patienten mit alkoholischer Neuritis vorliegt. Es kann durchaus sein, daß der Alkohol bei einem Mangelzustand stärker neurotoxisch wirkt.

Die alkoholische Neuropathie ist eine Erkrankung, die schleichend beginnt, jedoch in der Regel schmerzhaft ist. Der Patient klagt über Kribbeln, Taubheit und Schmerzen in den Füßen und später in den Händen, oft begleitet von Crampi, Klagen

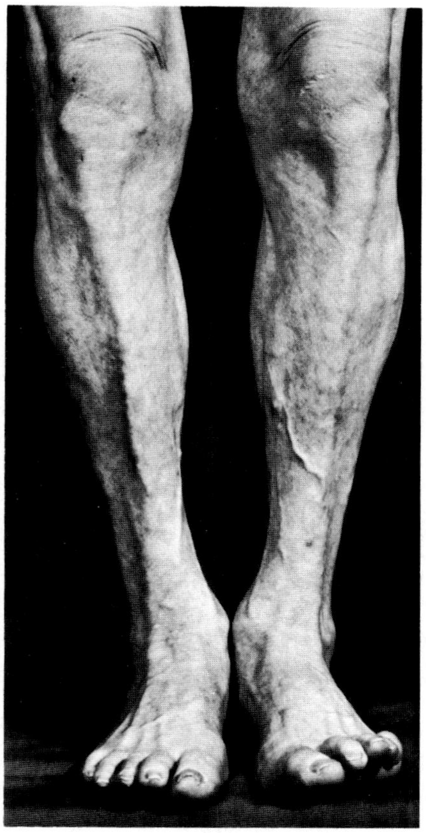

a

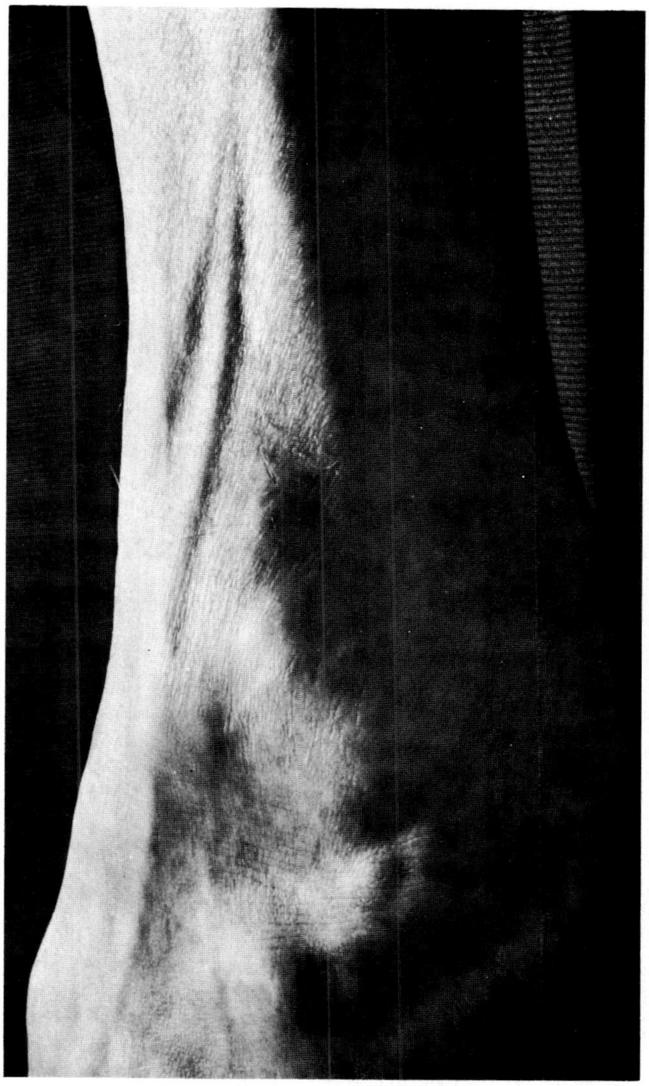

b

194 a+b Chronische Polyneuritis: 63jähriger Mann; unauffällige Familienanamnese. 6jährige Vorgeschichte mit Taubheitsgefühl und Schwäche in den distalen Abschnitten der unteren Extremitäten. Beidseits schlaffer Hängefuß und sockenförmig angeordneter Sensibilitätsausfall; fehlende Patellar- und Achillesreflexe. Pathologische Nervenleitgeschwindigkeiten an unteren und oberen Extremitäten. Eine Nervenbiopsie ergab weder Hinweise auf eine Amyloidneuropathie noch auf eine hypertrophische Polyneuritis. Es bestanden eine beträchtliche perineurale Fibrose und segmentale Demyelinisierung. **a** Atrophie der Mm. tibiales ant. **b** Sichtbare Verdickung des R. musculocutaneus des N. peronaeus communis

über Kältegefühl, unterschiedlichen dumpfen und hellen Schmerzen in den distalen Extremitäten. Der Schlaf kann gestört sein, da diese sensiblen Mißempfindungen in der Nacht schlimmer sind. Der Patient mag es vorziehen, Pantoffeln zu tragen. Es besteht ein allgemeines Unwohlsein, und mit dem Mangel an Schlaf und Nahrung verschlechtert sich der Allgemeinzustand. Schwierigkeiten beim Gehen durch Schwäche und Ataxie folgen einige Monate später.

Da diese Beschwerden in den Füßen am intensivsten sind, richtet sich die körperliche Untersuchung zuerst darauf. Wenn man sie anfaßt, kann der Patient die Beine wegziehen und vor Schmerzen aufschreien. Es besteht eine ausgeprägte Druckschmerzhaftigkeit der Fußsohlen und häufig auch der Wadenmuskeln. Trotzdem ist die Oberflächensensibilität beeinträchtigt, so daß die Berührung mit dem Finger oder der Stich mit einer Nadel nicht wahrgenommen wird. In diesem Stadium sind die Achillessehnenreflexe abgeschwächt, und es kann eine geringe Schwäche vorliegen. Später kommt es

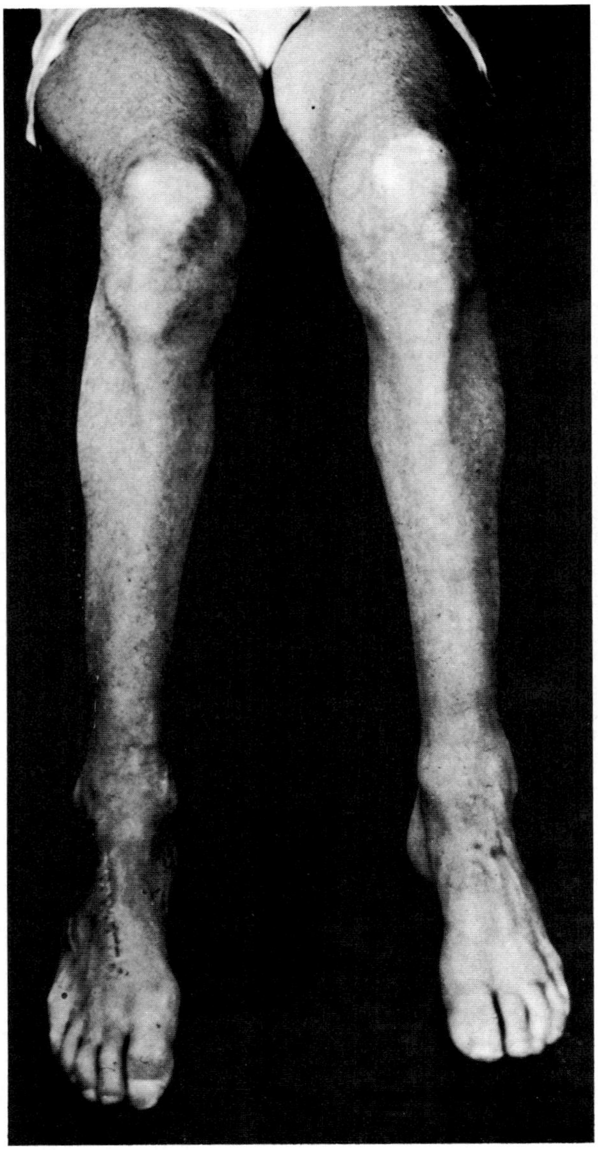

195 Chronische Polyneuritis (Beriberi): Ein britischer Soldat im 2. Weltkrieg, der während der Kriegsgefangenschaft im Fernen Osten eine beidseitige Retrobulbärneuritis, eine beidseitige Nervenschwerhörigkeit und eine trockene Beriberi entwikkelte. Als Restsymptome bestanden eine doppelseitige Optikusatrophie (Sehschärfe beidseits 6/36), eine mittelgradige Schwerhörigkeit und eine augenscheinlich persistierende Ataxie als Folge der Beriberi. Die Aufnahme wurde 2 Jahre nach seiner Heimkehr aus dem Fernen Osten 1948 gemacht. Beachte die Atrophie der Muskeln unterhalb der Knie, besonders der Tibialis-anterior-Gruppe; beidseitiger Hängefuß

zu fortschreitenden Paresen mit Hängefuß, Fallhand, Steppergang und Reflexverlust. Wie bei der diabetischen Neuropathie sind trophische und vasomotorische Veränderungen an Händen und Füßen häufig. Wenn die Erkrankung chronisch wird, haben Schmerz- und Druckempfindlichkeit die Tendenz nachzulassen, und die sensiblen Symptome können auf einen Verlust des Druckempfindens, des Lage- und Vibrationssinnes beschränkt sein mit der Folge einer sensiblen Ataxie – alkoholische Pseudotabes. Blasen- und Mastdarmkontrolle werden nicht beeinträchtigt, aber ein gewisses Ausmaß an psychischen Störungen ist unvermeidlich. Meist läuft es bloß auf eine allgemeine Vernachlässigung, Gedächtnisstörungen und vermehrte Reizbarkeit hinaus. Die konfabulatorische Amnesie der Korsakow-Psychose ist nicht sehr häufig.

Die alkoholische Neuritis muß von der funikulären Spinalerkrankung und der diabetischen Neuropathie unterschieden werden. Für den Vitamin-B_{12}-Mangel sind distale Gefühlsstörungen und Mißempfindungen charakteristisch, jedoch ist er weniger schmerzhaft und die Druckempfindlichkeit der Füße und Wadenmuskeln ist weniger auffällig. Trotzdem sollten eine Blutuntersuchung und eine Bestimmung des B_{12}-Spiegels im Serum routinemäßig erfolgen. Beim Diabetes mellitus kann der Beginn der Neuropathie der Feststellung des Diabetes vorausgehen, letzterer kann so leicht sein, daß keine anderen Beschwerden bestehen. Symptome der Neuropathie – Verlust des Vibrationsempfindens und der Eigenreflexe – können den Beschwerden vorausgehen. Gelegentlich ist die Neuropathie vorwiegend sensibel, nächtliche Schmerzen sind häufig, und es kommt zu autonomen Störungen.

Diabetische Neuropathie

Die als Diabetes mellitus bekannte Krankheit wird mit jeder Dekade komplexer. Sie läßt sich nicht länger als ein einfacher Insulinmangel ansehen. Gleichgültig, ob es sich um eine Krankheit oder um ein Syndrom oder um eine Vielzahl miteinander zusammenhängender Stoffwechselstörungen handelt, der Kranke ist einer ganzen Reihe möglicher Komplikationen ausgesetzt. Die Degeneration der Arterienwand, die die zerebralen, koronaren, renalen, retinalen und peripheren Gefäße betrifft, ist eine besonders häufige Komplikation, und die Arteriosklerose in der einen oder anderen Form ist offenbar eine fast unvermeidliche Begleiterscheinung der diabetischen Stoffwechsellage. Vermutlich sind diese vaskulären Läsionen irreversibel, jedoch können sie durch eine wirksame Kontrolle hinausgezögert werden. Die Lage ist etwas anders im Fall der diabetischen Neuropathie. Die Veränderungen sind nicht nur rückbildungsfähig, sondern man hat oft beobachtet, daß der Beginn der Neuropathie der Feststellung des Diabetes mellitus vorausgehen oder sogar erst kurz nach Einleitung der Behandlung auftreten kann. Man muß zuge-

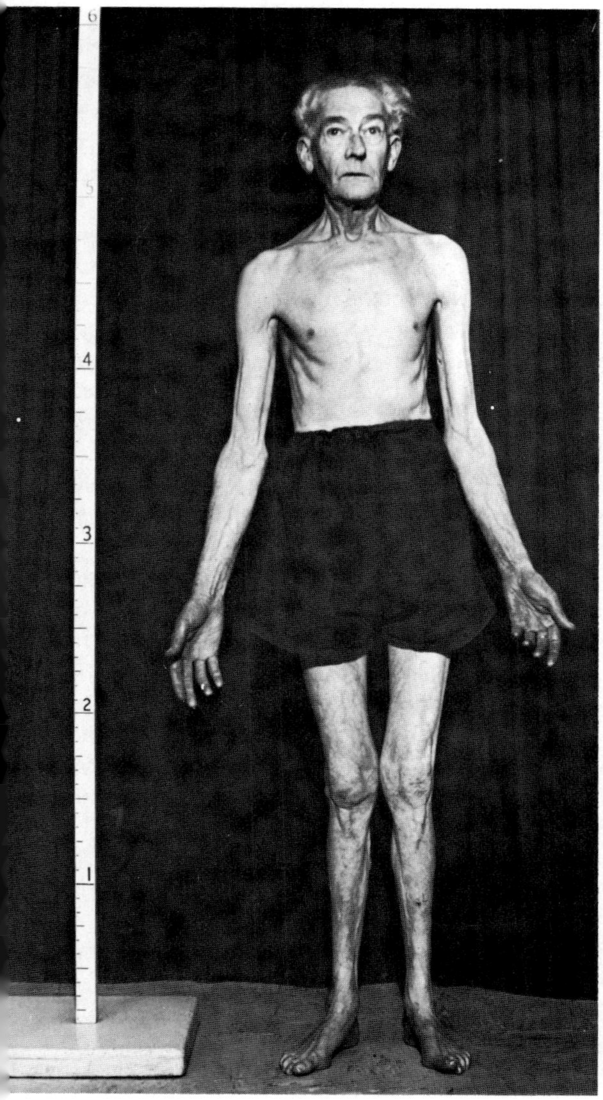

a

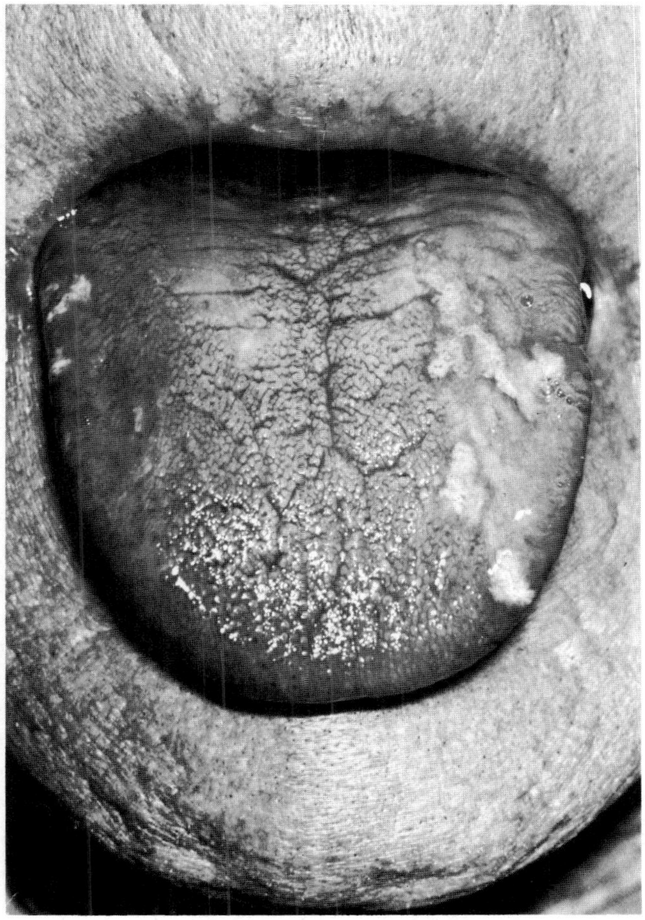

c

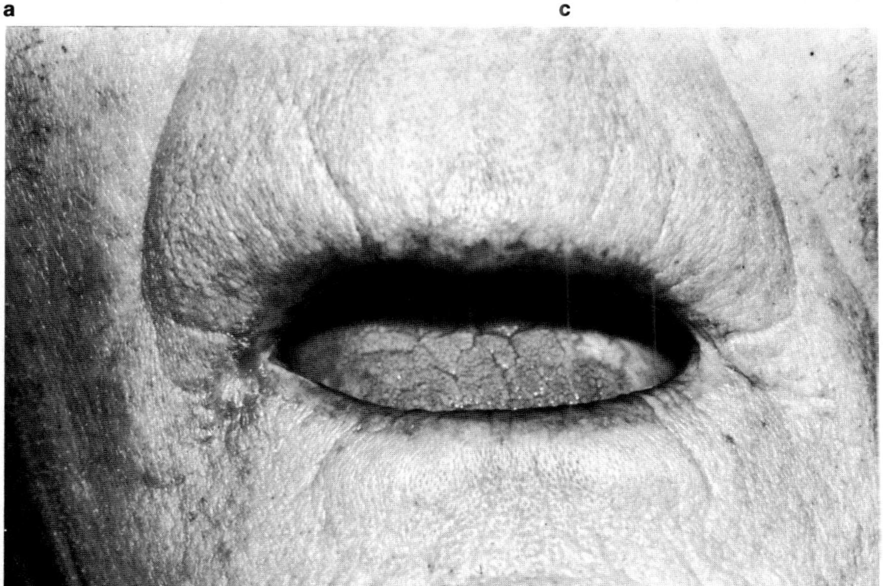

b

196 a–c Chronische Polyneuritis: Malabsorptionssyndrom 20 Jahre nach Gastrektomie. Seit 7 Jahren Taubheitsgefühl und Schwäche an Händen und Füßen. Crampi in den Beinen, ataktischer Gang, abgeschwächte Beineigenreflexe, Verlust des Vibrationsempfindens bis in Kniehöhe, aufgehobene Oberflächensensibilität mit sockenförmiger Anordnung. Keine Anämie; normale Serumspiegel von Vitamin B_{12} und Folsäure. Osteoporose. Gewichtsverlust. Serum-Calcium 8 mg% (8 mg/dl). **a** Allgemeiner Gewichtsverlust, schmächtige Beine. **b + c** Stomatitis, und glatte, wunde Zunge

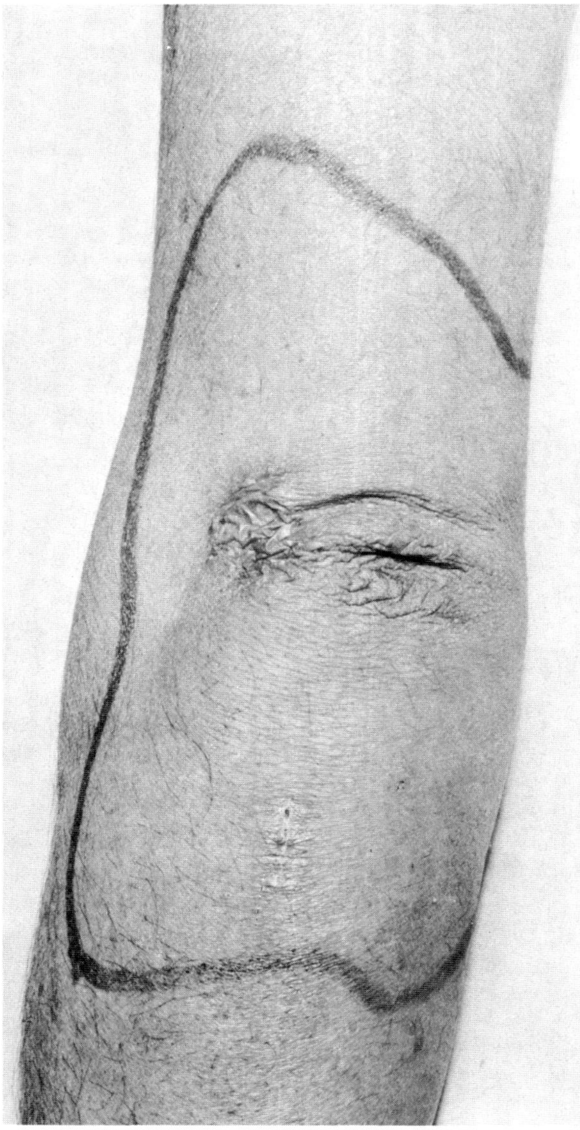

197 Lepra-Neuritis: Eine anästhetische Zone am Ellenbogen bei einem Einwanderer indianischer Herkunft, der 1966 nach England kam. Er stellte sich in einer Neurologischen Poliklinik vor und klagte über ein taubes Gefühl am Ellenbogen und Mißempfindungen an der Ulnarseite. Keine kutanen Läsionen, keine verdickten Nerven.

ben, daß sie sich auch zu jedem anderen Zeitpunkt im Verlauf der Erkrankung entwickeln kann. Sie hängt nicht mit der Schwere des Diabetes mellitus zusammen und auch nicht mit seiner Dauer. Der Neurologe ist in Wirklichkeit nicht in der Lage, festzustellen, ob eine mangelhafte Kontrolle der maßgebliche Faktor ist, der zum Auftreten einer Neuropathie führt. Seine Patienten repräsentieren eine besondere Gruppe – jene, bei denen die Neuropathie im Vordergrund des klinischen Bildes steht. Es ist allgemein bekannt, daß Diabetiker, unabhängig von ihrem Alter bei Krankheitsbeginn, der Dauer der Erkrankung oder ihrer Schwere, früher als gesunde Personen eine Abschwächung des Vibrationsempfindens aufweisen – oft zwei Dekaden früher. Die Neuropathie braucht nicht in einem direkten Zusammenhang mit der Störung des Kohlenhydratstoffwechsels zu stehen.

Welches die wesentliche Störung auch immer sein mag, die neurologischen Symptome können sich tatsächlich auf verschiedene Weise manifestieren. Erwähnt wurde bereits der Verlust des Vibrationsempfindens in den unteren Extremitäten. Dies geht meist symptomlos, schleichend und oft verbunden mit einem Verlust der Achillesreflexe vor sich; eine Aufhebung der Oberflächensensibilität oder Muskelschwäche kommen nicht vor. Behandlungsmaßnahmen beeinflussen diese Symptome in der Regel nicht.

Ein anderes klinisches Bild ist zu beobachten, wenn es zu einer *akuten oder subakuten Mononeuropathie* kommt. Die unteren Extremitäten werden häufiger davon betroffen als die oberen. Die Nn. femoralis, ischiadicus, ulnaris und medianus können beteiligt sein. Es bestehen Schmerzen und Mißempfindungen, und die Untersuchung ergibt entsprechende Störungen der Sensibilität und Muskelfunktion. Oft wird behauptet, daß der III., V. und VI. Hirnnerv in der gleichen Weise betroffen sein können, was jedoch keineswegs gesichert ist.

Bei einem dritten Typ handelt es sich um eine Form einer *subakuten Polyneuritis,* die jedoch nur selten soweit fortschreitet, daß alle 4 Extremitäten in nennenswertem Umfang beteiligt sind. Sie ist in aller Regel auf die unteren Extremitäten beschränkt. Eine Beteiligung der oberen Extremitäten, sofern sie überhaupt vorkommt, ist wenig ausgeprägt. Das typische Symptom sind brennende Schmerzen und Parästhesien in den Füßen, die oft durch Wärme oder in Ruhe verstärkt in Erscheinung treten, so daß der Nachtschlaf gestört wird. Es bestehen eine Hyperästhesie, eine oberflächliche Druckempfindlichkeit, Druckschmerz der Muskulatur und nach einer gewissen Zeit Schwäche und Muskelatrophien. Die Reflexe sind in der Regel abgeschwächt oder fehlen, wenn der Patient zum erstenmal untersucht wird. Sensible Ausfälle können leicht oder schwer sein. Ebenso kann die Muskelschwäche gering sein oder die Funktion erheblich beeinträchtigen. Im allgemeinen läßt die Neuritis nach einigen Monaten des Krankseins nach, und es kommt zu einer teilweisen oder vollständigen Wiederherstellung.

Das Vorkommen einer autonomen Neuropathie wird von Zeit zu Zeit diskutiert, jedoch mit dürfti-

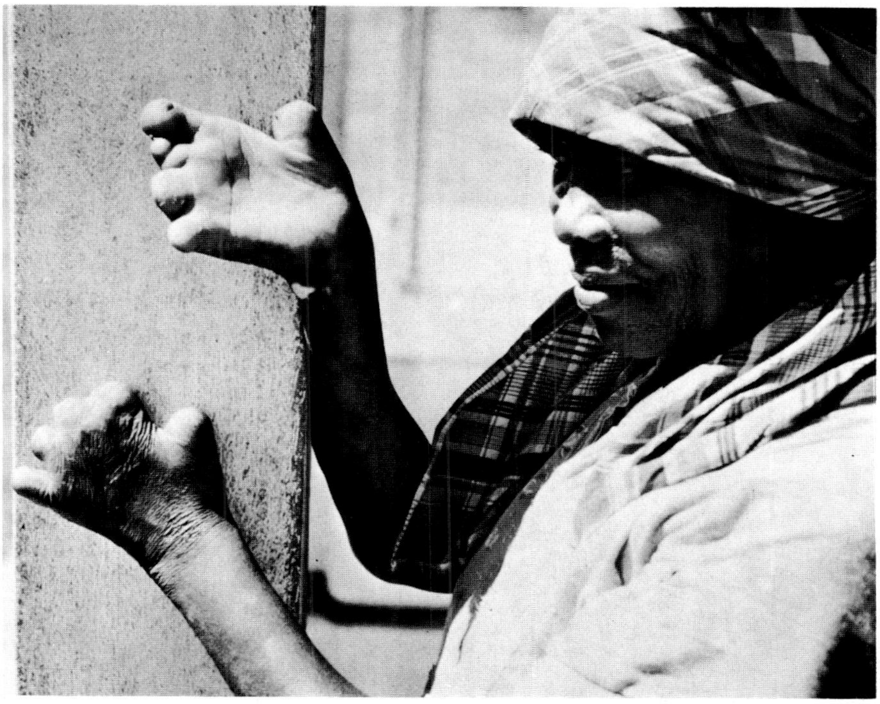

198 Eine Lepra-Kranke aus Jamaika mit verstümmelten Händen als Folge einer Lepra-Neuritis

gen pathologisch-anatomischen Befunden. Schwierigkeiten beim Wasserlassen, nächtliche Durchfälle, Störungen der Schweißsekretion, Impotenz und orthostatische Hypotonie sind einige der klinischen Symptome, die damit erklärt worden sind. Trophische Veränderungen an den Füßen sind allgemein bekannt, und die schmerzlosen Geschwüre, die sich über druckausgesetzten Stellen entwickeln, kontrastieren mit den ischämisch bedingten Läsionen.

In welcher Weise sich die diabetische Neuropathie auch immer äußern mag, ob sie mit Schmerzen einhergeht oder sich schleichend entwickelt, distal oder proximal, vorwiegend sensibel oder motorisch ist, auf eine Extremität begrenzt ist oder alle Gliedmaßen betrifft, die pathologischen Befunde sind, wie gesagt, in allen Fällen ähnlich und wechseln nur im Ausmaß und in der Schwere. Die Degeneration betrifft das 2. motorische und das 1. sensible Neuron. Die diabetische Neuropathie kann viele neurologische Erkrankungen vortäuschen. Eine akute Mononeuritis an einer oberen Extremität kann fälschlicherweise als „Schulter-Arm-Neuritis", zervikale Spondylose oder Ulnarisdruckparese am Ellenbogen angesehen werden oder sie kann für ein Karpaltunnelsyndrom gehalten werden. An der unteren Extremität mag der Schmerz als ischämisch bedingt betrachtet werden oder als Folge einer lumbalen Spondylose oder eines Bandscheibenvorfalles. Der schmerzlose Mus-

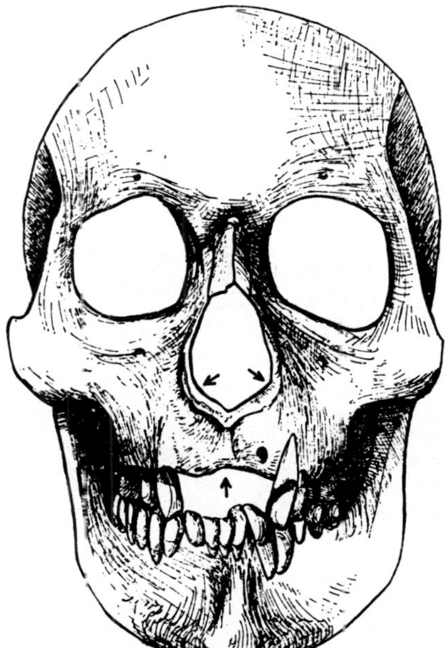

199 Der Schädel von König Robert, dem Grausamen. Man sagt, daß er an Lepra gestorben sei. Dies ist eine Zeichnung nach einem Abguß seines Schädels, der 1819 wieder ausgegraben wurde. Die Pfeile weisen auf die Zerstörung der Spina nasalis ant. und der angrenzenden Abschnitte der Oberkiefer kelschwund am Oberschenkel kann als Spätform einer Myopathie interpretiert werden, während eine Blasenlähmung Anlaß zu einer Myelographie gibt und den Verdacht auf das Vorliegen eines Kaudatumors lenken kann. Die sensible Ataxie mit entsprechender Gangstörung und fehlenden Reflexen kann eine funikuläre Spinalerkrankung vermuten lassen. Wenn gleichzeitig Pupillenanomalien vorliegen, mag eine Tabes dorsalis vermutet werden. Unter diesen Umständen wird die Untersuchung des Urinzuckers zu einer Angelegenheit von essentieller Bedeutung.

Sensible Neuropathien

In dieser Gruppe der chronischen Polyneuritis besteht das klinische Hauptmerkmal aus einem distalen Sensibilitätsverlust. Die Erkrankung kann sporadisch oder familiär vorkommen. Eine motorische Beteiligung kann fehlen, leicht oder auch schwerer sein. In einigen Fällen hat man nachgewiesen, daß die zugrundeliegende Läsion aus einer Degeneration in den Spinalganglien und afferenten Nervenfasern besteht. Das Muster der sensiblen Ausfälle variiert. Bei einigen besteht es aus einem Verlust aller sensibler Modalitäten in handschuh- und sockenförmiger Verteilung. Bei anderen hat es eindeutig radikulären Charakter. Der Sensibilitätsverlust kann alle Modalitäten betreffen, ist jedoch häufig dissoziiert, hauptsächlich mit Aufhebung von Schmerz- und Temperaturempfinden in den unteren Extremitäten. Die oberen Extremitäten werden weniger oft befallen.

Das augenfälligste klinische Symptom dieser Fälle sind die progredienten „trophischen“ Veränderun-

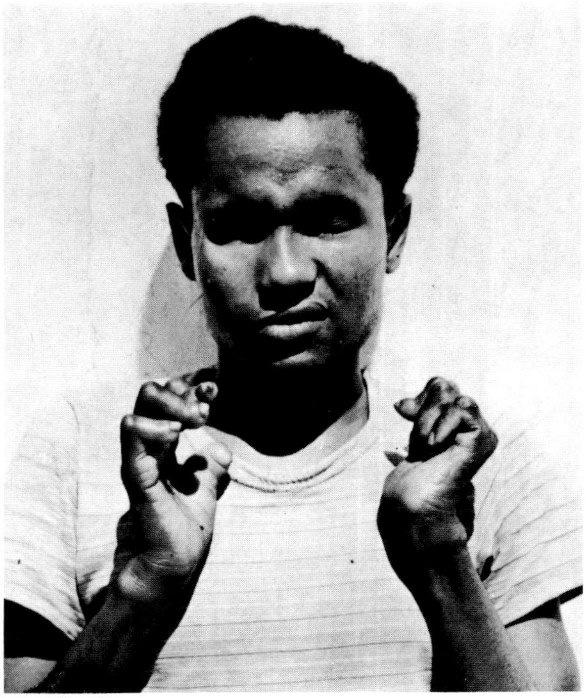

a

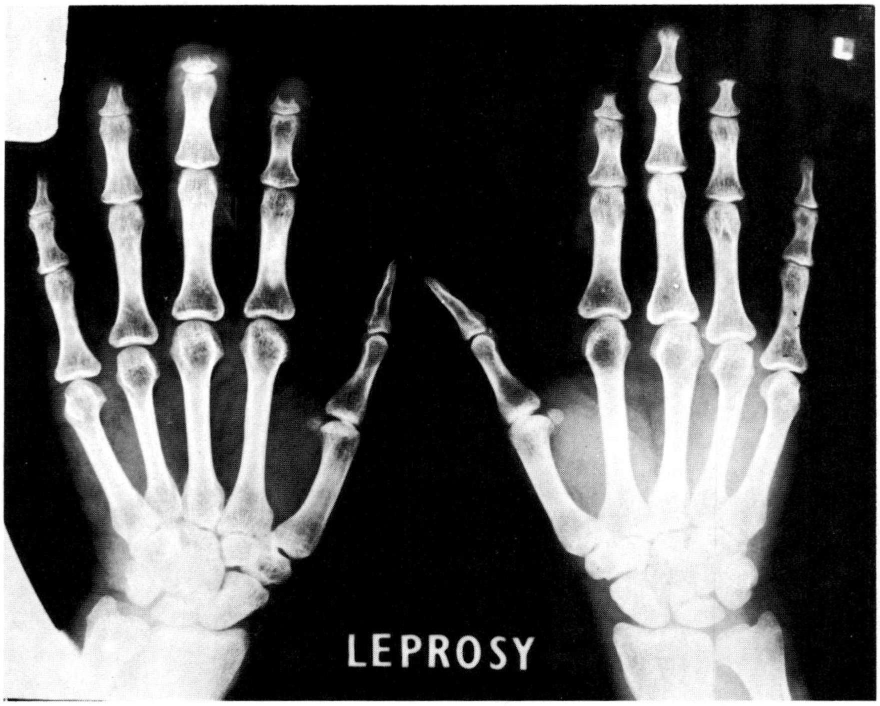

b

200 **a** Lepra-Kranker aus Jamaika. Beidseits Krallhand und rechtsseitige periphere Fazialislähmung. **b** Osteolysen der Phalangen

gen, die an den Extremitäten auftreten. Rezidivierende perforierende Ulzera, Osteolysen der distalen Phalangen und Fingernekrosen kombinieren sich zu einem Bild einer verstümmelnden Akropathie. Solche Veränderungen können natürlich bei der Lepra, bei der Tabes dorsalis, beim Diabetes mellitus und bei der Porphyrie vorkommen, all dies kann jedoch durch entsprechende Untersuchungen ausgeschlossen werden. Eine primäre Amyloidose läßt sich durch eine Biopsie nachweisen. Selten treten trophische Läsionen an den Füßen, begleitet von Sensibilitätsstörungen, als ein Spätsymptom bei Patienten mit neuraler Muskelatrophie auf. Bei der hereditären sensiblen Neuropathie ist eine Schwerhörigkeit nicht ungewöhnlich. Die lumbosakrale Syringomyelie hat neuropathologisch keine gesicherten Grundlagen, und es scheint sicher, daß die meisten früher als solche beschriebenen Fälle Beispiele einer hereditären radikulären sensiblen Neuropathie waren. Die dissoziierte Sensibilitätsstörung, die in einem bestimmten Stadium der Erkrankung vorherrschend sein kann, ist Folge dieser radikulären Schädigung; sie hat die Tendenz, sich zu verwischen, wenn mehrere Nervenwurzeln betroffen sind.

Eine Form der sensiblen Neuropathie mag bei der tödlichen Krankheit von König Eduard VI. 1553 vorgelegen haben. Er starb im Alter von 15 Jahren an einer Krankheit, die mit Hautveränderungen, Haarausfall, Verlust der Fingernägel und „Abfallen der Finger und Zehen“ einherging. Er ist möglicherweise vergiftet worden.

Das Wort „trophisch“ bedeutet, daß Ernährung oder Nahrung beteiligt sind – eine Ableitung von dem griechischen Wort „trophe“, was Nahrung bedeutet. Trophische Läsionen an den Extremitäten können bei einer Reihe von Läsionen des Nervensystems auftreten. Es ist schwierig zu entscheiden, wieviel der Gewebszerstörung zu Lasten wiederholter schmerzloser Traumen geht und wieviel Folge einer Ernährungsstörung des Gewebes durch Beeinträchtigung der autonomen Fasern und sekundär der Blutversorgung ist. Die Vorstellung vor 70 Jahren, daß diese Läsionen ernährungsbedingt seien, veranlaßte die Beobachter, anatomische Strukturen zu postulieren, ohne die zu deren Nachweis notwendigen Schritte zu unternehmen. Es sind keine trophischen Nerven bekannt und manch ein berühmter Kliniker aus den 90er Jahren des vergangenen Jahrhunderts würde bestürzt sein, zu erfahren, daß der Begriff „trophisch“ in vielen modernen Lehrbüchern der Physiologie nicht mehr auftaucht. Aber wenn auch die Nerven nicht existieren, die Läsionen gibt es auch heute noch. So gesehen ist der Begriff bloß deskriptiv; die Läsionen sind allgemein bekannt, ihre Pathogenese jedoch bleibt im Dunkeln.

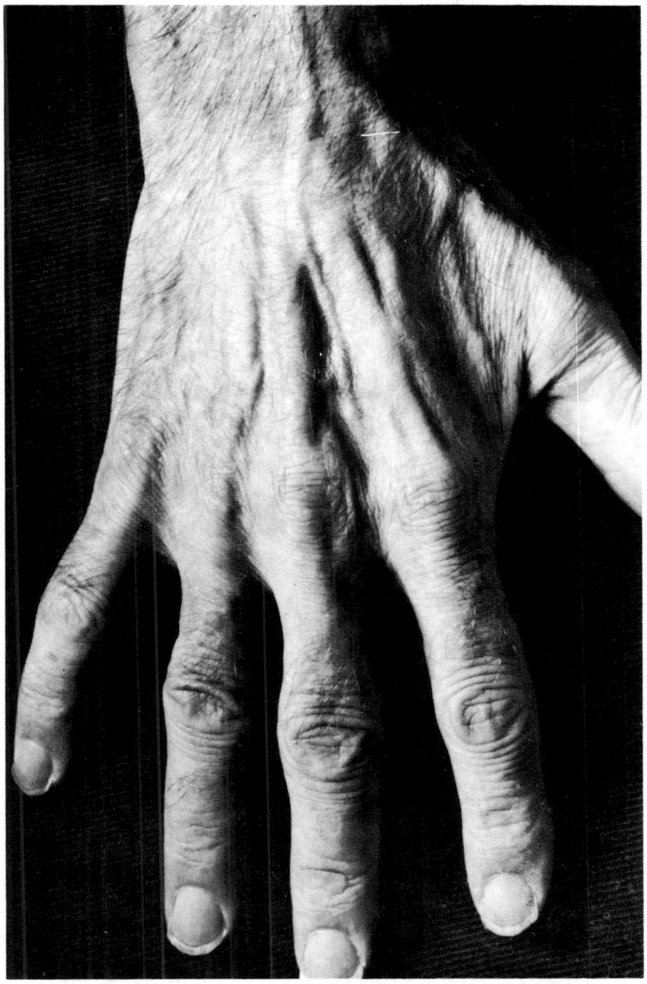

201 Diabetische Neuropathie: Atrophie der dorsalen Interossei der rechten Hand bei einem schlecht eingestellten Diabetiker, der über Gangunsicherheit klagte. Es bestanden keine Paresen an den unteren Extremitäten, jedoch ein Fehlen der Patellar- und Achillesreflexe sowie eine sensible Ataxie. Klagen über Sensibilitätsstörungen an der rechten Hand wurden nicht geäußert, die Muskeln des Kleinfingerballens waren in Ordnung

Gegen die Theorie, daß trophische Läsionen bei ausgefallenem Schmerzempfinden Folge einer Nichtbeachtung von Verletzungen sind, spricht die Beobachtung, daß die Durchtrennung der spinothalamischen Bahnen (Chordotomie) keine trophischen Störungen hervorruft. Fraglich ist auch, ob trophische Läsionen Folge einer vaskulären Störung sind – direkt oder auf dem Wege über das autonome Nervensystem. Mit Sicherheit kann die Blutversorgung teilweise eingeschränkt werden, ohne daß irgendeine trophische Störung hervorgerufen wird. Entsprechend können verschiedene Ar-

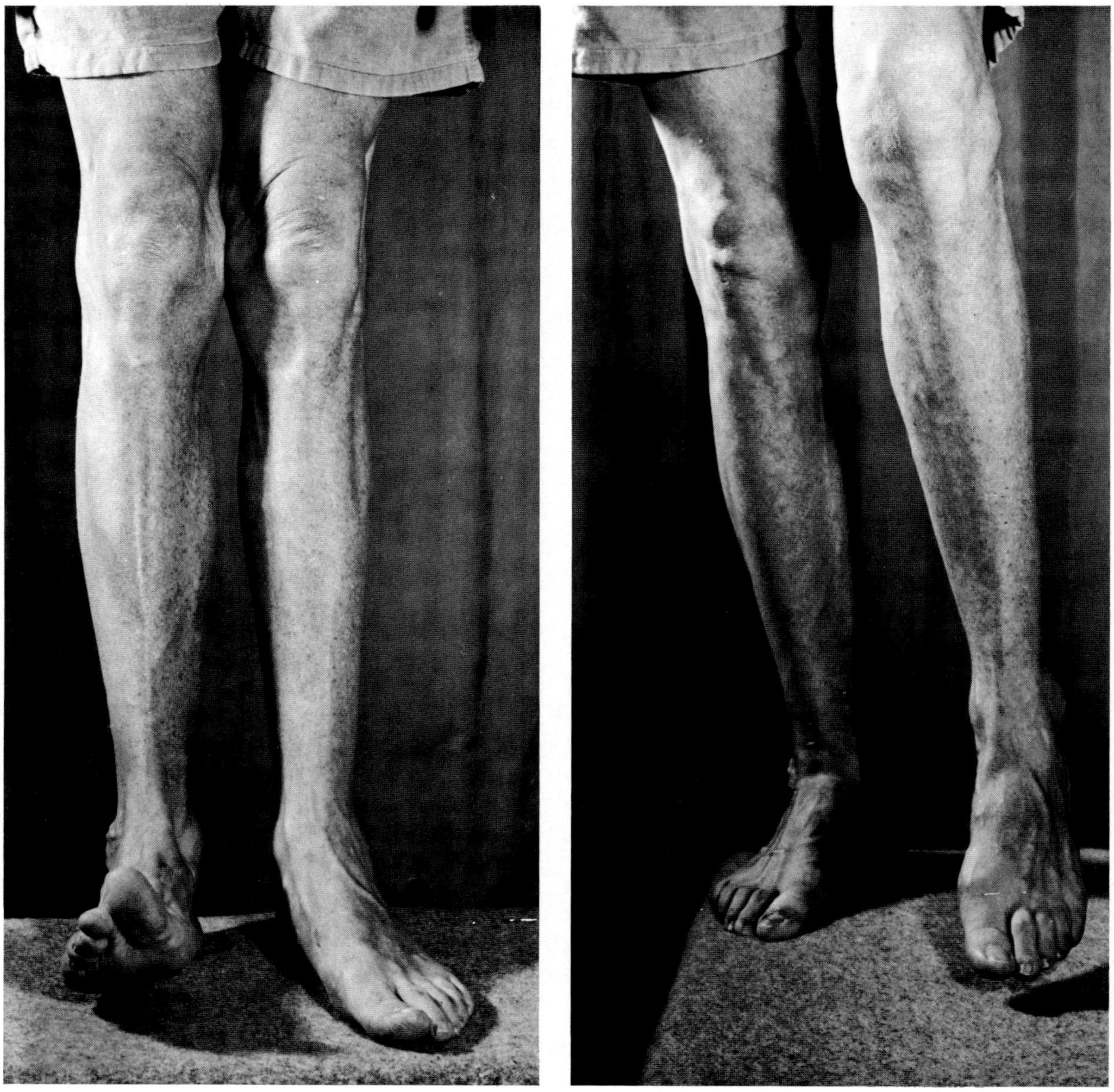

a b

202a+b Diabetische Neuropathie; Parese des linken N. peronaeus communis bei einem chronischen Diabetiker: Schmerzen, Parästhesien und Taubheit am linken Fuß mit subakutem Auftreten eines Hängefußes. **a** Patient versucht, auf den Fersen zu stehen; beachte die Unfähigkeit, den linken Fuß zu dorsalflektieren. **b** Patient versucht, den linken Fuß anzuheben. Es bestanden nächtliche Crampi, die Füße waren druckempfindlich, beide Achillesreflexe fehlten, und der linke Patellarreflex war abgeschwächt. Distal war die Oberflächensensibilität am linken Bein aufgehoben und von den Knien abwärts fehlte das Vibrationsempfinden

ten der Sympathektomie ohne Gefahr trophischer Läsionen durchgeführt werden.

Karzinomatöse Neuropathie

Die karzinomatösen Neuromyopathien sind eine Gruppe von Erkrankungen, die im Zusammenhang mit einem Karzinom der inneren Organe auftreten. Dazu gehören Demenz, kortikale Kleinhirndegeneration, multifokale Leukenzephalopathie ebenso wie periphere Neuropathie und Myopathie. Sie können im Zusammenhang mit einem Karzinom der Lunge, der Brust, des Ovars oder Uterus vorkommen und führen meist zu einer langsam progredienten asymmetrischen Polyneuropathie von einem gemischt motorischen und sensiblen Typ. Manchmal sind die Ausfälle hauptsächlich moto-

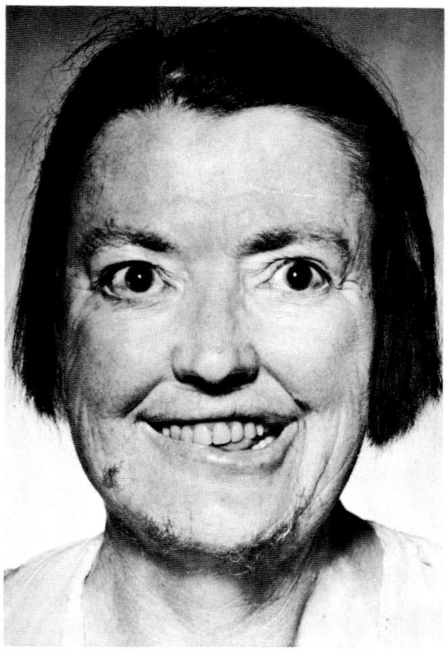

a

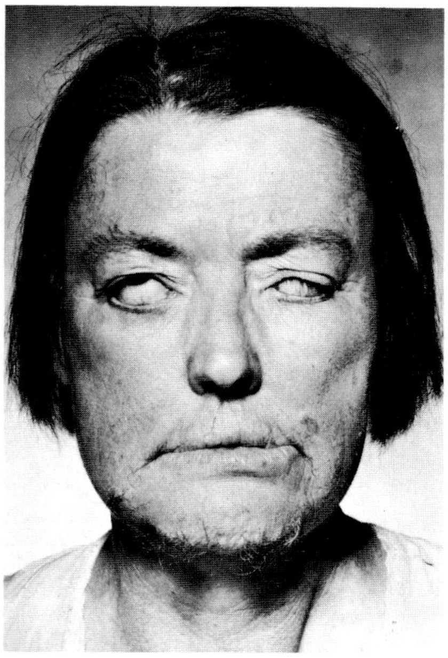

b

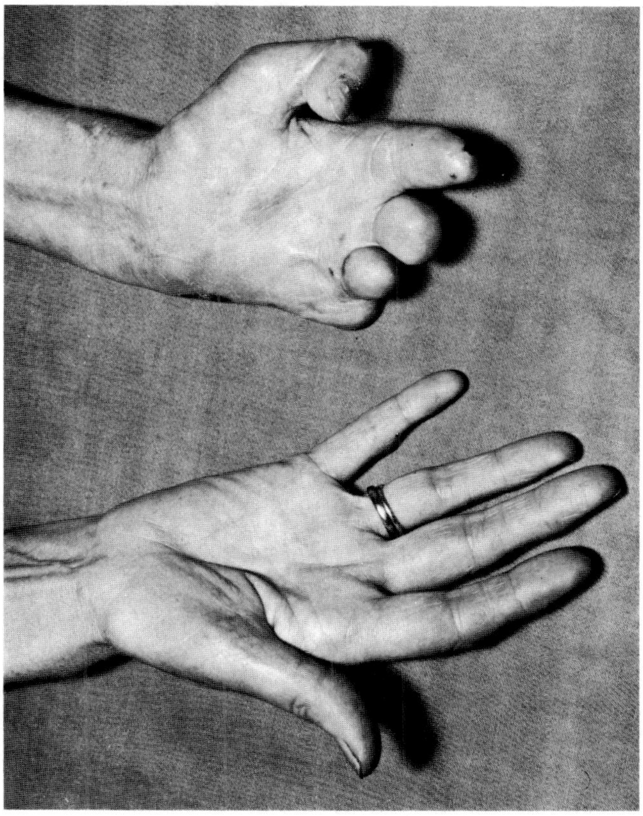

c

203 a+b Progressive sensible Neuropathie: Krankheitsbeginn mit 37, verstorben mit 59 Jahren. Unauffällige Familienanamnese. Über einen Zeitraum von 20 Jahren rezidivierend Blasen und Ulzera an den Füßen und in der Folgezeit an der linken Hand. Fortschreitende Osteolyse der Phalangen. Zahlreiche Amputationen von Zehen. Keine Parästhesien, jedoch von Anfang an fortschreitender Verlust des Temperatur- und Schmerzempfindens an den Füßen. Neuerdings beidseitige Fazialisparese. Leichte diffuse Schwäche beider Arme und ausgeprägte Schwäche der Beine mit beiderseitigem Hängefuß. Abgeschwächte Armeigenreflexe, lebhafte Patellarreflexe, fehlende Achillesreflexe. Sphinkter unbeeinträchtigt. Fehlendes Berührungsempfinden von den Knien an abwärts und in der linken Hand. Aufgehobene Schmerz- und Temperaturwahrnehmung unterhalb der Knie, auf der Rückseite der Oberschenkel und am Gesäß (L4-5 und S1-S5). Die Schmerz- und Temperaturempfindung fehlt auch am linken oberen Körperquadranten (C4-D4). Die Autopsie ergab degenerative Veränderungen in den zervikalen, thorakalen und lumbalen Spinalganglien. Ferner bestand eine zahlenmäßige Verminderung der Vorderhornzellen im Lumbal- und Zervikalmark. **a+b** Beidseitige Fazialisparese, die Patientin ist nicht in der Lage, den rechten Mundwinkel zu verziehen und die Augen zu schließen. **c** Verstümmeltes Aussehen der linken Hand und **d** der Füße

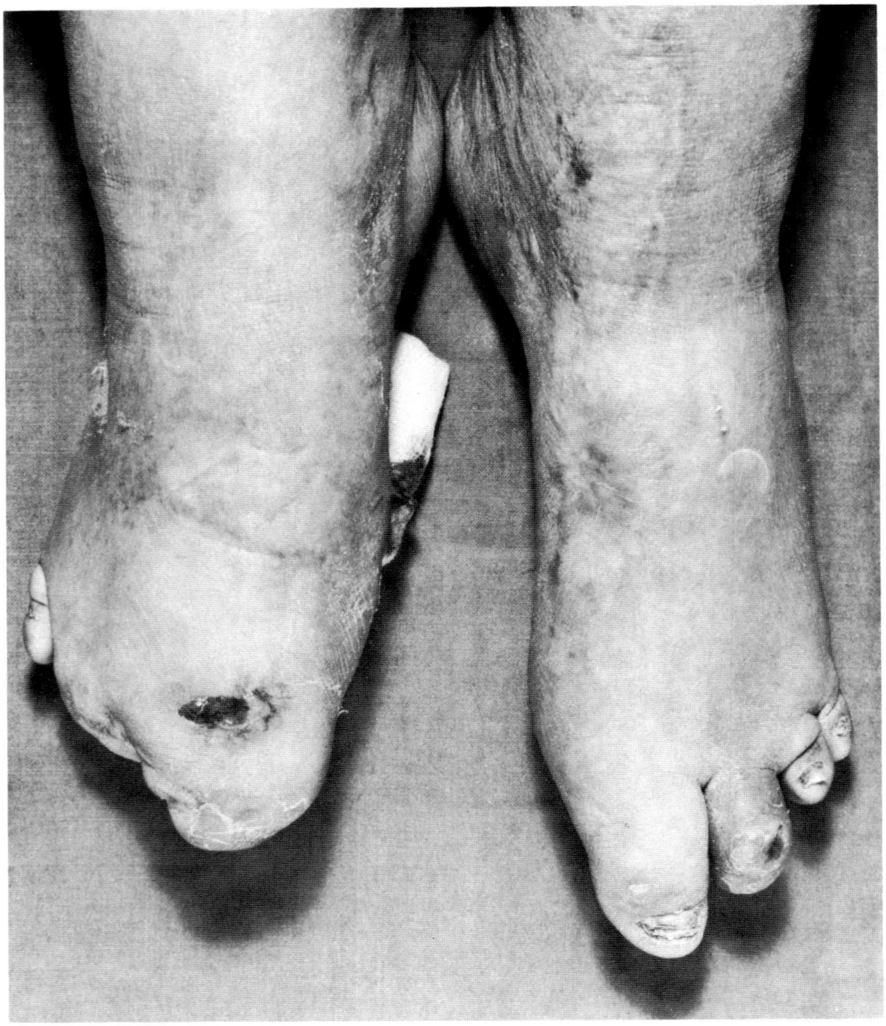

203 d

risch oder sensibel. Die neurologische Erkrankung kann den ersten Tumorsymptomen vorausgehen, gleichzeitig mit ihnen auftreten oder ihnen nachfolgen. Sie kann einen unterschiedlichen Verlauf nehmen, spontane Rückbildung ist jedoch selten. Manchmal bestehen myasthenische Symptome. Das Liquoreiweiß ist oft erhöht. Die Ursache dieser nicht metastatisch bedingten neurologischen Erkrankungen bei Karzinompatienten ist unbekannt.

Bei der zerebellären Form kann eine erhebliche Gangataxie vorliegen, oft verbunden mit Dysarthrie; Nystagmus kann gering sein oder ganz fehlen, Symptome eines raumfordernden Kleinhirnprozesses bestehen nicht. Der Beginn ist meist allmählich, kann jedoch auch plötzlich sein. Eine Ataxie kann auch das führende Symptom einer sensiblen Neuropathie infolge eines aufgehobenen Lageempfindens sein. Eine Vorderhornerkrankung kann von einer motorischen Neuropathie täuschend nachgeahmt werden. Bei dem myasthenisch-myopathischen Typ können hauptsächlich die proximalen Extremitätenmuskeln und sogar die bulbären Muskeln beteiligt sein und die Paresen bei Ermüdung zunehmen. Das Ansprechen auf Medikamente, die bei der Myasthenie wirksam sind, ist mangelhaft und unsicher. In einigen Fällen ist es schwierig, sich darüber Klarheit zu verschaffen, ob die progredienten Paresen der proximalen Extremitätenmuskeln neurogen oder muskulär bedingt sind.

Bei der Autopsie kann erst eine sorgfältige Untersuchung den Tumornachweis erbringen. Multiple mikroskopische metastatische Embolien werden nur in einer verschwindend kleinen Anzahl der Fälle festgestellt. Gelegentlich bestehen entzündliche Veränderungen am Gehirn, den Vorderhornzellen und den Spinalganglien ähnlich wie bei der Enzephalomyelitis und legen die Annahme einer Virusinfektion nahe. Es besteht keine Korrelation zwi-

204 a–c Progressive sensible Neuropathie: 29jähriger Mann, der seit seinem 17. Lebensjahr unter rezidivierenden Blasen an der Haut sowie Taubheitsgefühl und Schmerzen an den Zehen und Füßen leidet. Normale periphere Durchblutung; unauffällige Femoralisarteriographie. Kraft, Tonus und Reflexverhalten normal, jedoch fortschreitende Beeinträchtigung der Oberflächensensibilität an den Zehen und distalen Abschnitten der Füße; keine dissoziierte Sensibilitätsstörung. Die Nervenbiopsie ergab eine fibröse Umwandlung.
a + b Fortschreitende trockene Zehennekrosen; **c** röntgenologisch fanden sich ausgedehnte Osteolysen der terminalen Phalangen. Beobachtungszeit 5 Jahre; geringe Verschlechterung

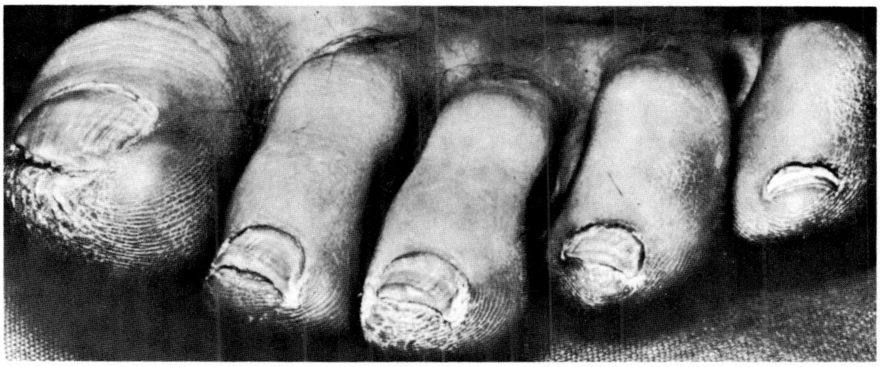

a

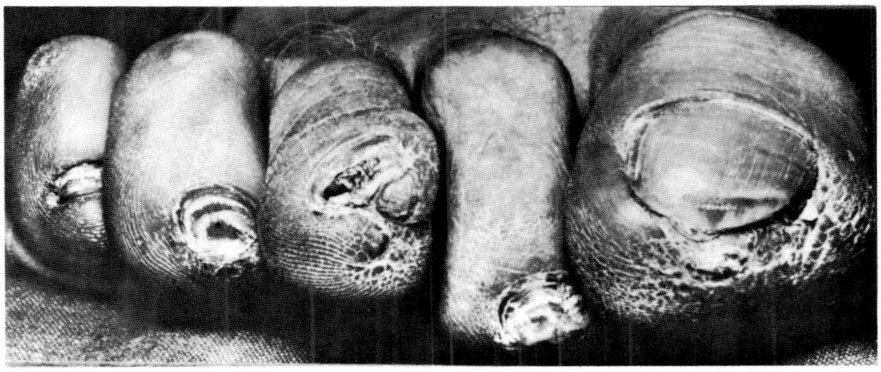

b

c

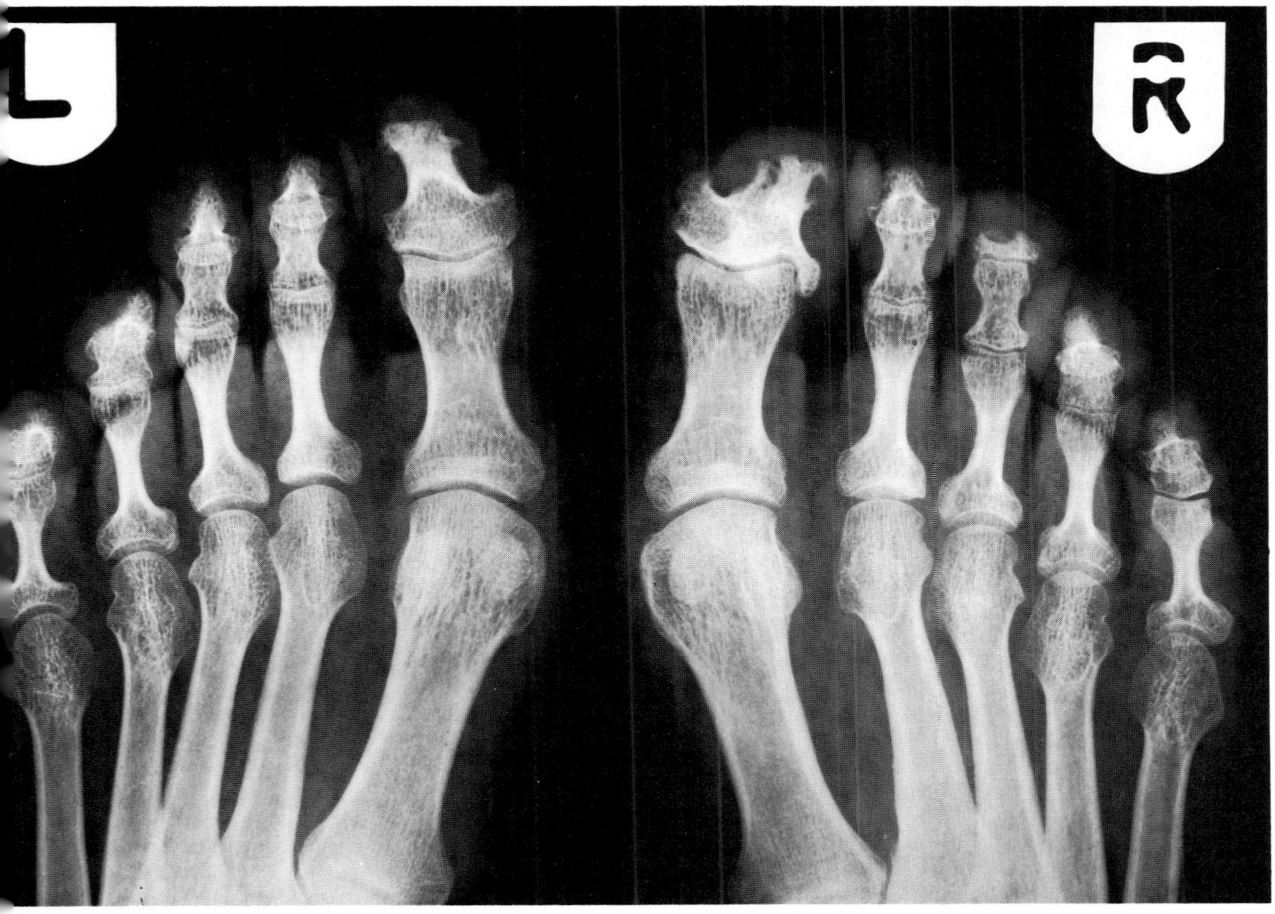

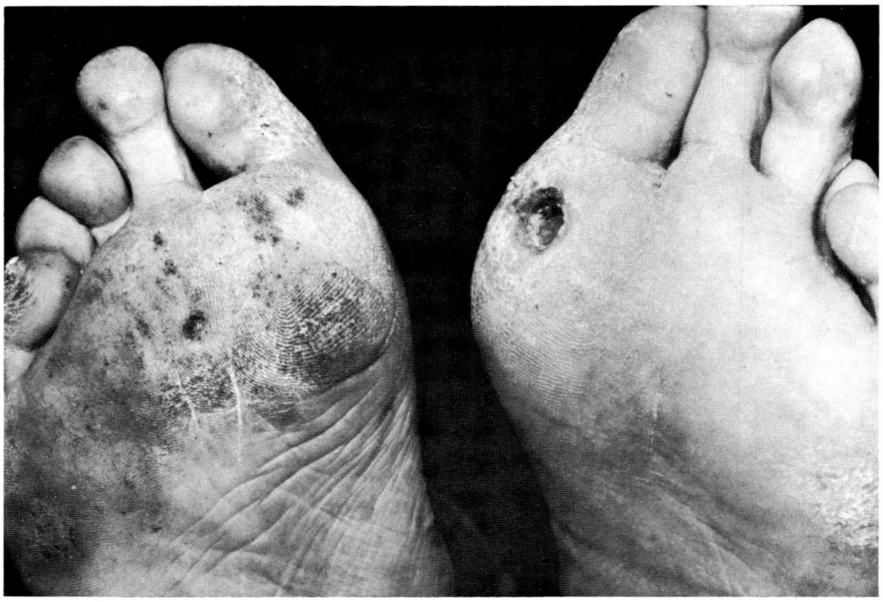

205 Progressive sensible Neuropathie: 50jähriger Mann. Ein Onkel des Patienten von Abb. **172.** Seit einigen Jahren rezidivierende Schmerzen, Mißempfindungen und perforierende Ulzera an den Sohlen beider Füße. Keine wesentliche motorische Beeinträchtigung. Abgeschwächte Achillesreflexe. Distale Sensibilitätsstörungen

schen der Größe des Tumors und dem Ausmaß der neurologischen Erkrankung. Es ist möglich, daß vom Tumor Toxine gebildet werden, jedoch ist noch keines nachgewiesen worden.
Im klinischen Alltag sollte man daran denken, daß ein Patient im mittleren Lebensalter mit einer Ataxie vom zerebellären oder sensiblen Typ oder mit Paresen der proximalen Extremitätenmuskeln Träger eines okkulten Neoplasmas sein kann.

Rheumatische Neuropathie

Eine Neuropathie bei der primär-chronischen Polyarthritis ist relativ selten; die Mehrzahl der Patienten mit dieser Erkrankung bekommen keine neurologischen Komplikationen. Allerdings ist schon lange bekannt, daß eine Beteiligung peripherer Nerven als eine Komplikation der Erkrankung vorkommen kann. Gowers bemerkte in seinem Handbuch der Erkrankungen des Nervensystems (1886), daß Nerven in Mitleidenschaft gezogen

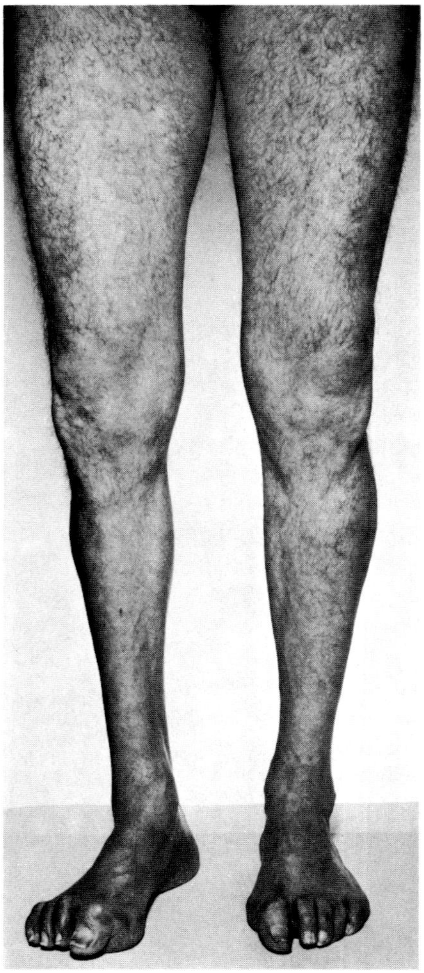

206 Karzinomatöse Neuropathie: 53jähriger Mann. Seit 4 Monaten Crampi, Parästhesien, Taubheitsgefühl und Schwäche des rechten Beines. Das einzig sichtbare Symptom war eine mäßige diffuse Muskelatrophie vom rechten Knie an abwärts; der rechte Fuß war kalt und zyanotisch; beide Achillesreflexe fehlten, der rechte Patellarsehnenreflex war abgeschwächt. Distal am rechten Bein Beeinträchtigung der Oberflächensensibilität; beidseits abgeschwächtes Vibrations- und Lageempfinden an den Füßen. Eingehende Untersuchungen einschließlich Bronchoskopie ergaben keinerlei Hinweis auf einen malignen Prozeß. Die Störung nahm nicht zu, jedoch entwickelte der Patient 1 Jahr später einen rechtsseitigen Hämatothorax, der sich als Komplikation eines Bronchuskarzinoms erwies

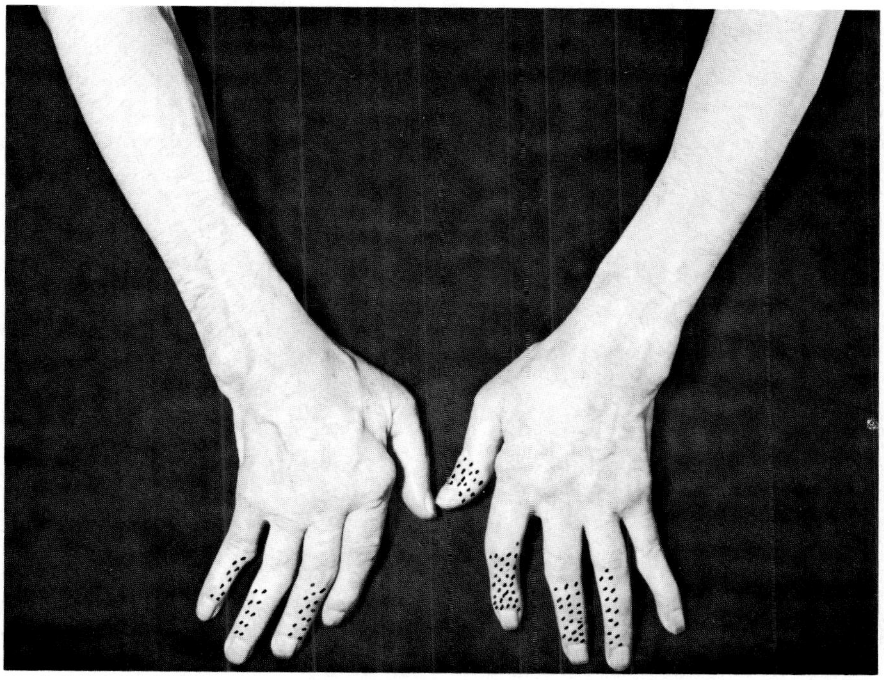

207 Neuropathie bei primär chronischer Polyarthritis: 47jähriger Mann mit primär chronischer Polyarthritis seit 11 Jahren. Keine Steroidbehandlung. Er hatte dauernd über ein Kältegefühl seiner arthritisch veränderten Füße geklagt, klagte jetzt jedoch auch über kalte Finger, Taubheitsgefühl an den Fingerspitzen und Ungeschicklichkeit. Es lagen keine zusätzlichen Paresen vor, der krankhafte neurologische Befund bestand allein aus einer Hypästhesie und Hypalgesie an den Fingern, wie die Abbildung zeigt. Das Vibrations- oder Lageempfinden war nicht beeinträchtigt. Die Armeigenreflexe ließen sich normal auslösen, und es lagen keine Symptome einer Neuropathie an den unteren Extremitäten vor

werden können, wenn sie „in der Nähe eines Gelenkes verlaufen, das der Sitz einer rheumatischen Entzündung ist". Die Kompression des N. medianus im Karpaltunnel ist vermutlich das häufigste Beispiel dieser Art einer neurologischen Komplikation. Der N. peronaeus communis und die Nn. ulnares können in ähnlicher Weise durch lokalen Druck geschädigt werden. Andererseits ist eine voll ausgeprägte Polyneuritis selten und, wenn sie vorkommt, meist verbunden mit einer systemischen Vaskulitis. Es bestehen allgemeine Krankheitszeichen mit Fieber, Anämie und Leukozytose. Sie verläuft subakut und ist asymmetrisch ausgeprägt, mehr unter dem Bild einer „Mononeuritis multiplex", und unterscheidet sich insofern von der typischen akuten infektiösen oder toxischen Polyneuritis. Sie ist wahrscheinlich ischämisch bedingt, eine Folge der generalisierten Arteriitis der primär chronischen Polyarthritis, und sie kommt häufiger bei steroidbehandelten Patienten vor. Es ist eine ernste Komplikation.

Häufiger sieht man Patienten mit primär-chronischer Polyarthritis, bei denen eine sensible Neuropathie vorliegt, die eine gute Prognose hat. Obere und untere Extremitäten können beteiligt werden, die Beschwerden äußern sich in Taubheit, Kältegefühl, Ungeschicklichkeit und u. U. in Schwäche der Extremitäten. Manchmal sind die Symptome nur auf einen oder mehrere Finger oder Zehen einer Extremität beschränkt; in solchen Fällen besteht der einzig pathologische Befund in einer Hypästhesie und Hypalgesie der betroffenen Finger und Zehen. Wenn die neuritischen Veränderungen stärker ausgeprägt sind, kann es zu einem Verlust des Vibrations- und Lageempfindens kommen mit entsprechender Ungeschicklichkeit bei Bewegungen. Die Neuropathie der Finger und Zehen kann mit unterschiedlich schwerer Beteiligung größerer peripherer Extremitätennerven kombiniert sein. An den unteren Extremitäten fehlen die Reflexe meist. Die Beschwerden fluktuieren, können nachlassen, eine auffallende Korrelation mit Steroidbehandlung besteht nicht. Eine lokale Druckschädigung der Nerven durch ein geschwollenes Gelenk und der Verschluß der Vasa nervorum durch die Arteriitis, die bei der primär-chronischen Polyarthritis vorkommt, sind wahrscheinlich für diese benigne Form der Neuropathie verantwortlich.

Ischämische Neuropathie

Bei einer progredienten obliterierenden Gefäßerkrankung der unteren Extremitäten kann eine Neuropathie Folge eines Verschlusses der Vasa nervorum sein oder durch Stenosen an den größeren Arterien hervorgerufen werden. Eine Fußheberschwäche durch eine ischämische Schädigung des N. peronaeus communis ist nicht selten Folge eines schlechten Kollateralkreislaufes. Eine ischämische Neuropathie kann auch bei der primär-chronischen Polyarthritis vorkommen.

In der Vorgeschichte wird meist eine Claudicatio intermittens angegeben, mit Einsetzen der Neuro-

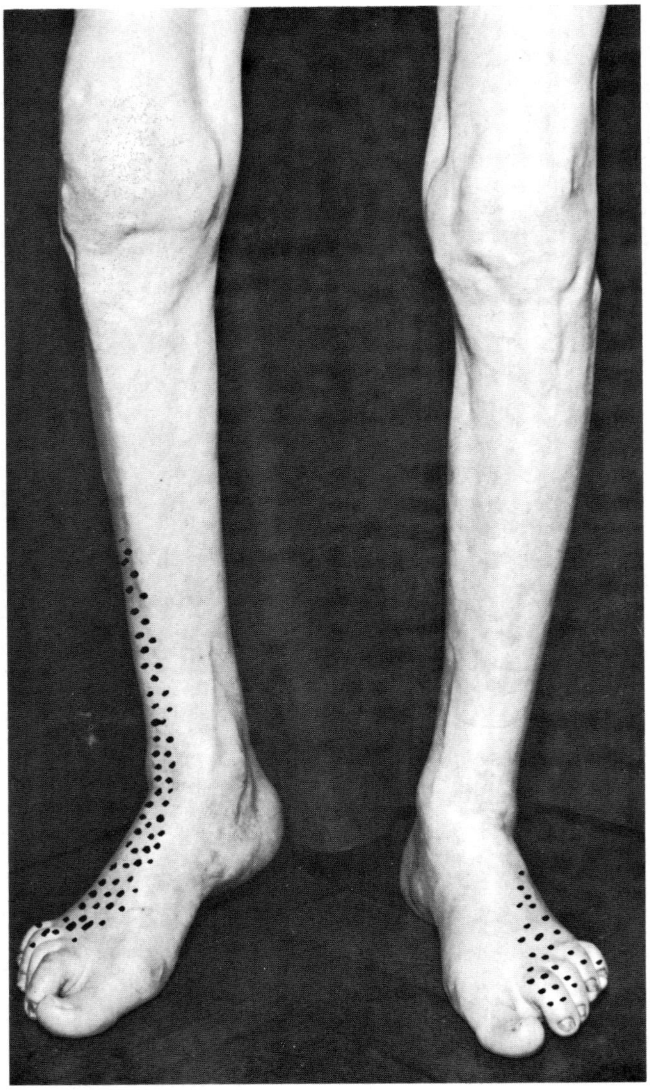

208 Neuropathie bei primär chronischer Polyarthritis: 53jähriger Mann. Seit 7 Jahren primär chronische Polyarthritis. 2 Jahre Steroidbehandlung. Seit kurzem Schwäche in den Beinen, Kältegefühl und Taubheit der Füße und Schwellung des rechten Knies. Leichter Hängefuß rechts. Druckempfindlichkeit über dem rechten N. peronaeus communis und Beeinträchtigung der Oberflächensensibilität in den eingezeichneten Bezirken. Keine Parese auf der linken Seite. Fußpulse normal. Rückbildung des Hängefußes binnen 7 Wochen

pathie wird der Schmerz anhaltend und intensiv. Es besteht ein brennender oberflächlicher Schmerz und ein tiefer bohrender Schmerz in den Füßen und Waden, der meist nachts im warmen Bett besonders heftig wird. Eine Erleichterung läßt sich oft dadurch erreichen, daß der Betreffende die Füße aus dem Bett hängen läßt. Häufig besteht eine gewisse Muskelschwäche und Atrophie mit Abschwächung oder Verlust der Achillesreflexe, während die Sensibilitätsprüfung in der Regel nur eine fleckförmig verteilte Hypästhesie und Hypalgesie aufdeckt. Reize an den Fußsohlen führen oft zu mit Verzögerung auftretenden unangenehmen Reaktionen. Nach einem akuten Arterienverschluß können Symptome einer Läsion des N. tibialis oder peronaeus communis vorliegen.

Eine Gefäßerkrankung wird kaum je übersehen werden, wenn es sich bei den Beschwerden des Patienten um Wadenschmerzen beim Gehen handelt, die in Ruhe rasch nachlassen. Wenn jedoch der Schmerz im Gesäß oder im Oberschenkel lokalisiert ist, kann eine Hüftgelenksarthrose oder eine lumbosakrale Bandscheibendegeneration angenommen werden. Die Klaudikatio der kleinen Fußmuskeln kann für eine Metatarsalgie gehalten und ein Schmerz im Fersenbein einem Sporn zugeschrieben werden. Bei der Spondylolisthesis und in manchen Fällen mit lumbaler Bandscheibenerkrankung kann ein beim Gehen auftretender Schmerz in den Waden das führende Symptom sein, ist aber dann meist mit irgendwelchen Mißempfindungen verbunden.

Wenn der Verdacht auf eine periphere Gefäßerkrankung besteht, ist auf Aussehen, Temperatur und Angaben über subjektive Beschwerden in den Extremitäten zu achten, besonders nach Kältereiz oder nach Belastung. Besondere Aufmerksamkeit sollte man dem Aussehen der Füße schenken, wenn das Bein horizontal liegt, angehoben wird und herabhängt. Häufig fehlen die Pulse der A. tibialis posterior, andererseits sollte man daran denken, daß bei etwa 10% gesunder junger Leute die Pulsation der A. dorsalis pedis fehlt. Die Tibialis-posterior-Pulse können nach Belastung nicht mehr tastbar sein und in Ruhe allmählich zurückkehren. Entsprechend schließt ein in Ruhe tastbarer Fußpuls eine verminderte Durchblutung nicht aus. Am ruhenden Patienten sollten Tests zur Bestimmung der Fußsohlenblässe, der Rötungszeit und der venösen Füllungszeit gemacht werden. Die untere Extremität wird bis zu einem Winkel von 45 Grad angehoben und dabei auf das Aussehen der Fußsohle geachtet. Normalerweise sollte keine Blässe auftreten. Wenn sich der Patient dann aufsetzt und das zuvor angehobene Bein herabhängen läßt, kann man die Zeit bestimmen, bis die Zehen wieder durchblutet werden. Am normalen warmen Bein sollte dies einige Sekunden dauern, bei einer Gefäßerkrankung jedoch kann bis zu $1/2$ Min. oder mehr vergehen. Normalerweise füllen sich die Venen auf dem Fußrücken in weniger als 20 Sek. Bei einer arteriellen Verschlußerkrankung kann die venöse Füllungszeit auf 1 oder 2 min verlängert sein. Durchblutungsstörungen an den Fingern führen häufig zu Nagelveränderungen – Wachstumsstö-

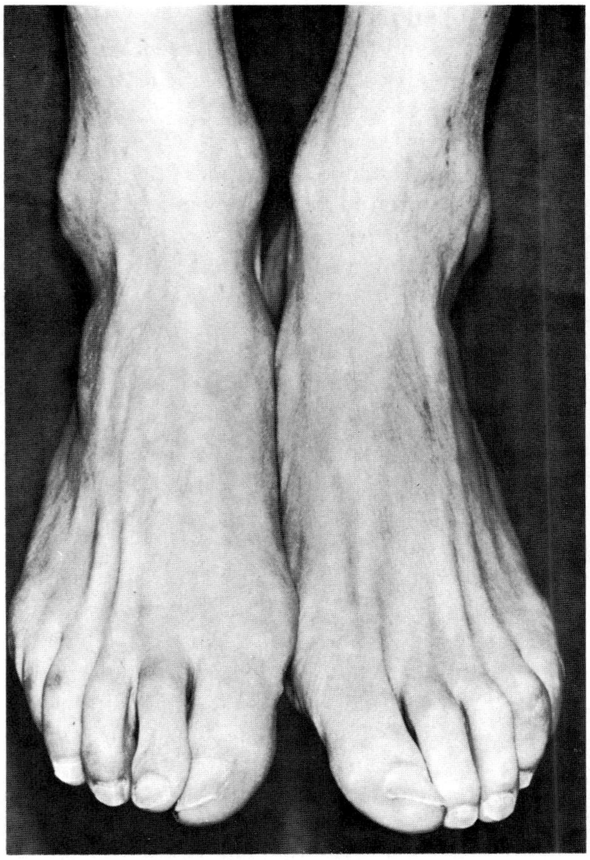

a

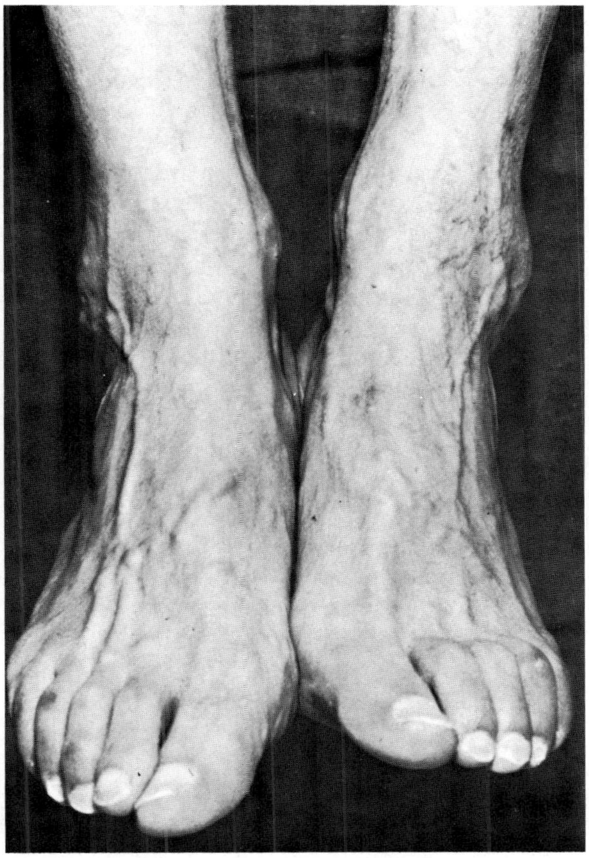

b

209 a+b Ischämische Neuropathie: 43jähriger Mann. Nachts im Bett Schmerzen und Mißempfindungen an Füßen und Knöcheln. Die Zeit bis zum Auftreten einer Claudicatio betrug 5 min. Zweimal passagerer Hängefuß, schwache Fußpulse, die unter Belastung verschwanden. Fehlende Achillesreflexe, fleckförmige Hypalgesie. Verzögerte Rötung und venöse Füllung der herabhängenden Füße, nach **a** 40 sec und **b** 90 sec

rung, Verdickung und Rauhigkeiten durch Furchenbildung, Nagelverlust – sind jedoch nicht notwendigerweise mit einer Atrophie des Nagelbettes verbunden und sind auch kein besonders zuverlässiger Maßstab für den Zustand der arteriellen Versorgung.

Klassifikation der Neuropathien

Aus anatomischer Sicht kann man von folgenden Typen einer Neuropathie sprechen: 1. Eine Mononeuropathie ist eine motorische oder sensible Erkrankung, begrenzt auf das Versorgungsgebiet eines einzigen Nerven oder Nervenastes. Diese Läsionen sind meist druckbedingt. Bei der Mononeuritis multiplex, z. B. im Rahmen eines Diabetes mellitus, einer Lepra oder einer Periarteriitis nodosa, betreffen sie mehrere Einzelnerven. 2. Bei der Radikuloneuropathie liegt eine entzündliche Läsion der Wurzeln der Spinal- oder Hirnnerven vor, manchmal kombiniert mit einer Myelitis. Das Guillain-Barré-Syndrom ist ein Beispiel für eine ausgedehnte Radikuloneuropathie. 3. Schließlich gibt es eine symmetrische periphere Neuropathie, in der Regel Folge metabolischer oder toxischer Erkrankungen: eine symmetrische sensomotorische Neuropathie mit subakutem Beginn und langsamer Progredienz, z. B. die alkoholische Neuropathie.

Aus pathologischer Sicht lassen sich die Neuropathien in 3 Kategorien einteilen:

1. kann eine Neuropathie primär axonal sein wie bei Beriberi, Porphyrie oder bei Blei- oder Triorthokresylphosphat-Vergiftung;
2. kann es sich primär um eine segmentale demyelinisierende Läsion handeln wie beim Diabetes mellitus, bei Diphtherie, bei einem Karzinom oder dem Guillain-Barré-Syndrom;
3. kann die zugrundeliegende pathologische Läsion vom Typ einer interstitiellen Hypertrophie, Infiltration oder allergischen Schwellung sein; solche Läsionen kommen bei der hypertrophischen Polyneuritis vor, bei Amyloidose und bei akuter infektiöser Polyneuritis.

Die beiden wesentlichen Veränderungen bei Polyneuritis sind die segmentale Demyelinisierung der Markscheiden und die axonale Degeneration. Die Demyelinisierung hat die Tendenz, die Nervenleitgeschwindigkeit zu reduzieren, während die axonale Degeneration Denervierungsmuster und einen Ausfall motorischer Potentialeinheiten im Elektromyogramm hervorruft. Diese Tests sind nicht absolut verläßlich; es ist allgemein bekannt, daß, obwohl eine Verringerung der Leitgeschwindigkeit in der Regel Polyneuritis bedeutet, ein Normalwert die Diagnose nicht ausschließt. Bestimmungen der Nervenleitgeschwindigkeit sind am verläßlichsten bei den Druckschäden peripherer Nerven, wo ein kurzes Segment des Nerven komprimiert wird und die daraus resultierende Ischämie die Impulsleitung verlangsamt.

Wenn man die Nervenbiopsie und elektrodiagnostische Untersuchungsmethoden kombiniert anwendet, lassen sich zwei Hauptkategorien der Neuropathien erkennen. Bei der ersten liegt eine Kombination von segmentaler Demyelinisierung und deutlich herabgesetzter Nervenleitgeschwindigkeit vor; das Guillain-Barré-Syndrom, die diabetische Neuropathie und die hereditäre hypertrophische Neuropathie gehören in diese Kategorie. Die Krankheitsprozesse scheinen primär die Schwann-Zellen zu betreffen. In der zweiten Gruppe besteht eine axonale Degeneration mit geringer oder fehlender segmentaler Demyelinisierung und nur leichter Reduktion der Leitgeschwindigkeit; Beispiele sind die alkoholische Neuropathie und die Neuropathie bei der Porphyrie, die Triorthokresylphosphat-Vergiftung und die Isoniazid-Neuropathie. Die allgemeine Erfahrung hat gelehrt, daß in der Mehrzahl der Neuropathien eine Kombination von axonaler Degeneration und segmentaler Demyelinisierung vorliegt. Ohne Zweifel unterscheiden sich die Schwann-Zellen und die Axone im Grad ihrer Empfindlichkeit gegenüber den verschiedenen Agenzien, die für das Auftreten der Neuropathien verantwortlich sind.

Obere Extremität

Die obere Extremität wird vom Plexus brachialis innerviert, der normalerweise Fasern aus der 5.–8. Zervikal- und 1. Thorakalwurzel erhält. Der schräge Verlauf der Wurzeln bei ihrem Austritt aus dem Rückenmark genügt, daß wenigstens ein Teil der Austrittszone der Vorderwurzeln um eine Bandscheibenetage höher liegt als das Foramen intervertebrale, durch das die Nervenwurzel den Spinalkanal verläßt. Andererseits gehen die Wurzeltaschen der Dura rechtwinkelig von der spinalen Dura ab. Eine Fibrose der Durascheiden oder die Deformierung bzw. das Fehlen einer Wurzeltasche können ein Abknicken des entsprechenden Nerven verursachen. Mit zunehmendem Alter kommt es zu einer Höhenminderung der Zwischenwirbelscheibe und zu einem weniger schrägen Verlauf der intrathekalen Wurzeln. Gleichgültig ob traumatisch oder als Folge von Abnützung und Protrusion, Bandscheibenerkrankungen sind die häufigste Ursache von Wurzelläsionen.

Die Hinterwurzeln führen die afferenten sensiblen

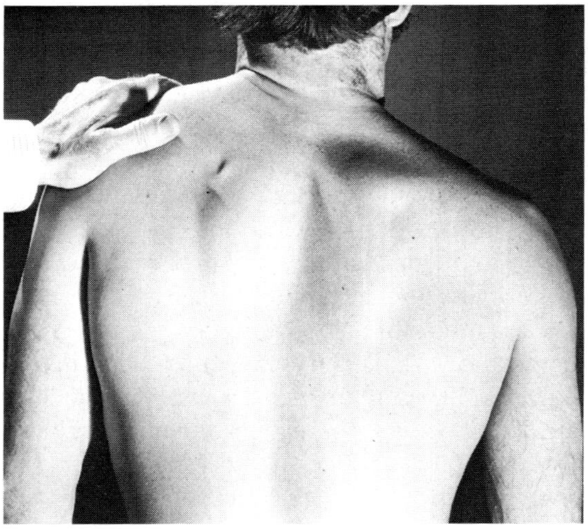

210 M. trapezius (N. accessorius und C 3, 4): Er ist der Heber des Schulterblattes und Schultergürtels: Zusammen mit den Mm. rhomboidei fixiert er das Schulterblatt und drückt die Schulter nach hinten. Das Photo zeigt das Anheben der Schulter gegen Widerstand

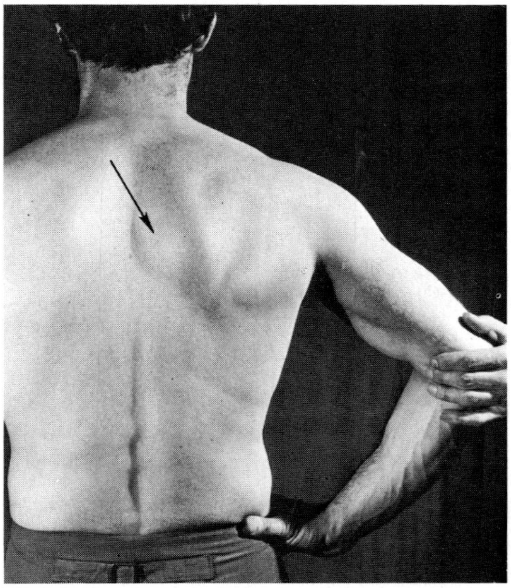

211 Mm. rhomboidei (N. dorsalis scapulae; C 5): Der Patient versucht mit auf der Hüfte abgestützter Hand seine Schulter gegen Widerstand nach hinten zu drücken

Fasern und die efferenten Fasern für die Vasodilatation. Die Vorderwurzeln führen efferente motorische, sudomotorische, pilomotorische und vasokonstriktorische Fasern sowie auch afferente sensible Fasern. Den Hautbezirk, der von den Fasern einer bestimmten Spinalwurzel versorgt wird, bezeichnet man als Dermatom. Dermatome sind längs der prä- und postaxialen Grenzen der Extremität angeordnet. Die Gruppe von Muskeln, die von einem einzigen Rückenmarkssegment versorgt wird, bezeichnet man als ein Myotom. Die sklerotomale Innervation hat in der klinischen Praxis

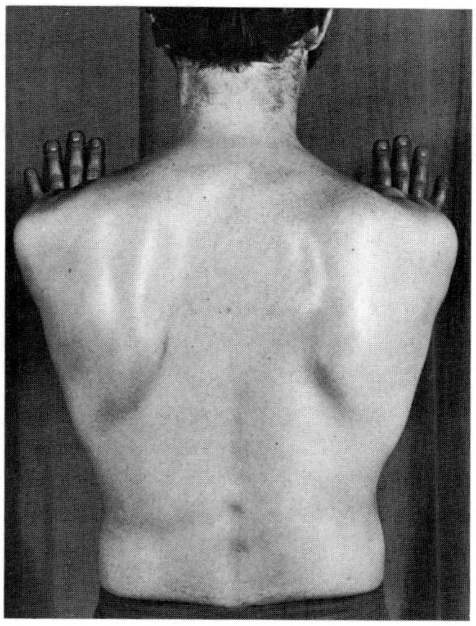

212 M. serratus ant. (N. thoracicus longus; C 5, 6, 7): Der Patient stemmt sich fest gegen eine Wand. Dieser Muskel zieht das Schulterblatt nach vorne und ist der Hauptmuskel für Stoß-, Schleuder- und Schlagbewegungen nach vorne

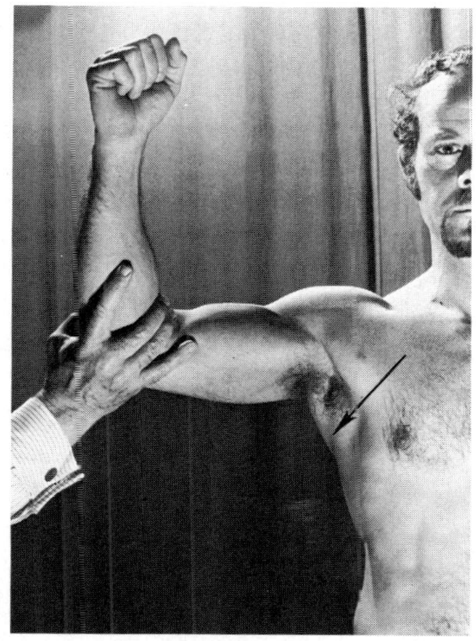

213 M. latissimus dorsi (N. thoracodorsalis; C 7): Wenn der Patient hustet, kann der Muskelbauch getastet werden. Er kann auch sicht- und tastbar sein, wie in der Abbildung, wenn der Patient versucht, den Arm aus der Abduktionshaltung gegen Widerstand zu adduzieren

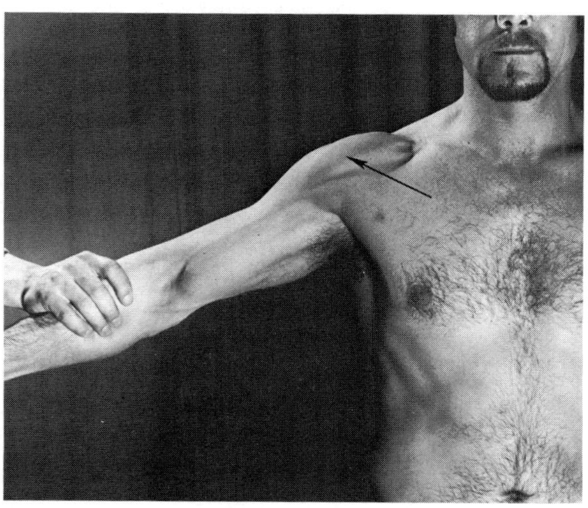

214 M. deltoideus (N. axillaris; C 5): Der Patient hält gegen den Widerstand des Untersuchers den Arm abduziert

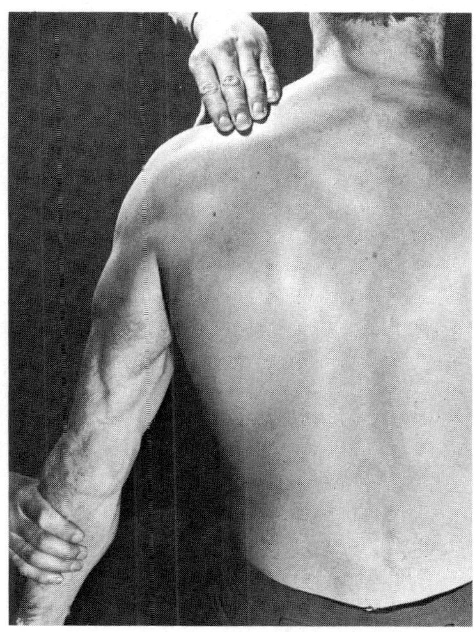

215 M. supraspinatus (N. suprascapularis; C 5): Der Patient beginnt, den am Körper anliegenden Arm gegen Widerstand zu abduzieren. Die Kontraktion des Muskels läßt sich tasten und manchmal beobachten

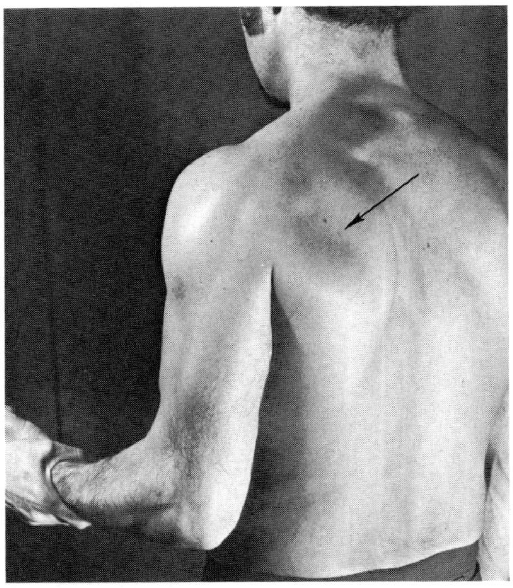

216 M. infraspinatus (N. suprascapularis; C 5): Mit anliegendem Ellenbogen versucht der Patient den gebeugten Unterarm gegen Widerstand nach außen zu drehen. Außenrotation im Schultergelenk. Der sich kontrahierende Muskel läßt sich tasten und manchmal beobachten

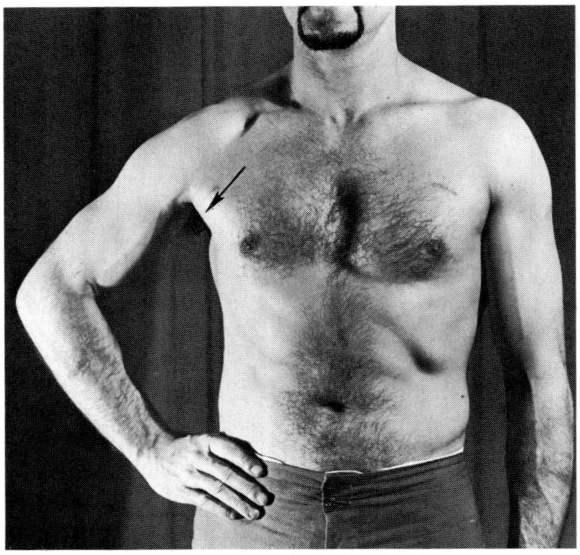

217 M. pectoralis major (Nn. pectorales med. et lat.; C 6, 7, 8): Mit der Hand auf der Hüfte drückt der Patient den Arm nach innen; man kann beobachten und tasten, wie sich der Muskel kontrahiert. Damit prüft man die Pars sternocostalis des Muskels. Die Pars clavicularis kontrahiert sich, wenn der Patient seinen Arm nach vorne über die Horizontale hebt und versucht, ihn gegen Widerstand zu adduzieren

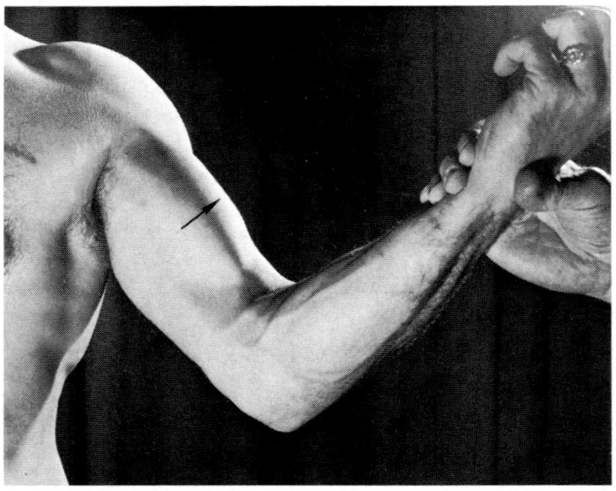

218 M. biceps (N. musculocutaneus; C 5): Der Patient versucht, den supinierten Unterarm gegen Widerstand zu beugen

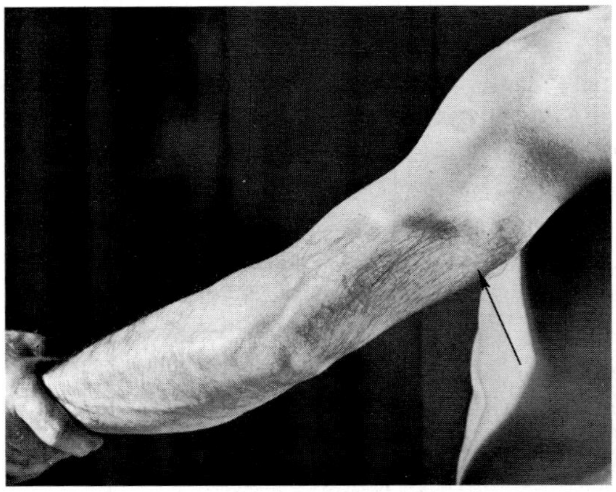

219 M. triceps (N. radialis; C 7): Der Patient streckt den Ellenbogen gegen den Versuch des Arztes, den Unterarm zu beugen. Eine andere Möglichkeit besteht darin, daß der Patient versucht, den Ellenbogen gegen Widerstand zu strecken

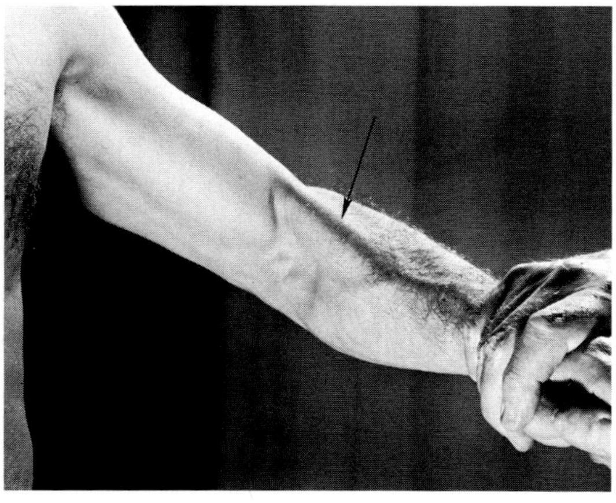

◀ **220** M. brachioradialis (N. radialis; C 5, 6): Mit dem Unterarm in Mittelstellung zwischen Pronation und Supination versucht der Patient den Unterarm gegen Widerstand zu beugen

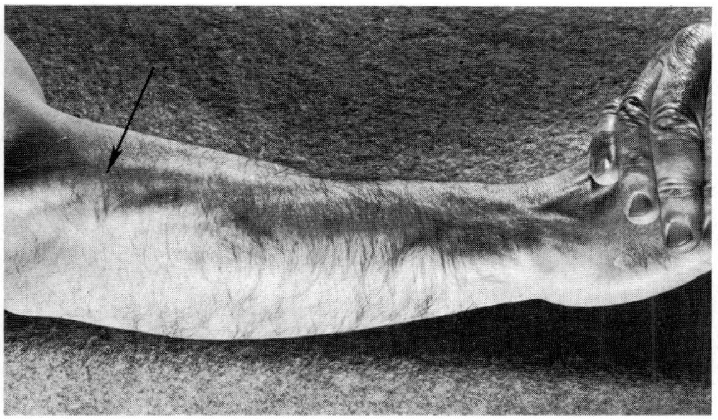

221 M. extensor carpi radialis longus (N. radialis; C 6, 7): Mit gestreckten Fingern versucht der Patient gegen Widerstand das Handgelenk zur Radialseite nach dorsal zu flektieren

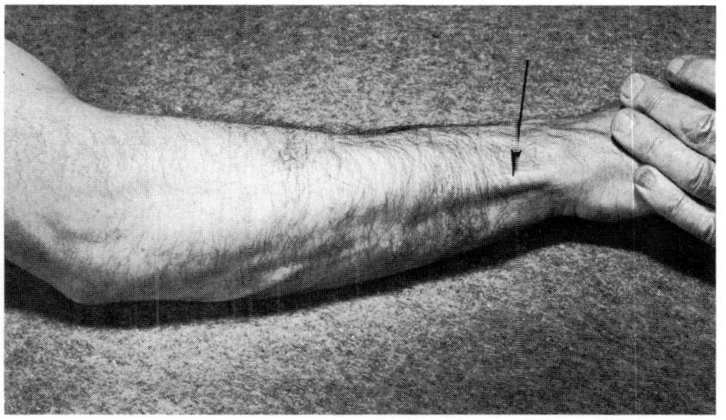

222 M. extensor carpi ulnaris (N. radialis; C 7): Der Patient versucht, das Handgelenk gegen Widerstand nach ulnar zu dorsalflektieren

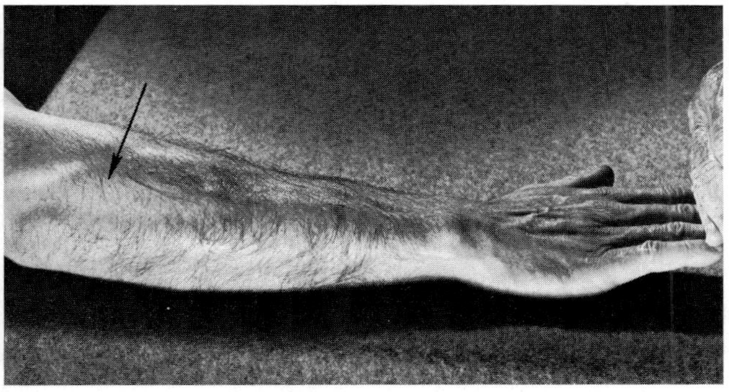

223 M. extensor digitorum (N. radialis; C 7): Der Patient setzt dem Versuch, die Finger in den Grundgelenken zu beugen, Widerstand entgegen

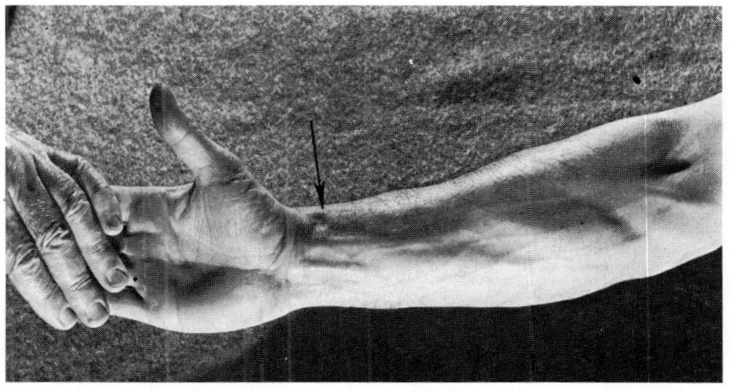

224 M. flexor carpi radialis (N. medianus; C 6, 7): Der Patient versucht, das Handgelenk zur Radialseite gegen Widerstand zu beugen

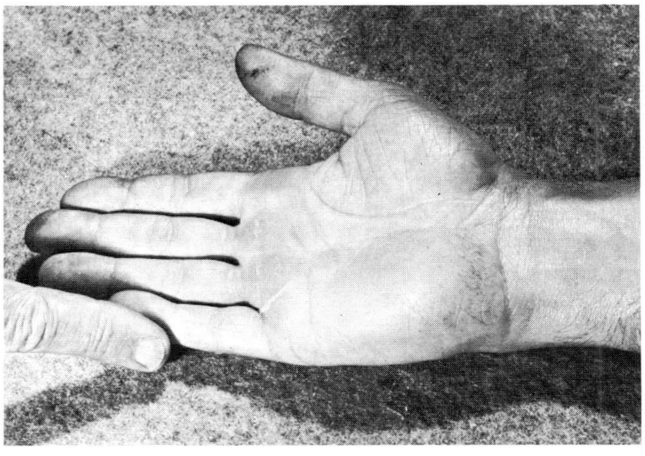

a

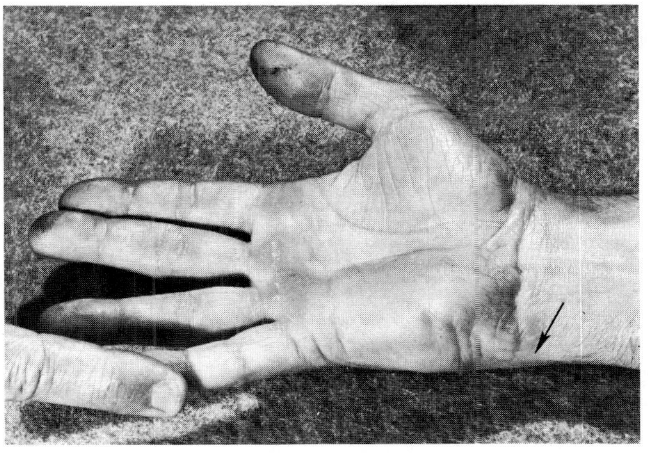

b

225 a+b M. flexor carpi ulnaris (N. ulnaris; C 8): **a** Der Patient legt seine Hand mit der Handfläche nach oben und gestreckten Fingern auf den Tisch. Der Untersucher hält einen Finger gegen den Kleinfinger des Patienten. **b** Der Patient abduziert den Kleinfinger gegen Widerstand. Das Anspringen der Sehne des M. flexor carpi ulnaris kann man sehen und tasten, da sie am Ursprung des M. abductor digiti minimi ansetzt. Dieses Anspringen kann selbst dann noch beobachtet werden, wenn der M. abductor digiti minimi gelähmt ist

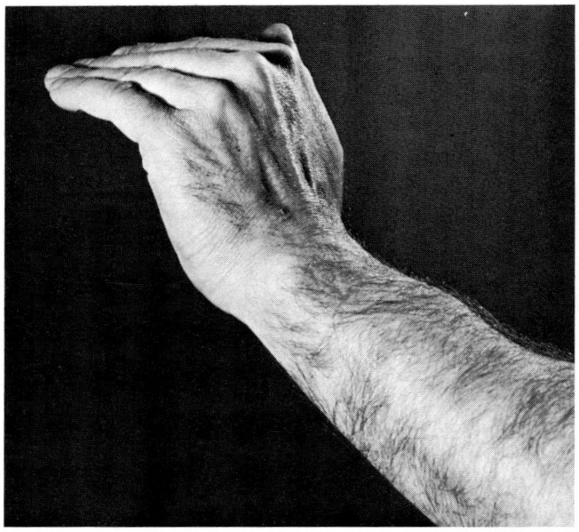

a

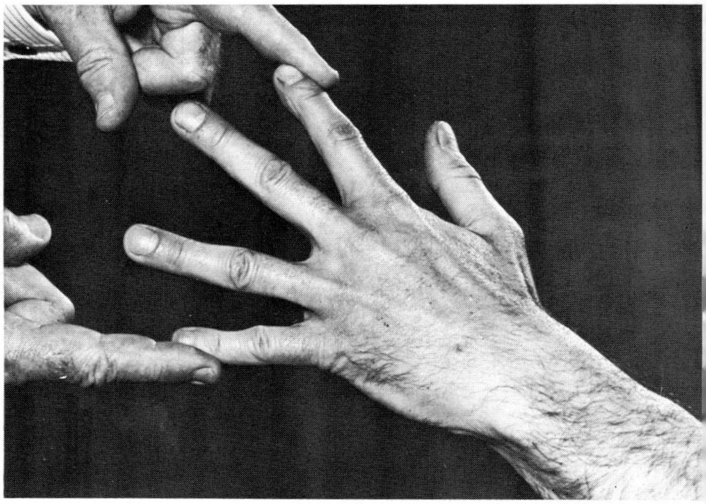

b

226a+b Mm. lumbricales und Mm. interossei (N. medianus – Mm. lumbricales I und II; N. ulnaris – Mm. interossei, lumbricales III und VI): **a** Der Patient beugt die gestreckten Finger im Grundgelenk (Mm. lumbricales). **b** Der Patient spreizt die Finger gegen Widerstand (Mm. interossei)

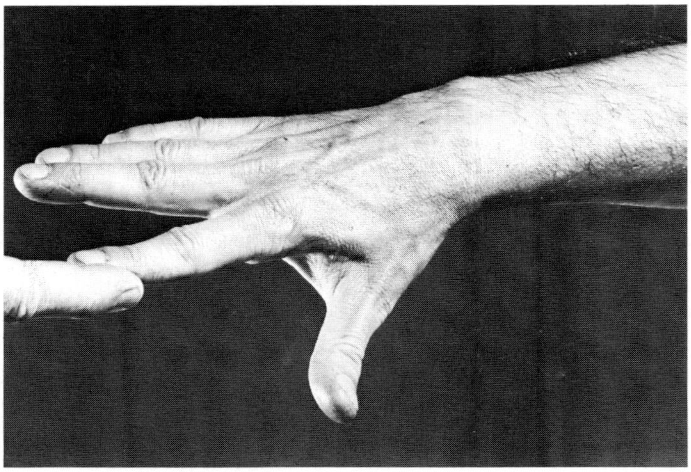

227 M. interosseus dorsalis I (N. ulnaris; D1): Mit Fingern und Handfläche auf einer ebenen Unterlage versucht der Patient, gegen Widerstand den Zeigefinger abzuspreizen

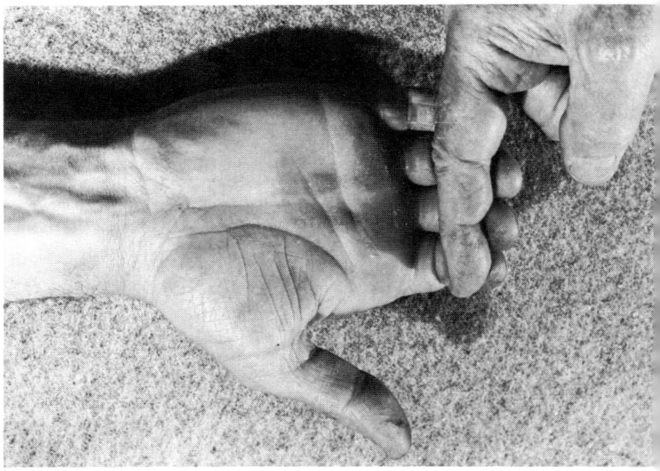

228 M. flexor digitorum superficialis (N. medianus; C8): Die 4 Sehnen dieses Muskels setzen an der Mittelphalanx an. Die Aktion des Muskels besteht in einer Beugung zuerst der Mittel- und dann der Grundphalangen. Er kann auch als ein Beuger des Handgelenks wirken. Der Patient beugt die Finger in den Mittelgelenken gegen Widerstand

keine Bedeutung. Sklerotome (die segmentalen Zonen der Knochen und Bänder) erstrecken sich meist bis nach distal über die ganze Länge der Extremität. Bei zervikalen Wurzelsyndromen hat die Zuordnung der Schmerzausstrahlung, Mißempfindungen, objektivierbaren Sensibilitätsausfälle, Paresen und Reflexanomalien die Kenntnis der segmentalen Innervation der Extremität zur Voraussetzung. Es besteht wahrscheinlich eine beträchtliche Variation in der Anordnung der Dermatome, mit größeren Überlappungszonen, besonders des 5. und 6. Dermatoms an der Außenseite des Armes. Das Dermatom C8 an der Ulnarseite der Hand kann in Höhe des Handgelenkes aufhören oder sich noch ein Stück weit auf den Unterarm ausdehnen, und es kann den Mittelfinger einschließen. Die oberen und unteren Grenzen des 1. und 2. thorakalen Dermatoms an der Innenseite des Unter- und Oberarmes sind ebenfalls nicht konstant. Die Achselhöhle ist das Zentrum des 3. thorakalen Dermatoms mit einer variablen dreieckförmigen Fortsetzung auf die Innenseite des Oberarmes.

Die Durchtrennung einer einzigen Wurzel führt beim Menschen nicht zu einer Sensibilitätsstörung, wenn in der üblichen Weise untersucht wird. Taktile Dermatome sind größer als die Dermatome für Schmerz- und Temperatur. Es hat den Anschein, als ob sich jede Faser in einer Nervenwurzel über das gesamte Dermatom verbreitet, so daß die Sensibilität trotz der Zerstörung der Mehrzahl der Hinterwurzelfasern erhalten bleiben kann.

Auch in der motorischen Innervation der oberen Extremität bestehen Variationen und Überlappungen. Bewegungen der Schulter, des Ellenbogens, des Handgelenks und der Finger sollten systematisch untersucht werden. Die Kraft von Muskelgruppen oder einzelnen Muskeln sollte geschätzt werden, wenn notwendig gegen Widerstand.

Die Schulter wird durch Kontraktion des vom N. thoracicus longus versorgten M. serratus anterior nach vorne gezogen (C5–7). Die Abduktion des Armes wird vom M. supraspinatus (C5) und M. deltoideus (C5–6) ausgeführt. Die Außenrotation des Armes erfolgt durch den M. infraspinatus (C5–6) und M. teres minor (C5). Die Innenrotation und Adduktion erfordern den Einsatz der Mm. latissimus dorsi, teres major und subscapularis (C5–8).

Im Ellenbogengelenk erfolgt die Beugung des Unterarmes durch Kontraktion des M. biceps und M. brachialis (C5–6). Der Bizeps hilft auch bei der Supination. Die Streckung wird vom M. triceps (C6–8) ausgeführt und die Pronation vom M. pronator teres (C6–7). Der M. brachioradialis (C5–6) hilft bei der Beugung und Supination des Unterarmes.

Beuge- und Streckbewegungen im Handgelenk (C6–8) und der Finger (hauptsächlich C8) können in einer Weise paretisch werden, die leicht dem Nachweis entgehen kann, sofern die Kraft nicht gegen Widerstand untersucht wird. Die Muskeln von Thenar und Hypothenar werden von C8 und T1 versorgt. Die Mm. interossei und Mm. lumbricales werden gleichfalls von den Segmenten C8 und T1 innerviert.

Schmerzen bei zervikalen Wurzelläsionen können heftig sein und vom Nacken über die Schulter entlang des ganzen Armes bis in die Finger ausstrahlen. Recht häufig gibt es dazwischenliegende schmerzfreie Zonen, so daß der Patient einen heftigen Schmerz vorne an der Schulter, am Ellenbogen und im Daumen und Zeigefinger beschreibt. Mißempfindungen sind meist distal gelegen an der Radial- oder Ulnarseite der Hand oder manchmal nur auf einen Finger begrenzt, z. B. auf den Mittelfinger (C7). Der akute, scharfe, einschießende oberflächliche Schmerz bei einer Wurzelläsion kann vor

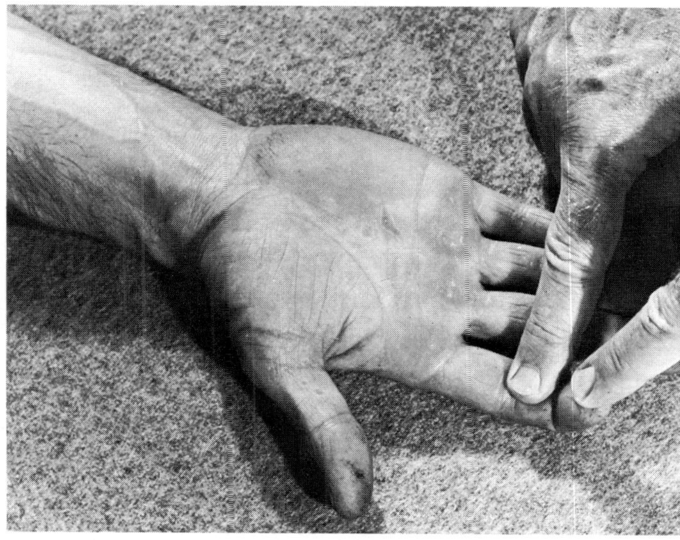

229 M. flexor digitorum profundus I und II (N. medianus; C 8): Dieser Muskel beugt die Endphalangen, nachdem der Flexor digitorum superf. die Mittelphalangen flektiert hat. Er kann ferner bei der Beugung des Handgelenkes mitwirken. Der Patient setzt einem Versuch Widerstand entgegen, die Endphalanx des Zeigefingers zu strecken, während die Mittelphalanx fixiert wird. Der mediale Anteil des M. flexor digitorum profundus wird vom N. ulnaris versorgt, der laterale vom R. interosseus ant. des N. medianus

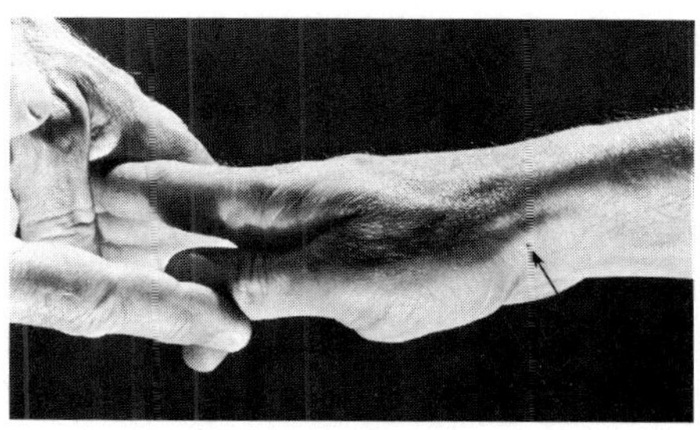

230 M. abductor pollicis longus (N. radialis; C8): Der Patient versucht, den Daumen im rechten Winkel zur Handfläche abzuspreizen

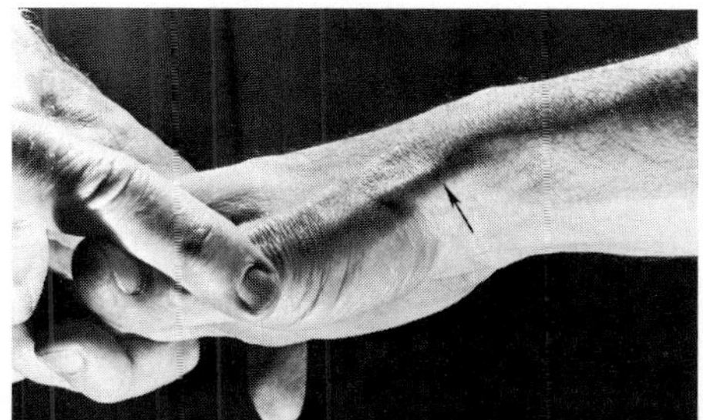

231 M. extensor pollicis brevis (N. radialis; C8): Der Patient setzt einem Versuch Widerstand entgegen, seinen Daumen im Grundgelenk zu beugen

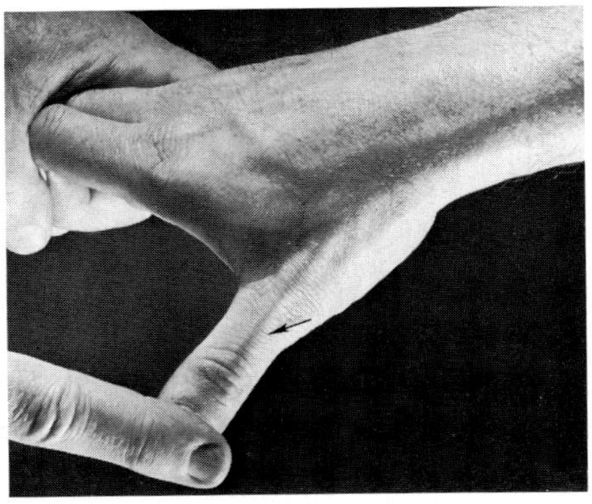

232 M. extensor pollicis longus (N. radialis; C8): Der Patient setzt einem Versuch Widerstand entgegen, seinen Daumen im Endgelenk zu beugen

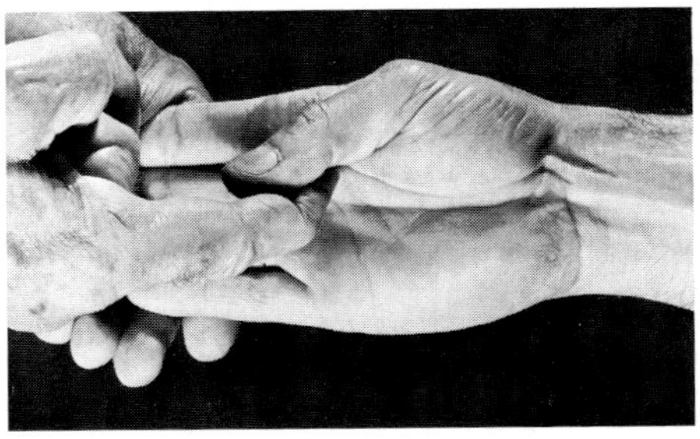

233 M. opponens pollicis (N. medianus; D1): Der Patient versucht, den Kleinfinger mit dem Daumen gegen Widerstand zu berühren. Der Daumennagel sollte in einer Ebene parallel zur Handfläche bleiben

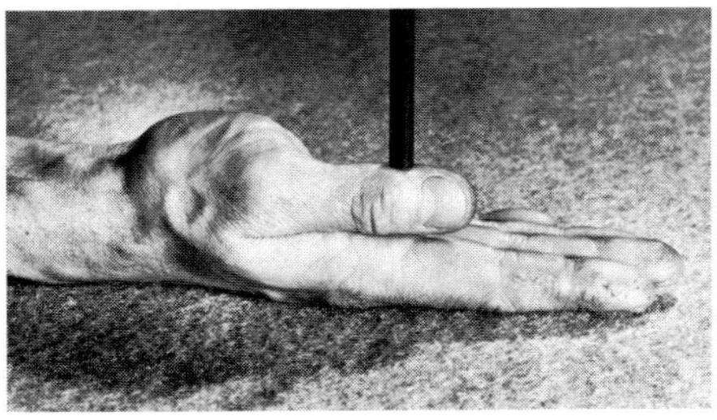

a

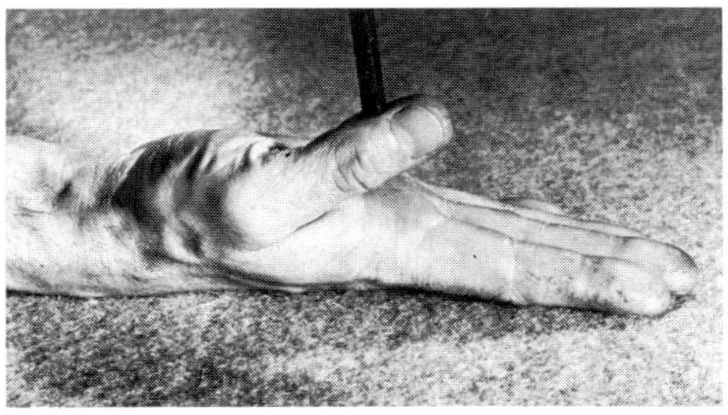

b

234a+b M. abductor pollicis brevis (N. medianus; D1): **a** Mit Handfläche nach oben hält der Patient seinen Daumen so, daß sich der Nagel in einer Ebene rechtwinklig zur Handfläche befindet. Der Untersucher hält, wie abgebildet, einen Bleistift gegen den Daumen des Patienten. **b** Der Patient hebt den Daumen gegen Widerstand vertikal an

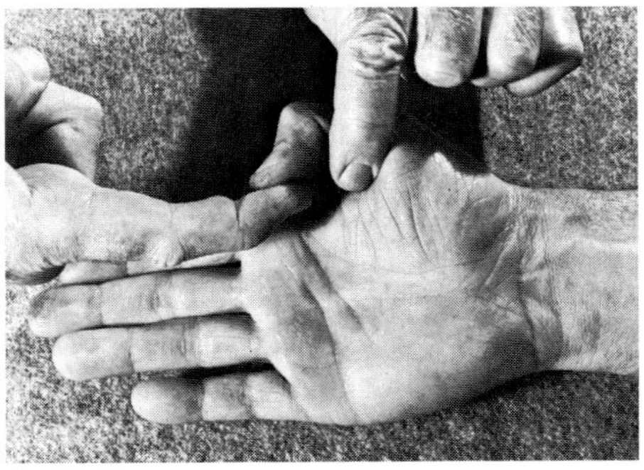

235 M. flexor pollicis longus (N. medianus; C8): Der Patient setzt einem Versuch Widerstand entgegen, die Endphalanx des Daumens zu strecken, während die proximale Phalanx fixiert wird

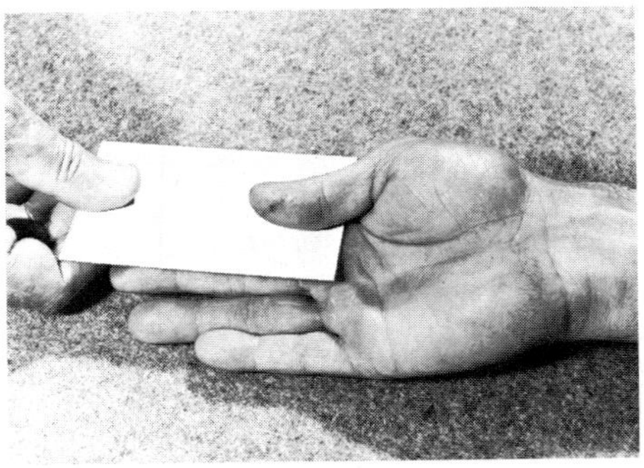

236 M. adductor pollicis (N. ulnaris; D1): Mit dem Daumen rechtwinklig zur Handfläche versucht der Patient, eine Karte zwischen Daumen und Zeigefinger festzuhalten

dem Hintergrund eines dumpfen Schmerzes auftreten, der sich in seiner Lokalisation an ein myotomales Verteilungsmuster hält. So können bei einer Läsion der Wurzel C7 ein heftiger Schmerz und Mißempfindungen im Mittelfinger vorliegen, zusammen mit einem dumpfen Schmerz im M. pectoralis, wodurch eine Angina pectoris vorgetäuscht werden kann.

Im Verlauf ihrer Ausbreitung auf die obere Extremität können die Nervenfasern an verschiedenen Stellen verletzt oder durch krankhafte Prozesse geschädigt werden. Mit Sicherheit ist die Wurzelschädigung durch Bandscheibenvorfälle und zervikale Osteochondrose eine der häufigsten Ursachen. Die Kompression des N. medianus im Karpaltunnel folgt zahlenmäßig dahinter. Läsionen des N. ulnaris sind häufiger als kostoklavikuläre Syndrome. Verletzungen stellen eine zunehmend häufigere Ursache dar und können auf verschiedene Art und Weise zustandekommen – Ausriß der Zervikalwurzeln, Zerrung oder Zerreißung des Armplexus oder direkte oder indirekte Schädigung einzelner peripherer Nerven.

Zervikale Wurzelläsionen

Traumen der Halswirbelsäule sind eine häufige Ursache zervikaler Wurzelreizung. Es ist schon viele Jahre bekannt, daß traumatische Tetraplegien ohne nachweisbare Verletzung der Halswirbelsäule auftreten können. Ohne Zweifel schützt die große Beweglichkeit der Halswirbelsäule sie etwas vor Frakturen und Luxationen, jedoch führt diese Beweglichkeit auch leicht zu einer Hyperflexion und Hyperextension wie im Falle des „Schleudertraumas" bei Autounfällen. Nachweisbare Schäden an den Halswirbeln oder Wirbelgelenken brauchen dabei nicht vorzuliegen. Außer Schmerzen, die in die oberen Extremitäten ausstrahlen, können Kopfschmerzen, Schwindel sowie Druckempfindlichkeit, Schonhaltung und eine gewisse Bewegungseinschränkung der Halswirbelsäule bestehen. Auch werden Mißempfindungen in den Händen beschrieben, die sich bei Kopfbewegung verschlimmern. Meist liegen keine objektivierbaren neurologischen Befunde an den oberen Extremitäten vor. In vielen Fällen machen Gerichtsprozesse wegen vermeintlicher Schadensansprüche und neurotische Entwicklung eine genaue Abklärung der Beschwerden fast unmöglich. Es ist überraschend, wie oft es sich dabei um einen jungen, sonst gesunden Menschen mit einer normalen Halswirbelsäule und nicht, wie man erwarten könnte, um einen älteren handelt mit schon beträchtlicher zervikaler Spondylose. Läsionen der Grenzstrangganglien, der Vertebralarterie und „neurovaskulärer Strukturen" werden angeschuldigt, um einige der eher bi-

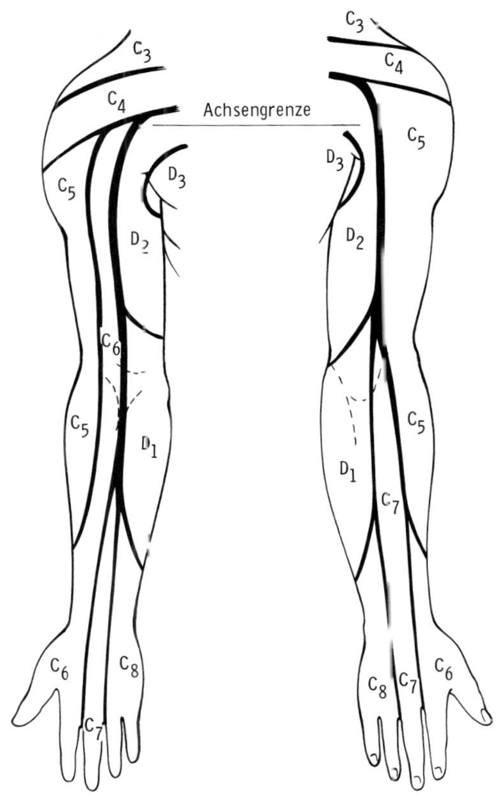

a

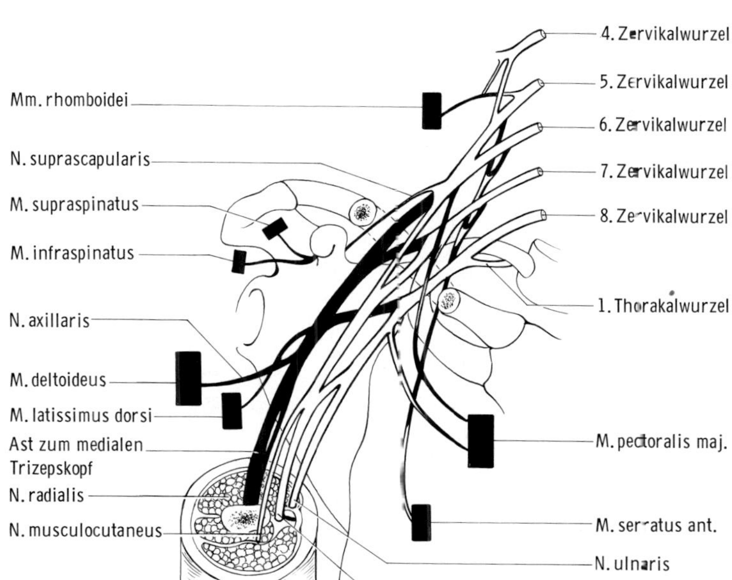

b

237 a–f Innervation der oberen Extremität: **a** Anordnung der spinalen Segmente (Dermatome) an der oberen Extremität. **b** Schematische Darstellung des Plexus brachialis, seiner Äste und der Muskeln, die sie versorgen. **c** Schematische Darstellung des N. musculocutaneus und der Muskeln, die er versorgt (nach *Petres* u. *Testut*). **d** Schematische Darstellung des N. axillaris und N. radialis und der Muskeln, die sie versorgen (nach *Petres* u. *Testut*). **e** Schematische Darstellung des N. medianus und der Muskeln, die er versorgt (nach *Petres* u. *Testut*). **f** Schematische Darstellung des N. ulnaris und der Muskeln, die er versorgt (nach *Petres* u. *Testut*)

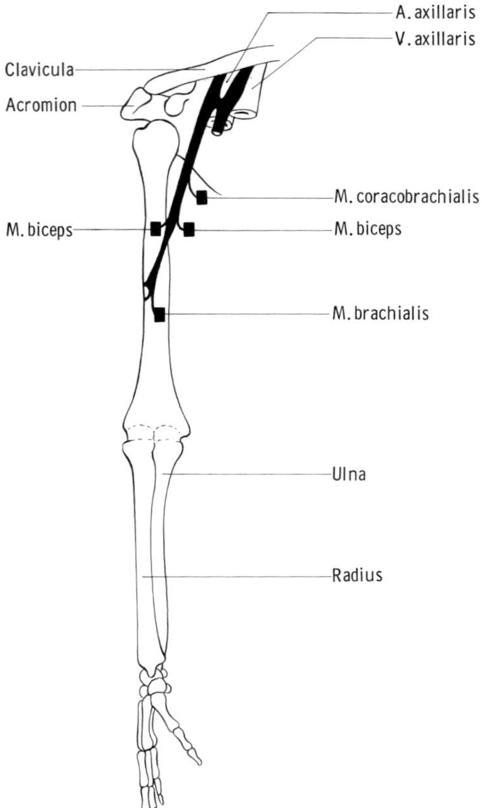

237 c

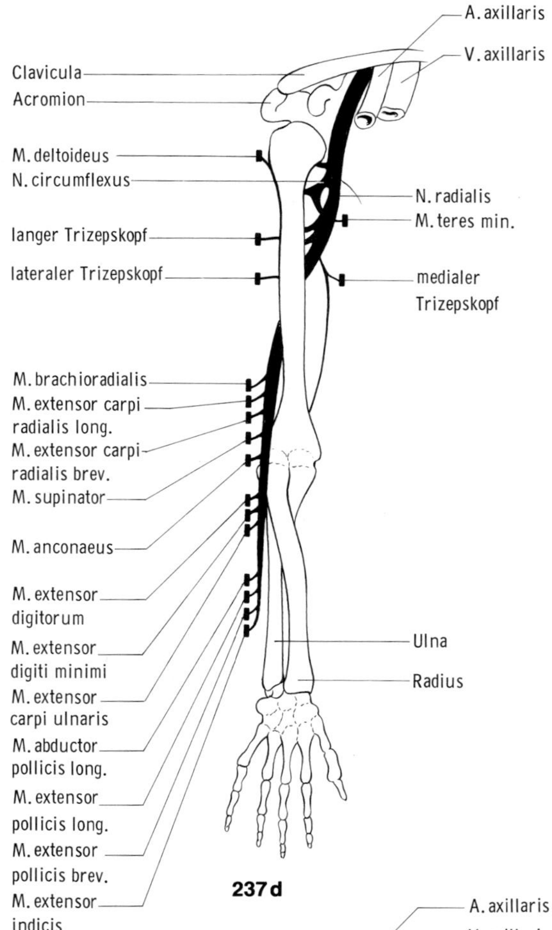

237 d

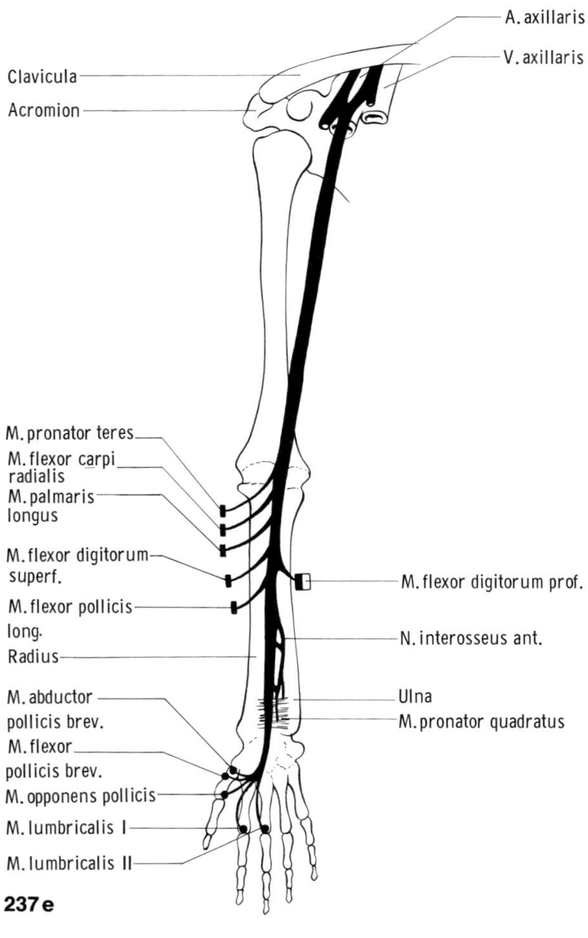

237 e

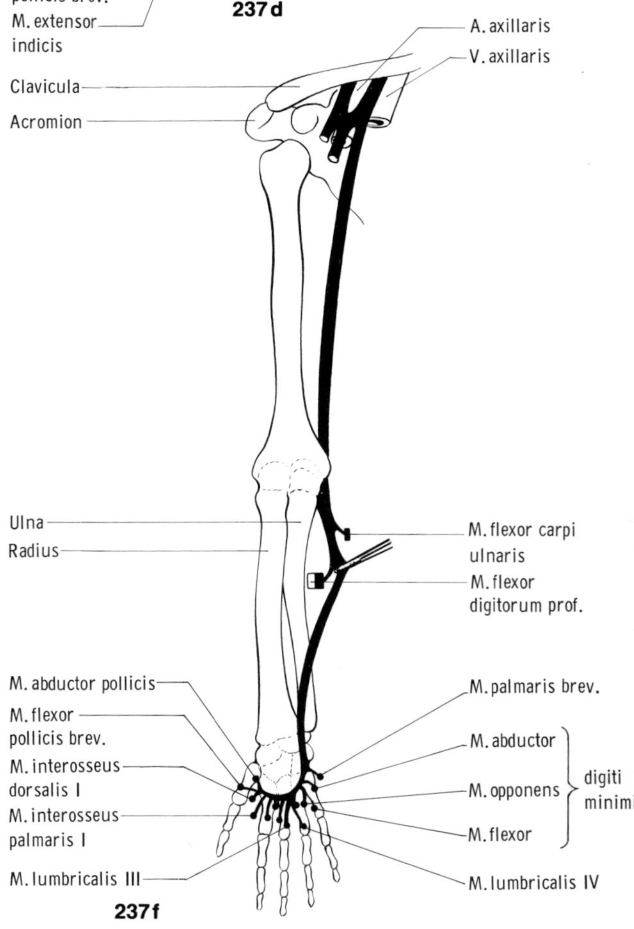

237 f

zarren Symptome zu erklären, wie Schwindel, Sehstörungen, Übelkeit, Ohrgeräusche, Gangunsicherheit und jene allzu vertraute Klage über „Konzentrationsmangel“. Es war unvermeidlich, daß elektroenzephalographische „Anomalien“ beim Schleudertrauma ohne Hirnbeteiligung beschrieben werden würden. Damit soll nicht gesagt sein, daß eine heftige Bewegung in der Halswirbelsäule nicht zu einer Verstauchung oder Zerrung, wie auch immer, der Halswirbelgelenke mit anhaltenden Beschwerden führen könnte. Allerdings ist der Ausdruck „Schleudertrauma“ ähnlich wie die „vorgefallene Bandscheibe“ heutzutage eher ein Schlagwort als ein Syndrom. Wiederholte Röntgenuntersuchungen, die zu frühe Verordnung einer Schanz-Krawatte, örtliche Injektionen und Ultraschallbehandlung dienen meist nur dazu, die Beschwerden zu verstärken und zu verlängern.

Bei *zervikalen Bandscheibenvorfällen* können die Schmerzen allmählich oder plötzlich einsetzen und müssen nicht notwendigerweise von einer schmerzhaften Nackensteife begleitet sein. Die mittleren Zervikalwurzeln sind am häufigsten betroffen. Der in den Arm ausstrahlende Schmerz kann bei Husten, Niesen oder Kopfbewegungen verstärkt werden. Ruhe kann die Schmerzen im Arm bessern, aber nicht die Nackensteife. Mißempfindungen sind häufig und meist distal, im Daumen und Zeigefinger bei Läsion der 6. Wurzel, im Mittelfinger, wenn die 7. Wurzel beteiligt ist, und im Ring- und Kleinfinger sowie an der Ulnarseite der Hand, wenn die 8. Wurzel betroffen ist. Läsionen der 6. Wurzel sind am häufigsten. Meist ist die Beweglichkeit der Halswirbelsäule etwas eingeschränkt, und es bestehen Symptome einer radikulären Läsion am Arm. Druckschmerzhafte Stellen lassen sich in den proximalen Armmuskeln nachweisen mit unterschiedlich schweren Paresen, sensiblen Ausfällen und Reflexabschwächung. Bei einer Läsion der 6. Wurzel sind der Bizepssehnen- und Radiusperiostreflex abgeschwächt oder fehlen, und es bestehen Kribbelparästhesien und Taubheit am Daumen und Zeigefinger. Der Trizepssehnenreflex fehlt bei Läsionen der 7. Wurzel.

An der Halswirbelsäule ist die Wurzelläsion durch eine Bandscheibenerkrankung viel häufiger Folge einer allmählichen Protrusion des Anulus fibrosus als eines akuten Nukleusprolapses. Bei der zervikalen Spondylose kommt es zu einer zunehmenden Degeneration der Bandscheiben, zur Vorwölbung des Anulus und zur Osteophytenbildung an den Kanten benachbarter Wirbel. Druck auf eine austretende Wurzel im Foramen intervertebrale oder Läsion der Wurzel durch eine lokale fibröse Reaktion in ihrer Scheide, oft in verschiedenen Höhen oder beidseits, sind eine häufige Ursache der „Armplexusneuritis“. Die Bandscheiben zwischen dem 5., 6. und 7. Halswirbel sind am häufigsten betroffen, Schmerzen im Arm können diffus und anhaltend sein. Es kommt zu einer schmerzhaften Nackensteife, Mißempfindungen, atrophischen Paresen und Abschwächung von Reflexen. Faszikulieren kann zu sehen sein, ist jedoch niemals so vordergründig und ausgedehnt wie bei Vorderhornerkrankungen. Deutliche Atrophien der kleinen Handmuskeln (C8 und T1) sind ungewöhnlich, jedoch kann je nach Höhe und Ausmaß der Wurzelläsion eine Atrophie des Deltoideus, Bizeps, Trizeps und Supinator auftreten. Der Bizeps-, Radiusperiost- und Trizepsreflex können isoliert oder gemeinsam abgeschwächt oder die beiden ersten können abgeschwächt und der Trizepsreflex gesteigert sein. Manchmal kann das Phänomen der „Inversion“ dieser Reflexe beobachtet werden. Ein Schlag auf die Bizepssehne kann zur Kontraktion des Trizeps führen; eine Beugung der Finger kann anstelle der Kontraktion des Brachioradialis auftreten, wenn der letztere Reflex durch einen Schlag auf das untere Radiusende geprüft wird. In solchen Fällen liegen oft Symptome einer Rückenmarksläsion an den unteren Extremitäten vor – gesteigerte Reflexe, Babinski-Zeichen und irgendwelche sensiblen Ausfälle. Dieses abnorme Reflexmuster an den oberen Extremitäten ist häufig der Hinweis auf die Höhe der Läsion, die für Symptome an den unteren Extremitäten verantwortlich ist.

Es sollte unnötig sein, darauf hinzuweisen, daß eine röntgenologisch nachweisbare *zervikale Spondylose* nicht in allen Fällen zur Erklärung einer „Schulter-Arm-Neuritis“ herangezogen werden kann. Die zervikale Spondylose ist ein häufiger Befund und meist symptomlos; sie kann bei einer Patientin im mittleren Lebensalter mit Karpaltunnelsyndrom nachzuweisen sein, bei einem Patienten mit Ulnarisparese bei Ellbogengelenksarthrose und bei diabetischen Neuropathien.

Zu einer irreversiblen Verletzung der zervikalen Nervenwurzeln kommt es, wenn sie durch eine gegenläufige Gewalteinwirkung auf Kopf und Schulter aus dem Rückenmark herausgerissen werden. Seit vielen Jahren ist bekannt, daß *Zerrungen des Armplexus* eine viel ernstere Prognose haben als gemeinhin Läsionen peripherer Nerven. Dies wird teilweise durch die Erkenntnisse erklärt, über die wir heutzutage durch die Entwicklung der Myelographie mit positiven Kontrastmitteln verfügen, daß nämlich bei vielen dieser Zerrungen ein unvermuteter Ausriß einzelner Wurzelfasern an ihren Austrittsstellen aus dem Rückenmark vorliegt.

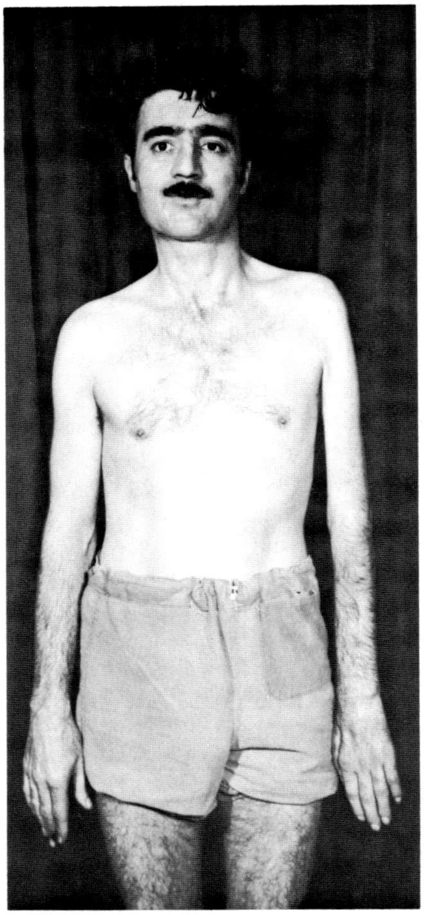

a

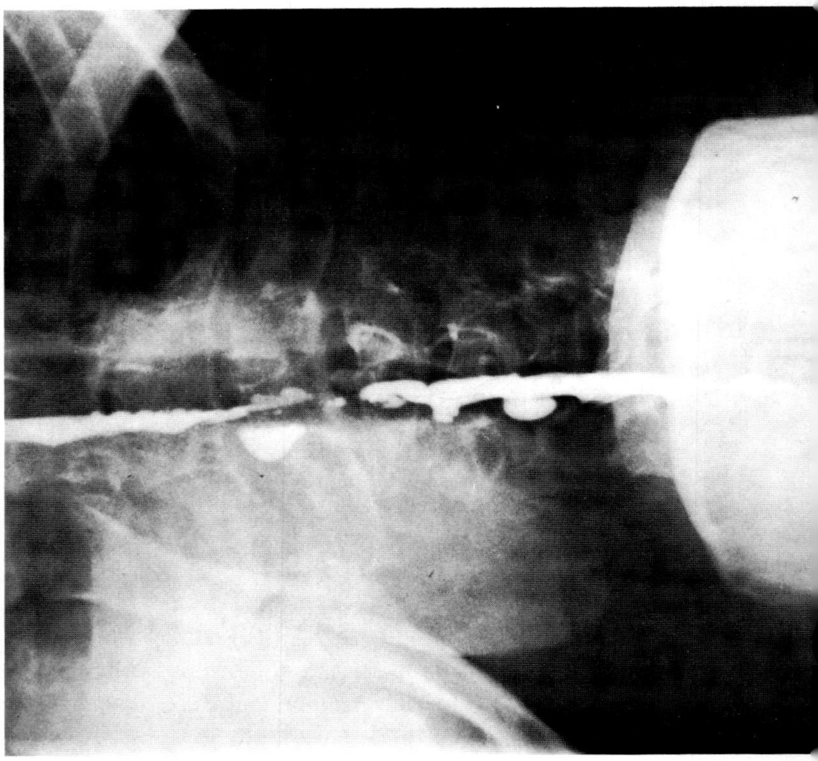

b

238a+b Zervikaler Wurzelausriß: Motorradunfall. 5 min bewußtlos. Unmittelbar danach Lähmung des linken Armes bei Fraktur des linken Schlüsselbeins und der 1., 2. und 3. linken Rippe. **a** 6 Monate später bestand ein partielles Horner-Syndrom links, eine komplette schlaffe Lähmung des linken Armes mit Verlust der Reflexe und Anästhesie von C4–D1. – Ferner ein positiver Histamin-Axonreflex an beiden Unterarmen (s. S. 171). Röntgenaufnahmen ergaben einen ausgeprägten Zwerchfellhochstand links mit paradoxer Bewegung auf dieser Seite beim Ein- und Ausatmen. **b** Die Myelographie mit positivem Kontrastmittel zeigte das typische Bild einer Ausrißverletzung mit Myodil-gefüllten Durataschen auf der linken Seite in Höhe von C6, 7 und D1; a.-p. Projektion, der Patient liegt auf der linken Seite.
Anhaltende Schmerzen in der Hand und die schlaffe Plegie des Arms führten 1 Jahr später zu einer Amputation oberhalb des Ellenbogens. Im Anschluß daran entwickelte sich eine äußerst schmerzhafte Phantomhand in einer teilweise zur Faust geballten Stellung. Dies wurde 4 Jahre nach der Verletzung durch eine Chordotomie gebessert. Die Phantomhand nahm danach auch eine etwas „entspanntere" Stellung ein

Nachdem sie zuerst bei Autopsien und chirurgischen Eingriffen entdeckt wurden, können sie jetzt durch Myelographie nachgewiesen werden. Es ist klar, daß die Gewalt, die die Nervenwurzeln zerreißt, auch den peripheren Abschnitt der Axone schädigen kann. Der Verletzte ist gewöhnlich ein junger Mann, der mit einem Motorrad gestürzt ist. Nach Abklingen der Gehirnerschütterung stellt man einen gelähmten, schlaff herabhängenden Arm fest. Eine Rückbildung tritt kaum oder gar nicht ein, die Muskeln atrophieren, die Reflexe fehlen und das einzig intakte sensible Gebiet ist das der Dermatome T2 und 3 auf der Innenseite des Oberarmes und der Axilla. Oft liegt ein Horner-Syndrom vor, sein Vorhandensein bedeutet ein ernstes prognostisches Zeichen. Kausalgie ist häufig. Wenn in solchen Fällen eine Fraktur oder Luxation des Schlüsselbeins vorliegt, kann eine direkte Verletzung des Plexus angenommen werden. Es können bereits rehabilitative Maßnahmen und chirurgische Eingriffe vorgenommen worden sein, während eine Myelographie die für einen Wurzelausriß typischen verletzten und mit Kontrastmittel gefüllten Wurzeltaschen nachgewiesen hätte. Die Wurzeltaschen können manchmal zerrissen sein ohne Verletzung der Wurzeln selbst.

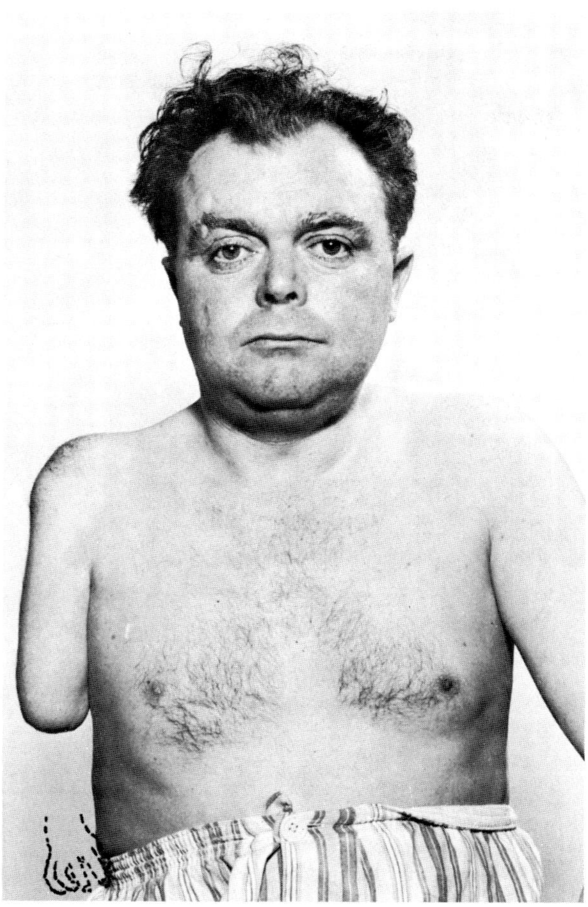

239 Zervikaler Wurzelausriß: Vor 14 Jahren Motorradunfall. Frakturen der Querfortsätze von C 4 und 5 rechts, Lähmung des rechten Armes. Amputation 3 Jahre später. Lähmung des rechten Zwerchfells mit paradoxer Bewegung. Die Pantopaque-Myelographie zeigte große Divertikel in Höhe von C 7, C 8 und D 1 mit fehlenden Wurzeltaschen C 4, 5, 6, 7. Beachte das Horner-Syndrom rechts. Die Stellung der residualen Phantomhand ist in Umrissen eingezeichnet

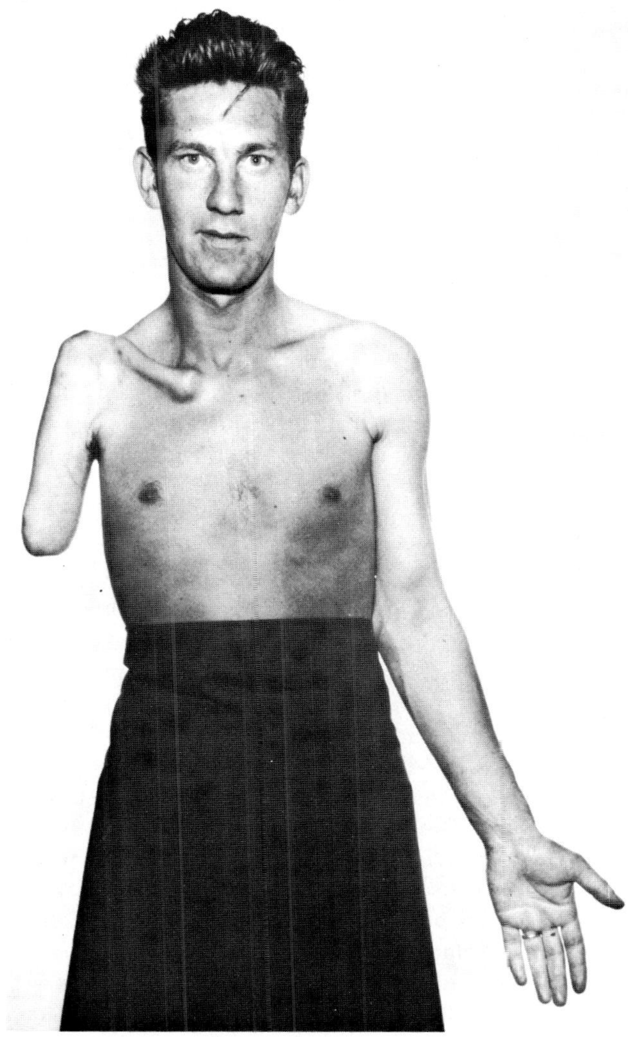

240 Zervikaler Wurzelausriß: Motorradunfall, Fraktur des rechten Oberarmes, frakturbedingte Verlagerung des rechten Schlüsselbeins, sofortige Lähmung des rechten Armes, der später amputiert wurde. Schmerzhaftes Phantomglied. Beachte das Fehlen eines rechtsseitigen Horner-Syndroms. Die Pantopaque-Myelographie zeigte Wurzelausrisse und Divertikel bei C 5, 6, 7, 8

Ein nützliches, wenn auch nicht beweisendes Zeichen bei einem Wurzelausriß ist das Erhaltenbleiben des normalen histamininduzierten Axonreflexes. Er beruht auf der Entstehung einer Hautrötung durch intrakutane Injektion von Histamin. Die vasomotorische Antwort hängt von der Integrität peripherer kutaner Axone ab und ist bei normalen Personen vorhanden sowie bei Patienten mit reinen Wurzelläsionen, bei denen das periphere Axon oder seine Zelle im Spinalganglion nicht geschädigt worden sind. Sie gibt natürlich keinen Hinweis auf das Ausmaß eines Ausrisses motorischer Wurzeln, von denen behauptet wird, daß sie mehr als die Hinterwurzeln zu dieser Form der Verletzung neigen. Ferner können natürlich Axonschäden sowohl distal als auch proximal der Spinalganglien vorliegen.

Der Zustand des M. serratus und der Mm. rhomboidei sollte geprüft werden, wenn ein Wurzelausriß vermutet wird. Diese Muskeln werden von Nerven versorgt, die direkt von den Spinalwurzeln abgehen, so daß ihre Lähmung ein mutmaßlicher Hinweis auf eine Wurzelverletzung darstellt. Das Vorliegen eines Horner-Syndroms bedeutet nicht notwendigerweise einen Wurzelausriß, obwohl die Sympathikusfasern bei ihrem Austritt aus dem Segment T 1 oder in den Rr. communicantes verletzt worden sein müssen. Die schlechte Prognose in Fällen mit einem Horner-Syndrom spiegelt vermutlich die Schwere des Nervenschadens wider.

Armplexusläsionen

Die 5 Wurzeln (C5, 6, 7, 8 und T1) des Plexus brachialis vereinigen sich und bilden etwa 4 cm seitlich der Halswirbelkörper den oberen, mittleren und unteren Primärstrang. Die Primärstränge gehen ungefähr 7,5 cm von den Wirbelkörpern entfernt in die Sekundärstränge über. Der hintere Sekundärstrang wird zuerst gebildet, gefolgt vom lateralen und dann dem medialen. Die Sekundärstränge verlaufen unterhalb des Schlüsselbeins und des Processus coracoideus zum oberen Abschnitt der Achselhöhle. Bei seinem Verlauf durch das hintere Halsdreieck und unterhalb des Schlüsselbeins zur Achselhöhle kann der Armplexus durch offene Verletzungen, durch einen Schlüsselbeinbruch oder eine Schulterluxation, von einer Halsrippe, einem Tumor, vergrößerten Lymphknoten oder einem Aneurysma komprimiert werden. Bei chirurgischen Eingriffen kann es zu einer direkten Verletzung des Plexus kommen und bei Operationen, wie der Thorakotomie, wo der Arm abduziert wird, durch Zug und Druck zu einer indirekten Schädigung. Nach einer Mammaamputation mit Ausräumung der axillären Lymphknoten und anschließender Bestrahlungstherapie kann eine Fibrose den Plexus brachialis in Mitleidenschaft ziehen.

Geburtstraumatische Lähmungen als Folge eines zervikalen Wurzelausrisses oder einer Zerrung des Armplexus sind heutzutage glücklicherweise selten. Andererseits werden Zerrungen des Plexus bei Erwachsenen als Folge von Berufs- oder Verkehrsunfällen zunehmend häufiger beobachtet.

Hinweise auf die Läsionshöhe im Plexus lassen sich durch eine Untersuchung des Verteilungsmusters der betroffenen Muskeln gewinnen. *Wurzeläste* verlaufen zu den Mm. rhomboidei, dem M. serratus und dem Zwerchfell. In Höhe der *Primärstränge* zweigt zuerst der N. suprascapularis ab; wenn die Mm. spinati gelähmt sind, muß die Läsionshöhe oberhalb der Primärstrangbildung liegen; wenn die Spinati intakt sind, ist die Läsion weiter peripher. Die *Sekundärstränge* des Plexus bilden sich ungefähr in Höhe des Schlüsselbeins, so daß infraklavikuläre Verletzungen immer eine Sekundärstrangverteilung aufweisen müssen. Die 3 Sekundärstränge liegen im Gefäßnervenstrang in unmittelbarer Nachbarschaft zur A. subclavia. Armplexusläsionen sind in der Regel inkomplett und entsprechen meist einem der folgenden Typen.

Obere Armplexuslähmung (Erb-Lähmung). Es handelt sich um eine Verletzung der 5. und 6. Zervikalwurzel mit Lähmung des M. bizeps, M. deltoideus, M. brachioradialis (Supinator longus), M. supraspinatus, der Mm. rhomboidei, der Pars clavicularis des M. pectoralis major, des M. serrator anterior, M. latissimus dorsi und M. teres major. Der Arm kann weder abduziert noch angehoben oder im Ellenbogengelenk gebeugt werden; Bewegungen der Finger und im Handgelenk sind nicht beeinträchtigt. Es besteht eine Schwäche beim Zurücknehmen der Schulter (Mm. rhomboidei), bei der Senkung der Schulter (M. latissimus dorsi), der Adduktion (M. pectoralis major) und Rotation (Mm. spinati). Der Bizepsreflex fehlt und die Sensibilität ist an der Außenseite des Armes bis zum Handgelenk sowie an Daumen und Zeigefinger* abgeschwächt oder aufgehoben.

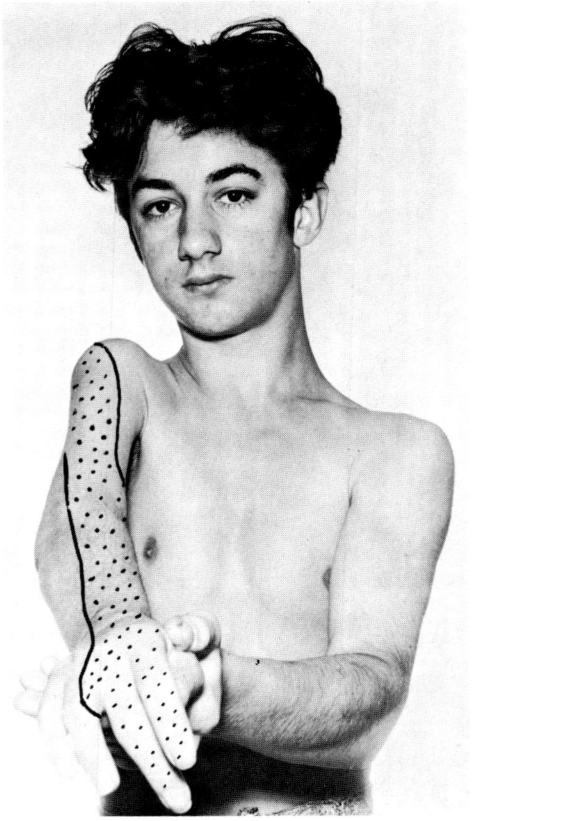

241 Armplexusverletzung: 6 Monate nach einem Motorradunfall, bei dem sich der Patient eine Fraktur des rechten Radius und der rechten Ulna zuzog. Fast komplette Lähmung des rechten Armes mit Beteiligung der Mm. deltoideus, spinati et latissimus dorsi. Die Mm. rhomboidei, trapezius et pectoralis maj. waren intakt. Keine Bewegungen im Ellenbogen. Minimale Bewegungen im Handgelenk, des Daumens, des Zeigefingers und des Mittelfingers. Sensibilitätsstörung in den Segmenten C5, 6 und 7. Normales Myelogramm. Histamininduzierter Axonreflex normal

* Deutsche Medizinstudenten pflegten Ausfälle infolge einer oberen Armplexuslähmung als Verletzung des „N. poculomotorius" zu bezeichnen, wobei Poculus „Trinkbecher" bedeutet. Die Bewegungen, mit denen ein Glas an die Lippen geführt wird, werden von den Mm. biceps, brachialis, brachioradialis und deltoideus ausgeführt.

Untere Armplexuslähmung (Klumpke-Lähmung). Es handelt sich um eine Läsion der 8. Zervikal- und 1. Thorakalwurzel oder des Strangs, der den N. medianus und N. ulnaris bildet. Es besteht eine Lähmung der Beuger des Handgelenks und der Finger sowie der kleinen Handmuskeln; das sensibel gestörte Gebiet umfaßt die Hand und die Innenseite des Unterarmes bis zum Ellenbogen. Bei einer Wurzelläsion liegt ein begleitendes Horner-Syndrom vor.

Komplette Armplexusläsionen sind selten; am häufigsten sind sie Folge eines Wurzelausrisses aus dem Rückenmark. Die ganze Extremität ist gelähmt, alle Reflexe fehlen, und die Sensibilität ist nur auf der Innenseite im oberen Drittel des Armes erhalten.

Bei nichttraumatischen progredienten Armplexusläsionen kann die Palpation in der oberen Schlüsselbeingrube und in der Achselhöhle einen Druckschmerz, eine Schwellung oder vergrößerte Lymphknoten aufdecken. Eine Schwellung der Hand als Folge eines Lymphödems kann einige Jahre bestehen, wenn die Armplexusschädigung nach Mammaamputation und Strahlenbehandlung aufgetreten ist. Ein Karzinom der Lungenspitze (Pancoast-Tumor) kann sich mit Beschwerden und Symptomen einer progredienten Armplexusläsion manifestieren. Der Schmerz ist oft sehr heftig mit Ausstrahlung in den Arm. Gleichzeitig liegen Störun-

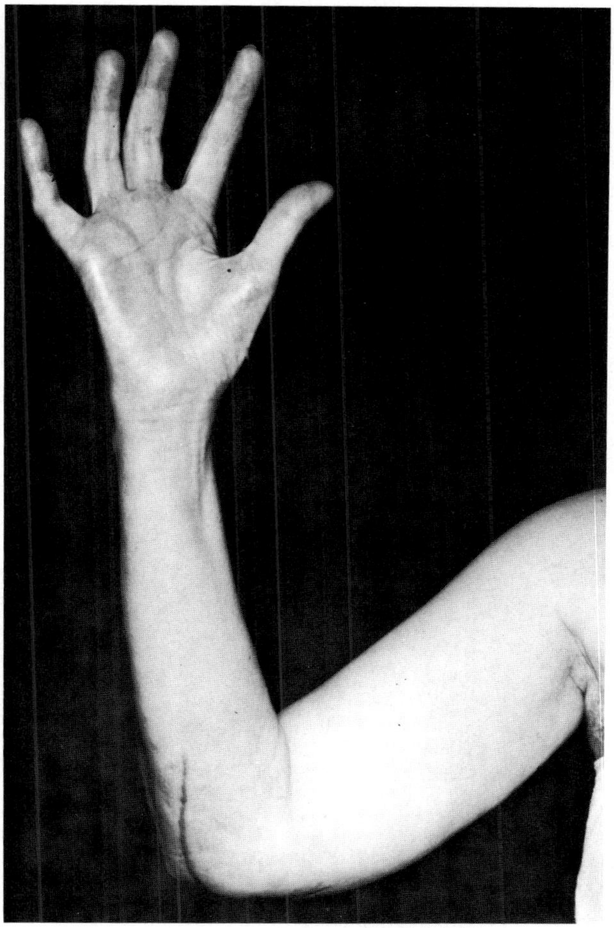

a

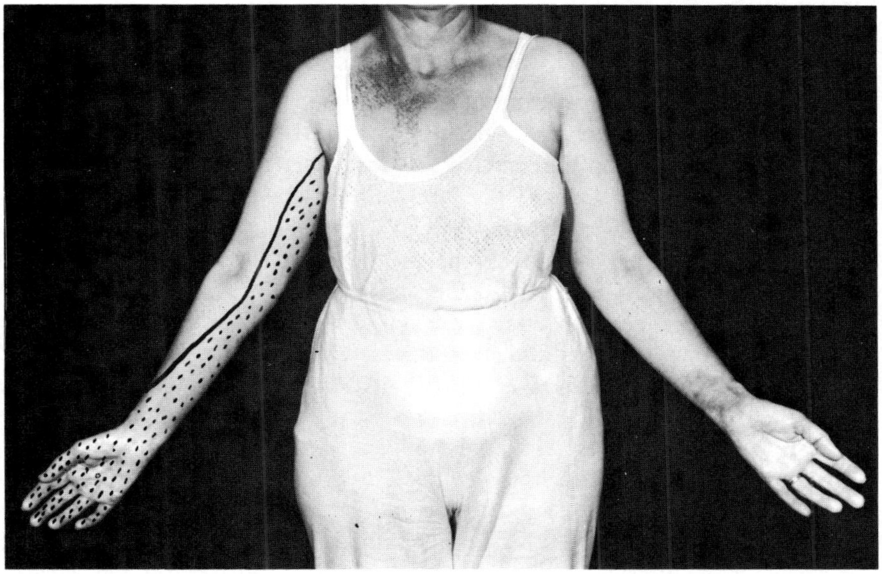

b

242a+b Rechtsseitige Armplexuslähmung nach radikaler Mammaamputation und Strahlentherapie. Beginn mit zunehmendem Schmerz, Taubheitsgefühl, Schwäche und Steifheit der rechten Hand 3 Jahre nach Behandlung. Verlagerung des rechten Ulnarnerven 1 Jahr später, als die Fehldiagnose Ulnarisparese gestellt wurde. **a** Als wir die Patientin 6 Monate später zum ersten Mal sahen, bestanden eine globale Atrophie der kleinen Handmuskeln rechts, eine Atrophie des Unterarmes, ein fehlender Bizeps- und Radiusperiostreflex sowie ein abgeschwächter Trizepsreflex rechts. **b** Ausgedehnte Sensibilitätsstörung C6–D2

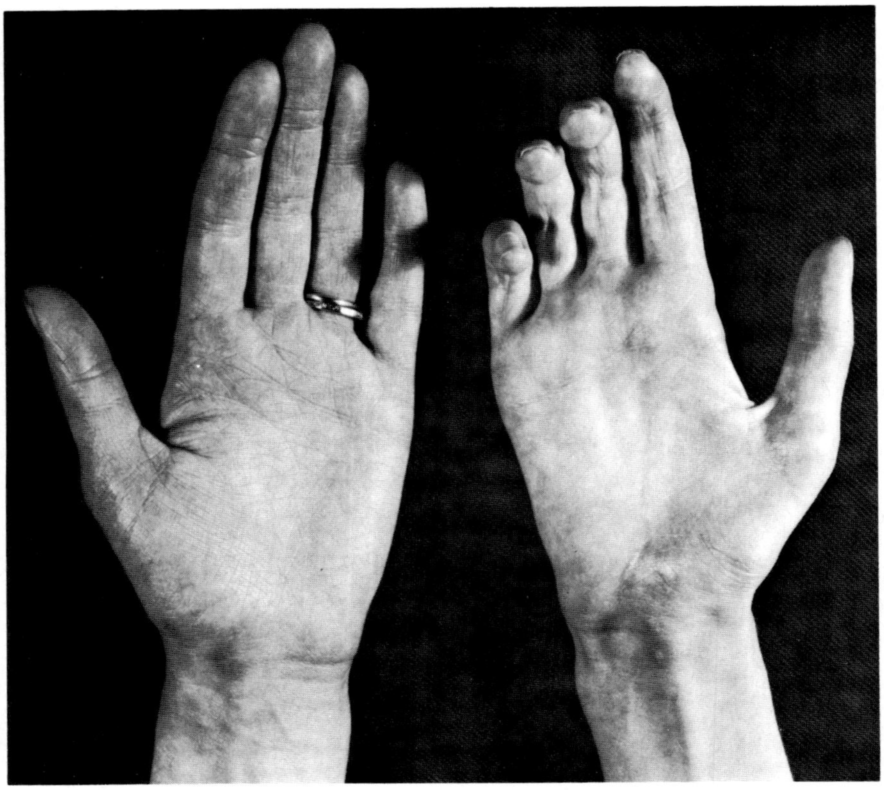

243 Armplexuslähmung rechts nach rechtsseitiger Thorakotomie. Schwäche und Taubheitsgefühl der betroffenen Hand wurden beim Aufwachen aus der Narkose bemerkt. 3 Monate später bestand eine globale Atrophie der kleinen Handmuskeln rechts, eine Krallenstellung der Finger, eine leichte Sensibilitätsstörung in C 6, 7, 8 und D 1 und eine glatte zyanotische Haut an der Hand. Solche Läsionen sind die Folge einer Überdehnung der abduzierten Extremität in Bauchlage. Unvollständige Rückbildung nach 2 Jahren

gen der Schweißsekretion und oft ein Horner-Syndrom vor. Über dem Schlüsselbein kann eine Schwellung nachgewiesen werden.

Halsrippen

Der Gefäßnervenstrang, bestehend aus Plexus brachialis und A. und V. subclavia, passiert auf seinem Weg zur Achselhöhle die obere Thoraxapertur. Die anatomischen Einzelheiten dieser Region variieren stark. Das Auftreten von Beschwerden erklärt sich hauptsächlich aus der engen Nachbarschaft von Armplexus und erster Rippe. Nur wenige Patienten mit Halsrippen haben Beschwerden; die Rippen können doppelseitig sein, die Beschwerden jedoch nur einseitig; sie setzen meist bei Erreichen des Erwachsenenalters ein. Frauen haben eine wesentlich größere Wahrscheinlichkeit zu erkranken als Männer. Gelegentlich setzen die Beschwerden nach einer Schulterverletzung ein, häufiger jedoch wird das späte Auftreten der Beschwerden der Entwicklung von Hängeschultern zugeschrieben, die im Laufe des Lebens, besonders bei Frauen, einzutreten pflegt. Es ist allgemein bekannt, daß die Innervation der Muskeln der oberen Extremität bis um ein Rückenmarkssegment variieren kann. Anatomen glauben, daß das Ausmaß der Präfixation oder Postfixation des Plexus brachialis der Hauptfaktor ist, der Zahl und Länge der Rippen an der Thoraxapertur bestimmt. Er wird als präfixiert bezeichnet, wenn eine Beteiligung aus der 4. Zervikalwurzel vorliegt und die der 1. Thorakalwurzel gering ist. Man spricht von einem postfixierten Typus, wenn die Beteiligung am Aufbau des Plexus aus der 4. und 5. Zervikalwurzel gering ist und die der 1. und 2. Thorakalwurzel beträchtlich. Die Präfixation erlaubt die Entwicklung einer überzähligen Rippe am 7. Halswirbel. Im Falle der Postfixation kann die 1. Rippe, über die der untere Primärstrang des Plexus bogenförmig hinwegläuft, deformiert und rudimentär angelegt sein. Eine Kompression des Gefäßnervenstranges kann daher durch das Vorhandensein einer zusätzlichen Rippe oder einer rudimentären 1. Rippe verursacht werden. In beiden Fällen kann die Rippe unvollständig sein und die Kompression durch eine fibröse Verlängerung hervorgerufen werden. Diese knöchernen Anomalien an der Thoraxapertur müssen notwendigerweise die Ausbildung und Ansätze der 3 Skalenusmuskeln an der 1. und 2. Rippe beeinflussen. Zweifellos bestimmen zahlreiche Faktoren, die Beziehung des Gefäßnervenstranges zur Thoraxapertur. Sie mit dem Begriff der „Halsrippe" zu beschreiben, stellt eindeutig eine allzu große Vereinfachung dar. Die Begriffe „kostoklavikuläre Kompression" und „Scalenus-anterior-Syndrom" waren lange Zeit gebräuchlich, jedoch hat die Klä-

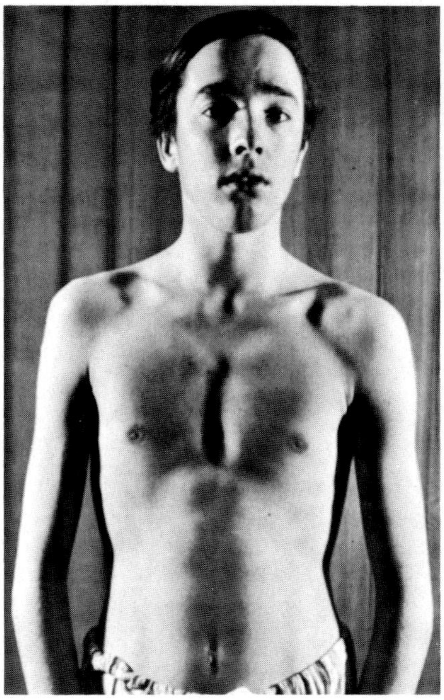

244 Armplexusverletzung: Lähmung der rechten oberen Extremität bei einem Jugendlichen, nachdem er 2 Wochen Kohlensäcke auf dem Rücken getragen hatte. Eines Abends klagte er beim Nachhausekommen über Schmerzen und Schwäche in der rechten Schulter; die Lähmung des Armes trat am nächsten Tag während der Arbeit auf. Atrophie der rechten Mm. deltoideus, bizeps et trizeps, leichte Scapula alata rechts. Die Mm. spinati waren paretisch; Reflexe fehlten. Die Rückbildung begann 3 Wochen nach Krankheitsbeginn und war 6 Wochen später nahezu abgeschlossen. Es bestanden keine definitiven Sensibilitätsstörungen; der Patient hatte Parästhesien in der rechten Hand gespürt, Streicheln der Hand und des Unterarmes rief ein Kribbelgefühl hervor

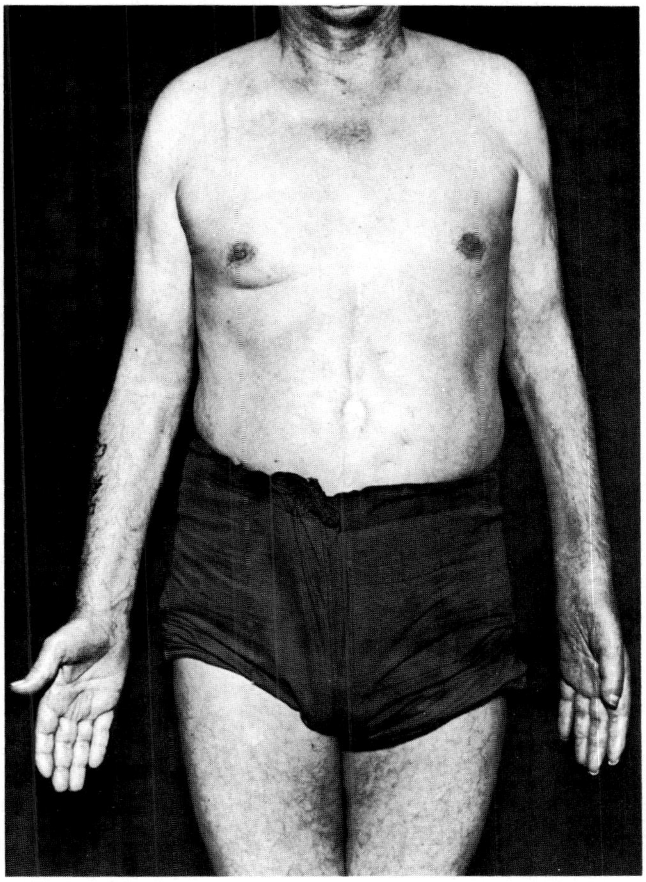

245 Teillähmung des Armplexus bei einem Karzinom der linken Lungenspitze. Es bestand eine globale Atrophie der kleinen Handmuskeln links; Atrophie der Beugemuskeln des Unterarmes und Verlust des Radiusperiostreflexes. Der Bizeps- und Trizepsreflex waren erhalten, die Sensibilitätsstörung war gering aber ausgedehnt (C 6, 7 und 8), die Hand geschwollen, feucht und zyanotisch

246 Rechtsseitige Armplexusverletzung: Fallhand rechts 1 Monat nach operativer Entfernung des rechten Radiusköpfchens wegen eines Trümmerbruchs. Der Eingriff erfolgte unter Leitungsanästhesie des supraklavikulären Armplexus mit 30 ml 1%igem Lignocain. Am nächsten Tag bestand eine Parese des rechten M. deltoideus, eine vollständige Lähmung der Mm. bizeps und trizeps sowie der Unterarm- und Handmuskeln. Ausgeprägte Sensibilitätsstörungen. Rasche Erholung der Kraft im M. deltoideus, langsamer im M. bizeps und M. trizeps. 3 Monate später bestand noch eine mäßige Schwäche bei Bewegungen des Handgelenkes und der Finger

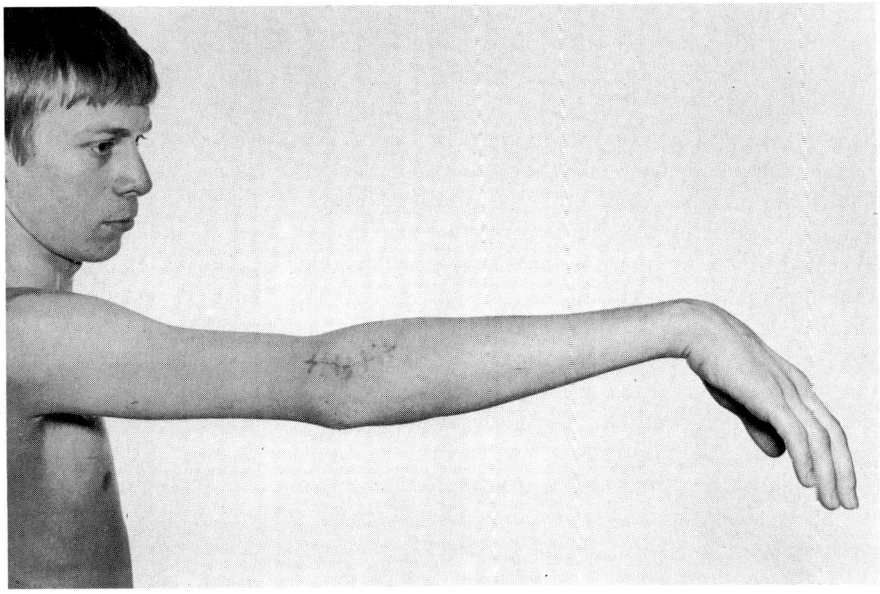

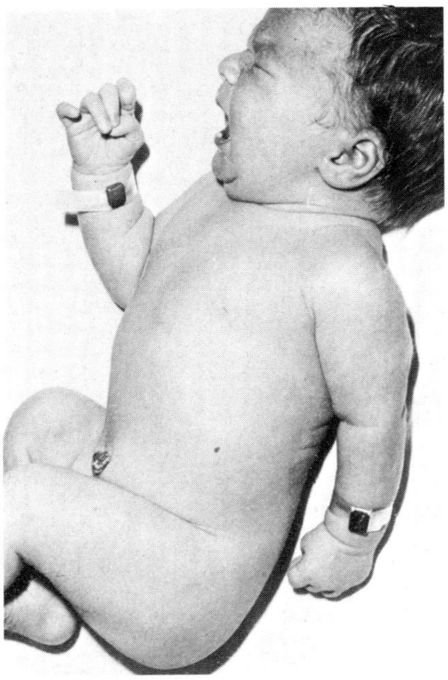

247 Linksseitige Erb-Lähmung bei einem neugeborenen Kind: Diese Erkrankung ist die Folge eines zervikalen Wurzelausrisses oder einer Zerrung des Armplexus während einer schwierigen Geburt. Beachte die Stellung des linken Armes mit Innenrotation in der Schulter, gestrecktem Ellenbogen und proniertem Unterarm. Binnen 6 Monaten vollständige Rückbildung

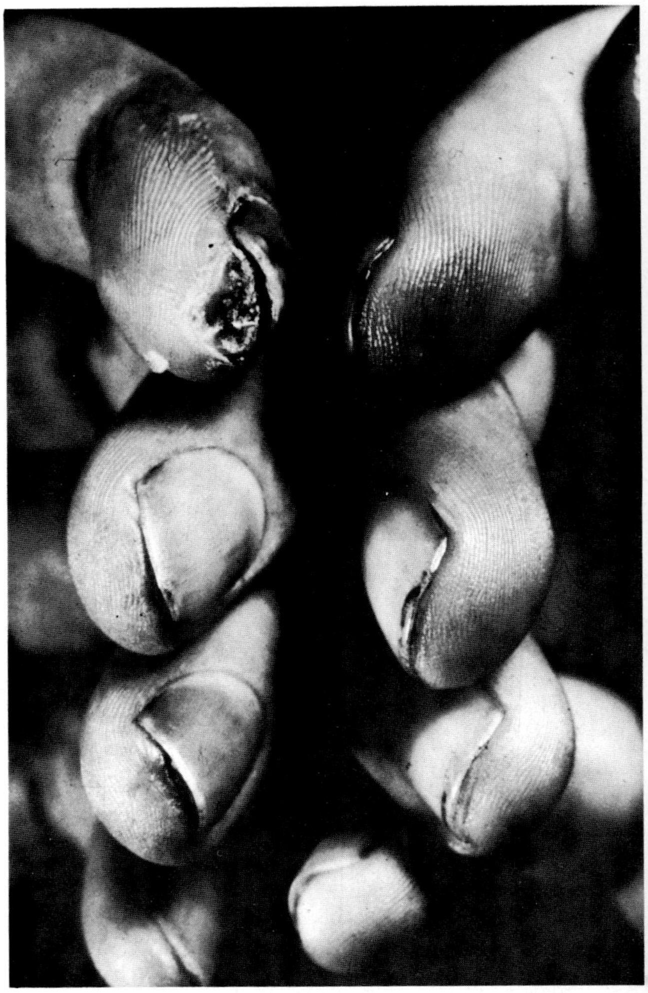

248 Halsrippe: Ischämische Nekrose an der Spitze des linken Zeigefingers infolge Kompression der A. brachialis durch eine große Halsrippe

rung des Karpaltunnelsyndroms an vielen der älteren Interpretationen Zweifel aufkommen lassen. Die Kompression des N. medianus im Karpaltunnel ist sicherlich eine wesentlich häufigere Ursache von Schmerzen und Mißempfindungen an Hand und Unterarm als irgendeines der Syndrome der Thoraxapertur.

Der Patient mit einem Halsrippensyndrom ist meist eine Frau im jüngeren oder mittleren Lebensalter. Sie klagt über Schmerzen, Schwäche und Taubheitsgefühl in einer Hand oder im Unterarm. Die Schmerzen sind gewöhnlich nicht sehr heftig, haben entweder einen stechenden, einschießenden Charakter und werden durch bestimmte Haltungen des Armes ausgelöst oder bestehen häufiger in einem diffusen Schmerz in den Unterarmmuskeln und einem Schweregefühl im ganzen Arm beim Tragen einer Last. Taubheitsgefühl und Mißempfindungen können an der Innenseite des Unterarmes und der Hand oder am Daumen und Zeigefinger empfunden werden. Zeitweise kann sich die ganze Hand kalt und taub anfühlen und blaß aussehen, die Mißempfindungen werden jedoch selten an allen Fingerspitzen angegeben. Die Beschwerden lassen sich oft durch eine bestimmte Haltung oder Bewegung auslösen, z. B. beim Schlafen auf dem betroffenen Arm, beim Fensterputzen, beim Tragen einer Tasche oder beim Gebrauch eines Werkzeugs oder Instruments. Sie können schon eine ganze Zeit lang bestanden haben, ehe sie wirklich lästig werden. Beschwerden oder Schmerzen im Nacken oder Schmerzen, die vom Nacken über die Schulter in den Arm ausstrahlen, gehören nicht zu den typischen Merkmalen. Natürlich können gewisse Beschwerden in der Gegend der Schulter und des Schlüsselbeins die Extremitätensymptome begleiten, jedoch werden sie hauptsächlich distal im Arm angegeben. Die Frau, die darüber klagt, daß der Schmerz an Hand und Unterarm nachts viel schlimmer ist und sich im Laufe des Tages bessert, hat in der Regel keine Halsrippe, sondern leidet an einer Kompression des N. medianus im Karpaltunnel.

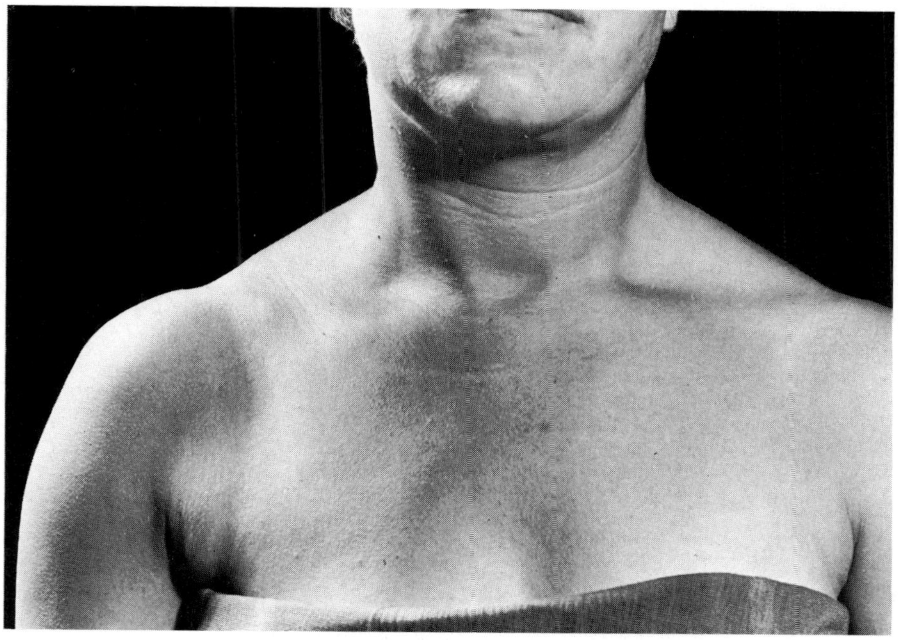

a

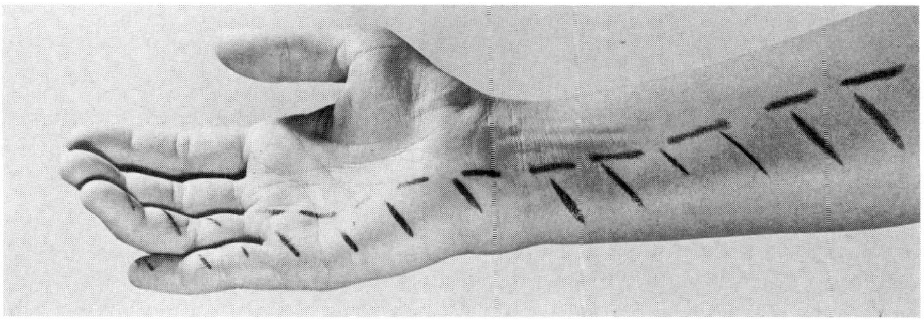

b

249a+b Beidseitige Halsrippen: Seit der Kindheit periodischer einschießender Schmerz in der rechten oberen Extremität, besonders nach Belastung. In letzter Zeit Zunahme mit Schwäche des Daumens und Zeigefingers und beträchtlicher Atrophie der Daumenballenmuskeln seit 6 Monaten. Oft Weißverfärbung der Fingerspitzen. Alle Beschwerden verschlimmerten sich bei kaltem Wetter. Schwellung und Druckschmerz in der rechten Schlüsselbeingrube; Druck an dieser Stelle verursachte Schmerzen im rechten Arm. Keine Strömungsgeräusche. Kein Horner-Syndrom. Normales Reflexverhalten; Sensibilitätsstörung C 8–D 1. Atrophie der lateralen Hälfte des Daumenballens; Mm. interossei und Kleinfingerballen normal. Doppelseitige Halsrippen mit einer Entwicklungsstörung in Form einer teilweisen Verschmelzung der Wirbel C 3/4. Eine Aortenbogendarstellung ergab keine Hinweise auf eine Kompression der A. subclavia

Trotz der vordergründigen sensiblen Beschwerden ist die objektivierbare Sensibilitätsstörung gewöhnlich gering. Am häufigsten beteiligt sie die Innenseite des Unterarmes und manchmal die der Hand. Sie kann auf den 4. und 5. Finger begrenzt sein. In vielen der älteren Beschreibungen wurde eine Sensibilitätsstörung an der Radialseite der Hand erwähnt, aller Wahrscheinlichkeit nach waren viele dieser Fälle jedoch in Wirklichkeit Beispiele einer Kompression des N. medianus im Karpaltunnel. Sowohl bei einer Halsrippe als auch beim Karpaltunnelsyndrom kann eine Teilatrophie des Daumenballens vorliegen. Diese Atrophie, gewöhnlich an der Radialseite des Daumenballens, ist Folge der Atrophie des M. abductor pollicis brevis und M. opponens pollicis. In anderen Fällen kommt es zu einer mäßigen globalen Atrophie mit Beteiligung des Thenar, Hypothenar und der Mm. interossei, jedoch ist auch bei dieser Form die Atrophie am Daumenballen deutlicher ausgeprägt. Es gibt keine befriedigende anatomische Erklärung für die besondere Empfindlichkeit der Mm. abductor pollicis brevis und opponens pollicis bei einer Nervenkompression in Höhe der 1. Rippe.

Wenn eine Teilatrophie des Daumenballens vorliegt, stellt sich die Differentialdiagnose zwischen einer Kompression des N. medianus im Karpaltunnel und einer kostoklavikulären Kompression. Im ersteren Fall, der sicherlich häufiger ist, pflegt die Sensibilitätsstörung den Daumen und Zeigefinger zu betreffen. Bei einer kostoklavikulären Kompression wird sie den 4. und 5. Finger beteiligen oder die ulnare Kante der Hand oder des Unterarmes. In Fällen, bei denen keine sichere Sensibilitätsstörung an der Hand besteht, läßt sich gewöhnlich eine Herabsetzung der Leitgeschwindigkeit des N. medianus am Handgelenk nachweisen, wenn die Daumenballenatrophie Symptom eines Karpaltunnelsyndroms ist. Eine Bestimmung der sensiblen Aktionspotentiale kann ebenfalls bei der Diagnose

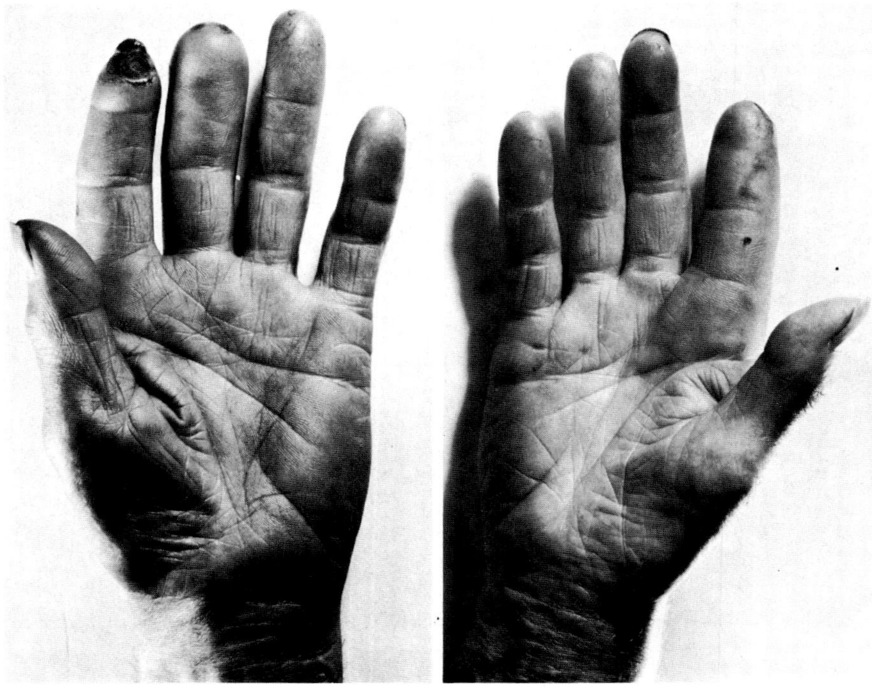

250 Doppelseitige Halsrippen: 50jähriger Mann. Diffuser ziehender Schmerz in beiden Armen, besonders an den Ulnarseiten der Unterarme. Verschlimmerung bei Bewegung und beim Tragen schwerer Lasten; Besserung in Ruhe. Schwäche bei Daumenbewegungen. Taubheitsgefühl und Blässe von Zeige- und Mittelfinger. Beachte die Atrophie der Daumenballenmuskeln und die ischämischen Veränderungen an den Spitzen von Zeige- und Mittelfinger beider Seiten

hilfreich sein. Eine intraspinale Läsion, die eine Atrophie der Hand verursacht, bewirkt keine Verminderung der Amplitude der sensiblen Nervenaktionspotentiale, jedoch kann eine Läsion in Höhe des Plexus brachialis dadurch, daß sie zu einer Degeneration distal von der Läsion führt, die sensible Leitgeschwindigkeit in den peripheren Abschnitten des N. ulnaris beeinträchtigen. Dies kommt gelegentlich in Fällen mit Halsrippe vor.

Eine Eigentümlichkeit dieses Syndroms ist, daß die Beschwerden und Symptome entweder neurogen oder vaskulär bedingt sein können. Wenn eindeutige ischämische Veränderungen an den Fingern vorliegen, fehlen oft Muskelatrophien und sensible Störungen. Auf der anderen Seite können Muskelatrophie und sensible Störungen ganz im Vordergrund stehen, ohne irgendwelche Zeichen einer Durchblutungsstörung. Ein Raynaud-Phänomen, das bei einer jungen Frau an einer Hand auftritt, ist in der Regel Folge einer Halsrippe. Es kommt zu rezidivierenden Episoden von Kältegefühl, Blässe und Zyanose der Finger mit Schmerzen in den Muskeln der Hand und des Unterarmes, die oft bei Belastung des Armes verstärkt werden oder seinen Gebrauch eine Zeit lang unmöglich machen. In solchen Fällen kann ein Verschwinden des Radialispulses beobachtet werden. Die Kompression der A. subclavia ist die Erklärung für diese Symptome. Manchmal kann ein Druckschmerz über der erweiterten oder thrombosierten Arterie oberhalb des Schlüsselbeins vorliegen mit wiederholter embolischer Streuung thrombotischen Materials und Gangrän der Finger. Eine geringfügige Abschwächung des Radialispulses durch verschiedene Manöver mit Abduktion, Senkung oder Zurücknehmen des Schultergürtels der gleichen Seite ist nicht notwendigerweise pathologisch und kann bei vielen jungen Erwachsenen gefunden werden. In einigen Fällen von Halsrippen ist ein supraklavikuläres Strömungsgeräusch zu hören.

Eine Operation kann die Schmerzen und Mißempfindungen der Patientin bessern und sie wieder in die Lage versetzen, den Arm kräftiger zu gebrauchen. Die Kraft in der Hand kann sich gleichfalls bessern und die Muskelatrophie zum Stehen gebracht werden, jedoch haben wir tatsächlich noch nie eine wesentliche Zunahme der Muskelmasse des atrophierten Thenar und Hypothenar gesehen.

Schultergürtelneuritis

Dies ist eine Form der Schulter-Arm-Neuritis, die gelegentlich auch als lokalisierte Neuritis des Schultergürtels oder neuralgische Amyotrophie bezeichnet wird. Sie erlangte während des 2. Weltkrieges größere Bedeutung. Viele Patienten waren bereits im Krankenhaus wegen einer leichteren Infektion der Luftwege oder des Verdauungstraktes oder nach einem kleineren operativen Eingriff. Von der Schulter-Arm-Neuritis, die nach der Injektion von Seren oder Impfstoffen auftreten kann, ist sie

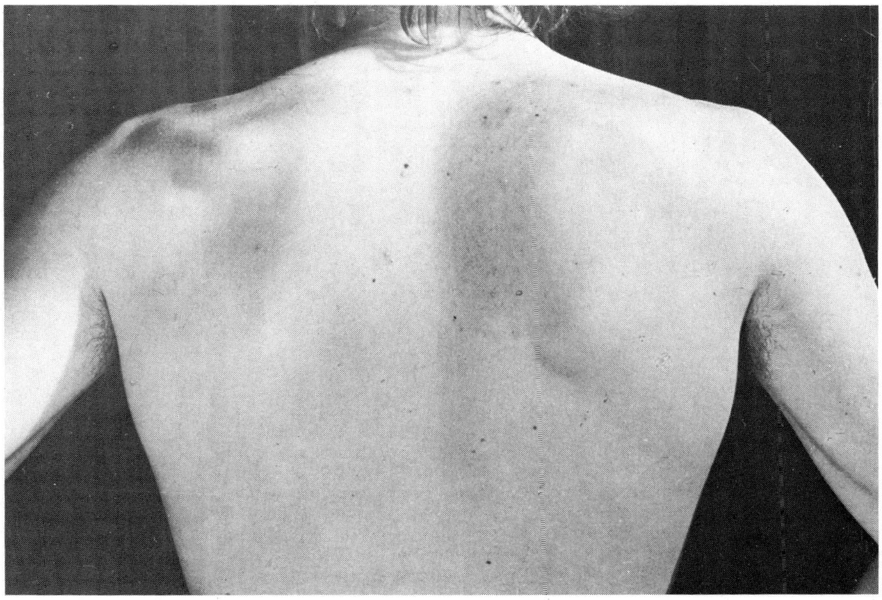
a

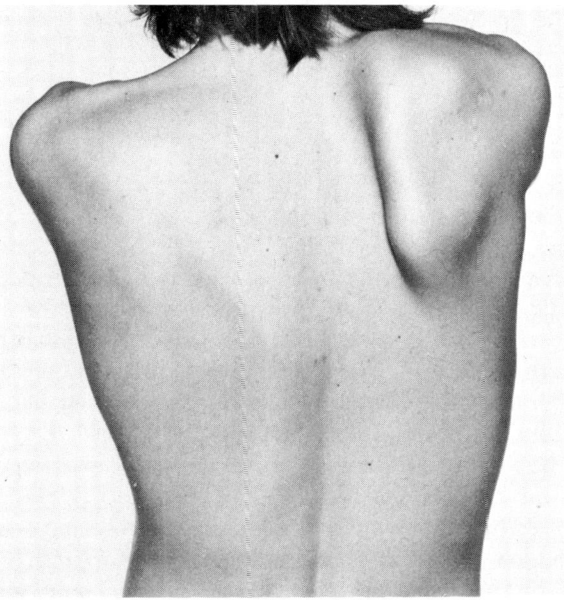
b

251 a+b Rezidivierende Schultergürtelneuritis: 18jähriger internationaler Meisterschwimmer. Vor 3 Jahren zu Ende der Schwimmsaison plötzlicher Beginn mit heftigen Schmerzen in der rechten Schulter, gefolgt von Schwäche und Atrophie der Mm. spinati auf dieser Seite. Allmähliche Rückbildung. 2 Jahre später, wiederum am Ende der Schwimmsaison, eine gleiche Episode mit Beteiligung der linken Seite. **a** Beachte die Atrophie der Mm. spinati links. Gute Rückbildung bei beiden Attakken. **b** 1 Jahr später Lähmung des rechten M. serratus ant. Unvollständige Rückbildung. Dieser Schwimmer war Spezialist im Schmetterlingsstil. Es ist denkbar, daß er dabei die Nn. suprascapulares und den N. thoracicus longus (Bell) überdehnt hat. Wir sahen einen anderen nationalen Schulschwimmeister mit einer Paralyse der Mm. spinati auf einer Seite. Das Skalenus-anterior-Syndrom bei Wettkampfschwimmern im Freistil wurde von *Frankel* u. *Hirata* beschrieben (J. Amer. med. Ass. 215 [1971] 1976)

nicht zu unterscheiden. Ihre Ursache ist unbekannt und die Pathologie noch nicht ausreichend geklärt. Die klinische Untersuchung weist in einigen Fällen auf eine Mononeuritis, in anderen auf eine Plexusläsion und in wieder anderen auf eine Wurzelläsion oder eine Kombination dieser Läsionen.

Die Krankheit beginnt akut mit Schmerzen in der Schulter und seitlich am Nacken, über dem Schlüsselbein und im Arm, bis zum Ellenbogen. An der Hand und am Unterarm können gewisse Schmerzen und Mißempfindungen vorliegen, jedoch liegt der Schwerpunkt der Attacke in der Schultergegend. Der Schmerz ist nachts meist schlimmer und stört oder verhindert den Schlaf. Er verstärkt sich beim Liegen auf der betroffenen Seite und dauert gewöhnlich eine Woche bis 10 Tage. Danach klingt er rasch ab, manchmal jedoch entwickelt sich ein chronischer Schmerz, der 6 oder 7 Wochen anhalten kann. Der Schmerz ist in der Regel am heftigsten in den Muskeln, die später Lähmungen und Atrophien aufweisen. Es besteht nur eine geringe oder gar keine allgemeine Beeinträchtigung, keine Nackensteife und die Reflexe an der oberen Extremität können unverändert bleiben. Nach ein paar Tagen, oder wenn der Schmerz nachläßt, kommt die Lähmung zum Vorschein. Die Muskeln, die am

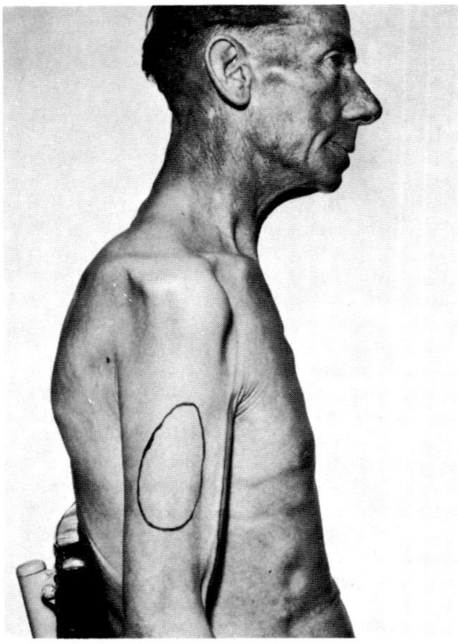

252 Schultergürtelneuritis: Lähmung und Atrophie des rechten M. deltoideus 8 Wochen nach akutem Krankheitsbeginn. Der Schmerz dauerte 10 Tage; geringfügige residuale Sensibilitätsstörung im Versorgungsgebiet des N. axillaris. Fast vollständige Rückbildung innerhalb von 18 Monaten

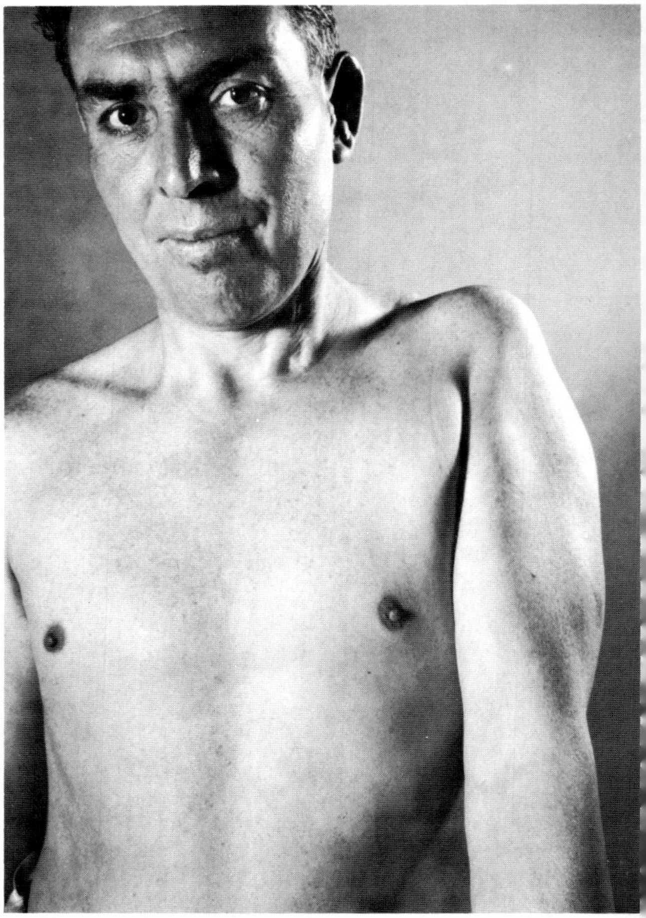

253 Schultergürtelneuritis: Lähmung und Atrophie des linken M. deltoideus 4 Wochen nach einer akuten Neuritis des N. axillaris; 7 Tage nach einer Pockenschutzimpfung. Vollständige Rückbildung in 4 Monaten. Der Patient versucht, den linken Arm zu abduzieren

häufigsten betroffen werden, sind der M. serratus, die Mm. spinati, der M. deltoideus und der M. trapezius in dieser Reihenfolge. Die Neuritis kann doppelseitig sein. Häufig werden der Muskel oder die Muskeln betroffen, die nur von einem Nerven versorgt sind; es werden verschiedene Kombinationen der Lähmung gefunden, am häufigsten die von Mm. deltoideus und spinati der gleichen Seite. Muskeln, die in der Regel verschont werden, sind die Mm. pectorales, latissimus dorsi, biceps, triceps und die Muskeln des Unterarmes und der Hand. Sensibilitätsstörungen sind in der Regel gering oder fehlen ganz; das häufigste sensible Symptom ist eine kleine hypästhetische Zone über einem betroffenen M. deltoideus in der Gegend des sensiblen Versorgungsgebietes des N. axillaris.

Die Krankheit unterscheidet sich von der Poliomyelitis durch das Fehlen von Allgemeinsymptomen einer Infektion und der meningealen Reizung, durch den normalen Liquor und durch die Tendenz der Lähmungen, sich mehr an ein peripheres als ein segmentales Verteilungsmuster zu halten. Die Prognose ist gut, jedoch atrophieren die betroffenen Muskeln oft sehr rasch und die Rückbildung geht nur langsam vor sich. In den Fällen mit Lähmung des M. serratus oder M. deltoideus kann ein Jahr oder mehr vergehen, ehe die volle Kraft wieder vorhanden ist. Selten kommt es zu einem Rezidiv in der gleichen oder anderen Schulter. Einer meiner Patienten hatte eine zweite Attacke in der rechten Schulter 20 Jahre nach der ersten Episode, die die linke Schulter betroffen hatte. Bei der ersten Attacke befand er sich wegen einer Tonsillitis in einem Militärhospital; bei der zweiten Attacke erholte er sich von einem grippalen Infekt.

Läsionen einzelner Nerven

N. radialis (C5, 6, 7, 8)

Der N. radialis ist eine Fortsetzung des hinteren Sekundärstranges des Plexus brachialis. Er verläßt die Achselhöhle und windet sich um die Hinterfläche des Humerus, um den M. triceps und M. anconaeus, den M. brachioradialis, die Extensoren des Handgelenks und der Finger sowie die Strecker und den langen Abduktor des Daumen zu innervieren. Er versorgt die Haut über dem Rücken des Handgelenks und der Hand, dem ersten Spatium

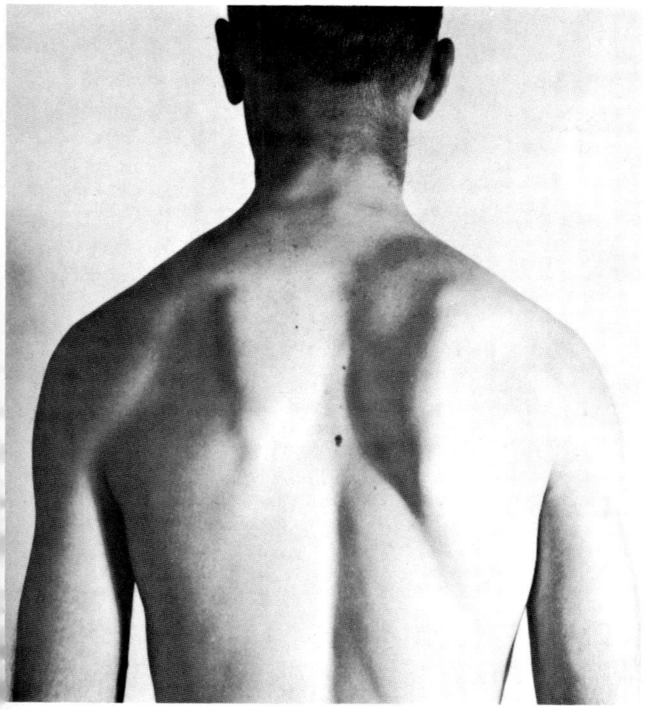

a

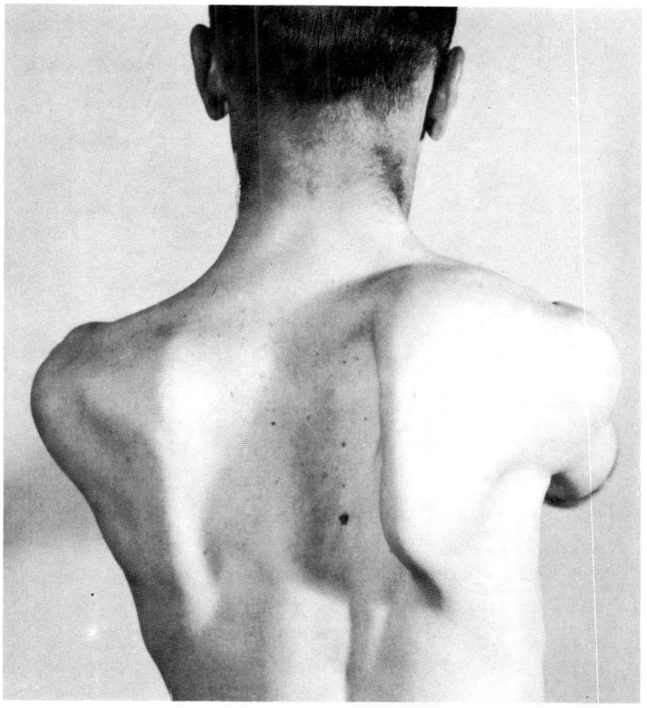

b

254a+b Schultergürtelneuritis: Lähmung des rechten M. serratus ant. 1 Monat nach Krankheitsbeginn. Akuter, 7 Tage andauernder Schmerz auf der Rückseite der Schulter. **a** Bei herabhängenden Armen besteht eine leichte Verlagerung der rechten Skapula zur Mittellinie. Eine Scapula alata tritt beim Anheben des rechten Armes nach vorne auf, verstärkt, wenn der Patient den Arm gegen eine Wand stützt. **b** Eine Trapeziuslähmung kann bei herabhängendem Arm ebenfalls eine leichte Scapula alata verursachen. Bei der Serratuslähmung ist der Angulus inf. der Skapula zur Mittellinie gekippt; bei der Trapeziuslähmung hat die Skapula die Tendenz nach unten und außen zu sinken

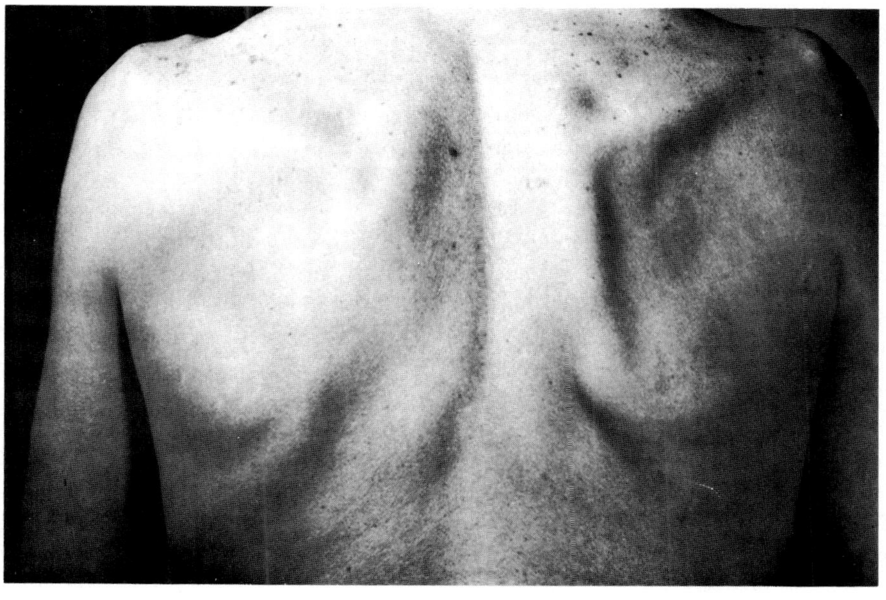

255 Schultergürtelneuritis; Lähmung von M. supraspinatus und M. infraspinatus rechts: 6 Monate zuvor heftiger, eine Woche anhaltender Schmerz auf der Rückseite der rechten Schulter. Verbleibende Schwäche bei bestimmten Schulterbewegungen, langsame Rückbildung. Beachte die Atrophie der rechtsseitigen Mm. spinati. Es bestand eine Schwäche zu Beginn der Abduktion in der rechten Schulter und bei Außenrotation. Neuritis des N. suprascapularis. Die vollständige Rückbildung dauerte 1 Jahr

interosseum, der Streckseite des Daumens und der proximalen zwei Phalangen des Zeige- und Mittelfingers. Trotz dieser ausgedehnten kutanen Verteilung ist die überlappende Versorgung durch die angrenzenden Nn. medianus und ulnaris so gut, daß bei Läsionen des N. radialis Sensibilitätsstörungen gewöhnlich nur in dem Gebiet zwischen den ersten beiden Metacarpalia nachgewiesen werden können.

Der Nerv kann bei Frakturen des Humerusschaftes

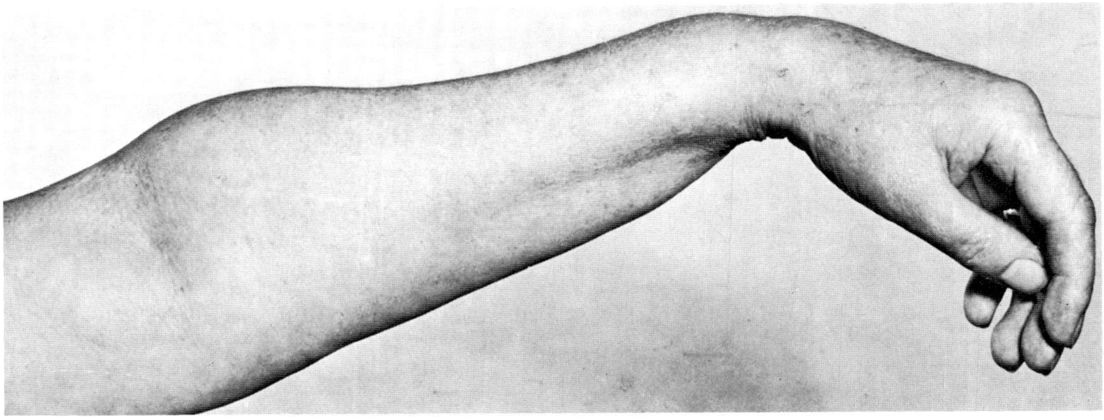

256 Radialislähmung; Lipom des linken Unterarmes mit Radialisdruckschädigung: 57jährige Frau. Seit 5 Jahren zunehmende Schwierigkeit beim Strecken der Finger der linken Hand – 4., 3., 5., 1. und 2., in dieser Reihenfolge. Seit 2 Jahren Schwäche beim Strecken des linken Handgelenks. Bemerkte erst beim Auftreten der initialen Beschwerden eine Schwellung auf der Streckseite des linken Unterarmes. Es bestand eine komplette Fallhand, jedoch keine nachweisbare Sensibilitätsstörung. Der entfernte Tumor erwies sich als ein Lipom, das den N. radialis überdehnt hatte

verletzt werden, er kann durch Kallusbildung komprimiert, von einer Staubinde oder Krücke, im Schlaf oder während der Anästhesie durch die scharfe Kante eines Stuhls, Bettes oder Operationstisches druckgeschädigt werden. Eine Läsion kann nach einer unsachgemäß verabreichten i. m. Injektion auftreten. Eine vorübergehende Lähmung kann Folge eines Schlages gegen die Rückseite des Oberarmes oder die Außenseite des Ellenbogens sein. Der N. radialis ist nicht der Kompression oder Engpaßbildung ausgesetzt, die eine solch häufige Ursache von Schmerzen und Mißempfindungen im Versorgungsgebiet des N. medianus und ulnaris darstellen. Es gibt Fälle, bei denen eine Neuritis des R. superficialis die Lokalisation des Schmerzes und der Mißempfindungen zu erklären scheint; sie kann eine Sehnenscheidenentzündung oder eine Arthritis des ersten Karpometakarpalgelenkes vortäuschen. Der tiefe Ast des N. radialis – der N. interosseus posterior – durchbohrt die Weichteile auf der Rückseite des Unterarmes und läuft an der Dorsalseite der Membrana interossea abwärts. Schmerzen mit dieser Lokalisation und Schwäche beim Abspreizen und Strecken des Daumens können Folge einer Läsion dieses Nerven sein. Die Bleivergiftung ist heute eine äußerst seltene Ursache der Fallhand. Wir haben noch keinen entsprechenden Fall gesehen.

Das Kardinalsymptom der Radialislähmung ist die *Fallhand*. Die Hand baumelt schlaff am Handgelenk, der Patient ist unfähig, das Handgelenk anzuheben oder die Finger zu strecken. Wenn das Handgelenk passiv dorsalflektiert wird, bleiben die Finger im Grundgelenk gebeugt; der Patient ist unfähig, sie in diesem Gelenk zu strecken. Er kann aber die Interphalangealgelenke strecken, da diese Bewegungen von den Mm. lumbricales und Ulnaris-innervierten Mm. interossei ausgeführt werden. Wenn der Patient mit der betroffenen Hand nach einem Gegenstand greift, schildert er, daß sein Griff schwach ist. Dies darf nicht fälschlicherweise als Hinweis auf eine Lähmung der langen Fingerbeuger angesehen werden. Der Griff ist schwach, weil die normalerweise damit verbundene Streckung des Handgelenks nicht stattfindet. Wenn das Handgelenk passiv dorsalflektiert wird, geht das Greifen leichter. Gelegentlich ist ein gewisses Maß an Streckung der Daumenendphalanx durch die Wirkung des Medianus-innervierten M. abductor pollicis brevis möglich. In solchen Fällen inseriert ein Streifen dieses Muskels an der Radialseite der Sehne des M. extensor pollicis longus. Abduktion und Adduktion der Finger können bei Vorliegen einer Fallhand scheinbar paretisch sein; diese Bewegungen sollten geprüft werden, wenn die Handfläche mit gestreckten Fingern flach einem Tisch aufliegt.

Die Streckung im Ellenbogengelenk ist aufgehoben und der Trizepsreflex fehlt bei einer Läsion in der Achselhöhle. In der Regel bleibt der M. triceps aber intakt. Die Lähmung des Brachioradialis kann nachgewiesen werden, wenn der Unterarm in Mittelstellung zwischen Pronation und Supination gegen Widerstand gebeugt wird. Die Supination ist unmöglich, wenn der Ellenbogen gestreckt wird; wenn der Ellenbogen gebeugt ist, läßt sich ein gewisses Maß an Supination durch Kontraktion des M. biceps erreichen.

In Fällen mit unklarer progredienter Radialislähmung ohne Sensibilitätsstörungen ist manchmal eine chirurgische Exploration und Inspektion des N. interosseus posterior notwendig. Kleine gutartige Geschwülste (Lipom, Fibrom oder Neurom) sind gelegentlich für die Beschwerden verantwortlich.

N. medianus (C 7, 8; D 1)

Der N. medianus wird durch die Vereinigung von Ästen aus dem lateralen und medialen Sekundärstrang des Armplexus gebildet. Er liegt am Oberarm in unmittelbarer Nachbarschaft der A. brachialis, so daß penetrierende Verletzungen häufig beide Strukturen schädigen. Es gibt keine Äste des N. medianus am Oberarm; fast alle wichtigen Äste entspringen hoch am Unterarm, direkt bevor der Nerv unter dem Pronator teres verschwindet. Er liegt tief unter den superfiziellen Unterarmmuskeln und nimmt eine etwas oberflächlichere Lage ein, sowie er sich der Hohlhand nähert, die er nach Passage unterhalb des Lig. carpi transversum betritt. Er versorgt die Pronatoren, die langen Beuger des Unterarmes (mit Ausnahme des ulnaren Handgelenksbeugers und der ulnaren Hälfte des M. flexor digit. profundus), die Muskeln des Daumenballens (Mm. abductor, opponens brevis und den äußeren Kopf des M. flexor pollicis brevis) sowie die Mm. lumbricales I und II. Die komplette Paralyse stellt eine erhebliche körperliche Behinderung dar, weil sie das Greifen lähmt, die Pronation schwächt und zusätzlich die zwei Endphalangen des Zeige- und Mittelfingers gefühllos macht. Darüber hinaus sind Teilläsionen des N. medianus meist schmerzhaft.

Im Zivilleben ist die häufigste Ursache der Medianuslähmung seine Durchtrennung am Handgelenk; gelegentlich wird der Nerv bei i. v. Injektionen in der Ellenbeuge geschädigt. Verletzungen am Handgelenk, wie Handgelenksfrakturen oder distale Radiusfrakturen, können den Nerv direkt oder nachfolgend in Mitleidenschaft ziehen. Der jedoch bei weitem häufigste Fall einer Medianusläsion ist das *Karpaltunnelsyndrom,* bei dem der Nerv dort komprimiert wird, wo er die Hohlhand betritt.

Bei kompletten Läsionen des Nerven weisen Hand und Unterarm ein charakteristisches Aussehen auf. Es bestehen eine Abflachung der Beugeseite des Unterarmes und Handgelenks, eine geringe Ulnardeviation, eine Abflachung des Daumenballens, ein spitzes Aussehen der betroffenen Finger mit Atrophie der Fingerbeere sowie vasomotorische und trophische Veränderungen im sensiblen Versorgungsgebiet. Die Haut des Zeige- und Mittelfingers ist trocken, glatt und gerötet, während die Nägel

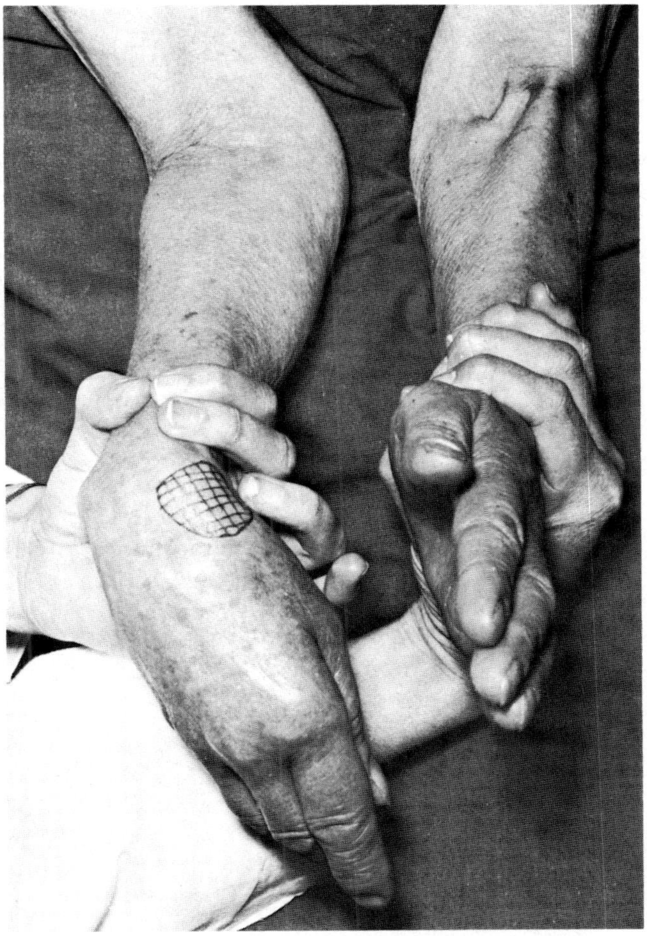

257 Akute Radialislähmung rechts: 66jährige Frau. 2 Wochen vorher, nachdem sie am Vortage mit einer großen Schere eine Hecke geschnitten hatte, entwickelte sie eine Fallhand mit Taubheitsgefühl auf dem Handrücken. Der M. triceps war intakt, der M. brachioradialis gelähmt, der rechte Radiusperiostreflex fehlte, es bestand ein kleiner hypästhetischer Bezirk, wie eingezeichnet. Kein Diabetes, langsame Rückbildung

matt und brüchig sind. Der gestreckte Daumen und Zeigefinger, die Abflachung des Daumenballens, mit dem Daumen in der gleichen Ebene wie die übrigen Finger, ergeben zusammen das Bild der Affenhand.

Beim Versuch der Pronation des Unterarmes rotiert der Patient meist den Oberarm im Schultergelenk nach innen. Wenn das Handgelenk gegen Widerstand gebeugt wird, weicht die Hand zur Ulnarseite ab und die Anspannung der Sehne des ulnaren Beugers kann beobachtet und getastet werden. Beim Versuch, die Faust zu ballen, beugen sich, wenn auch unvollständig, die 2 ulnaren Finger handeinwärts; der 3. Finger bewegt sich nur wenig, während Daumen und Zeigefinger schwer gelähmt sind. Die Beugung der Endphalangen des Daumens und Zeigefingers ist unmöglich. Die proximalen

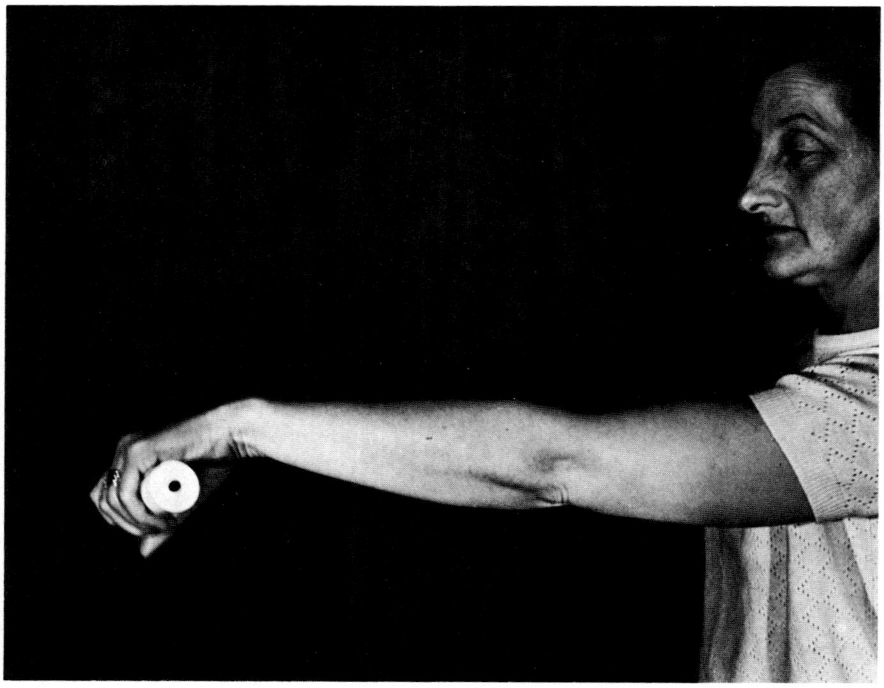

a

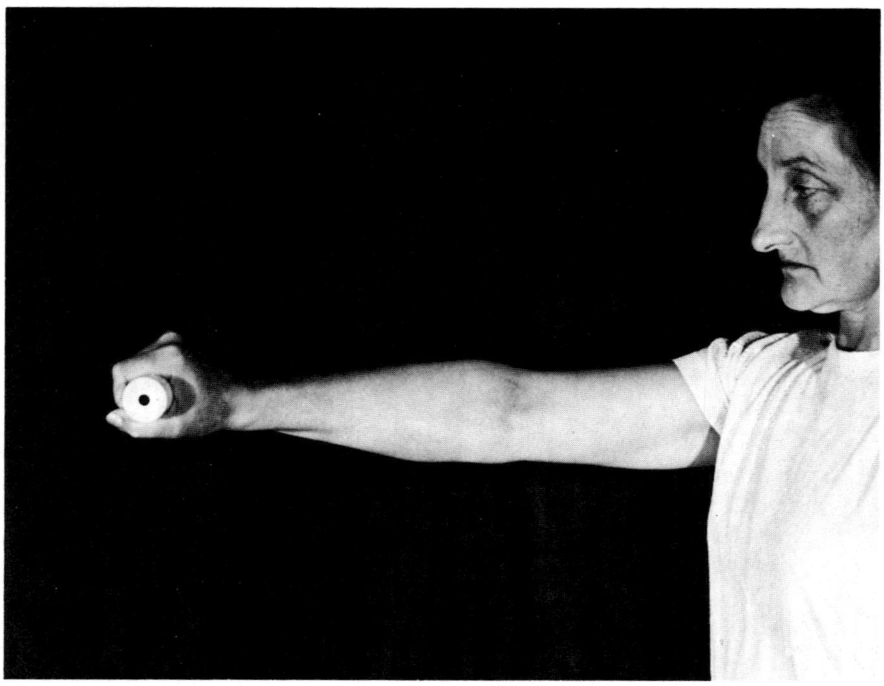

b

258 a + b Radialislähmung (idiopathisch): **a** Fallhand links mit Schwäche beim Greifen als Folge der fehlenden synergistischen Streckung des Handgelenks. **b** Beachte die Handgelenksstellung auf der gesunden Seite

Phalangen können durch die Kontraktion der Mm. interossei und lumbricales noch gebeugt werden. Die Opposition und Abduktion des Daumens sind beeinträchtigt. Der Daumen kann zwar adduziert werden, aber die Opposition von Daumen und Kleinfinger ist unmöglich. Der Daumen kann auch nicht rechtwinklig zur Handfläche abduziert werden. Das tatsächliche Ausmaß der Sensibilitätsstörung variiert, jedoch ist sie am Zeige- und Mittelfinger besonders deutlich ausgeprägt und hinderlich; an der Daumenendphalanx ist die Sensibilität gewöhnlich nicht vollständig aufgehoben. Der gemeinsame Effekt von Parese und Sensibilitätsstörung am Daumen und Zeigefinger behindert besonders stark.

Variationen der muskulären Innervation sind an

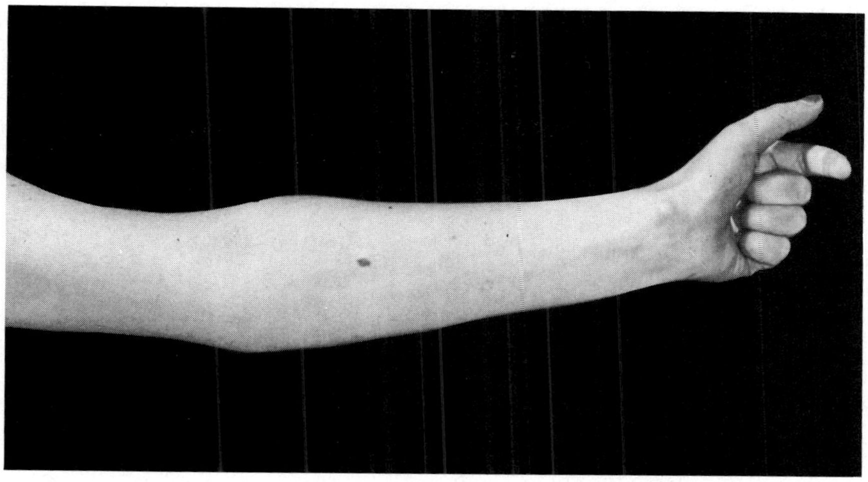

259 Medianuslähmung: 18jährige Frau. Beim Verlassen eines Kinos zusammen mit ihrem Freund bemerkte sie Parästhesien in der linken Hand und konnte ihre Finger beim Zuknöpfen des Mantels nicht gebrauchen. Keine Schmerzen. Leichte Besserung der Beweglichkeit des 3., 4. und 5. Fingers in den nächsten Tagen. Bei der Untersuchung am 7. Tag nach Krankheitsbeginn konnte sie ihren Daumen und Zeigefinger als Folge der Lähmung des M. flexor pollicis longus und und M. flexor digitorum prof. nicht beugen. Zusätzlich bestand eine Schwäche bei Abduktion und Opposition des Daumens. Verbleibende Sensibilitätsstörung auf der Volarseite des Daumens und Zeigefingers. Untersuchungen der Nervenleitgeschwindigkeit ergaben keine Besonderheiten unterhalb des Ellenbogens; der N. interosseus ant. war normal. Es bestand jedoch eine Unterbrechung der motorischen Leitung im N. medianus beim Austritt aus der Achselhöhle. Gute Rückbildung dieser Druckschädigung

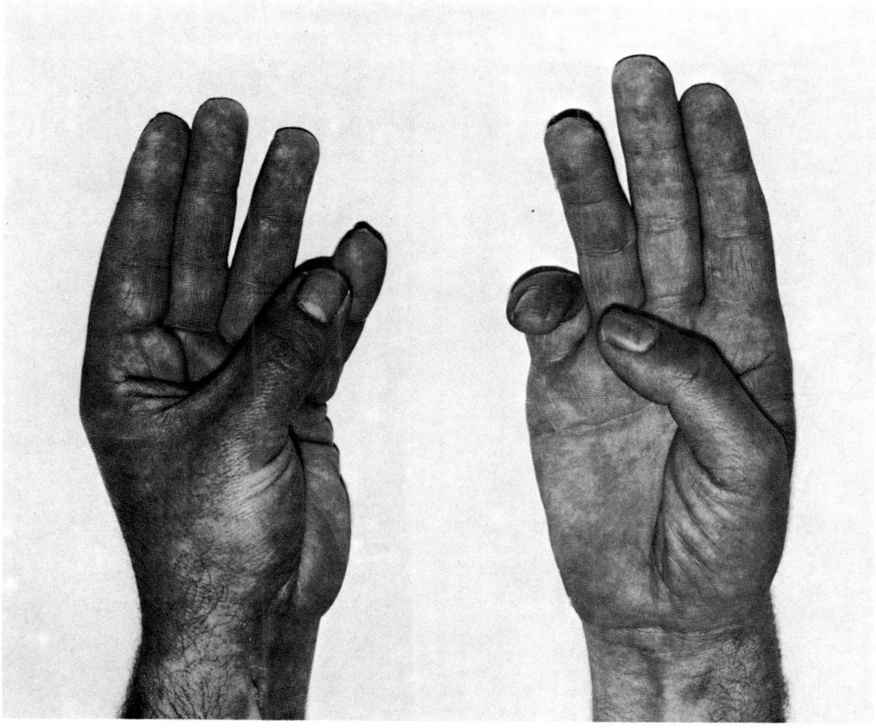

260 Medianuslähmung; Schwäche der Opposition des Daumens bei einer Läsion des rechten N. medianus: Bei einer Schwäche des M. opponens pollicis kann die Opposition des Daumens zum Mittel- oder Ringfinger erhalten sein, jedoch nicht zum Kleinfinger. Beachte den Unterschied zur intakten linken Hand und die Daumenballenatrophie rechts

der Hand besonders gut bekannt. Thenar- und Hypothenarmuskeln teilen sich die Versorgung durch den N. medianus und ulnaris in einer variablen Weise. Diese Varietäten erklären die scheinbare Unvollständigkeit bei Läsionen dieser Nerven, auch bei kompletter Durchtrennung. Im Falle der Medianuslähmung können viele der verlorengegangenen Bewegungen, mit Ausnahme der Beugung der Endphalanx des Zeigefingers und Bewegungen des Daumens, durch ulnarisinnervierte Muskeln ausgeführt werden. Sie sollten nicht fälschlicherweise als Symptome der Rückbildung betrachtet werden.

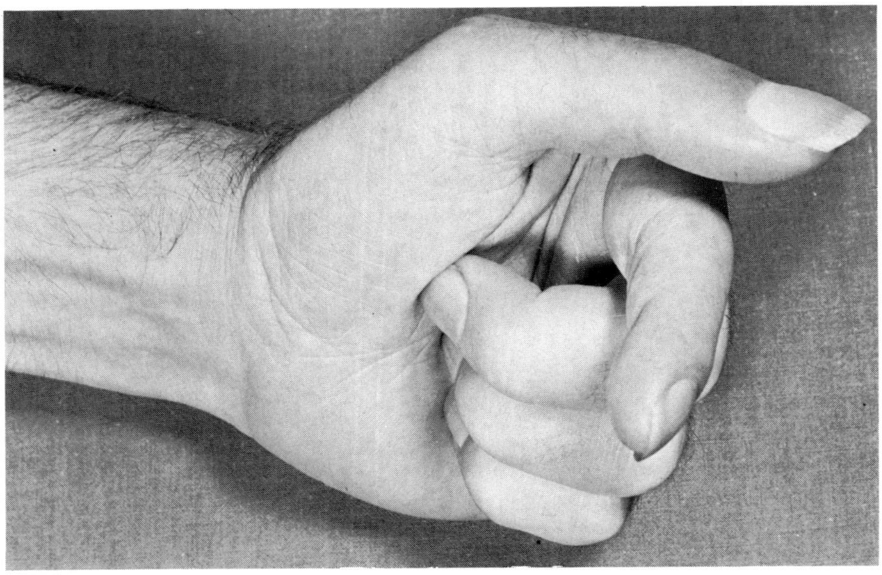

261 Lähmung des N. interosseus ant.: 3 Jahre vorher war der Patient gestürzt und hatte sich eine Kahnbeinfraktur links zugezogen. Nach dieser Verletzung war ein vollständiger Faustschluß nicht mehr möglich. Der Patient konnte die Endphalanx seines Daumens und Zeigefingers nicht beugen. Keine Sensibilitätsstörung. Diese Bewegungen erfolgen durch den M. flexor digitorum prof. und M. flexor pollicis longus. Der N. interosseus ant. verläßt den N. medianus in der Tiefe in Unterarmmitte, so daß die Handgelenksverletzung mit der Kahnbeinfraktur für die Nervenläsion nicht verantwortlich gemacht werden konnte. Wenn der N. medianus in Handgelenkshöhe verletzt wird, beschränkt sich die Lähmung auf die kleinen Handmuskeln

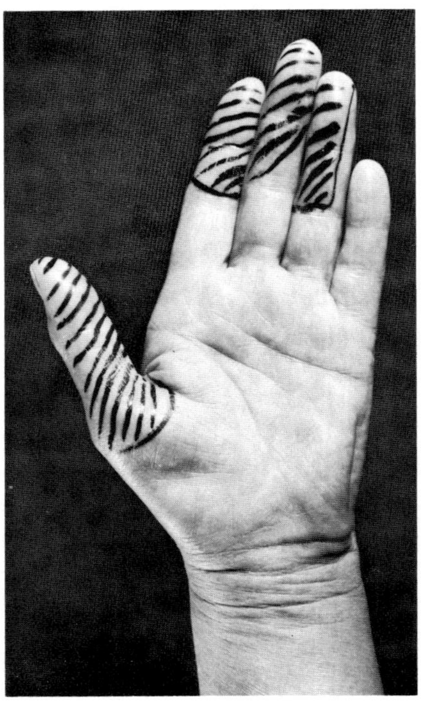

a

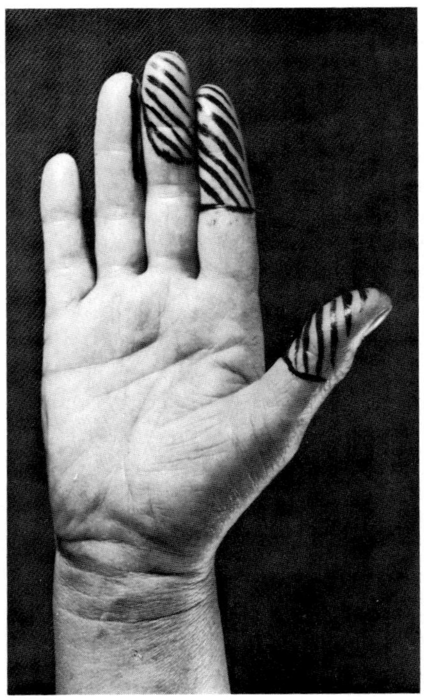

b

262 a + b Doppelseitiges Karpaltunnelsyndrom: Atrophie des linken Daumenballens und beidseits sensible Ausfälle im Medianusgebiet. In diesem Fall war die Sensibilitätsstörung ausgedehnter als üblicherweise

Karpaltunnelsyndrom

Es ist eine der häufigsten mit Schmerzen einhergehenden Erkrankungen der oberen Extremität und wird verursacht durch eine Kompression des N. medianus in seinem Tunnel unter dem Lig. carpi transversum. Letzteres ist ein derbes, relativ unelastisches Gebilde, das sich von der distalen Hautfalte am Handgelenk unterschiedlich weit in die Hohlhand hinein erstreckt. Der motorische Zweig zum M. opponens verläuft hakenförmig über den

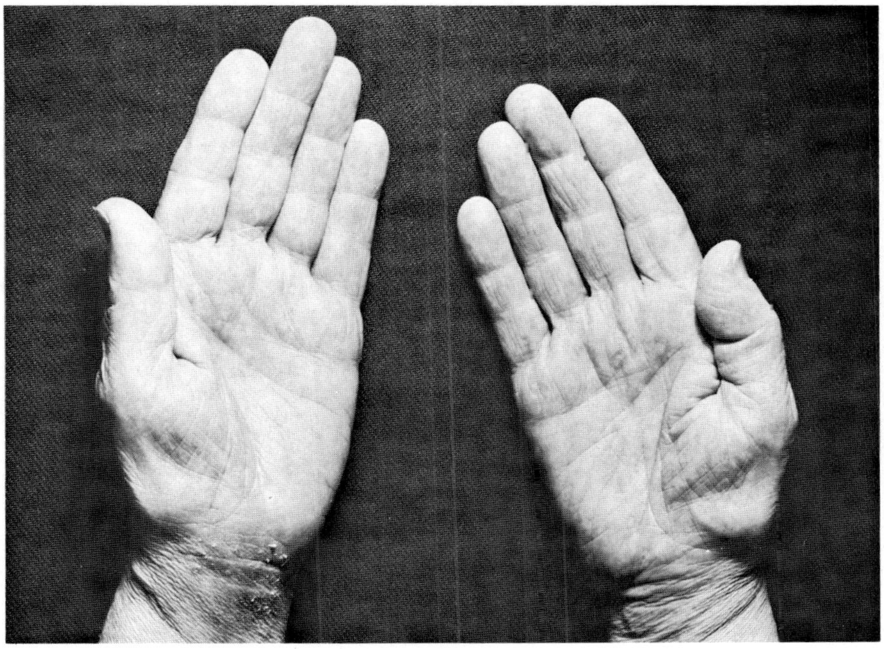

a

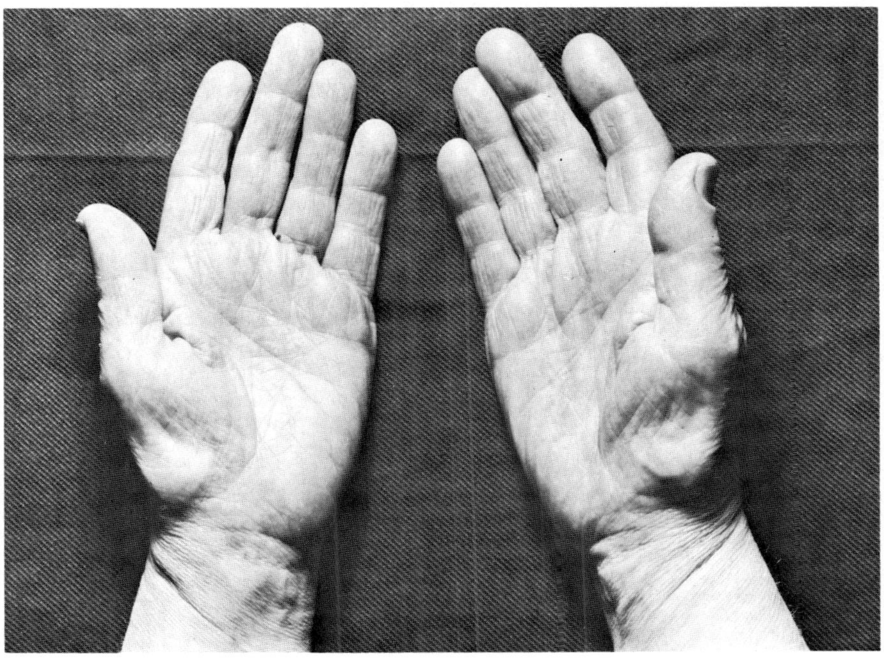

b

263 a + b Doppelseitiges Karpaltunnelsyndrom: **a** Einige Wochen nach chirurgischer Dekompression des Nerven auf der linken Seite; **b** 18 Monate nach der zweiten Operation auf der rechten Seite. Die Beschwerden der Patientin waren gebessert, jedoch bestand noch eine deutliche Daumenballenatrophie beidseits

distalen Rand des Bandes, um zu diesem proximal gelegenen Muskel zu gelangen, an dieser Stelle kann er eingeschnürt werden. Die Erkrankung wird gewöhnlich bei kräftigen Frauen im mittleren Lebensalter beobachtet, die mit derber Handarbeit beschäftigt sind; die Hausfrau mit einer großen Familie und nur wenigen modernen Küchengeräten, oder die Frau, die nebenbei in einer benachbarten Wäscherei oder Fabrik arbeitet. Es kann ebenfalls bei jungen Frauen vorkommen, die mit ungewohnten Aktivitäten in einem neuen Heim beschäftigt sind, oder während der ersten Schwangerschaft. Das Aussehen der Hand des weiblichen Patienten im mittleren Lebensalter zeigt oft deutliche Spuren der vielen Handarbeit, doch ist das Syndrom beim Mann so ungewöhnlich, daß andere Faktoren im Spiele sein müssen – vermutlich endokrine –, und in der Tat trifft man es manchmal beim Myxödem und bei der Akromegalie. Gelegentlich setzen die Beschwerden einige Zeit nach einem Sturz auf das

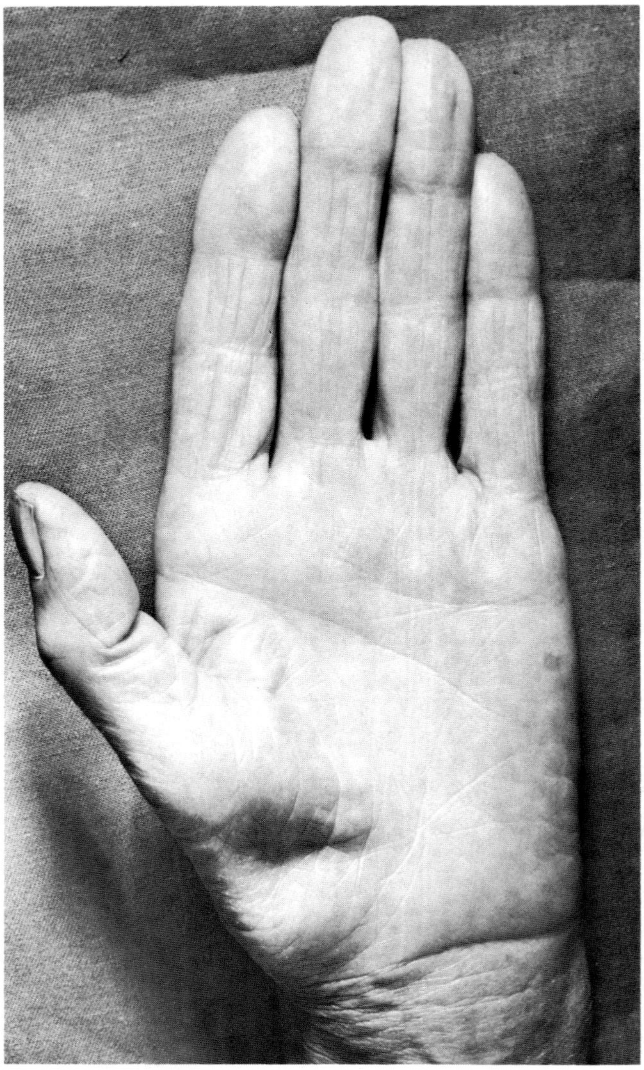

a

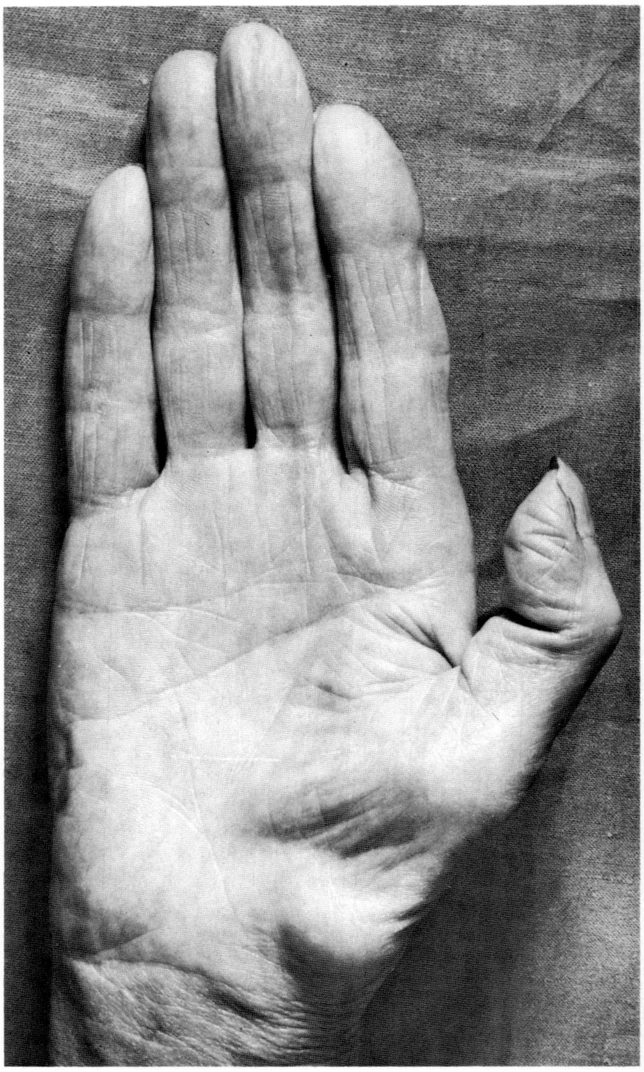

b

264 a+b Karpaltunnelsyndrom: Diese und die Abb. **262** und **263** wurden etwa vor 20 Jahren aufgenommen; heutzutage bekommt man infolge der frühzeitigen Diagnose dieses Syndroms eine Daumenballenatrophie meist nicht mehr zu Gesicht. Die Atrophie der Daumenballenmuskeln führt zu einer Vertiefung und Furche am lateralen und proximalen Ende des Ballens, sie ist Folge der Atrophie der Mm. opponens und abductor pollicis. Der Zweig des N. medianus zum M. opponens pollicis kann dort isoliert komprimiert werden, wo er über den Rand des Lig. carpi transversum verläuft und sich nach proximal wendet, um in den Opponensmuskel einzutreten

Handgelenk ein oder der Nerv kann durch rheumatische Gelenkveränderungen komprimiert werden, was die richtige Diagnosestellung oft verzögert.

Die Patientin klagt über Schmerzen, Taubheitsgefühl und Mißempfindungen in der Handfläche und an den Fingern der betroffenen Hand. Sie zeigt meist auf den Mittelfinger, kann aber ebenso über den Unterarm streichen, wenn sie ihre Beschwerden beschreibt. Diese sind nachts besonders lästig und verhindern oft den Schlaf oder stören ihn während der ganzen Nacht; die Patientin kann die Hand unter der Bettdecke hervorziehen, sie aus dem Bett hängen lassen, sie hochheben, sie reiben, oder sie kann gezwungen sein, sich aufzusetzen und sogar im Schlafzimmer herumzugehen, schüttelnd und reibend, um „wieder Leben in die Hand zu bringen". Morgens fühlen sich die Finger geschwollen und ungeschickt an, sie hat Schwierigkeiten beim Hantieren mit Gegenständen auf ihrer Frisierkommode, beim Anziehen und beim Vorbereiten des Frühstücks. Wenn die Kinder zur Schule gegangen sind, lassen die Beschwerden nach. Nach einer gewissen Zeit stellt sie fest, daß die Kuppen des Daumens sowie des Zeige- und Mittelfingers taub werden und Ungeschicklichkeit verursachen.

Schmerzen und Kribbelparästhesien kommen und gehen im Laufe des Tages, während sie ihre Arbeit versieht, und gewöhnlich stellt sie fest, daß ein Ruhetag, ein Urlaub oder eine leichte Erkrankung, die ihr Bettruhe aufnötigt, ihre nächtlichen Beschwerden bessern. Sie mag Samstag und Sonntag nachts nach einer Phase relativer Erholung gut schlafen, wird jedoch, wenn der Montag Waschtag ist, unweigerlich in dieser Nacht wieder geplagt. Wenn sie aus irgendeinem Grunde in ein Krankenhaus eingewiesen wird oder dort auf eine anstehende Operation warten muß, lassen die Beschwerden meist nach.

In Frühfällen können pathologische körperliche Befunde fehlen, meist jedoch läßt sich eine gewisse Beeinträchtigung der Sensibilität an den betroffenen Fingern nachweisen. Druckschmerz bei Kompression des Nerven am Handgelenk und eine Atrophie des Daumenballens sind relativ selten. Wenn die Vorgeschichte typisch ist, sollte das Fehlen körperlicher Symptome einen nicht davon abhalten, die chirurgische Dekompression des Karpaltunnels zu empfehlen. Therapieversager sind jetzt selten, und die vor 20 Jahren gemachte Entdeckung, daß eine Kompression des Nerven für die nächtlichen Schmerzen und Mißempfindungen bei Frauen im mittleren Lebensalter verantwortlich ist, hat vielen Hilfe gebracht. Sie ist die Erklärung dafür gewesen, warum an den Syndromen der oberen Thoraxapertur vieles unklar war, und die Zahl der Operationen an der zuletzt genannten Stelle ist stark gesunken.

N. ulnaris (C 7, 8)

Dieser Nerv ist die Fortsetzung des medialen Sekundärstranges des Plexus brachialis. Am Oberarm befindet er sich in enger Nachbarschaft zur A. brachialis und zum N. medianus zwischen M. biceps und triceps. Jenseits der Mitte des Oberarmes läuft er nach hinten durch das Septum intermusculare mediale und erreicht eine Vertiefung hinter dem medialen Epikondylus. Er gelangt zwischen dem humeralen und ulnaren Kopf des M. flexor carpi ulnaris zum Unterarm und verläuft hier zwischen diesem Muskel und dem M. flexor digitorum profundus. Er wird normalerweise durch eine fibröse Verbreiterung des Ursprungs des M. flexor communis im Sulkus am Olekranon festgehalten. Am Handgelenk betritt der Nerv, bedeckt durch die verstärkte Oberflächenfaszie, die Hand zwischen Os pisiforme und Hamulus ossis hamatis und teilt sich in einen tiefen und oberflächlichen Ast.

Der N. ulnaris hat am Oberarm keine wichtigen Äste. Am Unterarm versorgt er den ulnaren Handgelenksbeuger, die ulnare Hälfte des tiefen Fingerbeugers, die Muskeln des Kleinfingerballens (Mm. abductor, opponens und flexor brevis), die Mm. interossei, die Mm. lumbricales III und IV und am Daumen den M. adductor pollicis sowie den inneren Kopf des M. flexor brevis. Der oberflächliche Endast versorgt auch den M. palmaris brevis; die Kompression des N. ulnaris mit dem Finger gegen das Os pisiforme führt zu einer sichtbaren Faltenbildung an der Ulnarseite der Handfläche infolge Kontraktion des M. palmaris brevis. Das sensible Versorgungsgebiet des N. ulnaris umfaßt die ulnare Handkante, den 5. Finger und die innere Hälfte des 4. Fingers.

Der Nerv kann an jeder Stelle seines Verlaufes durch offene Verletzungen geschädigt werden, durch Frakturen und Luxationen am Handgelenk und Ellenbogen sowie als eine Spätfolge nach Verletzung durch Kallus- und Narbenbildung an diesen Stellen oder durch eine Gelenkerkrankung.

Bei kompletter Lähmung infolge einer Läsion am oder oberhalb des Ellbogens bewirkt die Paralyse des ulnaren Handgelenksbeugers eine Deviation zur Radialseite, wenn das Handgelenk gegen Widerstand gebeugt wird; die Palpation kann überhaupt keine Anspannung der Sehne des M. flexor carpi ulnaris aufdecken. Der Griff ist kraftlos, ebenso ist die Beugung des 5. Fingers in den Interphalangealgelenken aufgehoben, während die des 4. Fingers paretisch ist. Die Paralyse der Muskeln des Kleinfingerballens macht seitliche Bewegungen des 5. Fingers unmöglich und beeinträchtigt die Beugung dieses Fingers im Grundgelenk. Die Paralyse der Mm. interossei hebt die Abduktion und Adduktion der Finger auf. Bewegungen des Daumens sind als eine Folge der Paralyse der Mm. adductor und flexor brevis ebenfalls beeinträchtigt. Diese Parese läßt sich mit dem Test nachweisen, der als das „Signe de journal“ von FROMENT bekannt ist; der Patient wird aufgefordert, ein Blatt Papier zwischen Daumen und Zeigefinger festzuhalten, während der Untersucher versucht, es wegzuziehen. Der Kranke versucht, das Papier festzuhalten, indem er seinen Daumen im Endgelenk beugt.

Die betroffene Hand zeigt ein charakteristisches Aussehen; der Kleinfingerballen ist abgeflacht und die ulnare Kontur der Handfläche aufgehoben. Bei Leuten, die mit den Händen arbeiten und eine derbe Haut haben, kann diese Kontur noch einige Zeit erhalten sein, jedoch sollte die Palpation „den leeren Beutel“ aufdecken. Es kommt zu einer Aushöhlung der Handfläche, zum Einsinken der Intermetacarpalia auf dem Handrücken und zur Kral-

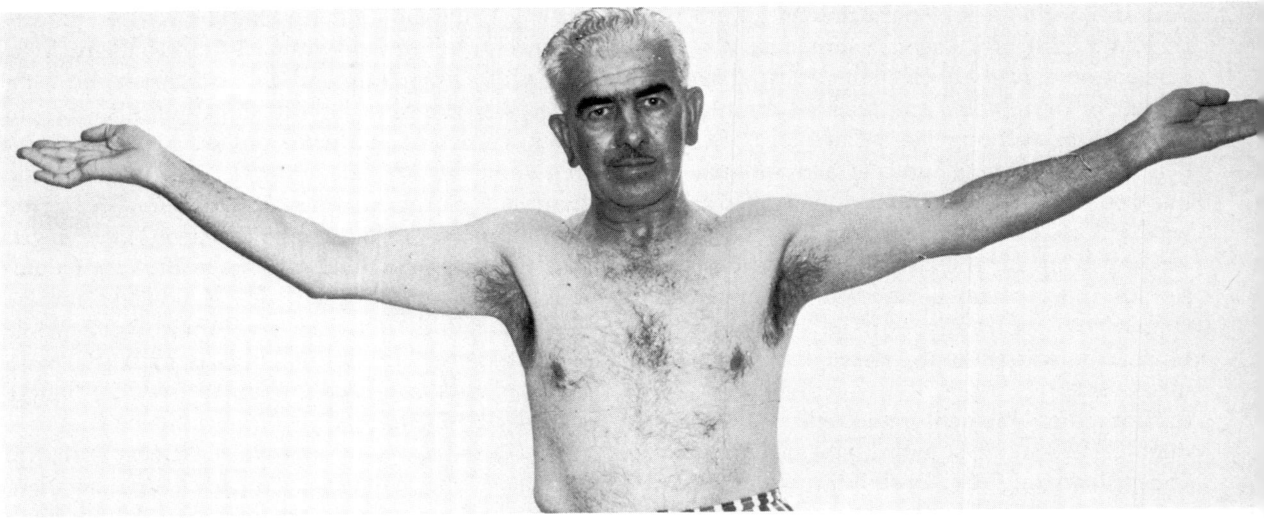

a

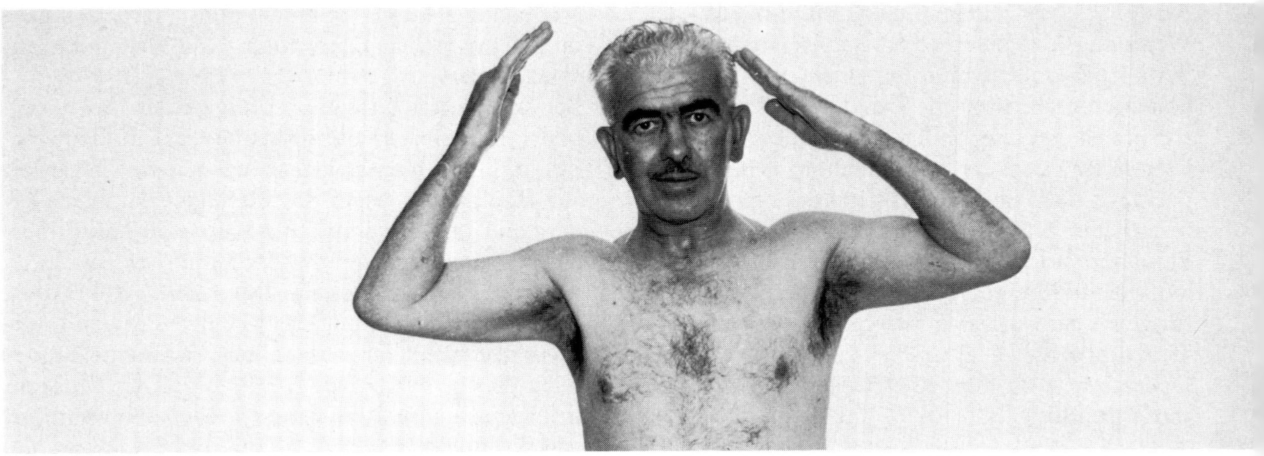

b

265 a+b Ulnarislähmung; chronische Ellbogengelenkarthrose: Die Einschränkung des vollen Bewegungsumfangs im rechten Ellbogengelenk läßt sich erkennen; die Aufnahmen wurden gemacht, um das Ausmaß von Beugung und Streckung auf beiden Seiten zu verdeutlichen. Dies ist die häufigste Ursache einer chronischen Ulnarisläsion. In vielen Fällen hat der Patient gar nichts Besonderes am Ellenbogen festgestellt. Erst ein trivialer Schlag kann wegen der übermäßigen Empfindlichkeit und ausstrahlender Schmerzen und Mißempfindungen seine Aufmerksamkeit darauf lenken. Bei der primär chronischen Polyarthritis kann der Nerv durch ein verdicktes Lig. arcuatum zwischen den zwei Köpfen des M. flexor carpi ulnaris komprimiert werden. Aber in der Regel ist der Ellenbogen der Sitz der Arthrose

lenstellung der Finger. Diese Deformierung ist Folge der Lähmung der Mm. interossei und der beiden ulnaren Mm. lumbricales. Ihr Zusammenwirken beugt die Finger in den Grundgelenken bei gestreckten Endgelenken. Wenn diese Muskeln gelähmt sind, führt die ungebremste Aktion der langen Fingerbeuger und -strecker zur entgegengesetzten Stellung – Hyperextension in den Grundgelenken und Beugung der Endgelenke. Da die zwei radialen Mm. lumbricales vom N. medianus versorgt werden, ist die Krallenstellung nur an den ulnaren Fingern zu beobachten, die auch eine leichte Abduktionsstellung einnehmen.

Außer der typischen Anordnung der kutanen Anästhesie an der ulnaren Handkante, dem 5. Finger und der inneren Hälfte des 4. Fingers besteht ein Verlust des Vibrations- und Lageempfindens am 5. Finger.

Im Zivilleben ist der häufigste Typ der Ulnarislähmung Folge einer Kompression und Irritation des Nerven im Sulcus ulnaris am Ellbogen. Der Nerv kann durch alles geschädigt werden, was die Winkelverhältnisse am Ellbogen ändert. Das Bewegungsausmaß ist bei Frauen normalerweise größer als bei Männern, und bei einem Cubitus valgus als Folge einer alten Verletzung oder einer Wachs-

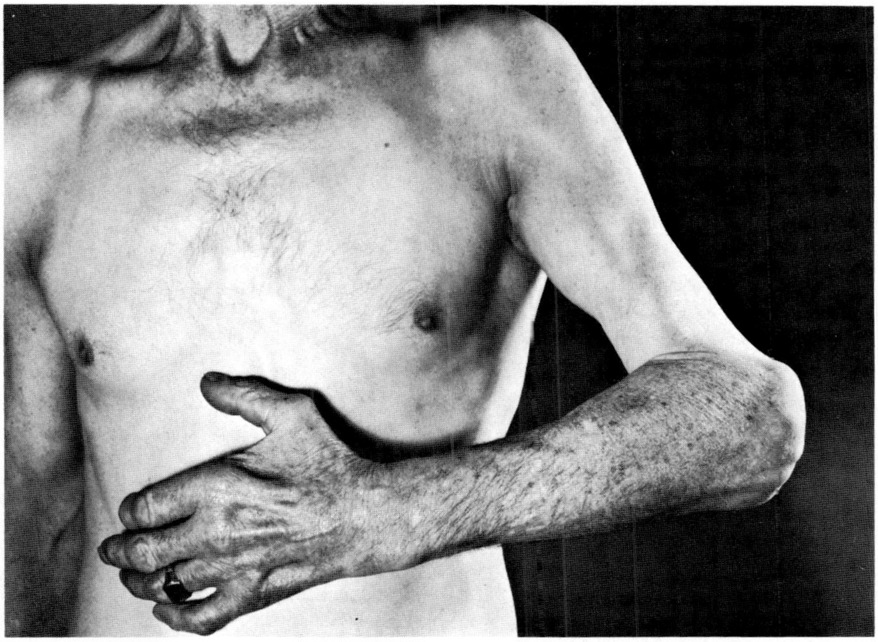

266 Ulnarislähmung: Schwere Arthrose des linken Ellbogengelenkes mit Atrophie der Mm. interossei infolge Ulnarisschädigung. Beachte die flektierte und abduzierte Haltung des 5. Fingers

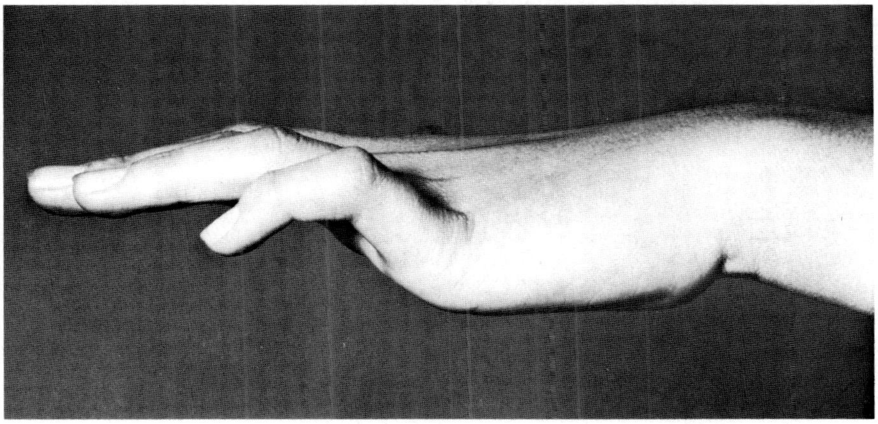

267 Ulnarislähmung: Paralyse des tiefen palmaren Astes des linken N. ulnaris bei einer Amateurradfahrerin nach einem langen Rennen. Beim Erwachen am nächsten Morgen stellte sie fest, daß sie den 4. und 5. Finger nur noch gering bewegen konnte. Es lag eine Sensibilitätsstörung im Ulnarisgebiet vor, die Funktion der Hypothenarmuskeln war praktisch normal, allerdings bestand eine komplette Lähmung der Mm. adductor digiti V, interossei und lumbricales III und IV. Die Abb. zeigt die Krallenstellung des 4. und 5. Fingers mit Hyperextension im Grundgelenk, Beugung der Interphalangealgelenke und Abduktion des 5. Fingers. Diese Haltung wird trotz Lähmung aller Mm. interossei nur an den ulnaren Fingern sichtbar, weil die radialen Mm. lumbricales, die vom N. medianus versorgt werden, nicht beteiligt sind. Die Antagonisten der langen Fingerextensoren sind ausgefallen, was zu einer Überstreckung in den Grundgelenken führt. In ähnlicher Weise verursacht die ungebremste Aktion der langen Fingerbeuger eine Flexion in den Interphalangealgelenken. In diesem Fall wurde die Aufnahme 48 h nach Einsetzen der Symptome gemacht. Es kam zu einer vollständigen Rückbildung im Laufe von 4 oder 5 Wochen

tumsstörung kann dies zu einer Überdehnung und Irritation des N. ulnaris an der Stelle führen, an der er zum Unterarm übertritt. Eine dauernde Irritation über Jahre verursacht eine *Ulnarisspätlähmung*. In anderen Fällen gestattet ein zu flacher Sulcus ulnaris bei Beuge- und Streckbewegungen des Ellbogens abnorme Beweglichkeit und Luxation des Nerven aus dem Sulkus. Diese Abnormitäten am Ellenbogen sind häufig doppelseitig, ohne daß eine Schädigung des N. ulnaris einzutreten und beidseits in gleicher Weise fortzuschreiten braucht. Es ist überraschend, wie schmerzlos die Arthrose des Ellenbogens sein kann. Das Gelenk kann verdickt und aufgetrieben und das Ausmaß der Beugung und Streckung beträchtlich reduziert sein, ohne daß der Patient viel Notiz davon genommen

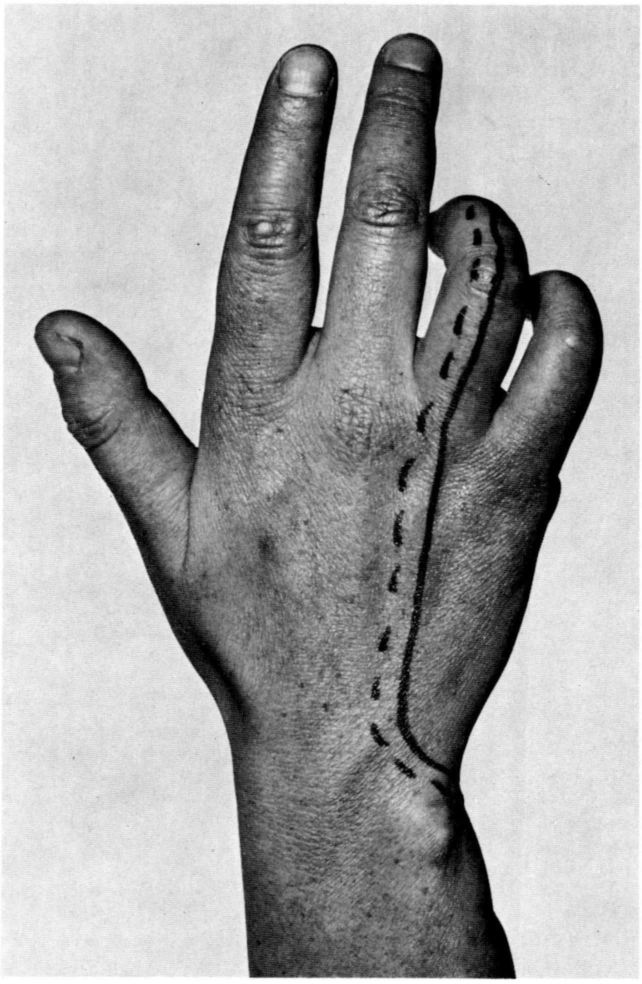

a

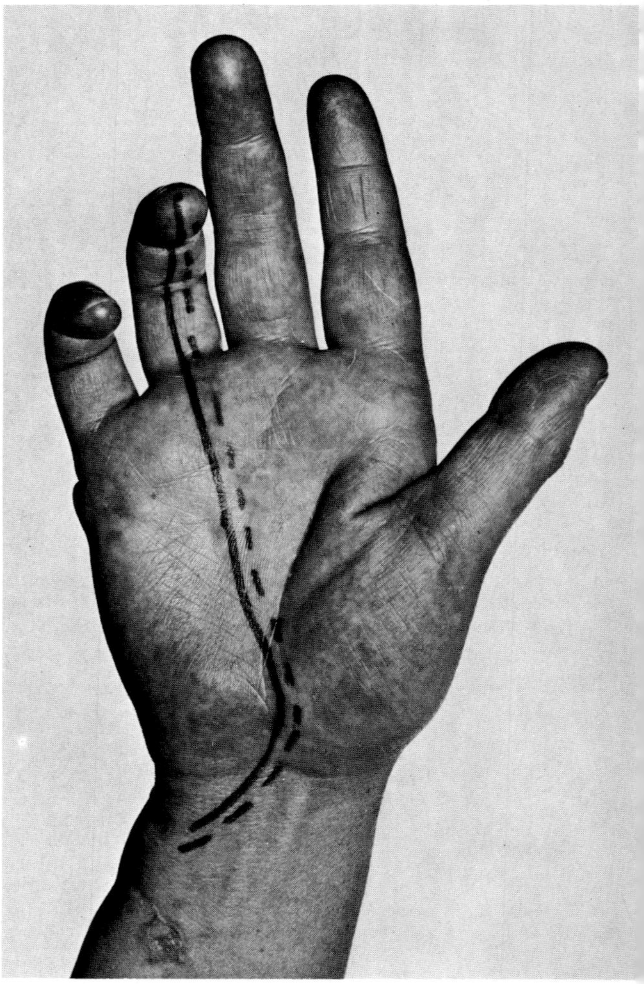

b

268 a+b Das Areal der Sensibilitätsstörung bei einer Ulnarisläsion durch eine Verletzung am Handgelenk. Analgesie (durchgezogene Linie); Anästhesie (unterbrochene Linie). Der Nerv war durchtrennt

hat. Er ist meist überrascht, wenn er erfährt, daß die Muskelatrophie, Schwäche und Pelzigkeit seiner Hand die Folge einer schon lange bestehenden Ellbogengelenksarthrose sind. Sensible Beschwerden gehen den motorischen meist voraus: Schmerzen und Mißempfindungen im Ulnarisgebiet, verstärkt durch Bewegungen des Ellenbogens oder durch Druck auf den Ellenbogen während des Schlafs, und Beschwerden, wenn der Ellenbogen auf einer harten Unterlage ruht. So kann der Beruf des Patienten die Umstände bestimmen, unter denen diese Beschwerden auftreten – beim Angestellten an seinem Bürotisch, bei der Sekretärin am Telefon, wo sie ihre gebeugten Ellenbogen auf dem Tisch abstützt, oder beim Zimmermann, Maurer, Maler und Dekorateur, wenn sie den Ellenbogen dauernd beugen und strecken. In vielen Fällen sind die Beschwerden und sensiblen Störungen allerdings nur leicht und der Patient sucht erst den Arzt auf, wenn er eine Schwäche oder eine Muskelatrophie bemerkt. Überdies kann die Muskelatrophie schon sehr ausgeprägt sein, ehe sie auffällt, so daß der Patient glaubt, sie sei gerade erst entstanden. Oft besteht eine umschriebene Druckempfindlichkeit über dem Nerven am Ellenbogen mit in die beiden ulnaren Finger ausstrahlenden Mißempfindungen (Tinel-Zeichen) auf Berührung. In einigen Fällen läßt sich eine abnorme Beweglichkeit und Verdickung des Nerven im Sulcus ulnaris feststellen.

Eine Ulnarislähmung am Ellenbogen kann allerdings auch bei nur geringen lokalen Beschwerden oder Symptomen entstehen und muß dann von Läsionen unterschieden werden, die das Rückenmark, die 8. Zervikal- oder 1. Thorakalwurzel oder den Plexus brachialis beteiligen. Bei der Syringomyelie kann eine Atrophie der kleinen Handmuskeln vorliegen, die eine Ulnarisparese vor-

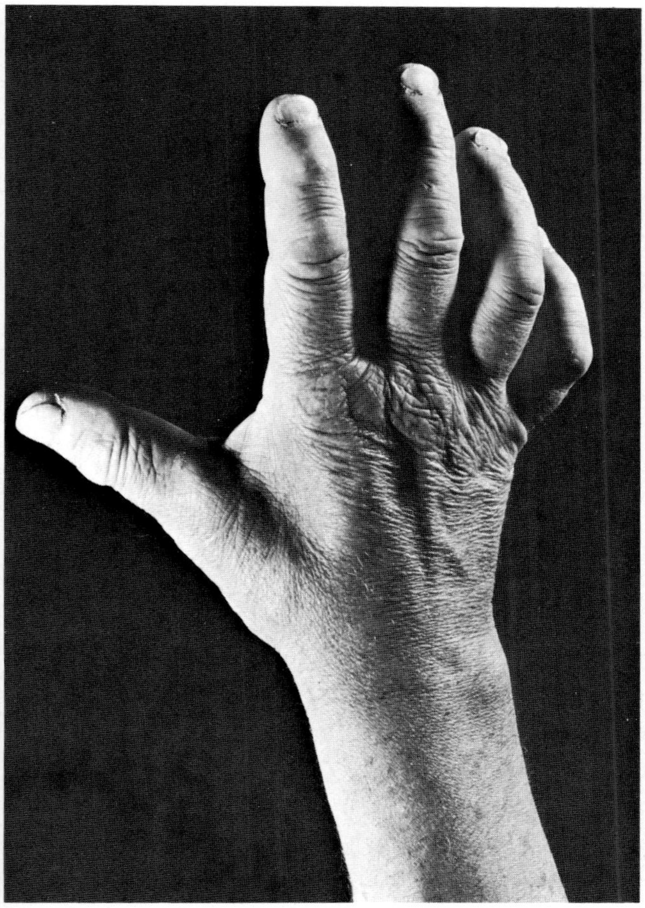

a

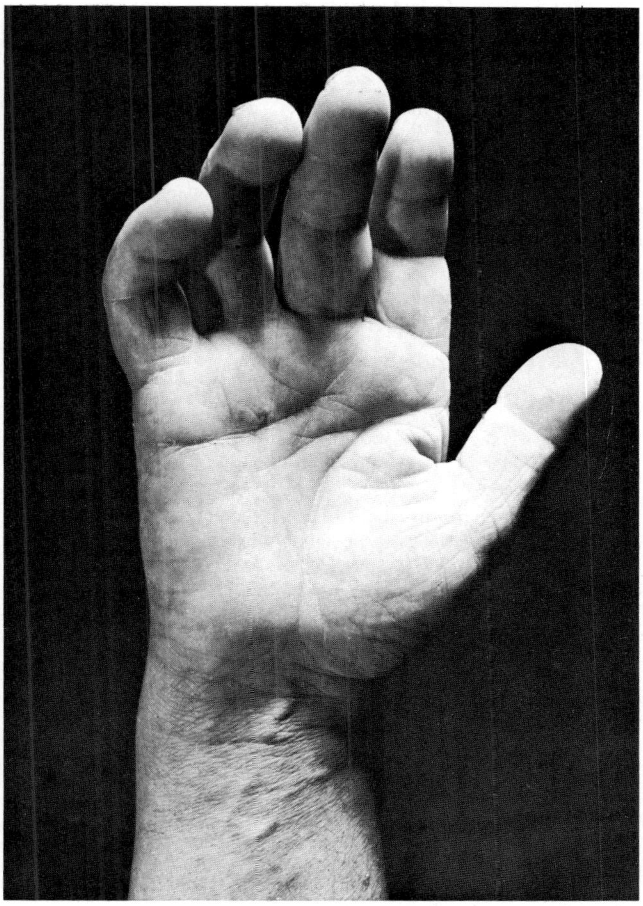

b

269 a+b Ulnarislähmung rechts in Höhe des Ellenbogens, die zeigt, daß keine Abflachung des Kleinfingerballens zu erkennen ist, obwohl offensichtlich eine Atrophie der dorsalen Mm. interossei mit abnormer Stellung des 4. und 5. Fingers vorliegt. Gleichwohl ergab die Palpation der ulnaren Handfläche eine Atrophie der darunterliegenden Muskeln. Es war, als ob man eine leere Ledergeldbörse anfaßt. Bei Handwerkern mit derber Haut kann die Kontur der ulnaren Handkante trotz Atrophie der Hypothenarmuskeln noch eine Zeitlang erhalten sein. Wenn die Beteiligung des Kleinfingerballens unerkannt bleibt, kann eine andere Ursache, z. B. eine Vorderhornerkrankung, vermutet werden

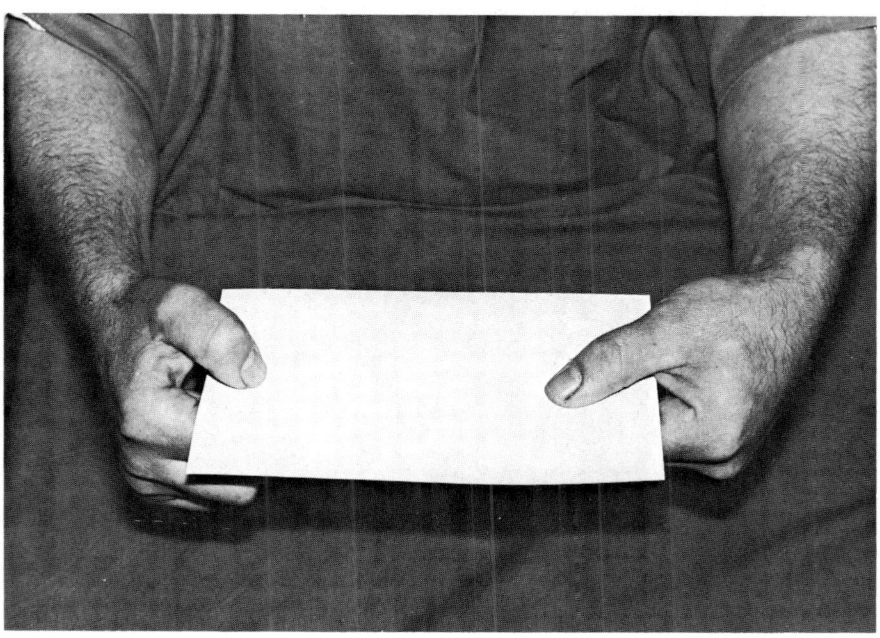

270 Froment-„Daumenzeichen" bei einer Ulnarisparese rechts. Die Schwäche der Mm. adductor pollicis und flexor pollicis brevis erschwert das Greifen mit Daumen und Zeigefinger. Wenn der Patient am Papier zieht, muß er den betroffenen Daumen beugen. *Froment,* Professor für Neurologie in Lyon, beschrieb dieses Zeichen 1915. Er nannte es das „Daumenzeichen"; es wird oft auch „Journalzeichen" genannt

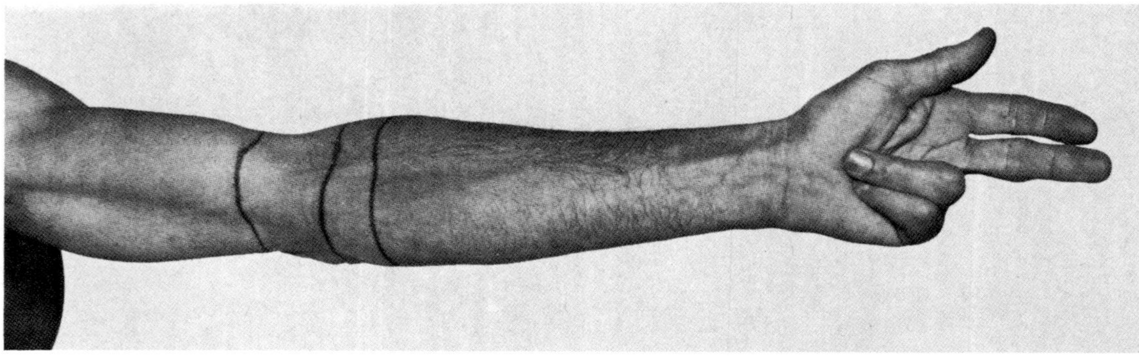

271 Hysterische Kontraktur des 4. und 5. Fingers bei leichter Ulnarisläsion am Handgelenk im Verlauf einer i. v. Infusion. Arm und Hand waren schmerzhaft und geschwollen, innerhalb von 3 Tagen entwickelte der Patient eine Fehlhaltung mit fixierter Beugung der ulnaren Finger. Die einzigen Hinweise auf eine Ulnarisläsion wurden bei der Messung der Nervenleitgeschwindigkeit festgestellt. Klinisch bestanden grobe Symptome einer motorischen und sensiblen hysterischen Lähmung. Die am Ellenbogen eingezeichneten Linien deuten auf die oberen Grenzen der Anästhesie bei wiederholter Prüfung im Laufe einer Untersuchung

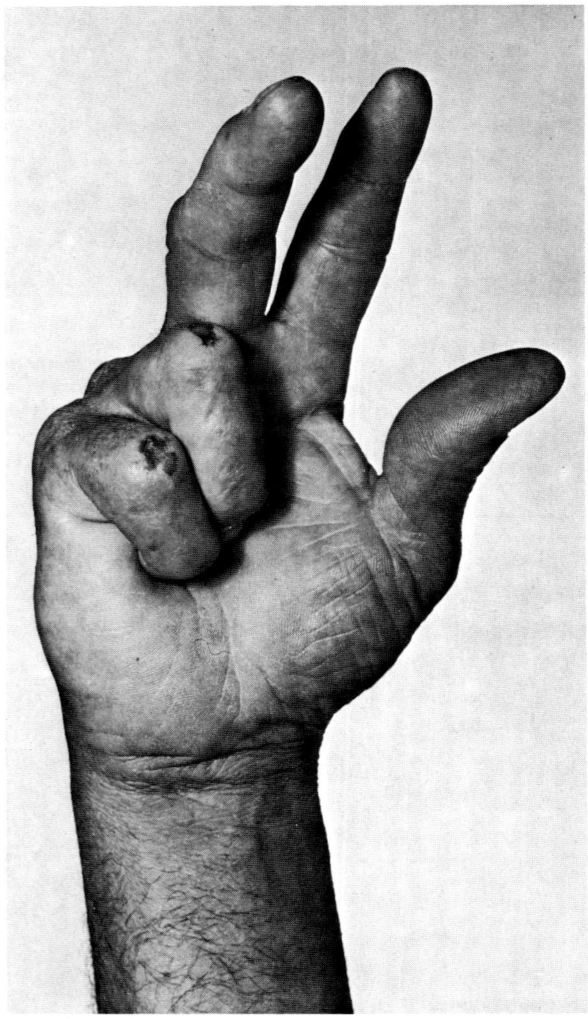

272 Hysterische Kontraktur des 4. und 5. Fingers der rechten Hand nach einem Sturz auf den rechten Ellenbogen. Die Aufnahme wurde 2 Jahre nach der Verletzung gemacht. Die Hautabschürfungen an den Knöcheln waren nicht Folge einer Anästhesie; „Unfallneurose"

täuscht, jedoch besteht in aller Regel auch eine dissoziierte Sensibilitätsstörung, die sich über das Ulnarisgebiet hinaus erstreckt, ein Verlust der Armeigenreflexe und vielleicht ein Horner-Syndrom. Eine Läsion der 8. Zervikalwurzel wird zu Paresen der kleinen Handmuskeln führen, allerdings wird die Sensibilitätsstörung auch die Radialseite des 4. Fingers beteiligen; außerdem kann ein Horner-Syndrom vorliegen. Bei einer Halsrippe können die Parästhesien zur Ulnar- oder Radialseite der Hand und Finger ausstrahlen, allerdings pflegt die Atrophie zuerst in den Handmuskeln aufzutreten, die vom N. medianus versorgt werden. Objektive Sensibilitätsstörungen sind meist leicht oder fehlen und haben nicht den charakteristischen peripheren Verteilungstyp.

Weniger häufig werden der N. ulnaris oder seine Endäste am Handgelenk oder in der Hohlhand verletzt oder komprimiert. Der R. superficialis des Nerven, der sensible Fasern führt und den M. palmaris brevis innerviert, verläßt den N. ulnaris im distalen Abschnitt des Unterarms. Bei einer Ulnarislähmung mit intakter Sensibilität muß die Läsion distal vom Abgang des R. superficialis sein. Wenn alle Ulnaris-innervierten Muskeln gelähmt sind, liegt die Läsion in dem kurzen Teilstück zwischen dem Abgang des oberflächlichen sensiblen Astes und der Stelle, an der sich der tiefe Ast zur Versorgung der Einzelmuskeln aufteilt. Dieses kurze Stück des Nerven verläuft an der Außenseite des Os pisiforme und unter dem Hamulus ossis hamatis, um die tieferen Strukturen der Hohlhand zu erreichen. Eine Druckschädigung des tiefen palmaren Nervenastes kommt bei Personen vor, die in ihrem Beruf mechanischen Belastungen der Ulnarseite der Handwurzel ausgesetzt sind. Dabei kann

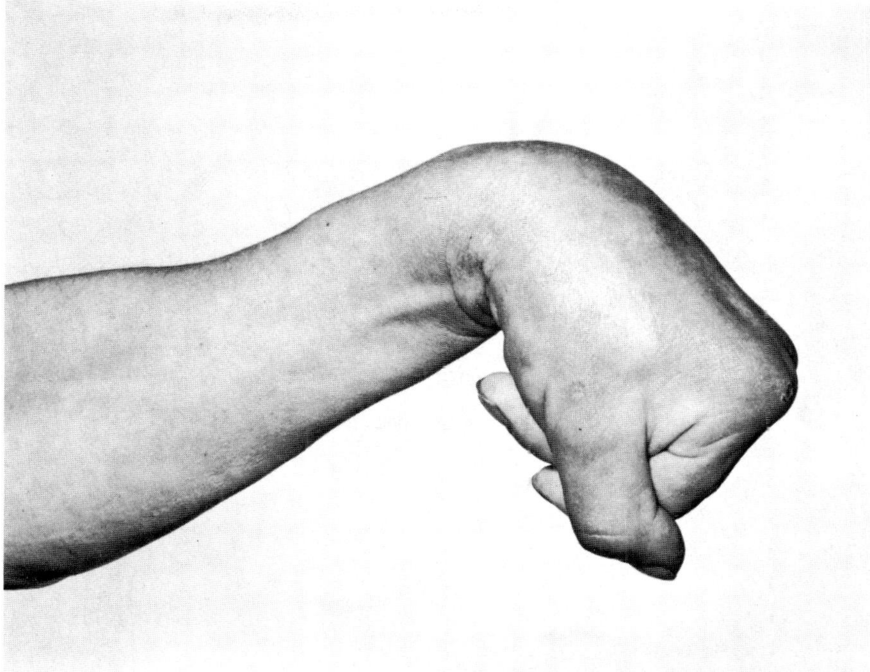

273 Hysterische Kontraktur der linken Hand bei einem jungen Mann nach einer leichten elektrischen Verbrennung der Hohlhand 3 Jahre vorher

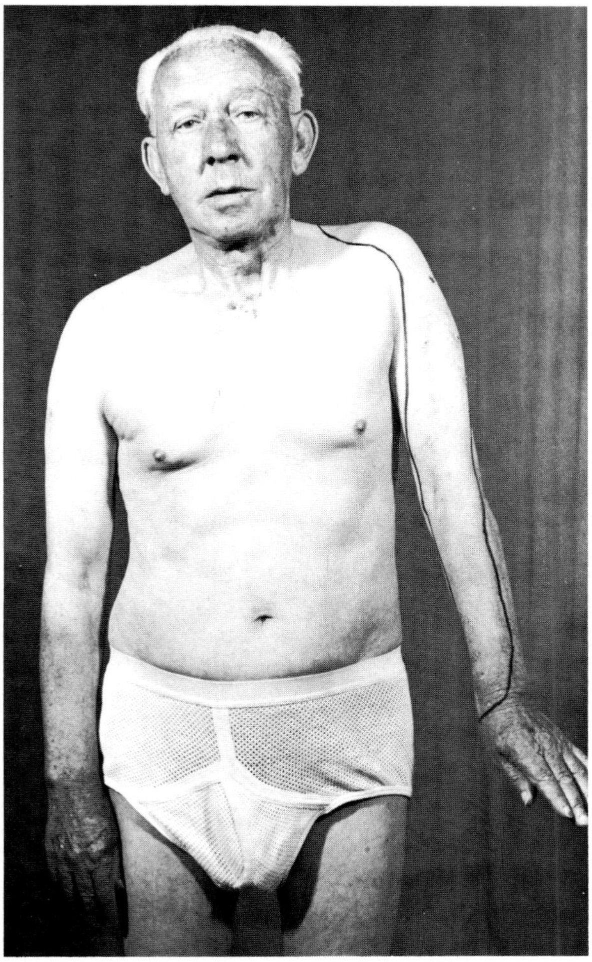

274 Herpes zoster C 5/6 mit Lähmung und Atrophie der Mm. deltoideus und biceps; beachte die Verteilung des Hautausschlags und des sensibel gestörten Areals. Der Patient versucht, den linken Arm zu abduzieren. Das Zostervirus befällt in der Regel nur die sensiblen Ganglien und Wurzeln, manchmal jedoch sind die Vorderwurzeln und Vorderhornzellen betroffen, so daß eine motorische Lähmung auftritt

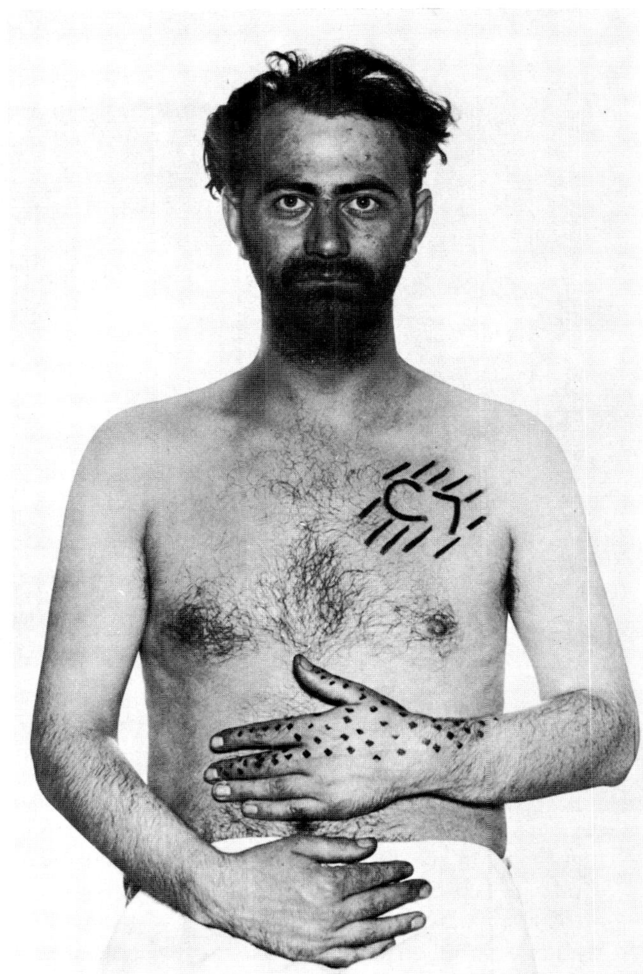

275 Armneuritis: Akuter Armschmerz infolge Protrusion einer Bandscheibe. Seit 6 Wochen steifes Genick mit zur Außenseite des linken Armes ausstrahlendem Schmerz. Parästhesien und leichte Sensibilitätsstörung im Dermatom C 6/7 (gepunktetes Areal) mit Tiefenschmerz und geringer Druckempfindlichkeit im linken M. pectoralis (Myotom C 7)

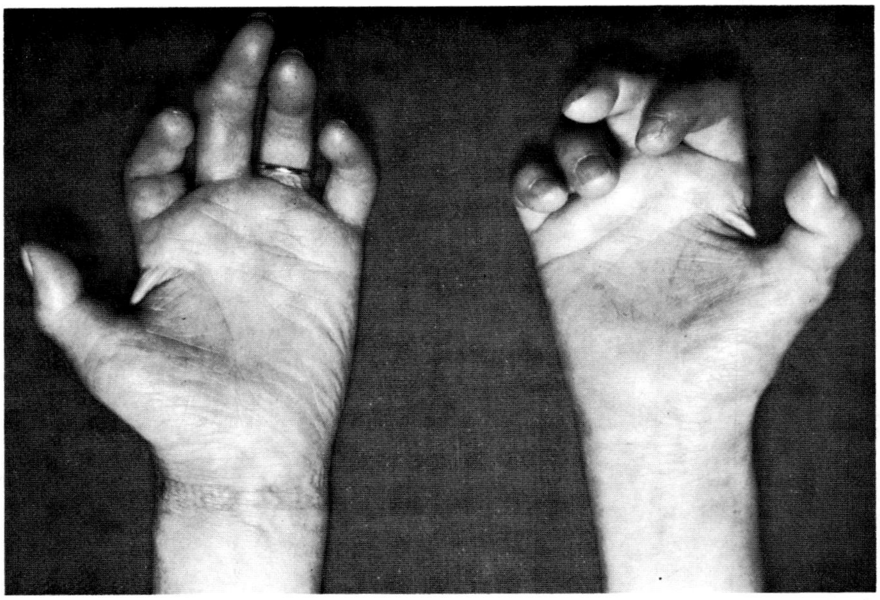

276 Sklerodermie; systemische Sklerose des Bindegewebes: Es begann hier mit einem Raynaud-Phänomen und Hautveränderungen an den Händen: progressive Sklerodaktylie. In den Frühstadien kann die Sklerodaktylie ein Karpaltunnelsyndrom vortäuschen

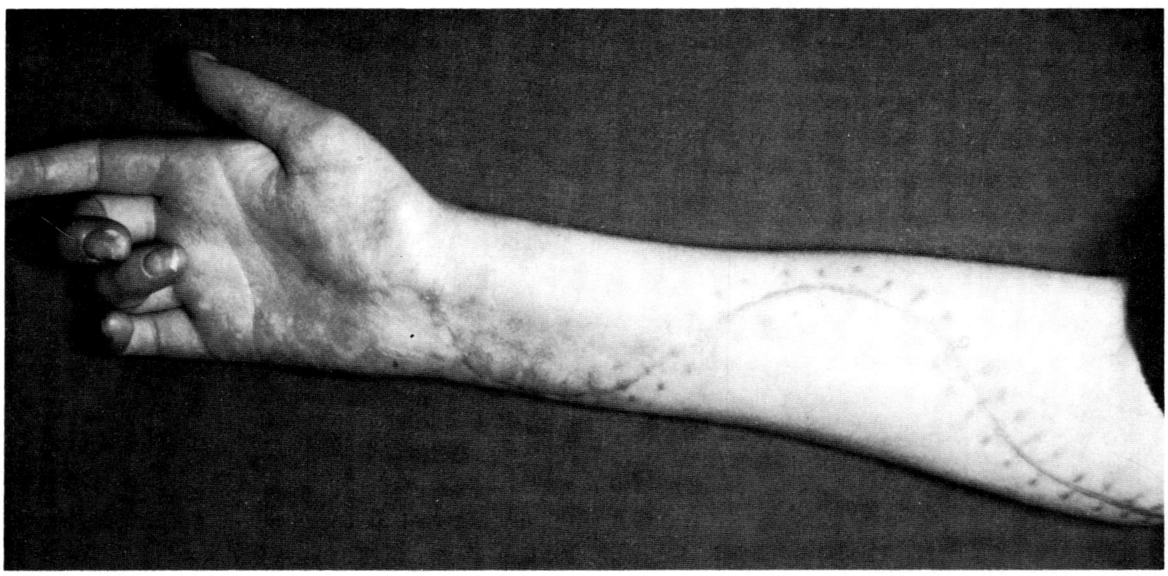

277 Volkmann-Kontraktur: Diese trat nach chirurgischer Behandlung einer Aortenisthmusstenose auf. Es besteht eine Atrophie und Kontraktur der kleinen Handmuskeln, die Hand war kalt und zyanotisch. Eine Myotomie war bereits erfolgt. Das Syndrom ist primär Folge einer vaskulären Schädigung, jedoch werden motorische und sensible Nerven sekundär beteiligt. Die Nerven werden vermutlich während der Phase der akuten Schwellung der Unterarmmuskeln komprimiert. Diese Aufnahme wurde 2 Jahre nach der Herzoperation gemacht

es sich um wiederholt auftretende Mikrotraumen infolge Gebrauch eines speziellen Werkzeugs oder Instruments handeln, z. B. einer Drahtzange oder eines Schraubenziehers; Maschinisten und Metallpolierer neigen zu dieser Läsion.

In einigen Fällen ist die Dauer der Druckeinwirkung überraschend kurz gewesen – ein Tag im Garten oder auf einem Rennrad. Bei einer Colles'schen Fraktur wird der Nerv selten in Mitleidenschaft gezogen, jedoch kann er durch das proximale Ende einer metallenen Handschiene komprimiert werden. Fahrer von schweren Fahrzeugen, Kränen, Müllwagen und Straßenreinigungsmaschinen mit schwer beweglichen Ganghebeln, sind ebenfalls gefährdet. Der Druck ist meist so, daß der Ast des Nerven zu den Muskeln des Kleinfingerballens relativ verschont bleibt und nur die Mm. interossei und der adductor pollicis betroffen werden. Das Fehlen sensibler Ausfälle kann zur Diagnose einer beginnenden Vorderhornerkrankung verleiten; eine verhornte Hohlhand, eine Schwielenbildung oder Druckschmerzhaftigkeit sollte Anlaß zu einer Frage nach dem Beruf des Betreffenden sein. Bei der primär chronischen Polyarthritis kann ein Teil der Atrophie der kleinen Handmuskeln durch Schädigung dieses tiefen palmaren Astes des N. ulnaris infolge Subluxation der Handwurzelknochen gegenüber Radius und Ulna zustande kommen.

Untere Extremität

Die untere Extremität wird vom Plexus lumbosacralis innerviert, der seine Zuflüsse hauptsächlich aus den 5 lumbalen und 5 sakralen Spinalnerven erhält. Die unteren Lumbal- und oberen Sakralwurzeln sind die größten aller Spinalnerven. Sie verlaufen senkrecht abwärts zu ihren jeweiligen Austrittslöchern im unteren Abschnitt des spinalen Subarachnoidalraums. Die Ähnlichkeit dieses Nervenbündels mit einem Pferdeschwanz verleiht ihm die Bezeichnung Cauda equina. Die Wurzeln durchbohren die Dura ein Segment oberhalb ihrer jeweiligen Foramina. Sie verlaufen dann nach unten und außen und überqueren den äußeren Abschnitt der Hinterfläche der entsprechenden Zwischenwirbelscheibe. Die 5. Lumbal- und 1. Sakralwurzel, die am häufigsten bei einer Ischias betroffen sind, kommen meist direkt oberhalb des Niveaus der Bandscheiben L4/5 bzw. L5/S1 hervor. Der Plexus lumbalis liegt auf dem großen Psoasmuskel vor den Querfortsätzen der Lendenwirbel. Der Plexus sacralis liegt an der Hinterwand des Beckenringes. Die anatomische Anordnung der

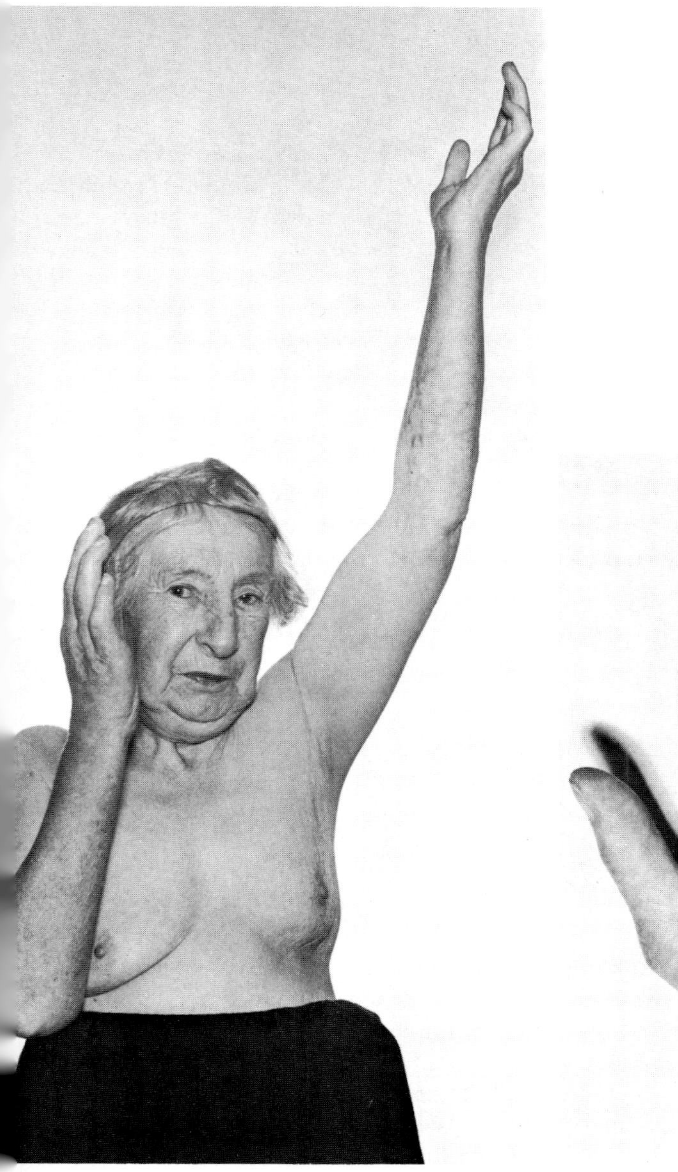

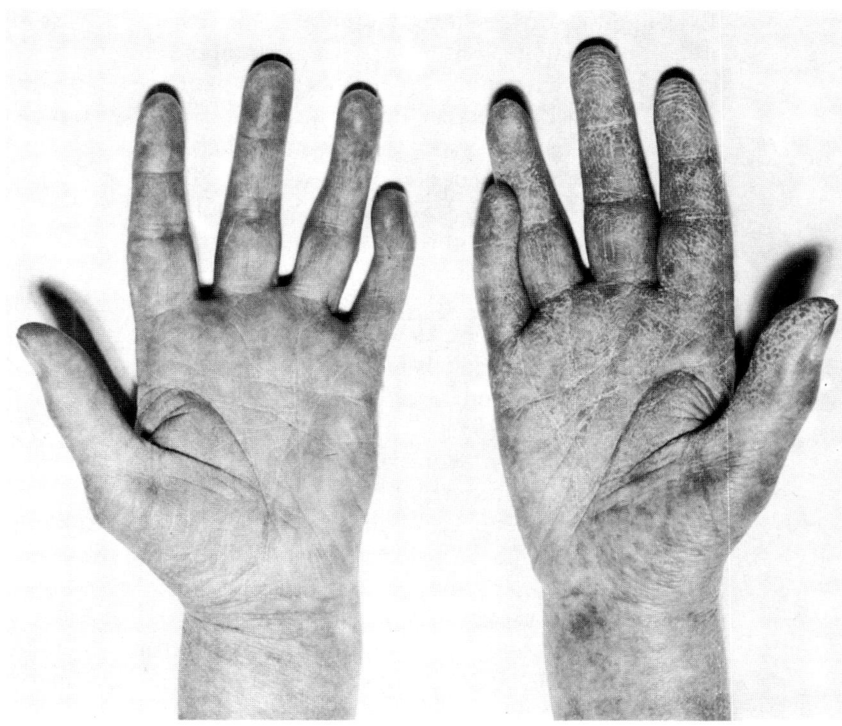

278 „Schulter-Hand-Syndrom" rechts: Es kann durch ein Trauma ausgelöst werden oder nach einem Schlaganfall oder einem Herzinfarkt auftreten. Es kommt zu einer schmerzhaften Schultersteife mit Schwellung, Rötung und Steifheit der Hand und Finger. Beachte die Schwierigkeit, die Schulter zu bewegen, sowie die geschwollene rechte Hand mit schuppender geröteter Haut

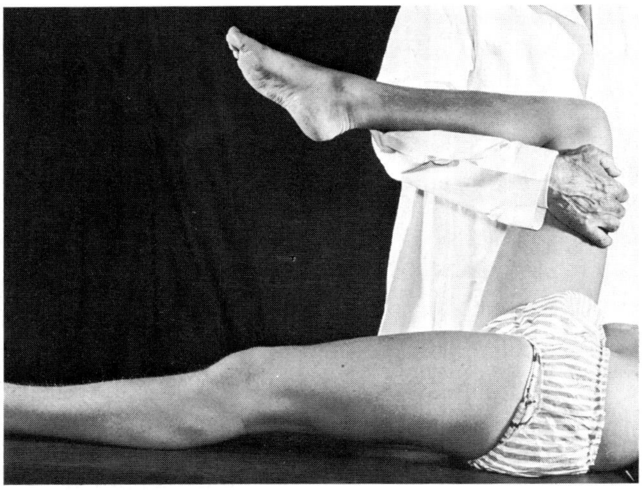

279 Iliopsoas (N. femoralis; L1, 2, 3): Während der Patient auf dem Rücken liegt und das gebeugte Bein vom Untersucher gestützt wird, versucht der Patient, seinen Oberschenkel gegen Widerstand zu beugen

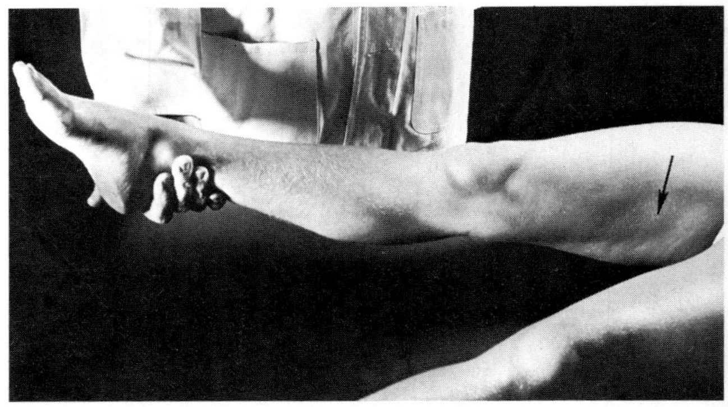

280 Adduktoren (N. obturatorius; L2, 3): Der Patient liegt mit gestrecktem Knie auf dem Rücken und versucht, das Bein gegen Widerstand zu adduzieren

Nerven des Plexus lumbosacralis ist nicht so klar wie im Plexus brachialis. Die Haut der unteren Extremität wird hauptsächlich von der 1., 2., 3., 4. und 5. Lumbal- sowie der 1. und 2. Sakralwurzel innerviert. Das Gesäß wird von der 3., 4. und 5. Sakralwurzel sensibel versorgt. Als Folge der Torsion der unteren Extremität in einer frühen Entwicklungsphase sind die präaxialen und postaxialen Grenzen, um die sich die Dermatome anordnen, nicht so leicht erkannt worden wie an der oberen Extremität. Entsprechend besteht auf Schemata mit Darstellung der Anordnung der Dermatome an der unteren Extremität eine größere Variationsbreite als an der oberen. Für praktische Zwecke umfaßt L2 die Vorderseite des Oberschenkels und L3 das Knie. Die Innen- und Außenseiten der Beine werden von L4 bzw. L5 versorgt, von letzterem auch der Fußrücken, die große Zehe und der Innenrand der Fußsohle. S1 versorgt die Außenseite des Fußes, die kleine Zehe und den Außenrand der Sohle. S2 ist ein Bezirk, der an der Hinterseite des Beines und Oberschenkels bis zum Gesäß verläuft. S3, 4, 5 sind in konzentrischen Ringen um den Anus herum angeordnet.

Der Schmerz infolge Wurzelirritation wird im entsprechenden Dermatom und Myotom wahrgenommen. Es ist nicht immer möglich, zwischen diesen beiden Typen eines projizierten Schmerzes zu unterscheiden, jedoch kann der erstere scharf, oberflächlich und gut lokalisierbar sein, während letzterer „tief" und von einem dumpfen anhaltenden Charakter sowie vom Patienten schlecht zu lokalisieren ist. Der tiefe Schmerz bei einer Läsion der 5. Lumbalwurzel wird im M. tibialis anterior und in den Peronäusmuskeln wahrgenommen, der bei Läsion der 1. Sakralwurzel in den Wadenmuskeln. Sowohl der oberflächliche als auch der tiefe Schmerz können nur in einem Abschnitt des zugehörigen Dermatoms oder Myotoms empfunden werden. Es kann eine fleckförmige Oberflächensensibilitätsstörung im Bereich des oberflächlichen Schmerzes vorliegen und eine Druckempfindlichkeit im Gebiet des tiefen Schmerzes. Wie an der oberen Extremität gibt es vermutlich eine beträchtliche Variation und Überlappung in der neuralen Segmentation; Anomalien der vertebralen Segmentation sind in diesem Bereich häufig. Wie oft neurale segmentale Anomalien auftreten, wenn die Wirbel normal ausgebildet sind, ist nicht bekannt.

Die Wurzelläsion durch einen lumbosakralen Bandscheibenvorfall ist eine der häufigsten Ursachen des Schmerzes in der unteren Extremität – Ischias. Die Wurzeln der Cauda equina können auch durch Tumoren im Spinalkanal geschädigt werden. Der Plexus lumbosacralis kann durch Tumoren, die von den Wirbeln oder vom Becken ausgehen, komprimiert werden. Eine Lähmung einzelner Plexusäste (L4/5) und der Nn. obturatorii kann durch Druck des kindlichen Kopfes in der Schwangerschaft entstehen. Verletzungen der Einzelnerven an den unteren Extremitäten sind in Kriegszeiten häufig, im Zivilleben kommen sie jedoch im Vergleich zu denen der oberen Extremität weniger oft vor. Ischias und Peronäusparese sind die häufigsten Läsionen.

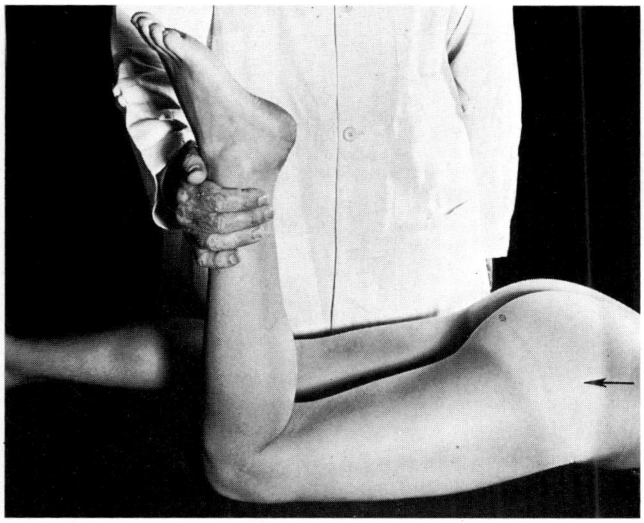

a

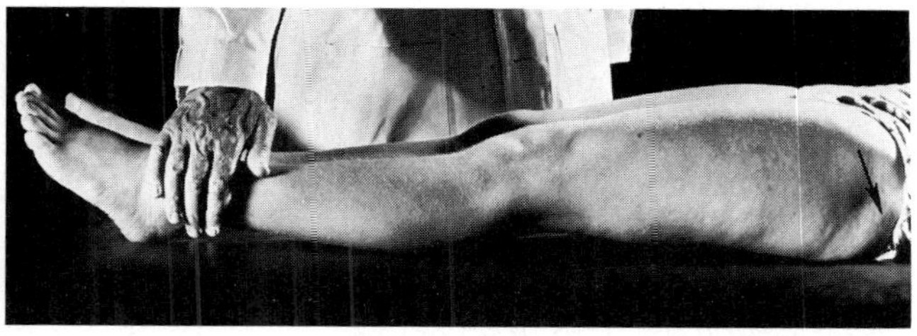

b

281 a+b Mm. glutaeus medius und minimus (N. glutaeus sup.; L 4 und 5, S 1). **a** Innenrotation im Hüftgelenk. Der Patient liegt auf dem Bauch mit rechtwinklig gebeugtem Knie und versucht, seinen Fuß gegen Widerstand seitwärts zu bewegen. **b** Abduktion in der Hüfte. Der Patient liegt mit gestrecktem Bein auf dem Rücken und versucht, es gegen Widerstand zu abduzieren

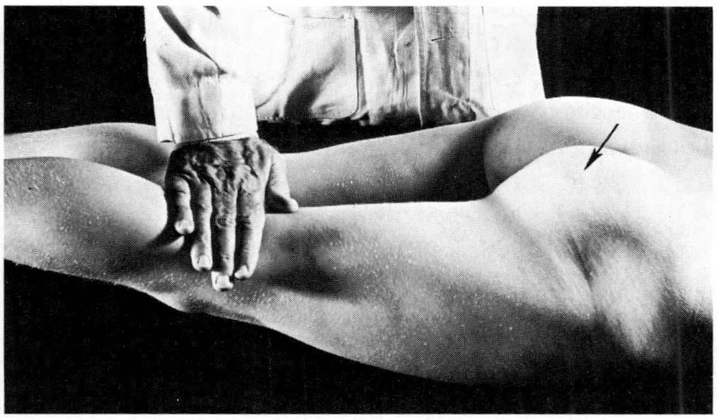

282 M. glutaeus max. (N. glutaeus inf.; L 5, S 1): Der Patient liegt auf dem Bauch und versucht, ein Knie gegen Widerstand hochzuheben. Man kann beide Seiten auch dadurch miteinander vergleichen, daß man den Patienten auffordert, beide Gesäßbacken zusammenzupressen

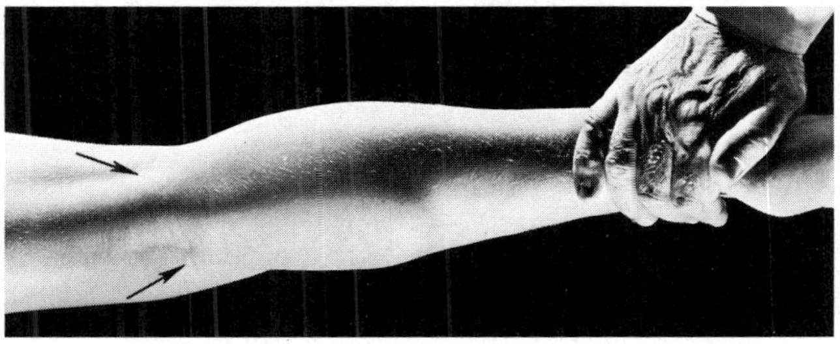

283 Ischiokrurale Muskelgruppe; Mm. biceps, semitendinosus, semimembranosus (N. ischiadicus; L 4 und 5, S 1 und 2): Der Patient liegt auf dem Bauch und versucht, sein rechtes Knie gegen Widerstand zu beugen. Oberer Pfeil: seitlich die Bizepssehne. Unterer Pfeil: medial Semitendinosus

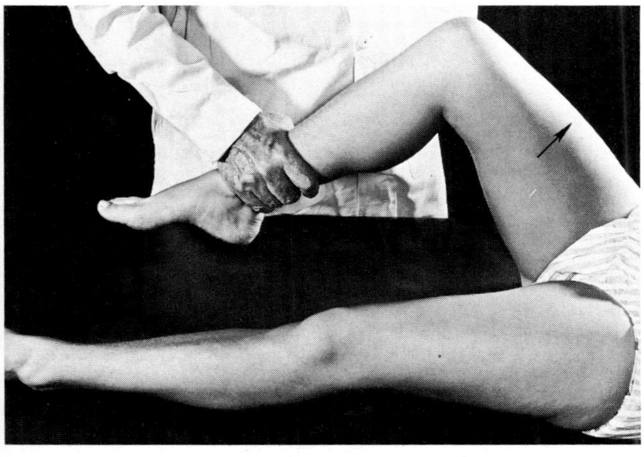

284 M. quadriceps femoris (N. femoralis; L 3, 4): Der Patient liegt auf dem Rücken und versucht, sein Knie gegen Widerstand zu strecken

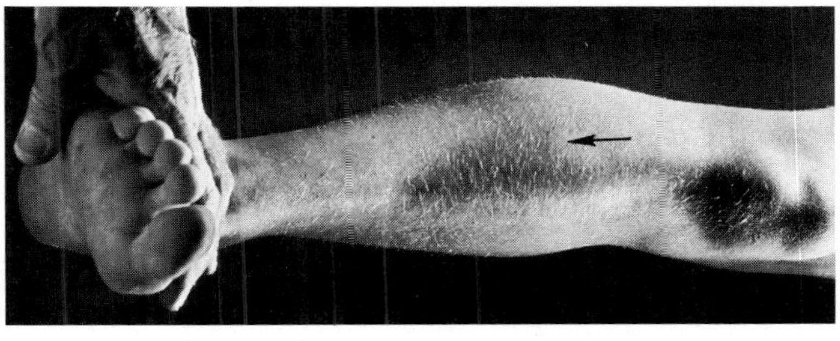

285 M. tibialis ant. (N. tibialis ant.; L 4, 5): Der Patient versucht, seinen Fuß gegen Widerstand zu dorsalflektieren

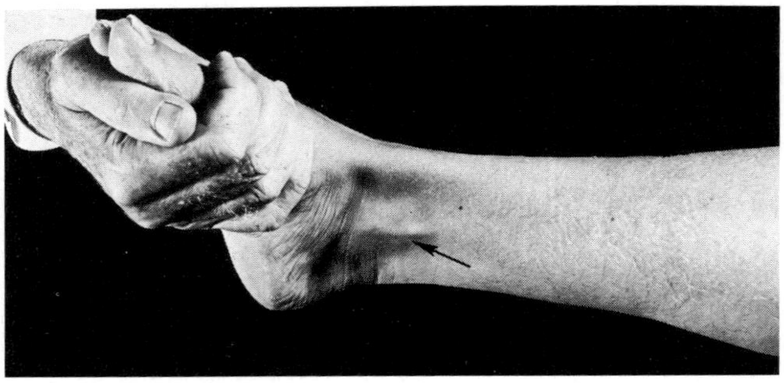

286 M. tibialis post. (N. tibialis post.; L 4): Der Patient liegt auf dem Rücken und versucht, den plantarflektierten Fuß gegen Widerstand zu supinieren

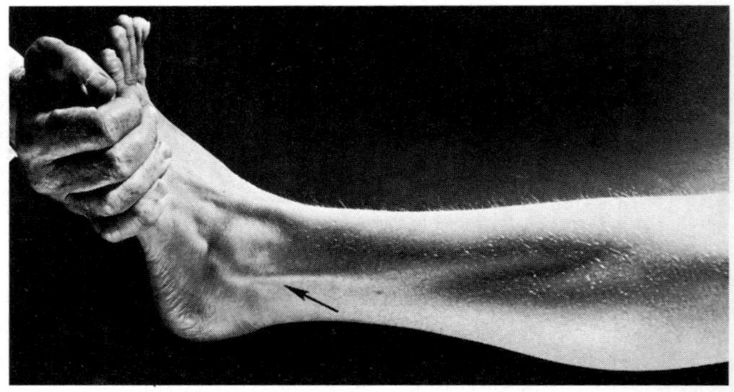

287 Mm. peronaei (N. peronaeus communis; L 5, S 1): Der Patient versucht, seinen Fuß gegen Widerstand zu pronieren

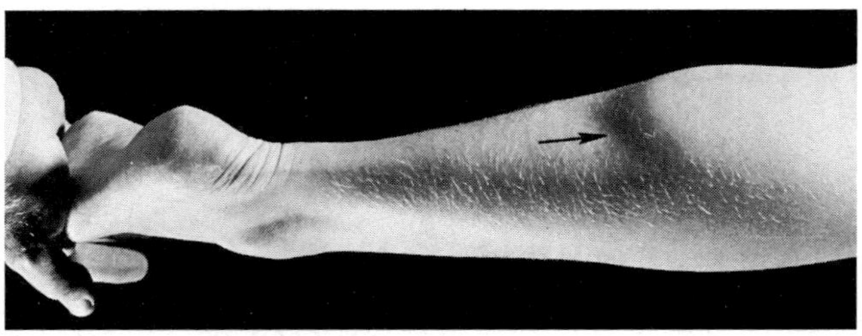

288 M. gastrocnemius (N. tibialis post.; S 1): Der Patient liegt auf dem Bauch und versucht, seinen Fuß gegen Widerstand zu plantarflektieren

Die Wahrung der aufrechten Körperhaltung, die Stabilität der Hüft- und Kniegelenke und die Bewegungen beim Gehen können durch Paresen der Muskeln der unteren Extremität auf verschiedene Weise gestört sein. Die Hüftgelenke lassen eine große Anzahl von Bewegungen zu, und die aufrechte Körperhaltung hängt vom Gleichgewicht zwischen den Flexoren (Mm. iliopsoas und rectus femoris) und Extensoren (M. glutaeus maximus und ischiokrurale Muskeln) ab. Diese Muskeln können von oberhalb und unterhalb auf das Gelenk einwirken. Sie können eingesetzt werden, um den Rumpf im Becken zu beugen und zu strecken oder um die unteren Extremitäten zu beugen und zu strecken, wenn der Rumpf sich in aufrechter oder horizontaler Lage befindet. Eine Schwäche der Hüftbeuger oder -strecker hindert beim Gehen und Laufen. Die Fortbewegung beruht auf dem „Abdrücken" mit den Zehen, auf der Plantarflexion im Sprunggelenk und auf dem Vorwärtsschwingen der Hüften und des Beckens. Die Mm. glutaei stabilisieren das Becken, wenn die untere Extremität bewegt wird. Wenn diese Muskeln gelähmt sind, kommt es zu einem charakteristischen Watschelgang. Wenn sie intakt sind bei gleichzeitiger Schwäche anderer Muskeln, die die Hüfte bewegen, ist das Gehen weniger gestört. Auch die drei Adduktoren des Oberschenkels sind Hilfsmuskeln beim Gehen und Laufen, indem sie das Bein nach vorn ziehen. Die Abduktion des Oberschenkels erfolgt durch die Mm. glutaei medius und minimus, unterstützt vom M. tensor fasciae latae. Die Außenrotation im Hüftgelenk erfolgt hauptsächlich durch den M. glutaeus maximus und die Innenrotation im wesentlichen durch den M. iliopsoas. Die Hauptbewegungen im Kniegelenk sind Beugung, die durch die ischiokrurale Muskelgruppe unterstützt von den Mm. gracilis, gastrocnemius und sartorius erfolgt, und Streckung durch den M. quadriceps femoris. Letzterer ist der wichtigste Streckmuskel des Beines. Wenn er paretisch ist, wird die Stabilität im Knie vermindert und die Beine geben beim Gehen leicht nach. Die Länge der ischiokruralen Muskeln variiert beträchtlich. Wenn sie kurz sind, schränken sie die Beugung des Rumpfes in den Hüftgelenken bei gestreckten Knien ein. Das Bücken erfolgt dann im wesentlichen durch Beugung der Wirbelsäule und kann zu Überbeanspruchung führen.

Bewegungen im Sprunggelenk umfassen Beugung und Streckung (Plantar- und Dorsalflexion). Die Dorsalflexion erfolgt durch den M. tibialis anterior, der unterstützt wird von den langen Zehenstreckern. Die Plantarflexion erfolgt durch die Mm. gastrocnemius und soleus, Hilfsmuskeln sind der M. tibialis posterior und die langen Zehenbeuger. Die Supination des Fußes kommt durch die Mm. tibiales anterior und posterior zustande, deren Wirkung durch die Sehnen der langen Zehenstrecker und -beuger unterstützt wird. Die Pronation wird von den Mm. peronaei ausgeführt. Zusammen mit den kleinen Fußmuskeln wirken diese Muskeln bei der Aufrechterhaltung der Fußgewölbe mit. Die Füße haben nicht nur die Funktion, das Körpergewicht im Stehen stabil aufzufangen,

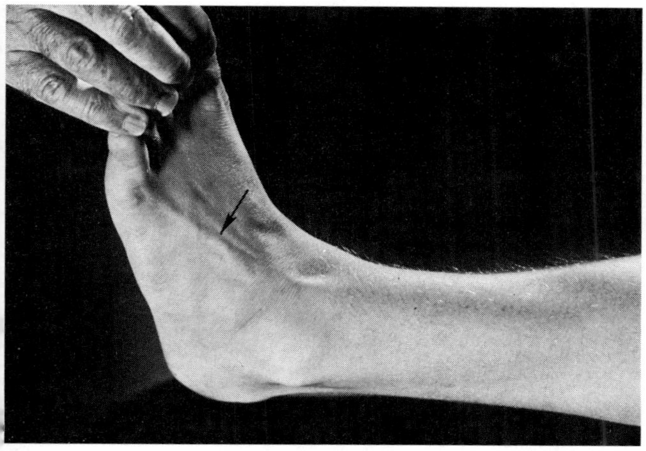

289 M. extensor digitorum longus (N. tibialis ant.; L5). Der Patient versucht, seine Zehen gegen Widerstand zu dorsalflektieren

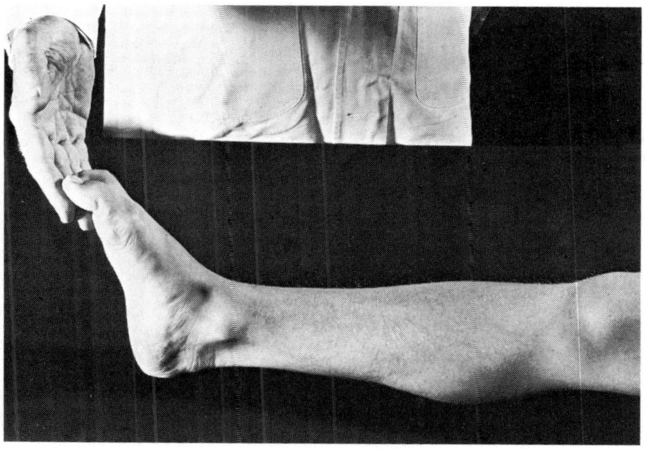

290 M. flexor digitorum ongus (N. tibialis post.; L5, S1): Der Patient versucht, die Encphalangen seiner Zehen gegen Widerstand zu beugen

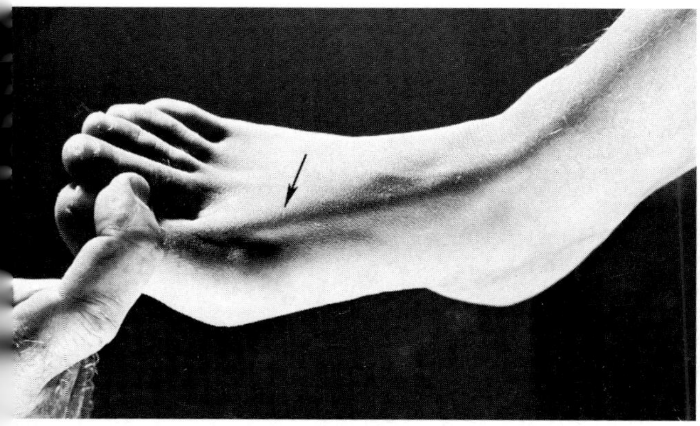

291 M. extensor hallucis longus (N. tibialis ant.; L5, S1): Der Patient versucht, die Großzehe gegen Widerstand zu dorsalflektieren

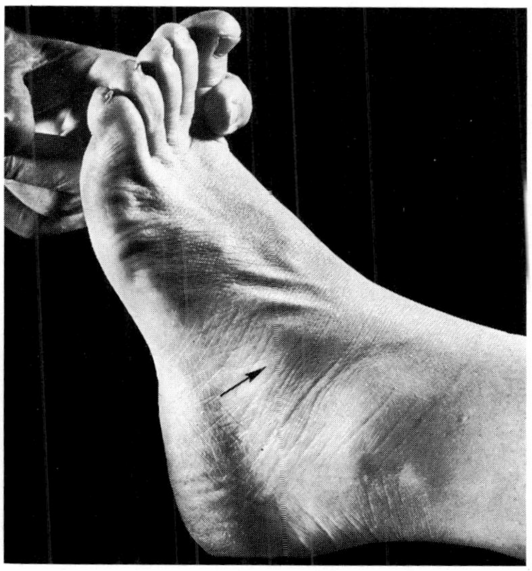

292 M. extensor digitorum brevis (N. tibialis ant.; S1): Der Patient flektiert die Großzehe gegen Widerstand nach dorsal

sondern dienen auch als ein bewegliches Sprungbrett beim Gehen und Laufen. Bei Beginn des Gehens wird die Ferse vom Boden abgehoben und der Fuß supiniert, das Längsgewölbe tritt stärker hervor, die Zehengrundgelenke werden gebeugt, so daß das Abdrücken möglich ist. Der Fuß wird gehoben und dorsalflektiert, damit die Zehen nicht am Boden schleifen. Kurz bevor die Zehen des einen Fußes den Boden verlassen, setzt die Ferse des anderen auf. Es gibt unterschiedliche Formen von Gangstörungen, die aus Paresen einer oder mehrerer Muskelgruppen an den unteren Extremitäten resultieren. Auf sie wird später eingegangen werden.

Lumbosakrale Wurzelläsionen

Die Nervenwurzeln der Cauda equina können von Tumoren oder Bandscheibenvorfällen komprimiert werden. Sie können durch entzündliche Läsionen (Arachnoiditis) oder kongenitale Defekte (Spina bifida) geschädigt werden. Mit Abstand die häufigste Wurzelläsion ist die, die bei der Ischias als Folge eines lateralen Bandscheibenvorfalles entsteht. Hierbei werden eine oder mehrere Wurzeln in ihrem extraduralen Verlauf komprimiert. Die Kompression lumbosakraler Wurzeln vor ihrem Austritt aus der Dura kann durch einen großen medialen Bandscheibenprolaps hervorgerufen werden; sie verhält sich wie ein Tumor. Gelegentlich führt

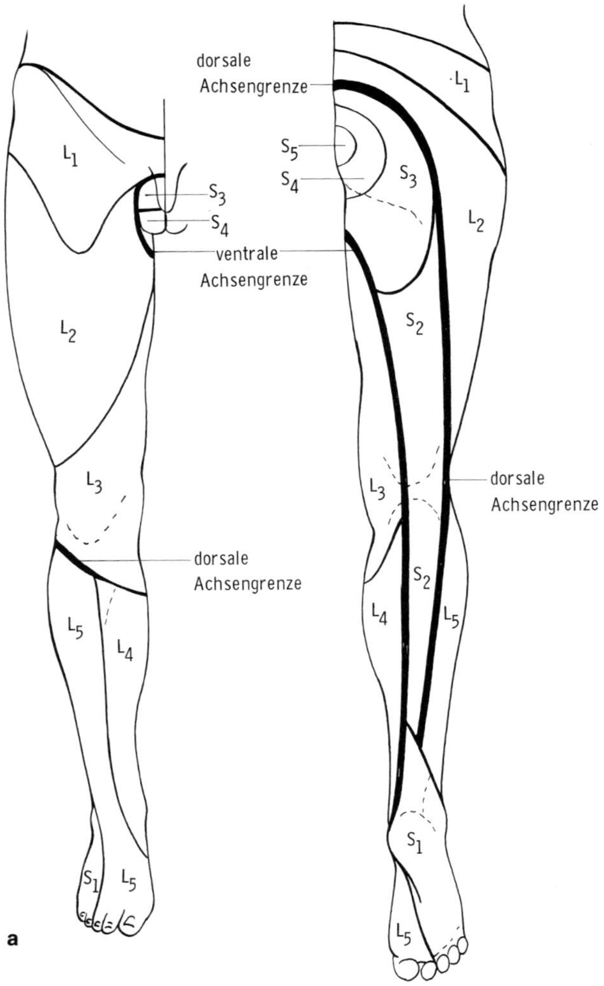

a

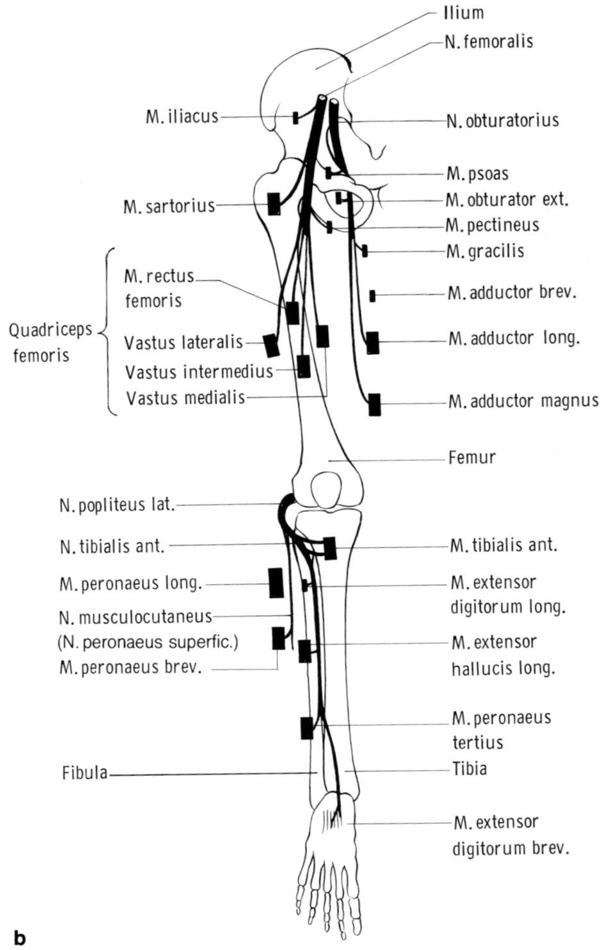

b

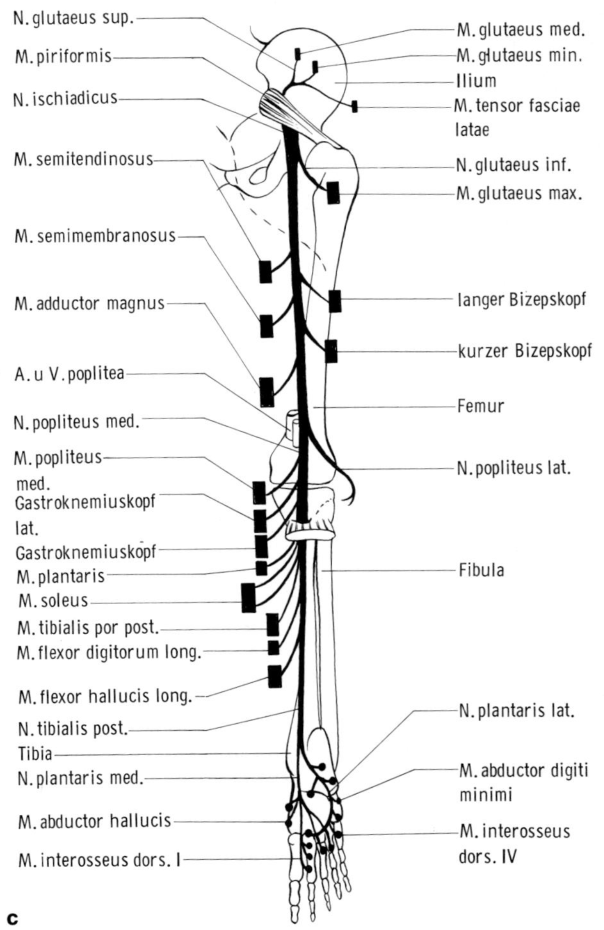

c

293 a–c Innervation der unteren Extremität. **a** Anordnung der spinalen Segmente an der unteren Extremität. **b** Schematische Darstellung der Nerven auf der Vorderseite der unteren Extremität und der Muskeln, die sie versorgen. **c** Schematische Darstellung der Nerven auf der Rückseite der unteren Extremität und der Muskeln, die sie versorgen (nach *Petres* u. *Testut*) ein kleiner Diskusprolaps zur Ausbildung kräftiger Adhäsionen innerhalb der Dura, die die Wurzeln der Cauda equina einschnüren. Tumoren der Cauda equina können autochthon oder metastatisch sein.

Tumoren der Cauda equina

Obwohl sie relativ selten vorkommen, sind Tumoren der Cauda equina meist benigne und operabel – Neurofibrome und Meningeome. Gliome und Ependymome sind seltener. Schmerz ist das wichtigste Frühsymptom. Er kann heftig sein, wenn noch keine krankhaften körperlichen Befunde vorliegen. Wenn diese auftreten, können sie denen bei einem Bandscheibenvorfall ähneln.

Der Schmerz kann in der Lendengegend wahrgenommen werden, oder er kann radikulär in ein oder beide Beine ausstrahlen. Er ist oft heftig, wird verstärkt durch Bewegung und Husten, aber im Gegensatz zur Bandscheibenerkrankung meist nicht durch Bettruhe gebessert. Der Schmerz kann sogar scheinbar in Zusammenhang mit einer kürzlichen körperlichen Anstrengung stehen, jedoch sind rezidivierende Episoden eines plötzlichen lähmenden Schmerzes, ausgelöst durch Anstrengung, bei einem Tumor ungewöhnlich und mit größerer Wahrscheinlichkeit Folge eines Bandscheibenvorfalles. Herumgehen kann die Schmerzen bessern. Allgemein gesprochen ist der Schmerz bei einem Tumor anhaltend und weniger episodisch als bei Bandscheibenerkrankungen. Parästhesien – Taubheit, Kribbeln oder Brennen – können angegeben werden, bevor irgendeine Sensibilitätsstörung nachweisbar wird. Früher oder später treten Paresen und Muskelatrophien auf; es kann Faszikulieren vorliegen. Blasenstörungen durch Druck auf sakrale Nervenwurzeln können erst spät in Erscheinung treten, selbst wenn es sich um eine doppelseitige Ischias handelt. Natürlich sind sie bei Bandscheibenvorfällen relativ ungewöhnlich. Beim Mann kann eine Impotenz auftreten.

Bei der Untersuchung braucht an der Wirbelsäule kein sichtbarer Befund vorzuliegen und der Lasègue kann negativ sein. Paresen und Muskelatrophien können entweder proximal oder distal an einem oder beiden Beinen nachweisbar sein. Eine Atrophie der Muskeln der Tibialisloge sollte nicht übersehen werden, sie kann aber auch fehlen; eine Atrophie der Mm. glutaei bleibt unentdeckt, wenn diese Muskeln nicht untersucht werden. Die Patellar- (L2–4) und Achillesreflexe (S1–2) können fehlen, wenn der Tumor im oberen Abschnitt der Cauda equina sitzt, häufiger sind jedoch nur die Achillesreflexe aufgehoben. Die Verteilung der Sensibilitätsstörungen hängt davon ab, welche Hinterwurzeln geschädigt sind. Eine Kompression der oberen Lumbalwurzeln führt zu Sensibilitätsausfällen an der Vorderseite des Oberschenkels und Knies; eine Beteiligung der unteren Lumbalwurzeln wird das Bein vorne und an den Seiten, den Fußrücken und die Innenseite der Fußsohle betreffen. Eine reithosenförmig angeordnete Sensibilitätsstörung am Gesäß und der Hinterfläche der Oberschenkel resultiert aus einer Kompression der unteren Sakralwurzeln.

Der Verlauf der Erkrankung ist unterschiedlich, jedoch können, obwohl er selten so intermittierend oder episodisch wie bei einem Bandscheibenvorfall ist, Remissionen vorkommen, so daß die Differentialdiagnose im wesentlichen auf Zusatzuntersuchungen beruht. Die diabetische Neuropathie sollte nicht vergessen werden. Lumbalpunktion und Myelographie sind unerläßlich. Die Verschmälerung eines Zwischenwirbelraumes, die an einen Bandscheibenvorfall denken läßt, kann zufällig sein. Eine deutliche Erhöhung des Eiweißgehaltes im Liquor ist viel eher Folge eines Tumors als eines Bandscheibenvorfalls.

Spina bifida

Diese häufige Entwicklungsstörung des Rückenmarks resultiert aus einem mangelhaften Schluß des Neuralrohres und einer unvollständigen Trennung vom Oberflächenektoderm. Der Defekt findet sich meist im lumbosakralen Abschnitt und kann mit einer Reihe von oberflächlichen Anomalien verbunden sein. Bei vielen schweren Formen der Mißbildung überlebt das Kind nicht, bei einer Herniation der Meningen (Meningozele und Meningomyelozele) kann es zu unterschiedlich schweren Funktionsstörungen kommen. Eine Meningozele geht oft mit einem Hydrozephalus einher, ohne daß an den unteren Extremitäten wesentliche Anomalien vorzuliegen brauchen. Bei einer Meningomyelozele kommt es zu Paresen, sensiblen Ausfällen und trophischen Veränderungen an den Extremitäten sowie zu Sphinkterstörungen.

Die einfachste Form ist die *Spina bifida occulta.* Sie ist selten mit neurologischen Ausfällen vergesellschaftet. Sie wird häufig erst bei einer Röntgenuntersuchung entdeckt. Manchmal kann die Stelle des Defektes durch eine Veränderung in der darüberliegenden Haut gekennzeichnet sein; ein Grübchen, ein anomales Haarwachstum, ein Nävus oder Fettgewebsdepot. Die Bedeutung der Spina bifida occulta für den Neurologen liegt darin, daß während der Entwicklung, in der Jugend oder sogar erst im Erwachsenenalter Ausfälle auftreten können. Intraspinale Verwachsungen oder ein Lipom können dann die Wurzeln der Cauda equina komprimieren, oder sie können infolge der unterschiedlichen

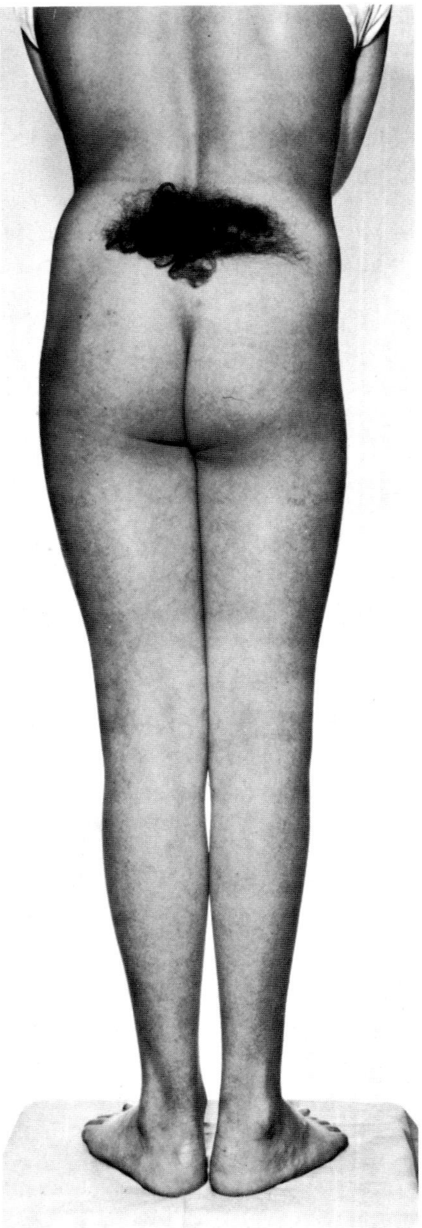
a

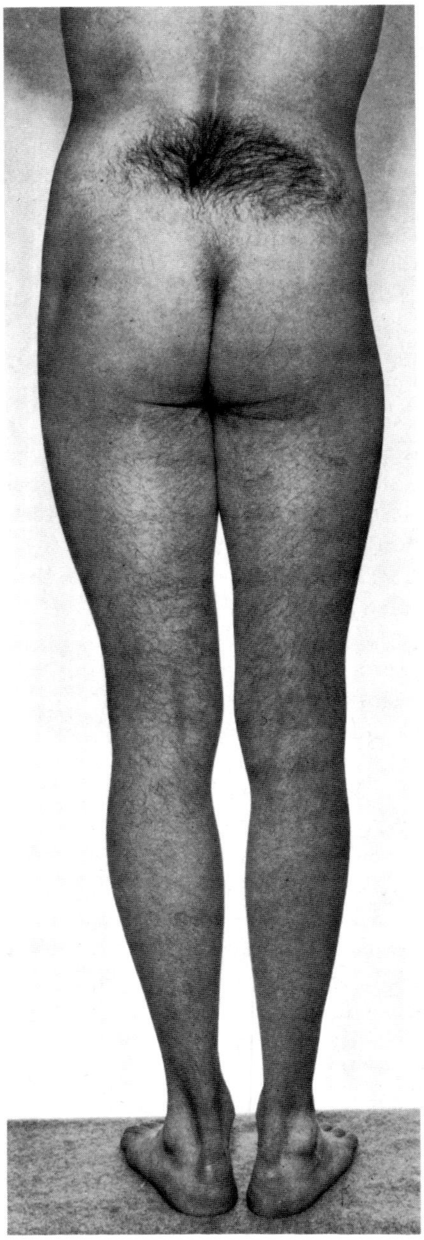
b

294 a + b Spina bifida occulta. **a** Alter 13 Jahre. Geringe Ungeschicklichkeit seit der Kindheit; betrieb keinen Sport. Klagen über Kreuzschmerzen und Schwäche im rechten Bein. Sphinkterfunktion normal. Lumbosakrale Hypertrichose. Geringe Behinderung. Fehlender Patellar- und Achillesreflex rechts, positiver Babinski rechts. Geringe Hohlfußbildung links. Distale Sensibilitätsstörungen. **b** Der gleiche Patient im Alter von 20 Jahren. Regelmäßiges Rasieren verringerte den lumbosakralen Haarwuchs. Zunehmende Schwäche im rechten Bein, das leicht einknickte. Nachschleifen der Zehen des rechten Fußes. Parästhesien unterhalb des Knies. Rechtes Bein um 2 1/2 cm kürzer als das linke; Verschmächtigung des Oberschenkels und der Wade. Unverändertes Reflexverhalten. Zunahme der Sensibilitätsausfälle an beiden unteren Extremitäten einschließlich einer kompletten Aufhebung des Vibrations- und Lageempfindens rechts. Spaltbildung der Wirbel; Liquoreiweiß 80 mg% (80 mg/dl). Normale Myelographie. Eine Laminektomie zeigte freibewegliche Wurzeln im Bereich der Cauda equina, keine knöcherne Fixierung (Diastematomyelie), jedoch ein derbes Band zwischen Dura und Konus und einen derben Tumor an der Wurzel S 2. Zwei Jahre später hatte die Muskelkraft nicht zugenommen, die Parästhesien am rechten Bein hatten jedoch aufgehört und die Sensibilität am Fuß und Unterschenkel war deutlich gebessert

Wachstumsraten von Wirbelsäule und Rückenmark gezerrt oder überdehnt werden. Es entwickelt sich dann allmählich ein Cauda-equina-Syndrom. Der kongenitale Charakter der Ausfälle läßt sich bei Angaben über eine persistierende Enuresis nocturna oder bei Vorliegen einer Entwicklungsstörung an der unteren Extremität vermuten. Die Füße und Knöchel können schon immer leicht kalt und zyanotisch geworden sein; trophische Störungen sind häufig, die Zehennägel können deformiert sein, Schwielen und Geschwüre der Füße können Beschwerden bereitet haben.

Schmerzen sind ungewöhnlich und, obwohl die Sensibilität beeinträchtigt ist, wird selten über stärkere Parästhesien geklagt. Die Wadenmuskeln können ein- oder beidseits dürftig entwickelt sein und oft liegt ein Klump- oder Hohlfuß vor. Das Ausmaß und Muster der Reflexausfälle variiert beträchtlich, jedoch sind in der Mehrzahl der Fälle die Achillesreflexe abgeschwächt oder aufgehoben. Im allgemeinen weisen die Lähmungen einen segmentalen Verteilungstyp auf, jedoch ähneln in einigen Fällen die Sensibilitätsstörungen denen peripherer Nervenläsionen oder sie können sogar „sockenförmig" angeordnet sein.

Wenn zum erstenmal Symptome in der Jugend

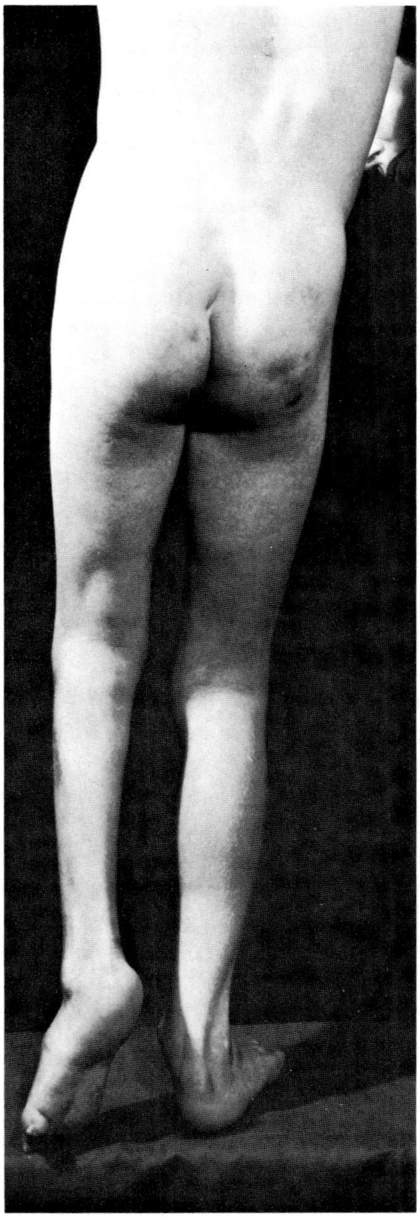

a

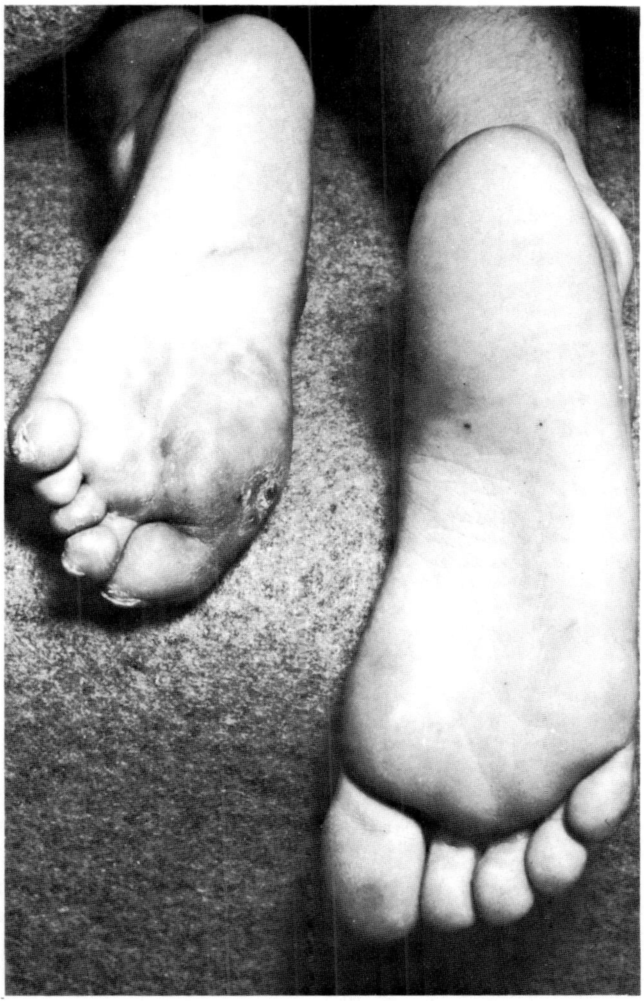

b

295 a+b Spina bifida mit trophischen Veränderungen an den Füßen: **a** Lumbal keine Hautveränderungen. Atrophische Parese des linken Beines mit fehlenden Reflexen, distaler (links) und sakraler (rechts) Sensibilitätsstörung. Beachte die trophischen Veränderungen an der rechten Gesäßhälfte und (**b**) an der Sohle des hypoplastischen linken Fußes

oder im Erwachsenenalter auftreten, oder wenn längere Zeit eine scheinbare Remission der Ausfälle vorgelegen hat, sollte an die Möglichkeit einer chirurgischen Behandlung gedacht werden. Manchmal liegt ein intraspinaler Tumor, z. B. ein Lipom oder eine Dermoidzyste, vor, die erfolgreich entfernt werden können. Das Ausmaß der Rückbildung der Ausfälle mag sich in Grenzen halten, das Fortschreiten der Symptome kann jedoch aufgehalten werden.

Kreuzschmerz

Es gibt zahlreiche Ursachen für Kreuzschmerzen, die Mehrzahl der Fälle ist jedoch Folge entweder einer Spondylose oder einer Spondylitis. Der Schmerz beginnt meist schleichend. Akute Kreuzschmerzen lassen an einen Bandscheibenvorfall, an eine Spontanfraktur eines Wirbels infolge Osteoporose oder an eine Wirbelsäulenmetastase denken. Der Kreuzschmerz wird in aller Regel in der Lendengegend wahrgenommen; Spontanfrakturen sind häufiger an der Brustwirbelsäule. Der Schmerz bei Spondylitis setzt meist in der Lumbosakralregion ein, hat aber die Neigung, nach oben auszustrahlen. Im allgemeinen ist der Kreuzschmerz von einem dumpfen Charakter. Ein stechender Schmerz kommt gewöhnlich dann vor, wenn es sich um einen akut einsetzenden handelt wie bei Band-

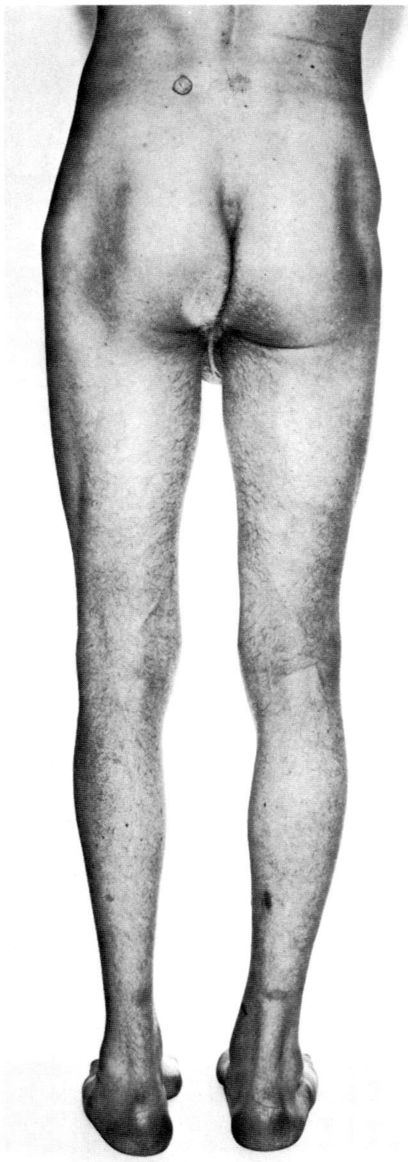

296 Spina bifida occulta: Alter 40 Jahre. Seit 5 Jahren Schwäche, Kältegefühl und Pelzigkeit im linken Bein. Normale schulische Aktivitäten; 6 Jahre Militärdienst mit Tauglichkeitsgrad I im Zweiten Weltkrieg. Beachte den kleinen Naevus lumbosakral mit daneben befindlichem Hauttumor. Linksseitig Verschmächtigung von Oberschenkel und Wade, schlaffe Achillessehne und kleinerer Fuß. Fehlender Achillessehnenreflex links, abgeschwächter Patellarsehnenreflex links. Distal Oberflächensensibilitätsstörung mit aufgehobenem Vibrations- und Lageempfinden an den Zehen

scheibenerkrankungen oder Spontanfrakturen. Die meisten Patienten mit Kreuzschmerzen geben an, daß er durch körperliche Belastung verstärkt und durch Ruhe gemildert wird, bei der Spondylarthritis ankylopoetica (Morbus Bechterew) ist jedoch das Umgekehrte der Fall: der Patient leidet in der Nacht und erfährt Erleichterung, wenn er morgens aufsteht. Unabhängig von der Ursache kann der Schmerz in die Gesäßgegend ausstrahlen. Wenn er in die Beine ausstrahlt, liegt eine Nervenwurzelirritation vor.

Bei der Untersuchung ist es wichtig, sich die Wirbelsäule anzusehen und auf das Vorliegen einer Skoliose oder Kyphose zu achten. Bei einem akuten Bandscheibenvorfall kann eine seitliche Verkrümmung nur beim Vornüberbeugen zu erkennen sein. Eine Abflachung der normalen Lendenlordose ist zu beobachten, wenn es sich um eine chronische Bandscheibenerkrankung handelt oder bei der Spondylarthritis ankylopoetica. In fast allen Fällen von Kreuzschmerz liegt eine gewisse Einschränkung der Beugung und Streckung vor. Trotzdem kann ein Patient mit einer Lendenstrecksteife in der Lage sein, seine Zehen zu berühren, vorausgesetzt, er hat normale Hüftgelenke. Die Beugung erfolgt dann im wesentlichen in den Hüftgelenken und weniger in der Wirbelsäule. Wenn eine Spondylarthritis ankylopoetica vermutet wird, sollte man die Sakroiliakalfugen untersuchen. Dies geschieht bei auf dem Rücken liegenden Patienten, indem der Untersucher mit seinen Händen auf die Spina iliaca anterior superior drückt. Der schräge Verlauf der Gelenke bewirkt, daß sie sich bei diesem Manöver verschieben, was im Falle einer Erkrankung schmerzhaft ist. Wenn der Schmerz ins Bein ausstrahlt, so läßt er sich wahrscheinlich auch mit dem Dehnungstest nach Lasègue auslösen, ehe eine Beugung von 90 Grad in der Hüfte erreicht ist. Dieser Test kann Schmerzen in der Lumbalregion verursachen oder im Falle einer Ischias zu einer Schmerzausstrahlung in das Versorgungsgebiet des N. ischiadicus führen. Schmerz in der Lendengegend beim Hochheben des gestreckten Beines ist kein Zeichen einer echten Nervenwurzelirritation; er ist nur eine Verstärkung des lokalen Schmerzes durch die Bewegung.

Das Alter des Patienten ist ein wichtiger Punkt bei der Abklärung von Kreuzschmerzen. Schmerzen infolge Haltungsschäden werden meist in der Kindheit beobachtet, die Spondylarthritis ankylopoetica im 3. Dezennium, Bandscheibenvorfälle im 3., 4. und 5. Lebensjahrzehnt. Im späteren Leben sind die zugrundeliegenden Läsionen gewöhnlich eine Spondylose, Wirbelsäulenmetastasen, eine Osteoporose oder ein Morbus Paget. In den jüngeren Altersgruppen verursachen Bandscheibenerkrankungen meist akute Beschwerden: einen heftigen stechenden Schmerz, der den Patient bewegungsunfähig macht und in Ruhe sich langsam bessert. Eine Ischias kann vorliegen, muß es aber nicht. Bei älteren Patienten haben degenerative Bandscheibenerkrankungen die Tendenz, einen chronischen

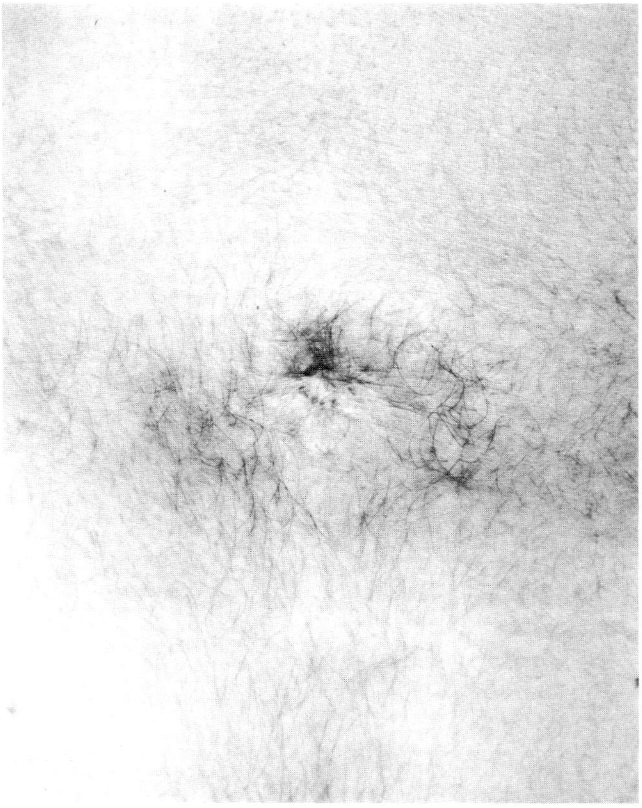

a

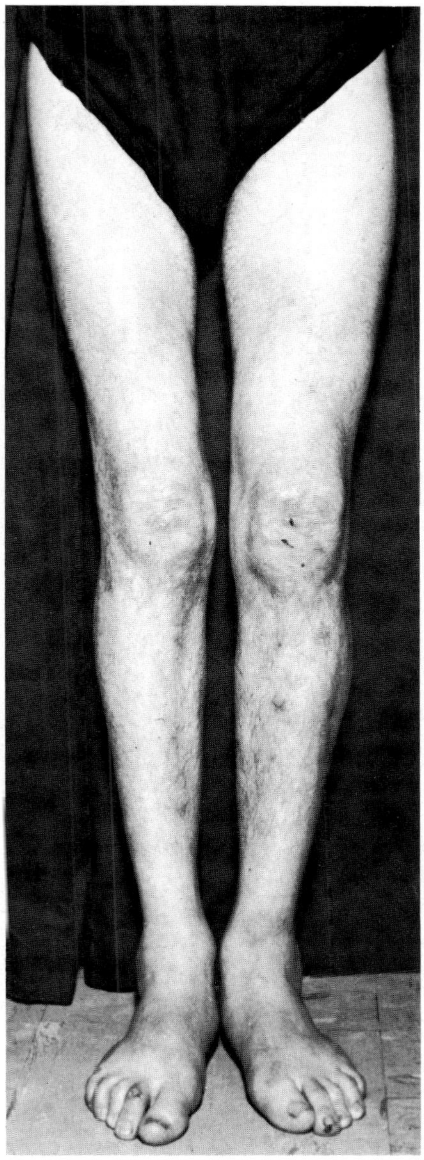

b

297a+b Spina bifida mit intraspinalem Tumor. 23jähriger Mann. Seit der Kindheit geringe Gangstörung und Schwäche im rechten Bein. Häufiges Hinfallen und schmerzlose Verletzungen an den Beinen (beachte die Narben). Sphinkterfunktion normal. In der letzten Zeit rasche Gangverschlechterung und zunehmende Schwäche des rechten Beines. **a** Lumbal in der Mittellinie ein Grübchen, umgeben von Haaren; Spaltbildung der lumbosakralen Wirbelsäule. **b** Rechtes Bein kürzer und schwächer als das linke, abgeschwächter rechter Patellarreflex und fehlender rechter Achillesreflex; beidseits positiver Babinski mit beidseitigem Fußklonus. Füße kalt und zyanotisch. Störung der Oberflächensensibilität unterhalb des rechten Knies; aufgehobene Temperaturempfindung unterhalb L1 rechts. Fehlendes Vibrations- und Lageempfinden an beiden Füßen. Die Myelographie ergab eine große spinale Raumforderung von L1 bis L4, die sich als ein extradurales Lipom erwies

Schmerz in der unteren Wirbelsäule hervorzurufen, der durch körperliche Belastung verstärkt wird und von Zeit zu Zeit von Beschwerden und Symptomen einer Wurzelkompression begleitet sein kann. Bei weiblichen Patienten werden häufig gynäkologische Erkrankungen angenommen und manchmal nachgewiesen, ohne daß jedoch geklärt ist, welche Rolle sie bei Kreuzschmerzen spielen.

Kein Patient mit anhaltenden Kreuzschmerzen wird vermutlich ohne eine Röntgenuntersuchung entlassen. In der Mehrzahl der Fälle mit Spondylose ist eine Verschmälerung der Zwischenwirbelscheiben, eine Randsklerose und Osteophytenbildung festzustellen.

Rückenmarkstumoren manifestieren sich nicht immer mit einer progredienten Paraparese. Bei Kindern und Jugendlichen können Haltungsanomalien, Rückenschmerzen und eine Steifhaltung der Wirbelsäule die Hauptsymptome sein. Die Röntgenuntersuchung ist dann von besonderer Bedeutung; zu achten ist auf eine Arrosion der Bogenwurzeln, auf eine Vergrößerung des Bogenwurzelabstandes und auf Usuren an den Hinterkanten der Wirbelkörper.

298 a–c Lumbosakrale Meningozele: Alter 34 Jahre. Trug ein Bruchband und war bis vor 1 Jahr beschwerdefrei (abgesehen von flüchtigen Mißempfindungen bei Druck auf die Meningozele). Bemerkte dann eine zunehmende Gangstörung mit Parästhesien in den Füßen und gelegentlich in den Fingern. Nystagmus, Drehschwindel bei Retroflexion des Kopfes, fehlende Bizeps- und Radiusperiostreflexe bei gesteigerten Trizepsreflexen und lebhaften Fingerreflexen. Beginnende Pyramidenzeichen an den unteren Extremitäten. Sphinkterfunktion normal. **b** Vergrößertes Foramen magnum; hintere Spina bifida von C 2–C 6; vergrößerter sagittaler Durchmesser des zervikalen Spinalkanals. Kein Passagehindernis bei der Myelographie. **c** Die zervikale Laminektomie ergab eine einseitige Chiari-Mißbildung Typ I. Die Gangstörung besserte sich deutlich

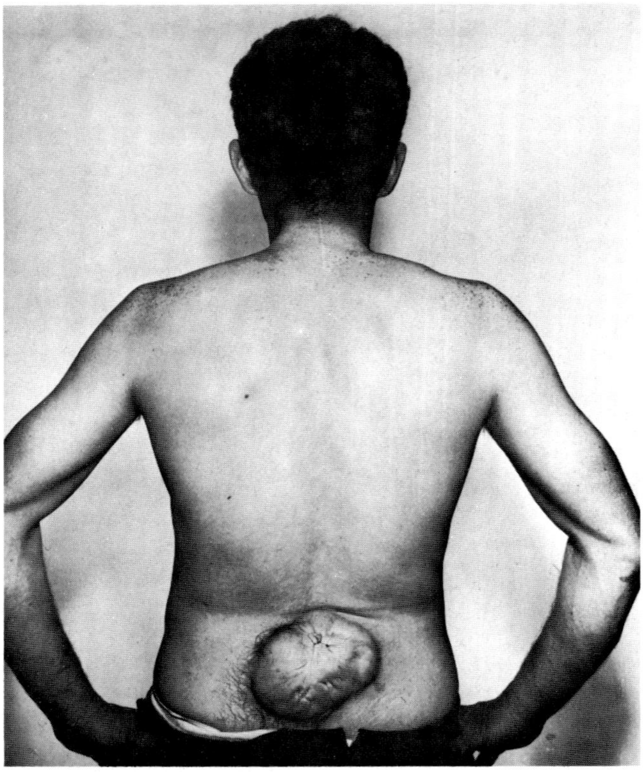

a

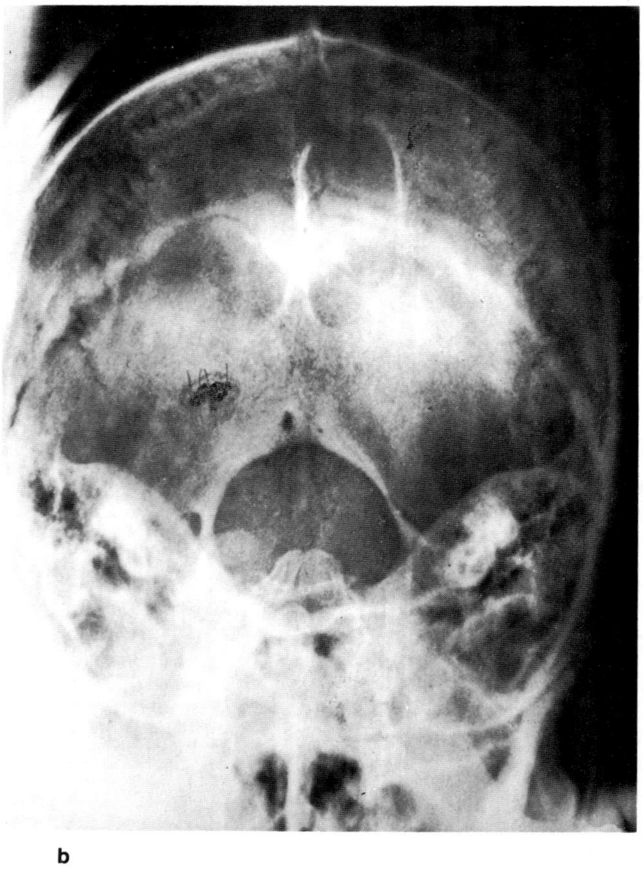

b

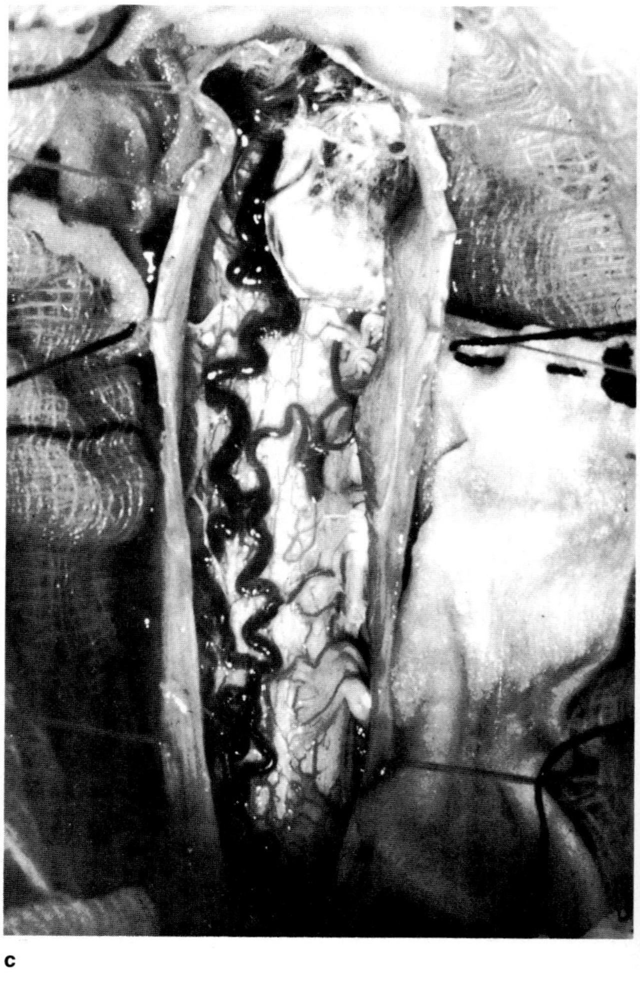

c

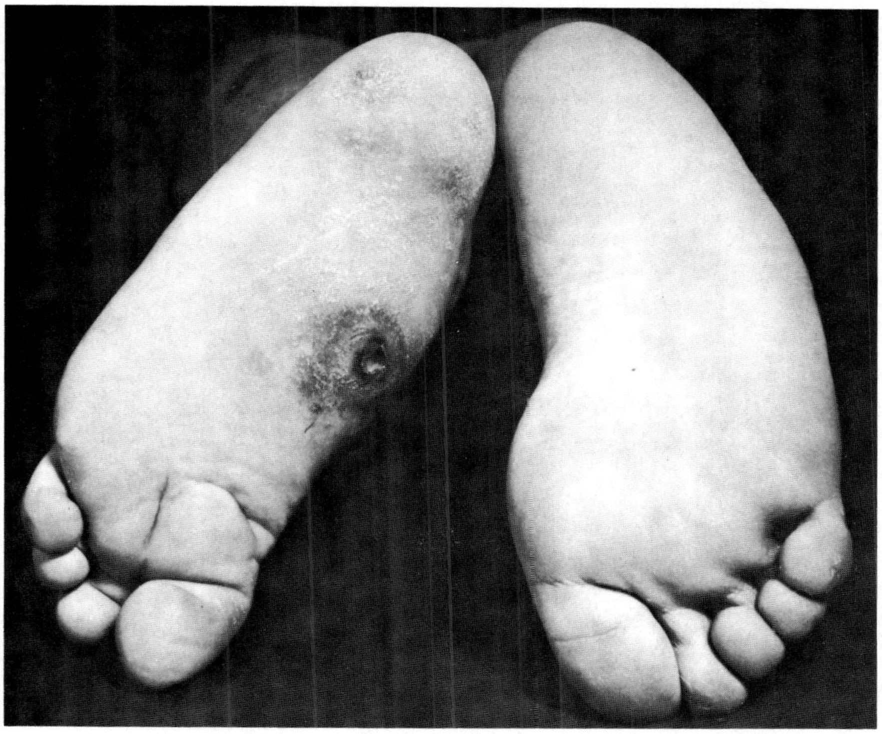

299 Trophisches Ulkus: Schmerzloses perforierendes Ulkus an der Sohle des linken Fußes bei einer Frau, bei der in der Kindheit eine lumbosakrale Meningozele entfernt worden war. Beachte den kleinen Valgus-deformierten linken Fuß

Anhaltende Kreuzschmerzen bei fehlender Spondylose zwingen zu weiteren Untersuchungen, um Krankheiten wie Prostatakarzinom, Retikulose, Myelom und entzündliche Gelenkserkrankungen auszuschließen. Die Myelographie ist oft eine unerläßliche Untersuchung, wenn der Schmerz trotz Behandlung andauert oder wenn Symptome einer progredienten Wurzel- oder Rückenmarksläsion auftreten. Anhaltende Kreuzschmerzen und Blasenstörungen können bei einem medialen Bandscheibenprolaps vorkommen.

Ischias

„Ischias" ist ein Begriff, der seit Jahrhunderten gebraucht worden ist, um ein allgemein bekanntes klinisches Leiden zu beschreiben. „Thou cold sciatica" waren Worte, die WILLIAM SHAKESPEARE Timon aus Athen in den Mund legte. Jedoch wie alt die Krankheit auch sein mag, ihre Ursache wurde erst vor 30 Jahren überzeugend nachgewiesen, als MIXTER u. BARR in Boston zeigten, daß die Ruptur einer Bandscheibe die häufigste Erklärung ist.

Der Zusammenhang zwischen Schmerzen in der Lendenwirbelsäule oder Lumbago und Ischias ist schon einige Zeit bekannt gewesen. LASÈGUE (1816–1833), ein Neurologe in Paris, lenkte die Aufmerksamkeit auf die Bedeutung des Schmerzes, der sich durch Anheben des gestreckten Beines in der Hüfte bei der Ischias auslösen läßt und der – wie sich später herausstellte – Folge einer Dehnung des N. ischiadicus ist. Die charakteristische Haltung des Ischiaskranken wurde erkannt und die Entlastungsskoliose von CHARCOT 1888 beschrieben. Die Verdachtsmomente häuften sich, daß Ischias in irgendeiner Weise mit einer Störung der Lendenwirbelsäule zusammenhängt. Die Bandscheiben waren seit den Tagen von VESALIUS bekannt, jedoch auch die außergewöhnlich gründlichen anatomischen und röntgenologischen Untersuchungen von SCHMORL in Dresden vor 40 Jahren brachten ihn nicht auf den Gedanken, daß ein Prolaps von Bandscheibenmaterial nach hinten irgendeine klinische Bedeutung hätte. Er war mehr von der Bandscheibenprotrusion in die Wirbelkörper beeindruckt – Schmorl-Knötchen.

Die erste Ausgabe von KINNIER WILSON's „Neurology" 1940 enthält keinen Hinweis auf die Rolle der Bandscheiben als Ursache einer Ischias. MIXTER u. BARR entdeckten weder die Ischias noch die Bandscheiben, verfügten jedoch wie andere hervorragende Gestalten in der Geschichte der Medizin über eine solche Beobachtungsgabe, daß sie die Bedeutung der Rolle von Bandscheibenschäden bei der Ischias erkannten.

Es gibt so gut wie keine Hinweise auf eine „Neuritis" der Ischiadikuswurzeln, des Plexus oder des Nervenstammes. Eine Kompression des Nerven kann natürlich an jeder Stelle seines Verlaufes im

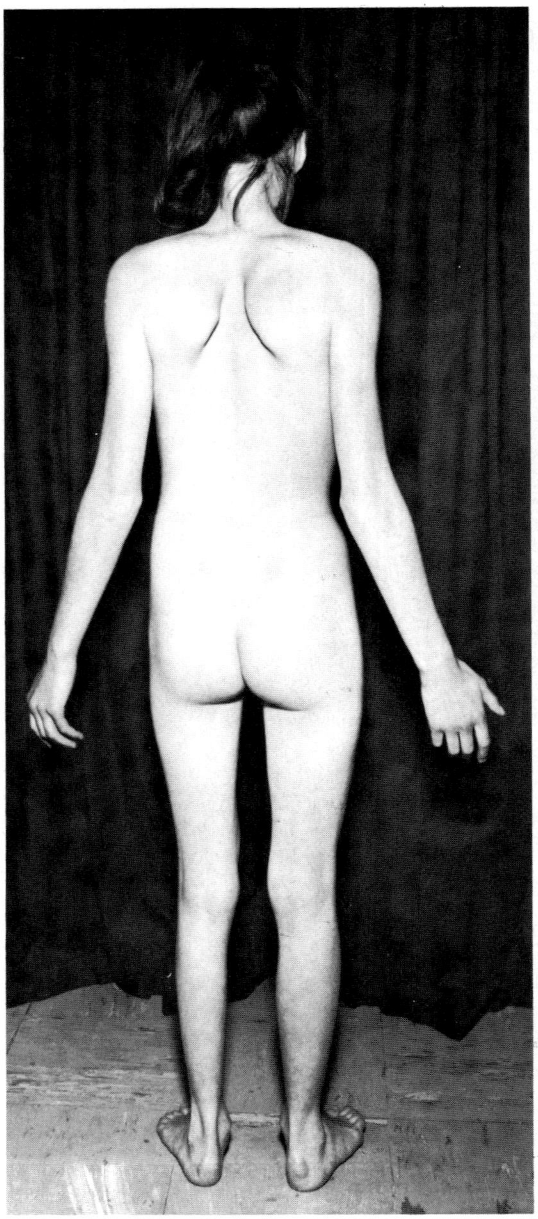

300 a

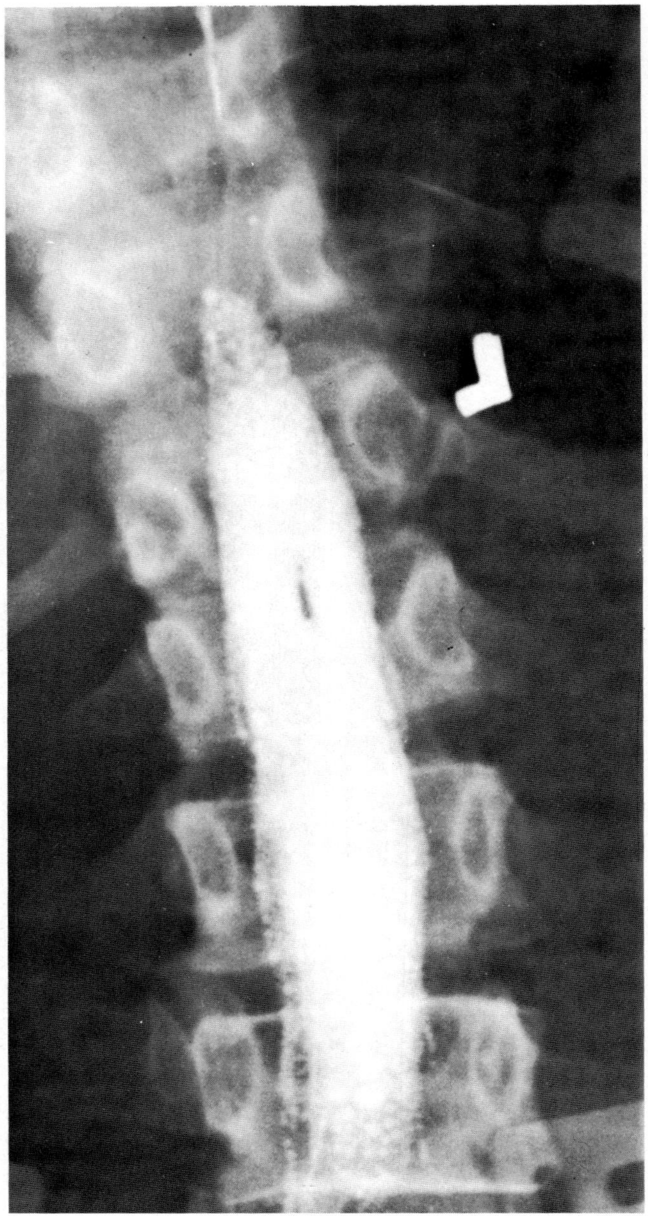

300 b

Becken und am Oberschenkel das Syndrom hervorrufen. Typischerweise wird der Schmerz längs des N. ischiadicus angegeben und strahlt über die Gesäßhälfte in die Rückseite des Oberschenkels, die Außen- und Rückseite der Wade zur Außenseite des Fußes. Er ist gewöhnlich Folge eines Vorfalls der 4. oder 5. lumbalen Bandscheibe. Im ersten Fall wird die 5. Lumbalwurzel komprimiert, im zweiten die 5. Lumbal- oder die 1. Sakralwurzel oder beide gemeinsam. Seltener können große mediale Bandscheibenvorfälle die Wurzeln der Cauda equina komprimieren und eine doppelseitige Ischias hervorrufen. Der Einriß des Faserrings einer Bandscheibe kann beim Heben eines schweren Gewichtes oder bei einer ungeschickten Bewegung auftreten, oder er kann durch einen direkten Schlag auf die Lendengegend bei einem Sturz zustandekommen. In vielen Fällen findet sich in der Vorgeschichte kein nennenswertes Trauma. Man nimmt an, daß eine Degeneration der Bandscheibe mit Verlust der Elastizität primär für die Komplikation eines Prolapses verantwortlich ist.

Das Hauptsymptom der Ischias ist ein episodisch auftretender Schmerz. Der Patient kann entweder Schmerzen in der unteren Wirbelsäule oder einen Ischiasschmerz oder beides haben. Die Lumbago

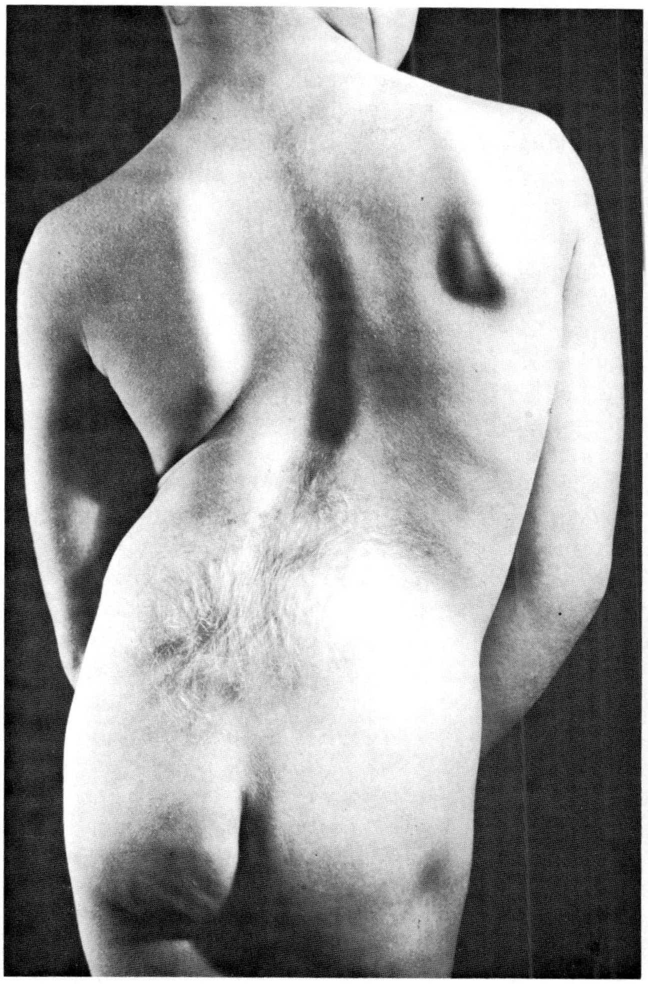

c

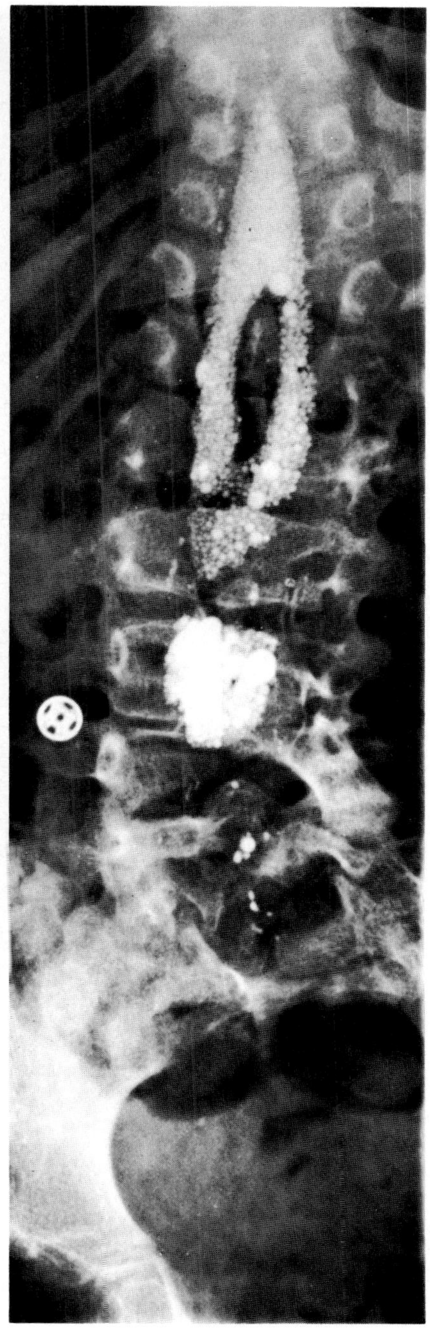

d

300 a–d Diastematomyelie. **a** Seit der Kindheit Verschmächtigung des linken Beins. Seit kurzem zunehmende Verschlechterung. Keine Hautveränderungen lumbal, jedoch Einschränkung der Bewegungen in der Wirbelsäule, Fehlen der Patellar- und des linken Achillesreflexes. Links positiver Babinski. Distale Sensibilitätsstörung unterhalb des linken Knies. **b** Blockbildung des 5., 6. und 7. Brustwirbels; lumbosakral Spina bifida; myelographisch persistierender zentraler Füllungsdefekt bei L 1 – ein Knochensporn. **c** Skoliose und Hypertrichose bei einem Kind mit angeborener Hüftgelenksluxation links und ausgedehnter Spina bifida. **d** Die Myelographie zeigte die Spaltung der Rückenmarkshäute um einen zentralen Knochensporn bei D 12

kann akut und heftig sein und den Patienten bewegungsunfähig machen. Auf der anderen Seite kann sie allmählich einsetzen und nur in einem dumpfen diffusen Schmerz in der Lendengegend bestehen, ohne begleitenden Muskelhartspann. Beide Schmerzarten können gleichzeitig vorhanden sein oder nacheinander auftreten. Der Ischiasschmerz folgt meist dem lumbalen Schmerz, kann ihm aber auch vorausgehen. Wie bei der Lumbago kann er akut und heftig sein, oder allmählich und rezidivierend auftreten. Meist wird der Schmerz zuerst im Gesäß oder auf der Rückseite des Oberschenkels gespürt; gelegentlich wird er zuerst an der Außenseite des Fußes, der Knöchelgegend oder der Wade angegeben. Bei der ersten Attacke, die innerhalb von Wochen abzuklingen pflegt, können motorische, sensible oder Reflexausfälle der betroffenen Extremität fehlen. Aber ein Muskelhartspann, Haltungsanomalien und eine Einschränkung der Beweglichkeit der Wirbelsäule sind so gut wie immer nachweisbar.

Die Rückbildung kann „vollständig" sein, der weitere Verlauf variiert beträchtlich. Es gibt viele Patienten, die in ihrem Leben nur eine einzige heftige Attacke einer Ischias gehabt haben. Leider haben die Beschwerden aber die Neigung, sich zu wiederholen, bei einigen Patienten sogar mit zunehmender Häufigkeit, Schwere und Regelmäßigkeit. Gleichwohl bleiben bei der Mehrzahl die Beschwerden auf eine Extremität beschränkt. Die Besserung ist gewöhnlich eine Frage des Ausmaßes. Der Patient braucht nicht mehr über Ischias zu klagen oder um Behandlung nachzukommen, kann aber an einem „lahmen" oder steifen Kreuz laborieren und seine körperliche Aktivität für den Rest des Lebens einschränken. Eine leichte chronische Funktionseinschränkung in diesem Sinne ist sehr häufig.

Während einer Ischiasattacke kann der Schmerz als stechend oder dumpf beschrieben werden und kann beim Hinlegen oder im Stehen nachlassen, wird jedoch fast immer durch Bücken, Hochheben des Beines oder durch Husten oder Niesen verstärkt. Mißempfindungen in Form von Kribbeln, Ameisenlaufen oder Taubheitsgefühl werden oft angegeben; sie werden in der Regel an der Außenseite des Fußes und an den Zehenspitzen oder an der Fußsohle wahrgenommen.

Bei der Untersuchung finden sich lumbal als Lokalsymptome eine Verspannung des M. erector spinae, der sicht- und tastbar sein kann, eine Abflachung der Wirbelsäule bei aufrechter Körperhaltung und u. U. eine Skoliose. Letztere ist keineswegs konstant; sie variiert von einer Attacke zur anderen sowohl im Ausmaß als auch hinsichtlich der Seite. Die Konvexität kann entweder zur Läsionsseite hin oder von ihr weg gerichtet sein. Die Beweglichkeit der Wirbelsäule ist im ganzen eingeschränkt, Beuge- und Streckbewegungen am meisten. Mit gestreckten Knien und durchgestreckten Armen erfolgt die Beugung nach vorn im wesentlichen in den Hüftgelenken und in der Brustwirbelsäule; die Lendenwirbelsäule bleibt steif. Seitliche Beugebewegungen und die Rotation sind weniger betroffen. In einigen Fällen ist die seitliche Beugung zur Läsionsseite beeinträchtigt; in anderen Fällen ist diese Bewegung zur Gegenseite eingeschränkt. Die Abflachung der Lendenwirbelsäule ist vermutlich kein reflektorischer Mechanismus infolge einer umschriebenen Wurzelläsion, sondern hauptsächlich eine mechanische Störung der Wirbelsäule durch den lokalen Bandscheibenvorfall.

Wenn es sich nur um eine Wurzelirritation handelt, fehlen objektive neurologische Symptome wie Sensibilitätsausfälle oder Abschwächung des Achillesreflexes, jedoch pflegt das Lasègue-Zeichen positiv zu sein. Der Patient liegt dabei auf dem Rücken und hält die Beine gestreckt, der Untersucher hebt das Bein an, indem er es in der Hüfte beugt. Normalerweise läßt sich das Bein ungefähr um 90 Grad hochheben, ohne daß dies dem Patienten viel Beschwerden verursacht. Bei einem Bandscheibenvorfall ist dieser Winkel verkürzt. Es werden Schmerzen in der Lendengegend und längs des N. ischiadicus angegeben, wenn der Untersucher versucht, das Bein noch weiter zu heben. Der Schmerz wird meist im betroffenen Bein gespürt, jedoch werden gelegentlich leichte Schmerzen auch im gesunden Bein wahrgenommen; es kann sogar ein gewisser Schmerz und eine Einschränkung beim Anheben des gestreckten Beines auf der gesunden Seite bestehen. Das Anheben des gesunden Beines kann auch Schmerzen im betroffenen Bein verursachen. Durch eine Dorsalflexion im Sprunggelenk auf der betroffenen Seite lassen sich noch Schmerzen auslösen, wenn das Bein ohne Auftreten von Beschwerden schon bis zu einem bestimmten Punkt angehoben worden ist.

Lasègue hat keine Aufzeichnungen über das nach ihm benannte Symptom in seinen Beobachtungen über die Ischias hinterlassen. Eine Mitteilung darüber wurde später von einem seiner Schüler veröffentlicht. Hierbei beugt der Untersucher die betroffene Extremität im Hüft- und Kniegelenk. Das Knie wird langsam gestreckt, während die Hüfte um 90 Grad gebeugt bleibt. Normalerweise läßt sich das Knie, ohne daß Schmerzen auftreten, voll strecken, auch wenn sich das Hüftgelenk in dieser Stellung befindet. Eine weitere Modifikation des Lasègue-Zeichens besteht darin, daß die Halswirbelsäule gebeugt wird, wenn das gestreckte Bein bis kurz vor dem Toleranzpunkt hochgehoben wird. Die mechanische Erklärung für diesen Test besteht in einer Dehnung der lumbalen Wurzeln. Versuche an Leichen haben gezeigt, daß das Anheben des Beines über den vollen Bewegungsumfang eine Dehnung der Wurzeln von 2–8 mm bewirkt; und zwar erfolgt sie in der zweiten Hälfte des Manövers. Wahrscheinlich reagiert eine Nervenwurzel, wenn sie infolge eines Bandscheibenvorfalles gestreckt oder verlagert wird, früher und ruft Schmerzen hervor.

Objektive neurologische Symptome weisen in der Regel auf die Läsion einer einzigen Wurzel. Ein Vorfall der 5. lumbalen Bandscheibe komprimiert die 1. Sakralwurzel. Dann fehlt der Achillesreflex, die Wadenmuskeln sind schlaff, die Mm. glutaei

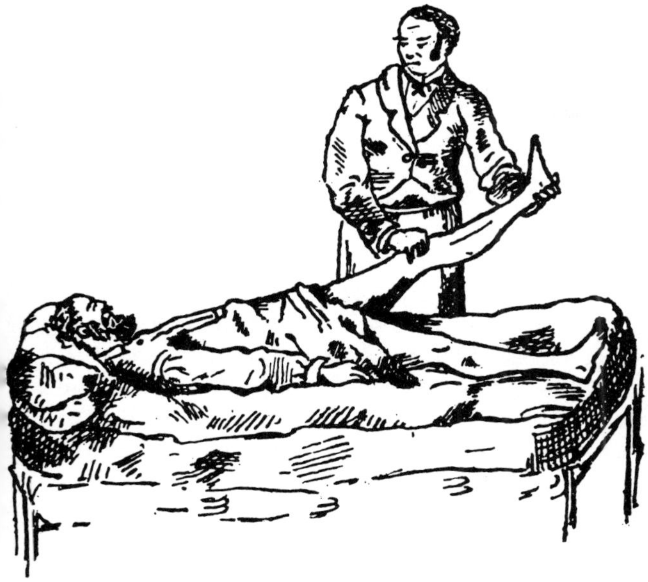

301 Lasègue-Zeichen: Der Dehnungstest des N. ischiadicus, nach einer Zeichnung von *Forst*, einem Schüler *Lasègues*, der als erster eine schriftliche und bildliche Darstellung dieses Manövers lieferte. *Forst* glaubte, daß der N. ischiadicus von den Muskeln an der Rückseite des Oberschenkels komprimiert würde. Er beobachtete, daß der Schmerz bei gebeugtem Knie nicht auftrat

sinken nach unten und an der Außenseite des Fußes sowie der äußeren Hälfte der Fußsohle ist die Sensibilität gestört. Ein Vorfall der 4. lumbalen Bandscheibe komprimiert die 5. Lumbalwurzel, so daß eine Abschwächung des Achillesreflexes nicht zu erwarten ist und Sensibilitätsstörungen an der Außenseite der Wade sowie am Fußrücken, häufig unter Einschluß der Großzehe, nachweisbar werden. Ein Vorfall der 3. lumbalen Bandscheibe, der die 4. Wurzel komprimiert, ist relativ ungewöhnlich; der Patellarsehnenreflex ist oft nicht abgeschwächt, und nur gelegentlich findet sich eine Sensibilitätsstörung an der Vorderinnenseite des Beines unterhalb des Kniegelenks. Wenn die 3. Lumbalwurzel durch einen Bandscheibenvorfall in dieser Höhe komprimiert wird, ist der Patellarreflex abgeschwächt, meist aber nicht aufgehoben.

Bei der Ischias lassen sich Faszikulationen in den Wadenmuskeln beobachten. Die Sphinkterfunktionen sind in der Regel nicht gestört.

Multiple Bandscheibenvorfälle oder ein großer Diskusprolaps können eindrucksvollere Beschwerden und Symptome hervorrufen. So kann eine Lähmung der Cauda equina entweder nach einer Reihe rezidivierender Attacken oder progredient wie bei einem Tumor auftreten. Die Schwäche in den Beinen kann bis zur vollständigen Lähmung der Muskeln der Tibialisloge mit beidseitigem Hängefuß

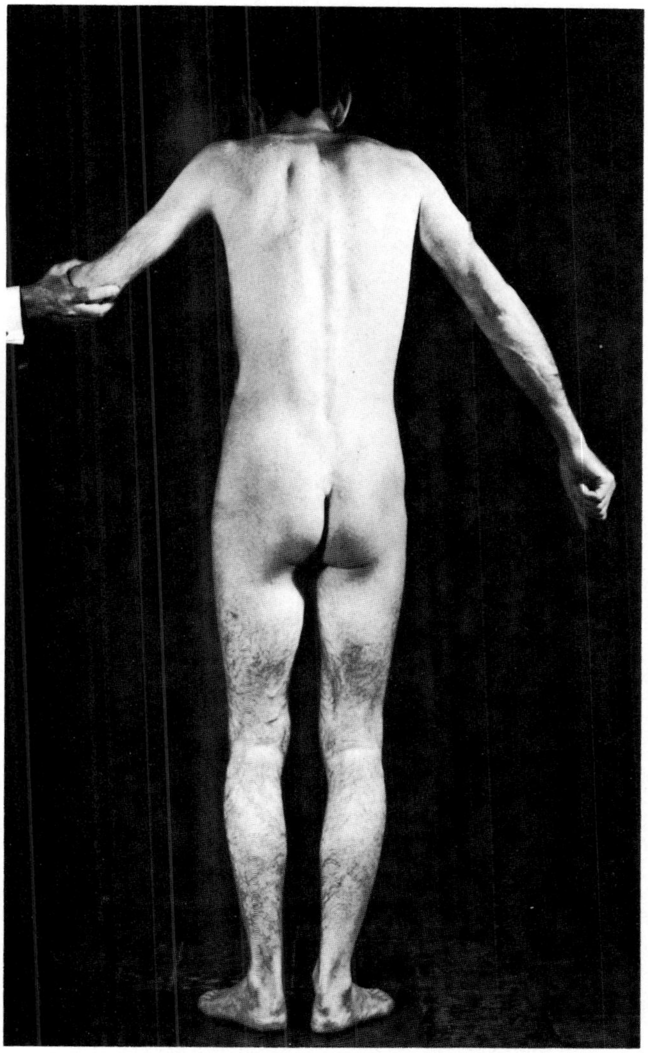

302 Akute Ischias links: Beachte die ausgeglichene Lendenlordose, den paravertebralen Hartspann links und die gebeugte Haltung des linken Knies

fortschreiten. Es kann zu Sensibilitätsstörungen im Reithosengebiet und zu einer Schließmuskellähmung kommen. Obwohl die Lähmungen in der Mehrzahl dieser Fälle nach Attacken einer doppelseitigen Ischias auftreten, haben manche Patienten nur sehr wenig Schmerzen. Die Diagnose kann schwierig sein. In anderen Fällen läßt der Schmerz mit Einsetzen der Lähmung plötzlich nach. Die Schließmuskellähmung braucht nicht von subjektiven Sensibilitätsstörungen begleitet zu sein, so daß die neurogene Ursache eines Harnverhalts und einer Überlaufblase unerkannt bleiben kann, wenn das Gesäß nicht auf Sensibilitätsausfälle untersucht wird. Bei einem älteren Mann ohne eindeutige Schwäche der Extremitäten, oder wenn die Bettruhe diese verdeckt, kann irrtümlich angenommen

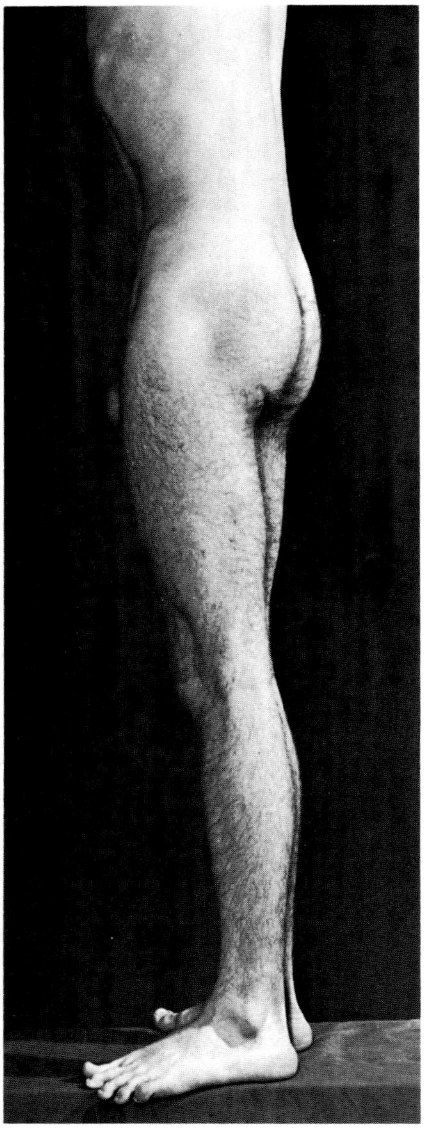

303 Rezidivierende Ischias links: Dritte Attacke. Die normale Lendenlordose ist nicht nur aufgehoben, sondern durch eine leichte Kyphose ersetzt. Die Beugung nach vorn war stark eingeschränkt

werden, daß die Schwierigkeiten von der Prostata herrühren. Meist ist das Liquoreiweiß erhöht. Die Myelographie deckt den Ort der Läsion auf.

Wenn ein Patient mit Ischias schildert, daß seine Schmerzen erst auftreten, wenn er eine gewisse Strecke gegangen ist, ist an die Möglichkeit einer Claudicatio intermittens zu denken. Sie ist fast immer Folge einer peripheren arteriellen Verschlußkrankheit. Die fehlenden Fußpulse, die Zeichen der Durchblutungsstörung an den Füßen und das Fehlen neurologischer Symptome sollten dann die Diagnose klären. Wenn die Mangeldurchblutung die Folge eines Verschlusses der Aorta oder der A. iliaca communis ist, wird die Unterscheidung nicht einfach. In beiden Fällen ist ein belastungsabhängiger Schmerz in der Wade, im Oberschenkel oder im Gesäß die häufigste Klage. Nach früheren Attacken von Lumbago oder Ischias sollte gefragt werden. Reflexstörungen oder Sensibilitätsausfälle wären Hinweis auf eine Wurzelläsion, jedoch können in solchen Fällen eine Myelographie und sogar eine Aortographie unumgänglich sein. Der Begriff der „Claudicatio intermittens spinalis“ wird seit vielen Jahren diskutiert. Beim Gehen kommt es zu Schmerzen und Beschwerden in den unteren Extremitäten sowie zum Auftreten von Pyramidenbahnsymptomen. Postuliert worden ist eine Ischämie des Lumbalmarks. Eine ähnliche Erklärung ist vorgeschlagen worden, wenn bei einem Patienten mit einem Bandscheibenvorfall Schmerzen beim Gehen das hervorstechende Symptom sind. Es mag zu einer Hyperämie der Nervenwurzeln kommen, es ist jedoch wahrscheinlicher, daß das Gehen selbst auf mechanische Weise ähnlich wie beim Hochheben des gestreckten Beines mit der vorgefallenen Bandscheibe und ihrer Lage zu den benachbarten Nervenwurzeln interferiert.

Es braucht nicht besonders hervorgehoben zu werden, daß ein Bandscheibenvorfall nicht die einzige Ursache des Ischiasschmerzes ist. Der N. ischiadicus ist der größte und längste Nerv im menschlichen Körper und Schmerzen, die in dem von ihm versorgten Gebiet angegeben werden, können in der Wirbelsäule, im Becken oder in der Hüfte entstehen. Eine lumbale Osteochondrose, eine Spondylolisthesis, primäre und metastatische Tumoren und Arthrosen des Sakroiliakal- und Hüftgelenkes können sämtlich fortgeleitete Ischiasschmerzen hervorrufen. Diese *Pseudoischias* kann von Fall zu Fall unterschiedlich sein. Eine Hüftgelenksarthrose wird nur selten einen fortgeleiteten Schmerz unterhalb des Kniegelenks verursachen. Die Arthrose der Wirbelsäule äußert sich typischerweise in einem anhaltenden Schmerz in der unteren Wirbelsäule, der nachts oft schlimmer wird und am Morgen nachläßt und weniger in Attacken auftritt als bei der Ischias. Wenn er in die Extremitäten ausstrahlt, ist er meist dumpf, anhaltend und schlecht lokalisierbar. Bei der Spondylolisthesis finden sich in der Vorgeschichte meist chronische Rückenschmerzen, die durch Bewegung verstärkt und in Ruhe gebessert werden, gelegentlich lassen sich Wurzelsymptome nachweisen. Die Spondylolisthesis kann Beschwerden verursachen, die eine Klaudikatio vortäuschen. Anders als bei Bandscheibenläsionen ist die Lendenlordose verstärkt. Eine rektale Untersuchung ist in Fällen mit ausstrahlenden

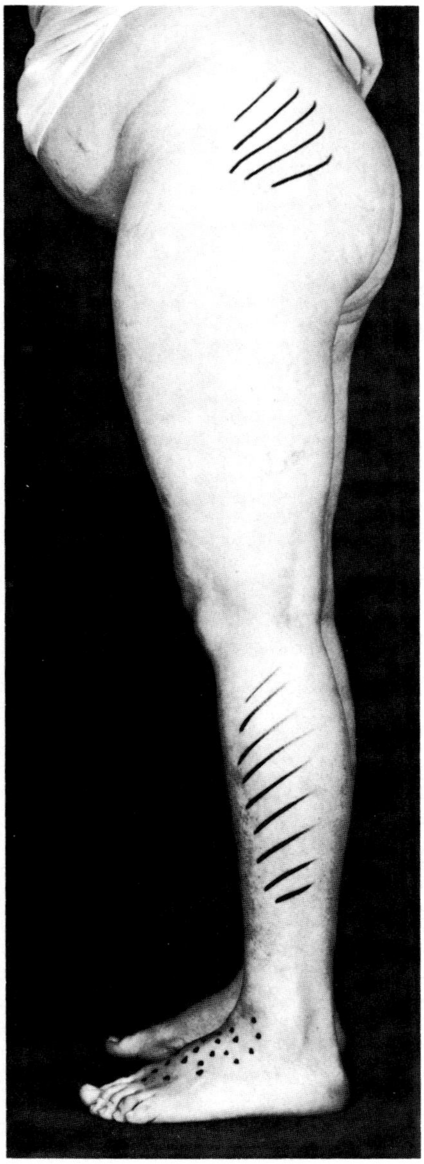

a

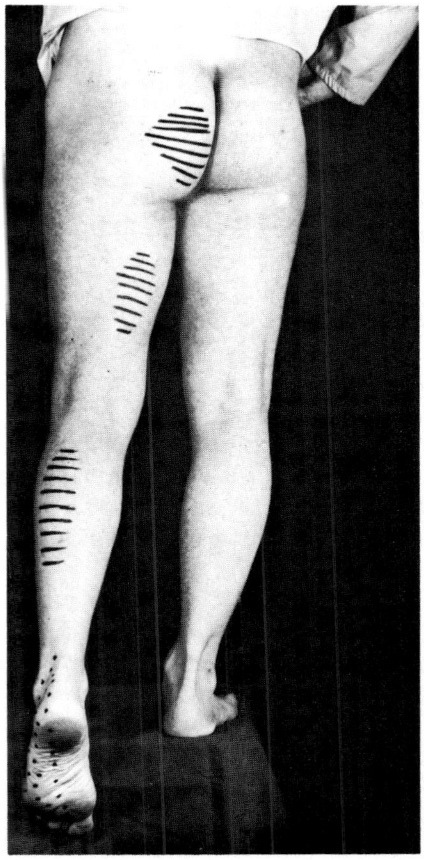

b

c

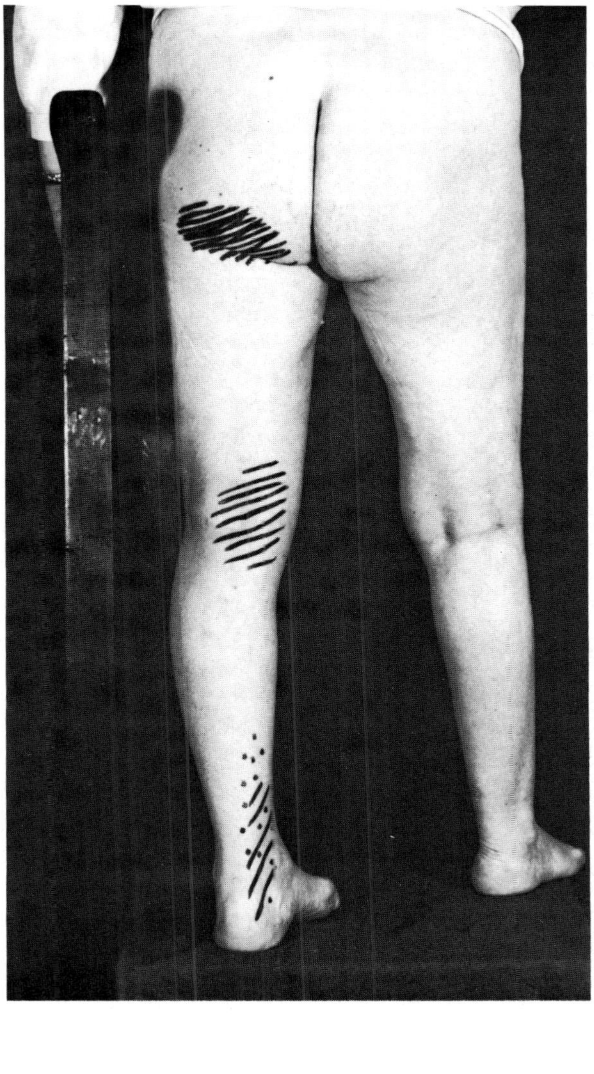

304 a–c Chronisch rezidivierende Ischias: Die Hauptschmerzzonen und Stellen des stärksten Druckschmerzes sind gestrichelt, Bezirke mit gestörter Oberflächensensibilität gepunktet. **a** Wurzelkompressionssyndrom L 5. Schmerzen wurden an der Außenseite des Gesäßes in der Nähe des Trochanter major und an der Außenseite des Beines angegeben. Sensibilitätsstörungen auf dem Fußrücken. **b** Wurzelkompressionssyndrom S 1. Schmerzen in der Tiefe des medialen Anteils der Gesäßhälfte, über dem Sitzbein, an der Rückseite des Oberschenkels und in der Wade. Sensibilitätsstörung hinter dem Außenknöchel und an der Außenseite von Fuß und Sohle. **c** Wurzelkompressionssyndrom S 2. Tiefer Schmerz und Druckempfindlichkeit in der Mitte der Gesäßbacke, an der Hinterfläche des Knies und an der Innenseite des Knöchels, wo auch die Oberflächensensibilität aufgehoben war

Ischiasschmerzen unbedingt notwendig. Maligne Metastasen der Wirbelsäule und des Beckens können einige Zeit dem röntgenologischen Nachweis entgehen.
Wir wollen das Thema Ischias verlassen und an die Worte von COTUGNO, Professor der Chirurgie in Neapel, erinnern, der die Erkrankung 1775 beschrieben hat:
„Wenn der Patient nur mit seinem Finger auf die Schmerzbahn vom Steißbein zum Fuß zeigt, sehen wir ihn wie einen kundigen Anatomen den genauen Verlauf des Ischiasnerven aufzeichnen ... In diesem Nerv wird der Schmerz wahrgenommen, in diesem Nerv sollten wir nach dem Grund der Lahmheit und ausgehend von seiner Schädigung nach der Ursache der Lähmung und Muskelatrophie suchen."

Läsionen des Plexus lumbosacralis

Sie sind sowohl im Zivilleben als auch in Kriegszeiten weniger häufig als Armplexusläsionen. Eine Form verdient besondere Erwähnung, nämlich diejenige, die bei der Mutter nach der Entbindung auftreten kann. Schwäche und Taubheitsgefühl können unmittelbar nach einer langen und schwierigen Geburt auffallen, z. B. wenn der kindliche Kopf zu groß ist. Gelegentlich wird ein Hängefuß erst bemerkt, wenn die Mutter ihre Tätigkeiten in Haushalt und Familie wieder aufnimmt. Bei einer vom Plexus ausgehenden Lähmung besteht ein Hängefuß, jedoch meist nur eine geringfügige Sensibilitätsstörung an der Außenseite des Beines im Dermatom L5. Eine Obturatoriuslähmung infolge einer Druckschädigung des Nerven an der Stelle, an der er den Beckenrand überquert, kann schmerzlos sein, jedoch besteht in der Regel ein Taubheitsgefühl an der Innenseite des Oberschenkels; die Adduktoren sind paretisch. Diese Läsionen können gemeinsam auftreten und sich sogar wiederholen, wir haben jedoch noch nie beobachtet, daß sie sich nicht vollständig zurückgebildet hätten, meist etwa innerhalb eines Monats.

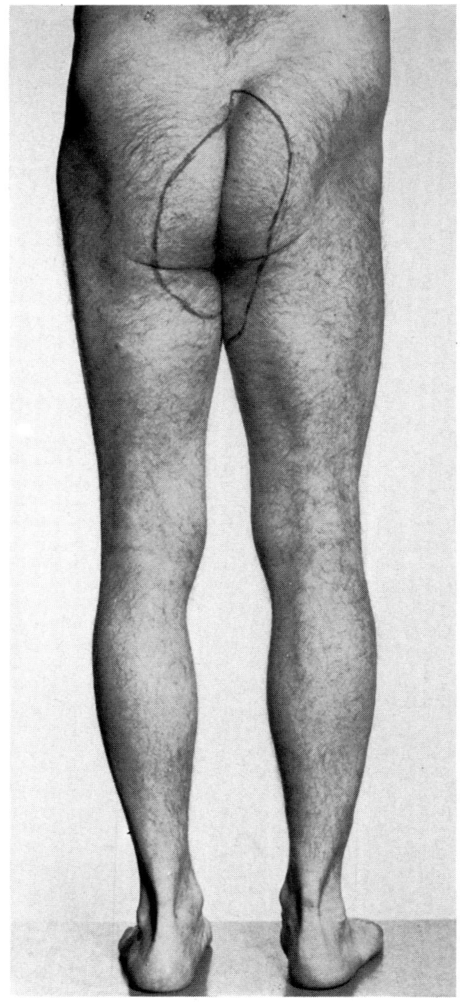

305 Beckenfraktur; Verletzung des Plexus lumbosacralis: 2 Jahre zuvor Beckentrauma. Augenscheinlich keine Nervenverletzung. Gegenwärtig Schadensersatzansprüche aus dem Unfall wegen vermeintlichem „Libidoverlust". Beachte die mäßige diffuse Atrophie der linken unteren Extremität und der rechten Gesäßhälfte. Keine nennenswerten Paresen; normales Reflexverhalten. Sensibilitätsstörung in den Dermatomen S3, 4 und 5. Der Analreflex (Kontraktion des Sphincter ani ext. als Antwort auf ein Bestreichen der Haut perianal) und der Bulbokavernosusreflex (tastbare Kontraktion dieses Muskels unter der Peniswurzel als Antwort auf einen Druck auf die Glans penis) fehlten beide. Der Analreflex läuft über die 4. und 5. Sakralwurzel. Der Bulbokavernosusreflex hängt von der Unversehrtheit der 2., 3. und 4. Sakralwurzel ab. Bei genauerem Nachfragen zeigte sich, daß nicht über „Libidoverlust" geklagt wurde, sondern über eine sexuelle Impotenz. Sie war vollständig. Ein Fall einer „Unfallneurose", der sich als etwas anderes erwies

Läsionen einzelner Nerven

Im Zivilleben kommen sie ebenfalls weniger häufig vor als an der oberen Extremität.

N. femoralis (L2, 3, 4)

Dieser Nerv versorgt Muskeln und Haut an der Vorderseite des Oberschenkels; einer seiner Hautäste, der N. saphenus, verläuft zur Innenseite des Unterschenkels und Fußes. Der N. femoralis liegt tief unter dem Leistenband und teilt sich beim Eintritt in den Oberschenkel in eine Reihe von Ästen, so daß offene Verletzungen häufig nur zu einer Teillähmung führen. Er versorgt die Mm. iliacus, sartorius, pectineus und quadriceps in dieser Reihenfolge. Diese Muskeln wirken hauptsächlich als Kniegelenksstrecker und als Hilfsmuskeln bei der Beugung des Oberschenkels im Hüftgelenk. In der Regel bestehen eine Atrophie an der Vorderseite des Oberschenkels, Schwierigkeiten, das Bein aus

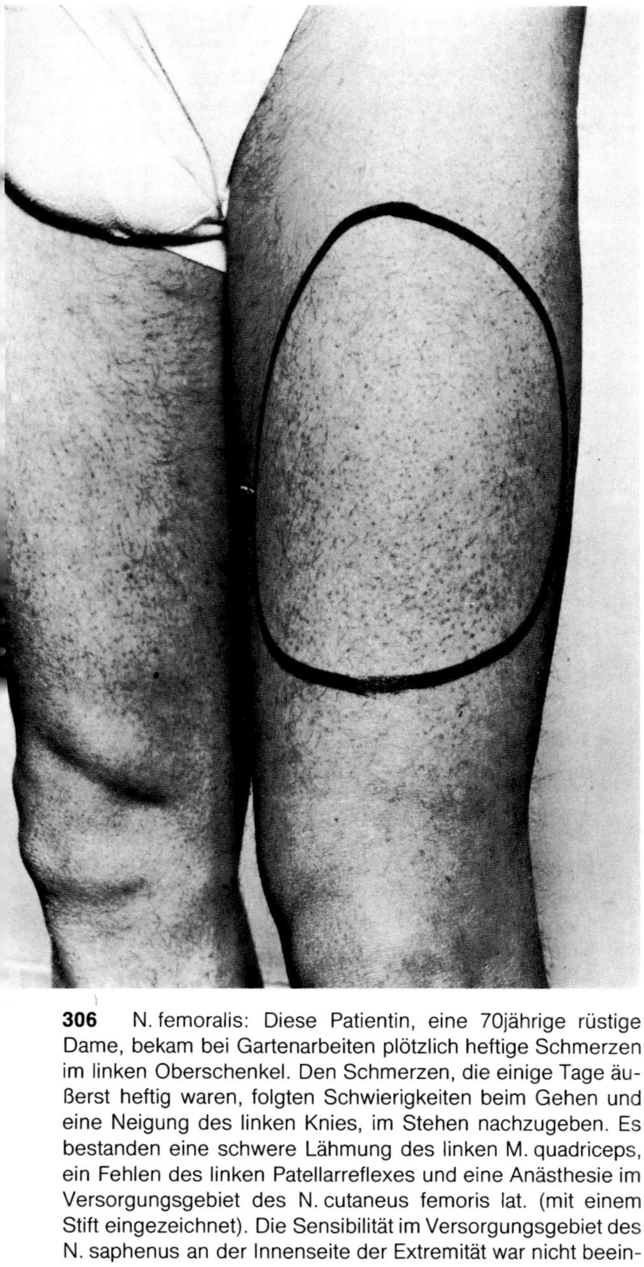

306 N. femoralis: Diese Patientin, eine 70jährige rüstige Dame, bekam bei Gartenarbeiten plötzlich heftige Schmerzen im linken Oberschenkel. Den Schmerzen, die einige Tage äußerst heftig waren, folgten Schwierigkeiten beim Gehen und eine Neigung des linken Knies, im Stehen nachzugeben. Es bestanden eine schwere Lähmung des linken M. quadriceps, ein Fehlen des linken Patellarreflexes und eine Anästhesie im Versorgungsgebiet des N. cutaneus femoris lat. (mit einem Stift eingezeichnet). Die Sensibilität im Versorgungsgebiet des N. saphenus an der Innenseite der Extremität war nicht beeinträchtigt. Eine Ursache war nicht nachzuweisen, die Patientin erholte sich langsam

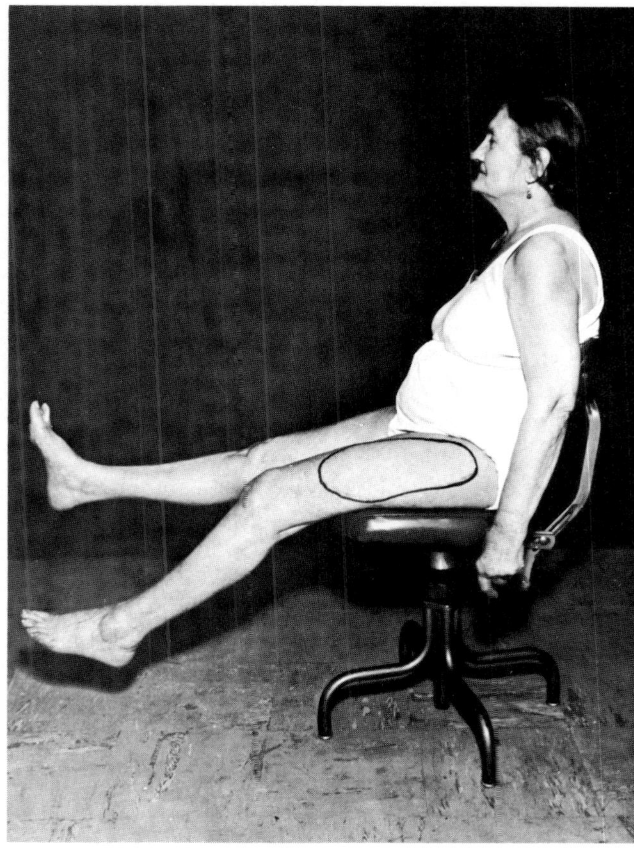

307 N. cutaneus femoris lat.: Das sensibel gestörte Gebiet an der Vorderaußenseite des Oberschenkels bei einer Meralgia paraesthetica

dem Bett zu heben, und eine schwache Kontraktion des Quadrizeps, wenn der Patient aufgefordert wird, die Kniescheibe anzuspannen. Der Patellarreflex fehlt. Der Patient kann stehen und gehen, hat jedoch erhebliche Schwierigkeiten beim Hinauf- und Herabgehen von Treppen. Es ist überraschend, wie gut es einer Person mit einer kompletten Femoralislähmung gelingt, auf ebenem Boden zu gehen, wenn auch langsam. Eine *akute idiopathische Femoralislähmung* ist ein seltenes Ereignis; der Beginn ist plötzlich und geht mit heftigen Schmerzen einher, die etwa nach einer Woche nachlassen. Die Rückbildung verläuft langsam, die Prognose ist jedoch gut. Isolierte Läsionen des N. saphenus sind ebenfalls ungewöhnlich; wir kennen eine infolge Verletzung durch eine Schraube, die sich von einer Metallplatte zur Fixierung einer Oberschenkelfraktur losgelöst hatte.

N. cutaneus femoris lateralis (L 2, 3)

Dieser Nerv ist ausschließlich ein Hautnerv und versorgt die Vorderaußenseite des Oberschenkels. Er gelangt gewöhnlich zum Oberschenkel, indem er durch einen engen Kanal am lateralen Ansatz des Leistenbandes an der Spina iliaca anterior superior verläuft. Zuerst befindet er sich unter der tiefen Oberschenkelfaszie, kommt jedoch bald oberflächlich zu liegen. Eine Störung in diesem Nerven ist für die als *Meralgia paraesthetica* bezeichnete Erkrankung verantwortlich. Der Patient klagt meist über brennende Mißempfindungen an der Vorderaußenseite des Oberschenkels; bei der Untersuchung findet sich ein sensibel gestörter Bezirk unterschiedlicher Intensität und Ausdehnung.

In der Mehrzahl der Fälle besteht anamnestisch kein vorausgegangenes Trauma. Es wird angenommen, daß die Erkrankung Folge einer Kompression oder einer Abknickung oder einer Engpaßbildung an irgendeiner Stelle im Verlauf des Nerven ist. Sehr wahrscheinlich entsteht die Irritation in Höhe der Pforte im Leistenband. Nicht alle Patienten haben Schmerzen; einige merken nur allmählich ein umschriebenes Taubheits- oder Kältegefühl am Oberschenkel. Frauen werden selten von der Erkrankung betroffen, ausgenommen vorübergehend in der Schwangerschaft. Obwohl gesagt wird, daß sie typischerweise bei übergewichtigen Männern anzutreffen ist, findet man sie bei allen Konstitutionstypen. Sie wird gelegentlich nach Bauchoperationen beobachtet, scheint jedoch trotz des Verlaufes des Nerven im Bauchraum, wo er auf der rechten Seite hinter dem Zökum und auf der linken hinter dem Sigma absteigt, keinen Zusammenhang mit abdominellen Erkrankungen zu haben. Taubheitsgefühl, Kribbelparästhesien oder Schmerzen können zeitweise auftreten oder mehr oder weniger konstant sein; sie werden in der Regel durch Stehen oder Gehen verstärkt und treten in seltenen Fällen doppelseitig auf.

Ob außer den mechanischen andere Faktoren beteiligt sind, ist nicht bekannt. Wir haben diese Erkrankung bei Diabetikern gesehen, gelegentlich kommt sie familiär vor (SIGMUND FREUD und einer seiner Söhne litten daran). Es ist wichtig, diese Krankheit zu kennen, weil sie trotz ihrer relativen Harmlosigkeit äußerst störend ist. Uns ist kein einziger Patient bekannt, der auf einer Durchtrennung des Nervens bestanden hätte.

N. ischiadicus (L 4, 5; S 1, 2, 3)

Dieser Nerv verläßt das Becken durch das Foramen ischiadicum magnum und betritt den Oberschenkel zwischen Sitzbein und Femur. Seine Aufteilung in den N. peronaeus communis und den N. tibialis kann an jeder Stelle zwischen Becken und unterem Oberschenkel erfolgen. Er versorgt die Kniegelenksbeuger, den M. adductor magnus und sämtliche Muskeln unterhalb des Knies. Der Nerv kann direkt durch offene Verletzungen bzw. unsachgemäße i. m. Injektionen oder indirekt z. B. bei Beckenfrakturen geschädigt sowie durch primäre oder sekundäre Tumoren des Beckens komprimiert werden.

Bei einer kompletten Lähmung kann der Patient stehen und gehen, Fuß und Zehen hängen jedoch herab, und er ist vollkommen unfähig, den Fuß zu bewegen. Der Achillesreflex und der Fußsohlenreflex fehlen. Die Muskeln unterhalb des Knies atrophieren rasch, am Fuß ist die Schweißsekretion aufgehoben und das Bein schwillt an, wenn es herabhängt. Sehr bald treten trophische und vasomotorische Veränderungen am Fuß auf. Eine schwache Beugung im Kniegelenk ist durch die Wirkung des M. sartorius (N. femoralis) und M. gracilis (N. obturatorius) noch möglich. Der Fuß ist anästhetisch mit Ausnahme eines kleinen Bezirks über und distal vom Innenknöchel, der vom N. saphenus versorgt wird. Das anästhetische Gebiet erstreckt sich zur Außenseite der unteren zwei Drittel des Unterschenkels, mehr hinten als vorn. Der Patellarreflex ist erhalten; oberhalb des Knies besteht keine Sensibilitätsstörung.

Teilläsionen des N. ischiadicus können sowohl den N. peronaeus communis als auch den N. tibialis betreffen, jedoch kommt es oft vor, daß ein Ast intakt bleibt, obwohl die Läsion im oberen Abschnitt des Nerven liegt.

N. peronaeus communis

Dieser Nerv verläuft abwärts entlang der lateralen Begrenzung der Kniekehle und gelangt zum Kopf des Wadenbeins, wo er sich um den Hals herumwindet und in die Rr. peronaei superficialis und profundus aufteilt. Ersterer versorgt die Haut auf der Vorder- und Außenseite des Unterschenkels sowie des Fußrückens und gibt Äste an die Mm. peronaei longus et brevis. Der tiefe Ast versorgt ein dreieckförmiges Hautgebiet dorsal zwischen der ersten und zweiten Zehe. Er innerviert den M. tibialis anterior, die langen Zehenstrecker und den M. peronaeus tertius. Ein häufiger Läsionsort ist am Köpfchen des Wadenbeins, wo der Nerv bei Frakturen geschädigt oder durch Schienen, Staubinden oder Verbände komprimiert werden kann. Manche Personen neigen besonders zu einer Drucklähmung dieses Nerven und entwickeln vorübergehend ein Taubheitsgefühl und einen Hängefuß, manchmal nach Überkreuzen der Knie oder nach einer ungewohnten körperlichen Anstrengung. Solche Patienten können auch zu Drucklähmungen anderer Nerven wie des N. radialis oder N. ulnaris neigen. Die Neigung kann sogar familiär sein, so daß irgendein angeborener Stoffwechselfaktor eine Rolle spielt.

Es kommt zu einer Atrophie der Muskeln der Tibialisloge und der Peronäusgruppe. Fuß und Zehen können nicht dorsalflektiert werden, die Pronation ist aufgehoben. Die Sensibilitätsstörung hängt von der Höhe der Läsion ab. Der Achillesreflex ist erhalten, der Patient kann natürlich stehen und gehen, jedoch ist sein Gang durch den Hängefuß verändert und, obwohl er auf den Zehen stehen kann, ist er nicht in der Lage, sich auf der betroffenen Seite auf die Ferse zu stellen. Er klagt meist über

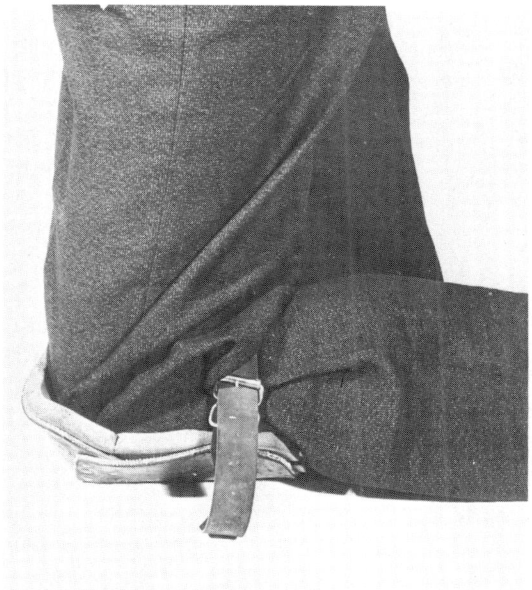

a

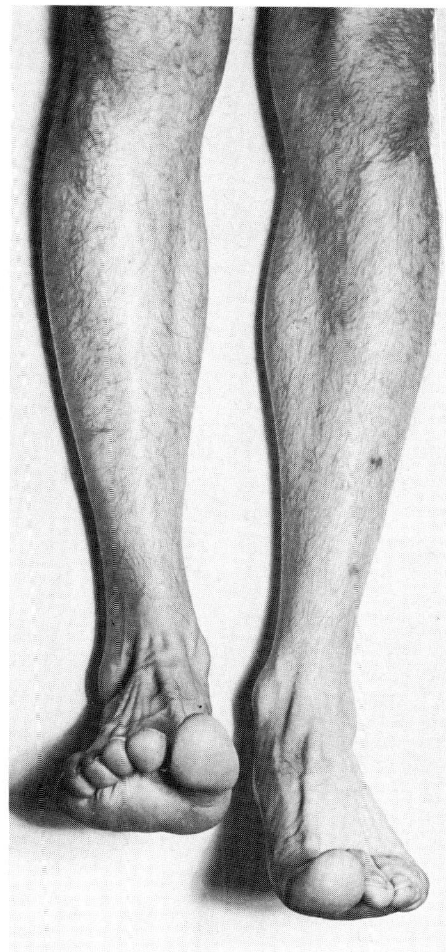

b

308 a+b Lähmung des N. peronaeus communis: Ein Plattenleger, der zwei Knieschoner aus kräftigem Leder zu tragen und so, wie in **a** gezeigt, festzubinden pflegte. **b** Schmerzlose Teillähmung der Fußheber links von 2 Wochen Dauer. Normales Reflexverhalten. Subjektiv kein Taubheitsgefühl, trotzdem hatte der Patient eine Sensibilitätsstörung an der Außenseite der Wade und eine Überempfindlichkeit auf Klopfen oder Druck direkt oberhalb des Wadenbeinköpfchens. Es bestand eine Leitungsunterbrechung im N. peronaeus communis, deutlich oberhalb der Stelle am Hals des Wadenbeins, an der üblicherweise die Druckschädigung vorkommt. Sie war genau dort, wo die Kompression durch den Riemen erfolgte.

einen „schlaffen Fuß" und beschreibt das hörbare „Klappen" des Fußes beim Gehen. Wenn sich der Hängefuß schleichend entwickelt, so pflegt der Patient über ein Schleifen seines Schuhs zu klagen, dessen Spitze abgenutzt wird.

N. tibialis

Dieser Nerv versorgt die Wadenmuskeln, die Zehenbeuger und die kleinen Fußmuskeln. Eine Lähmung ist am häufigsten Folge offener Verletzungen. Der Patient ist in der Lage zu gehen, kann sich aber nicht auf die Zehenspitzen stellen; die Plantarflexion des Fußes und der Zehen ist nicht mehr möglich. Die Wadenmuskeln atrophieren und der Achillesreflex fehlt. Die Supination im Sprunggelenk ist beeinträchtigt, aber nicht aufgehoben, da der M. tibialis anterior bei dieser Bewegung mitwirkt. Der Patient hat Schwierigkeiten, beim Gehen die Ferse vom Boden abzuheben. Bei kompletten Läsionen kommt es infolge der Lähmung der kleinen Fußmuskeln zu einer Verformung des Fußes mit Krallenstellung der Zehen und Pes calcaneovalgus. Die Fußsohle ist anästhetisch mit Ausnahme der Innenkante und der Plantarseite der Zehen. Die reflektorische Plantarflexion ist aufgehoben.

Partielle oder distale Läsionen des N. tibialis sind wichtig, da sie starke Schmerzen bei nur geringer äußerer Behinderung hervorrufen können. Beim Vorliegen eines ausgeprägten Hängefußes kann eine leichte Läsion des N. tibialis unentdeckt bleiben. Die Achillessehne tritt weniger deutlich hervor und läßt sich u. U. nicht zwischen Daumen und Zeigefinger fassen. Wenn die langen Zehenbeuger intakt bleiben, kann nur eine Lähmung der kleinen Fußmuskeln mit einer schmerzhaften tauben Sohle vorliegen.

Tibialis-anterior-Syndrom

Ein vorübergehender Schmerz auf der Vorderseite des Schienbeins ist eine geläufige Erfahrung nach anstrengenden ungewohnten körperlichen Belastungen wie z. B. einem Fußballspiel, einem langen Spaziergang oder einer Radtour. Er bildet sich fast

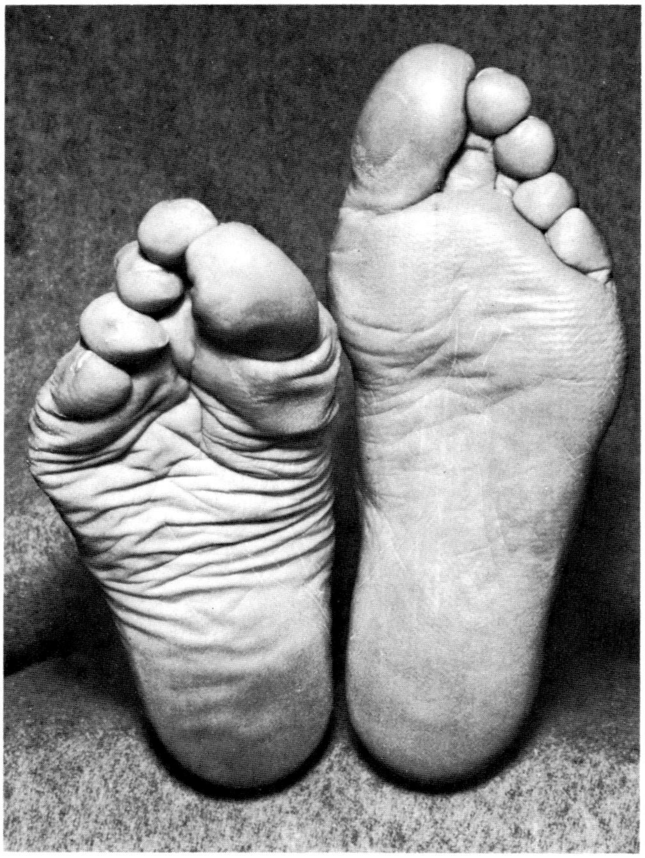

immer zurück und tritt bei besserem Trainingszustand nicht wieder auf. Während des 2. Weltkrieges wurde der Begriff Tibialis-anterior-Syndrom zur Beschreibung einer Erkrankung bei Rekruten gebraucht, bei der einem Schmerz auf der Vorderseite des Unterschenkels eine ischämische Nekrose der Muskeln der Tibialisloge folgte. Meist trat es im Anschluß an eine übermäßige körperliche Belastung auf, z. B. nach einem Marsch, nach dem Exerzieren und nach sportlichen Betätigungen. Die Schmerzen ließen auch nach der nächtlichen Ruhe nicht nach, und der Patient wurde meist mit Symptomen einer „Entzündung" auf der Vorderseite des Schienbeins zum Arzt gebracht. Die darüberliegende Haut war gewöhnlich gerötet, es bestand ein leichtes örtliches Ödem mit Druckschmerzhaftigkeit über dem M. tibialis anterior, der sich derb anfühlte und geschwollen erschien. Die Erkrankung war meist einseitig. Bald kam es zu einer Schwäche bei der Dorsalflexion des Fußes und der Zehen; die Mm. peronaei und die Beugemuskeln blieben gewöhnlich intakt. Die in der Hauptsache

309 Parese des linken N. tibialis infolge einer unsachgemäßen i. m. Injektion am Oberschenkel. Der Patient liegt auf dem Rücken und versucht, Füße und Zehen zu plantareflektieren. Auf der linken Seite kann er es nicht. Es bestand ein Kausalgieschmerz an der Fußsohle, besonders beim Gehen

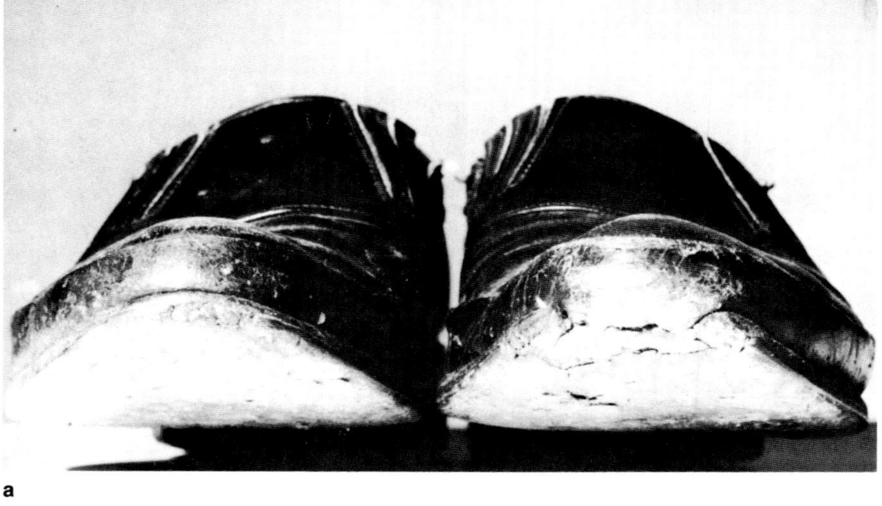

a

310 a–c Hängefuß: **a** Abnutzung der Spitze des linken Schuhs infolge Hängefuß. **b** Hängefuß links infolge einer Läsion des N. peronaeus communis nach Verletzung am Knie. Es besteht eine Paralyse der Pronation des Fußes. Beim Versuch der Dorsalflexion wird der Fuß durch die Wirkung der Mm. tibiales ant. et post. supiniert. **c** Hängefuß links. Ein gesunder junger Mann, der vor einem Monat einen linksseitigen Hängefuß entwickelte, nachdem er auf dem Boden sitzend, mit seiner Verlobten auf dem Schoß, sich ein Fernsehprogramm angesehen hatte. In der weiteren Vorgeschichte Parästhesien und Taubheitsgefühl im Ulnarisgebiet, wenn er die Arme auf den Ellenbogen abstützte und wenn er mit einem elektrischen Bohrer arbeitete. Wiederholtes Taubheitsgefühl an den Oberschenkeln. Elektromyographisch zeigten sich diffuse Anomalien der motorischen und sensiblen Leitung an den oberen und unteren Extremitäten. Bei seiner Mutter werden die Unterschenkel pelzig, wenn sie die Knie übereinanderkreuzt. Die Neigung zu peripheren Drucklähmungen kann familiär gehäuft vorkommen betroffenen Muskeln waren der M. tibialis anterior und der lange Großzehenstrecker. Der Fuß blieb warm und die Pulse waren nicht abgeschwächt. Wenn nach Auftreten eines Hängefußes eine chirurgische Entlastung der Tibialisloge ausgeführt wurde, zeigte sich, daß die betroffenen Muskeln geschwollen und nekrotisch waren und daß sich das mikroskopische Bild nicht von dem einer ischämischen Kontraktur Volkmann unterschied. Gelegentlich war der N. tibialis anterior (R. peronaeus profundus) geschädigt mit einer Lähmung des M. extensor digitorum brevis und einer Sensibilitätsstörung auf dem Fußrücken im 1. Zwischenzehenraum.

Die Erkrankung bildet sich meist unter Ruhe zurück, jedoch kann die vollständige Wiederherstellung der Funktion der betroffenen Muskeln einige Monate dauern; gelegentlich verbleibt eine Muskelfibrose mit leichter Behinderung. Das Syndrom ist auch nach Bluttransfusion in die Beinvenen beobachtet worden. Eine Nekrose der Muskeln in der Tibialisloge kann auch nach einem Arterienverschluß infolge Thrombose oder Embolie auftreten. Der Patient ist meist älter und es können beide Beine betroffen sein. Ferner liegen Symptome von Durchblutungsstörungen der Extremitäten vor, die Prognose ist schlecht.

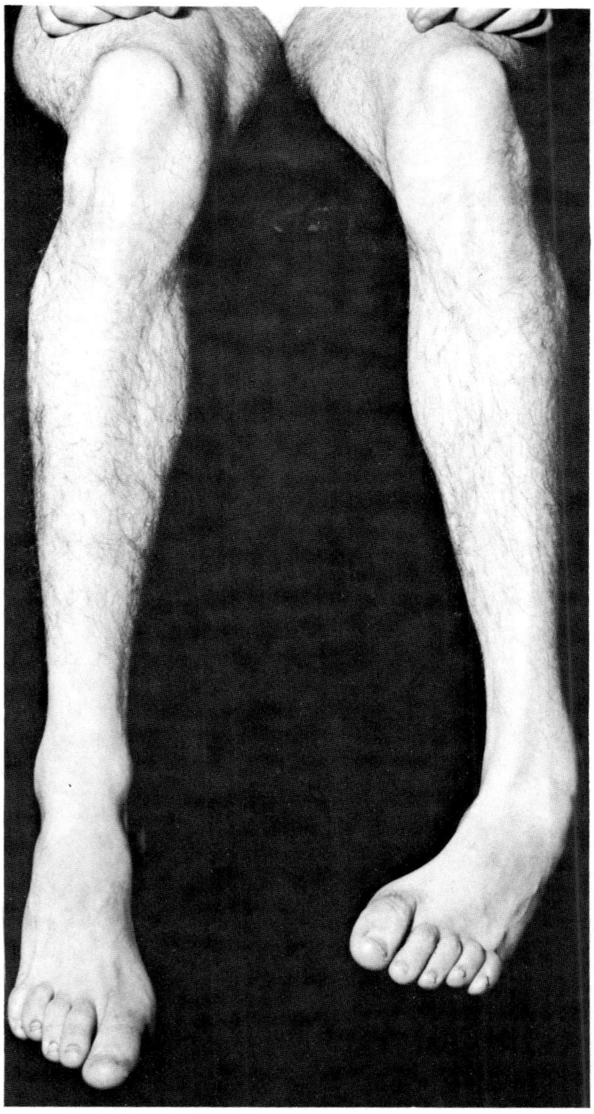

310b

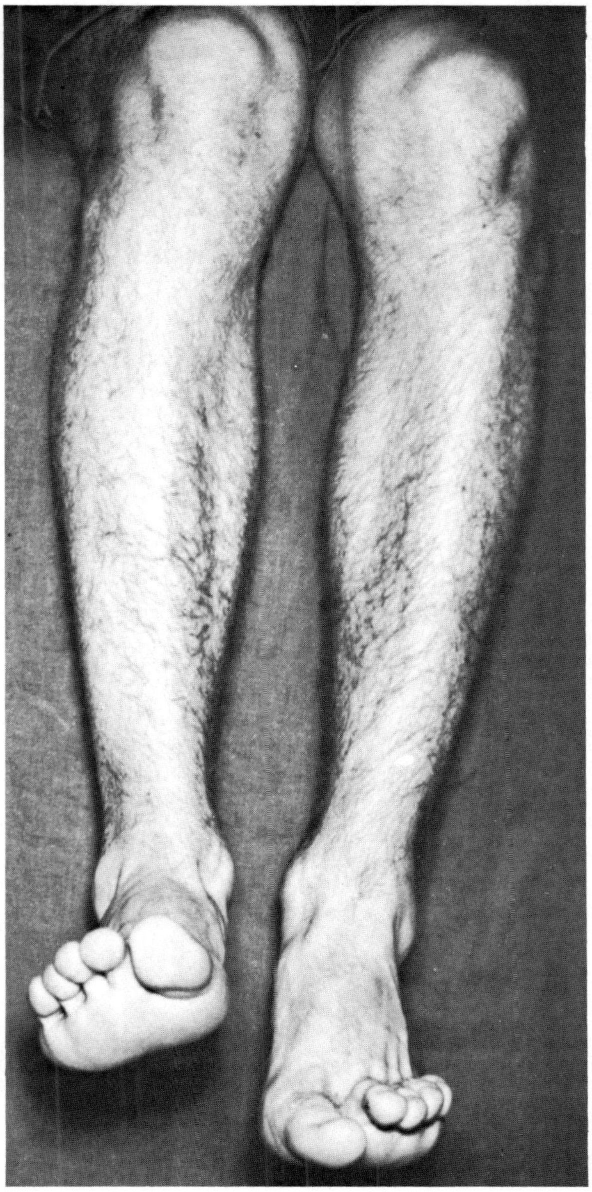

310c

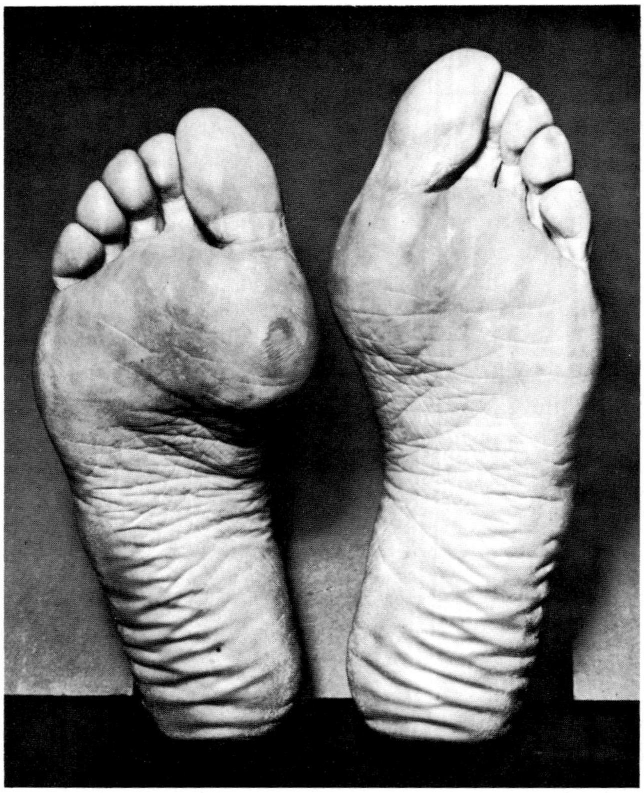

311 Leichter Hängefuß rechts bei Ischias. Das Herabhängen des rechten Vorfußes hat Ähnlichkeit mit einem Hohlfuß

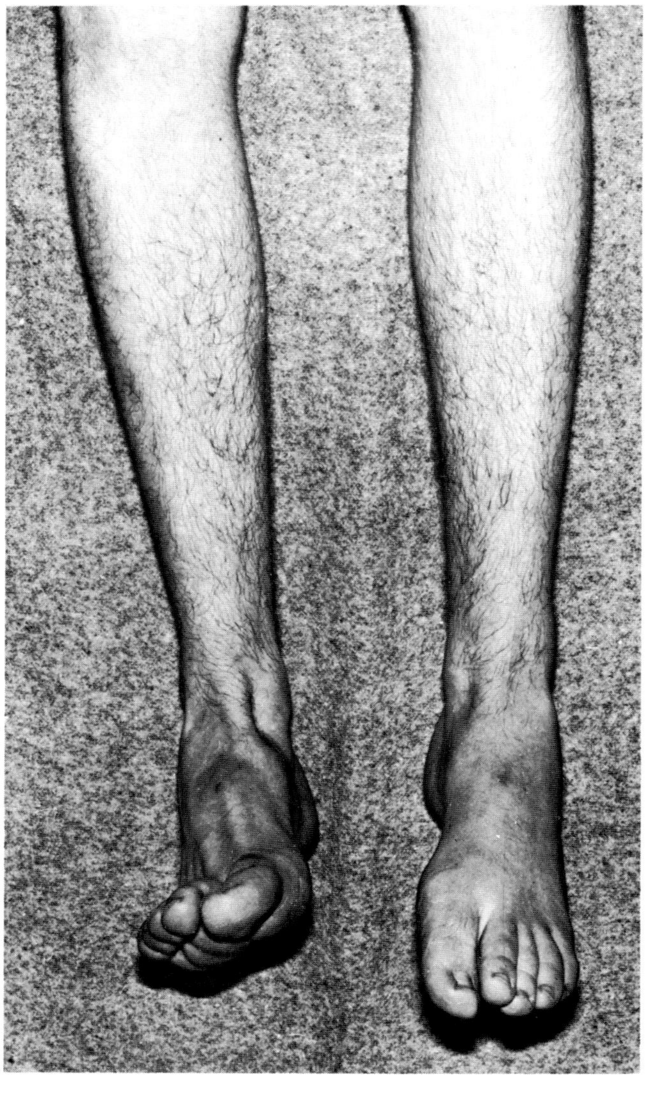

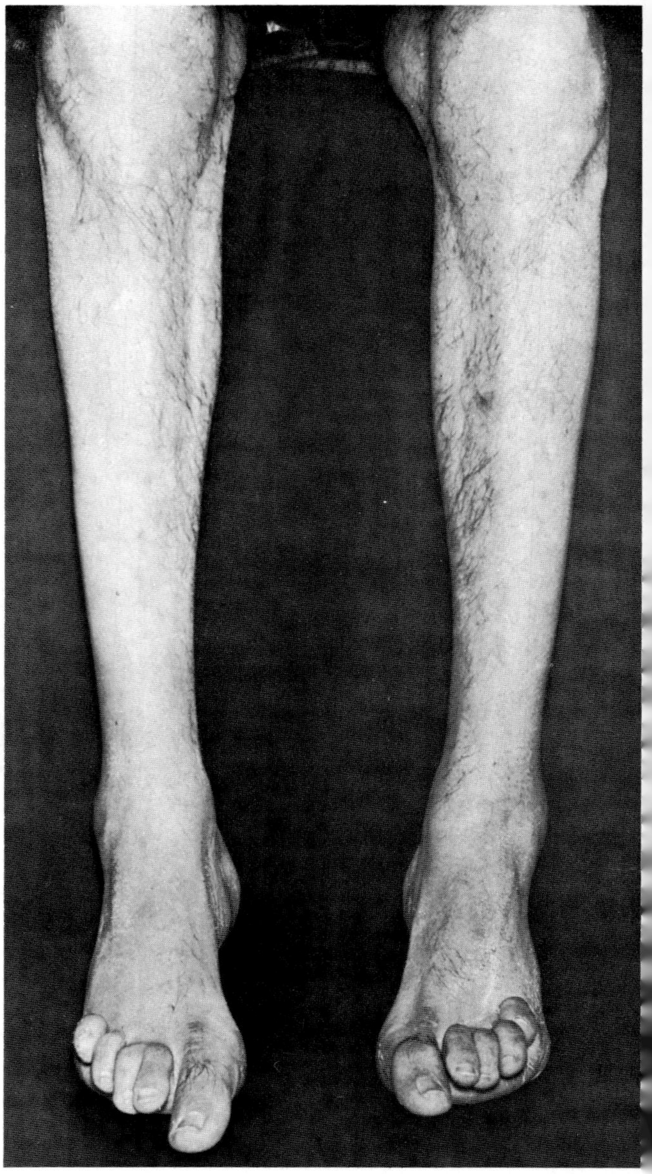

313 Schlaffer Hängefuß rechts bei einer Läsion der Cauda equina, wahrscheinlich ein Angiom. Der Patient versucht, den rechten Fuß und die Zehen zu dorsalflektieren; beachte das Hängen der rechten Großzehe und die Atrophie der Muskeln der Tibialisloge. Ähnliche Symptome entwickelten sich am linken Unterschenkel. Die Achillesreflexe fehlten, ebenso der rechte Patellarreflex, der linke Patellarreflex war normal. Es bestand eine Sensibilitätsstörung im Dermatom L4/5 und S1 rechts. Das Myelogramm zeigte keinen Stopp, aber das Bild wie bei einem Angiom

◀**312** Spastischer Hängefuß links als das führende Symptom bei einem Jugendlichen mit Syringomyelie. Vor 3 Monaten hatte er zufällig eine Analgesie am linken Oberschenkel bemerkt. Seit einem Monat eine Schwäche des Beines mit Herabhängen des linken Fußes und Schleifen der Zehen. Der Patient versucht, den linken Fuß zu dorsalflektieren. Gesteigerte Patellarreflexe, normale Achillesreflexe, reflektorische Plantarflexion rechts, stumme Sohle links. Dissoziierte Sensibilitätsstörung links unterhalb D 2. Aufgeweiteter zervikaler Spinalkanal mit spindelförmiger Auftreibung des Zervikalmarks bei der Myelographie

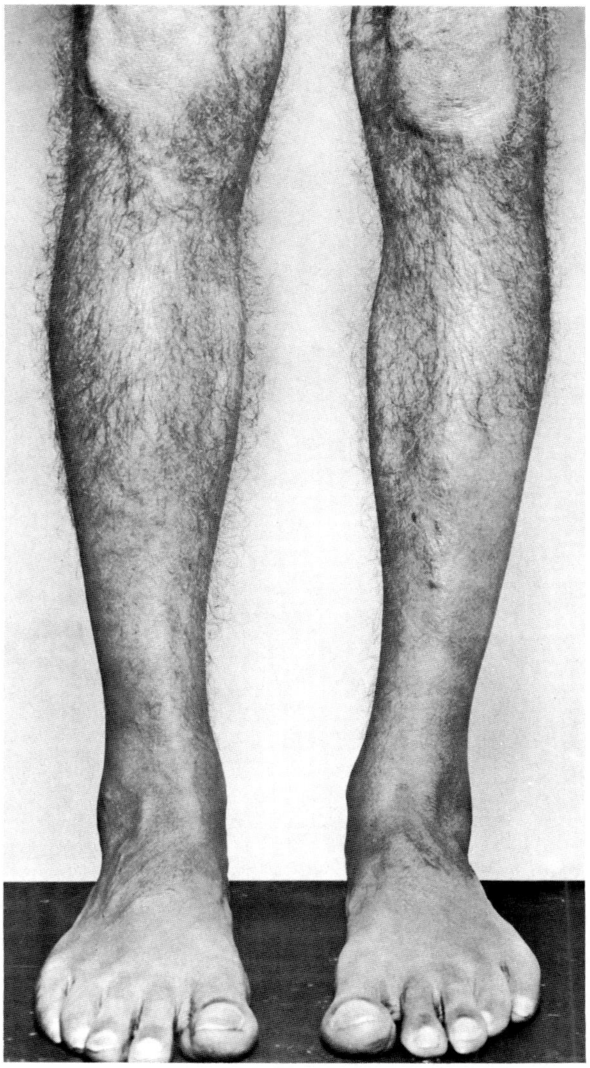

314 Tibialis-anterior-Syndrom: Ein 20 Jahre alter Rekrut, der nach einem Querfeldeinlauf einen akuten Schienbeinschmerz rechts verspürte. Diese Aufnahme wurde 4 Tage später gemacht, als eine Schwellung, Rötung und Druckschmerzhaftigkeit im Bereich des M. tibialis ant. bestanden. Die Dorsalflexion der Großzehe und des Fußes war paretisch und schmerzhaft. Es bestanden keine Sensibilitätsstörungen, die Fußpulse waren normal. Die Erkrankung bildete sich innerhalb von 3 Wochen unter Bettruhe zufriedenstellend zurück. Bei der Entlassung aus dem Krankenhaus einen Monat nach Krankheitsbeginn bestanden noch Beschwerden beim Gehen, die Schwellung war jedoch weitgehend zurückgegangen

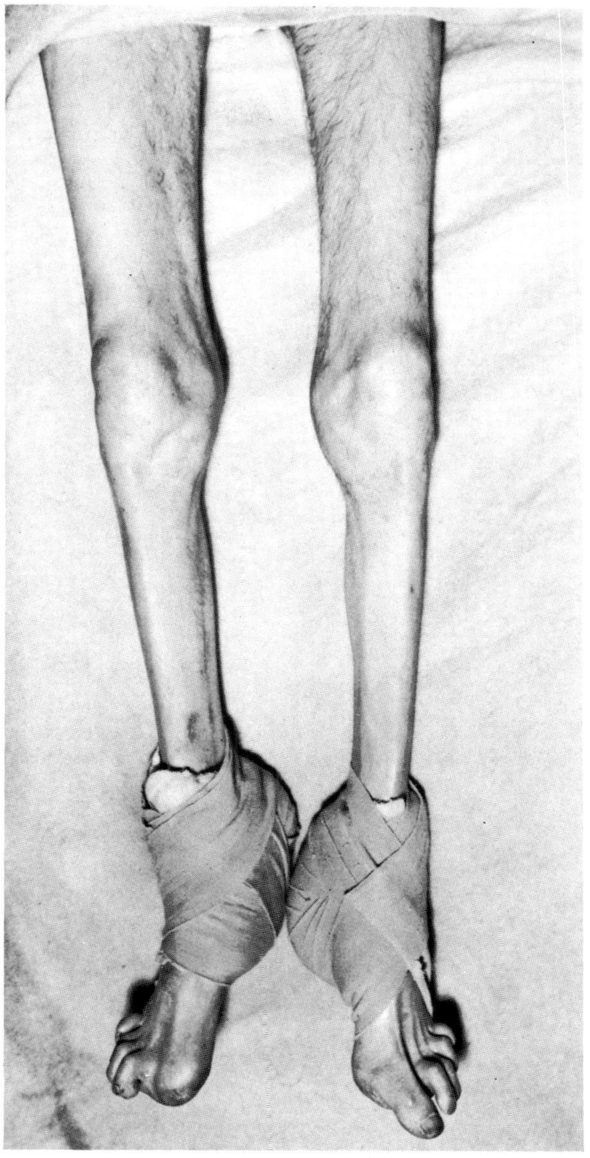

315 Aorto-iliakaler Verschluß: 72jähriger Mann mit Claudicatio intermittens. Seit kurzem Schwäche der unteren Extremitäten, beidseits Hängefuß und Ruheschmerz. Diffuse Atrophie der unteren Extremitäten, fehlende Reflexe, vasomotorische und trophische Veränderungen an den Füßen mit vorausgegangenem Verlust der rechten Großzehe. Dieser Verschlußtyp kann mit Syndromen einhergehen, die Läsionen der Cauda equina ähneln

Tinel-Zeichen

Dieses Zeichen erfordert eine besondere Besprechung, da unterschiedliche Meinungen hinsichtlich seiner klinischen Wertigkeit bei der Untersuchung peripherer Nervenverletzungen bestehen.

JULES TINEL (1879–1952), dessen Vater Professor der Anatomie in Rouen war, veröffentlichte ein allgemein bekanntes Buch, „Nervenverletzungen", das auf seinen Erfahrungen an 639 Fällen im 1. Weltkrieg basierte. Er nannte das Zeichen, das er beschrieb, „das Kribbelzeichen":

„Das wichtigste Symptom sind Kribbelparästhesien. Wir finden, daß ein plötzlicher Druck oder Schlag auf den Nervenstamm unterhalb der Läsion ein Kribbelgefühl im Hautgebiet des Nerven hervorruft ... Es erscheint ungefähr in der 5. oder

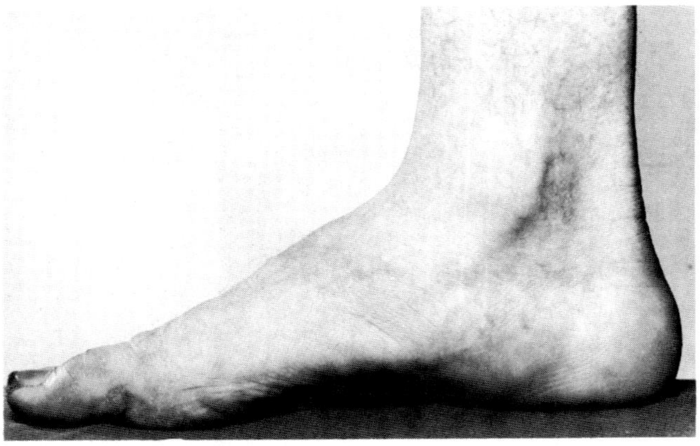

a

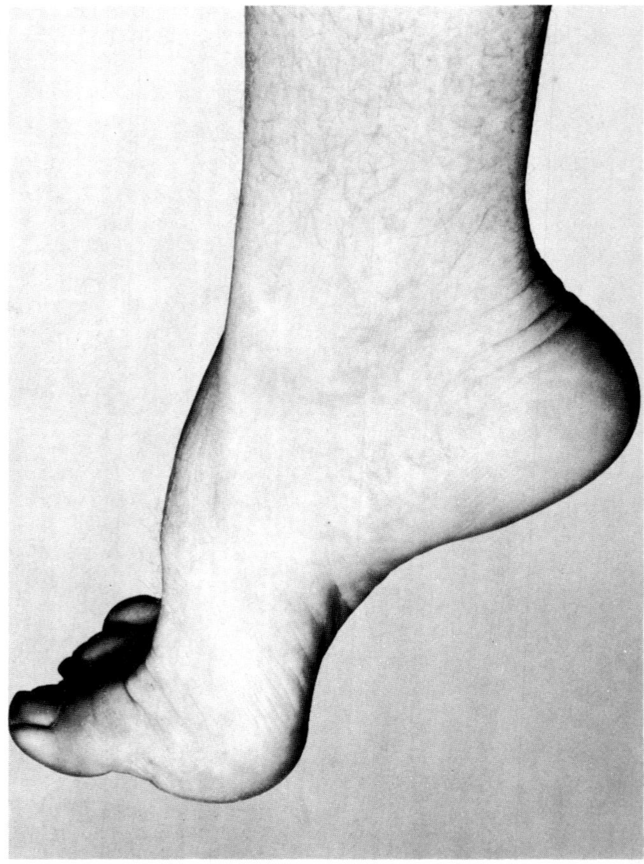

b

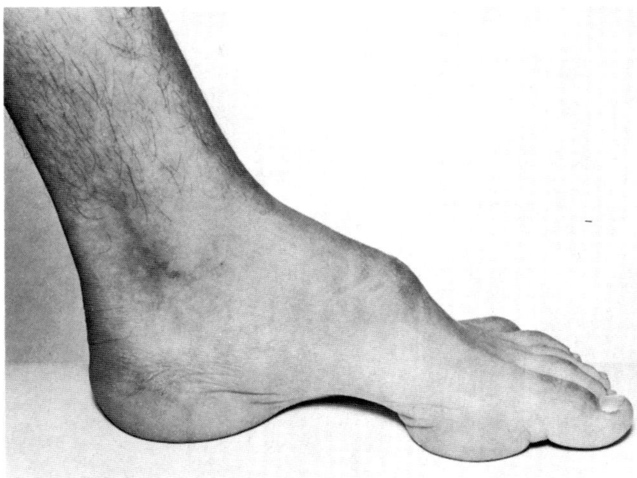

c

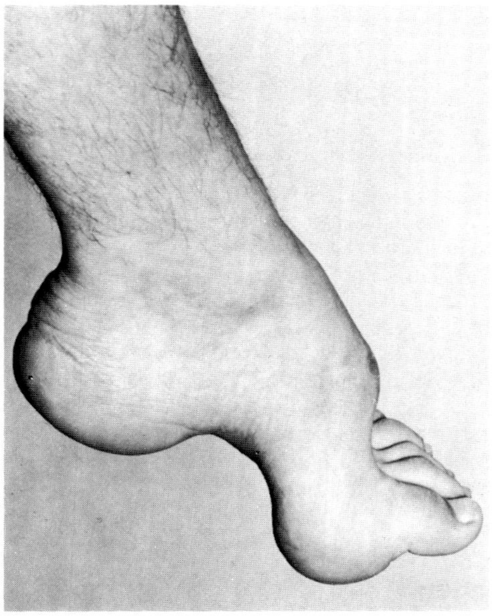

d

316 a–d Hohlfuß: Fußanomalien sind oft erblich und besonders häufig bei den hereditären Ataxien. Sie können auch ohne jegliche Abweichung vom neurologischen Normalbefund oder nur bei fehlenden Beineigenreflexen vorkommen. **a** Der Pes cavus (Hohlfuß) ist der häufigste Typ; das Längsgewölbe des Fußes ist betont. Die Zehen können eine Krallenstellung einnehmen. Die Deformität kann, wenn der Patient steht, nicht zu sehen sein, **b** wird jedoch deutlich, wenn der Fuß herabhängt. **c** In einem anderen Fall ist das hohe Längsgewölbe des Fußes im Stehen zu erkennen; **d** in abhängiger Lage nimmt der Vorfuß eine Spitzfußstellung ein. Die Entstehung des Hohlfußes ist nicht bekannt. Er kann stationär oder progredient sein. Es liegt eine Störung im Funktionsgleichgewicht der kleinen Fußmuskeln und langen Unterschenkelmuskeln vor

6. Woche ... Dann wird es allmählich stärker und man kann das Wandern dieser provozierten Kribbelparästhesien pari passu mit dem Auswachsen der Achsenzylinder Woche für Woche entlang des Verlaufes des Nerven verfolgen ... Das Kribbelzeichen ist auf diese Weise von äußerster Wichtigkeit, da es uns in die Lage versetzt, festzustellen, ob der Nerv unterbrochen ist oder sich in Regeneration befindet; ob eine Nervennaht erfolgreich verlaufen oder fehlgeschlagen ist, oder ob die Regeneration

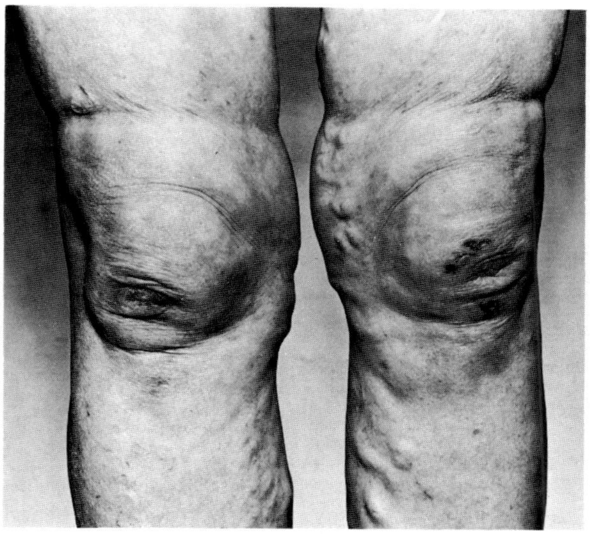

317 „Drop attacks": Narben an den Knien bei einer älteren Frau, die unter „drop attacks" wahrscheinlich bei vertebrobasilärer Insuffizienz litt

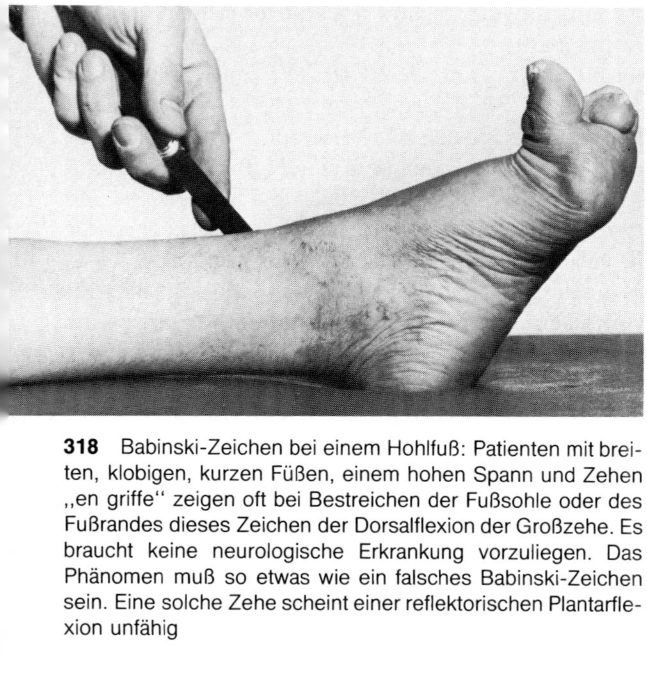

318 Babinski-Zeichen bei einem Hohlfuß: Patienten mit breiten, klobigen, kurzen Füßen, einem hohen Spann und Zehen „en griffe" zeigen oft bei Bestreichen der Fußsohle oder des Fußrandes dieses Zeichen der Dorsalflexion der Großzehe. Es braucht keine neurologische Erkrankung vorzuliegen. Das Phänomen muß so etwas wie ein falsches Babinski-Zeichen sein. Eine solche Zehe scheint einer reflektorischen Plantarflexion unfähig

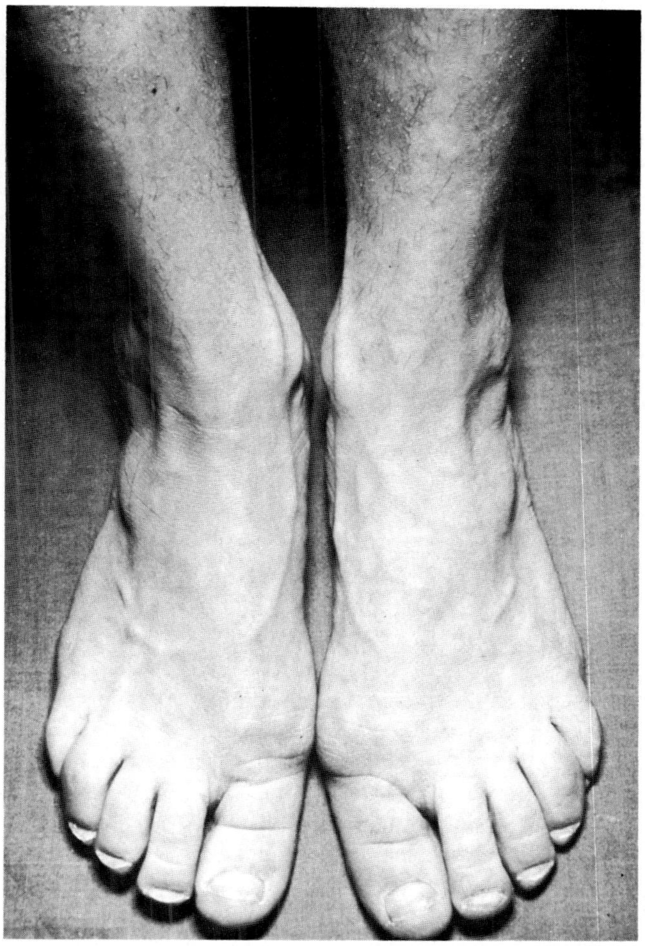

319 Akromegalie: Die Größenzunahme der Füße bei Akromegalie ist manchmal, wie in diesem Fall, augenfälliger als die Vergrößerung der Hände

rasch und zufriedenstellend erfolgt oder begrenzt auf einige wenige wichtige Fasern."

Es ist klar, daß nur ein Kliniker, der das Zeichen an einer großen Zahl peripherer Nervenverletzungen über einen längeren Zeitraum untersucht hat, seinen Wert beurteilen kann. Dies ist in der Regel nur in Kriegszeiten möglich. Die Erfahrungen im 2. Weltkrieg haben seinen Wert als ein klinisches Zeichen bestätigt.

Kennzeichnend ist das Phänomen der „peripheren Ausstrahlung", das bei Beklopfen eines normalen Nerven festgestellt werden kann und sich als Kribbelgefühl im entsprechenden peripheren Gebiet äußert. Ein geläufiges Beispiel ist ein Kribbelgefühl im Ulnarisgebiet, wenn man sich den „Musikknochen" am Ellenbogen stößt. In einem krankhaft veränderten Nerven kann dieses Phänomen leichter auszulösen sein und länger anhalten.

Das Zeichen geriet in Mißkredit, als sich herausstellte, daß es bei einer Kontinuitätsunterbrechung am Ort der Nervenverletzung positiv ist. Es ist eindeutig kein Hinweis auf den Zustand des Nerven am Ort der Läsion, aber es deutet auf das Vorhandensein regenerierender Fasern. Es kann benutzt werden, um den Ort einer Verletzung zu lokalisieren. Wenn es unterhalb der Läsion bei Vorliegen einer motorischen und sensiblen Lähmung konstant negativ ist, so ist dies ein wichtiger Hinweis auf eine komplette Durchtrennung des Nerven. Es kann so lange das einzige Zeichen dafür sein, daß die Läsion nicht zu einer kompletten Durchtrennung geführt hat, bis die ersten Symptome einer motorischen oder sensiblen Regeneration nachweisbar werden. Wenn das Zeichen in Höhe der Verletzung deutlich positiv ist, jedoch distal davon konstant fehlt, ist nicht mit einer spontanen Regeneration zu rechnen. Wenn das Zeichen in Höhe der Läsion deutlich positiv, aber distal davon nur schwach nachzuweisen ist, folgt eine schlechte Regeneration. Ein deutlich positives Zeichen in Läsionshöhe, das kontinuierlich in die Peripherie wandert, ist Hinweis auf eine zufriedenstellende spontane Regeneration. Ein negatives Tinel-Zeichen hat keine Bedeutung, die Rückbildung kann zufriedenstellend verlaufen oder auch nicht.

Kausalgie

Dieser Begriff wurde von Weir Mitchell 1867 geprägt, um den brennenden Schmerz zu beschreiben (*kausos:* brennende Hitze; *algia:* Schmerz), der als Folgeerscheinung einer Nervenverletzung auftreten kann. Er prägte auch den Begriff „Phantomglied". Weir Mitchell (1829–1914) widmete sich besonders der Untersuchung von Nervenverletzungen in einem Armeehospital in Philadelphia während des amerikanischen Bürgerkrieges. Er veröffentlichte 1864 seinen klassischen Bericht über „Schußwunden und andere Nervenverletzungen". Er schrieb: „Nervenverletzungen bildeten bald die Mehrzahl unserer Patienten. So vollständig war das Beobachtungsgut, daß nicht selten gleichzeitig 4 oder 5 Fälle mit Schußverletzungen aller großen Einzelnerven auf den Stationen zu finden waren ... Niemals zuvor in der Medizingeschichte ist eine so bemerkenswerte Reihe von Nervenverletzungen zum Zwecke der Untersuchung und Behandlung beisammen gewesen ... Nirgends sind diese Fälle ausführlich in Lehrbüchern beschrieben worden, und ihre Behandlung wurde abgesehen von einem einzigen nicht übersetzten französischen Buch mit Schweigen übergangen."

Er beschrieb die Kausalgie so:

„Es ist eine Art Leiden, das bisher noch nicht beschrieben wurde und so häufig und schrecklich ist, daß es von uns die genaueste Schilderung erfordert ... In der Regel beginnt das Brennen erst später während des Abheilens der Wunde ... Seine bevorzugte Lokalisation ist der Fuß oder die Hand ... Der Körperteil selbst wird extrem hyperästhetisch, so daß eine Berührung oder ein leichtes Klopfen mit dem Finger den Schmerz anschwellen läßt. Der Patient vermeidet mit einer ans Absurde grenzenden Sorgfalt, den betroffenen Körperteil der Luft auszusetzen, und die meisten der schlimmen Fälle halten die Hand dauernd feucht, da die Feuchtigkeit eines Umschlags eher Erleichterung bringt als Kühle. Zwei der Patienten trugen eine Flasche Wasser und einen Schwamm bei sich und ließen den Körperteil nicht einen einzigen Moment trokken werden ... Die Stimmung verändert sich und wird reizbar, das Gesicht wirkt ängstlich und bekommt einen Ausdruck von Müdigkeit und Leiden ... Das Rascheln einer Zeitung, ein Lufthauch, der Schritt eines anderen im Krankenzimmer, die Vibrationen durch eine Militärkapelle oder die Erschütterung der Füße beim Gehen geben Anlaß zur Verschlimmerung des Schmerzes ... In zwei Fällen fanden die Männer etwas Erleichterung, indem sie Wasser in ihre Stiefel gossen."

Weir Mitchell hob weiter hervor, daß „die Intensität des Schmerzes zwischen einem ganz banalen Brennen und einem unglaublich qualvollen Zustand schwankt." Einige neuere Autoren sprechen von leichter und schwerer Kausalgie. Wie bei den lanzinierenden Schmerzen der Tabes ist es mehr der Schmerzcharakter als seine Intensität, der typisch ist. Nur ausnahmsweise wird der Patient verneinen, daß der Schmerz einen brennenden Charakter hat.

Es ist interessant, festzustellen, daß im gleichen Jahr 1864 Sir James Paget (1814–1899) dieses Symptom nach Nervenverletzung in einer klinischen Vorlesung mit dem Titel „Einige Fälle von lokaler Lähmung" beschrieb. Er führte aus: „In typischen Fällen sind die betroffenen Finger in der Regel spitz, glatt, unbehaart, fast frei von Falten, glänzend, rötlich oder rot, oder fleckig wie bei ständigen Frostbeulen. Sie sind meist auch sehr schmerzhaft, besonders bei Bewegung, und der Schmerz strahlt häufig von den Fingern zum Arm hinauf. In den meisten Fällen wird dieser Zustand von einer klar abgrenzbaren Neuralgie sowohl der Finger als auch des ganzen Armes begleitet ... Quälender und therapeutisch kaum zu beeinflussender Schmerz und entsprechende Beeinträchtigung."

Die Kausalgie ist eine außergewöhnlich seltene Komplikation bei einer kompletten Nervendurchtrennung; es sind gerade die partiellen Nervenläsionen, bei denen sich das Syndrom entwickelt. Seine Inzidenz ist mit 2–5% aller Nervenverletzungen gering. Es wird am häufigsten bei Läsionen der Nn. medianus und tibialis beobachtet und tritt gewöhnlich innerhalb der ersten 24 Std. nach der Verletzung auf. Der Schmerz ist heftig, spontan, anhaltend, meist von brennendem Charakter und verschlimmert sich unweigerlich bei körperlicher und emotionaler Belastung. Der Schmerz kann über das Gebiet des verletzten Nerven hinaus ausstrahlen. Er wird meist in der Hohlhand und an den Fingern sowie an der Fußsohle und den Zehen gespürt. Gleichwohl stört er nur selten den Schlaf. Er kann einige Monate bis zu einem Jahr oder mehr anhalten. Die Rückbildung verläuft langsam und in einigen Fällen persistiert der Schmerz über Jahre. J. K. MITCHELL, der Sohn von WEIR MITCHELL, der viele ehemalige Patienten seines Vaters nachuntersuchte, stellte fest, daß einige 20 Jahre später noch unter Schmerzen litten.

Vasomotorische und trophische Veränderungen sind häufig, aber keineswegs immer vorhanden. Die mangelnde Bewegung infolge des Schmerzes ist vermutlich Hauptursache für die glatte glänzende Haut, für die Versteifung der Gelenke und die Atrophie der Muskeln und Fingerbeeren. Manchmal ist die betroffene Hand oder der betroffene Fuß warm und übermäßig feucht, der Patient wehrt sich infolge einer augenscheinlichen Hyperästhesie und Hyperalgesie gegen eine Untersuchung dieses Körperteils. Wenn man jedoch sein Vertrauen gewinnen kann, mag diese augenscheinliche oberflächliche Überempfindlichkeit schwinden und die Untersuchung ergibt gewöhnlich eine Sensibilitätsstörung unterschiedlichen Grades je nach der Schwere der Nervenläsion. Eine Sympathektomie beseitigt den Zustand der Überempfindlichkeit, so daß die schmerzhaften Sensationen primär nicht Folge der Läsion somatischer Nervenfasern sein können. Die Untersuchung der motorischen Funktion ist mit ähnlichen Schwierigkeiten verbunden, weil Bewegung den Schmerz provoziert. Als Folge der mangelnden Bewegung des betroffenen Körperteils kann es zu einer ausgeprägten Osteoporose kommen.

Der Allgemeinzustand eines Patienten mit Kausalgie leidet erheblich. Es kommt meist zu Gewichtsverlust und Appetitmangel, der Patient wird reizbar, scheu und deprimiert. Das schwere körperliche Leiden spiegelt sich im Gesicht wider. Es war unvermeidlich, daß psychosomatische Faktoren angenommen wurden, aber es gibt keine Hinweise, daß sie eine wesentliche Rolle spielen. Die Erkrankung ist organischer Natur, ihre Ätiologie unklar. Obwohl eine Kausalgie nach Verletzung jedes peripheren Nerven auftreten kann, ist die Anfälligkeit der Nn. medianus und tibialis bemerkenswert. Diese Nerven führen die meisten sympathischen Fasern für die Hand und den Fuß und die Sympathektomie bewirkt in den meisten Fällen eine wesentliche Besserung des Schmerzes. Es wird angenommen, daß sich im Gefolge der Nervenläsion eine künstliche Synapse zwischen den sympathischen und somatischen afferenten Nervenfasern ausbildet. Es gibt experimentelle Hinweise, daß die elektrische Reizung einer Vorderwurzel Impulse auslöst, die an der Verletzungsstelle im Nerven auf die sensiblen Fasern übertragen werden sollen. Die efferenten Impulse werden zu den sensiblen Fasern kurzgeschlossen und kehren so zum Rückenmark zurück, wo sie die Schmerzempfindung auslösen. Histologische Untersuchungen an den Nervenläsionsstellen haben gezeigt, daß dort keine Veränderungen vorliegen, die für die Kausalgie typisch sind. Es ist nicht geklärt, warum die Kausalgie bei kompletten Nervenläsionen und nach Gliedmaßenamputationen so selten vorkommt.

Phantomglied

Ein Phantom ist eine natürliche und fast unvermeidliche Folge nach Amputation. Es ist in Wirklichkeit keine krankhafte Störung und sollte als eine natürliche Erscheinung betrachtet werden, die charakterisiert ist durch das Fortbestehen des fehlenden Körperteils im Bewußtsein. Es ist eine positive Empfindung, meist beschrieben als Taubheitsgefühl oder Kribbeln, die nicht schmerzhaft ist und die, wenn sie erst einmal spontan aufgetreten ist, auch durch bewußte Vorstellung induziert werden kann.

Phantomglieder werden sehr selten bei kongenital gliederlosen Kindern beobachtet. Sie sind bei den „Thalidomid-Kindern" nicht beschrieben worden. Amputationen in den ersten Lebensjahren sind nicht von Phantomgliedern gefolgt; unter 6 Jahren sind sie selten. Vom 15. Lebensjahr an und später sind sie ein fast unvermeidliches Phänomen. Sie werden bei Amputation einer Extremität und bei Verletzungen der spinalen Nervenwurzeln und der Plexus beobachtet. Sie können in Fällen von traumatischer Paraplegie vorkommen. Nach einer Amputation tritt das Phantom auf, sobald der Patient wieder bei Bewußtsein ist. Im Falle einer Paraplegie besteht eine gewisse Latenz. Ein Phantom kann einige Monate vorhanden sein oder über 20 oder 30 Jahre persistieren. Eine zerebrale Läsion, wie z. B. ein Schlaganfall, kann ein Phantomglied auslöschen.

Beim gewöhnlichen Amputationsphantom kribbelt das Glied meist oder „es fühlt sich eingeschlafen an", jedoch sind die Empfindungen sehr oft unnatürlich und werden beschrieben, „als ob das Phantom vibriere, greife, sich zur Faust balle oder zupacke". Obwohl diese Empfindungen unnatürlich sein können, sind sie in der Regel nicht schmerzhaft. Die Gestalt des Phantoms ist meist nicht die der unversehrten fehlenden Extremität; gewöhnlich gibt es in dem Phantom Lücken, die nicht gefühlt werden können. Die peripheren Abschnitte der Extremität persistieren öfter als die proximalen. Phantome der oberen Extremitäten sind hartnäckiger als die der unteren. An der Hand sind

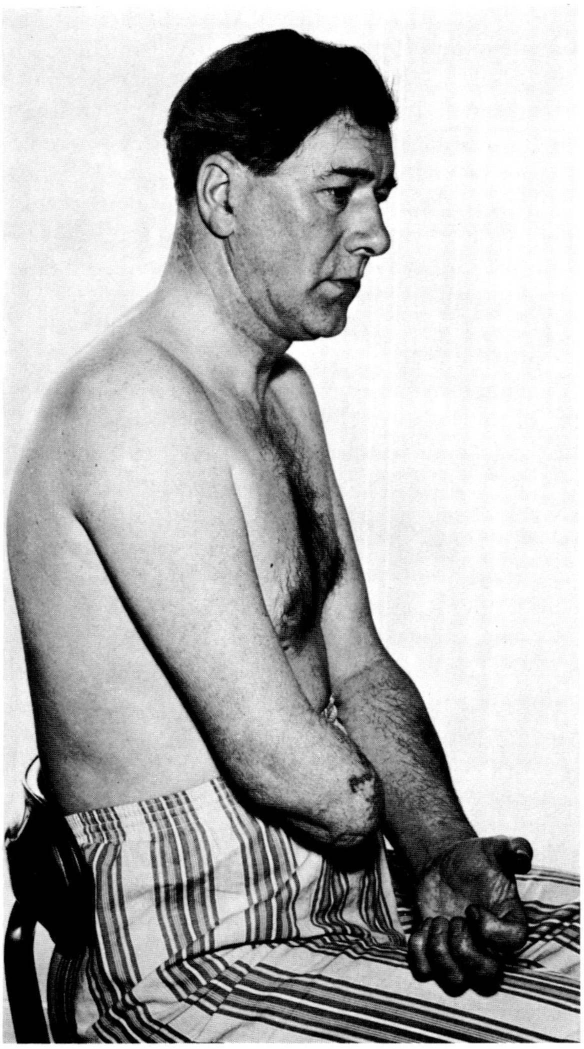

320 Phantomgliedschmerz: Der Patient deutet mit seiner linken Hand die Stellung der schmerzhaften Phantomhand auf der rechten Seite an. Er beschrieb den Schmerz „wie wenn ein Schraubstock die Hand und die Finger über einem Feuer zerquetscht". 2 Jahre nach Amputation; das Schrumpfen („telescoping") der Phantomhand war noch im Gange. Der Patient konnte die Hohlhand, den Daumen und den Zeigefinger genauer wahrnehmen als den Rest der Hand; er spürte nicht das Handgelenk, es bestand eine Lücke zwischen Phantom und Stumpf

Daumen und Zeigefinger am deutlichsten und dauerhaftesten. Am Fuß ist es der Großzeh, der am häufigsten wahrgenommen wird. Es scheint so, als ob das Phantom hauptsächlich aus jenen Körperteilen zu bestehen pflegt, die im zerebralen Kortex am ausgedehntesten repräsentiert sind.

Mit der Zeit hat das Phantom die Tendenz abzublassen, und die Finger und Zehen nähern sich allmählich dem Stumpf, was als „Telescoping"-Phänomen bezeichnet wird. Die Lücke zwischen peripheren und proximalen Gliedmaßenabschnitten wird allmählich kleiner, bis schließlich die Finger oder Zehen des Phantoms im Stumpf versinken können.

An einem Phantom können Scheinbewegungen vorkommen, häufiger solche der Adduktion als der Abduktion. Beugebewegungen überwiegen gegenüber der Streckung. An der oberen Extremität kann die Phantomhand zur Faust geballt, aber nicht geöffnet werden, am Fuß die Beugung der Zehen, aber nicht die Streckung möglich sein. Im Falle der Phantomglieder bei Paraplegie stimmt das Phantom mit den gelähmten Extremitäten überein. Beim Phantom einer amputierten Extremität kann der Patient das Gefühl haben, daß das Phantom ohne jede Berührungsempfindung einen festen Gegenstand durchdringen kann. Z. B. kann ein Phantom der unteren Extremität durch die Matratze des Bettes hindurchhängen. Nach einem zervikalen Wurzelausriß und Läsionen des Armplexus ähneln die Stellung und Scheinbewegungen des Phantomarms sehr jenen, die nach einer Amputation auftreten. Es kommt zum Verblassen, Schrumpfen und zum „telescoping" des Phantoms.

Schmerz kann bei einem Phantomglied vollkommen fehlen, andererseits in seltenen Fällen quälend und schwer sein. Er besitzt gewöhnlich nicht den brennenden Charakter der Kausalgie und ist meist mit verdrehten Stellungen und unwillkürlichen krampfartigen Bewegungen des Phantoms verbunden. Operationen am Stumpf und die Sympathektomie bewirken meist nur eine vorübergehende Erleichterung. Es besteht der starke Verdacht, daß anhaltende Schmerzen bei einer Gliedmaßenamputation psychisch begründet sind. Vereinzelt wurde angenommen, daß die Umstände, unter denen eine Extremität abgerissen oder amputiert wurde, eine gewisse Rolle im nachfolgenden klinischen Verlauf spielt. Vermutlich aber ist die Bedeutung des letzten Augenblickes im Leben der Extremität eine populäre, aber falsche Auffassung. Damit soll nicht geleugnet werden, daß emotionale Faktoren, die beim Verlust einer Extremität oder bei den Umständen der Amputation eine Rolle gespielt haben, den Betroffenen unbeteiligt lassen. Man kann sich das Phantomglied als eine Störung des „Körperschemas" vorstellen. Es besteht sowohl ein seelischer als auch ein körperlicher Verlust. Dies ist von Charles Lindbergh treffend beschrieben worden, als er sich bei der Überquerung des Atlantik an seine Familie dachte. Sein Großvater verletzte sich in einem Sägewerk am Arm, so daß dieser 3 Tage später amputiert werden mußte. „Als er mit großen Schmerzen in seinem Bett lag, verlangte er, seinen linken Arm zu sehen, bevor dieser im Garten vergraben wurde. Man brachte ihn in einem kleinen, aus groben Brettern zusammengezimmerten Sarg zu ihm. Indem er die Finger in seine rechte Hand nahm, sagte er langsam in gebrochenem Englisch „du bist mir 50 Jahre lang ein guter Freund gewesen. Jedoch kannst du nicht länger bei mir sein, daher Aufwiedersehen, Aufwiedersehen mein Freund".

5 Muskeln

Erkrankungen der Muskeln

Die zwei Haupttypen primärer Muskelerkrankungen sind die Muskeldystrophien und die Polymyositis. Der Begriff „Myopathie" kann korrekterweise ohne weiteres verwendet werden, um jegliche Störung zu bezeichnen, bei der die Struktur oder die Funktion von Muskelgewebe in Mitleidenschaft gezogen wird. Die Muskeldystrophien sind eine Gruppe von genetisch determinierten, primären degenerativen Myopathien; sie können klinisch klassifiziert werden. Dagegen ist die Polymyositis weniger klar umrissen.
Ferner gibt es eine Gruppe von Erkrankungen, die als metabolische Myopathien definiert werden können – familiäre periodische Lähmung, paroxysmale Myoglobinurie, Mc Ardle-Syndrom und die sog. endokrinen Myopathien – die thyreotoxische Myopathie und die Myopathie beim Cushing-Syndrom und bei der Addison-Erkrankung.

Muskeldystrophien

Die Muskeldystrophien sind eine Gruppe erblich-familiärer Erkrankungen, die durch eine fortschreitende Degeneration bestimmter Muskelgruppen charakterisiert sind. Es liegt eine genetisch determinierte, primäre degenerative Myopathie vor. Im Nervensystem selbst bestehen keine Anomalien. Nach dem Erkrankungsalter, der zuerst befallenen Muskelgruppe, dem Vorliegen oder Fehlen einer Pseudohypertrophie und dem Hervortreten des Erbfaktors sind eine Reihe klinischer Formen unterschieden worden. Bis jetzt ist noch keine vernünftige wissenschaftliche Methode der Einteilung vorgeschlagen worden und immer noch werden für die 3 Hauptformen eponyme Bezeichnungen verwendet. Diese sind:
1. die pseudohypertrophische Form Duchenne (1868);
2. die juvenile Gliedmaßengürtelform von Erb (1884) und
3. die fazio-skapulo-humerale Form von Landouzy und Déjérine (1885).
Ferner gibt es eine mit Myotonie vergesellschaftete Form (Dystrophia myotonica) und eine andere, die praktisch auf die Augenmuskeln begrenzt ist (okuläre Myopathie).
Zu den allgemeinen Merkmalen zählen die familiäre Belastung, der frühe Erkrankungsbeginn, die symmetrische Beteiligung der proximalen mehr als der distalen Muskeln, die im Vergleich zum Umfang des Muskels unverhältnismäßige Schwäche und in bestimmten Fällen das Vorhandensein einer Pseudohypertrophie. Es gibt weder Faszikulationen noch eine Atrophie des subkutanen Fettgewebes – wie bei Vorderhornerkrankungen. Allgemein gilt, je früher die Entwicklung der Dystrophie, desto rascher ihr Fortschreiten. Schwere Formen der Muskeldystrophie haben meist einen geschlechts-

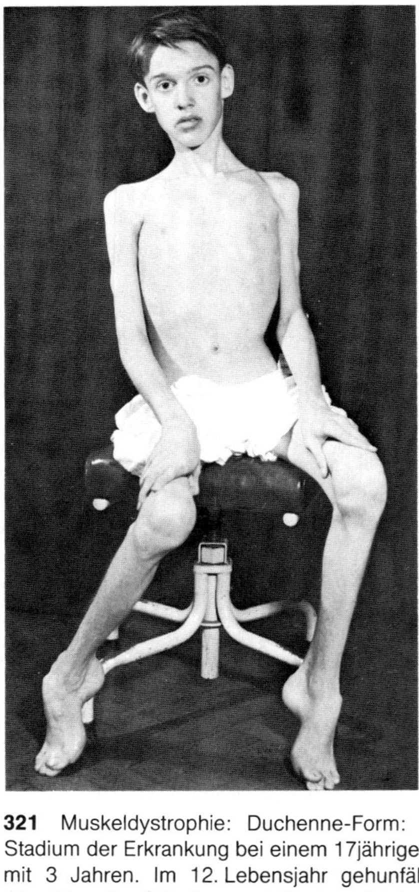

321 Muskeldystrophie: Duchenne-Form: Fortgeschrittenes Stadium der Erkrankung bei einem 17jährigen Jungen. Beginn mit 3 Jahren. Im 12. Lebensjahr gehunfähig. Ausgeprägte Atrophien der Schulter- und Beckengürtelmuskeln sowie der proximalen Extremitätenmuskeln. Lordose und Spitzfuß. Ein Bruder ist in ähnlicher Weise betroffen

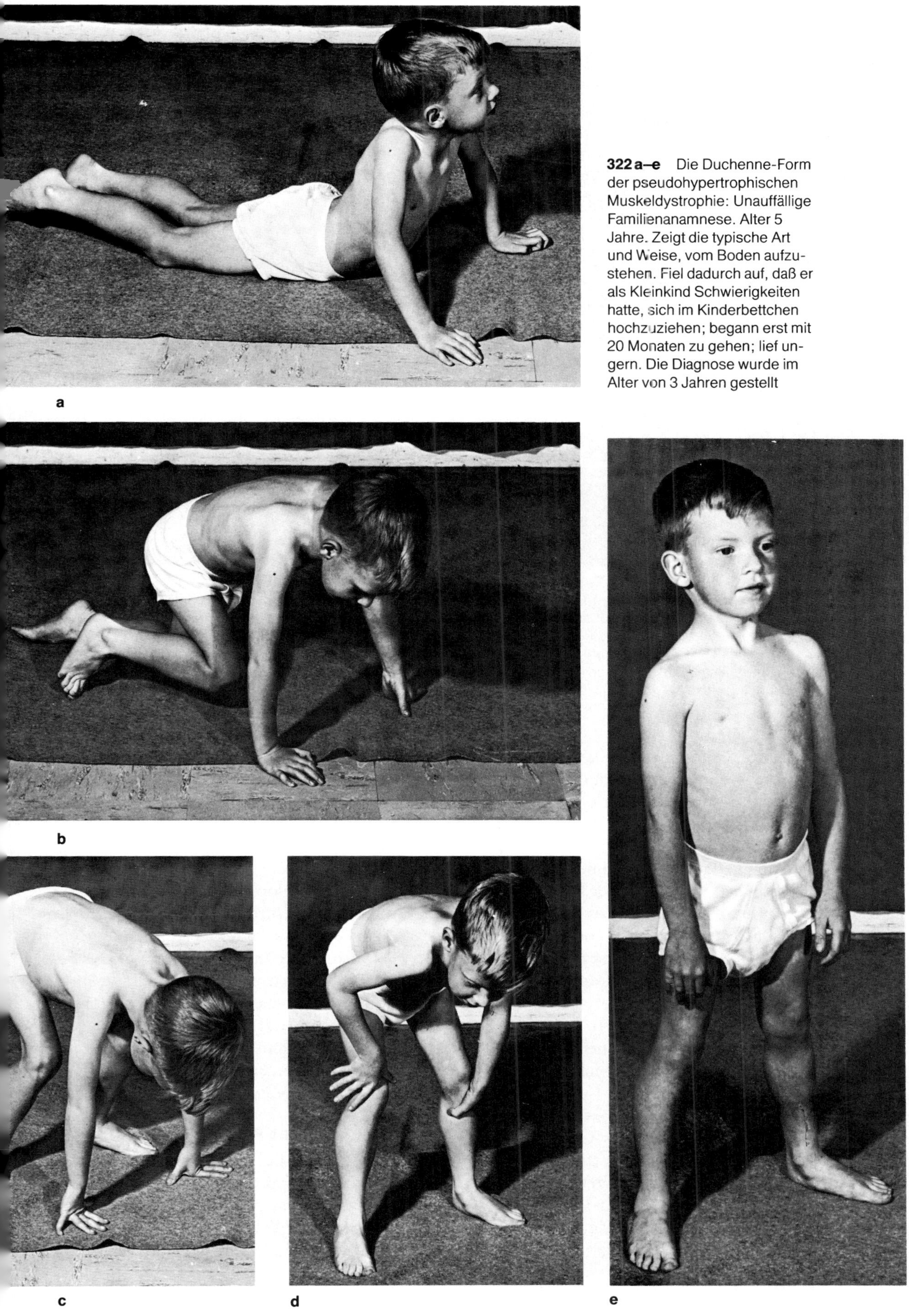

322 a–e Die Duchenne-Form der pseudohypertrophischen Muskeldystrophie: Unauffällige Familienanamnese. Alter 5 Jahre. Zeigt die typische Art und Weise, vom Boden aufzustehen. Fiel dadurch auf, daß er als Kleinkind Schwierigkeiten hatte, sich im Kinderbettchen hochzuziehen; begann erst mit 20 Monaten zu gehen; lief ungern. Die Diagnose wurde im Alter von 3 Jahren gestellt

a b c d e

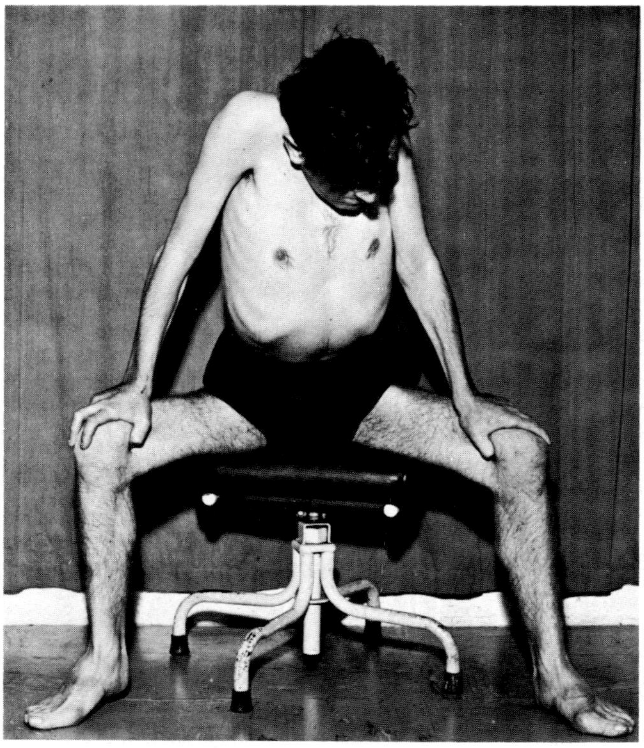

a

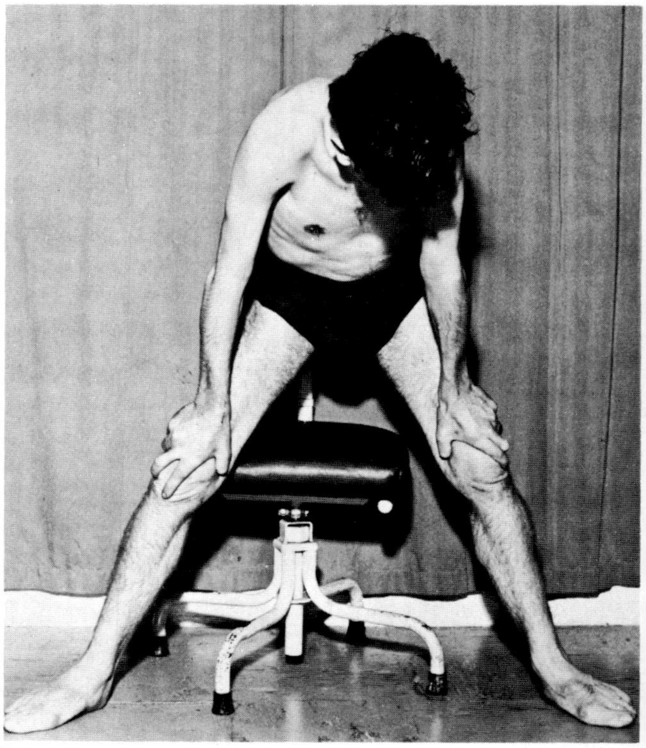

b

323 a+b Muskeldystrophie: Duchenne-Form: Alter 24 Jahre. Einer von drei erkrankten Brüdern. Die Mutter litt an einer Addison-Krankheit. Beginn im Alter von 9 Jahren; spielte bis zu seinem 13. Lebensjahr Fußball. Die ersten Beschwerden äußerten sich als Schwierigkeiten beim Treppensteigen, beim Springen und bei sportlicher Betätigung. Den Eltern waren im Säuglingsalter oder in der frühen Kindheit keine Besonderheiten aufgefallen. Der Patient war noch in der Lage, in einer geschützten Werkstatt zu arbeiten. Beachte die Art und Weise, wie er von einem Stuhl aufsteht. Die Waden sind noch kräftig, die Achillesreflexe lebhaft

gebunden rezessiven Erbgang: leichtere Formen können Folge eines geschlechtsgebunden rezessiven, eines autosomal-rezessiven oder eines autosomal-dominanten Erbganges sein.

Die Hauptbeschwerde bei primärer Myopathie ist die Schwäche, die häufigsten Symptome sind Muskelatrophie und Hypertrophie. Bei der Differenzierung, ob eine Muskelschwäche und -atrophie Folge einer primären Muskelerkrankung oder ob sie sekundär durch Denervierung entstanden sind, leisten Elektromyographie, Bestimmung der Serumenzyme und Muskelbiopsie wertvolle Hilfe. Diese Untersuchungen ermöglichen manchmal auch den Nachweis, daß anscheinend nichterkrankte Familienmitglieder in Wirklichkeit Überträger der Erkrankung sind.

Bei der Duchenne-Form der Muskeldystrophie kann die weibliche Überträgerin des Gens die Erkrankung in 50% auf ihre Söhne übertragen, 50% ihrer Töchter werden selbst Überträgerinnen sein. Wenn die Überträgerinnen identifiziert werden können, lassen sich entsprechende Ratschläge geben. Die Identifizierung der Überträger bei den anderen Formen der Muskeldystrophie ist schwieriger. In letzter Zeit sind Vermutungen aufgetaucht, daß die wesentliche Läsion bei Muskeldystrophien primär nicht myopathisch, sondern neuropathisch ist. Das niedrige Intelligenzniveau vieler Patienten, das Vorhandensein von Anomalien im EEG und die neuronalen Heterotopien, die man bei manchen dieser Patienten im Gehirn beobachtet hat, sind als Hinweis auf die Möglichkeit einer Läsion im Zentralnervensystem gewertet worden. Es gibt Dystrophieformen bei Mäusen und Hühnern, die neurogener Natur zu sein scheinen. Es wird postuliert, daß bei der Muskeldystrophie des Menschen ein Defekt in den Motoneuronen zum Versagen eines neuronalen trophischen Faktors führt, der zur normalen Erhaltung der Muskelfasern notwendig ist.

Pseudohypertrophische Form (Duchenne)

Sie kommt fast ausschließlich bei Knaben vor, setzt im 3. oder 4. Lebensjahr ein und schreitet stetig fort. Der Junge gilt als ungeschickt, er fällt häufig hin und hat Schwierigkeiten beim Aufstehen. Obwohl er kräftig aussieht, erzählen die Eltern, daß er

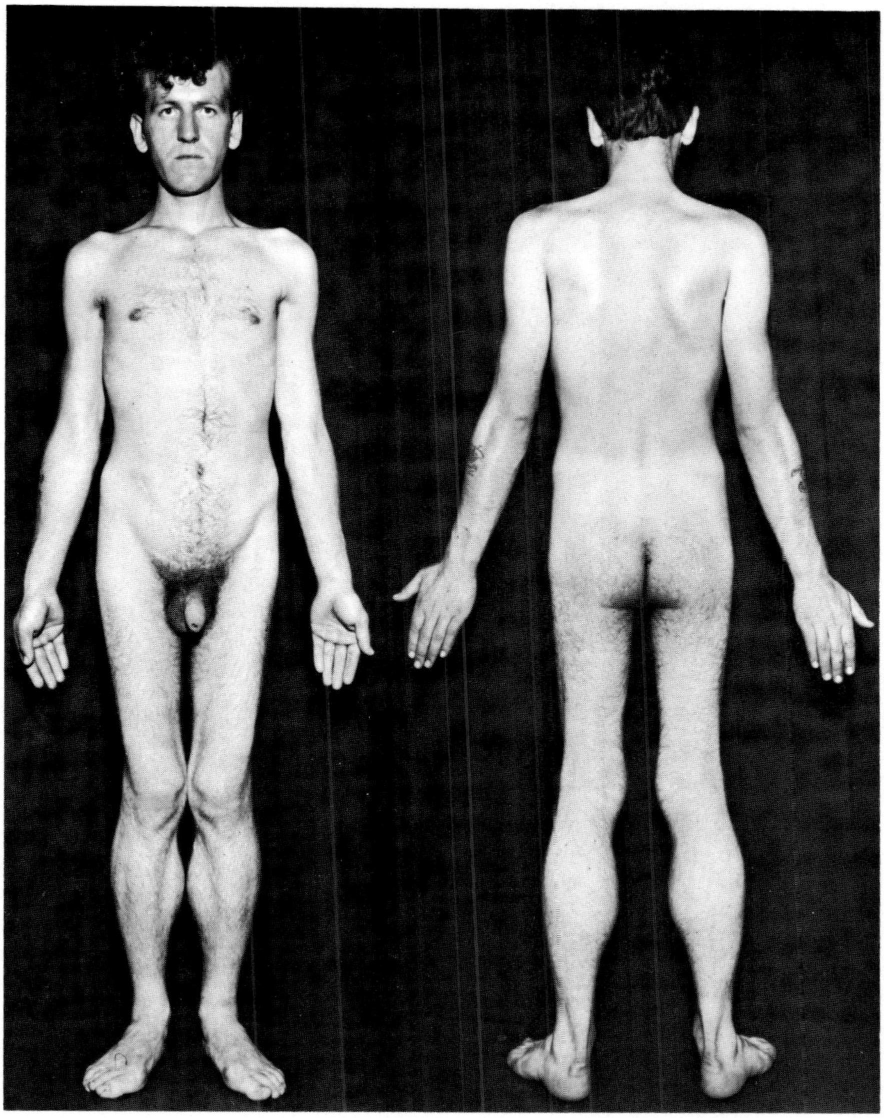

324 Muskeldystrophie: Duchenne-Form (ein Bruder des Patienten in Abb. **323**): Alter 23 Jahre. Spielte bis zu seinem 14. Lebensjahr Fußball. Vor dem 9. oder 10. Lebensjahr keine Hinweise auf Muskelschwäche. Die ersten Anzeichen der Erkrankung machten sich dadurch bemerkbar, daß der Patient mehrfach vom Fahrrad fiel und es als schwierig empfand, einen Berg hinaufzuradeln. Wiederholte Krankenhauseinweisungen wegen plötzlich auftretendem Erbrechen infolge akuter Erweiterung des Magens. Dies ist ein keineswegs seltenes Symptom der Krankheit, eine Erklärung dafür ist jedoch nicht bekannt. Beachte die Atrophie der Gesäßmuskeln und Oberschenkel und die Pseudohypertrophie der Wadenmuskeln

nicht mit den anderen Kindern herumtollen oder spielen kann und erhebliche Schwierigkeiten beim Treppensteigen hat. In der Schule stellt sich bald heraus, daß ihn Spiele und Turnstunden überfordern. Sein Gesicht ist nicht betroffen, Sprache und Intelligenz sind meist normal und im Gebrauch seiner Hände hat er keine Schwierigkeiten.

Zu einer sichtbaren Größenzunahme einiger Muskeln kommt es gewöhnlich im Alter von 5 oder 6 Jahren. Sie läßt sich am häufigsten am Gesäß und an den Waden sowie an den Mm. infraspinati beobachten. Gleichzeitig atrophieren andere Muskeln, besonders der M. latissimus dorsi und der untere Anteil des M. pectoralis major. Das Kind steht breitbeinig mit vorgewölbtem Bauch und eingezogenen Schultern, so daß eine ausgeprägte Lendenlordose entsteht. Letztere kann nicht zu sehen sein, wenn der Junge sitzt oder liegt. Es findet sich ein Watschelgang, wobei sich der Rumpf von einer Seite zur anderen bewegt und die Zehen bei jedem Schritt den Boden vor der Ferse berühren. Die Mutter sagt häufig, „er geht auf seinen Zehen“. Dieser Gang ähnelt dem, der bei doppelseitiger angeborener Hüftluxation zu beobachten ist.

Beim Aufstehen von einem Stuhl hilft sich der Patient, indem er sich auf seinen eigenen Oberschenkeln oder auf dem Stuhl abstützt. Die Schwäche der proximalen Oberschenkelmuskeln und der Mm. glutaei macht das Treppensteigen mühsam. Beim Aufrichten aus der Rückenlage führt der Knabe eine Reihe eindrucksvoller und allgemein bekannter Manöver aus. Er kann sich nicht in der normalen Weise aufsetzen und muß sich zuerst auf den Bauch rollen. Mit den Armen hebt er Kopf und

Oberkörper an und stellt anschließend die Knie auf. Indem er das Gesäß langsam anhebt, legt er die Hände auf die Knie und klettert buchstäblich an seinen Oberschenkeln empor. Mit einem Ruck nach hinten und bei genauerem Hinsehen einem Grimassieren erreicht er schließlich die aufrechte Körperhaltung. Leichte Abwandlungen dieser Handlungsfolge sind häufig.
Die Patienten werden meist im Alter von 10 Jahren gehunfähig und an den Rollstuhl gefesselt. Die fortschreitende Atrophie und Muskelkontrakturen führen zu einer Beugestellung der Extremitäten, zur Verkrümmung der Wirbelsäule und Spitzfuß. Die Eigenreflexe verschwinden, die Sensibilität bleibt jedoch intakt, und es kommt nicht zu einer Sphinkterbeteiligung. Der Tod infolge pulmonaler

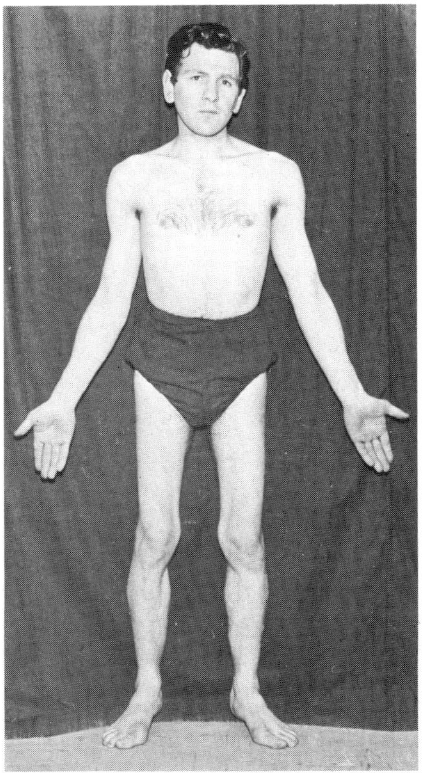

◄ **325** Muskeldystrophie: Duchenne-Form (ein Bruder der beiden in Abb. **323** und **324** gezeigten Fälle): Alter 21 Jahre. Verrichtete schwere körperliche Arbeit in einer Papierfabrik und war noch nie vorher untersucht worden. Kräftige obere Extremitäten, aber vermutlich beginnende Schwäche im Schultergürtelbereich. Oberschenkelatrophie mit typischem Watschelgang, Pseudohypertrophie der Wadenmuskeln und Fehlen der Patellarreflexe. Bagatellisiert seine Beschwerden und will in Kürze heiraten

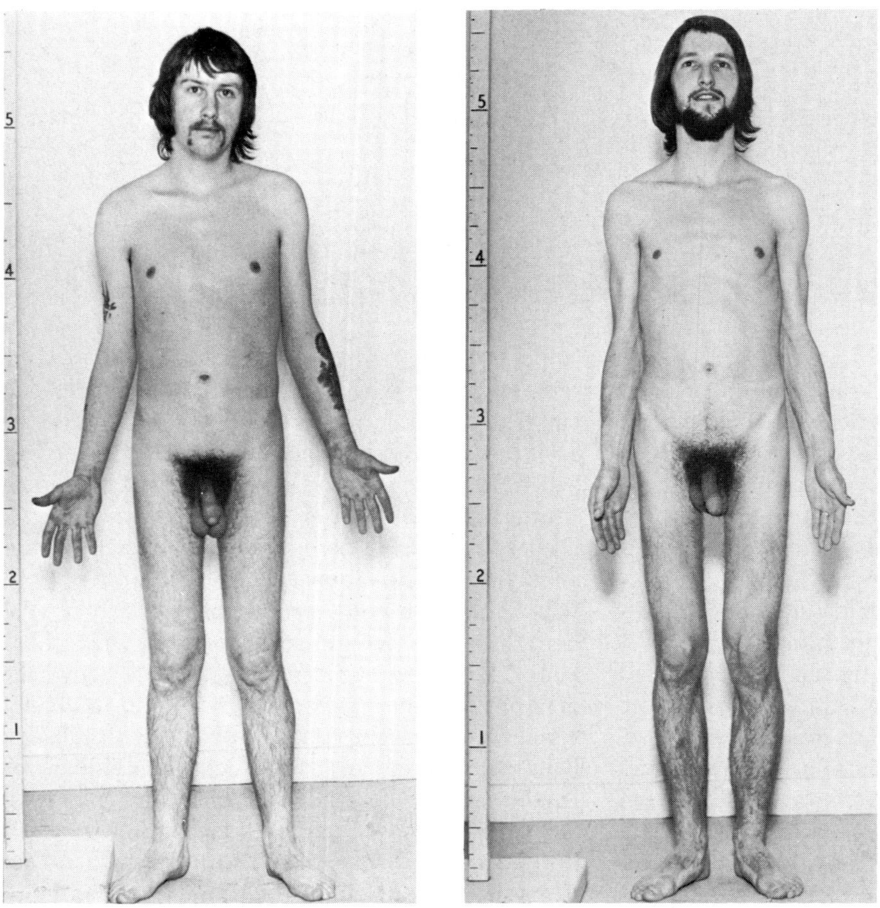

a b

326a+b Muskeldystrophie: Zwei Brüder im Alter von 21 bzw. 23 Jahren mit ausgeprägter Schwäche der Beckengürtel- und Oberschenkelmuskeln sowie mäßiggradiger Schwäche der Schultergürtelmuskeln. Distal war die Kraft an den Extremitäten vollkommen intakt; beide Patienten glaubten, daß ihre Waden während des Wachstumsalters an Umfang zugenommen hätten. Beide hatten sehr hohe Kreatinphosphokinase-Spiegel im Serum. Es ist oft schwierig, eine Gliedmaßengürteldystrophie (Erb) von der gutartigen X-chromosomalen Form (Becker) abzugrenzen. Bei der rezessiv-autosomalen Gliedmaßengürtelform sind die Serumenzyme meist normal oder nur leicht erhöht. Die Familienvorgeschichte war hier mit beiden Formen vereinbar; keine Blutsverwandtschaft. Die Brüder hatten drei normale Kinder: zwei Jungen und ein Mädchen. Die Jungen sollten gesund bleiben, das Mädchen aber wird eine Überträgerin sein, sofern es sich um eine X-chromosomale Krankheit handelt

Infekte oder Herzversagen tritt meist um das 20. Lebensjahr herum ein.

In einigen Familien scheint die Erkrankung später zu beginnen und einen langsameren Verlauf zu nehmen, so daß ein mittleres Lebensalter erreicht werden kann. Der Erbgang ist nicht konstant. Eine familiäre Belastung läßt sich nicht immer erfragen, gewöhnlich sind jedoch mehrere Kinder in jeder Generation betroffen. In der klassischen Form wird die Erkrankung geschlechtsgebunden rezessiv vererbt, Überträger sind die Frauen, die Männer erkranken manifest. Bei der gutartigen Form und in der Mehrzahl der Fälle, die Frauen betreffen, scheint ein autosomal-rezessiver Erbgang vorzuliegen.

Gliedmaßengürtelform (Erb)

Dies ist eine weniger ernste Form der Muskeldystrophie, die den Schulter- oder Beckengürtel betrifft. Sie kann bei beiden Geschlechtern vorkommen und in jedem Lebensalter beginnen, setzt aber meist im 2. Lebensjahrzehnt ein. Sie wird autosomal-rezessiv vererbt. Pseudohypertrophie kommt

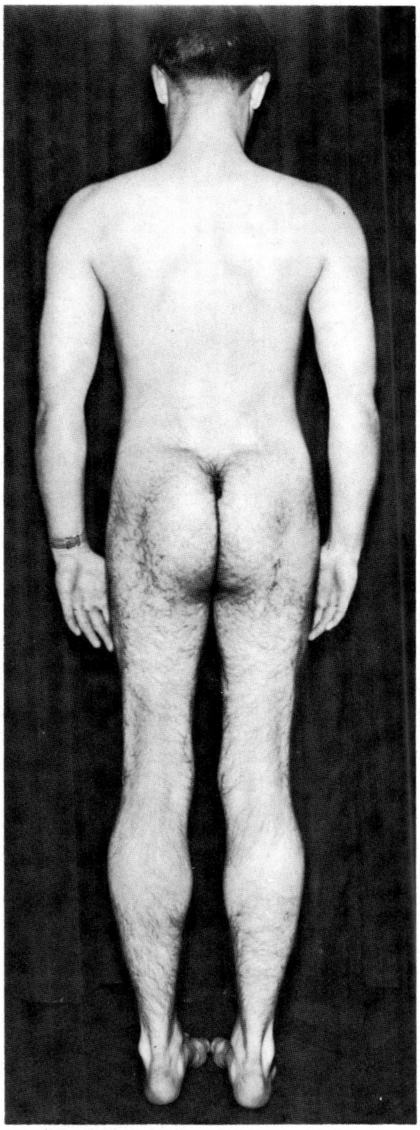

327 Muskeldystrophie; Gliedmaßengürtelform (Becken): Alter 20 Jahre. Unauffällige Familienvorgeschichte. Seit 2 Jahren Beschwerden. Spielte bis zu seinem 16. Lebensjahr Fußball, bis zum 19. Lebensjahr Tennis. Allmählich einsetzende Schwäche der Oberschenkelmuskeln. Beginnende Schwäche der Schultergürtelmuskeln. Leichte Beeinträchtigung, hauptsächlich beim Treppensteigen; arbeitete als Zimmermann. Beachte die schmächtigen Oberschenkelmuskeln und kräftigen Waden. Pseudohypertrophie der paretischen Deltamuskeln; beginnende Schwäche und Atrophie des M. latissimus dorsi beidseits

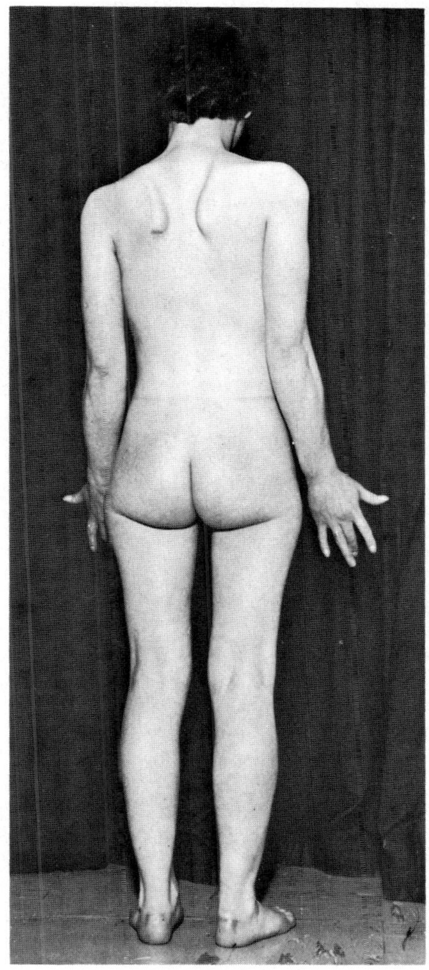

328 Muskeldystrophie: Gliedmaßengürtelform (Schulter, nachfolgend Beckengürtelschwäche): Alter 30 Jahre. Hängen der linken Schulter seit dem 13. Lebensjahr; Schwäche der rechten Schulter mit 19, Schwierigkeiten beim Treppensteigen mit 20 Jahren. Sehr langsames Fortschreiten. Die Patientin ist verheiratet, hat Kinder und ist noch in der Lage, den Haushalt zu versorgen. Mäßiggradige Schwäche aller Schultergürtelmuskeln. Ausgeprägte Schwäche der Mm. glutaei und Oberschenkelmuskeln

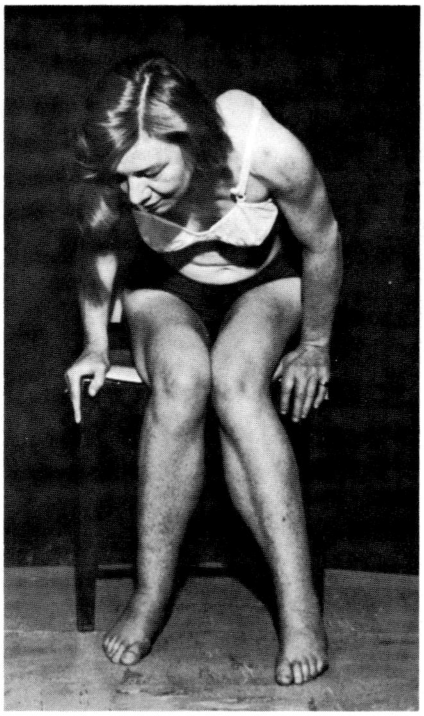

a

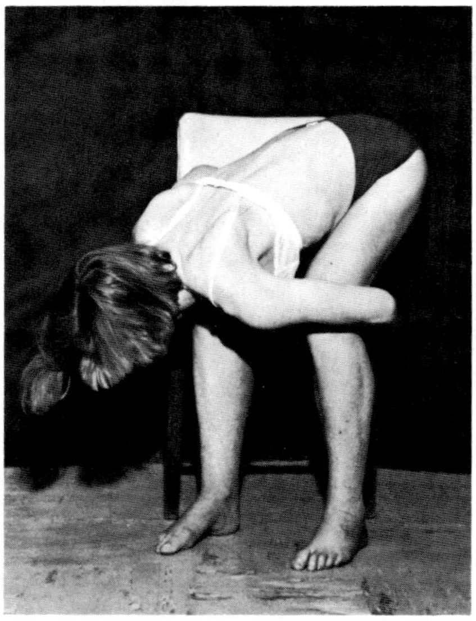

b

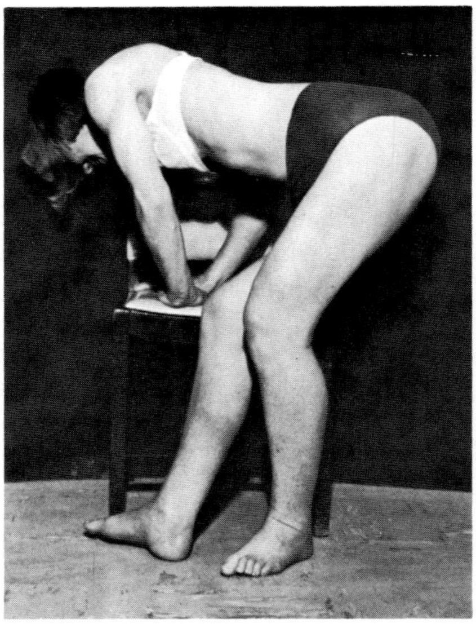

c

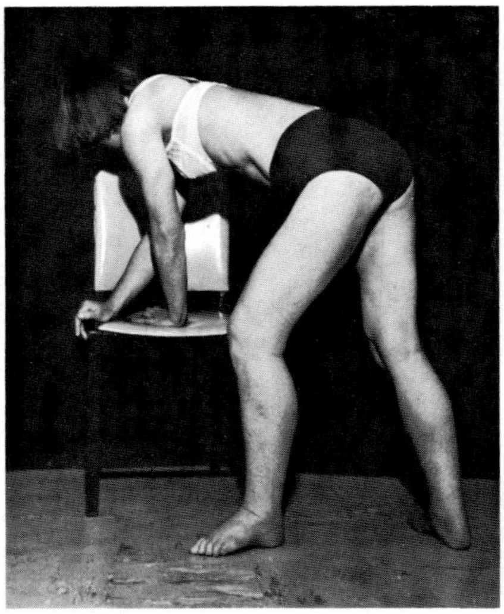

d

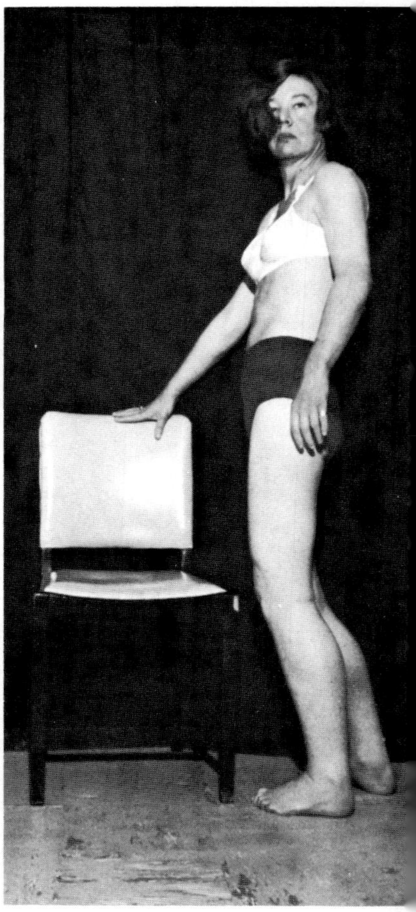

e

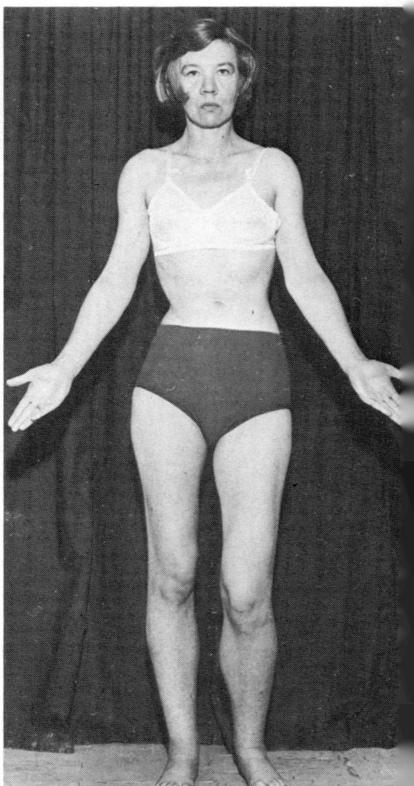

f

329 a–f Muskeldystrophie: Gliedmaßengürtelform: Alter 42 Jahre. Zwischen dem 10. und 20. Lebensjahr beginnende Schwäche in den Beinen. Als Kind auffallend kräftige Waden, mit 18 Watschelgang, mit 20 Jahren proximale Paresen an den oberen Extremitäten. Beachte die ausgeprägte Schwäche der Hüftstrecker und die großen Schwierigkeiten beim Aufstehen vom Stuhl infolge der Atrophie der Rückenstrecker. „Wespentaille"; Pseudohypertrophie der Waden. – Gesunde Eltern, keine Brüder, eine gleichfalls erkrankte Schwester. Diese Patientin, die von uns erstmals im Alter von 39 Jahren untersucht worden war, meinte, daß sie seit 4 oder 5 Jahren eine gewisse Muskelschwäche habe. Bis zu ihrem 29. Lebensjahr war sie Tänzerin in einem Amateurballett gewesen. Schultergürtel- und Gliedmaßengürteldystrophie mit Pseudohypertrophie der Waden. Vier Kinder (drei Söhne im Alter von 15, 13 und 4 Jahren, 1 Tochter im Alter von 8 Jahren), bisher alle gesund

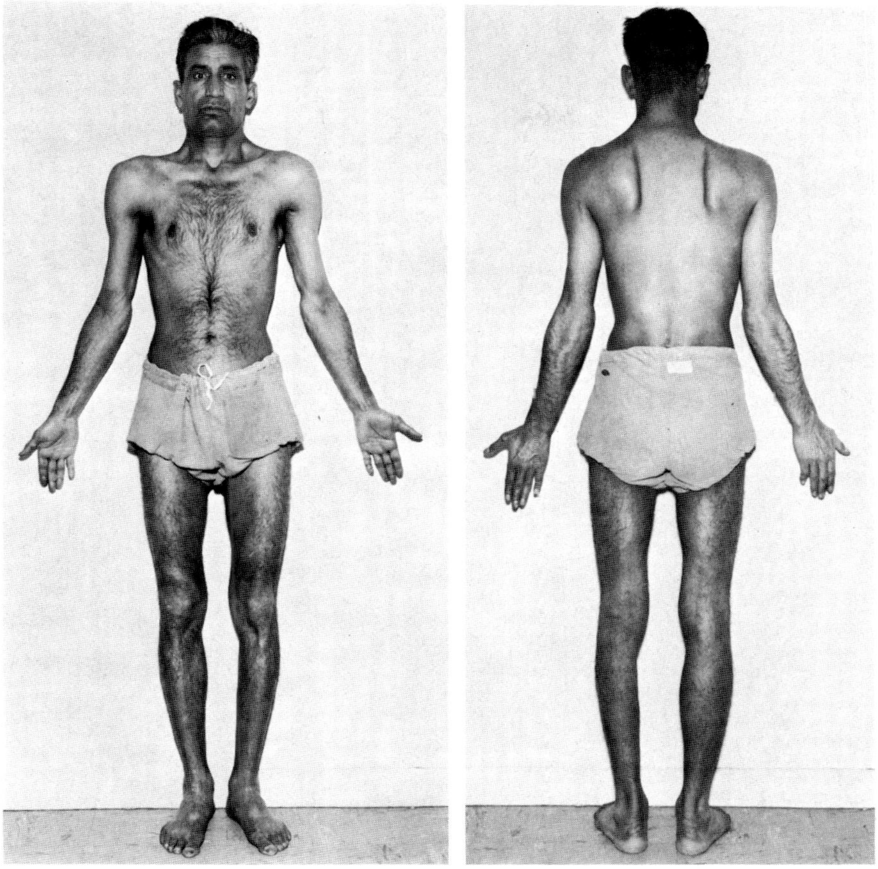

a b

330 a+b Muskeldystrophie: Gliedmaßengürtelform (Bekken- und Schultergürtel): Alter 40 Jahre. Unauffällige Familienvorgeschichte. Seit 3 Jahren zunehmende Paresen der Oberschenkel- und Schultermuskeln mit Atrophie der Waden, Oberschenkel und Oberarme. Beachte die Pseudohypertrophie der Deltamuskeln, das Abstehen der Schulterblätter und die Atrophie des unteren Anteils des M. pectoralis major

seltener vor, sie schreitet langsamer fort und die Atrophie kann für viele Jahre auf eine Muskelgruppe des Schulter- oder Beckengürtels begrenzt bleiben. Die oberen Extremitäten sind früher als die unteren Extremitäten betroffen, jedoch gibt es eine beträchtliche Variationsbreite von einer Sippe zur anderen. Insgesamt ist das Ausmaß der Beeinträchtigung größer, wenn der Beckengürtel zuerst betroffen wird.

In beiden Gruppen besteht eine Tendenz, daß bestimmte Muskeln früh erkranken und andere verschont bleiben. Im Bereich der oberen Extremitäten werden der untere Teil des M. pectoralis major, die Mm. latissimus dorsi, trapezius, rhomboidei und serratus anterior am häufigsten betroffen. Die Mm. deltoidei und spinati bleiben dagegen gewöhnlich intakt. Die Muskeln der Wirbelsäule und die Bauchmuskulatur können beteiligt werden. Im Bereich der unteren Extremitäten sind gewöhnlich die Mm. glutaei, die Hüftbeuger und die Kniestrekker atrophisch. Die Muskeln distal der Ellenbogen und Knie bleiben verschont.

Wenn die Erkrankung in der Kindheit beginnt, schreitet sie sehr langsam fort; es kann effektiv nur eine geringe Beeinträchtigung vorliegen, sogar bis ins mittlere Lebensalter. In anderen Fällen setzt die Erkrankung erst mit Verzögerung in den mittleren Lebensjahren ein. Nicht selten scheint sie anzuhalten oder zumindest auf eine umschriebene Muskelgruppe begrenzt zu bleiben.

Fazio-skapulo-humerale Form (Landouzy und Déjérine)

Bei dieser Form der Erkrankung sind die hauptsächlich betroffenen Muskeln jene des Gesichts und des Schultergürtels. Wie bei den Gliedmaßengürtelformen können beide Geschlechter betroffen sein. Die Erkrankung wird in der Regel durch ein autosomal-dominantes Gen vererbt. Man findet leichte und anscheinend zum Stillstand gekommene Verlaufsformen der Erkrankung. Die Mehrzahl der Patienten ist weniger beeinträchtigt als bei der Gliedmaßengürtelform. Die Beteiligung der Gesichtsmuskeln verleiht dem Patienten ein stumpfsinniges, schwerfälliges, ausdrucksloses Gesicht mit meist geöffneten und schlaffen Lippen. Die Bewegungen beim Lachen, Pfeifen und Lidschluß sind beeinträchtigt. Die Sprache kann durch

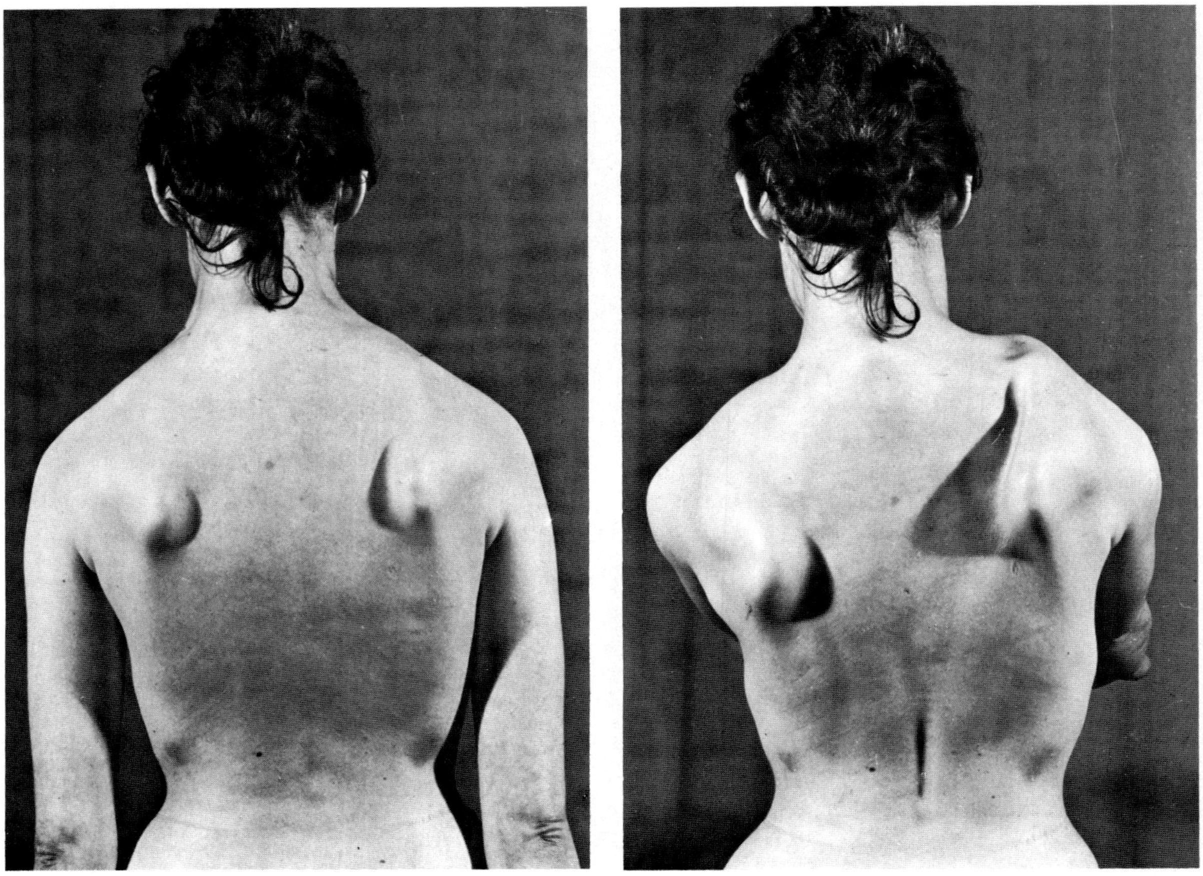

a b

331 a+b Muskeldystrophie: Gliedmaßengürtelform (skapulohumeraler Typ: Erb): Alter 29 Jahre. Unauffällige Familienvorgeschichte. Krankheitsbeginn im Alter von 13 Jahren. Als erstes hatte die Patientin Schwierigkeiten beim Haarekämmen; langsames Fortschreiten und in den letzten 2 Jahren beginnende Schwäche der Oberschenkelmuskeln. **a** Beachte die abfallenden Schultern und die in Ruhe hochstehenden Schulterblätter mit **b** Scapula alata beim Anheben der Arme nach vorne

die Schwierigkeit bei der Artikulation der Labiale gestört sein. Die Erkrankung ist eine der Ursachen der „Facies myopathica".

Differentialdiagnose

Obwohl die Einteilung der Muskeldystrophien in drei Hauptformen – Duchenne, Gliedmaßengürtel und fazio-skapulo-humeral – allgemein anerkannt ist, besteht die Hauptschwierigkeit in der klinischen Praxis darin, daß die Familienanamnesen oft unbekannt oder unvollständig sind und sporadische Fälle häufig vorkommen. Untersuchungen über die „schlaffen Babies mit Trinkschwäche" („floppy infant") haben gezeigt, daß bestimmte alte Begriffe besser vermieden werden sollten, z. B. Amyotonia congenita und benigne kongenitale Hypotonie. Sie beschreiben lediglich Symptome und stellen keine definierten Krankheiten dar.

Die Duchenne-Form der Muskeldystrophie wird charakteristischerweise beim männlichen Geschlecht beobachtet und durch einen geschlechtsgebunden rezessiven Faktor vererbt. Immer wieder ist vermutet worden, daß die Erkrankung auch bei jungen Mädchen vorkommen kann, jedoch haben die Untersuchungen dann bestimmte Unterschiede im klinischen Bild, im Enzymmuster oder in den elektromyographischen oder histologischen Veränderungen ergeben. Bei diesen weiblichen Fällen sind männliche Blutsverwandte niemals betroffen, so daß im Augenblick die Diagnose der Duchenne-Form der Muskeldystrophie auf das männliche Geschlecht beschränkt werden sollte.

Eine Beteiligung des Herzmuskels ist bei der Duchenne-Form häufig und bei den anderen beiden Formen ungewöhnlich. Die Enzymspiegel im Serum sind bei der Duchenne-Form deutlich erhöht, können dagegen bei den anderen normal sein.

Im Säuglingsalter und der frühen Kindheit gibt es eine Reihe von kongenitalen Myopathien, bei de-

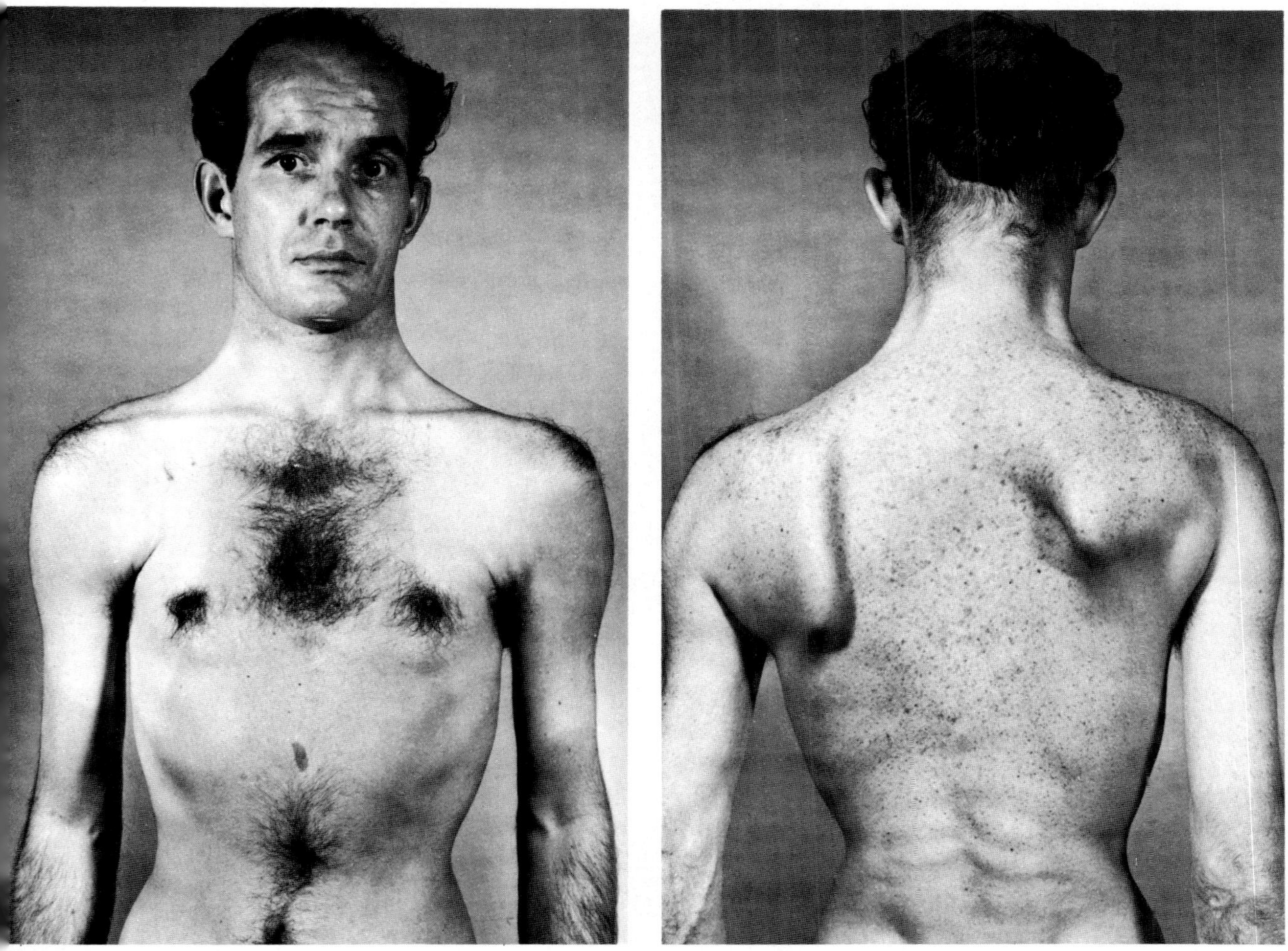

a b

332a+b Muskeldystrophie: Fazio-skapulo-humerale Form: Alter 39 Jahre. Die Mutter war ebenfalls erkrankt, wurde aber 70 Jahre alt. Zwei Neffen mit Scapula alata. Anfang des 3. Lebensjahrzehnts einsetzende Muskelschwäche. Mäßiggradig beeinträchtigt. Behauptete, er habe als Kind nie auf einer Trompete blasen oder mit einem Glasrohr Erbsen verschießen können. Schwäche beim Lidschluß; kann seine Wangen nicht aufblasen. Noch keine Schwäche der unteren Extremitäten. Paresen und Atrophie der Mm. trapezii, pectorales, latissimus dorsi, biceps und triceps. Beachte das Abstehen und den Hochstand des rechten Schulterblattes sowie die „Wespentaille". Mehrere Krankenhauseinweisungen wegen anfallsartig auftretender Bauchschmerzen und Erbrechen. Keine Ursache nachgewiesen, vermutlich aber durch Attacken einer akuten Magenerweiterung hervorgerufen

nen eine Biopsie mit Anwendung spezieller Untersuchungstechniken für die Diagnose entscheidend ist. Diese Erkrankungen sind oft familiär, aber nicht notwendigerweise progredient. Ihre Einteilung wird durch bestimmte ultramikroskopische Charakteristika bestimmt. Beispiele sind die „central core disease", die „nemaline myopathy" und die myotubuläre Myopathie. Bei Kleinkindern findet man auch Beispiele von Glykogenspeicherkrankheiten, die die Muskeln beteiligen können. Es gibt unter ihnen eine Reihe von Abarten.

Eine Muskelatrophie im Kindesalter kann spinalen Ursprungs sein und auch hier gibt es tödlich verlaufende und benigne Formen. Da einige von ihnen stark den Muskeldystrophien ähneln, werden sie manchmal als „pseudomyopathische spinale Muskelatrophie" bezeichnet. Bei einer Unterform setzt die Erkrankung bald nach der Geburt ein und führt innerhalb von 2 Jahren zum Tode. Bei einer zweiten Form ist der Krankheitsbeginn später, und der Patient kann bis zu 10 Jahren überleben. Eine dritte Spielform der Erkrankung beginnt während der 1. Lebensjahre und schreitet langsam fort, bei ihr kann eine Muskeldystrophie vermutet werden. Der Nachweis von Fibrillieren oder Faszikulieren sollte an einen neurogenen Prozeß denken lassen, die Bestimmung der Serumenzymspiegel, elektromyographische Veränderungen und sogar muskel-

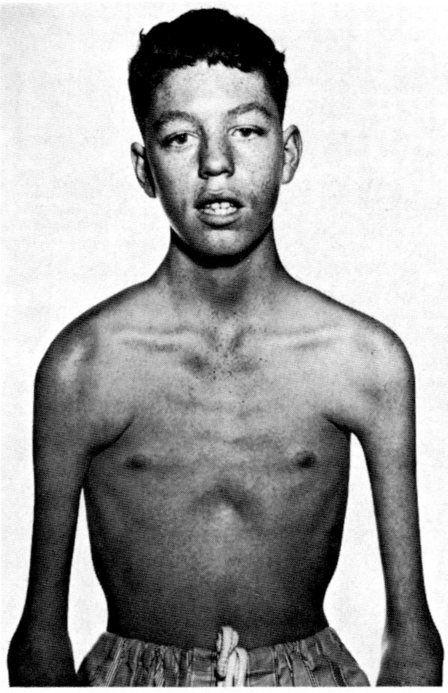

a

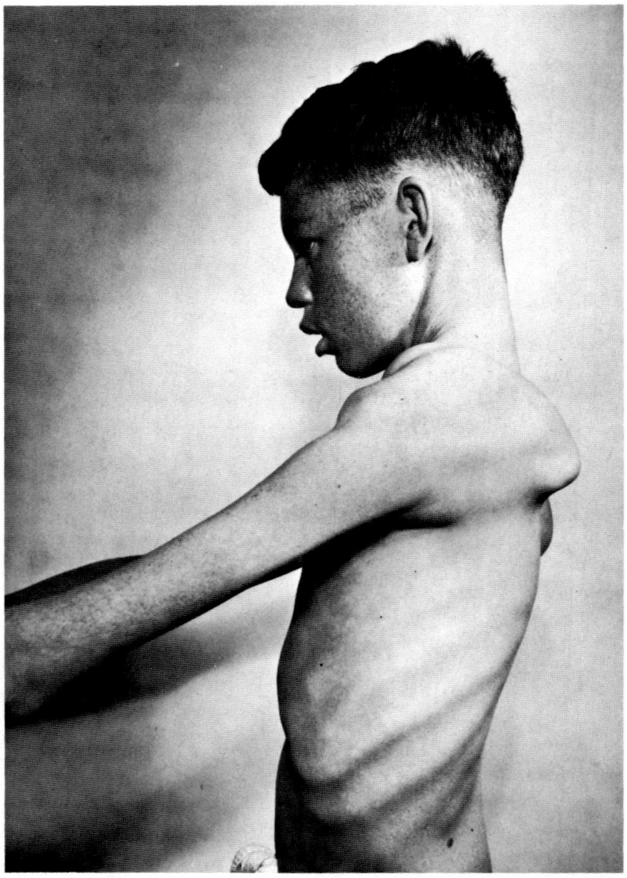

b

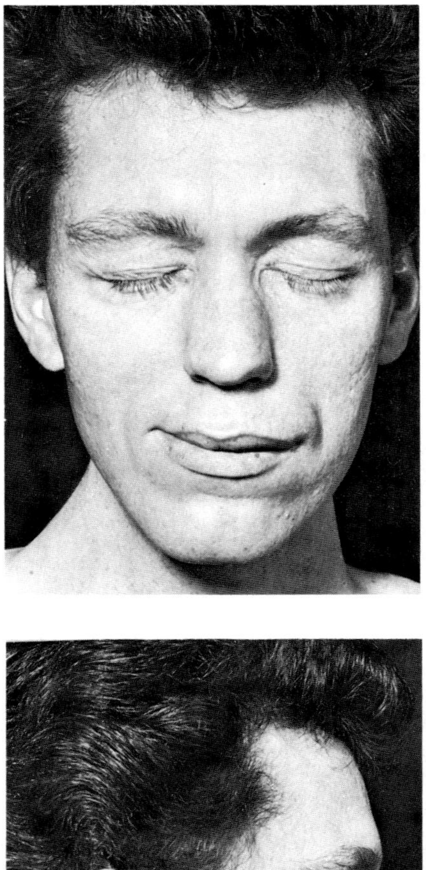

c

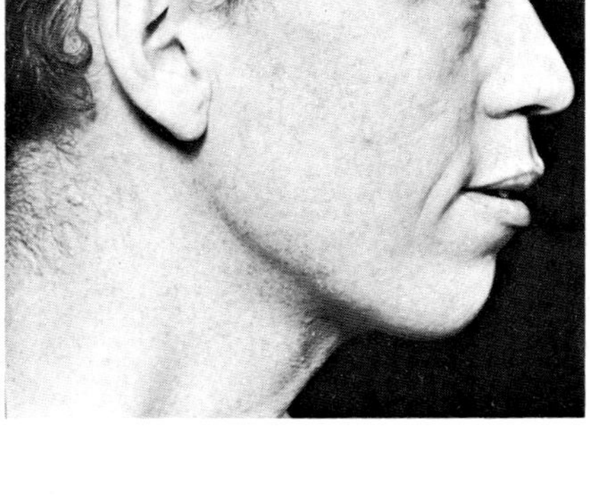

d

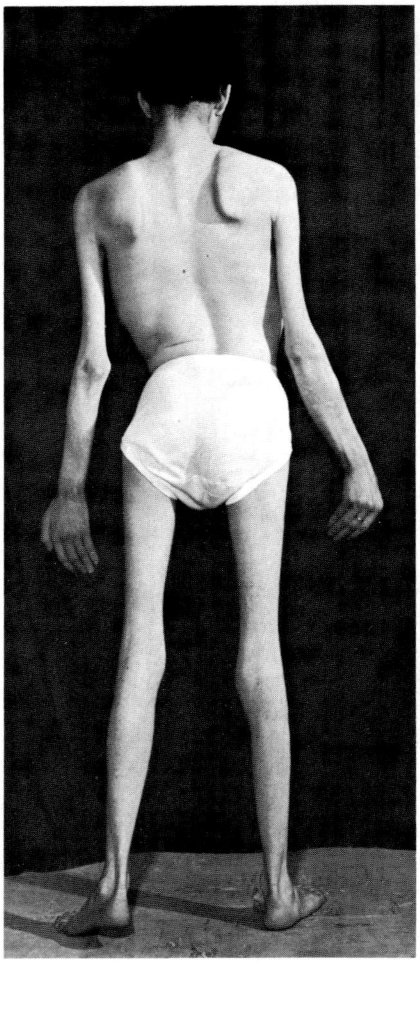

e

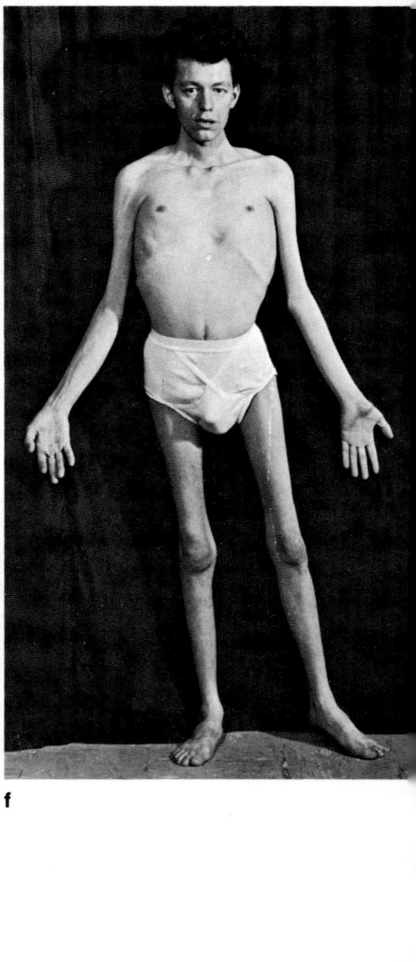

f

bioptische Untersuchungen ermöglichen nicht immer die Entscheidung, ob der Prozeß myopathisch oder neuropathisch ist. Dies ist nicht bloß eine akademische Frage, da die Duchenne-Form der Myopathie immer progredient und tödlich verläuft, während einige Formen der spinalen Muskelatrophie vorübergehend oder sogar über einen längeren Zeitraum stillstehen können und so eine viel bessere Prognose haben. Die Folgerungen für eine genetische Beratung sind offensichtlich.

Dystrophia myotonica

Dies ist eine Form einer familiär-erblichen Erkrankung, die mit selektiven Muskelatrophien, Myotonie und einer Reihe anderer Läsionen wie Katarakt, Glatzenbildung, Hodenatrophie und vorzeitigem Altern einhergeht. Männer sind häufiger betroffen als Frauen. Man nimmt an, daß die Erkrankung durch ein autosomal-dominantes Gen vererbt wird. Verschiedene Mitglieder der Familie können in einem auffallend unterschiedlichen Ausmaß betroffen sein. Eine präsenile Katarakt kann der einzige Hinweis auf die Erkrankung in den vorhergehenden Generationen gewesen sein.

Die Symptome treten meist im 3. Lebensjahrzehnt auf, setzen schleichend ein und schreiten nur langsam fort. Die Myotonie, die mangelhafte Erschlaffung eines Muskels nach Anspannung, ist häufig das erste Symptom. Sie wird gewöhnlich zuerst an den oberen Extremitäten bemerkt. Der Handwerker hat Schwierigkeiten im Umgang mit seinem Werkzeug und die Hausfrau im Gebrauch ihrer Haushaltsgeräte. Die Unfähigkeit loszulassen, zieht einen Händedruck in die Länge, verzögert das Absetzen eines Gegenstandes und macht für den Rekruten das Exerzieren mit dem Gewehr unmöglich. Die Myotonie kann die Kaubewegungen stören und, wenn sie an den unteren Extremitäten auftritt, den Patienten stolpern und – für ihn unerklärlich – hinfallen lassen. Die Myotonie kann jahrelang vorhanden sein, ehe eine Muskelatrophie oder andere Manifestationen auftreten. Sie läßt sich am besten an der Unfähigkeit erkennen, die Hand beim Händeschütteln loszulassen. Ihr Ausmaß und ihre Verteilung variieren beträchtlich. Auch ist sie unter dem Einfluß von Ermüdung, Aufregung und Kälte unterschiedlich stark ausgeprägt. Die langsame Erschlaffung der myotonischen Muskeln läßt sich z. B. durch Beklopfen der Muskeln des Daumens oder der Zunge sichtbar machen. Die durch den Schlag mit dem Reflexhammer ausgelöste Delle oder Vertiefung geht nur langsam zurück. Die Muskelatrophie fällt am meisten an den Gesichtsmuskeln und am M. sternocleidomastoideus auf. Wiederum haben wir den traurigen teilnahmslosen Ausdruck der Facies myopathica vor uns, der zusammen mit der Glatze und dem dürren Hals ein äußerst charakteristisches Bild ergibt. Früher oder

◀ **333 a–f** Muskeldystrophie: Fazio-skapulo-humerale Form: Beginn der Erkrankung im Alter von 9 Jahren mit Schwäche der Schultergürtelmuskeln. Der Patient war niemals in der Lage gewesen, zu pfeifen, sein Lächeln war immer „komisch", und er konnte nicht die Wangen aufblasen. In **a + b** war er 15 Jahre alt. In **c–f** war er 28 Jahre. **c** Er versucht, die Augen zu schließen und die Zähne zu zeigen. **b + d** Beachte den geöffneten Mund, die aufgeworfenen „Tapirlippen", das ausdruckslose Gesicht und **e + f** die ausgeprägte Atrophie der Thoraxmuskeln mit Scapula alata, Atrophie der Mm. pectorales und des M. latissimus dorsi sowie der Oberarmmuskeln. Lordose und „Wespentaille". Ein Onkel mütterlicherseits war ebenfalls erkrankt

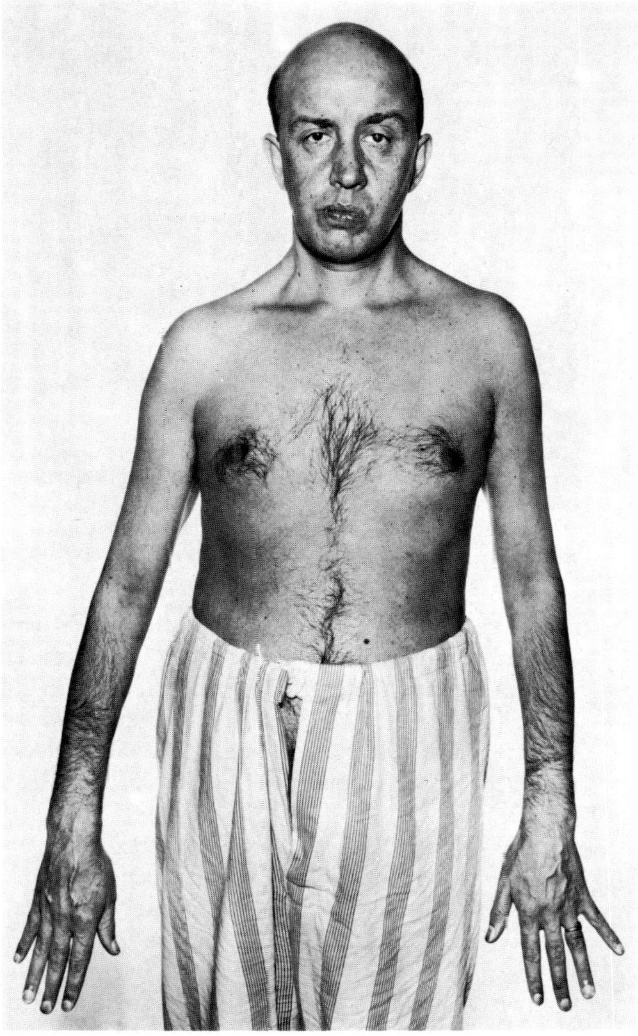

334 Dystrophia myotonica: Alter 33 Jahre. Plötzliche Attacken mit Trippeln und Hinfallen. Ein Schullehrer, der Schwierigkeiten beim Schreiben an der Wandtafel und beim Hinlegen der Kreide hatte. Diffuse Myotonie. Beachte die Glatze, die linksseitige Ptosis und die Gesichtsasymmetrie. Schwäche des rechten M. deltoideus und Atrophie der Nackenmuskeln

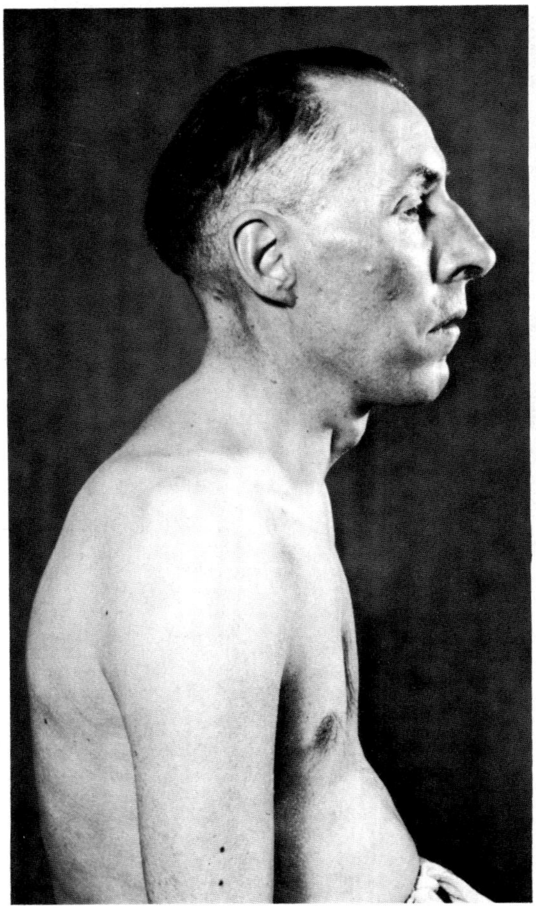
a

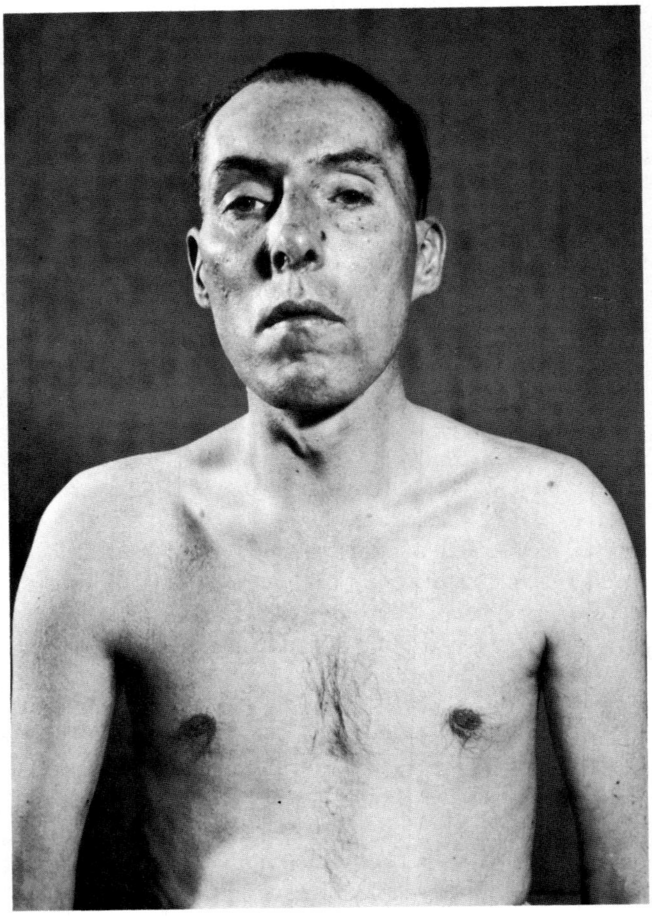
b

335a+b Dystrophia myotonica: Alter 34 Jahre; Hauptbeschwerde Impotenz. 7 Jahre verheiratet, keine Kinder. Äußerte keine weiteren Beschwerden, war aber wegen Ungeschicklichkeit der Extremitäten eingewiesen worden. Er konnte nicht verstehen, warum er keinen Wurfpfeil schleudern konnte. Es gelang ihm nicht, Zeigefinger und Daumen schnell loszulassen. Typische Facies myopathica mit Ptose, herabhängendem Mund und traurigem, leblosen Ausdruck. Hervorstehender Kehlkopf, Atrophie der Nackenmuskeln und der Mm. sternocleidomastoidei

später befällt die Muskelatrophie die oberen und unteren Extremitäten; sie ist meist symmetrisch ausgeprägt und beteiligt besonders die Muskeln der Tibialisloge sowie die Oberschenkel- und die Unterarmmuskeln. Die Eigenreflexe sind abgeschwächt oder aufgehoben. Die Sensibilität bleibt jedoch intakt.

Eine Läsion im Nervensystem ist bis jetzt nicht beschrieben worden, obwohl wir glauben, daß viele Patienten einen gewissen intellektuellen Abbau oder eine Wesensänderung aufweisen. In den späteren Generationen einer betroffenen Familie können Vollbilder der Erkrankung seltener auftreten. Die endokrinen Ausfälle führen oft zu kinderlosen Ehen und Impotenz. Häufig wird eine Katarakt deswegen nicht vermutet, weil nicht über Sehstörungen geklagt wird. Bei späteren Generationen pflegt sie sich in einem immer früheren Lebensalter zu manifestieren.

Das Herz wird bei dieser Erkrankung häufig mitbetroffen. Ein flacher Puls, ein relativ niedriger Blutdruck und eine Spaltung des ersten Herztones über der Mitralklappe sind häufige klinische Befunde. Das EKG kann flache P-Wellen und eine Verlängerung des P-R-Intervalls zeigen. Ein plötzlicher Tod ist nicht selten.

Wenn sich die Krankheit im Säuglingsalter oder in der Kindheit manifestiert, kann sie unerkannt bleiben, da nur eine gewisse allgemeine Muskelhypotonie, eine Trink- und Schluckschwäche sowie eine mangelhafte geistige Entwicklung vorliegen können. Beim Weinen ist ein verzögertes Öffnen der Augen beschrieben worden. Neben dem charakteristischen Elektromyogramm und den histologischen Veränderungen in den Muskeln kann ein niedriger IgG-Spiegel vorliegen.

Es hat sich gezeigt, daß bei frühem Auftreten einer myotonischen Dystrophie die Mutter so gut wie

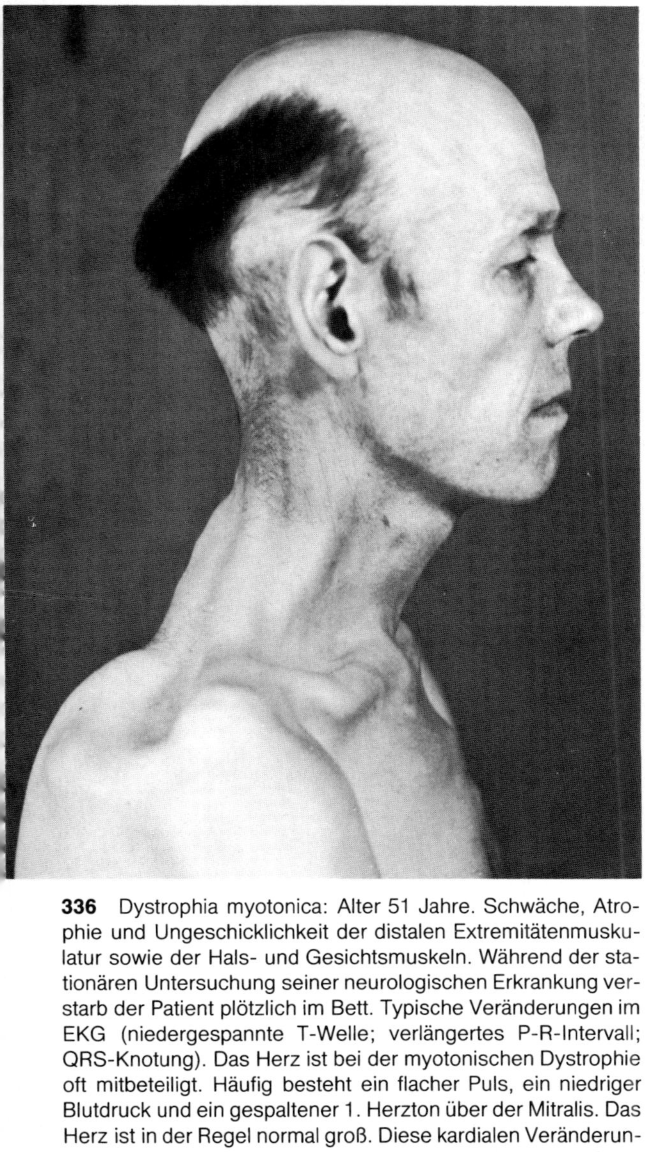

336 Dystrophia myotonica: Alter 51 Jahre. Schwäche, Atrophie und Ungeschicklichkeit der distalen Extremitätenmuskulatur sowie der Hals- und Gesichtsmuskeln. Während der stationären Untersuchung seiner neurologischen Erkrankung verstarb der Patient plötzlich im Bett. Typische Veränderungen im EKG (niedergespannte T-Welle; verlängertes P-R-Intervall; QRS-Knotung). Das Herz ist bei der myotonischen Dystrophie oft mitbeteiligt. Häufig besteht ein flacher Puls, ein niedriger Blutdruck und ein gespaltener 1. Herzton über der Mitralis. Das Herz ist in der Regel normal groß. Diese kardialen Veränderungen können noch fehlen, wenn sich die neurologischen Symptome der Erkrankung bereits manifestiert haben

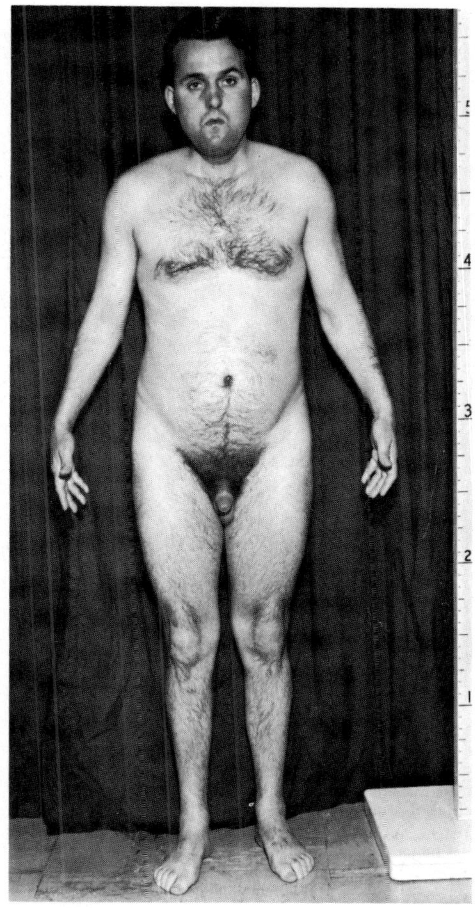

337 Dystrophia myotonica: Alter 30 Jahre. Hauptbeschwerden waren Impotenz und Schwäche der Arme und Beine. Die ersten Symptome machten sich mit 19 Jahren bemerkbar, als er feststellte, daß er den Bierkrug nicht loslassen konnte; dies führte oft zu Hänseleien. Der Patient diente damals in der Armee und hatte wegen seiner Ungeschicklichkeit beim Gewehrexerzieren entsprechende Bemerkungen seiner Vorgesetzten einzustecken. Beachte den herabhängenden Mund, den vorstehenden Kiefer, die kleinen Hoden, die Atrophie der distalen Muskeln an den Unterarmen und Beinen

immer der erkrankte Elternteil ist. Da die Erkrankung nach allgemeiner Ansicht einen einfachen autosomal-dominanten Erbgang hat, wäre ein 1/1 Geschlechtsverhältnis der erkrankten Eltern zu erwarten. Es wurde vermutet, daß intrauterine Faktoren im Spiele sind, die die Symptome der früh einsetzenden Erkrankungsform hervorrufen. Wie bei den reinen Muskeldystrophien sind frühzeitige Erkennung und genetische Beratung wichtig. Nichterkrankte Verwandte können eine nur elektromyographisch nachweisbare Myotonie und nur bei der Spaltlampenuntersuchung feststellbare Katarakte haben. Jedoch sind diese und andere Symptome nicht pathognomonisch für die Krankheit. Die Bemühungen haben sich daher auf Untersuchungen über die genetische Koppelung konzentriert, um zu versuchen, die Träger des krankhaften Gens zu identifizieren. Es hat sich herausgestellt, daß dieses Gen eng mit dem Gen gekoppelt ist, das für die Sekretion von ABH-Blutgruppensubstanzen in den Speichel und andere Körperflüssigkeiten verantwortlich ist. Diese Substanzen lassen sich schon in der 9. Schwangerschaftswoche im Fruchtwasser nachweisen. Eine sichere pränatale Diagnose kann so eine gezielte Interruptio ermöglichen.

Die myotonische Dystrophie muß von der eher gutartigen *Myotonia congenita (Thomsen)* unterschieden werden. THOMSEN, ein dänischer Arzt, der die

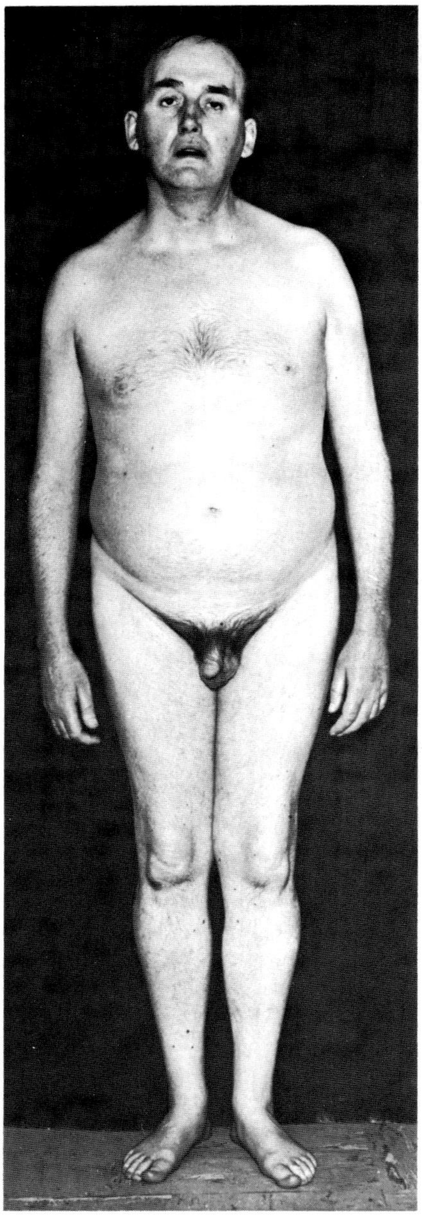

a

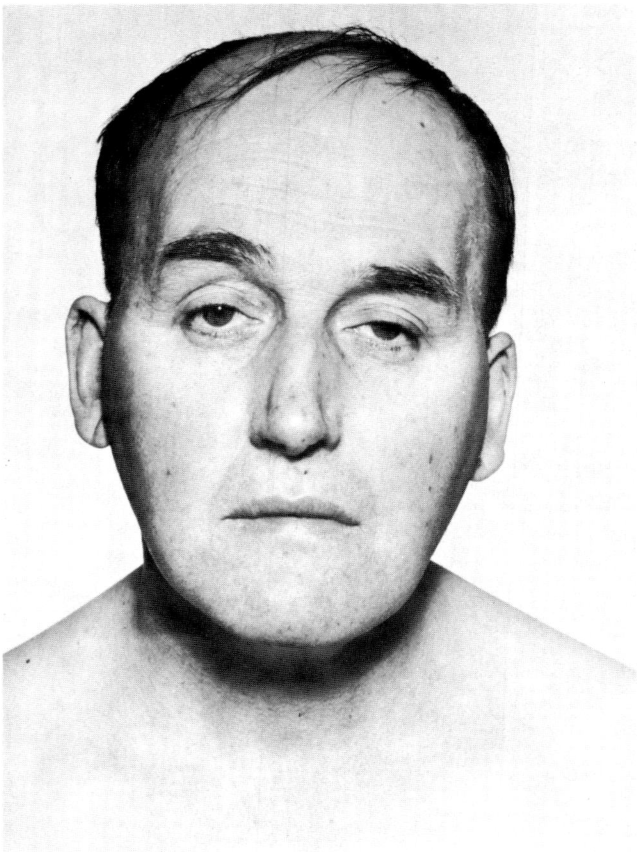

b

338a+b Dystrophia myotonica: Alter 44 Jahre. Mit 20 Jahren Stirnglatze. Seit 10 Jahren Unfähigkeit, beim Zugreifen rasch wieder loszulassen. Seit 3 Jahren Schwierigkeiten beim Treppensteigen. Spielte bis zum 35. Lebensjahr Rugby. Nicht völlig des Lesens und Schreibens mächtig, leise, nasale Stimme. Fehlende Patellar- und Achillesreflexe. Beachte die Atrophie des linken M. sternocleidomastoideus, die doppelseitige Ptose, die Facies myopathica und die kleinen Hoden. Eine Tante mütterlicherseits hatte eine Katarakt

Erkrankung 1876 beschrieb, nachdem er sie an sich selbst und 5 Generationen seiner Familie beobachtet hatte, soll seine Abhandlung über dieses Thema verfaßt haben, um die preußischen Besatzer von Dänemark zu überzeugen, daß sein Sohn an dieser Krankheit litt und für den Militärdienst ungeeignet war. Das Hauptsymptom ist eine Muskelsteife nach Ruhe, die sich bei Bewegung zu bessern pflegt. Sie kann bei kalter Witterung verstärkt in Erscheinung treten. Die Myotonie ist stärker generalisiert als bei der myotonischen Dystrophie und betrifft oft das Greifen und Augenbewegungen. Die mechanisch durch Beklopfen ausgelöste Myotonie läßt sich am Daumenballen, am M. deltoideus oder an der Zunge beobachten. Es kann eine leichte allgemeine Muskelhypertrophie vorliegen. Die Myotonie pflegt mit fortschreitendem Alter nachzulassen und die Mehrzahl der Patienten lernt, Umstände zu vermeiden, die eine schwere, die Funktion beeinträchtigende myotonische Reaktion auslösen können.

Der Begriff *Paramyotonia congenita* wird zur Beschreibung einer Variante verwendet, die dadurch charakterisiert ist, daß die Myotonie in der Kälte zunimmt und mit Episoden einer generalisierten Muskelschwäche einhergeht. Diese Episoden ähneln den bei familiärer periodischer Lähmung und sind oft mit einem Anstieg des Serumkalium ver-

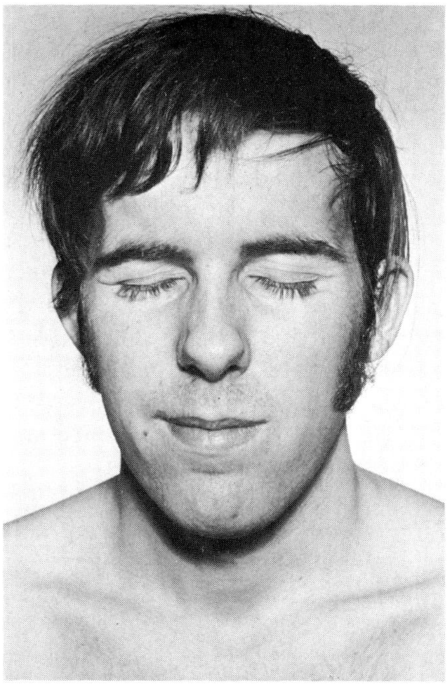

339 Dystrophia myotonica: 20 Jahre alter, Sport treibender Patient (Sohn des Patienten in Abb. **337**). Kürzlich stellte er fest, daß er beim Fußballspiel nicht mehr so antriebsschnell war und längere Zeit brauchte, um sich aufzuwärmen. Mehrere Stürze. Diffuse Myotonie, jedoch kräftige Muskulatur und normale Reflexe. Der Patient hatte Schwierigkeiten, nach einem festen Lidschluß die Augen zu öffnen. Im Alter von 45 Jahren schon stark behindert

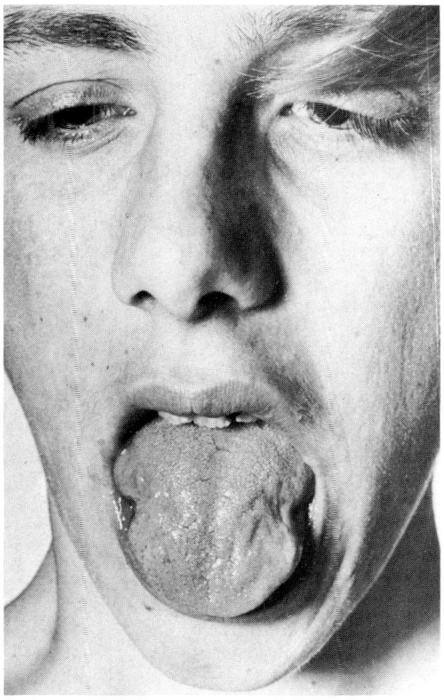

340 Dystrophia myotonica: Alter 15 Jahre „Steife Hände“ waren die einzigen Beschwerden. Facies myopathica: ausdrucksloses Gesicht, Ptosis, geöffneter Mund. Perkussionsmyotonie der Zunge. Verlangsamtes Loslassen eines Handgriffs. Der Vater des Patienten ist infolge einer zunehmenden Demenz, Lähmung und allgemeinen Myotonie vollkommen arbeitsunfähig. Jedes seiner 6 Kinder hat diese Krankheit

bunden. In anderen Fällen sinkt der Kaliumspiegel im Serum oder bleibt unverändert.

Thyreotoxische Myopathie

Patienten mit einer Thyreotoxikose klagen häufig über Muskelschwäche, jedoch steht sie nur selten im Vordergrund des klinischen Bildes. Bei der akuten thyreotoxischen Myopathie, einer sehr seltenen Erkrankung, besteht eine schwere allgemeine muskuläre Schwäche, die manchmal durch eine Atemlähmung und Bulbärparalyse kompliziert wird. Es sollen Faszikulationen vorkommen, ferner delirante und komatöse Zustände. Für einige dieser Fälle ist eine gleichzeitig bestehende Myasthenia gravis verantwortlich, die Existenz der akuten thyreotoxischen Myopathie ist fraglich. Gesicherter sind Fälle mit chronischer thyreotoxischer Myopathie. Viele der Patienten sind ältere Männer, bei denen nur diskrete Hinweise auf eine Thyreotoxikose vorliegen können. Die proximalen Extremitätenmuskeln werden am stärksten betroffen, es können Faszikulationen nachweisbar sein. Der Patient macht trotz des eindeutigen Gewichtsverlustes und der Muskelatrophie keinen kranken Eindruck und unterscheidet sich in dieser Hinsicht vom Kranken mit karzinomatöser Neuromyopathie. Diese Form der chronischen Myopathie wird am häufigsten dann beobachtet, wenn die Thyreotoxikose einige Jahre unerkannt bestanden hat. Die chronische bulbäre Symptomatik kann die Diagnose einer Vorderhornerkrankung nahelegen. Der Nachweis von Vorhofflimmern bei einem älteren Menschen mit proximalen Extremitätenparesen sollte an die Möglichkeit einer Thyreotoxikose denken lassen. Das Elektromyogramm soll meist verändert sein, die Muskelbiopsie hilft nicht weiter.

Polymyositis

Der Begriff Polymyositis umfaßt eine Gruppe von Muskelkrankheiten, bei denen Schwäche und Atrophie begleitet sind von histologischen Veränderungen der Degeneration und Entzündung. Die Erkrankung kann akut, subakut oder chronisch verlaufen. Sie betrifft alle Altersgruppen und kann zusammen mit einer Dermatitis, Arthritis, Kollagenkrankheiten und bösartigen Tumoren vorkommen. In der neurologischen Klinik trifft man am häufigsten die chronische Form an, die im mittleren oder fortgeschrittenen Lebensalter auftritt und meist nicht mit den o. g. Erkrankungen kombiniert

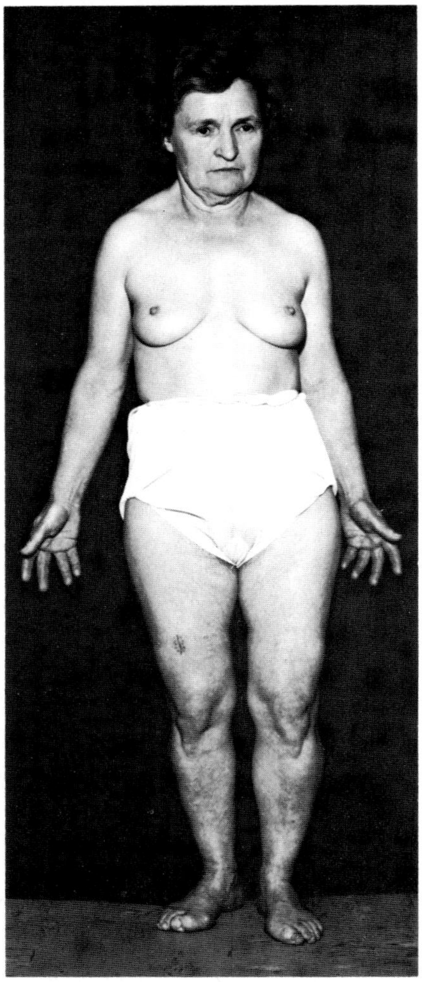

341 Polymyositis: Alter 57 Jahre. Mit 45 Jahren allmählich einsetzende, dumpfe Schmerzen und Schwäche der Oberschenkel und Waden. Bekannte mokierten sich über ihren watschelnden Gang Ohne Geländer konnte sie keine Treppen steigen; das Treppabgehen bewältigte sie rückwärts; wenn sie aus dem Bad steigen wollte, mußte sie sich zuerst herumdrehen und mit Händen und Knien abstützen. Beim Aufstehen vom Stuhl hievte sie sich mit ihren Armen hoch. Sie konnte sich nicht aus der Rückenlage aufsetzen. Die Wadenmuskeln waren derb, die Oberschenkelmuskeln druckempfindlich. Erhöhte BKS; eine Muskelbiopsie aus der Wade war normal, die Biopsie des M. quadriceps femoris zeigte typische Veränderungen einer Myositis (Degeneration und Regeneration von Muskelfasern; zelluläre Infiltration, Fibrose). Schlechtes Ansprechen auf Behandlung mit Corticosteroiden

ist. Die Muskeln werden in der Regel asymmetrisch und fleckförmig befallen, meist sind jedoch die proximalen Extremitätenmuskeln betroffen. Klagen über Schmerzen und eine Druckempfindlichkeit oder Verhärtung der Muskeln finden sich keineswegs immer. Die Schwäche zeigt sich gewöhnlich zuerst an den unteren Extremitäten, und der Patient hat die gleichen Probleme bei der Fortbewegung, die man von jungen Leuten mit Beckengürteldystrophie kennt. Schwierigkeiten beim Aufstehen vom Stuhl, beim Treppensteigen, beim Aussteigen aus dem Bad und ähnliches mehr lassen den Patienten häufig an das Auftreten eines „Rheumatismus" denken. Mit Beteiligung der Schultergürtelmuskeln sind Tätigkeiten wie Wäscheaufhängen, Haarekämmen und all jene alltäglichen Verrichtungen, die Überkopfarbeiten erfordern, beeinträchtigt. Oft wird über eine allgemeine Müdigkeit geklagt, über Gelenkschmerzen, kalte zyanotische Hände und Spannungsgefühl in den Brustmuskeln. Häufig werden in der Vorgeschichte flüchtige Hautausschläge angegeben, obwohl die Haut bei der Untersuchung normal sein kann. Schluckstörungen sind nicht selten.

Ein klar definiertes klinisches Bild läßt sich aus der Untersuchung dieser Fälle nicht ableiten. Die Art und Weise, wie die Krankheit beginnt, die Geschwindigkeit, mit der sie fortschreitet, das Ausmaß der Muskelbeteiligung, die Auswirkungen auf den Allgemeinzustand des Patienten sowie die Remissions- und Rezidivrate variieren beträchtlich. An einem Ende der Skala ist der schwerkranke Patient mit akuter Dermatomyositis, mit Fieber, Hautausschlag und paretischen, druckempfindlichen, schmerzhaften Muskeln. Andererseits gibt es den Kranken im mittleren oder fortgeschrittenen Lebensalter, bei dem die Myositis weitgehend auf die Muskeln des Beckengürtels und der Oberschenkel beschränkt ist, nicht fortschreitet und einige Jahre in einem begrenztem Umfang fluktuieren kann, ehe sie „ausbrennt".

Wenn die Polymyositis zusammen mit einem malignen Tumor auftritt, meist einem Bronchuskarzinom, so kommt es zu einer fortschreitenden Verschlechterung. Die klimakterische Muskeldystrophie ist eine Form der Polymyositis.

Viele dieser Patienten sprechen auf eine Behandlung mit Steroiden an, besonders wenn die Erkrankung akut eingesetzt hat. Jedoch bedeuten erhöhte Serumenzymspiegel und der Nachweis von entzündlichen Veränderungen bei der Muskelbiopsie nicht notwendigerweise ein zufriedenstellendes Ansprechen. Im Gegenteil kann das Ansprechen auf eine Steroidtherapie überraschend gut sein, wenn diese Symptome fehlen. Man hat den Eindruck, daß die entzündliche Phase der Erkrankung oft schon vorüber ist, ehe die Diagnose gestellt wird. Bis dahin kann u. U. nicht mehr festzustellen sein als eine umschriebene, asymmetrisch verteilte Muskelschwäche mit leichten anhaltenden Schmerzen oder Druckempfindlichkeit und vielleicht mit einer gewissen Einschränkung bestimmter Bewegungen als Folge von Muskelkontrakturen. Zeichen einer Beteiligung der Haut können sich zurückgebildet

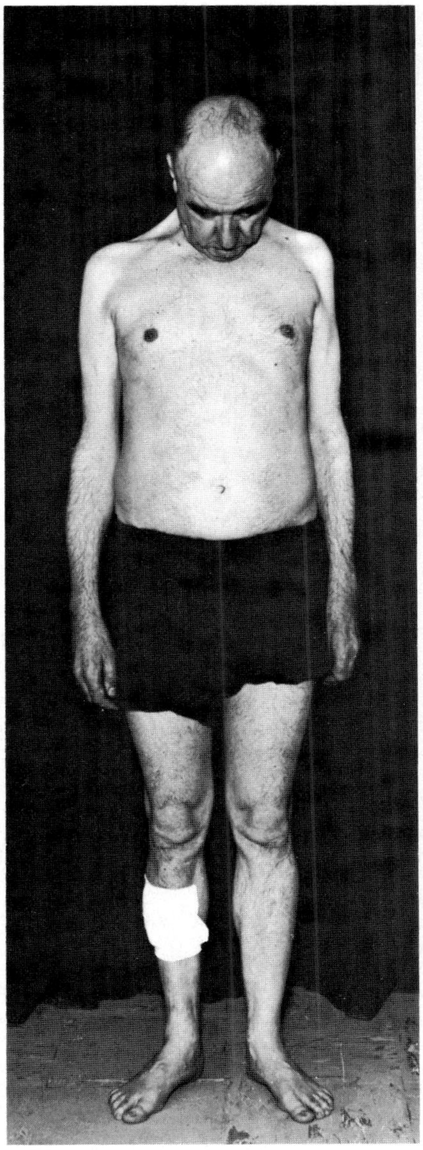

a

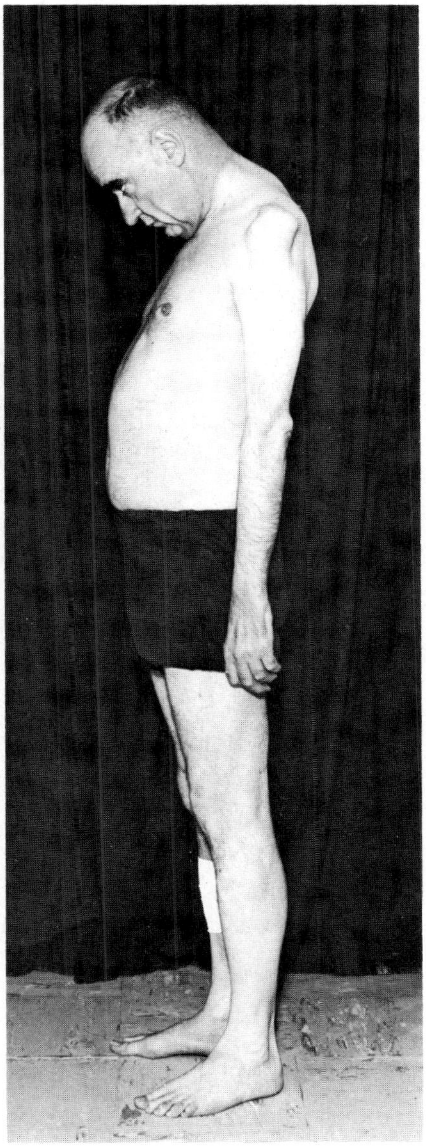

b

342 a + b Polymyositis: Alter 52 Jahre. 24jähriger Krankheitsverlauf, seit 17 Jahren in Beobachtung. Proximale Paresen der Arme, zunehmende Schwäche und Atrophie der Nackenmuskeln und des Schultergürtels, Hängefuß rechts. 12 Jahre relativ stationär, dann auch Schwäche der unteren Extremitäten. Ausgeprägte Atrophie der Nackenstrecker, des Schultergürtels, der Oberarme, des M. brachioradialis und der kleinen Handmuskeln. Mäßiggradige Atrophie der Wade und der Muskeln der Tibialisloge rechts. Keine Sensibilitätsstörungen; fehlende Armeigenreflexe, erhaltene Reflexe an den unteren Extremitäten, grobes Faszikulieren im M. triceps und M. deltoideus beidseits. Die Muskelbiopsie sprach mehr für eine Myositis als für eine Myopathie. Das EMG zeigte eine Denervierung an den unteren Extremitäten, jedoch könnte dies Folge einer Spondylolisthesis gewesen sein. Erhöhte Serumenzyme. Ein schwieriger Fall!

haben, jedoch erinnert sich der Patient nicht selten an eine Verfärbung oder an ein Ödem der betroffenen Hautgebiete. Anamnestisch kann ein mildes Raynaud-Phänomen angegeben werden, ferner flüchtige Gelenkschmerzen und -schwellungen oder eine Trockenheit in den Augen und im Mund, was an eine mangelhafte Sekretion von Tränenflüssigkeit und Speichel wie beim Sjögren-Syndrom denken läßt.

Die Polymyositis läßt sich in 3 Formen einteilen:

1. „unkomplizierte" Polymyositis;
2. Dermatomyositis und Polymyositis bei Bindegewebskrankheiten;
3. Polymyositis mit Neoplasien.

Polymyalgia rheumatica

Es ist nicht unpassend, die Erkrankung an dieser Stelle zu erwähnen, obwohl sie keine primäre Muskelerkrankung zu sein scheint. Sie ist leicht mit einer Polymyositis zu verwechseln. Sie wird meist bei Leuten im mittleren oder höheren Lebensalter beobachtet. Hauptbeschwerden sind Muskelschmerzen. Wie bei der Myositis variieren Art und Weise des Erkrankungsbeginns und -verlaufs beträchtlich, jedoch sind Schmerzen im Nacken-Schulter-Bereich, am Gesäß und an den Oberschenkeln so gut wie immer vorhanden. Oft bestehen ein allgemeines Krankheitsgefühl, Druckempfindlichkeit der Muskeln, Appetitmangel und Gewichtsverlust.

Der Verlauf der Krankheit variiert von Fall zu Fall, jedoch ist die Mehrzahl der Patienten innerhalb einiger Jahre wiederhergestellt. Es ist ein Zusammenhang mit der Arteriitis cranialis behauptet worden, wobei uns ein Fall bekannt ist, bei dem eine Polymyalgia rheumatica im Anschluß an diese Erkrankung auftrat. Die Senkungsgeschwindigkeit ist meist erhöht, Elektromyographie, Serumenzymuntersuchungen und Muskelbiopsie sind jedoch in der Regel normal. Es gibt gewisse Hinweise, daß der Erkrankung eine Arteriitis zugrundeliegt. Sie spricht immer gut auf eine Corticosteroidtherapie an.

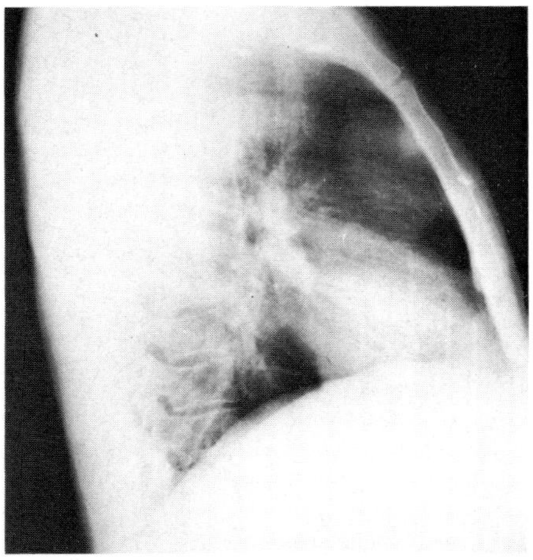

343 Thymom bei Myasthenia gravis: Alter 48 Jahre. Seit 5 Monaten zunehmende Lähmung der Augen- und Gesichtsmuskeln sowie bulbärparalytische Symptome. Thoraxaufnahmen zeigten eine große Verdichtung im vorderen Mediastinum. Die Pneumomediastinographie führte zu einer weiteren Abgrenzung des Tumors. Der Patient verstarb 3 Wochen nach der Thymektomie

Myasthenia gravis

Eine abnorme Ermüdbarkeit oder sich verschlimmernde und wieder bessernde Lähmungen sind typische Kennzeichen dieser allgemein bekannten und nicht seltenen Krankheit. Sie betrifft besonders jene Muskeln, die von Hirnnerven innerviert werden. Die sich daraus ergebenden Beschwerden lassen sich auf die übermäßige Ermüdbarkeit der Muskeln zurückführen; sie werden unter Belastung deutlicher und bessern sich in Ruhe; sie sind am ausgeprägtesten abends und können in den ersten Morgenstunden fehlen. Eines oder beide Augenlider beginnen herabzusinken. Der Patient sieht doppelt. Er fühlt sich nach der Nachtruhe besser, aber die Beschwerden kommen wieder. Oft stellt er fest, daß seine Stimme leiser ist und seine Familie mag sich über deren nasalen Tonfall wundern. Bei den Mahlzeiten empfindet er Kauen als anstrengend und meint, daß das Fleisch zu zäh ist. Er klagt über Halsbeschwerden, da er, anstatt zu schlucken, die Speisen hinunterwürgen muß. Es kann zu einer Regurgitation von Flüssigkeit aus der Nase kommen. Gegen Ende einer Mahlzeit stützt der Kranke nicht selten sein herabfallendes Kinn mit der Hand. Die Unbeweglichkeit seines Gesichts am Abend kann zu bissigen Komentaren Anlaß geben. Auch der „brummige“ Ausdruck seines Lächeln kann auffallen. Die junge Frau hat nicht selten Schwierigkeiten

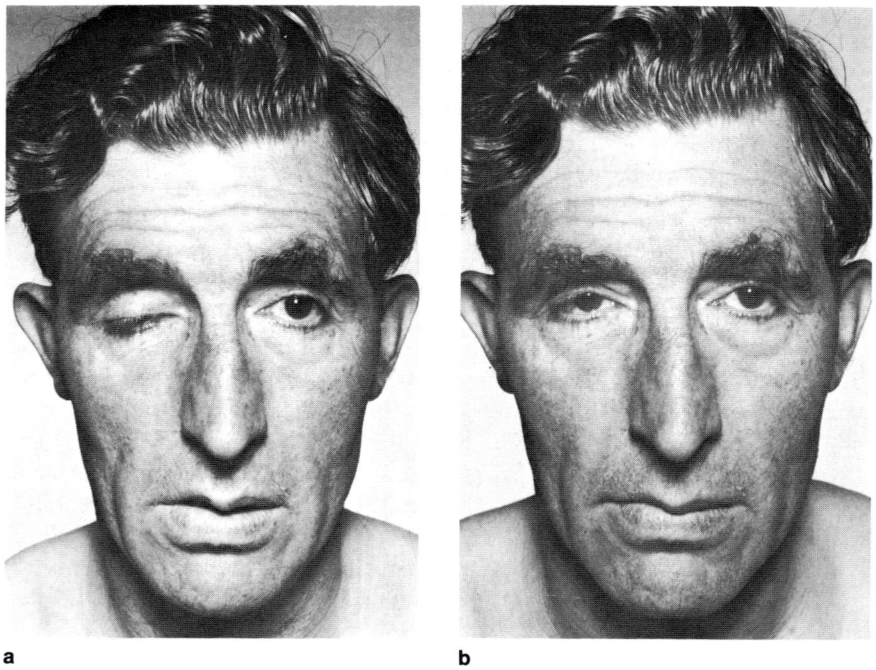

a b

344 a + b Myasthenia gravis: Rechtsseitige Ptosis: Keine anderen Beschwerden oder Symptome. **a** vor, **b** nach Tensilon beim Auftragen des Lippenstiftes, der Mann mag feststellen, daß er nicht mehr nach seinem Hund pfeifen kann.

Obwohl die Augen-, Gesichts-, Kiefer- und Schlundmuskeln zuerst betroffen werden, kann auch über eine allgemeine Müdigkeit und Gliederschwäche geklagt werden. Das junge Mädchen findet es anstrengend, die Haare zu bürsten, die Hausfrau, Wäsche auf die Leine zu hängen, der Mann mag sagen, daß er beim Rasieren ermüdet, die Sekretärin, das ihr Hals zu schwach ist, um gegen Tagesende den Kopf zu tragen. Im allgemeinen macht sich die Myasthenie zuerst lokal bemerkbar, ehe sie generalisiert auftritt, jedoch kann durch Anspannung eine bereits bestehende Schwäche auch entfernt liegender Muskelgruppen verstärkt wer-

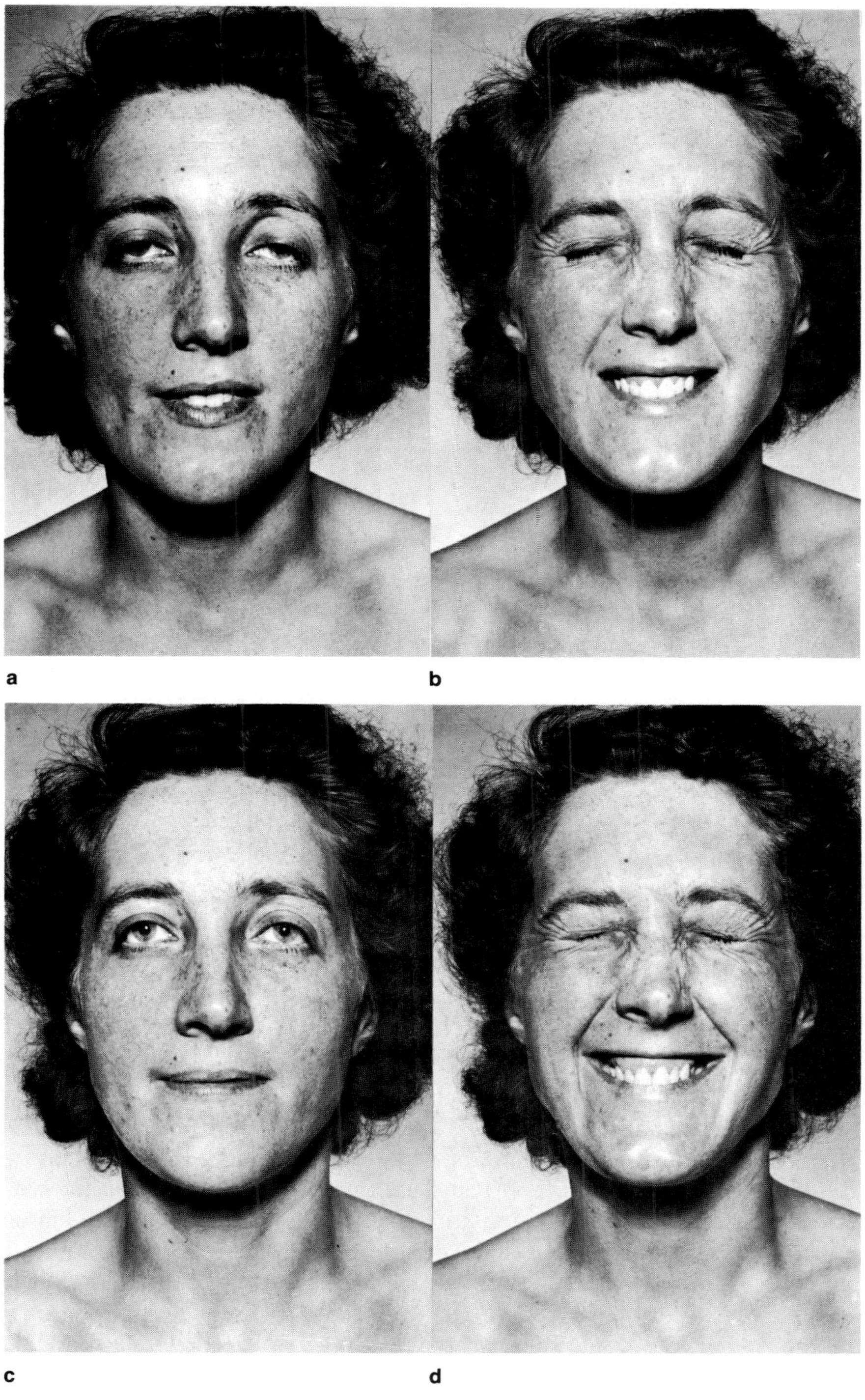

345 a–d Myasthenia gravis: Beidseitige Ptose und Fazialisschwäche. **a + b** Vor Prostigmin (Neostigminbromid), 2 mg i. m., **c + d** 20 min nach der Injektion. **a** Beachte die doppelseitige Ptose, den geöffneten Mund und den allgemeinen Mangel an Ausdruck. **b** Die Patientin versucht, die Augen zu schließen und die Zähne zu zeigen; beachte, daß beim Lidschluß die Wimpern nicht vollkommen verschwinden und die Mundwinkel nur schwach innerviert werden. **c** Die Oberlider sind angehoben; die Lippen sind nicht mehr so schlaff, und das Gesicht wirkt lebhafter. **d** Es kommt zu einer kräftigeren Kontraktion des M. orbicularis oculi, so daß die Wimpern beim Lidschluß fast vollkommen verschwinden. Auch wird die Innervation der Mundwinkel kräftiger

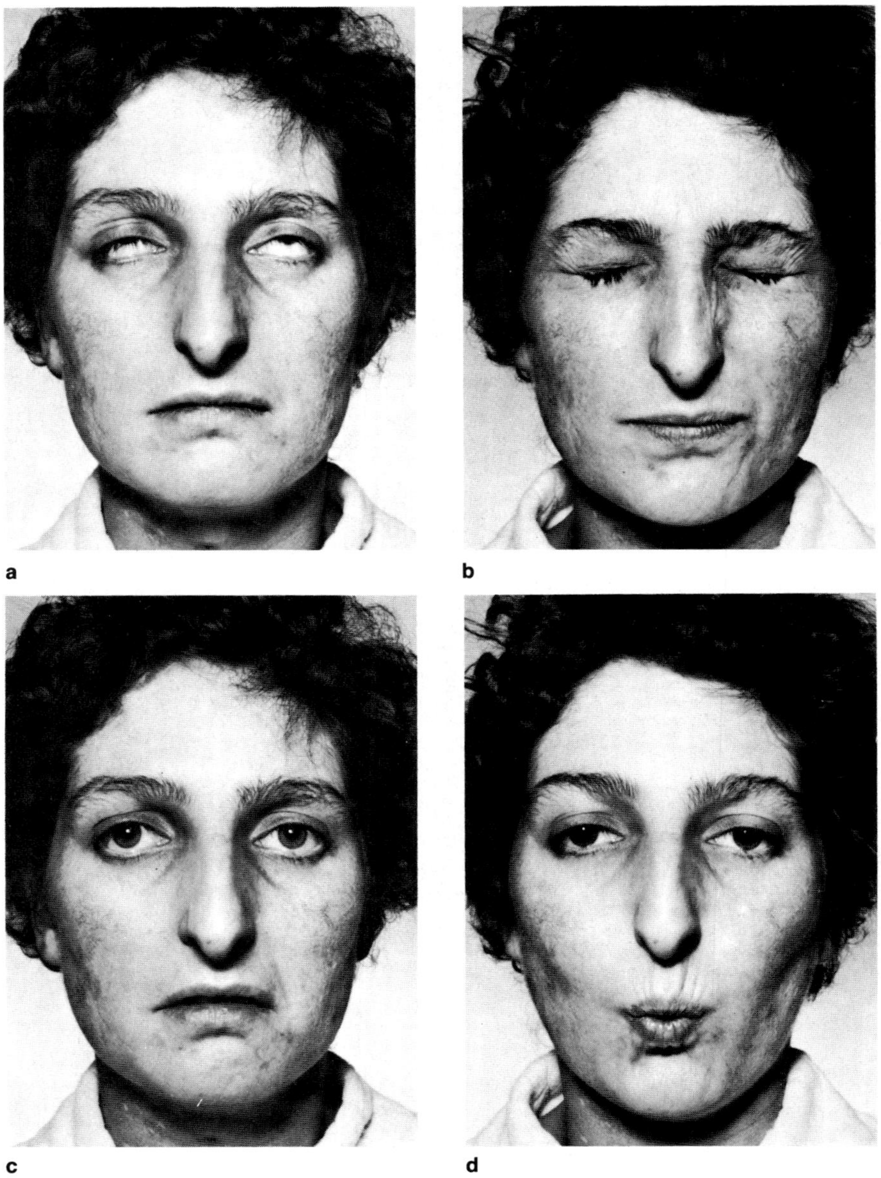

346 a–d Myasthenia gravis: Doppelseitige Fazialisschwäche: Am Nachmittag Müdigkeit, gegen Abend Leiserwerden der Stimme. Schwierigkeiten beim Auftragen von Lippenstift, beim Kauen und beim Schlukken. **a** Vor, **b** nach Prostigmin schließt die Patientin die Augen. **c** Vor, **d** nach einer Prostigmin-Injektion versucht sie, den Mund zu spitzen

den. Z. B. nahm bei einer unserer Patientinnen, einer Masseuse, die Ptose bei kräftiger Betätigung der Arme zu. Wir haben auch beobachtet, daß Schwimmen Doppelbilder auslöste. Eine schwache oder heisere Stimme, Klagen über Beschwerden und „Wundgefühl" im Hals sowie Schwierigkeiten bei den Mahlzeiten können den Patienten zum HNO-Arzt führen. Wenn zufällig eine Mandelentzündung vorliegt, können die Tonsillen entfernt werden. Gelegentlich löst eine Infektion der oberen Luftwege eine akute Exazerbation der Schwäche aus und führt zur Entdeckung der Krankheit. Streptomycin und einige verwandte Antibiotika, die eine blockierende Wirkung auf die neuromuskuläre Übertragung besitzen, können zu einer gefährlichen Verschlimmerung bereits bestehender Lähmungen führen und eine respiratorische Krise auslösen.

In typischen Fällen ist die Diagnose nicht schwierig, jedoch kann sie bei Säuglingen, im hohen Lebensalter oder wenn die Schwäche hauptsächlich die Rumpf- und Beckengürtelmuskeln betrifft u. U. nicht sofort gestellt werden. Bei der *okulären Myasthenie* ist so gut wie immer eine Ptose vorhanden, sie kann jedoch einseitig sein.

Der Edrophoniumchlorid- (Tensilon-) oder Neostigminbromid- (Prostigmin-)Test ist nicht immer leicht zu interpretieren. Bei diesem Test kann es bei einem Gesunden zu einer leichten Lidretraktion kommen. Im chronischen Stadium einer okulären

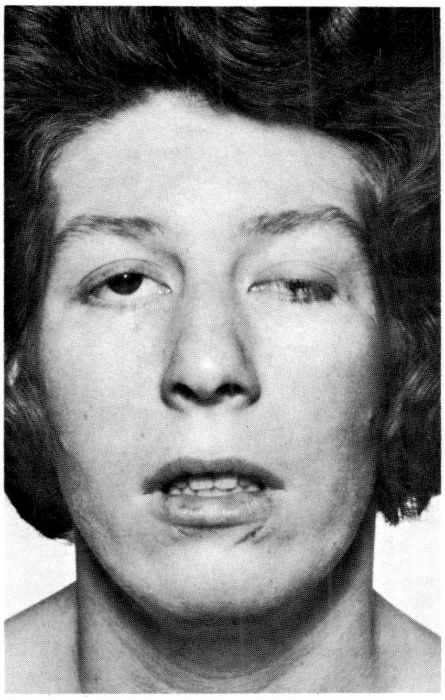
a

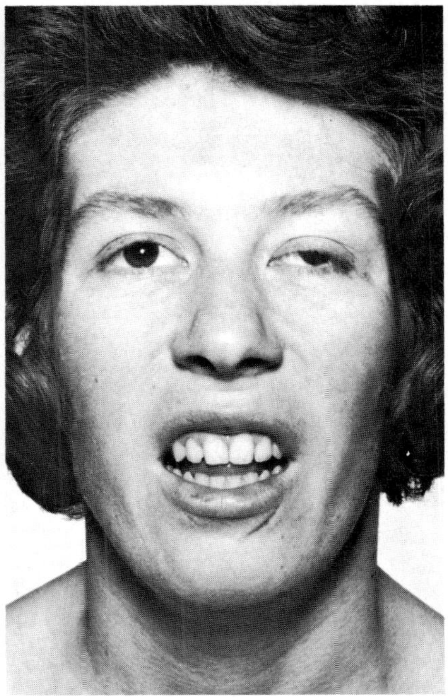
b

347 a+b Myasthenia gravis: **a** Typische Fazies. In einem solchen Fall ist die Diagnose nicht schwierig; der Tensilon-Test dient nur noch zur Bestätigung. Es bestanden eine Ptose, Doppelbilder, eine näselnde Stimme und beim Schlucken eine Regurgitation von Flüssigkeiten durch die Nase. **b** Das typisch „brummige" Aussehen beim Lachen ist gut zu erkennen

Myasthenie kann nach Prostigmin oder Tensilon nur eine geringe oder gar keine Verbesserung im Ausmaß der Augenbewegungen auftreten. Photographien sind ein nützlicher Bestandteil der klinischen Unterlagen. Nicht selten wird die Diagnose Jahre später in Frage gestellt oder es kommt zu einer Remission, so daß eine photographische Aufzeichnung nützlich ist.

Zwei Ärztinnen haben eine wichtige Rolle in der Behandlung dieses Leidens gespielt. Bei HARRIET EDGEWORTH aus Tucson, Arizona, machte sich die Erkrankung erstmals 1918 bemerkbar. Die Diagnose wurde 1924 gestellt und schon 3 Jahre später war die Patientin pflegebedürftig. 1929, als sie wegen Menstruationsschmerzen ein Ephedrinpräparat einnahm, spürte sie eine bemerkenswerte Besserung ihrer Muskelschwäche. Einige Jahre lang blieb Ephedrin die einzige Form der Behandlung. Dann, 1934, kam die Entdeckung von MARY WALKER in London, daß Physostigmin eine noch günstigere Wirkung hat. Die genaue Art des Defektes an der neuromuskulären Endplatte ist unbekannt.

Eine myasthenische Ermüdbarkeit kann auch bei einigen Formen der Myopathie, bei der *karzinomatösen Neuromyopathie* und bei *thyreotoxischer Myopathie,* beobachtet werden. Bei einem älteren Myastheniker, der ein schlechtes therapeutisches Ansprechen zeigt, sollte sorgfältig nach einem Bronchialkarzinom gesucht werden. Bei der primären Myasthenia gravis sind die Eigenreflexe normal oder sogar gesteigert, bei den paraneoplastischen Syndromen aber oft abgeschwächt.

Man muß zugeben, daß die frühzeitige Diagnose einer Myasthenie manchmal große Schwierigkeiten bereiten kann. Eine neurotische junge Frau und ein eifriger Hausarzt können zusammen eine scheinbar typische Vorgeschichte zustande bringen. Am Ende kann sich eine Ampulle destillierten Wassers genauso wirksam erweisen wie Prostigmin. Frauen mit Myasthenie sind oft emotional labil, so daß sich Behandlung und Pflege als sehr problematisch erweisen.

Der Spontanverlauf der Erkrankung kann recht unterschiedlich sein. Der Beginn ist meist allmählich, kann aber auch ganz akut sein. In einigen Fällen können Remissionen, die Monate oder selten Jahre dauern, vorkommen, während die Erkrankung in anderen progredient und tödlich verläuft. Sie setzt gewöhnlich im 3. Lebensjahrzehnt ein. Frauen sind doppelt so häufig betroffen wie Männer.

Die Art des zugrundeliegenden Defektes bei der neuromuskulären Überleitung, der für die fluktuierende Muskelschwäche verantwortlich ist, ist nicht bekannt. In den betroffenen Muskeln kommt es zu leichten unspezifischen histologischen Veränderungen mit lymphozytärer Infiltration und stellenweise Fasernekrose. In 70–80% der Patienten mit Myasthenia gravis bestehen pathologische Veränderungen im Thymus. Ein Tumor des Thymus ist in 10–20% der Fälle vorhanden, die Mehrzahl

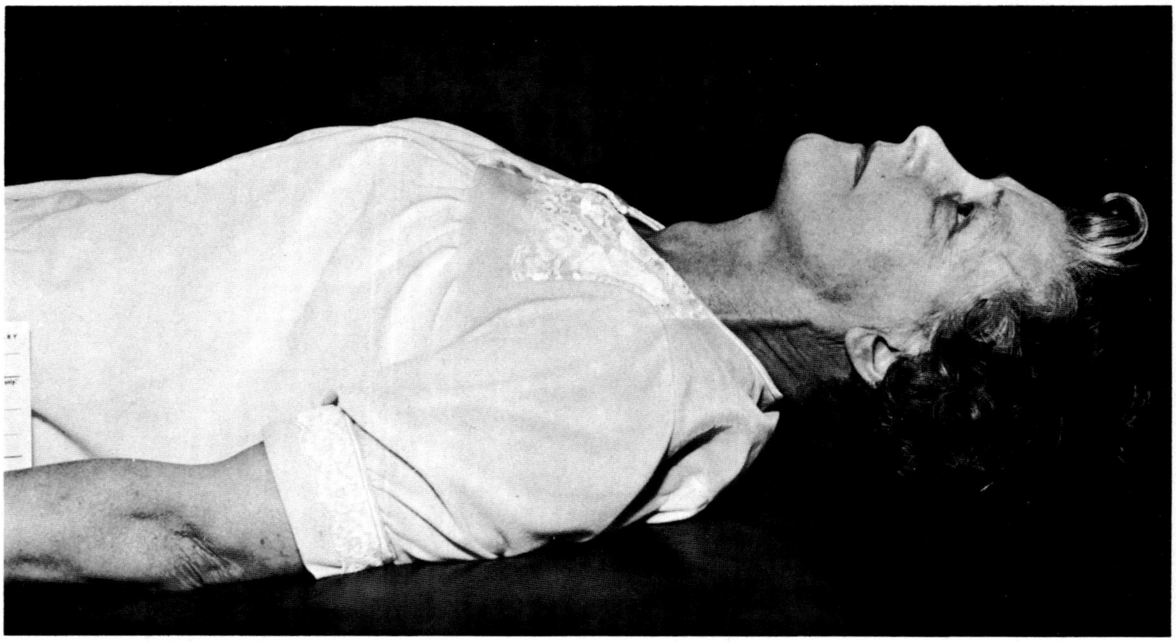

a

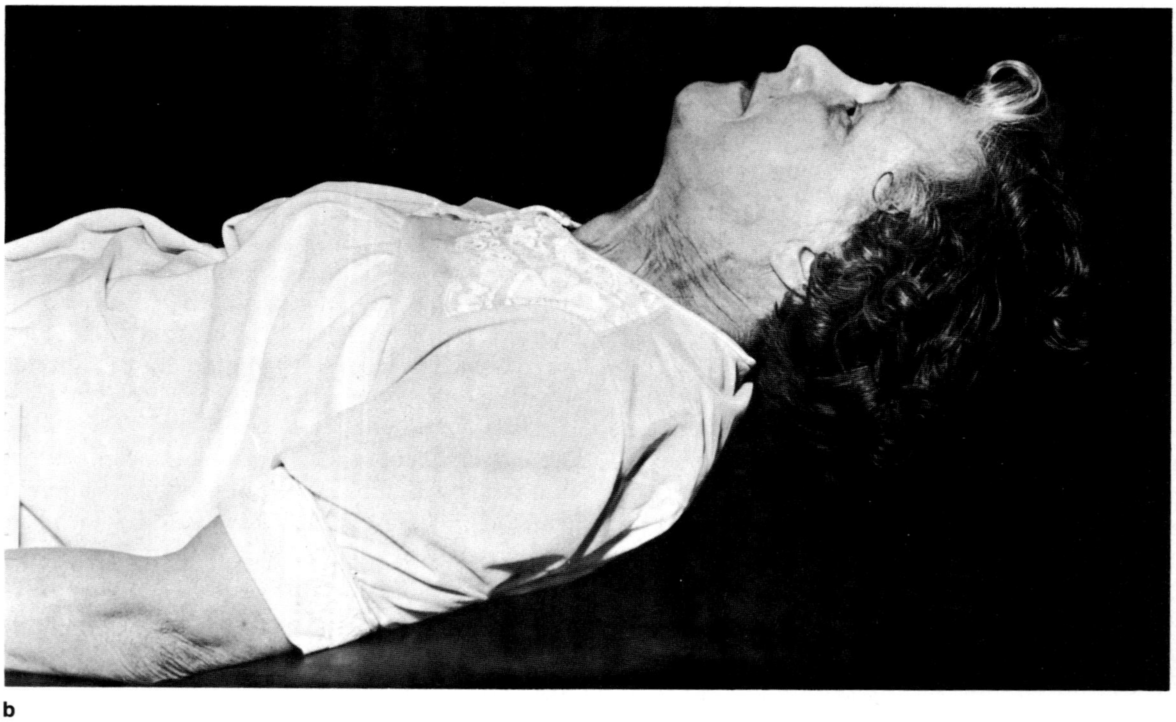

b

348 a+b Myasthenia gravis: Schwäche der Nackenmuskeln. Dies kommt bei der Myasthenie häufig vor und kann zu Beschwerden und Schmerzen führen. In schweren Fällen hat der Kopf die Neigung, vornüber auf die Brust zu fallen. **a** Vor, **b** nach Prostigmin versucht die Patientin, den Kopf hochzuheben. Beachte, daß dies in **a** vollständig unmöglich ist und in **b** der Kopf gerade eben von der Liege angehoben werden kann

dieser Patienten sind Frauen. Es wird angenommen, daß die Myasthenie eine Autoimmunkrankheit ist, da sich im Serum verschiedene Formen von Antikörpern nachweisen lassen. Die Reaktion auf eine Thymektomie ist nicht immer gleich: manchmal ist sie auffallend gut, während in anderen Fällen eine Besserung erst nach ein oder zwei Jahren auftritt, jedoch sind Remissionen in den operierten Fällen sicher häufiger. Wenn ein Thymom vorliegt, ist die Prognose schlechter, gleichgültig ob die Be-

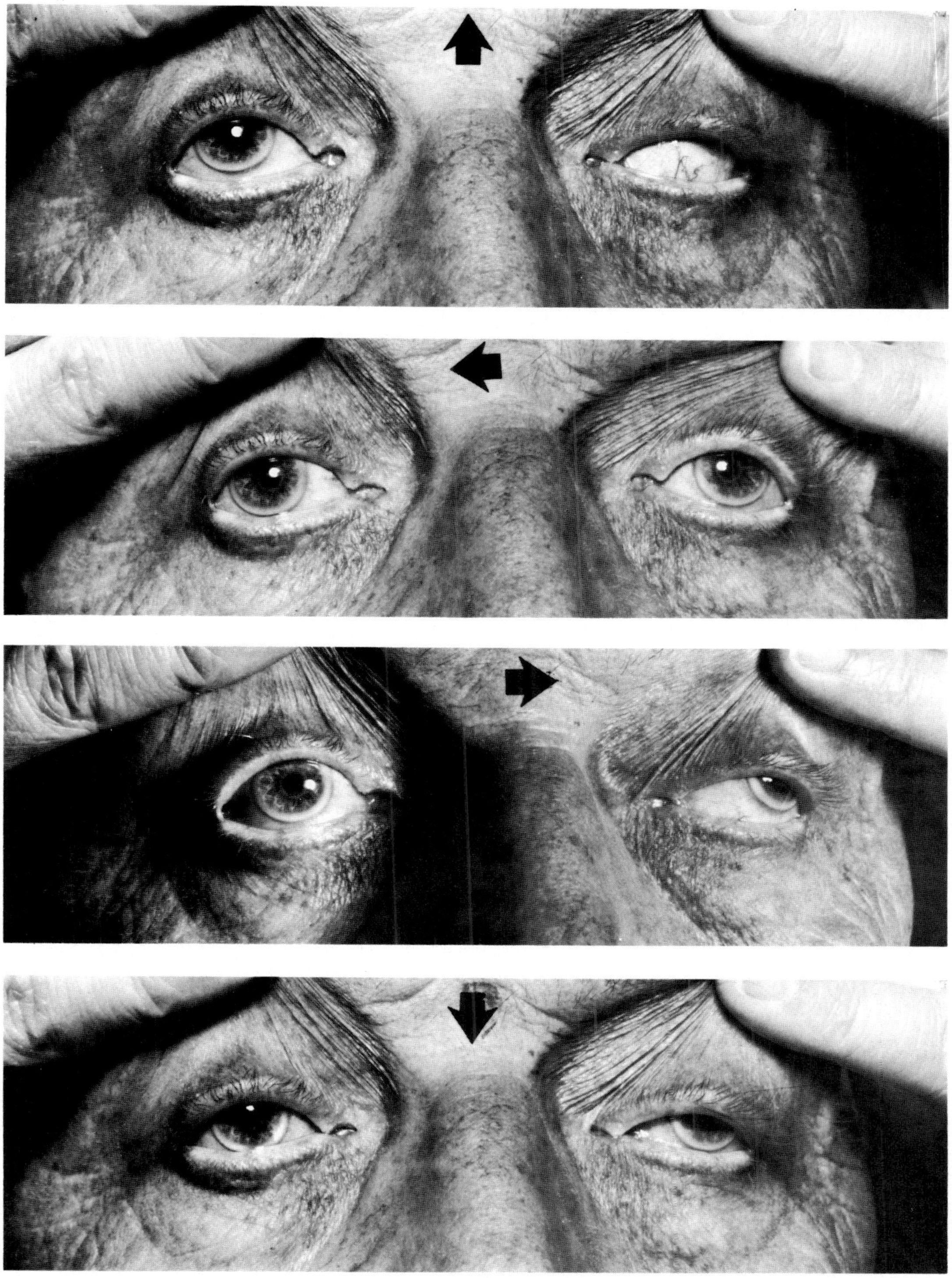
a
b
c
d

349 a–h Myasthenia gravis: Doppelseitige Ophthalmoplegie: **a–d** Vor Tensilon, **e–h** nach Tensilon. Vor Tensilon waren nur geringe Bewegungen des rechten Auges möglich; das linke Auge bewegte sich nur nach oben und außen. Nach Tensilon sind Bewegungen beider Bulbi in alle Richtungen möglich

Abbildung 349 e–h

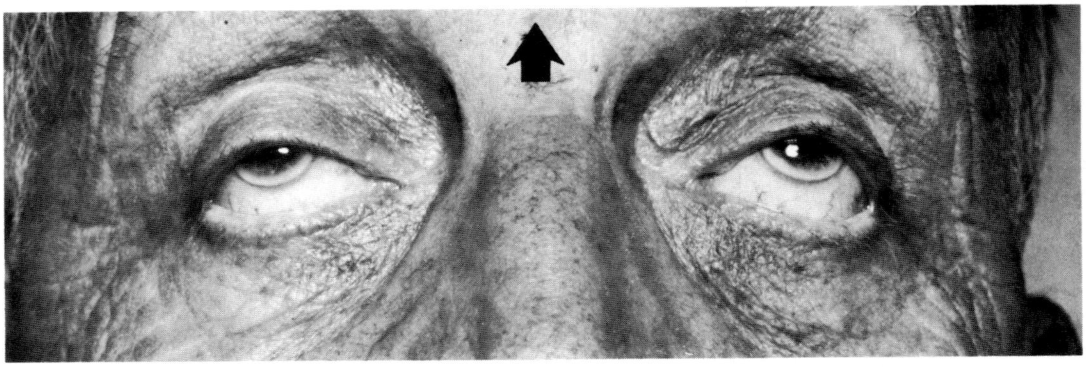

e

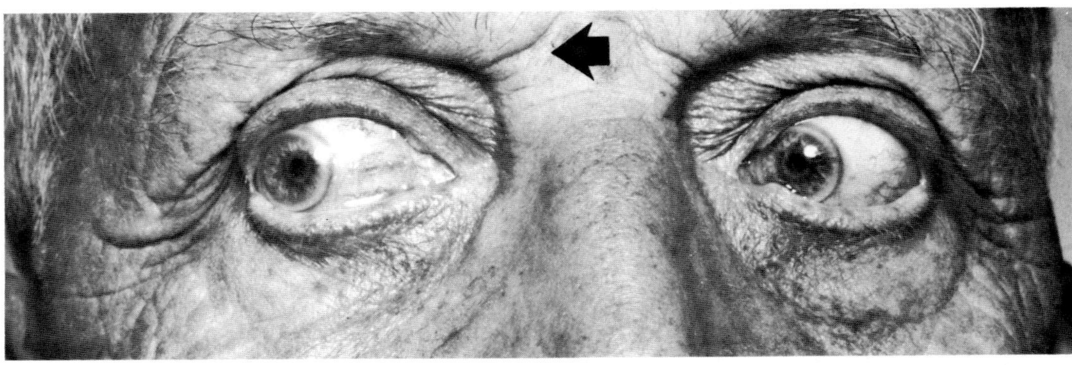

f

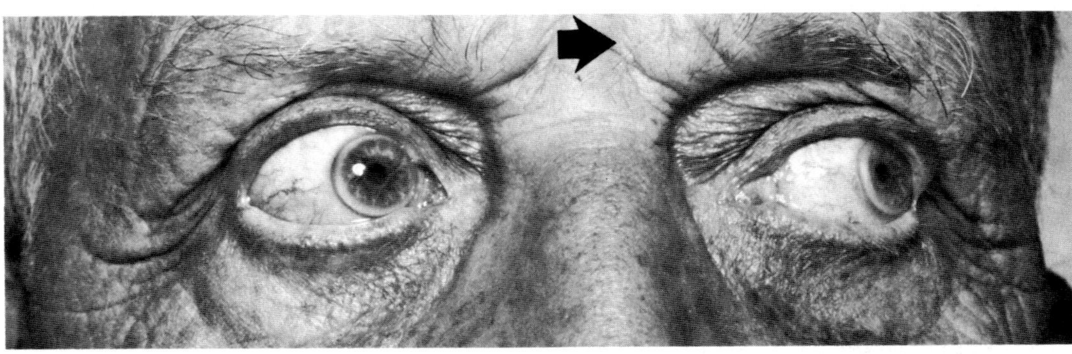

g

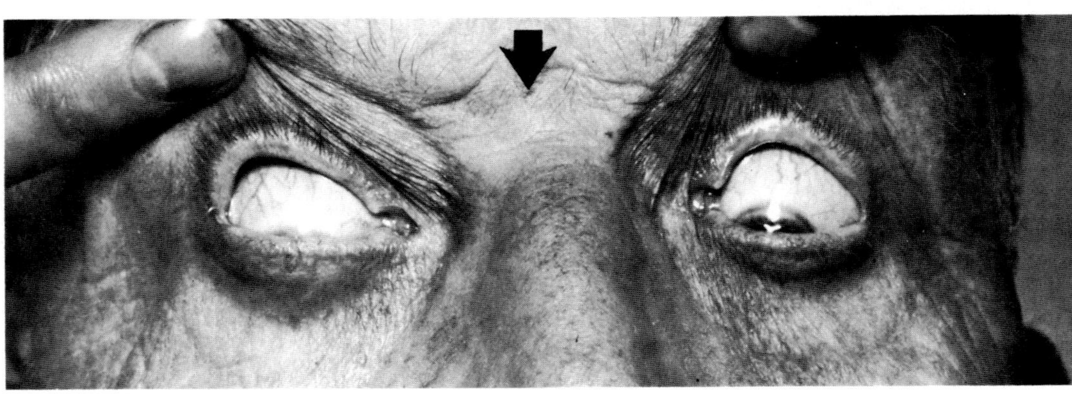

h

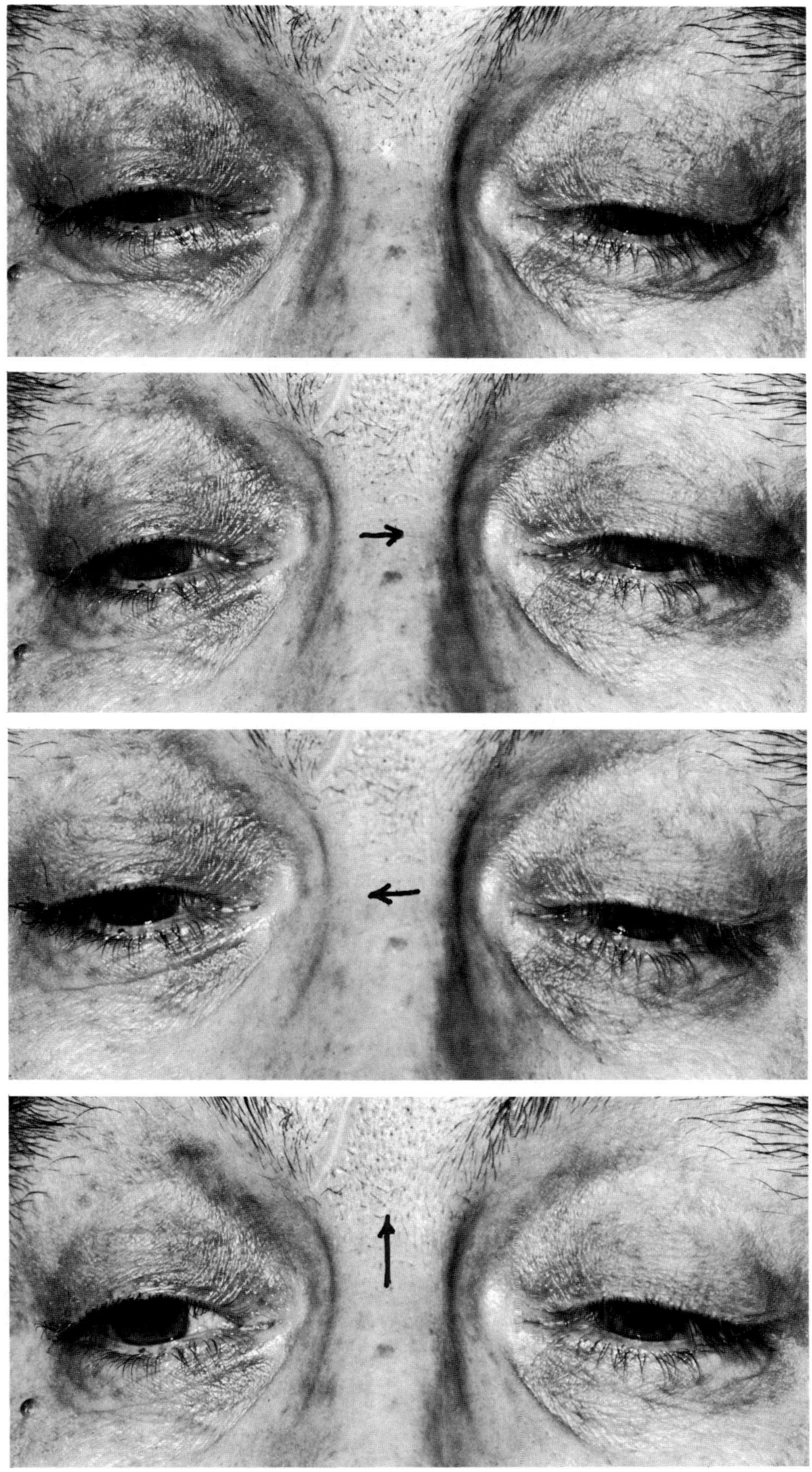

a

b

c

d

350 a–j Myasthenia gravis: Doppelseitige Ptose und Ophthalmoplegie. **a–e** Vor Prostigmin, **f–j** nach Prostigmin. Prostigmin verringerte die Ptose, führte jedoch nur zu einer geringen Verbesserung der Augenbeweglichkeit. Klinisch bestanden seit 2 Jahren Klagen über ein Herabhängen der Lider und flüchtiges Doppelsehen. Nichts deutete auf eine schon lange bestehende Ophthalmoplegie mit Fibrose der Muskeln hin, die das fehlende Ansprechen auf Prostigmin hätte erklären können

Abbildung 350 e–h

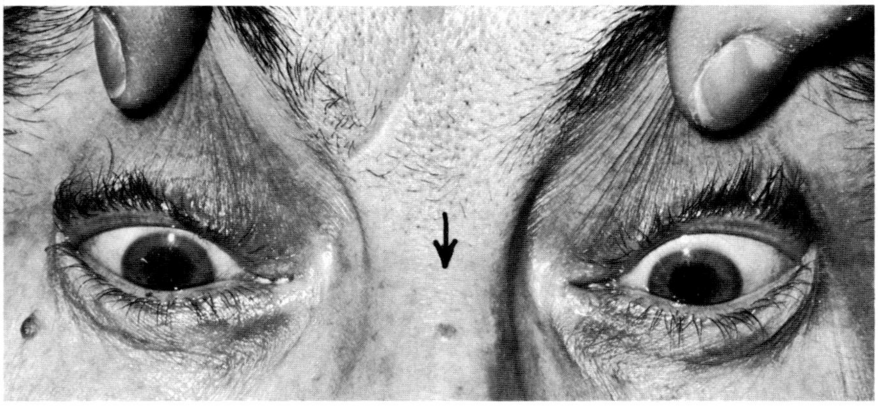

e

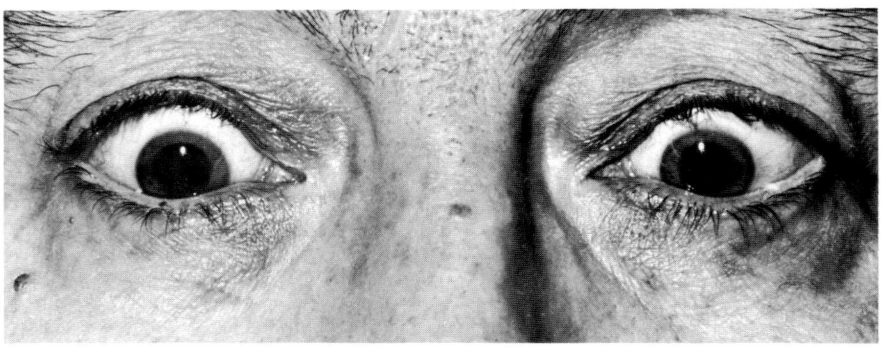

f

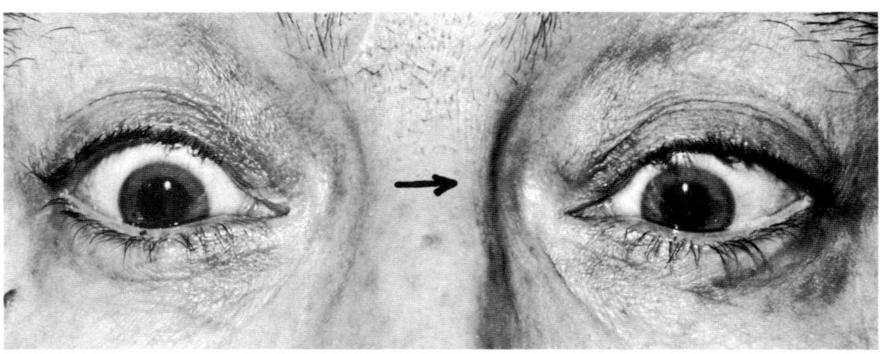

g

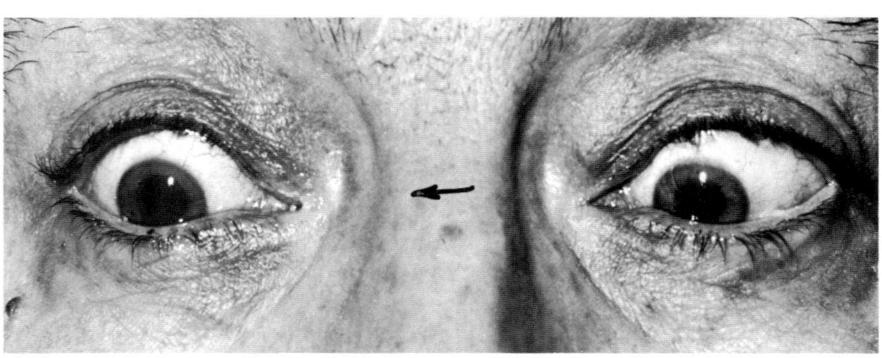

h

Abbildung 350 i–j

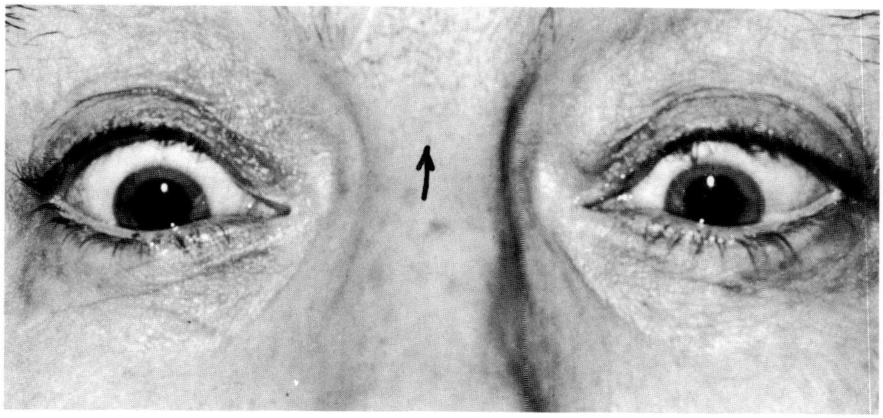

i

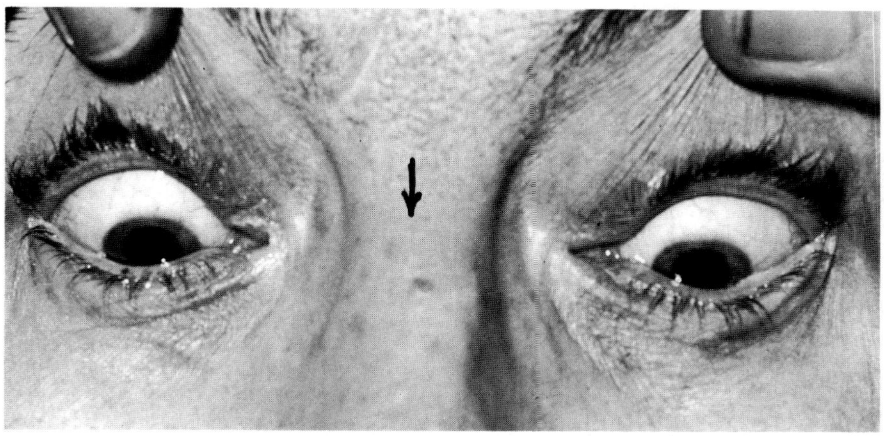

j

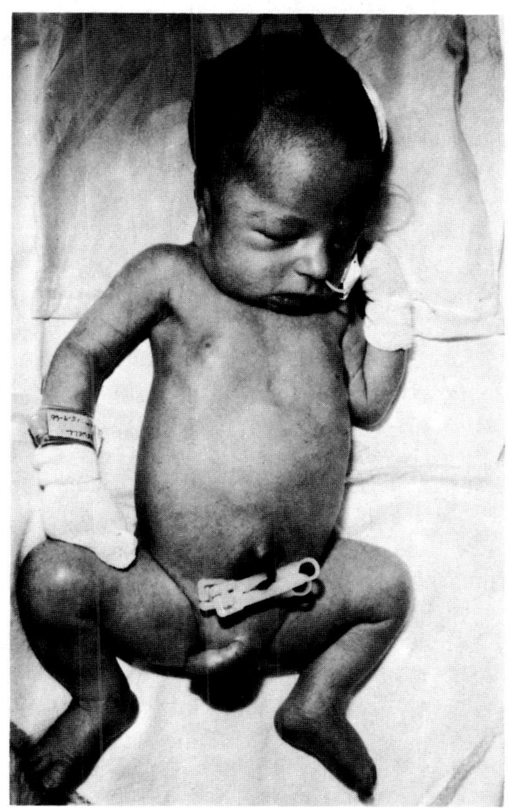

351 Myasthenie beim Neugeborenen: 4 Tage alter Säugling ▶ einer myasthenischen Mutter, bei der 3 Jahre zuvor eine Thymektomie erfolgt war (Abb. **347**). Der Säugling hatte 2 Wochen lang myasthenische Symptome mit einer schweren Atemstörung. Er sprach auf Mestinon an und überlebte

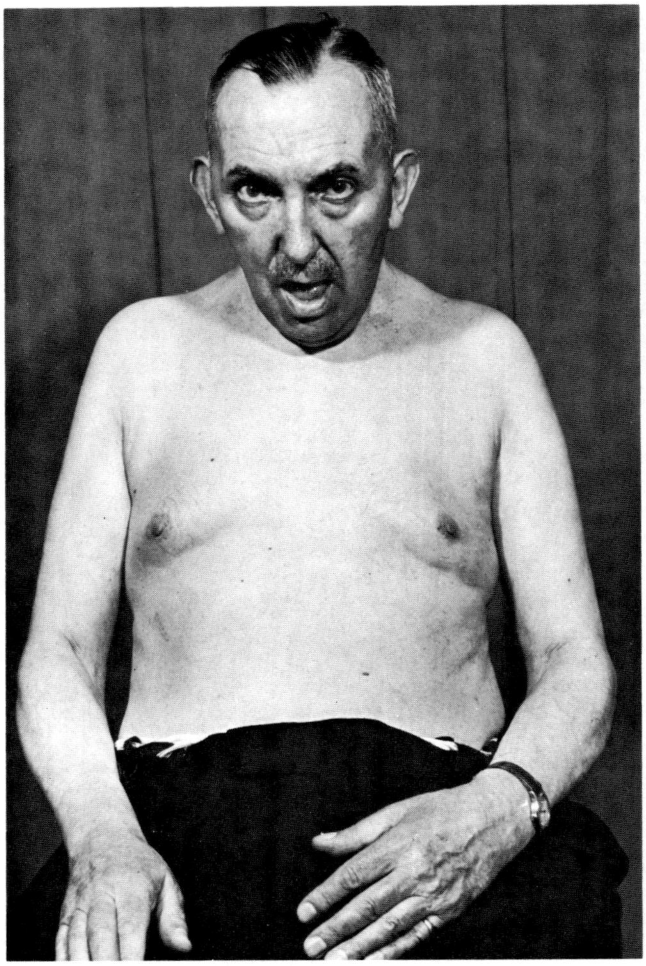

a

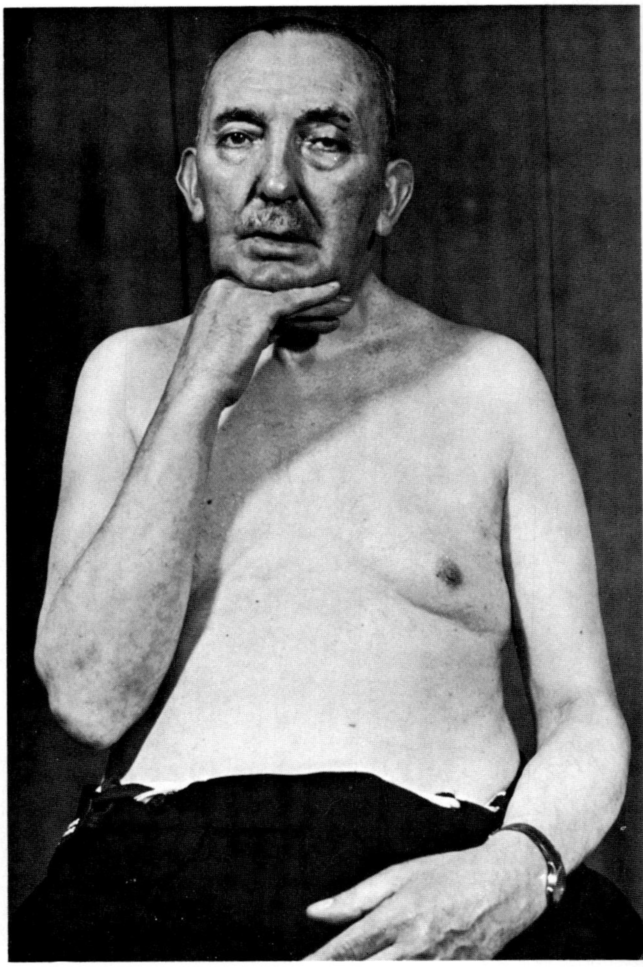

b

352a+b Myasthenia gravis: Kieferschwäche. Schwäche der Kiefer- und Nackenmuskeln; Kiefer und Kopf sinken herab. Der Patient hielt beim Sprechen oder Kauen den Kiefer mit der Hand fest. Initiale Beschwerden waren Heiserkeit und rezidivierende „Halsschmerzen", weswegen eine ‚Tonsillektomie' erfolgte

handlung nur medikamentös oder auch chirurgisch ist.

Bei der Myasthenie muß man mit Krisen rechnen, und zwar mit zwei unterschiedlichen Formen. Bei der eigentlichen *myastenischen Krise* kommt es zu einer akuten Verschlechterung im Zustand des Patienten. Diese kann spontan auftreten oder durch eine psychische Belastung, einen Infekt, eine übermäßige Anstrengung oder eine Geburt ausgelöst werden. Ein günstiges Ansprechen beim Tensilon-Test und das Fehlen cholinergischer Symptome sind Hinweise auf den tatsächlichen myasthenischen Charakter der Krise. Andererseits kann die Krise *cholinergischer* Natur sein, wobei dann Kollapszustände, Verwirrtheit, Erbrechen, Schwitzen, Miosis und Blässe vorliegen können. Symptome einer drohenden Lähmung der Bulbär- oder Atemmuskeln erfordern eine kontrollierte Beatmung und die Injektion von Atropin, bis die Gefahr vorüber ist. Dies läßt sich daran erkennen, daß auf Tensilon wieder die normale Reaktion des Myasthenikers eintritt. Manchmal ist es außergewöhnlich schwierig, zu entscheiden, ob ein kollabierter myasthenischer Patient unter- oder überdosiert worden ist. Das Absetzen aller Medikamente, das Einführen eines arretierbaren Trachealtubus und die Einleitung einer Überdruckbeatmung sind dann lebensrettend. Je nach Dauer der Lähmung kann eine Tracheotomie notwendig werden. Es gehört zu den schwierigsten aller neurologischen Notfälle, mit einem kollabierten myasthenischen Patienten erfolgreich fertig zu werden.

Weitere unterschiedliche, die Muskulatur mitbetreffende Krankheitsbilder

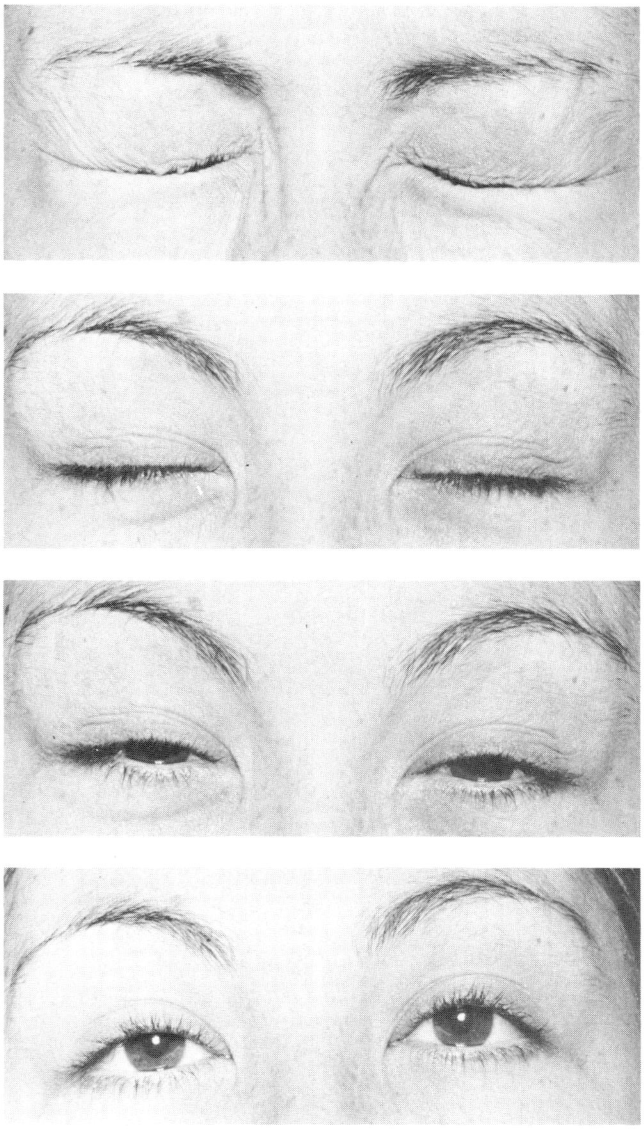

a

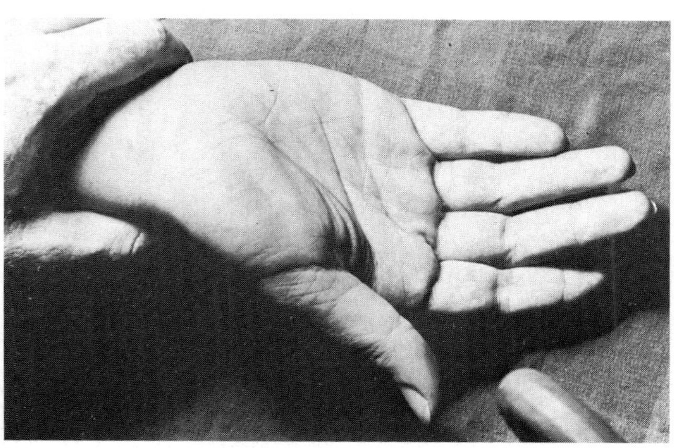

b

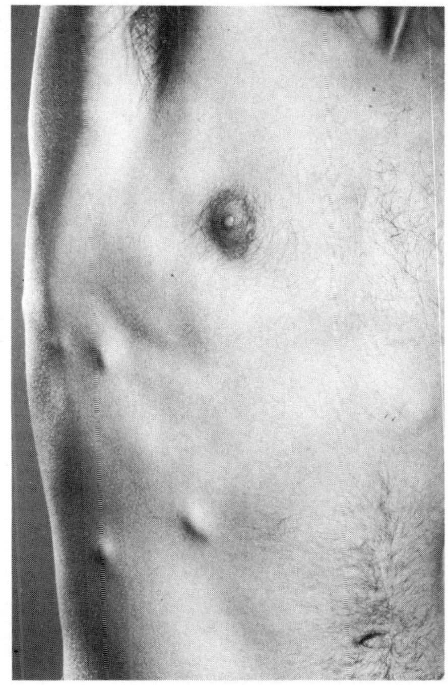

354 Zystizerkose: Ein Student asiatischer Abstammung aus Kenia mit einer Epilepsie. Beachte die subkutanen Knoten. Röntgenologisch finden sich in der Mehrzahl der Fälle verkalkte Zysten in den Muskeln. Verkalkte intrakranielle Zysten werden nur in einem Drittel der Fälle beobachtet. Ein farbiger Patient mit Epilepsie sollte immer sorgfältig auf Zeichen einer Zystizerkose untersucht werden

◀ **353 a+b** Periodische hyperkaliämische Lähmung mit Myotonie: 19jährige Frau. Der Vater verstarb im Alter von 40 Jahren an einer „Muskelkrankheit". Ihr 22jähriger Bruder befindet sich wegen der gleichen Erkrankung in unserer Behandlung; er hatte nach Verabreichung eines Anästhetikums einen Atemstillstand. Unsere Patientin litt an Muskelkrämpfen und periodischen Lähmungen, die beide unter Belastung und Kälteeinwirkung verstärkt in Erscheinung traten. Schwäche und Steifheit hielten längstens 24 Stunden an. „Wenn mir Seife in die Augen kommt, versuche ich, die Augen aufzureißen, kann sie aber für mehrere Minuten nicht öffnen". **a** Die Patientin zeigte einen myotonischen Lidschlag und hatte Schwierigkeiten, die Augen nach festem Lidschluß zu öffnen. **b** Sie zeigte ferner eine Perkussionsmyotonie der Daumenballenmuskeln. Ein Lächeln verweilte längere Zeit auf ihrem Gesicht. Bei einer einzigen Gelegenheit, während einer belastungsinduzierten Attacke mit Lähmungen, fand sich ein erhöhter Serum-Kaliumspiegel (7 mval/l). Bei Gesunden ist gewöhnlich ein Spiegel von 8 mval/l notwendig, ehe eine Muskelschwäche auftritt

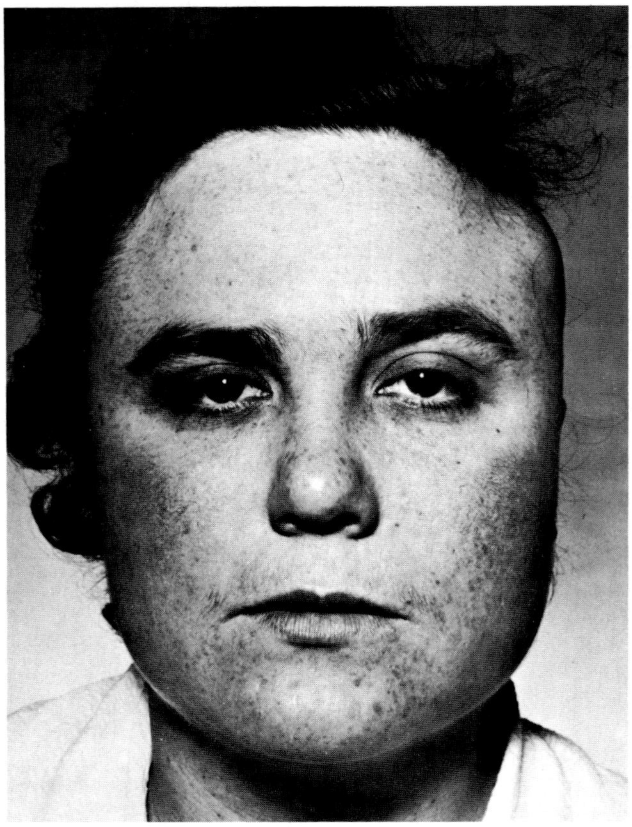

a

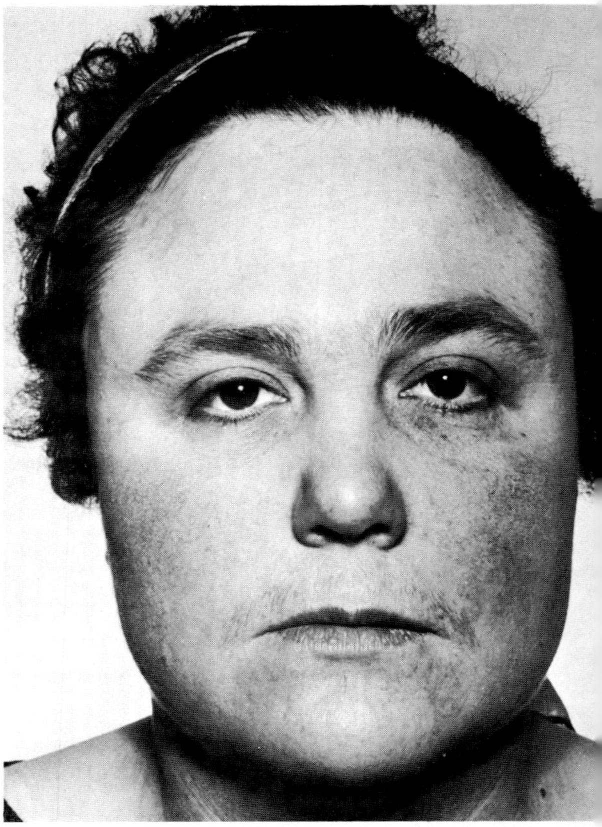

b

355 a + b Doppelseitige Hypertrophie der Mm. temporalis und masseter:
a 1956, **b** 1966. Unauffällige Familienvorgeschichte. Keine anderen Anomalien. Der Patientin war zwischen dem 20. und 30. Lebensjahr eine Schwellung an den Schläfen aufgefallen. Keine begleitende Muskelschwäche. Normales Elektromyogramm. Eine Muskelbiopsie wurde abgelehnt. Anscheinend eine echte isolierte Hypertrophie beider Schläfenmuskeln und Masseteren.
a Die Haare sind auf der linken Seite abrasiert

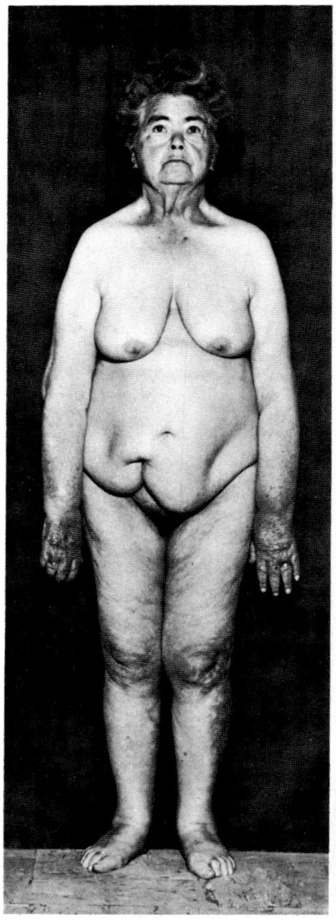

a

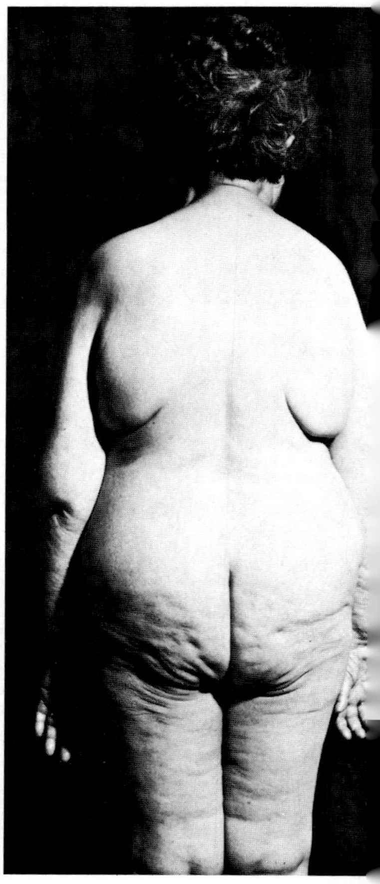

b

356 a + b Vollständige schlaffe Lähmung der oberen Extremitäten: Alter 70 Jahre; Beginn 18 Jahre zuvor, langsam und schmerzlos. Untere Extremitäten normal. Nur noch sehr schwache Bewegungen der Finger möglich. Aufgehobene Bewegungen in den Handgelenken, Ellbogen und Schultern. Fehlende Armeigenreflexe. Keine Sensibilitätsstörungen. Deutliche Atrophie der Mm. deltoidei. EMG: chronische partielle Denervierung. Deltoideus-Biopsie: fragliche Polymyositis. Seit 15 Jahren stationär

6 Krankheiten der unwillkürlichen Motorik

Allgemeine Einführung

Es existiert eine außerordentliche Vielfalt unwillkürlicher Bewegungsabläufe. Ihre Klassifikation und Pathogenese bereitet daher ungeheure Schwierigkeiten. Eine unwillkürliche Bewegung kann begrenzt sein auf ein Teilstück eines Muskels, wie z. B. die Faszikulation, oder sie kann den gesamten Körper umfassen wie im Krampfanfall. Sie kann in einem feinschlägigen Tremor der ausgestreckten Finger bestehen oder den Körper so verkrümmen, daß eine normale Haltung unmöglich ist. Es gibt unwillkürliche Bewegungen, die nur im Ruhezustand vorkommen oder nur im Wachzustand; sie können intermittierend auftreten oder kontinuierlich. Die Geschwindigkeit der Bewegungsabläufe, ihre Intensität und Dauer können gleichfalls variieren. In der Mehrzahl treten sie spontan auf, manche können durch unterschiedliche sensorische Reize ausgelöst werden. Eine unwillkürliche Bewegung braucht lediglich Ausdruck einer flüchtigen psychischen Störung zu sein, andererseits kann sie schon bald nach der Geburt als erstes Zeichen einer lebenslangen Erkrankung manifest werden, wie etwa die kongenitale Athetose. Störungen der Nichtwillkürmotorik können Folge von spät im Leben erworbenen Hirnschäden sein, vaskulärer oder degenerativer Herkunft oder Ausdruck einer zerebralen Systemerkrankung. Schließlich gibt es noch die toxische Ätiologie.

Um dem Kliniker die Erkennung der wichtigsten Formen zu ermöglichen, sind Bezeichnungen deskriptiver Art gebräuchlich. Diese Namen sind nicht mit Definitionen zu verwechseln, sie sind wenig genau und nicht zu beziehen auf anatomische, physiologische oder pathologische Faktoren, die in der Ätiologie eine Rolle spielen. Dennoch kann man sie nicht entbehren, denn sie besitzen für den Kliniker eine praktische Bedeutung. Ihre Namen sind Tremor, Chorea, Myoklonus, Tic, Dystonie und Athetose.

Tremor

Tremor ist eine charakteristische und sehr weit verbreitete Störung, die in einer sich wiederholenden rhythmischen Bewegung eines Körperteiles infolge alternierender Kontraktionen von agonistischen und antagonistischen Muskelgruppen besteht. Teilformen werden unterschieden: Ruhetremor, Haltungstremor und Intentionstremor.

Klassisches Beispiel der ersten Tremorform ist der Parkinson-Tremor, jedoch können auch andere Erkrankungen der basalen Ganglien *Ruhetremor* hervorrufen. Er kann auch Bestandteil des essentiellen, des familiären und des senilen Tremors bilden.

Haltungstremor wird aktiviert beim Versuch, eine Stellung beizubehalten, etwa den Arm ausgestreckt, das Bein abgestützt oder den Kopf aufrecht zu halten. Ein feiner Fingertremor kann bei Angst, Hyperthyreose, Lebererkrankung, medikamentöser oder Alkoholintoxikation auftreten. Ein gutartiger, essentieller oder familiärer Tremor kann zum Teil oder gänzlich ein Haltungstremor bei geringfügigem oder fehlendem Ruhetremor sein. Beim Parkinson andererseits schwächt sich der Ruhetremor häufig während einer Willkürbewegung ab. Kleinhirnerkrankungen können Haltungstremor verursachen, der anders als bei den vorgenannten Störungen die proximalen und nicht die distalen Teile der Extremitäten betrifft. Der ausgestreckte Arm schlägt in der Schulter und vielleicht im Ellbogen mehr als in den Fingern und dabei mit geringerer Frequenz.

Intentionstremor wird induziert durch Willkürbewegung. In seiner charakteristischen Form wird er bei Kleinhirnerkrankungen beobachtet, kann aber auch bei Krankheiten der Basalganglien, wie Parkinsonismus und Wilson-Krankheit (hepatolentikuläre Degeneration), auftreten. Er beeinträchtigt die Willküraktivität und verhindert manche Willkürbewegungen. In typischer Weise offenbart er sich im Finger-Nase-Zeigeversuch bei der Multiplen Sklerose.

Chorea

Die Chorea ist gekennzeichnet durch kurze, abrupte, ruckartige oder schleudernde Bewegungen, die da und dort am Körper in irregulärer, zufälliger und beziehungsloser Weise auftreten. Im Ruhezustand können sie die völlige Entspannung verhindern, die Willkürbewegung wird unterbrochen und in ihrem Ablauf verformt. Choreakranke wirken

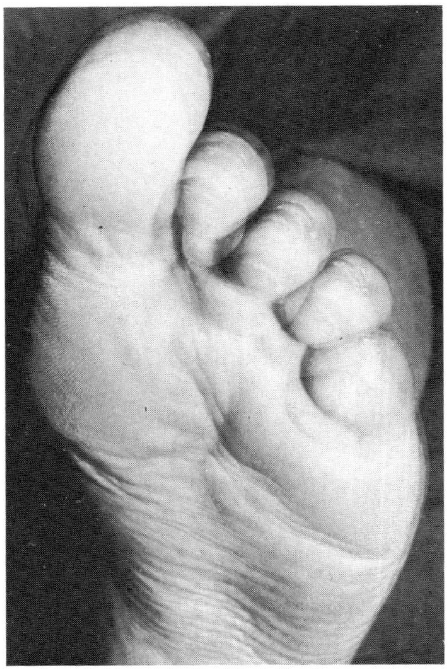

357 Fußschmerzen und ruhelose Zehen: 53jähriger Mann. Vom Orthopäden überwiesen, den der Patient wegen Schmerzen im linken Fuß und unwillkürlichen Zehenbewegungen seit einem Jahr aufgesucht hatte. Der klinische Befund war negativ abgesehen von den Bewegungen in den Zehen. Diese bestanden in Beugen und Strecken, spreizenden und kreisenden Bewegungen, die weder im gesunden Fuß noch vom Beobachter nachgeahmt werden konnten. Die elektrische Untersuchung der Nerven war normal, Suralisbiopsie ohne pathologischen Befund. Der Patient konnte die Bewegungen durch Willküranstrengung für einige Sekunden unterbrechen. Nachts verschwanden sie ebenso wie die Schmerzen, und der Schlaf war ungestört. Die Intensität der Schmerzen wechselte beträchtlich von geringem Unbehagen bis zu quälend. Diazepam reduzierte vorübergehend die Nichtwillkürbewegungen, beeinflußte aber nicht den Schmerz. Analgetika blieben ohne Wirkung. Das Syndrom erinnert an „restless legs" (Ekbom-Syndrom), ist aber von diesem dadurch zu unterscheiden, daß beim Ekbom-Syndrom die Symptome sich in der Nacht verstärken und die Bewegungen willkürlich erfolgen mit dem Ziel, die subjektiven Beschwerden zu mildern (s. Spillane J. D., et al.: Brain 94 [1971], 541)

eigentümlich ruhelos und bieten überschießende motorische Aktivität. Das morphologische Substrat der Chorea ist unbekannt, Striatum und Hirnrinde sind jedenfalls betroffen.

Myoklonus

Myoklonische Bewegungen sind plötzliche, kurze Muskelzuckungen, die auf eine Körperpartie begrenzt bleiben oder ausgebreitet sein können. Am häufigsten werden sie bei der Epilepsie gesehen, bei bestimmten Formen der subakuten Enzephalitis und bei Erkrankungen, die unterschiedliche Ebenen des Nervensystems befallen – Hirnrinde, Striatum, Hirnstamm und Rückenmark. Beispiel einer umschriebenen Art ist der *Gaumensegelmyoklonus,* mehr oder weniger rhythmische Kontraktionen des weichen Gaumens und des Pharynx, wie er bei Läsionen der unteren Olive und der olivozerebellären Bahnen vorkommt. Myoklonische Zukkungen treten oft spontan auf, manchmal werden sie induziert durch Erschrecken oder Lärm. Auch periphere Nervenreizung löst in bestimmten Fällen stark gesteigerte kortikale Antworten aus. Wie der Tremor so können myoklonische Zuckungen auch ein physiologisches Phänomen darstellen, etwa im Schlaf. Der *Hemispasmus facialis* kann als eine besondere Form des Myoklonus angesehen werden. Bei der Epilepsie sind einzelne oder wiederholte myoklonische Stöße ein häufiges Symptom, vor allem bei jüngeren Personen und in den Morgenstunden. In der oberen Extremität werden sie am Frühstückstisch bei *Petit-mal-Epilepsie* oft beobachtet. Treten sie in den Beinen auf, kann der Patient ganz plötzlich zu Boden stürzen. Auch die *Myoklonus-Epilepsie* ist hier zu nennen, eine schwere, glücklicherweise seltene erbliche Krankheit, die zur Demenz führen kann. Myoklonus in Kombination mit Demenz kommt auch als Folge einer zerebralen Anoxie vor, nach traumatischem Koma oder Suizidversuch.

Tics

Der nervöse oder Gewohnheits-Tic ist in der Regel ein gutartiges Symptom, unter dem besonders Kinder leiden können. Es bildet sich gewöhnlich wieder zurück. Die Bewegungsstörung betrifft meistens Gesicht, Hals, Schultern oder obere Extremitäten und äußert sich durch Blinzeln, Grimassieren, Schnüffeln, Verdrehen des Kopfes oder Achselzucken. Bei schwerem und persistierendem Tic kommen auch zwanghaft-quälende Zustände vor. Im allgemeinen wird der Tic als ein psychogenes Symptom angesehen. Eine seltene Störung, das Syndrom von *Gilles de la Tourette,* besteht aus ständigen und mannigfaltigen Ticbewegungen, es beginnt in der Kindheit und ist oft begleitet von unartikuliertem Aufschreien, Bellen oder zwanghaftem Ausstoßen von Obszönitäten. Diskrete neurologische Auffälligkeiten und leichte EEG-Veränderungen lassen es möglich erscheinen, daß diese ungewöhnliche Krankheit vielleicht eine organische Grundlage hat.

Athetose

Der Name stammt von W. A. Hammond (1828–1900), einem Pionier der amerikanischen Neurologie. Sein Lehrbuch, erschienen 1876, war das erste englischsprachige über Nervenkrankheiten, das angekündigt wurde. Das Wort Athetose, vom Griechischen abgeleitet, bedeutet „ohne festen Halt". Gowers verwendete den Ausdruck *„Spasmus mobilis".*

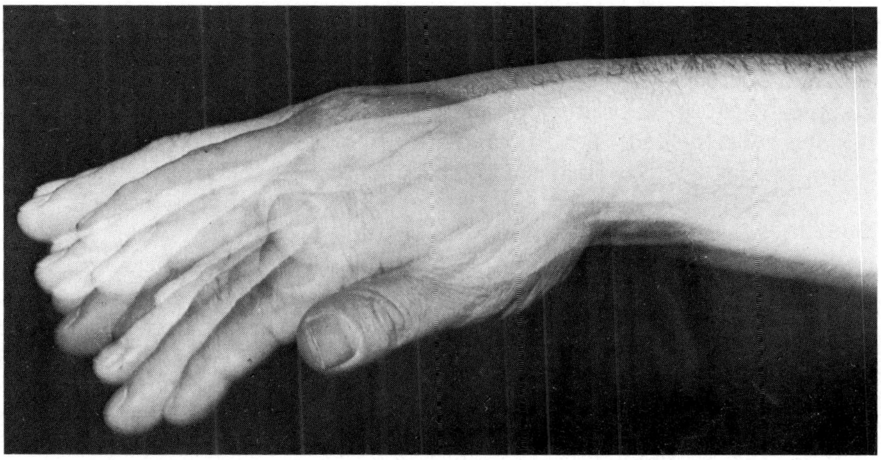

358 Parkinsontremor: Tremor ist ein Frühsymptom bei der Mehrzahl der Kranken mit idiopathischem Parkinson. Er betrifft gewöhnlich die distalen Muskelgruppen, also die Hand oder den Fuß. Er ist grobschlägig, 4–8/sec, tritt in Ruhe auf, verstärkt sich häufig bei nervöser Erregung oder Ermüdung. Der Tremor besteht in alternierenden Beuge- und Streckbewegungen in den Metakarpophalangealgelenken der Finger und des Daumens

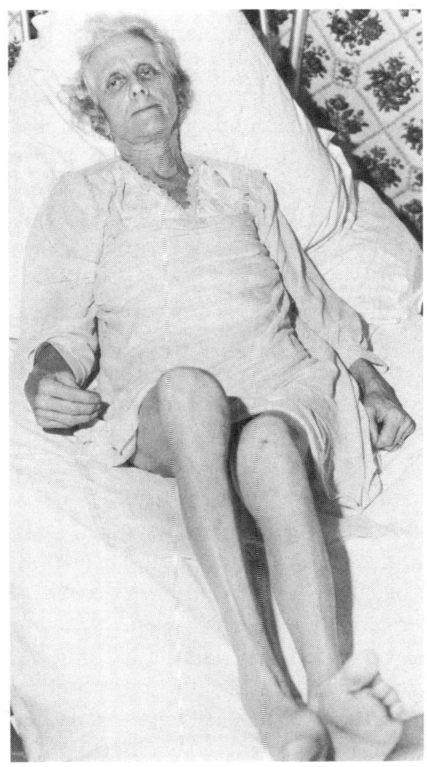

359 Parkinsonismus: Das „On-off"-Phänomen unter Levodopa-Therapie: Vor der Einführung der Levodopa-Behandlung war bekannt, daß spontane Fluktuationen der Beschwerden und der Symptome vorkommen. Unter Levodopa kommen sie häufiger und in ausgeprägterer Form zu Gesicht. Sie werden „On-off"-Effekt genannt oder Akinesia paradoxa. Akinese, kummervolle Trübsal, manchmal Verwirrtheit und Tremor sind die wesentlichen Erscheinungen, sie können Minuten oder Stunden anhalten. Die dargestellte Patientin stand in ambulanter Behandlung, sie war nach einer zweijährigen Therapie mit Levodopa in der Lage, sich anzukleiden, zu kochen und in nahegelegenen Geschäften ohne Hilfe einzukaufen. Im 3. Jahr unter einer Dosis von 5 g/Tag traten Episoden von Hilflosigkeit auf. In einer solchen wurde sie ins Krankenhaus gebracht und, als das Photo entstand, fühlte sie sich seit 5 h elend, war von einem ängstlichen Zittern gequält und schwer hypokinetisch. Die Erholung erfolgte spontan, aber es kam noch zu weiteren, allerdings kürzerdauernden Episoden. Der Mechanismus dieser Komplikation ist unklar, vielleicht handelt es sich um eine Form der Levodopa-Toxizität. Man sieht solche Episoden im allgemeinen bei Patienten, die ein Jahr lang oder länger auf die Therapie angesprochen haben

Die Bezeichnung Athetose ist allgemein gebräuchlich, um vertrackte oder wurmförmige Bewegungen der Hände, Füße oder Finger zu beschreiben, die kontinuierlich abzulaufen scheinen, ohne daß ein fester Halt gewonnen werden kann. Meist treten sie in der Hand auf, auch Gesicht und Zunge können beteiligt sein. Die Haltung der Hand ist charakteristisch: proniert und im Handgelenk flektiert bei hyperextendierten Fingern. Die Bewegungsstörung wird dieser gestörten Handhaltung überlagert, zahlreiche choreatische und dystone Bewegungsabläufe sind von der Athetose kaum unterscheidbar. Athetose kommt besonders bei Kindern vor, wo sie oft bilateral auftritt. Sie ist das

Resultat anoxischer oder metabolischer Schädigungen sowie von Entwicklungsstörungen im Striatum oder auch Putamen. Im Erwachsenenalter kommt Athetose halbseitig vor nach vaskulären Läsionen. Bei beiden Formen können auch Hinweise auf eine kortikospinale Störung vorliegen.

Dystonie

Dystone Bewegungen sind krampfartige Muskelkontraktionen, gewöhnlich in Form von Drehbewegungen des Kopfes, des Rumpfes oder proximaler Extremitätenabschnitte. Die Bewegungen sind kraftvoll, dabei ungestalt, sie interferieren grotesk mit Willkürbewegungen und entstellen die Körperhaltung. Der Tortikollis ist ein geläufiges Beispiel der Torsionsdystonie. Dabei kann es zu Hypertrophie der Muskulatur kommen. Die Ursache ist unbekannt, in manchen Fällen ist die Krankheit genetisch bedingt.

Obwohl Ätiologie und Pathophysiologie der genannten Störungen der unwillkürlichen Motorik unaufgeklärt sind, beruhen die meisten auf einer Erkrankung der basalen Ganglien, zu denen nicht nur der Nucleus caudatus, das Putamen und Pallidum, sondern auch angrenzende Strukturen, wie der Nucleus subthalamicus [Corpus subthalamicum Luysi], der Nucleus niger und ruber gehören. Kennzeichnend für Krankheiten, die diese Strukturen affizieren, sind Störungen des Muskeltonus und der Nichtwillkürmotorik. Nur wenig ist bekannt über ihre Physiologie und Funktion und die Art des Zustandekommens der verschiedenen Symptome. Die Beziehungen dieser großen Kerngebiete untereinander war lange Gegenstand kontroverser Meinungen. Entdeckungen auf biochemischem und pharmakologischem Gebiet haben hier inzwischen der Forschung neue Wege eröffnet.

Die erste Spur lieferte der eindrucksvolle Nachweis, daß Dopamin, ein Katecholamin, das normalerweise in den basalen Ganglien in hoher Konzentration gefunden wird, beim Parkinson dazu tendiert, daraus zu verschwinden. Die Bedeutung der chemischen Überträgerstoffe für die zentralnervösen Leistungen wird inzwischen bei vielen Formen unwillkürlicher Bewegungsstörungen untersucht. Bis jetzt gibt es noch kein brauchbares Medikament gegen den Intentionstremor; der Parkinson-Tremor spricht auf Levodopa an; Propanolol ist nützlich beim benignen essentiellen Tremor, Reserpin und die Phenothiazine bei der Huntington-Chorea, während Trihexyphenidyl (ein Monoamindepletor wie das Reserpin) die akute Hemichorea (Hemiballismus) günstig beeinflußt. Tics im Kindesalter und der schwere Tic beim Gilles-de-la-Tourette-Syndrom können auf Butyrophenon ansprechen. Zu diesen pharmakologischen Fortschritten war es gekommen, als sich herausstellte, daß eine breite Palette unwillkürlicher Bewegungen nichts anderes als Nebenwirkungen von Medikamenten ist. Dazu gehören Substanzen wie Phenothiazine, Butyrophenone und Levodopa. Schon 30 Jahre vorher, als die Bedeutung des Kupfers in der Ätiologie der Wilson-Krankheit entdeckt worden war, hatte man daran die Hoffnung geknüpft, einen Weg zum Verständnis der Funktion der basalen Ganglien und ihrer Krankheiten eröffnen zu können. Es vergingen jedoch noch 20 Jahre bis zur nächsten Entdeckung, der Bedeutung des Dopamins. Zweifellos dürften sich die chemischen Transmitter und die Bioamine für das Verständnis der Hirnleistungen noch wichtiger erweisen als die Spurenmetalle.

Paralysis agitans (Parkinson-Krankheit, Parkinsonismus)

James Parkinson (1755–1824) war ein praktischer Arzt in London. Er schrieb seine berühmte Abhandlung „Über den Schütteltremor“ im Jahre 1817, als er 62 Jahre alt war. Merkwürdigerweise berichtet er nirgends über den charakteristischen Gesichtsausdruck, das Maskengesicht, das mit seinem Namen assoziiert wird, dagegen beschrieb er treffend Tremor, Haltung, Gang sowie den Verlauf der Krankheit, wie er ihn bei seinen Patienten beobachtet hatte:

„Das Einsetzen der Krankheit erfolgt so sacht, nahezu unmerklich, und sie schreitet so außerordentlich langsam fort, daß selten einmal ein Patient den präzisen Beginn der Krankheit aus der Erinnerung angeben kann. Die ersten Symptome, die bemerkt werden, sind ein leichtes Schwächegefühl, eine bestimmte Art zu zittern, manchmal mit dem Kopf, aber meistens mit einer Hand oder einem Arm. Die Symptome nehmen allmählich zu in dem zuerst affizierten Körperteil. Nach einer weiteren, nicht genau zu bestimmenden Zeitspanne, selten weniger als 12 Monate, wird die Krankheit auch in einem anderen Körperteil bemerkt ... Nach einigen weiteren Monaten stellt man fest, daß der Kranke seine aufrechte Körperhaltung weniger strikt einhält; am besten ist dies beim Umhergehen zu beobachten, manchmal aber auch schon beim Sitzen oder Stehen. Einige Zeit nach dem Auftreten dieser Erscheinungen, und während diese langsam zunehmen, wird das Zittern eines Beines bemerkt, das auch rascher zu ermüden beginnt als das andere, welches nach wenigen Monaten ebenfalls von einem ähnlichen Zittern und einem Nachlassen der Kraft befallen wird.“

Das Ende der Erkrankung beschreibt Parkinson mit den folgenden Worten:

„Das Kinn steht jetzt unbeweglich auf das Brustbein gebeugt. Reste flüssiger Nahrung mit Speichel tropfen ständig aus dem Mund. Die Kraft zu einer artikulierten Sprache ist verlorengegangen. Harn und Stuhl gehen unwillkürlich ab; und mit einer schließlichen Schläfrigkeit, leichten Verwirrtheit und anderen Zeichen außerordentlicher Erschöpfung kündigt sich die ersehnte Erlösung an.“

360 a–c Paralysis agitans: „Schultersteife" (Periarthritis humeroscapularis) linksseitig, gefolgt von Rigor im linken Arm, kein Tremor. **a** Beachte den starren Gesichtsausdruck! Beim Gehen schwingt der linke Arm nicht mit. **b + c** Bewußtes Mitschwingen des Armes erstirbt nach wenigen Sekunden. Der Arm kann auch gemeinsam mit dem vorgesetzten gleichseitigen Bein vorschwingen anstatt mit dem kontralateralen. Das Armschwingen gelingt aber, wenn die Patientin aufgefordert wird, einen Marsch zu summen. Der Unterschied zwischen Gehen und Marschieren ist weitgehend ein solcher des willkürlichen Armschwingens

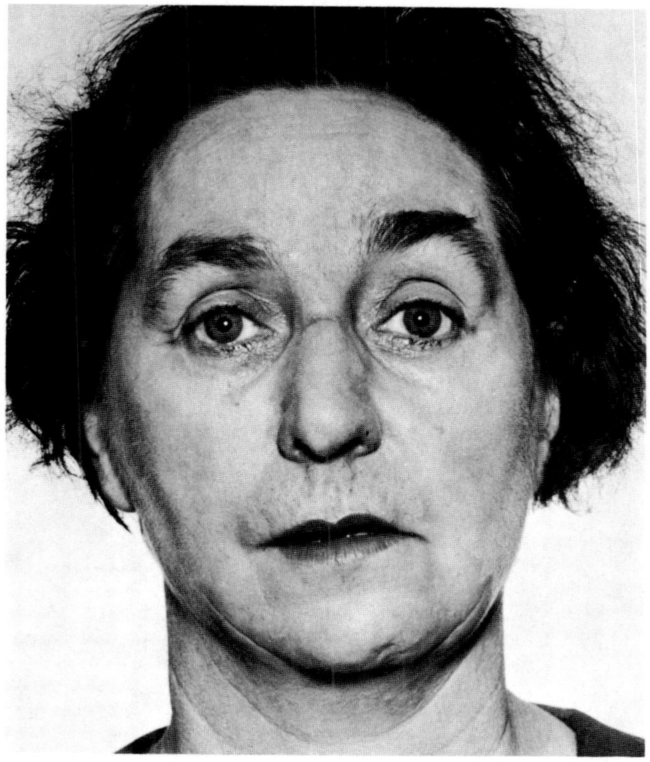

a

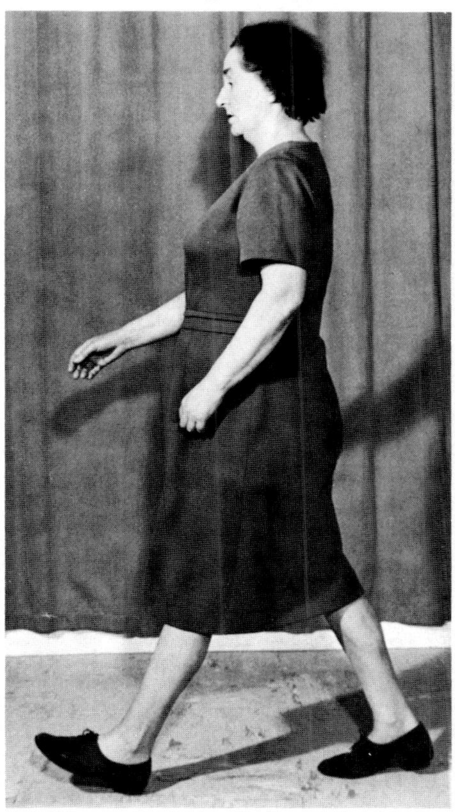

b

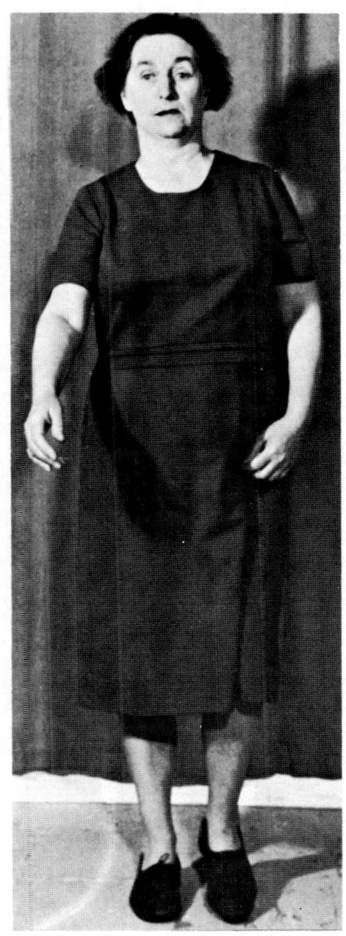

c

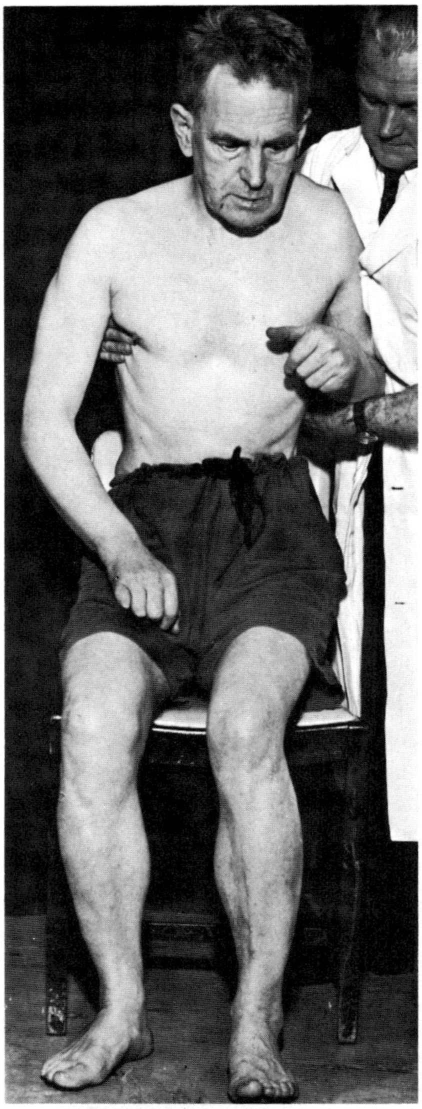
a

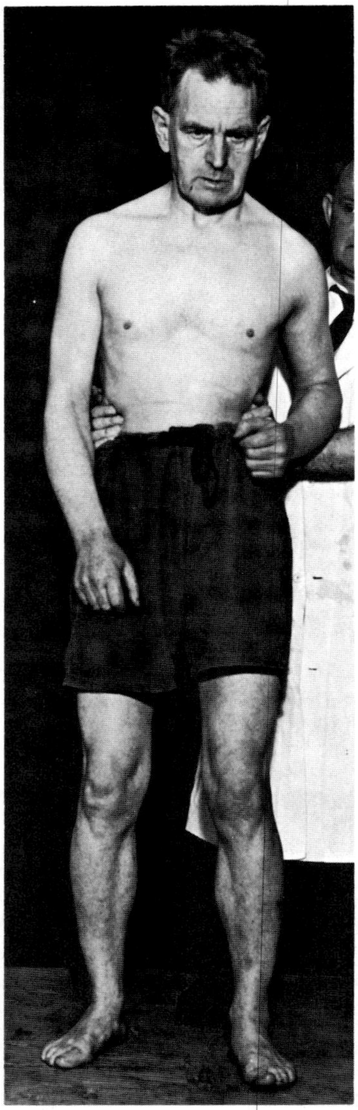
b

361 a+b Paralysis agitans: **a** Eine Bewegung zu beginnen ist oft schwierig, z. B. von einem Stuhl aufzustehen. **b** Einmal auf den Beinen, vermag der Patient zu gehen. Beachte die Beugehaltung des linken Armes! Akinese und Bradykinese sind Ausdrücke, die die Armut und die Verlangsamung der Bewegungsabläufe kennzeichnen. Eine voraussagbare Beziehung zwischen dem Grad des Rigors und der Bewegungsarmut und -verlangsamung besteht nicht. Trotz seiner Unbeweglichkeit hört der Kranke oft, er könne nicht stillsitzen; er verlangt andauernd, man möchte ihm beim Aufstehen behilflich sein, damit er einige Minuten herumlaufen kann – Akathisie

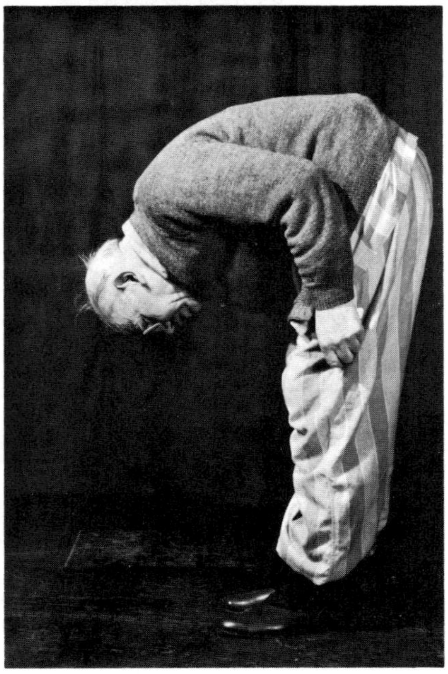

◄ **362** Paralysis agitans: Verlust der aufrechten Körperhaltung. Dieser Kranke mit Paralysis agitans konnte halb aufgerichtet nur eine Minute lang stehen. Dann sanken Kopf und Rumpf nach vorn bis zur Horizontalen. In den Endstadien des Parkinsonismus wird die Haltungsstörung immer schlimmer, die Extremitäten geraten in eine fixierte Flexionsstellung

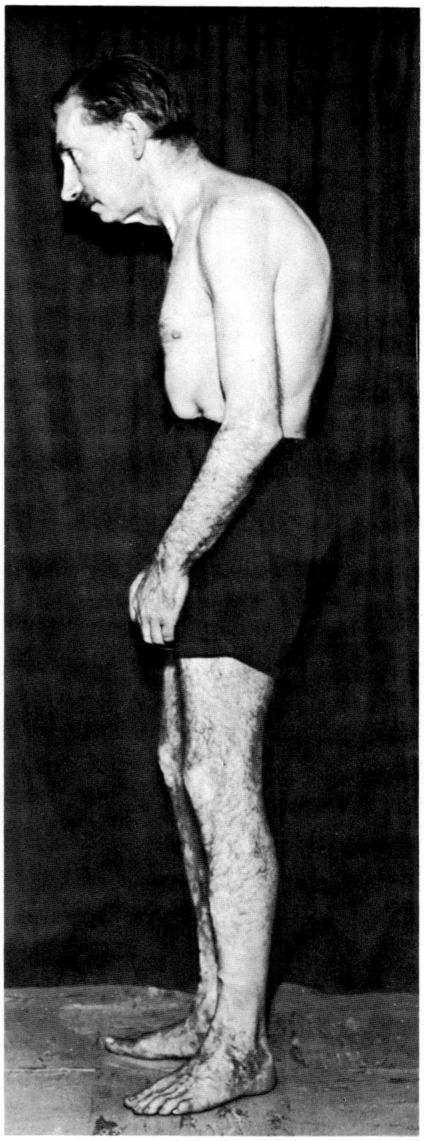

363 a

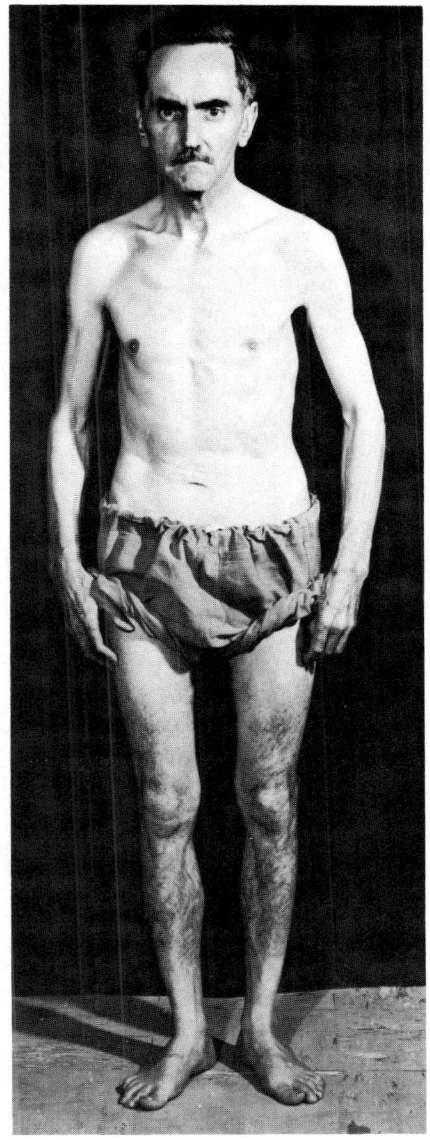

364 Postenzephalitischer Parkinsonismus: 42 Jahre alt, unter Beobachtung seit Krankheitsbeginn mit 30 Jahren. Keine Enzephalitis in der Vorgeschichte, aber gelegentlich Blickkrämpfe mit den Erscheinungen des progressiven Parkinsonismus. Ausgeprägte Anorexie mit schwerem Gewichtsverlust. Die unteren Gliedmaßen sind praktisch nicht betroffen und der Gang ausgezeichnet. Periodischer grobschlägiger Tremor der Arme mit Rigor. Beachte den starrenden Blick, die Fingerhaltung und den vorwärtsgeschobenen Kopf

363 b

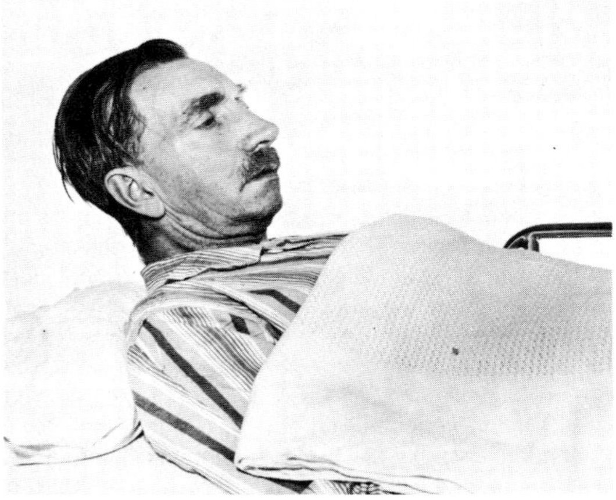

◄ **363 a+b** Paralysis agitans: Charakteristisches Erscheinungsbild der Paralysis agitans, initial begleitet von einer Demenz. **a** Beachte die Kyphose, die vorgebeugte Kopfhaltung und **b** das „psychische Kopfkissen": Solche Kranke liegen infolge eines Verlustes der Haltungsfixation des Kopfes stundenlang mit gebeugtem Kopf über dem Kopfkissen

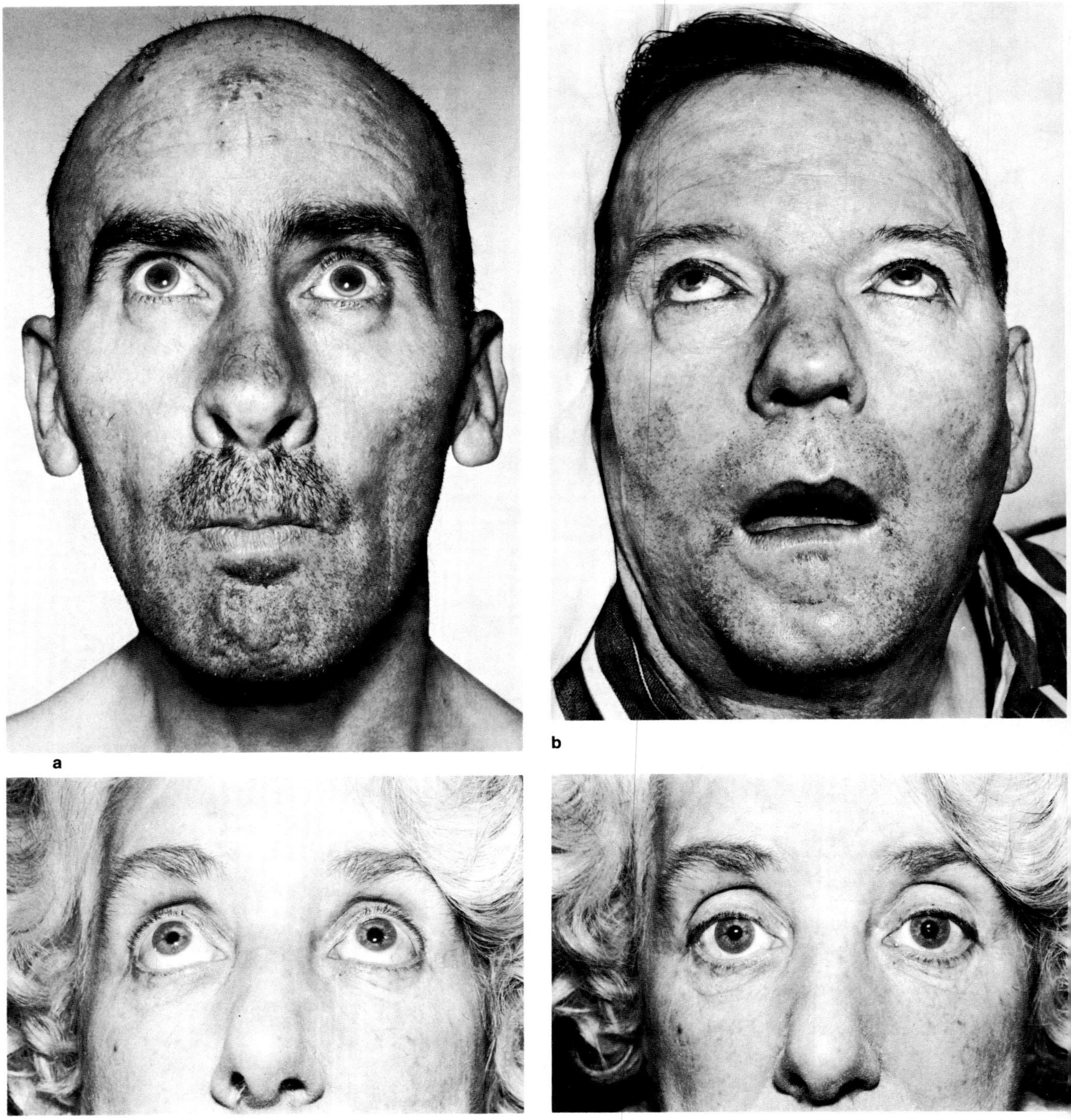

a b c d

365a–d Blickkrämpfe (Okulogyre Krisen): **a** Keine epidemische Enzephalitis in der Anamnese. Schleichender Beginn des Parkinsonismus mit Blickkrämpfen im 4. Lebensjahrzehnt. 10 min bis 3 h dauernde Episoden mit Aufwärtsdrehen der Bulbi, wobei der Kranke kaum spricht, aber manchmal unverständlich vor sich hinmurmelt. Selten waren die Blickkrämpfe kombiniert mit der Regung „mörderische Gedanken" und mit Ruhelosigkeit. **b** 50 Jahre alt. Epidemische Enzephalitis mit 15 Jahren. Milde verlaufender chronischer Parkinsonismus mit häufigen Blickkrämpfen, die immer mehrere Stunden anhalten. Im übrigen freundlich und aktiv. Wenn er spürte, daß der Blickkrampf einsetzt, zog er sich in sein Bett zurück. Dort lag er fast den ganzen Tag stuporös; zwar erweckbar, aber stumm. Manchmal drehte sich der Kopf nach hinten, der Mund stand gewöhnlich offen. **c** 52 Jahre alt. Epidemische Enzephalitis mit 17 Jahren. Einsetzen des Parkinsonismus mit Blickkrämpfen im 3. Lebensjahrzehnt. Im allgemeinen nur gering behindert, die Blickkrämpfe dauerten jedoch ein oder zwei Tage und waren begleitet von eigenartigen psychischen Veränderungen. Die Patientin fühlte sich entsetzlich krank und legte sich zu Bett. Sie verstummte nicht, halluzinierte nicht und wurde nicht aggressiv. Durch Phenobarbital i. v. ließ sich der Anfall in der Regel beenden. In **c,** als die Injektion verabreicht wird, hatte der Anfall 2 h gedauert; **d** 3 min später. Beachte die Pupillendifferenz!

Parkinson erwähnte auch schon das vorübergehende Schwinden des Tremors während eines Schlaganfalles mit Halbseitenlähmung.

Parkinsonismus ist offensichtlich eine Krankheit, bei der die Beschwerden dem objektiven Befund vorangehen können und die in der Gesamtheit ihrer Erscheinungen eher erkannt werden kann als aus der Kenntnis einzelner Befunde einer gewöhnlichen Routineuntersuchung. Aus diesem Grunde wird die Diagnose oft verfehlt. Der Kranke kann über ein Zittern oder Beben im Rumpf klagen, ohne daß ein Tremor der Extremitäten ins Auge fällt. Nicht selten haben uns Patienten gesagt, sie fürchteten, an einer Parkinson-Krankheit zu leiden, als die Symptome noch recht zweifelhaft waren. Wir haben daraus gelernt, die Diagnose nicht zu verwerfen ohne eine sorgfältige Überprüfung und eine eingehende differentialdiagnostische Überlegung.

Wenn der grobschlägige, rhythmisch alternierende Tremor von Daumen, Zeigefinger und Unterarm die sinnfälligste Erscheinung der Krankheit ist, so sind die frühesten jene, die auf der Muskelsteifheit und dem Verlust der Elastizität beruhen. Der Kranke macht nahezu immer einen niedergeschlagenen Eindruck, sein Gesichtsausdruck ist schwermütig und arm an Mimik. Die leicht starren Augen, der seltene Lidschlag, der Verlust der Stimmodulation beim Sprechen, die gebeugte Haltung mit allgemeiner Bewegungsarmut vermitteln den Eindruck der Melancholie. Auf Anstoß kann der Patient jedoch rasch zum Lächeln gebracht werden und von diesem Wandel selbst überrascht sein. Die allumfassende Verarmung an Bewegungsökonomie ist stets ein hervorstechendes Symptom. Wenn der Kranke in einem Sessel sitzt, vermißt man die unscheinbaren Bewegungsabläufe, wie das Kreuzen der Arme, das Übereinanderschlagen der Beine, das Betasten der Krawatte, den Umgang mit einem Taschentuch oder das Befühlen der Manschettenknöpfe. Die Akinese kann dem Patienten bewußt werden, sie kann ihm aber auch entgehen. Wenn er sie bemerkt, beschreibt er sie als uncharakteristisches körperliches Unbehagen, als Mattigkeitsgefühl, Langsamkeit im An- und Auskleiden, Erschwerung des Schreibens mit kleinem zittrigem Schriftbild, Fehlen des Armeschwingens beim Gehen und Verlust des federnden Ganges. Der Patient wird unsicher in der Öffentlichkeit und vermeidet es auszugehen. Wenn er vom Stuhle aufsteht, um zum Telefon zu gehen, kann er ins Stolpern kommen oder er strauchelt, überrascht von seinem Mangel an Beweglichkeit. Die ersten Schritte erfolgen häufig vorsichtig und zögernd. Im Gegensatz zur Akinese und zur Verlangsamung der Willkürbeweglichkeit vermag der Kranke geschickt, einen ihm zugeworfenen Ball aufzufangen.

Der bekannte Tremor ergreift gewöhnlich zuerst die Hand und den Unterarm, kann aber auch im Kiefer oder im Fuß beginnen. Im letzteren Falle kommt er nur beim liegenden Patienten zu Gesicht. Die Ehefrau kann berichten, daß der Tremor im Schlaf aufhört, bei Aufregung und Angst sich aber verstärkt. Vorübergehend wird er unterbrochen durch eine Willkürbewegung, wie das Führen einer Tasse zum Mund, wobei der Tremor sofort wieder einsetzt, wenn diese auf die Untertasse zurückgestellt worden ist. All das kann von der Ehefrau bemerkt worden sein, und sie mag sich auch fragen, warum ihr Mann seine Zeitung nicht ruhig in den Händen halten kann, dann nämlich, wenn ein Intentionstremor auftritt.

Der Patient stellt oft selbst fest, daß seine Schritte flotter werden und seine Arme natürlich schwingen, wenn er ein Marschlied vor sich hinsummt.

Eine echte Depression kann vorkommen, aber in der Regel sind psychische Veränderungen nicht vorhanden, wenngleich eine Demenz gelegentlich beobachtet wird. Wir kennen einige Kranke mit einer „frozen shoulder*“. Sie sind lange Zeit lokal behandelt worden und – während die Schulter sich besserte – traten Kältegefühl, vasomotorische Störungen, Tremor und Rigor im gleichseitigen Unterarm und der dazugehörigen Hand auf. Manche Männer bekommen auch Miktionsstörungen – häufigen Harndrang und verzögerte Entleerung –, die sie zum Urologen führen. Prostatektomien aus diesem Grunde sind uns bekannt.

Die neurologische Untersuchung deckt eine normale Kraftentfaltung der Muskulatur, regelrechte Reflexerregbarkeit und ungestörte Sensibilität auf. Es ist nicht ganz richtig zu sagen, Tremor sei gleichbedeutend mit gering ausgeprägtem Rigor; dennoch besteht oft ein reziprokes Verhältnis zwischen diesen beiden Symptomen. Es gibt fehlenden oder gering ausgebildeten Tremor bei schwerem Rigor und umgekehrt schweren doppelseitigen Tremor der Arme, wobei der Patient agil ist, sich rasch bewegen kann und bei Prüfung der passiven Gliedbeweglichkeit das charakteristische Zahnradphänomen vermissen läßt.

Es existieren zwei Hauptformen des Parkinsonismus – die *degenerative* und die *postenzephalitische*. Letztere tritt gewöhnlich in früheren Lebensjahren auf, hat aber nicht immer eine akute Enzephalitis in der Vorgeschichte. Sie neigt zu etwas rascherer Progredienz und wird dann stationär, der

* frozen shoulder = Periarthritis humeroscapularis („Schultersteife“).

Tremor ist weniger augenscheinlich als bei der degenerativen Form. Andere Residuen der Enzephalitis, etwa Tics, Spasmen, Blickkrämpfe, respiratorische und Verhaltensstörungen kommen vor. Sialorrhö ist geläufig bei der postenzephalitischen Form, aber nicht ausgeschlossen bei der Paralysis agitans, während vermehrte Schweiß- und Talgsekretion die postenzephalitische Form kennzeichnen. Die Pupillenreflexe und die äußeren Augenmuskeln sind beim degenerativen Parkinsonismus erhalten, beim postenzephalitischen können sie gestört sein, häufig ist eine Konvergenzschwäche.

Die Parkinson-Krankheit kann auf vielfältige Weise manifest werden, manchmal wird sie anläßlich einer Untersuchung wegen banaler Beschwerden entdeckt, etwa Obstipation, Rheumatismus oder Gewichtsverlust. Der Kranke kann unerwartet und mehrfach hingestürzt oder von Ohnmachten befallen worden sein wegen einer orthostatischer Hypotension, oder er hatte Schwierigkeiten mit dem Wasserlassen. Die fehlende schwingende Mitbewegung eines Armes beim Gehen kann Anlaß sein, daß er sich wegen einer vermeintlichen Schultersteife beim Arzt vorstellt. Das fehlende Mitschwingen des Armes kann dazu führen, daß die Armbanduhr mit Selbstaufzug stehenbleibt. Manche Kranke sind von motorischer Ruhelosigkeit geplagt: sie können nicht längere Zeit sitzenbleiben, sie mühen sich ständig damit ab, aufzustehen und herumzutapsen. Diese motorische Unruhe (Akathisie) wurde von GOWERS und von CHARCOT auch „extreme bzw. quälende Ruhelosigkeit" genannt.

Symptome von seiten der Augen kommen bei allen Formen des Parkinsonismus vor. Neben dem bekannten seltenen Lidschlag gibt es die Konvergenzparese, den Blepharoklonus, den Blepharospasmus, den positiven Glabellareflex und – allerdings selten – die Apraxie, das Auge zu öffnen (s. Abb. 89, S. 63). Flüchtiges Doppelbildsehen wird gelegentlich angegeben und die Konvergenzschwäche kann Schwierigkeiten beim Lesen bereiten. Depressive Verstimmung wird entweder freimütig zugegeben oder strikt negiert.

Bei der Differentialdiagnose sei daran erinnert, daß andere Krankheiten des Nervensystems Parkinsonsymptome aufweisen können. Die progressive supranukleäre Lähmung geht mit Ophthalmoplegie, Demenz und bulbären Symptomen einher, selten auch mit Tremor. Bei der neurogenen orthostatischen Hypotension äußert sich die Störung des autonomen Nervensystems mit Blutdruckhypotension, Verlust der Schweißsekretion, Inkontinenz und Impotenz; hintergründig kann eine zerebelläre Symptomatik auftreten, nicht eigentlich eine parkinsonistische, Tremor ist kein aufdringliches Symptom. Beim Normaldruckhydrozephalus können dementielle Zeichen, eine Gangstörung und Rigor an einen Parkinson denken lassen, ein Tremor fehlt aber stets. Andere Erkrankungen, die die basalen Ganglien betreffen – die Jakob-Creutzfeldt-Krankheit und die Degeneration des Striatum und des schwarzen Kerns – sind selten. Viele Formen milder Demenz können mit diskreten Zeichen eines Parkinsonismus einhergehen.

Wie auch immer der Parkinsonismus sich äußert, als Kliniker darf man erwarten, daß die überwiegende Mehrzahl der Fälle auf Behandlung mit Levodopa anspricht, vor allem in Kombination mit einem Decarboxylasehemmer.

Essentieller Tremor

Es ist wichtig, den erblichen essentiellen Tremor vom Parkinsontremor zu unterscheiden. Der essentielle Tremor ist eine gutartige, jedoch lästige Störung, er geht ohne Rigor und ohne Akinese einher, selten ist er in Ruhe vorhanden, er tritt als Hal-

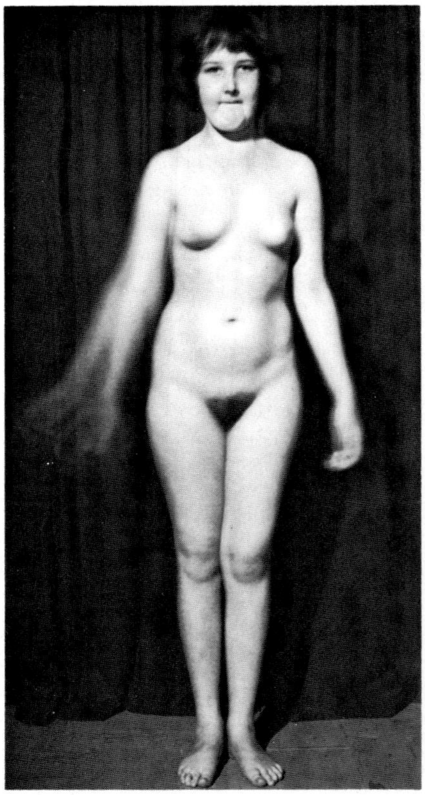

366 Tremor: 14jähriges Mädchen, grobschlägiger Tremor des rechten Armes. 3 Monate nach einer „Enzephalitis", die subakut mit rechtsseitiger Hemiparese, Verwirrtheit, Kopfschmerzen und initialem Fieber einsetzte. Der Liquor war normal, das EEG zeigte einen links parietalen ϑ-Fokus. Der Tremor klang im Laufe von 3 Monaten ab. Vollständige Erholung. Ein danach vorgenommenes Arteriogramm über die linke A. carotis war normal tungstremor in Erscheinung und wird bei Willkürbewegung verstärkt. Diese Eigentümlichkeit der Krankheit läßt das Speisen in der Öffentlichkeit zu einer Nervenprobe werden. Im Gegensatz zum Parkinsonkranken können alle Willkürbewegungen regelrecht ausgeführt werden, es gelingt aber nicht, eine Tasse oder ein Glas zum Mund zu führen, ohne seinen Inhalt zu verschütten. Kranke mit essentiellem Tremor glauben oft, an Parkinsonismus zu leiden und müssen diesbezüglich beruhigt werden. Hinzu kommt, daß Medikamente gegen Parkinsonismus beim essentiellen Tremor im besten Falle unwirksam sind, andernfalls aber auch ein Psychosyndrom mit Verwirrtheit provozieren können. Die meisten Patienten mit essentiellem Tremor finden früher oder später heraus, daß ein paar alkoholische „Drinks" vor dem Essen vorübergehend Hilfe bringen.

Der Tremor kann in jedem Lebensalter manifest werden, er besteht oft schon viele Jahre lang, bevor ärztlicher Rat eingeholt wird. Dies geschieht meistens dann erst, wenn der Tremor im gesellschaftlichen Leben lästig wird oder das Schreiben beeinträchtigt. Im allgemeinen sistiert der Tremor in Ruhe; wenn der Kranke aber seine Arme ausstreckt, tritt Haltungszittern auf, das bei Willkürbewegung anhält, in der Regel sich aber dabei nicht grob verstärkt wie der zerebelläre Intentionstremor. Gelegentlich kommt es auch zu einem feinen Kopftremor. Medikamentöse Behandlung ist kaum wirksam. Manchen ängstlichen Patienten und solchen, denen ihre Beeinträchtigung übermäßig Sorge bereitet, können Tranquilizer Erleichterung bringen. Neuerdings stellte man fest, daß Propanolol diesen Tremor günstig beeinflußt. Eine organische Grundlage der Störung ist nicht bekannt.

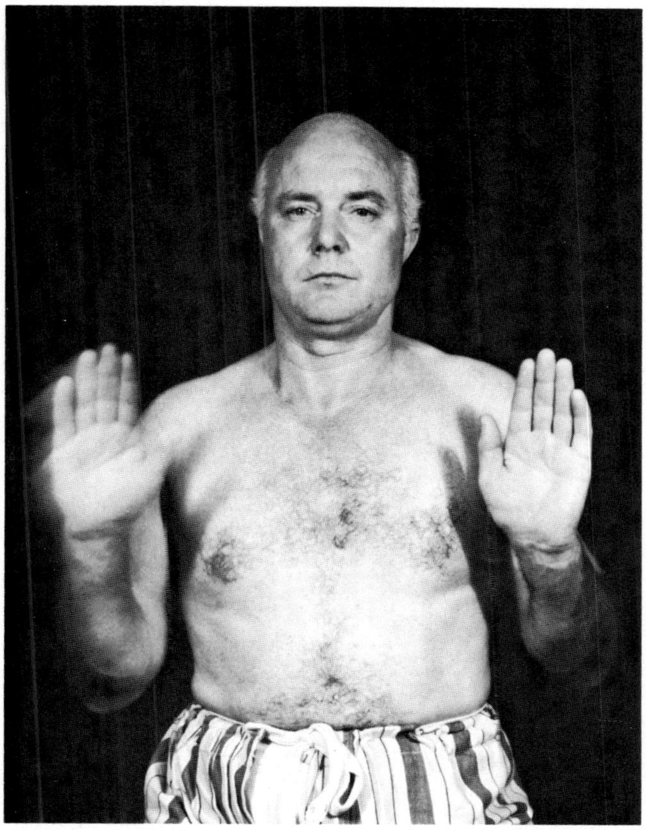

367 Tremor: 43jähriger Mann. Im Alter von 40 Jahren temporale Epilepsie mit Unzinatusanfällen. Grober Tremor der rechten Hand seit 5 Monaten und diskrete Fazialismundastschwäche rechts, Parese der rechten Hand und Spastizität bei Bewegung im rechten Handgelenk. Keine anderen Symptome. Die weitere Untersuchung deckte ein großes Gliom im linken Temporallappen auf, das sich in die basalen Ganglien der gleichen Seite ausdehnte

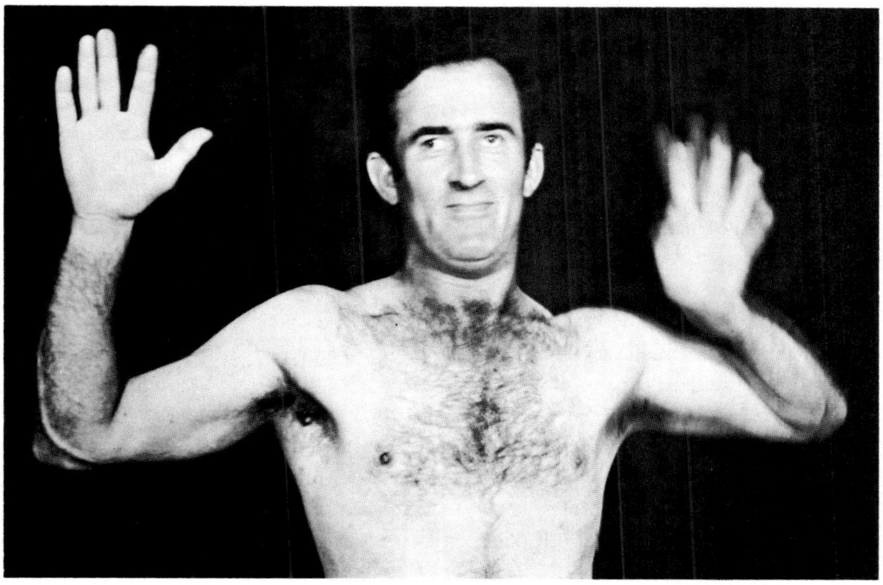

368 Tremor: 33jähriger Mann. Mit 5 Jahren Schädeltrauma mit folgendem Auswärtsschielen rechts und grobschlägigem Tremor des linken Armes. Ähnlicher, aber leichter Tremor des linken Beines. Die linksseitigen Gliedmaßen sind schmächtiger als die rechten, mäßige linksseitige spastische Hemiparese

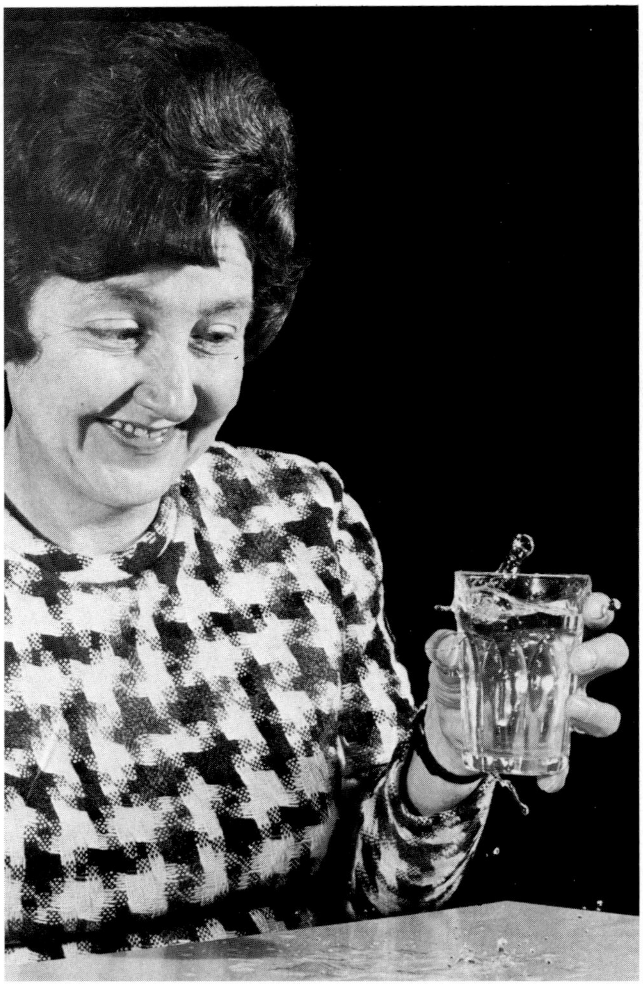

a

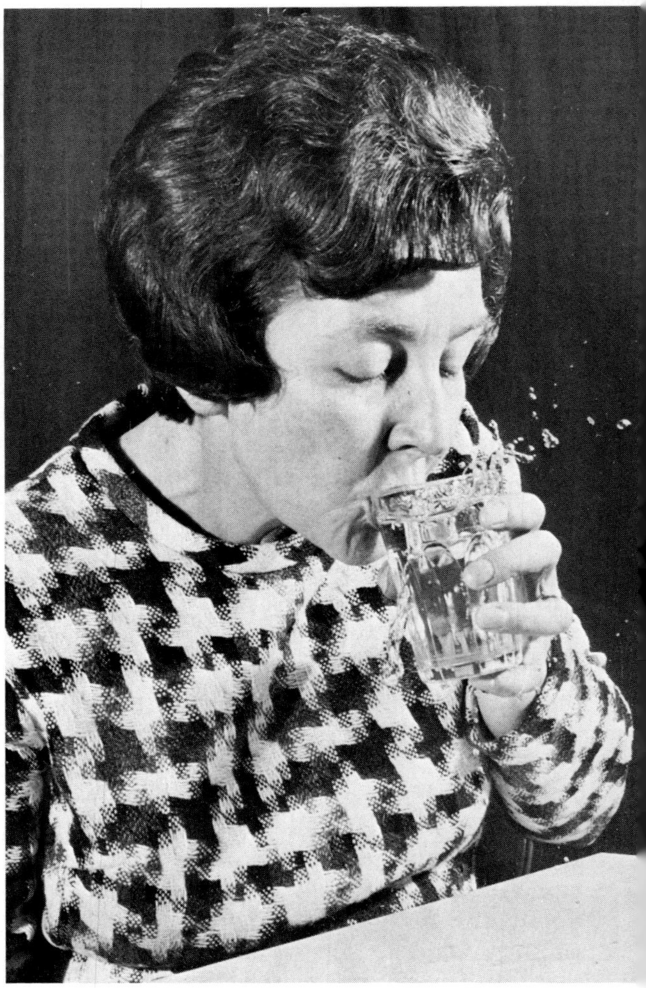

b

369 a + b Essentieller Tremor: Beginn mit 12 Jahren, Familienanamnese leer. Beide Hände sind betroffen. **a** Kein Ruhetremor, kein Tremor des Kopfes oder der unteren Gliedmaßen. **b** Es ist unmöglich, ein Glas Wasser zum Munde zu führen, ohne das Wasser zu verschütten. Eine leichte Besserung wurde erreicht durch Propanolol

Chorea Sydenham (rheumatische Chorea, Chorea minor)

Zwei akute Kinderkrankheiten, die ein Neurologe mit 30jähriger Erfahrung heute nur noch selten sieht, sind die tuberkulöse Meningitis und die rheumatische Chorea. Erstere endete im allgemeinen fatal, die letztere war eine Quelle schwerer Besorgnis. Die rheumatische Chorea ist jetzt glücklicherweise eine seltene Erkrankung.

THOMAS SYDENHAM (1624–1689), einer der größten englischen Ärzte, von dem der Satz stammt: „Junger Mann, geh' ans Krankenbett, dort allein kannst du über Krankheiten etwas lernen", beschrieb die rheumatische Chorea mit folgenden Worten:

„Diese Krankheit äußert sich in einer besonderen Form von Bewegungsunruhe, von der hauptsächlich Kinder beiderlei Geschlechts im Alter von 10–14 Jahren befallen werden. Ein Bein lahmt in bestimmter Weise, oder besser, es ist unsicher, der Kranke zieht es nach wie ein Schwachsinniger, danach wird die Hand der gleichen Seite befallen, die, in Brusthöhe oder an eine andere Stelle gebracht, dort nicht einen Augenblick stillgehalten werden kann, sondern durch ruckartige Bewegung in eine andere Haltung oder an eine andere Stelle gedreht oder gezerrt wird, ohne daß dem widerstanden werden könnte. Wird ein Glas Wasser in die Hand genommen, um zu trinken, benötigt der Kranke eine Menge überflüssiger Bewegungsabläufe, bevor er es zum Munde bringt. Er ist nicht fähig, das Glas auf direktem Wege dorthin zu führen, weil die Hand von den ausfahrenden Zuckungen in verschiedenste andere Richtungen gerissen wird. Sobald die Lippen glücklich erreicht sind, wird das Glas in den Mund gestoßen und getrunken, als ob der Kranke nur im Sinn gehabt hätte, die Zuschauer zu unterhalten."

Obwohl die Krankheit mit akutem Rheumatismus und rheumatischer Herzerkrankung kombiniert ist, wurde ihre pathologisch-anatomische Grundlage nie vollständig aufgeklärt. Wahrscheinlich handelt es sich um eine milde Meningoenzephalitis. Die wesentliche Symptomatik – emotionale Labilität, unwillkürliche unkoordinierte Bewegungsabläufe und Muskelhypotonie – beruhen wahrscheinlich auf Läsionen in der Hirnrinde, in den Basalganglien und im Kleinhirn.

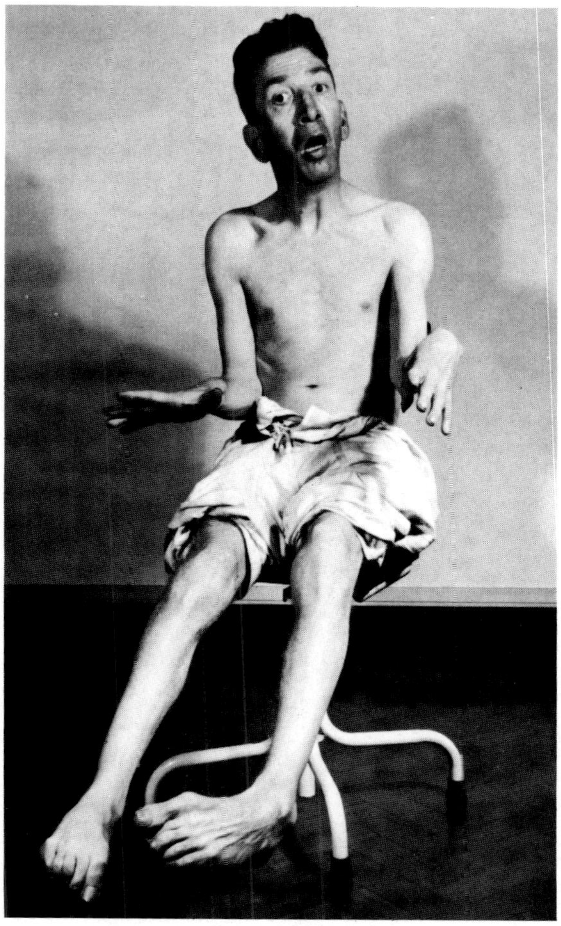

370 Athetose: „Athetose double". 41jähriger Mann. Familienanamnese leer, normale Geburt, kein Neugeborenenikterus. Bilaterale, in der Ausprägung wechselnde Athetose aller 4 Gliedmaßen, des Gesichtes, des Halses und des Mundes. Eine zunehmende Rigidität der Muskulatur hatte in den letzten Jahren zur Beugehaltung der Arme und Streckhaltung der Beine geführt. Dysarthrie vom pseudobulbären Typ, positiver Babinski, geringgradige muskuläre Schwäche, wobei die athetotische Bewegungsstörung mit der Willküraktivität interferiert. Die Autopsie zeigt in solchen Fällen in der Regel einen Status marmoratus beider Putamina

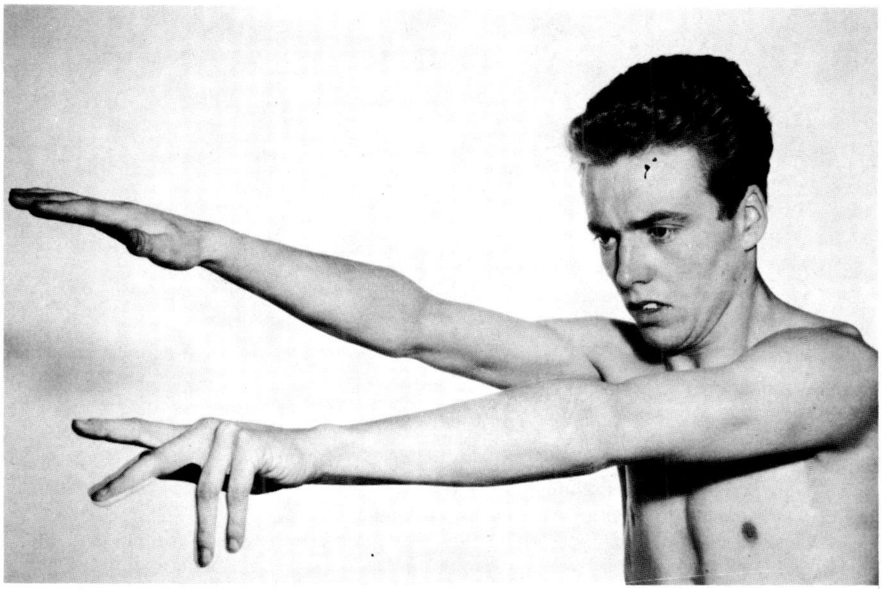

371 Athetose des linken Armes: 25jähriger Mann. Im Alter von 15 Jahren Unbeholfenheit der linken Hand. Willkürbewegungen des linken Armes wurden von Tremor, Greif- oder Streckbewegungen der Finger und der Hand unterbrochen. Später traten diese gestörten Bewegungsabläufe auch spontan auf und es kam zu einer sich verstärkenden Dysarthrie. Nur geringes Fortschreiten im Laufe von 9 Jahren. Unbekannte Ätiologie. Kein Hinweis auf Wilson-Krankheit. Bei ausgestreckten Armen treten alternierende Beuge- und Streckbewegungen im linken Handgelenk und in den Fingergelenken auf

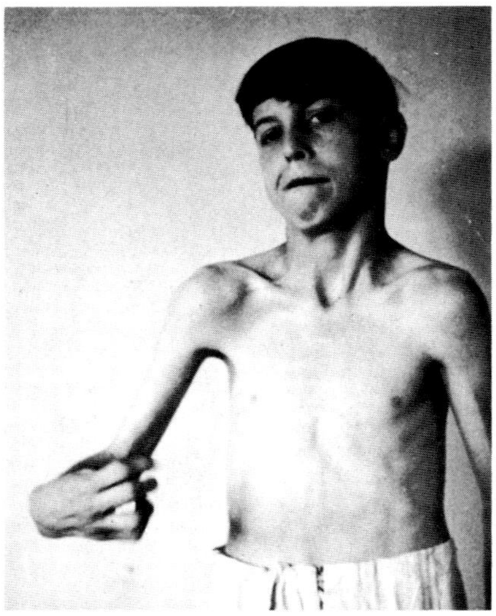

a

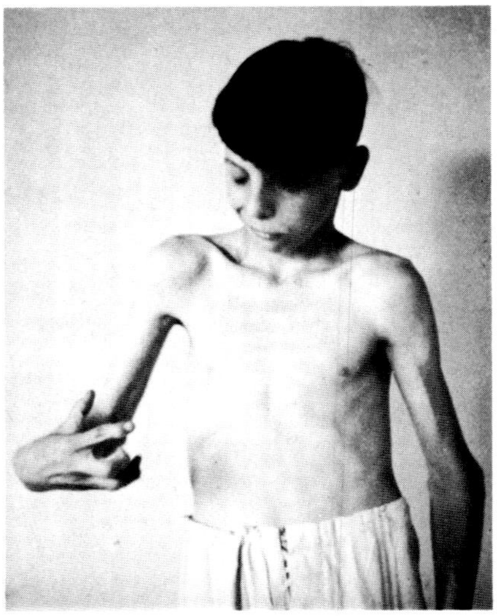

b

372a+b Athetose des rechten Armes: 11 Jahre alter Junge. Frühgeburt, verlängerte Wehen. Schwerfälliger rechter Arm in der Kindheit. Wringende und drehende Bewegungen des rechten Armes und Grimmasieren der rechten Gesichtshälfte. Das Schreiben mit der rechten Hand wurde erlernt. Mäßige Intelligenz, leichte spastische Zeichen in den unteren Extremitäten, geringe Dysarthrie. Es handelt sich um einen besonderen Typ der zerebralen Diplegie

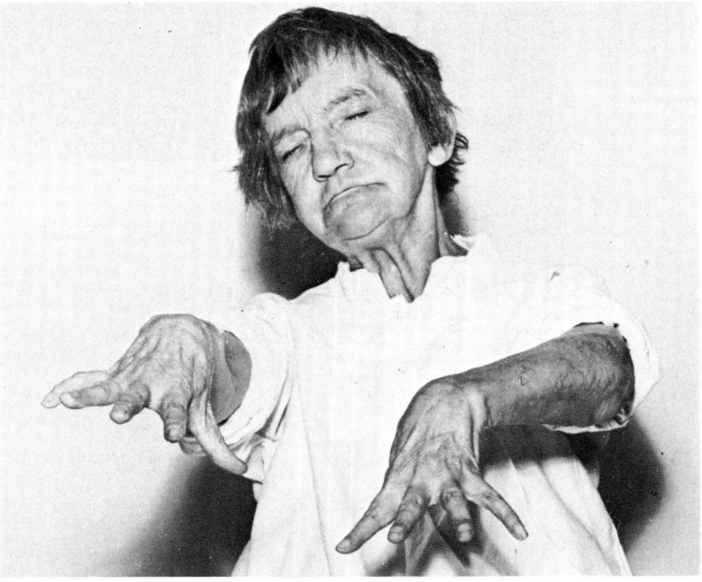

373 Pseudoathetose; Neuropathie bei Karzinose. 70jährige Frau. 6monatige Anamnese mit „Taubheitsgefühl und Gebrauchsbehinderung" der Hände. Bei der Beschreibung dieser Beschwerden öffnete sie und schloß ihre Hände kraftvoll. Keine Beschwerden in den Beinen. Fehlende Armreflexe; distale Beeinträchtigung der Oberflächensensibilität, kompletter Verlust des Vibrations- und Lagesinnes. Bei geschlossenen Augen und ausgestreckten Armen bewegten sich ihre Finger vertrackt hin und her. Sie war stark behindert. Die unteren Extremitäten wurden ein Jahr später einbezogen, und sie starb 2½ Jahre nach Krankheitsbeginn. Die eingehende klinische Untersuchung konnte ein Karzinom nicht aufdecken; terminale Lebervergrößerung bei negativer Leberbiopsie. Keine Autopsie

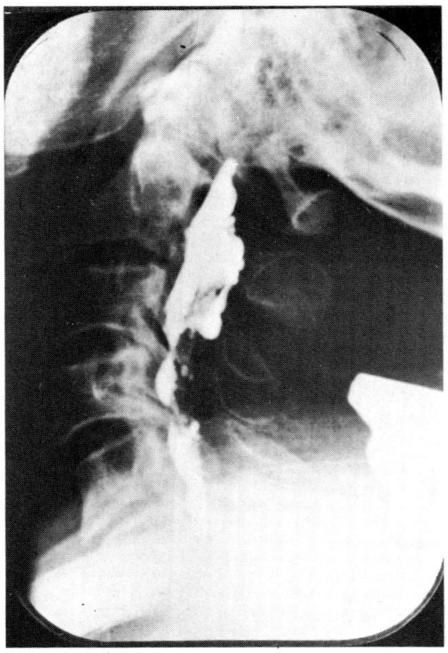

375 Myelogramm in einem Fall von Pseudoathetose: 64jähriger Mann. Seit 2 Jahren Taubheitsgefühl und Ungeschicklichkeit der Hände. Gut erhaltener Händedruck, geringe Beeinträchtigung der Oberflächensensibilität bei schwerer Störung des Lage- und Vibrationssinnes beiderseits. Zervikale Spondylose, enger Spinalkanal. Myelographische Einengung von hinten, besonders in Streckhaltung. Leichte Besserung nach Entlastung durch Laminektomie

374a+b Pseudoathetose; Karotisverschluß links: 46jähriger Diabetiker. Zunehmendes Taubheitsgefühl und Ungeschicklichkeit der Finger der rechten Hand seit 4 Monaten. Gut erhaltene grobe Kraft im rechten Arm, geringfügige Schwäche der Fingerbeugung und -streckung. Sensibel: keine Beeinträchtigung der Schmerz- und Temperaturempfindung. Feine Berührung, Lokalisation und Zweipunktdiskrimination leicht gestört, ausgeprägte Störung des Lagesinnes und der Erkennung geführter Bewegungen. Größe, Konsistenz und Form von in die Hand gegebenen Gegenständen konnte bei geschlossenen Augen nicht erkannt werden. Beachte die pseudoathetotische Unruhe der Finger der rechten Hand bei Augenschluß. Im Hirnszintigramm ausgedehnte Anreicherung in der linken Parietalregion und im linksseitigen Karotisarteriogramm kompletter Verschluß der A. carotis int. 0,5 cm distal der Bifurkation

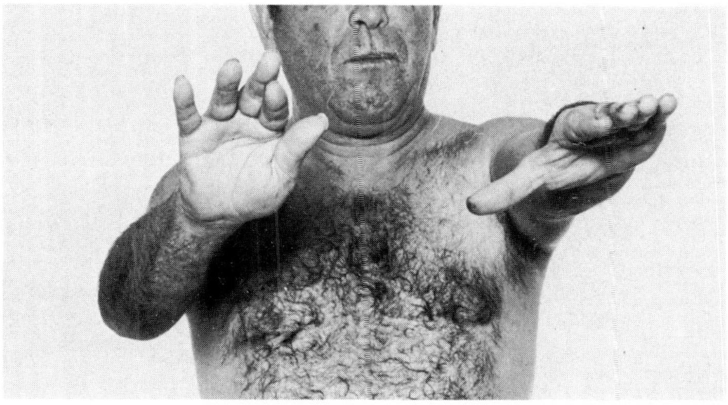

374a

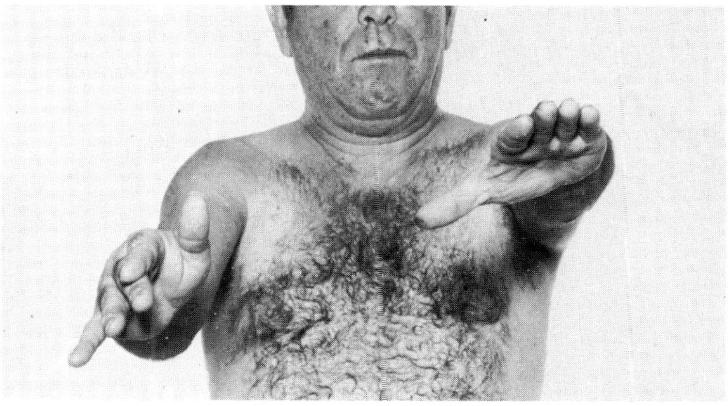

374b

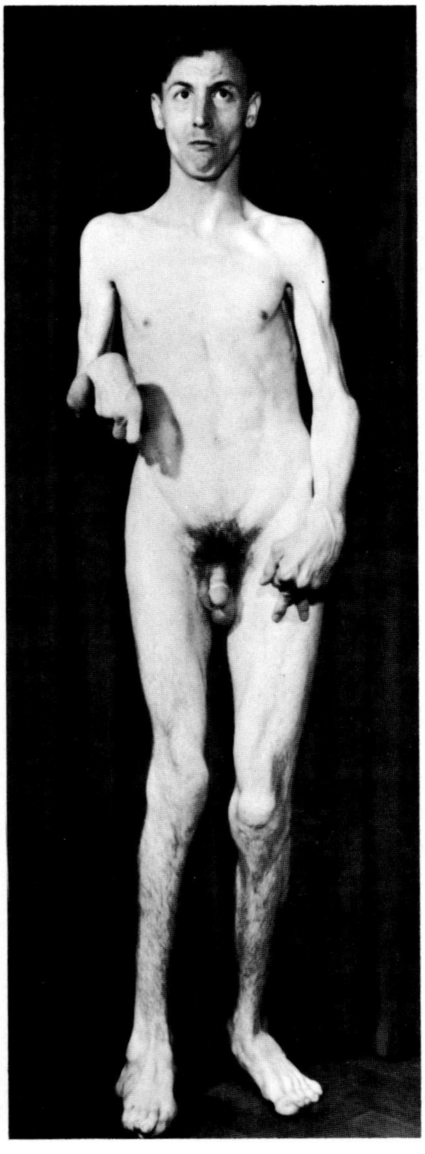

◀ **376** Choreoathetose: 22jähriger. Asphyxie unter der Geburt. Retardierte Entwicklung. Als Kind Unbeholfenheit und Steifigkeit im rechten Arm und rechten Bein. Unwillkürliche Bewegungen beider Arme und des rechten Beines, die mit 5 Jahren bemerkt wurden. Grimassieren, Lippen- und Zungentremor, Dysarthrie und athetoide sowie choreatische Bewegungen aller Glieder, besonders rechtsseitig, wo sie schmächtiger waren. Zerebrale Diplegie

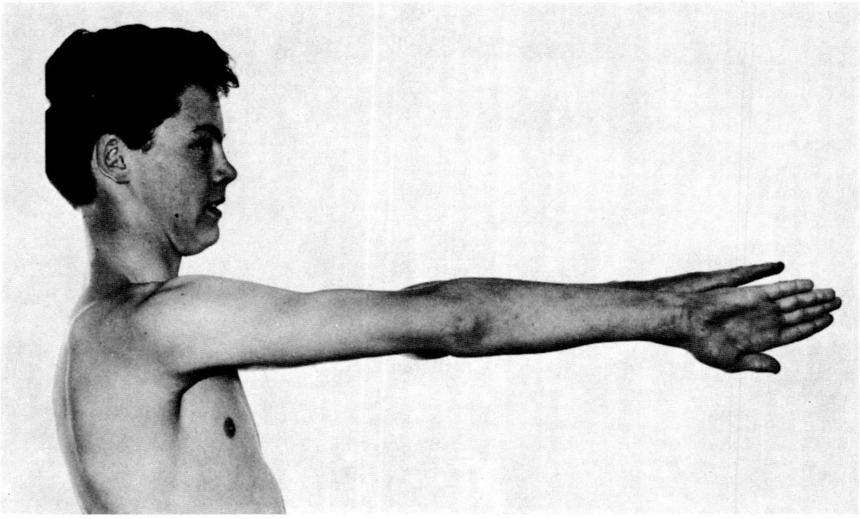

a

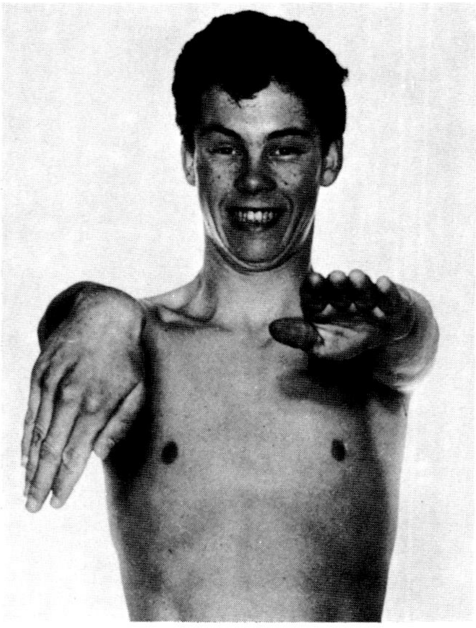

b

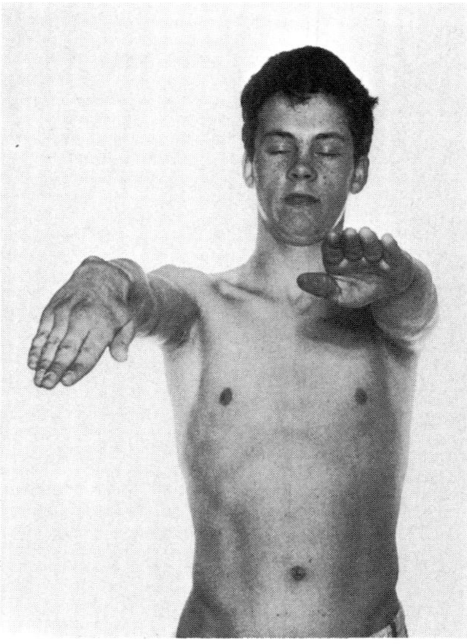

c

377 a–c Sydenham-Chorea. Rheumatische Chorea (Sydenham): Choreatische Bewegungen, Haltungsstörung und Muskelhypotonie im rechten Arm. **a** Beachte die unwillkürliche Pronation der rechten Hand, **b** Flexion im Handgelenk und Grimassieren und **c** Abweichen des Armes, wenn die Augen geschlossen werden. Diese Mikrosymptome der Chorea können persistieren, wenn die typischen Spontanbewegungen abgeklungen sind

Wenngleich in unseren Tagen selten und milde verlaufend, darf die Diagnose nicht verfehlt werden, weil undefinierbare gesundheitliche Störungen, die etwa 1 Jahr lang anhalten, im Alter zwischen 10 und 15 Jahren mit Erziehungsschwierigkeiten verwechselt werden oder mit diesen interferieren können. Die Mutter hält das Kind für ungezogen oder nervös. Sie und in der Folge auch der Lehrer sind allemal über die Diagnose erstaunt. Andererseits kann Nervosität und emotionale Labilität in einer Familie etwas Häufiges darstellen, so daß die Krankheit zu Anfang gar nicht erkannt wird. Die Bewegungsunruhe kann tatsächlich geringfügig sein, und die Routineuntersuchung deckt nichts von Bedeutung auf. Erst bei einer gründlichen Beobachtung offenbaren sich flüchtiges Grimassieren, kurze Zuckungen der Finger, ein gewisses Abreißen im Fluß der Willkürbewegungen und eine Unbeholfenheit beim An- und Auskleiden. Wie schon SYDENHAM mitteilte, können die Erscheinungen halbseitig angeordnet sein und es wird, wenn die befallenen Gliedmaßen paretisch sind und wenige und nur diskrete choreiforme Bewegungsstörungen auftreten, leicht eine zerebrale Kinderlähmung oder ein Hirntumor vermutet. Jedoch ist der Tonus bei der Chorea schlaff und nicht spastisch, die Parese niemals eindeutig und die Rückbildung läßt nicht allzulange auf sich warten. Fälle leichter chronischer Chorea müssen abgegrenzt werden von multiplen Tics und vom Gewohnheitstic. Die stetig wiederkehrenden Gesichtszuckungen der Huntington-Chorea sind derart stark ausgeprägt bei der rheumatischen selten, aber sehr augenfällig bei der Tic-Krankheit. Zur Chorea

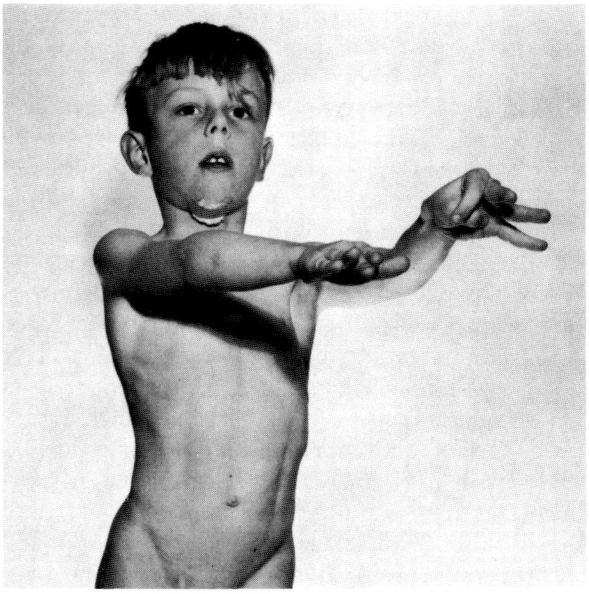

a

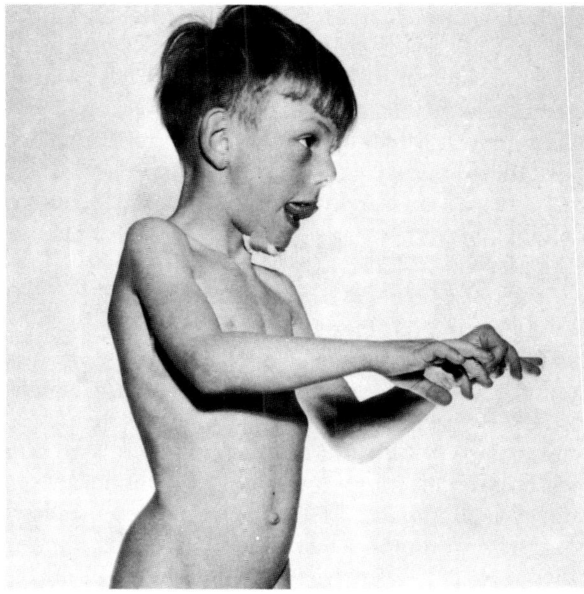

b

378 a + b Rheumatische Chorea (Sydenham): Hände, Handgelenke, Lippen, Gesicht und Zunge werden unaufhörlich bewegt, gelegentlich auch der rechte Fuß. Willkürbewegungen werden schnell und forsch ausgeführt. Die herausgestreckte Zunge schnellt plötzlich in den Mund zurück, die Arme schießen auf Aufforderung nach vorn. Der Junge springt aus dem Bett wie ein Schachtelmännchen, fällt häufig hin (beachte das Heftpflaster am Kinn), die Glieder sind hypoton, ihre Haltung und Stellung unnatürlich und die Willkürmotorik ist ungeschickt

gehören Unbeholfenheit, das Kind läßt Gegenstände zu Boden fallen, und die Kraft des Faustschlusses läßt rasch nach. Wenn die Chorea akut einsetzt oder nach einer Halsentzündung, oder wenn sie von einem Erythem begleitet ist, wird das Kind mit der Verdachtsdiagnose einer Infektionskrankheit oder einer Enzephalitis ins Krankenhaus geschickt. Ein junger praktischer Arzt hat kaum jemals eine akute rheumatische Chorea gesehen.

Endlich kann die rheumatische Chorea auch in den ersten Schwangerschaftsmonaten auftreten mit oder ohne rheumatische Vorgeschichte. Diese Beziehung zur Gravidität ist ebenso bekannt, wie ihre Ursache unbekannt ist. Rückfälle bei späteren Schwangerschaften kommen vor. Es sieht nicht so aus, als seien unverheiratete Mütter häufiger betroffen.

Ein choreatisches Kind kann wie ein verhaltensgestörtes wirken: es kann zu Hause oder in der Schule durch Ungehorsam und durch reizbare oder agitierte Phasen auffallen. Dabei braucht es nicht krank auszusehen, kein Fieber zu haben und zum Unterschied vom akuten rheumatischen Fieber ist die Blutsenkung nicht beschleunigt. Das EEG kann verändert sein und periodische träge Aktivität aufweisen. Bei der Untersuchung können zusätzlich zu der augenscheinlichen choreatischen Bewegungsunruhe Haltungsabnormitäten und schnell nachlassende Kraftentfaltung beim Faustschluß gefunden werden. Die Reflexe sind normal.

Selten einmal kommt Chorea vor bei Thyreotoxikose, Polycythaemia vera und disseminiertem Lupus erythematodes. Schließlich kann es unter Phenothiazinen und bei Frauen mit Chorea-Anamnese unter oralen Antikonzeptiva zu einer choreatischen Bewegungsstörung kommen.

Chorea Huntington

Im Jahre 1872 lieferte George Huntington, ein Arzt in Long Island (USA), die erste genaue Beschreibung dieser Krankheit, die seither seinen Namen trägt. Sein Vater und Großvater, die im gleichen Ort praktiziert hatten, beobachteten bereits die Störung, und es ist besonders lehrreich, sich der ersten Begegnung des Enkels mit der Krankheit zu erinnern, über die er in einer Zeitschrift an die New Yorker Neurologische Gesellschaft berichtet:

„Vor mehr als 50 Jahren, als ich meinen Vater auf seinen Krankenbesuchen begleitete, sah ich den ersten Fall dieser Krankheit, von der die Verwandten immer als jener Erkrankung sprachen, die sie besonders fürchteten. Ich erinnere mich daran so lebhaft, als sei es gestern gewesen ... Wir sahen uns plötzlich zwei Frauen gegenüber, Mutter und Tochter, beide groß, schlank, leichenblaß, beide sich ständig aufbäumend, sich verdrehend und Grimassen schneidend. Ich starrte sie voller Erstaunen und Furcht an. Was soll das sein? Mein Vater hörte bald auf, zu ihnen zu reden, und wir gingen fort".

Genealogische Untersuchungen in Amerika stellten fest, daß die Krankheit am häufigsten in den Neu-England-Staaten ist. Die Mehrzahl der Erkrankten stammte von wenigen Personen ab, welche 1630 aus einem Dorf in Suffolk/England mit Schiffen des Puritanerführers John Winthrop nach Boston kamen. Es ist ein merkwürdiges Zusammentreffen, daß die HUNTINGTONS ebenfalls aus Ostengland stammen und 1633 Norwich verließen, nur 3 Jahre, nachdem die erkrankte Familie Segel gesetzt hatte, um in Neu-England zu siedeln.

Andere Gründe als die Erblichkeit sind nicht bekannt. Es kommt zu einer langsam fortschreitenden Nervenzelldegeneration in den Basalganglien und in der Großhirnrinde. Die Krankheit wird von beiden Geschlechtern vererbt, der Erbfaktor verhält sich dominant. Er befällt beide Geschlechter, und selten einmal scheint er eine Generation zu überspringen, wenn eine betroffene Person stirbt, bevor die Krankheit zum Ausbruch kam.

Die ersten Symptome zeigen sich gewöhnlich zwischen dem 30. und 50. Lebensjahr, die Krankheit verläuft langsam bis zum tödlichen Ende nach 5–30 Jahren.

Die choreatische Bewegungsunruhe scheint sich nicht wesentlich von der der rheumatischen Chorea zu unterscheiden. Das Gesicht ist selten ausgespart, Blinzeln, schmatzende und leckende Bewegungen von Lippen und Zunge, Schnüffeln und Grimassieren sind gewöhnlich leicht festzustellen. Die Sprachartikulation ist nuschelnd, die Körperbewegungen und der Gang unkoordiniert. Die psychischen Veränderungen, gleichgültig ob sie vor, während oder nach Einsetzen der choreatischen Auftreten, bestehen in einem allmählichen geistigen Verfall. Frühsymptome sind Nachlässigkeit, Schlampigkeit, absonderliches Verhalten und ein Verfall der Sitten. Es gibt keine spezielle Art choreatischer Geistesstörung. Wir stellten fest, daß nicht betroffene Mitglieder einer Familie keine besonderen Abweichungen aufwiesen und die Inzidenz von Krankheiten wie Epilepsie und endogene Psychose bei ihnen gering ist. Die sozialen Folgen der Krankheit sind offensichtlich schwer und einschneidend. Wenig ist in den vergangenen 50 Jahren hinsichtlich freiwilliger oder gesetzlicher Geburtenkontrolle getan worden. Jeder heterozygote Fall der Krankheit muß im Durchschnitt 50% kranke Nachkommen erwarten. Wenige Kranke nehmen dies zur Kenntnis, und wir erinnern uns nur an eine einzige Familie, in der eugenischer Rat akzeptiert und Konsequenzen gezogen wurden.

Bei der klassischen Form der Krankheit entwickeln sich die Kardinalsymptome Chorea und Demenz progredient. Man kann die Krankheit übersehen, wenn die intellektuellen Störungen der Bewegungsstörung vorausgehen, diese nur minimal ist und die Familienvorgeschichte im Dunkeln bleibt oder Krankheitsfälle negiert werden. Die Krankheit verläuft schleichend, die geistige Störung erweckt oft als erstes Besorgnis. Das Erscheinungsbild des Kranken kann trotz Haltungsstörung, taumelndem Gang, Grimassieren und Artikulationsstörung beim Sprechen die Aufmerksamkeit von der choreatischen Bewegungsstörung ablenken, denn demente Kranke sind oft ruhelos und unstet. Der Muskeltonus variiert beträchtlich von Fall zu Fall und von Familie zu Familie. Bei manchen ist er gering oder gar nicht, bei anderen deutlich ausgeprägt. Tonus und choreatische Bewegungsunruhe können überdies im Laufe der Krankheit erheblichen Fluktuationen unterworfen sein.

Beginnt die Krankheit in der Kindheit oder in der Adoleszenz, wird die Diagnose schwierig. Die juvenile Form, etwa 5% aller Fälle, manifestiert sich mit dystoner Körperhaltung, Neigung zu mutistischem, depressivem und apathischem Verhalten. Dysarthrie und Symptome von seiten der Augen sind die Regel. Vermutet wird dann Schizophrenie. In der Mehrzahl der juvenilen Fälle ist der Vater der Überträger der Krankheit. Epileptische Anfälle kommen in 60% der juvenilen Erb-Chorea vor. Auch Petit-mal-Status ist beschrieben worden.

Freilich ist die Früherkennung wichtig. Klinische, genetische und biochemische Anstrengungen sind in dieser Richtung unternommen worden. Unter den Frühsymptomen sind zu nennen eine Störung der Blickwendung nach oben und zähflüssige Bulbusbewegungen. Die Persönlichkeitsstörung in einem Verdachtsfall richtig zu bewerten, ist zweischneidig, aber die Eltern können manchmal ein Gefühl dafür haben, welches der Kinder erkranken wird. Levodopa ist als Diagnostikum im vorsymptomatischen Stadium versucht worden, weil die Motilitätsstörung, die es bei Parkinson-Kranken hervorrufen kann, der bei der Huntington-Chorea ähnelt. Es scheint Dyskinesien bei belasteten Familien eher zu provozieren als bei Kontrollfällen, aber man weiß nicht, ob ein positives Ergebnis bedeutet, daß eine Huntington-Chorea sich später entwikkeln wird. Darüber hinaus wirft ein solcher Test auch ethische Probleme auf. Wie bei der myotonischen Dystrophie wird auch die genetische Kopplung untersucht, um das oder die abnormen Gene zu identifizieren. Biochemische Studien haben gezeigt, daß Pharmaka, die die Katecholaminspeicher und besonders die des Dopamins im Gehirn entleeren, bei der Huntington-Chorea therapeutisch von Nutzen sind. Beispiele solcher Medikamente sind das Reserpin und das Tetrabenazin. Man weiß

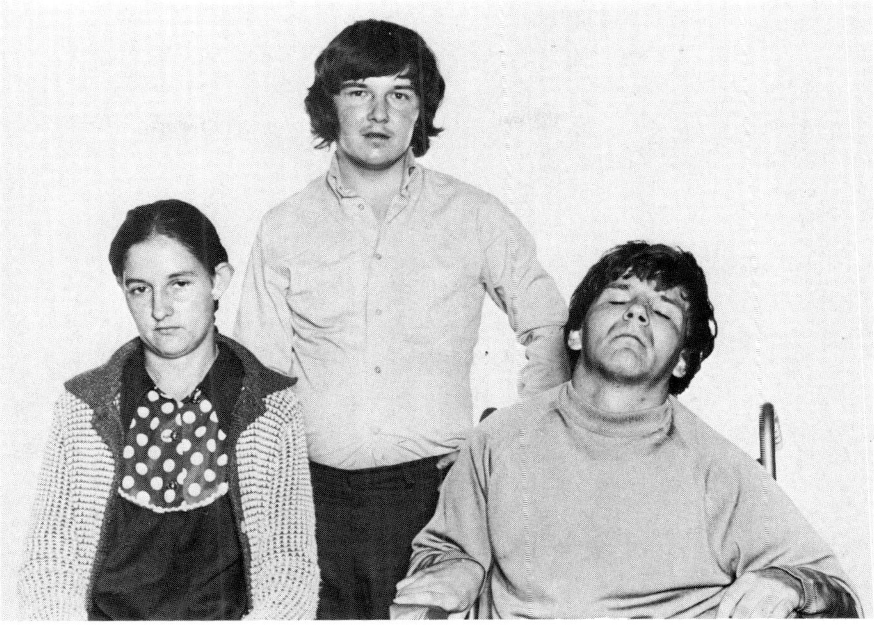

a

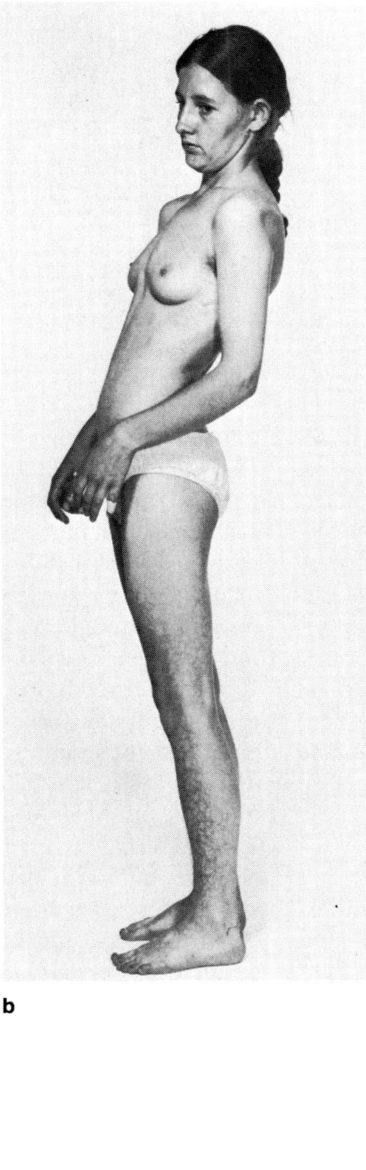

b

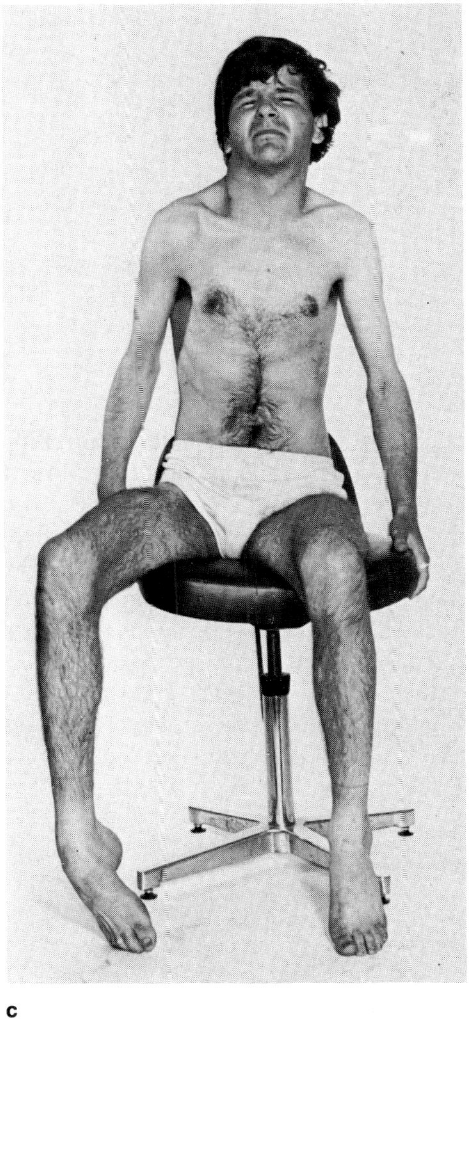

c

379 a–c Huntington-Chorea: **a** Der Vater der 3 Kinder litt an einer klassischen Form der adulten Huntington-Chorea und stand in unserer Beobachtung und Behandlung. Er starb mit 47 Jahren. Bei der Autopsie das typische Bild der striären und kortikalen Degeneration. Der nicht abgebildete Erstgeborene, jetzt 28 Jahre alt, ist gesund. Der zweitälteste Sohn, 23 Jahre alt (in der Mitte der Dreiergruppe), ist unterdurchschnittlich begabt und leidet an epileptischen Anfällen. **b** Das 3. Kind, ein jetzt 22jähriges Mädchen, bietet Krankheitssymptome seit dem 14. Lebensjahr, nämlich eine Verhaltensstörung, bald gefolgt von einer dysarthrischen Sprache, unbeholfener Motorik und schwerfälligem Gang. Das Photo zeigt den eigenartigen Gesichtsausdruck und die abnorme Körperhaltung. Die Bewegungen des Mädchens erfolgen langsam, linkisch, und der Tonus der Extremitäten ist rigide. **c** Das 4. Kind, männlich und jetzt 20 Jahre, bot mit 11 Jahren eine verwaschene Sprache, linkische Motorik und einen Entwicklungsrückstand. 9 Jahre später war es dement und hilflos mit ständiger choreatischer Bewegungsunruhe. Eine 48stündige Levodopa-Behandlung hatte einen gegenteiligen Effekt, der Kranke wurde stuporös und steif. Das Medikament mußte abgesetzt werden

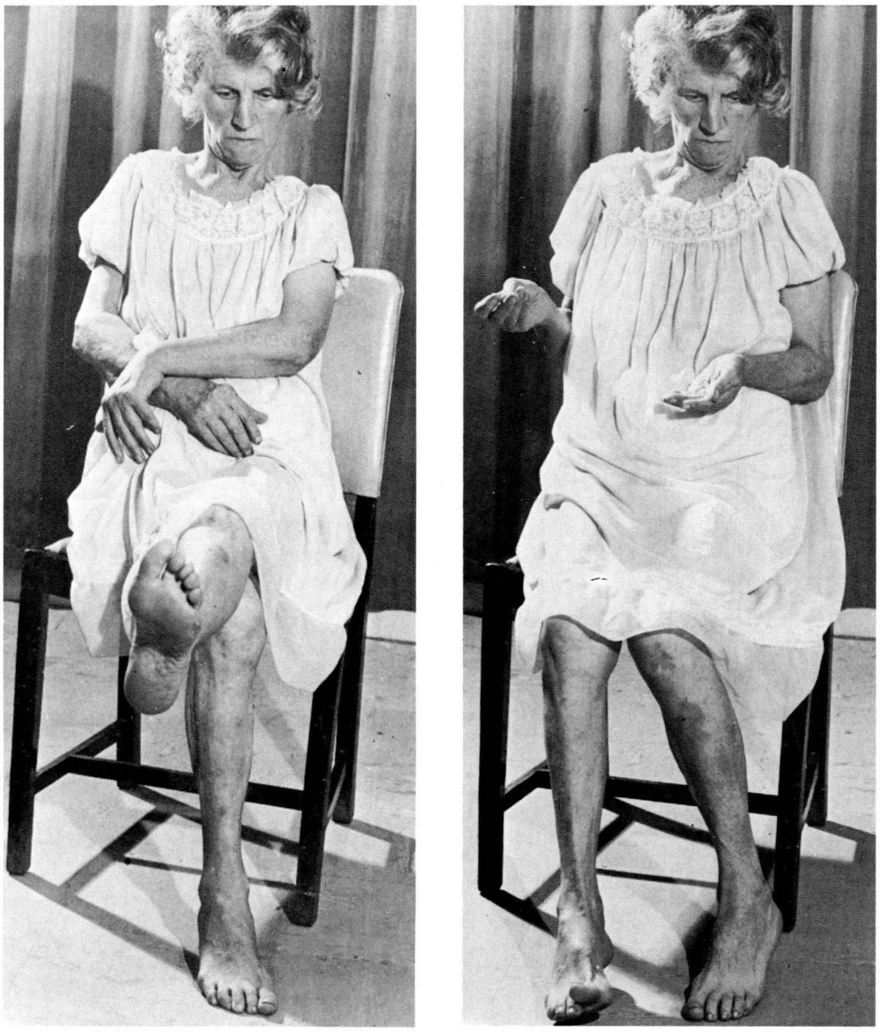

a b

380 a+b Huntington-Chorea: 53 Jahre alt. Typisches Bild mit Chorea und Demenz seit 10 Jahren. Auffallend lebhaft, bizarre Störung des Ganges. Schwere Merkfähigkeits- und Orientierungsstörung. Nuschelnde Sprache, wenig ausgeprägtes Grimassieren des Gesichtes. Tetrabenazin, 3 × 75 mg/Tag, besserte die Bewegungsunruhe innerhalb von 48 h, aber die Kranke wurde in sich gekehrt und wirkte niedergeschlagen. Die Bilder sind vor der Behandlung aufgenommen. Nach 6tägiger Therapie konnte sie still in einem Sessel sitzen, und die Gangstörung war weniger ausgeprägt

auch, daß Stoffe, die die Dopaminrezeptoren blokkieren – Phenothiazine und Butyrophenone – eine günstige Wirkung haben. Es geht also nicht allein um die Früherkennung auf biochemischem Wege, sondern vielleicht auch wie beim Parkinsonismus um eine geeignete Behandlung, die sich hieraus entwickeln könnte; möglicherweise sogar mit Konsequenzen für alle Formen der Demenz, sogar der senilen. Bis heute gibt es noch keine spezifische Therapie, vielen Kranken kann aber mit Neuroleptika – Chlorpromazin oder Butyrophenon – eine Erleichterung verschafft werden.

Hemichorea

Choreatische Bewegungsstörungen kommen, allerdings selten, im Greisenalter ohne Heredität und progressive Demenz vor. Ein besser definiertes Syndrom ist das der akuten Hemichorea oder des Hemiballismus, auch *apoplektische Chorea* genannt. Der Beginn ist plötzlich, die unwillkürliche Bewegungsstörung ist einseitig, oft intensiv und grobschlägig und nur im Schlaf unterbrochen. Das schleudernde Ausfahren der Glieder kann zu Verletzungen oder zur Erschöpfung des Kranken führen; nur selten hört diese Bewegungsstörung spontan auf. Der Tod kann im Laufe von Tagen oder Wochen eintreten, jedoch sahen wir einige Kranke, die fast ein Jahr überlebten. Im Gegensatz zu den eindrucksvollen klinischen Erscheinungen steht ein kleiner, meist vaskulärer Herd im kontralateralen Nucleus subthalamicus.

Eine andere Art von Hemichorea, die schleichend einsetzt, unterscheidet sich von der akuten Hemichorea des Erwachsenenalters. Es handelt sich um bejahrte Kranke, die kurze Zeit zuvor einen Schlaganfall erlitten hatten. Nach einigen Tagen oder Wochen tritt mit der Rückkehr der Kraft in den

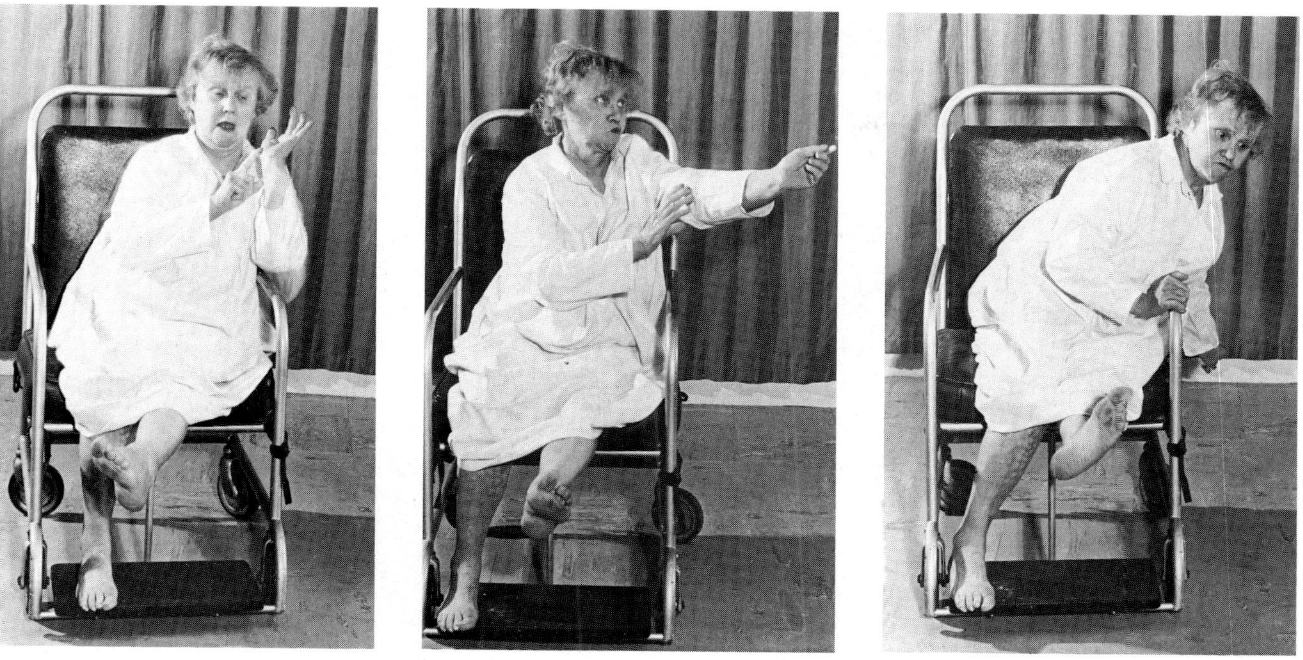

a b c

381 a–c Hemiballismus: 70 Jahre alt. 7 Tage zuvor, um 10 Uhr vormittags, plötzliches Einsetzen wild ausfahrender Schleuderbewegungen des linken Armes und Beines. Keine Bewußtseinsstörung. Die Bewegungsstörung ließ nach, wenn sie sich ins Bett legte, sie exazerbierte aber, wenn sie auf einem Stuhl saß. Sie konnte kaum gehen. Die Bewegungsstörung verschwand im Schlaf. Unter Tetrabenazin, 3 × 50 mg/Tag, verschwand die Störung innerhalb von 48 h. Diese Behandlung wurde noch 1 Monat fortgesetzt, danach kein Rückfall

zuvor hemiplegischen Gliedmaßen eine choreatische Bewegungsunruhe auf, die meist nicht schwer ist und Wochen oder Monate persistieren kann. Sie ist wie die akute Hemichorea durch Tetrabenazin zu beeinflussen.

Torsionsdystonie (Dystonia musculorum deformans)

Dieses seltene Syndrom beruht auf einer Erkrankung der basalen Ganglien und ist durch langsame kraftvolle Drehbewegungen, die dem Willen nicht unterworfen sind, in Rumpf und Gliedmaßen gekennzeichnet. Die Krankheit kann sporadisch oder familiär auftreten oder auch Enzephalitisfolge sein. Sie setzt allmählich ein mit Symptomen im späten Kindes- oder frühen Adoleszentenalter. Die torquierenden Bewegungen können in den Beinen oder auch in den Armen beginnen, nicht selten beobachtet man, daß das Kind Schwierigkeiten hat, beim Gehen die Ferse auf den Boden aufzusetzen, der Fuß ist steif plantar flektiert. Der Gang kann ganz bizarr gestört sein, bei im Knie und in der Hüfte gebeugten Beinen wird das Becken ständig gedreht. Ähnlich läuft die Bewegungsstörung im Rumpf, am Hals und im Schultergürtel ab, mit tourenweisem Verdrehen des Kopfes wie beim Schiefhals, Beugen und Torquieren des Armes sowie schraubendem Drehen des Rumpfes. Dysarthrie und Grimassieren können hinzutreten, die Bewegungsstörung wird gewöhnlich provoziert, wenn die Glieder gebraucht werden sollen. Der Muskeltonus ist variabel, Muskelatrophien fehlen, Reflexe und Sensibilität sind erhalten und Pyramidenzeichen treten nicht auf. Erst spät kommt es zu psychischen Störungen, die teils progredient sind, teils auch für Jahre stationär bleiben können.

Während bei der Chorea und bei der Athetose in aller Regel die distalen Gliedmaßenanteile von der Bewegungsstörung betroffen sind, befällt die Torsionsdystonie vorzugsweise die proximalen Abschnitte. Die Chorea manifestiert sich mit schnellen und kurzen Bewegungen, die Athetose mit langsameren und vertrackten, die jedoch weniger kraftvoll sind und nicht derartig verkrümmend, auch nur selten den Rumpf einbeziehen, wie dies bei der Torsionsdystonie der Fall ist. Diese zeichnet sich auch meist durch eine starke Lendenlordose aus. Nicht selten wird eine Hysterie vermutet, wenn unwillkürliche Bewegungen bei Erregung oder unter emotionaler Belastung zunehmen. Dies trifft jedoch für alle organischen Bewegungsstörungen vom unwillkürlichen Typ zu, für den Parkinsonismus, die Chorea, den essentiellen Tremor und den

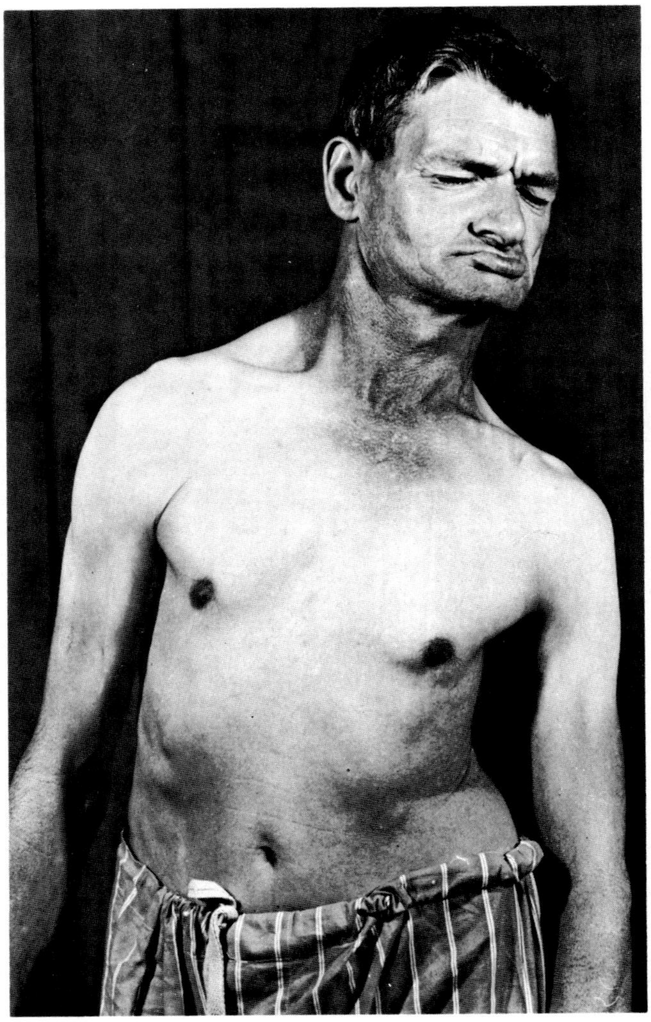

382 Torsionsdystonie: 50 Jahre alt. Beginn mit Dysarthrie, damals 16 Jahre, Tortikollis mit 20 Jahren, Rumpftorsion mit 25 Jahren. Die Bewegungsstörung wurde durch Willkürbewegung grob verstärkt. Ausgeprägte Lendenlordose beim Gehen und Stehen. Hände und Füße ausgespart. Hyperthrophie des rechten M. sternocleidomastoideus. Augen- und Kieferschluß sind von Nackenmuskelspasmen begleitet und die Sprache ist nahezu unverständlich. Keine Enzephalitisanamnese

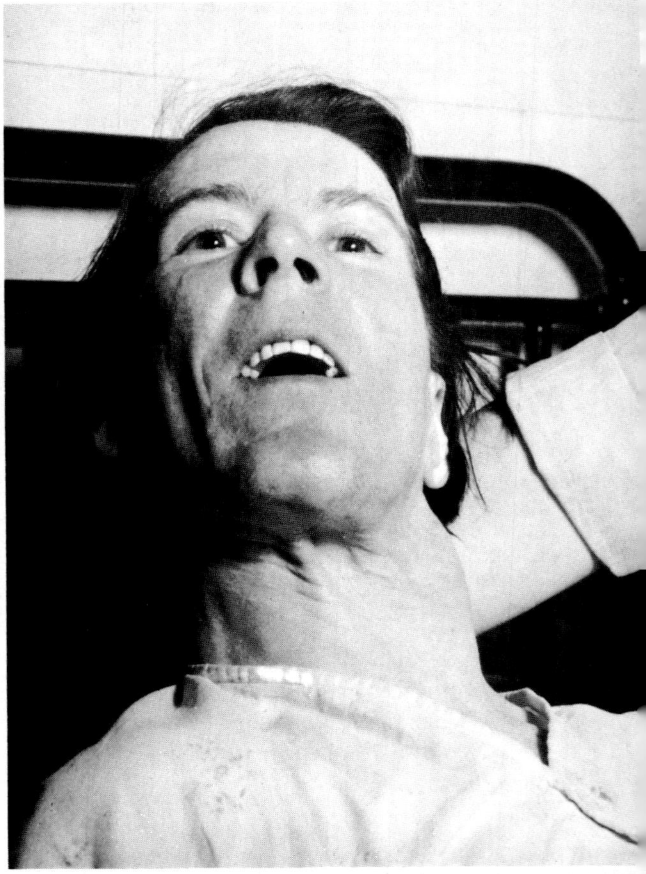

a

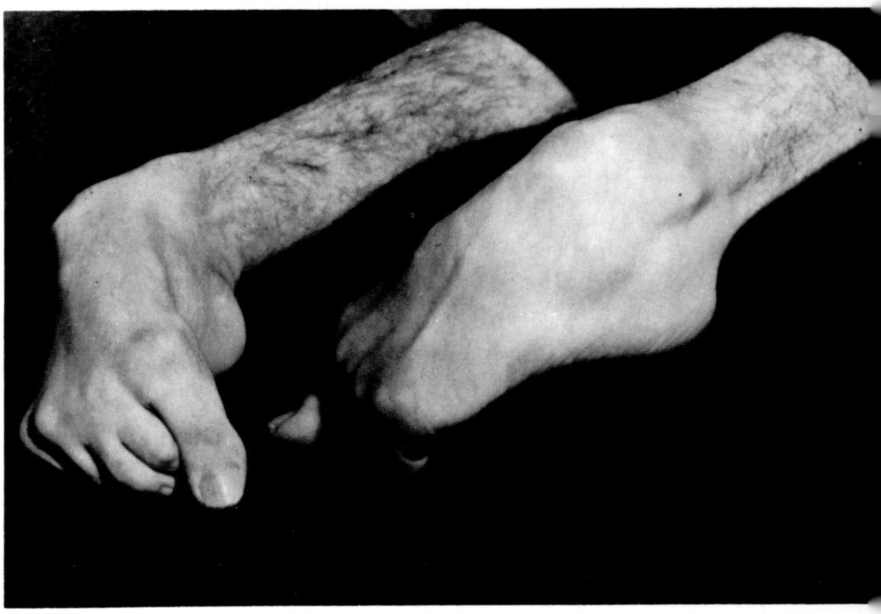

b

383 a + b Torsionsdystonie: Kraftvolle muskuläre Verkrampfung beim Beugen von Zehen und Fuß, Verdrehen des Kopfes und Öffnen des Kiefers. Torquierende Bewegungen von Hals, Schulter und Becken. Lendenlordose. Die Krankheit begann in der Kindheit mit unbeholfenem Gang und Ungeschicklichkeit der Hände. Viele Jahre lang fehlten augenfällige unwillkürliche Spontanbewegungen. Keine Enzephalitis in der Vorgeschichte

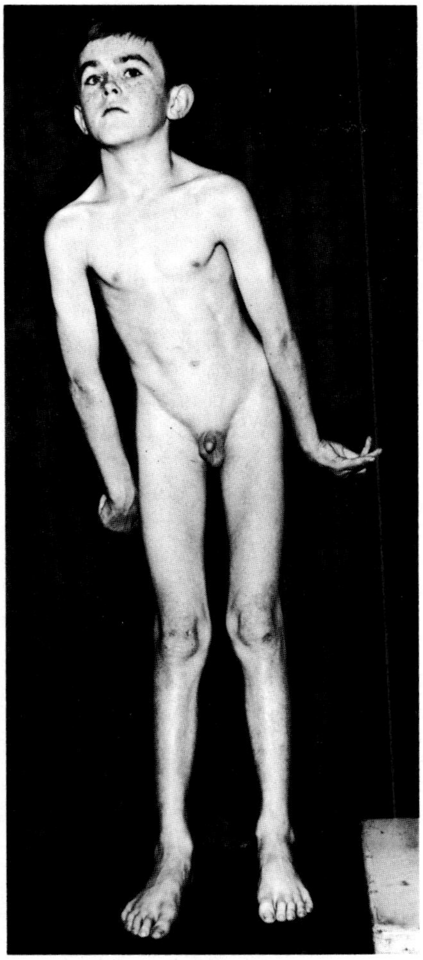

384 Torsionsdystonie: 10 Jahre alt. Im Alter von 6 Jahren Bewegungsunruhe und Unbeholfenheit, fiel häufig hin, plumper linkischer Gang. Athetotische und choreatische Bewegungen der Gliedmaßen wurden gefolgt von Drehbewegungen des Kopfes und des Rumpfes. Der Kopf wurde nach hinten oder zur Seite gezogen, der Rumpf nach rückwärts oder nach rechts gebogen, Armspasmen. Die im Ellbogen gestreckten Arme rotierten nach innen und wurden auf den Rücken gedreht. Willkürbewegung, z. B. Gehen, löste eine Vielfalt von Torquierungen aus. Keine Enzephalitisvorgeschichte, kein Hinweis auf Wilson-Krankheit

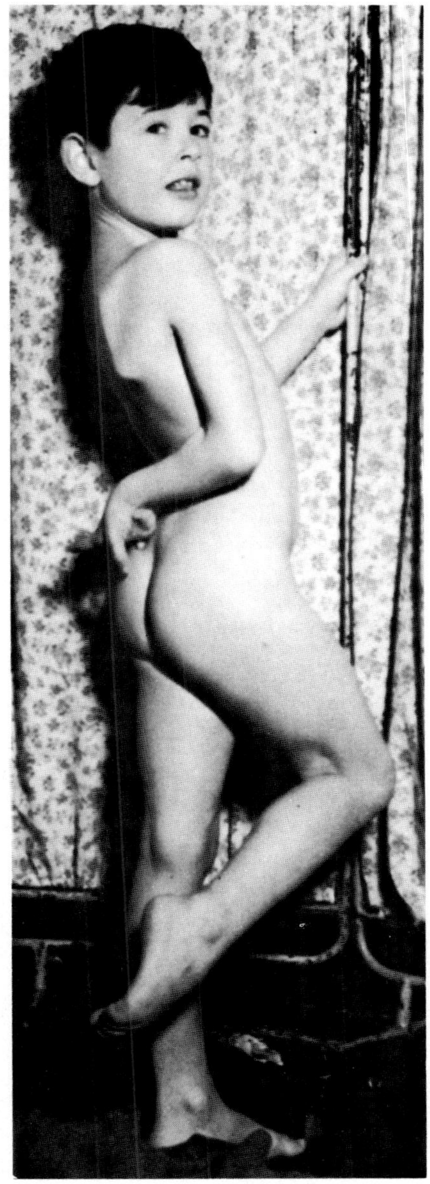

385 Gewohnheitsspasmen 9 Jahre alt. Unwillkürliche Bewegungen im rechten Arm und Bein mit 8 Jahren. Normale Intelligenz, keine früheren Erkrankungen, kein Hinweis auf Wilson-Krankheit. Normale Entwicklung der Muskulatur, der Muskelkraft und des Muskeltonus. Periodisch auftretende Beugung im rechten Ellbogen- und Handgelenk, im rechten Knie- und Fußgelenk. Der Arm drehte sich auf den Rücken. Eine Torsionsdystonie wurde erwogen, aber die Bewegungsstörung ging allmählich zurück und hörte auf, als er 12 Jahre alt war. Normale weitere Entwicklung zuletzt im Alter von 20 Jahren gesehen. Wurde im 2. Lebensjahrzehnt straffällig, labiler familiärer Hintergrund. Im nachhinein ist anzunehmen, daß die frühere Motilitätsstörung psychische Beweggründe hatte

Hemispasmus facialis. Das Bizarre in den Bewegungsabläufen einer beginnenden Torsionsdystonie mag die Unterscheidung von der Hysterie tatsächlich zunächst schwierig und eine Entscheidung erst nach einer gewissen Beobachtungszeit möglich machen. Zwar wird behauptet, eine Hysterie könne nur beim Vorhandensein einer hysterischen Persönlichkeit diagnostiziert werden, was zwar theoretisch richtig, praktisch aber oft wenig hilfreich ist.

Die Torsionsdystonie tritt oft ohne einen erkennbaren Grund auf, oder sie ist, wie dies auch für andere Krankheitsformen mit unwillkürlichen Bewegungsstörungen zutrifft, nur eine bestimmte Erscheinungsform einer identifizierbaren Erkrankung. Sie kann sich zu einer Athetose bei einem zerebral gelähmten Kind hinzugesellen, wobei die zentrale Lähmung Folge einer Anoxie unter der

Geburt oder nach Kernikterus (gallige Pigmentierung der basalen Ganglien bei Icterus neonatorum) ist. In einem solchen Falle kann zusätzlich eine bilaterale zentrale Ertaubung bestehen. Die dystonische Bewegungsstörung kann Symptom der Wilson-Krankheit und der juvenilen Huntington-Chorea darstellen. Der Torticollis spasticus ist die häufigste dystonische Störung, bei der wenig dafür spricht, daß sie psychogener Natur sei. Manche Kliniker beziehen in diese Störungsformen auch den Schreibkrampf ein und den Blepharospasmus nach Art einer rudimentären oder fragmentarischen Dystonie. Zugegeben, der Ausdruck Dystonie ist ein deskriptiver, und wenn eine Dystonie auch hie und da die einzige Erscheinung einer idiopathischen Nervenerkrankung sein mag, so kann sie doch viele Ursachen haben. Die iatrogene sollte dabei nicht vergessen werden (s. S. 460)!

Gesichtsdyskinesien

Dieser Begriff wird für Fälle gebraucht, die komplexe, unwillkürliche und stereotype Bewegungen des Gesichtes bieten, besonders dessen unterer Partien: ständig sich wiederholendes Schmatzen, Schnalzen, Grimassieren, Kauen, Zähneknirschen und Schlucken unter Einbeziehung der Lippen, der Zunge und des Unterkiefers. Die Zunge kann ständig herausgestreckt werden (Abb. 386 und 387) und dabei hypertrophieren. Das Sprechen, die Nahrungsaufnahme und selbst die Atmung können durch diese abnormen Bewegungen affiziert werden. Manchmal ist die Störung begleitet von distaler choreatischer Unruhe oder Ruhelosigkeit (Akathisie).

Die Gesichtsdyskinesie kann spontan auftreten oder Folge einer Phenothiazin- oder Levodopatherapie sein. Sie wird gewöhnlich beobachtet bei hospitalisierten chronisch Geisteskranken, die älter als 50 Jahre sind, wobei das weibliche Geschlecht überwiegt. Die Mehrzahl dieser Patienten war verschiedensten medikamentösen, insbesondere Phenothiazin-Behandlungen unterworfen, während eine ganze Anzahl besonders alter und dementer Patienten in früheren Jahren einer Leukotomie oder Elektrokrampftherapie unterzogen worden war. Unter einer Gesichtsdyskinesie wird nicht die *akute* dystone Reaktion auf Phenothiazine verstanden, die im wesentlichen Ausdruck einer Idiosynkrasie ist, sondern nur die chronische Phenothiazin-induzierte, welche sich überdies bei Entzug des Medikaments verschlechtert. Gesichtsdyskinesien pflegen auf andere Neuroleptika nicht anzusprechen und können zeitlebens persistieren. Es ist nicht ausgeschlossen, daß sowohl die spontane wie die medikamenteninduzierte Form der Gesichtsdyskinesie auf bleibenden Veränderungen im Mittelhirn, Stammhirn und Nucleus niger beruhen.

Hepatolentikuläre Degeneration (Wilson-Krankheit)

Kinnier Wilson (1878–1937) vom National Hospital Queen Square in London beschrieb 1912 diese Krankheit, als er 33 Jahre alt war, in seiner Dissertation unter dem Titel: „Progressive Linsenkerndegeneration; eine familiäre Nervenkrankheit mit Leberzirrhose“. Diese Arbeit setzte den Anfang für eine neue Erforschung von Anatomie, Physiologie und Pathologie der basalen Ganglien, die Wilson das „extrapyramidale System“ nannte. Wenngleich die Wilson-Krankheit selten ist, beruht ihre Bedeutung auf der Tatsache, daß sie eine angeborene Stoffwechselentgleisung mit unbekannter Ursache darstellt. Ihre historischen Marksteine sind lehrreich.

1902 berichtete Kayser über Hornhautpigmentationen des Auges bei einem Fall mit der Diagnose „Multiple Sklerose“, und 1903 fügte Fleischer eine obskure neurologische Störung mit einer Leberzirrhose hinzu. Aber erst in den letzten 25 Jahren sind die charakteristischen biochemischen Erscheinungen dieser Krankheit beschrieben worden. Kupferablagerungen in der Leber, im Gehirn und ringförmig in der Hornhaut des Auges wurden in den 30er Jahren erwähnt, die Aminosäureausscheidung im Urin wurde erst 1948 von Uzmann u. Denny-Brown in Boston entdeckt. Im gleichen Jahr schlug Cummings in London nach einer detaillierten Untersuchung des zerebralen Kupfergehaltes bei Gesunden und bei Wilson-Kranken die therapeutische Anwendung von B. A. L. (British Anti-Lewisite; Dimercaptol) vor, und in demselben Jahr identifizierten Laurell u. Holmberg in Schweden das kupfertransportierende Protein Coeruloplasmin im Blutserum. Beard u. Kunkel wiesen die vermehrte Kupferabsorption aus dem Darm und die Verminderung von Coeruloplasmin im Blut nach. Schließlich führte Walshe die orale Penicillamintherapie ein. Bei keiner anderen neurologischen Krankheit konnten die beiden biochemischen Störungen – Kupferanreicherung und Aminoazidurie – kombiniert gefunden werden. Vor 30 Jahren weckte diese Entdeckung hochgespannte Erwartungen in der Richtung, daß ähnliche angeborene Stoffwechselirrtümer bei anderen extrapyramidalen Erkrankungen gefunden werden könnten, etwa beim Parkinson, bei der Torsionsdystonie oder der Huntington-Chorea. Die Erwartungen wurden enttäuscht, jedoch berechtigt die Entdeckung des Dopamins zu neuen Hoffnungen.

Die Krankheit ist bei der Geburt noch nicht manifest. Mehrere Familienmitglieder können befallen sein. Gewöhnlich macht das Leiden in der Kindheit, dem Adoleszenten- oder frühen Erwachsenenalter die ersten Erscheinungen. Unbehandelt endet es innerhalb weniger Jahre tödlich. Trotz einer progressiven subakuten Hepatitis, die zur nodulären Leberzirrhose führt, macht diese in vielen Fällen zeitlebens keine äußeren Erscheinungen. In Wilsons Fall bestand allerdings eine Anamnese

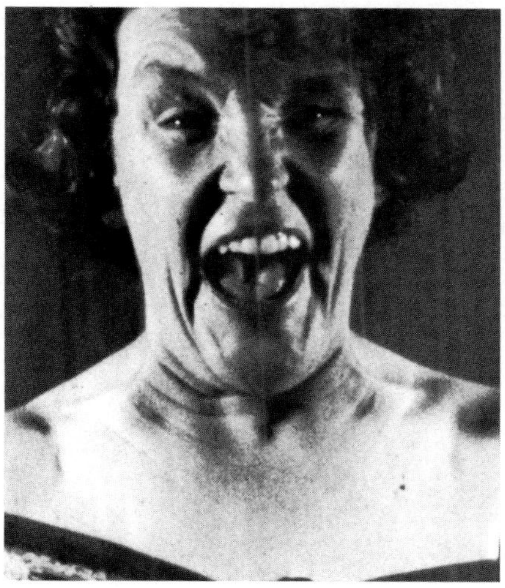

a

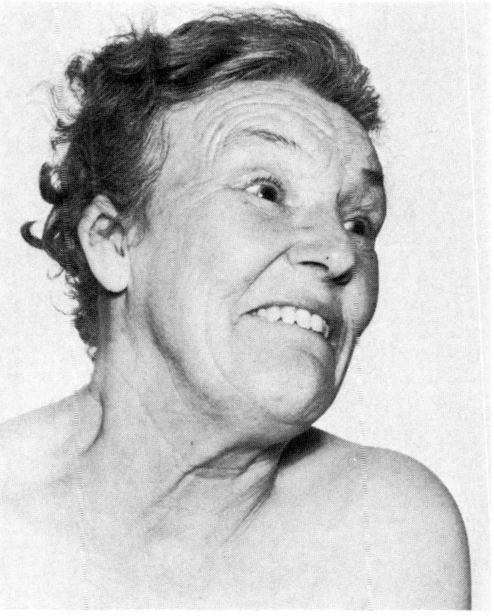

b

386 a+b Gesichtsdyskinesie: 50 Jahre alte Frau. Im Alter von 40 Jahren Dysarthrie. Augenfällige Abnormität der Lippen- und Zungenbewegungen während des Sprechens, gefolgt von Grimassieren, spastischem Schiefhals und torquierenden Rumpfbewegungen. **a** 43 Jahre alt, **b** 50 Jahre alt

mit Gelbsucht, Hämatemesis, Anämie, Aszites und verschiedenen gastrointestinalen Symptomen. Übelkeit und Erbrechen sind nicht selten, aber die Prodromi können so leicht sein, daß sie nur dann als hepatische interpretiert werden, wenn neurologische Symptome hinzutreten, die die Natur der Krankheit entschleiern. Deshalb sollte in allen Fällen juveniler Leberzirrhose der Familienanamnese Beachtung geschenkt, nach dem Kayser-Fleischer-Kornealring gefahndet und die Serumkupferoxydase (Coeruloplasmin) bestimmt werden.

WILSON sprach bei den neurologischen Erscheinungen von „generalisiertem Tremor, Dysarthrie, Dysphagie, rigider und hypertonischer Muskulatur, Auszehrung, spastischen Kontraktionen, Kontrakturen und emotionaler Labilität“. Die Funktion der Pyramidenbahn bleibt intakt und es kommt nicht zu Sensibilitätsstörungen. Die Krankheit setzt im allgemeinen schleichend ein, und manchmal bemerken nicht einmal die Eltern der Patienten, daß etwas nicht in Ordnung ist. Aufmerksam können sie werden durch die Affektlabilität, die eigenartigen Bewegungen oder den Gang, durch eine Störung der Handschrift oder der unwillkürlichen Bewegungen. Letztere kann als regelmäßiger rhythmischer Ruhetremor in Erscheinung treten, der durch Erregung verstärkt wird. In anderen Fällen liegt kein Ruhetremor vor, vielleicht abgesehen von einem sehr feinschlägigen, der nur den Kopf betrifft. Bei Willkürbewegung kommt es aber plötzlich zu einem heftigen und grobschlägigen Extremitätentremor, der die Ausführung der Bewegung beträchtlich erschwert. Beim Schreiben kann man z. B. beobachten, daß das Kind den Federhalter ergreift und ihn in normaler Weise handhabt, bis die Feder das Papier berührt. In diesem Moment fährt der Arm plötzlich zügellos und stürmisch aus und schlägt mehrere Sekunden in der Luft herum, bevor er unter Kontrolle gebracht werden kann. Das Kind kann den Arm herumschleudern, während es im Stuhle sitzt. Beim Aufstehen und Herumgehen wird die Überlagerung der normalen Bewegung durch den pathologischen Bewegungsablauf sichtbar. Die Muskeln sind hypertonisch, die Bewegungen tonisch wie klonisch verkrampft, zudem bestehen ein statischer und ein Intentionstremor. Oft sind ein starres leeres Lächeln,

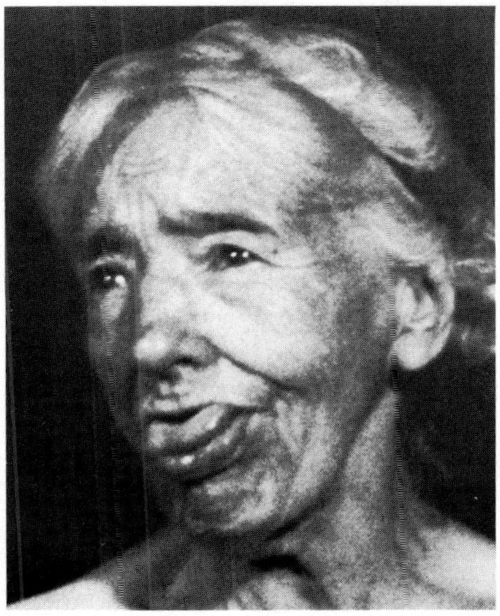

387 Gesichtsdyskinesie: Die Mutter der Patientin von Abb. **386**. 73 Jahre alte Kranke. Progrediente Dysarthrie und Dysphagie mit unwillkürlichen Lippen-, Zungen- und Gaumenbewegungen. 16jähriger Verlauf. Gaumensegelmyoklonus, Zwerchfellspasmen. Normale Großhirnentwicklung, normale Gliedmaßen. Weder bei Mutter noch Tochter war eine vorausgehende Phenothiazin-Medikation in Erfahrung zu bringen

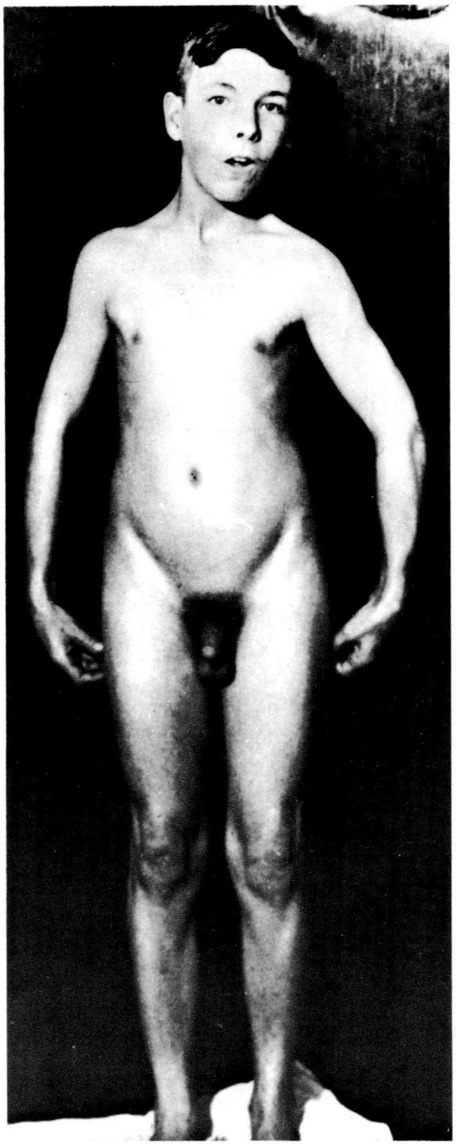

a

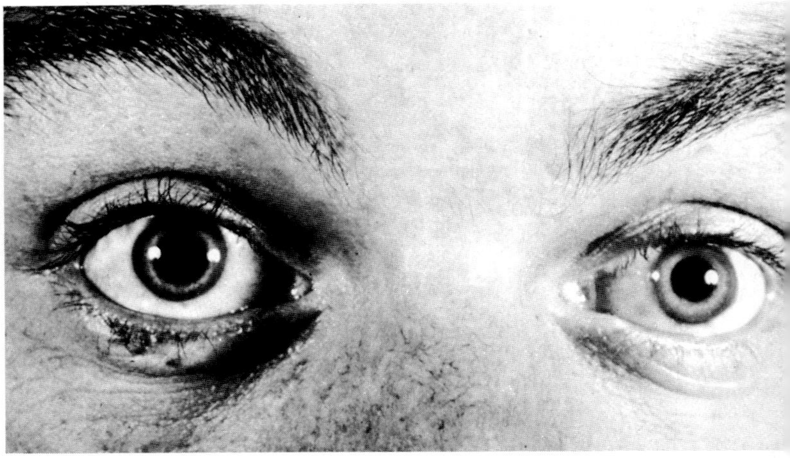

c

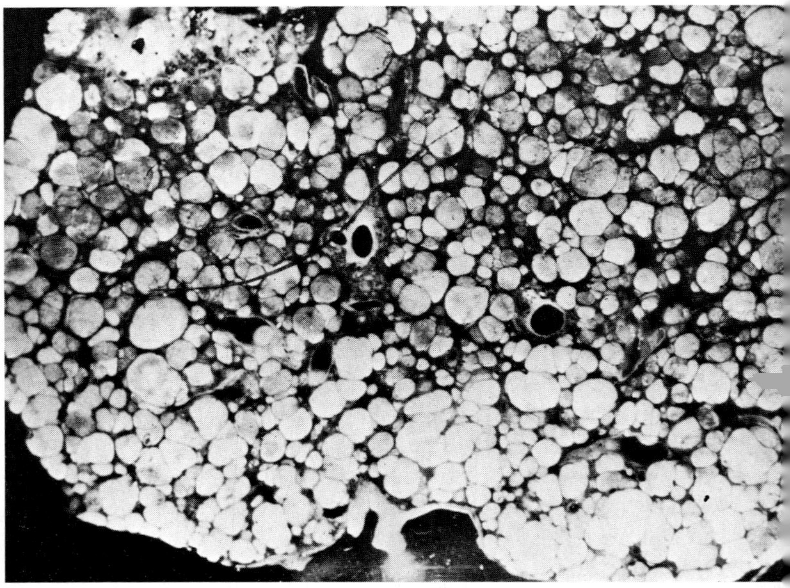

d

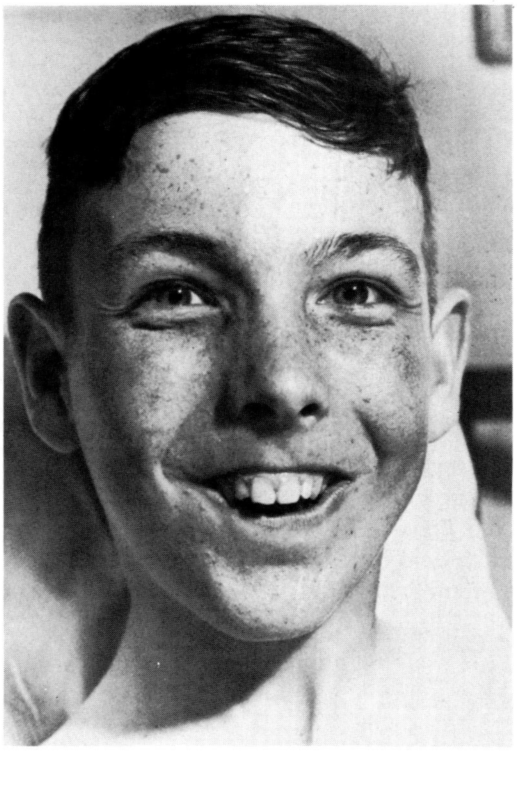

b

388 a–d Wilson-Krankheit: **a** 14jähriger Junge. Negative Familienanamnese. Gelbsucht mit 7 Jahren. Ungeschicklichkeit und Hinfallen seit dem 10. Lebensjahr. Schwierigkeiten beim Schreiben. Kann den Mund nicht schließen. **b** Charakteristischer grinsender Gesichtsausdruck mit verkniffenem Mund und entblößten Zähnen. **c** Gut ausgeprägter Kayser-Fleischer-Kornealring an beiden Augen. Episoden von Zittern und Erregung. Flexorenspasmen des linken Armes und Beines. Kräftige generalisierte tetaniforme Muskelspasmen mit Opisthotonus im Endstadium der Krankheit. Sprechen und Schreiben ist unmöglich geworden. Aminoazidurie, große Mengen von Kupfer im Harn, die noch zunahmen nach Verabreichung von B. A. L. **d** Bei der Autopsie Leberzirrhose und exzessive Mengen von Kupfer im Gehirn und in der Leber

eine wenig artikulierte Sprache, eine grobe Dysarthrie, Speichelfluß und Affektstürme von Zwangslachen oder Zwangsweinen zu beobachten.
Wird die Krankheit im Erwachsenenalter manifest, schreitet sie mehr protrahiert voran, und außer einem Tremor fällt zunächst wenig auf. Der Gesichtsausdruck kann arm an Mimik sein wie beim Parkinson. Nystagmus, Kleinhirnsymptome oder Reflexstörungen werden vermißt. Die Muskelhypertonie tritt meist erst im terminalen Stadium auf. Alle Bewegungen werden schwierig, der Kranke stolpert und fällt hin, die Glieder nehmen abnorme Stellungen ein, gewöhnlich werden sie flektiert, tonische und klonische Spasmen können sich überlagern.
Stets sind von Anfang an intellektuelle Störungen und eine Veränderung der Persönlichkeit vorhanden. Sie können in psychotischen Episoden bestehen, aber gewöhnlich sind es ein kindisches Verhalten und ein emotionales Überschießen, was am ehesten auffällt.
Nicht häufig offenbart sich die Krankheit als progressive organische Demenz. Der Kayser-Fleischer-Kornealring ist eine Zone von goldbraunem Pigment, einige Millimeter breit, mit einem sehr schmalen Saum klaren Hornhautepithels in der Peripherie. Wenn er nicht vollständig ausgebildet ist, kann er kaum mit bloßem Auge entdeckt werden, eine Spaltlampenmikroskopie ist dann erforderlich. Er wird beim Fehlen anderer Krankheitszeichen selten gesehen und kann sich unter der Behandlung zurückbilden.
Die überschießenden unwillkürlichen Bewegungsabläufe, das ständige Lächeln und der indifferente Gesichtsausdruck legen manchmal die Diagnose einer Hysterie nahe. Wenn bei einem Heranwachsenden das Bild einer Multiplen Sklerose von progressiver Dysarthrie, grobem Intentionstremor und Euphorie begleitet ist, kann dies sehr an eine Wilson-Krankheit erinnern. Ein Nystagmus, eine zerebelläre Ataxie oder eine Störung der Pyramidenbahn sowie der Hinterstrangsensibilität des Rückenmarks schließen aber einen Morbus Wilson aus.
Bei Lebererkrankungen mit Tremor und zerebralen Störungen fehlen Abnormitäten im Kupferstoffwechsel und der Kayser-Fleischer-Ring. Diese Symptome fehlen ebenso bei der Torsionsdystonie und beim juvenilen Parkinsonismus.
Die hepatolentikuläre Degeneration ist eine seltene Krankheit mit einer Prävalenzrate von wenigen Fällen auf 1 Million Bewohner; aber sie ist eine der wenigen erblichen Stoffwechselstörungen, für die es eine wirksame Therapie gibt. Deshalb ist die Frühdiagnose ungeheuer wichtig. Die Erfahrung lehrt, daß die auffälligen (nicht unbedingt die dominierenden) Symptome in der Kindheit die abdominellen, im frühen Erwachsenenalter aber gewöhnlich die neurologischen sind. Man hört auch gelegentlich, daß es so etwas wie einen typischen Fall von Wilson-Krankheit überhaupt nicht gebe. An sie muß aber stets bei Jugendlichen oder jungen Erwachsenen mit einer chronisch progredienten Nerven-(oder Leber-)Störung gedacht werden, bei denen keine eindeutige Diagnose gestellt worden ist. Das einzige pathognomonische Symptom ist der Kayser-Fleischer-Ring. Die drei wichtigen Tests sind die auf Kupfer im Urin, Kupfer im Serum und Serum-Coeruloplasmin. Es besteht kein Zweifel, daß die Krankheit auf einer allmählichen Anhäufung von Kupfer in den Geweben beruht, der Mechanismus dieser Störung ist aber nicht bekannt; er könnte in einer vemehrten Absorption oder einer verminderten Ausscheidung über die Gallenwege – der Weg der natürlichen Kupferexkretion beim Menschen – bestehen.
Die Kupferausscheidung wird angeregt durch Chelatbildner vom Typ des Penicillamins, einer hochwirksamen Substanz, die zu toxischen Reaktionen führen kann, aber lebenslang verabreicht werden muß. Die Entkupferung geht Hand in Hand mit einer klinischen Besserung, und die neurologischen Symptome bilden sich in wenigen Jahren zurück. Komplikationen der Behandlung sind das nephrotische Syndrom, eine Thrombozytopenie und Hautausschläge.

Fokale Epilepsien

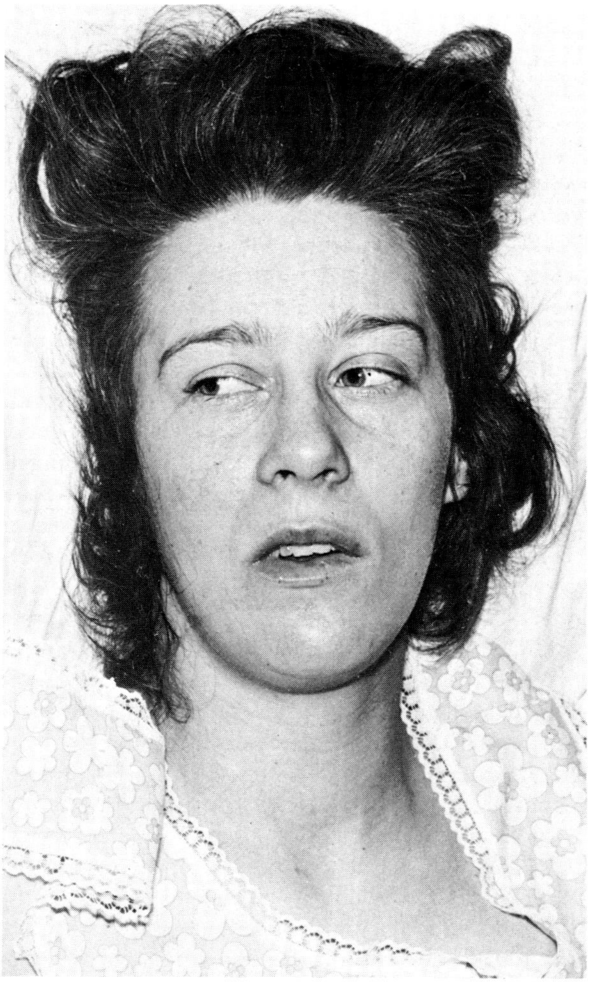

a

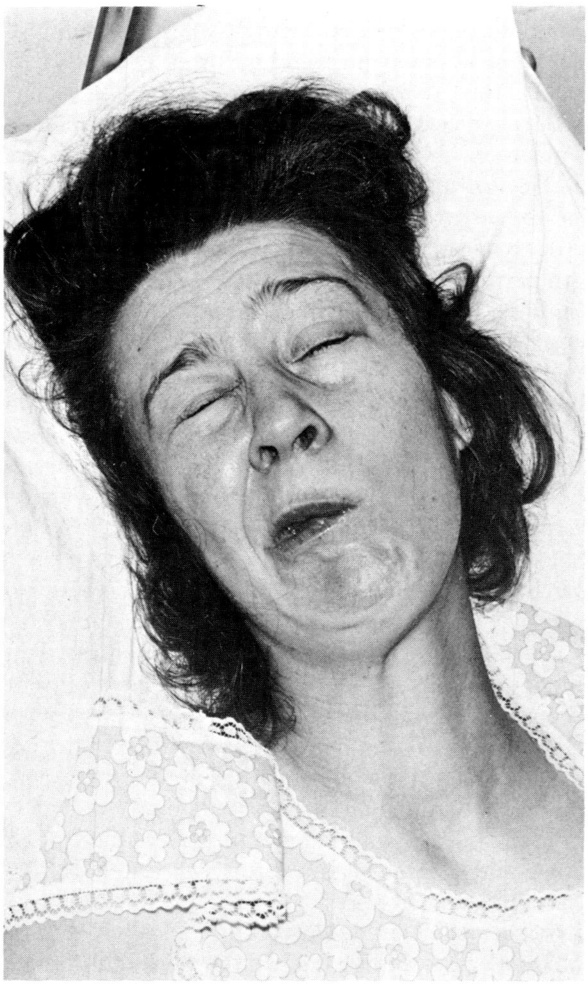

b

389a+b Fokale Epilepsie: 30jährige. Beginn mit großen und kleinen Anfällen im Alter von 20 Jahren. Verkalkter Herd von 1 cm Durchmesser in der linken Parietalregion. Die Beobachtung über 10 Jahre deckte einen Tumor nicht auf. Nach einer Geburt nahmen die kleinen Anfälle an Frequenz beträchtlich zu. Einige Wochen lang hatte sie alle 5 min einen rechtsseitigen fokalen Krampfanfall, der jeweils 30–60 sec dauerte und in einer Augendeviation nach rechts mit klonischen Zuckungen der rechten Gesichtsseite und des rechten Armes bestand. Antikonvulsive Therapie richtete wenig bei diesen Serien kleiner Anfälle aus. Schließlich wurden alle Medikamente (Phenobarbital, Phenytoin, Diazepam, Carbamazepin) entzogen. Die Anfälle sistierten dann innerhalb einiger Tage und kehrten nicht wieder

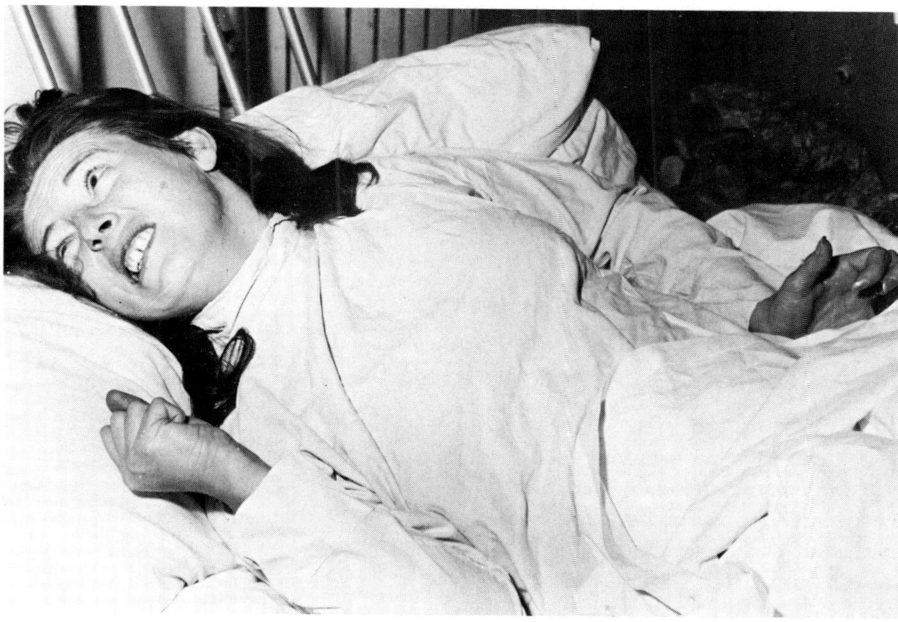

a

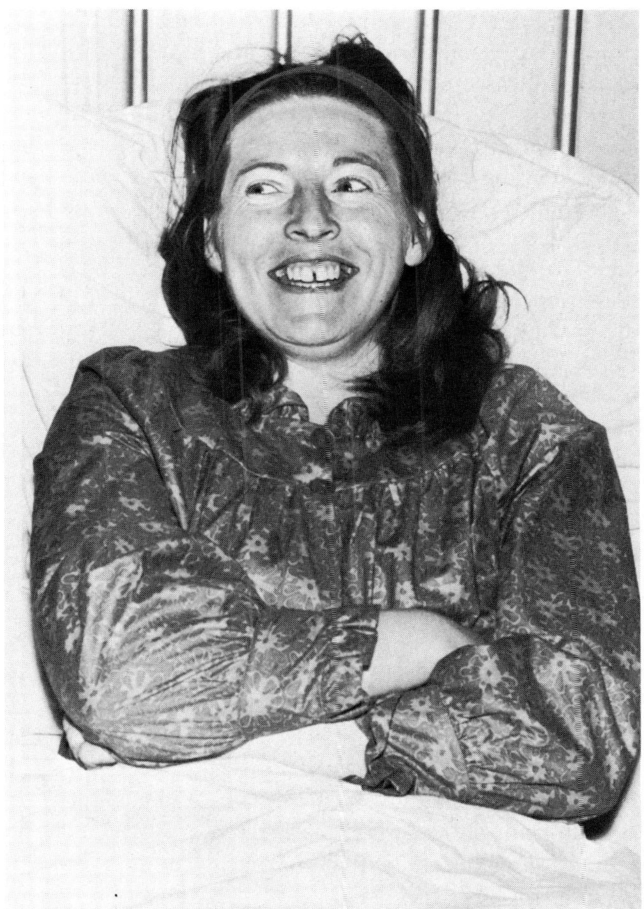

b

390 a + b Fokale Epilepsie: 36jährige. Einsetzen der Epilepsie im Alter von 24 Jahren. Status epilepticus mit 30 und 36 Jahren. **a** Während der darauffolgenden Monate wiederholt rechtsseitige fokale motorische Anfälle mit Kopf- und Augendrehung nach rechts und Jaktationen des rechten Armes. Kein Bewußtseinsverlust. Die Anfälle dauerten gewöhnlich 30 sec mit nachfolgender Dysphasie und Parese des rechten Armes. Ansonsten alle Befunde normal. **b** Nach den fokalen Anfällen erlebte sie einen Zustand „wunderschönen Glücksgefühls", der einige Stunden anhielt. „Ich fühle mich herrlich verrucht, schwül und sinnlich". Die fokalen Anfälle traten nach dem zweiten Grand-mal-Status auf und beruhten wahrscheinlich auf einem anoxischen Schaden im Temporallappen oder im limbischen System

7 Nichtsystematische und Systemkrankheiten

Motorische Systemerkrankungen (spinale Muskelatrophie, amyotrophische Lateralsklerose)

Diese unheimliche und unausweichlich tödliche Krankheit ist gekennzeichnet durch eine Degeneration beider motorischer Neurone. Der Ausdruck motorische Systemerkrankung ist nicht völlig korrekt, weil der degenerative Prozeß nicht gänzlich auf die motorischen Neurone begrenzt bleibt. Stets werden aber die Hinterstränge des Rückenmarks ausgespart. Es kommt zu einem weitgehenden Schwund der Vorderhornzellen im spinalen Mark, v. a. in der Halsmarkauftreibung und in den motorischen Hirnstammkernen, nämlich denen des Hypoglossus, des Trigeminus und des Fazialis. Die Okulomotoriuskerne sind selten befallen. Die Pyramidenstrangdegeneration ist fleckförmig, ungleichmäßig und niemals vollständig. Die Betz-Zellen in der präzentralen Hirnrinde atrophieren und die Axone der Pyramidenbahn degenerieren. Weiterhin ergreift der Prozeß die Vorderwurzeln und die peripheren motorischen Nerven, als deren Folge die Willkürmuskulatur atrophisch wird.

Man kennt drei klinische Hauptformen der Krankheit. Die häufigste wurde von CHARCOT *amyotrophische Lateralsklerose* genannt. Sie äußerst sich in einer Abmagerung der oberen Extremitäten und in einer Spastik der Beine. Bei der zweiten Form, der *progressiven Bulbärparalyse,* kommt es zum Schwund der Muskeln, die von den motorischen Hirnnervenkernen versorgt werden. Die dritte Form, die rein atrophische der *spinalen Muskelatrophie,* entwickelt keine Pyramidenzeichen, der Muskelschwund beginnt an den oberen oder unteren Extremitäten, er kann sehr langsam verlaufen oder auch rasch fortschreiten. Keineswegs alle Fälle folgen einem der beschriebenen Typen, Übergangsformen kommen vor. So treten amyotrophische Lateralsklerose und Bulbärparalyse oft kombiniert auf.

Die Prävalenzrate der Krankheit beträgt in vielen Ländern 4:100000. Die amyotrophische Lateralsklerose ist häufiger beim männlichen Geschlecht (3:1), während die Bulbärparalyse Frauen häufiger im Verhältnis 2:1 befällt. Das 30. bis 50. Lebensjahr besitzt die höchste Inzidenz. Eine familiäre Belastung ist höchst ungewöhnlich.

Die Krankheit setzt allmählich ein und ist schmerzlos. Wenn sie in den oberen Extremitäten beginnt, ist eine Schwäche in der Hand oder der Schulter das Initialzeichen, bei ersterer kann der Muskelschwund vor der Schwäche bemerkt werden. Muskelschwund im Schultergürtel oder anderen bedeckten Körperteilen kann eine Zeitlang unbemerkt bleiben. Obwohl die Krankheit im wesentlichen schmerzlos abläuft, beschreiben viele Kranke verschiedene Arten von Mißempfindungen, wie Stechen, Kältegefühl oder Taubheit in der befallenen Extremität. Echte Parästhesien kommen jedoch allenfalls im Spätstadium in einem gelähmt herabhängenden Arm oder einem atrophischen Bein bei Kranken vor, die an Bett oder Stuhl gefesselt sind. Schmerzhafte Crampi sind recht häufig, wenngleich die Patienten zunächst nicht darüber berichten. In den Beinen können sie im Ruhezustand oder beim Gehen auftreten; in den Händen können sie eine Verspannung oder Verkrampfung der Finger bewirken. Muskelfibrillationen können lokalisiert oder ausgebreitet sein, diskret oder augenfällig. Der Kranke nimmt sie in der Regel nicht wahr und beobachtet sie nicht selbst, wenngleich es Ausnahmen gibt.

Die globale Natur der Atrophie der kleinen Handmuskeln wird offenbar durch die Abflachung der Handfläche infolge Schwund der Thenar- und Hypothenarmuskulatur, der Krallenstellung der Finger, der Einkehlungen am Handrücken durch Interosseusatrophie und dem Hervortreten der langen Flexorensehnen in den Handflächen infolge Schwund der Mm. lumbricales. Am Schultergürtel wird gewöhnlich der M. deltoideus zuerst befallen, die Atrophie greift dann auf die Mm. supra- und infraspinatus sowie auf den Bizeps über. Aus irgendwelchen Gründen können oberer Trapezius, Trizeps und Latissimus dorsi für einige Zeit verschont bleiben. Der Muskelschwund setzt meist nicht simultan in beiden Schultern ein, aber er ergreift bald die andere Seite. Trotz Muskelatrophie sind die Eigenreflexe am Arm gesteigert, die Fingerreflexe lebhaft, ein Supinatorklonus, gesteigerte Pektoralisreflexe und eine allgemeine überschießende Reflexaktivität auf Beklopfen der Muskulatur werden ziemlich regelmäßig festgestellt. Gemeinsam mit einem auffälligen Fibrillieren und Faszikulieren sind diese Zeichen höchst charakteristisch für diese Krankheit.

Die Abmagerung ist nicht auf die Muskulatur beschränkt, das subkutane Gewebe wird ebenfalls betroffen. Die Art und Weise, wie das Hand- und Schulterskelett durch den Muskel- und Fettgewebsschwund allmählich freigelegt wird, ist verblüffend. Häufiger trifft dies u. E. bei Männern zu. Bei Frauen wird die Schultergürtelatrophie teilweise dadurch verdeckt, daß das subkutane Gewebe verschont bleibt.

Unterdessen können in einer oder in beiden unteren Extremitäten Pyramidenbahnsymptome auftreten. Gelegentlich eilen sie auch der Atrophie an den oberen Extremitäten voraus. Im allgemeinen kommt es aber nicht zu einer schweren spastischen Paraplegie mit Flexorenspasmen und Kontrakturen. Die Sphinkteren sind selten schwerer beeinträchtigt, aber die Potenz ist gewöhnlich erloschen. Die Bauchhautreflexe bleiben oft bis ins späte Krankheitsstadium hinein erhalten.

Wir beobachteten eine Ophthalmoplegie nur bei einem einzigen Krankheitsfall. Auffällige Änderungen des Gesichtes kommen eigentlich nicht vor, allenfalls eine diskrete Schwäche der unteren Gesichtspartien.

Wenn sich eine Bulbärparalyse einstellt, kommt es zur Parese der Zunge, des Gaumens und des Pharynx, oft auch des Larynx. Sie kann in jedem Stadium der Krankheit auftreten und dem Befall der Extremitäten vorauseilen, ihn begleiten oder ihm folgen. Sie kündigt sich gewöhnlich mit einer Veränderung der Stimme oder der Artikulation an. Die Worte werden ein wenig verschliffen, wenn der Patient müde ist, oder er stellt fest, daß er nicht mehr singen oder schreien kann, oder seine Stimme verliert die Modulation. Die Labial- und Linguallaute werden fehlerhaft gebildet, das Kauen und Schlukken fängt an, schwierig zu werden. Speichel sammelt sich an und kann in den Mundwinkeln erscheinen. Beim Sprechen treten Pausen ein, während denen der Kranke das Sekret hinunterschlukken muß, das sich im Mund angesammelt hat. Viele Frauen haben ein Taschentuch in der Hand, das sie ängstlich festhalten, während sie ihre Vorgeschichte berichten, und wenn sie es nicht bei sich haben, eilen sie augenblicklich durch das Untersuchungszimmer, um es zu holen, bevor sie sich auf das Untersuchungsbett legen. Männer machen so etwas seltener; aber wenn sie es bei einer Konsultation tun, leiden sie wahrscheinlich an einem Parkinsonismus oder einer Bulbärparalyse. Das Taschentuch wird benötigt, um die Lippen zu trocknen. Auf das Aussehen der Zunge ist oben eingegangen worden. Sie ist atrophisch, runzelig, zeigt zahlreiche Falten und ist weitgehend bewegungslos. Im Gegensatz hierzu ist sie bei der spastischen Form der Bulbärparalyse (Pseudobulbärparalyse) schmal, fest und straff konturiert. Nicht selten sind progressive Dysarthrie und Dysphagie von emotionaler Labilität begleitet. Zwangslachen und Zwangsweinen gehen aber in aller Regel nicht mit einem entsprechenden Affekt einher. Ein Kranker, der infolge Nahrungsmangel wie auch aufgrund der Krankheit selbst so dahinsiecht, der nicht mehr selbständig Speisen oder Getränke zu sich nehmen, nicht mehr schlucken kann und keine sprachliche Kommunikation mehr mit seiner Familie hat, stellt den Arzt vor die allerschwierigsten therapeutischen Probleme. Diesem bleibt hier nur übrig, die Zähne zusammenzubeißen.

Bei der dritten Form, der *atrophischen,* sind Muskelschwund und Faszikulationen in den oberen oder unteren Gliedmaßen begleitet von einem Verlust der Eigenreflexe. Beginnt diese Krankheitsform in einem Bein, kann die Diagnose oft nicht sofort gestellt werden. Das Einsetzen und Fortschreiten der Symptome sind bei der atrophischen Form langsamer als bei den vorgenannten, und die Lebenserwartung der Kranken erstreckt sich auf viele Jahre. Sie kann aber auch einmal rasch progredient verlaufen und innerhalb eines Jahres zum Tode führen. Wir sahen zwar niemals eine wirkliche Remission, es gibt jedoch ohne Zweifel scheinbar stationäre Verläufe oder solche, bei denen die Erscheinungen zunächst auf eine Extremität begrenzt bleiben. Das finale Stadium kann sehr rasch ablaufen.

Das weitgehende Fehlen von Schmerzen im Beschwerdebild und das Fehlen sensibler Ausfälle gestatten, andere Ursachen des Muskelschwundes an der Hand auszuschließen, so die Läsionen des N. ulnaris oder N. medianus, das Karpaltunnelsyndrom, die Syringomyelie und die zervikale Spondylose. Bei letzterer ist ein Schwund der kleinen Handmuskeln ungewöhnlich und Faszikulationen sind selten so ausgedehnt wie bei den motorischen Systemerkrankungen. Muskelschwäche, Schmerzen und Parästhesien lassen sich feststellen, und das Reflexmuster der oberen Extremität kann eine Rückenmarksläsion im mittleren Zervikalabschnitt anzeigen. Eine doppelseitige chronische Ulnarislähmung kann sich dabei ohne Schmerzen oder Ellbogenschwäche schleichend entwickeln, und die charakteristische Sensibilitätsstörung braucht vom Patienten nicht bemerkt zu werden.

Beginnt die Muskelschwäche in einem Bein, stößt

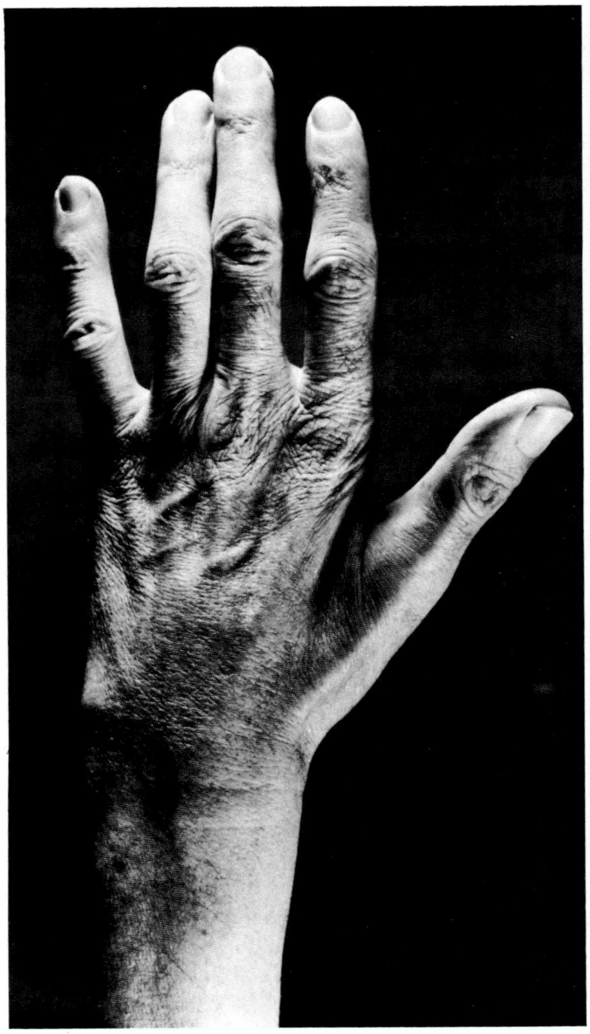

a

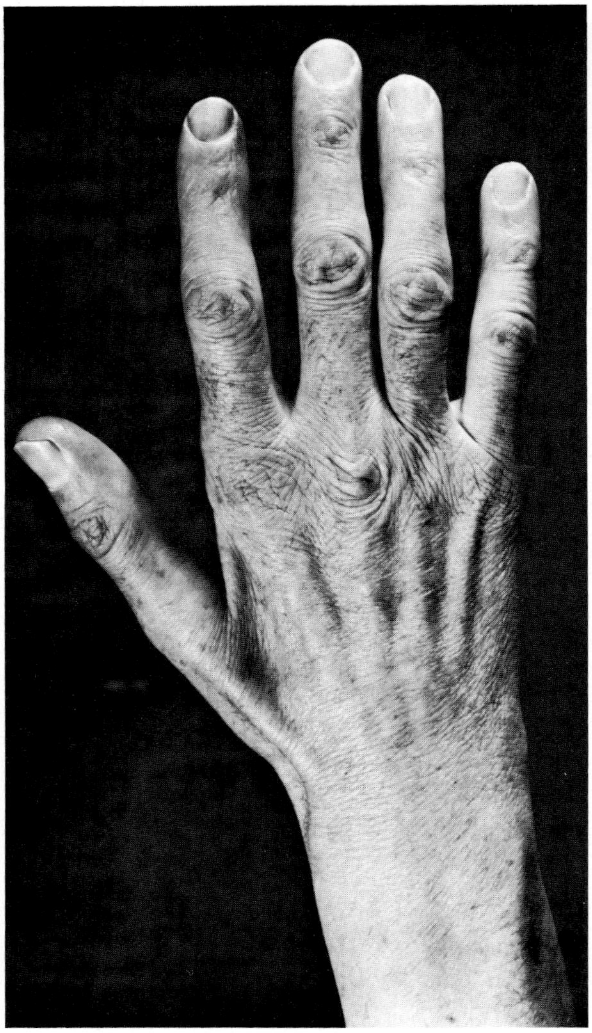

b

391 a–d Motorische Systemerkrankung: Ausgedehnte Atrophie der kleinen Handmuskeln beider Hände, Abflachung der Handfläche, „Begradigung" des Kleinfingerballenrandes und Stellung des Daumens, wie sie bei den Affenarten typisch ist (Affenhand), Einkehlungen auf dem Handrücken infolge Atrophie der Mm. Interossei

die Diagnose auf Schwierigkeiten. Eine leichte Spastizität ohne Muskelschwund oder Sensibilitätsausfall erregt den Verdacht auf Multiple Sklerose oder Rückenmarkstumor. Nach Faszikulationen der Rumpfmuskulatur muß daher sorgfältig gefahndet werden. Erhaltene Bauchhautreflexe sind kein ungewöhnliches Zeichen. Besteht das Bild in einer schlaffen Fußheberlähmung mit Tibialis-anterior- und Peronäusatrophie und in einem Schwere- und Schmerzgefühl in Fuß und Knöchel, bleibt die Diagnose einige Zeit ungeklärt. Eine ähnliche Störung im anderen Bein wirft die Frage nach einem Kaudasyndrom auf. Ein anderes Initialsyndrom, das differentialdiagnostisch Schwierigkeiten bereitet, ist die Zungenparese, wenn der Prozeß hierauf für einige Zeit beschränkt ist. Das charakteristische wurmförmige Fibrillieren und Faszikulieren der Zunge kann dabei diskret sein oder unbemerkt bleiben. Die wichtigste Differentialdiagnose beim frischen bulbären Typ der motorischen Systemerkrankung ist die Myasthenia gravis. Ersterer weist jedoch kein Ermüdungsphänomen auf, das bei der Myasthenie in vielen Fällen aus der Anamnese hervorgeht, der Prostigmin- oder Tensilontest auf Myasthenie fällt jedoch nicht immer eindeutig aus. Auch können im Frühstadium der Bulbärparalyse bei motorischer Systemerkrankung Artikulation und Schlucken zunächst durch Ermüdung so beeinflußt sein, daß an die Möglichkeit einer Myasthenie gedacht wird.

Gelegentlich geht dem Syndrom der motorischen Systemerkrankung eine Demenz voraus. Sie läßt

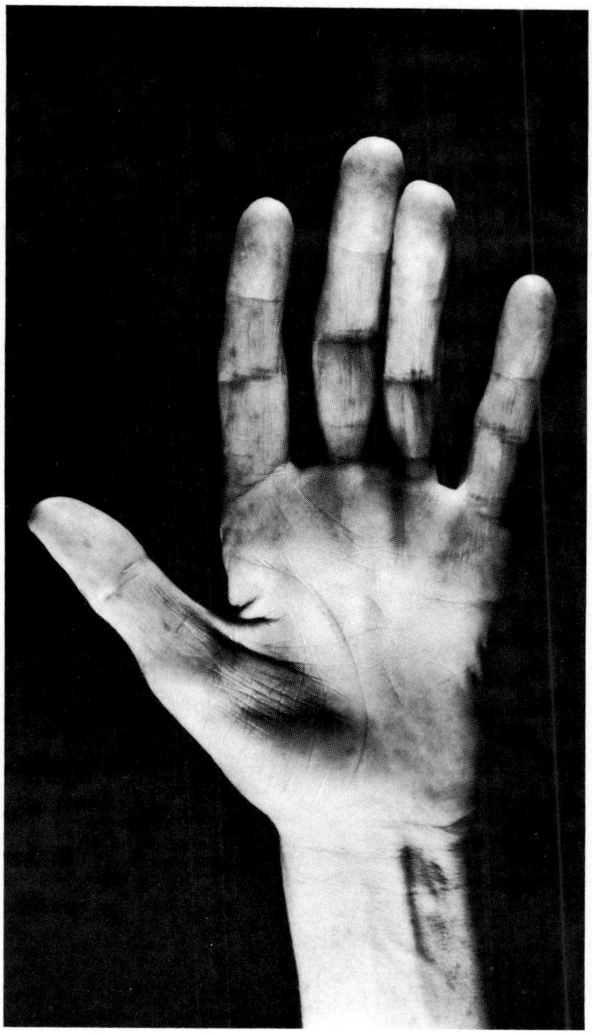

c

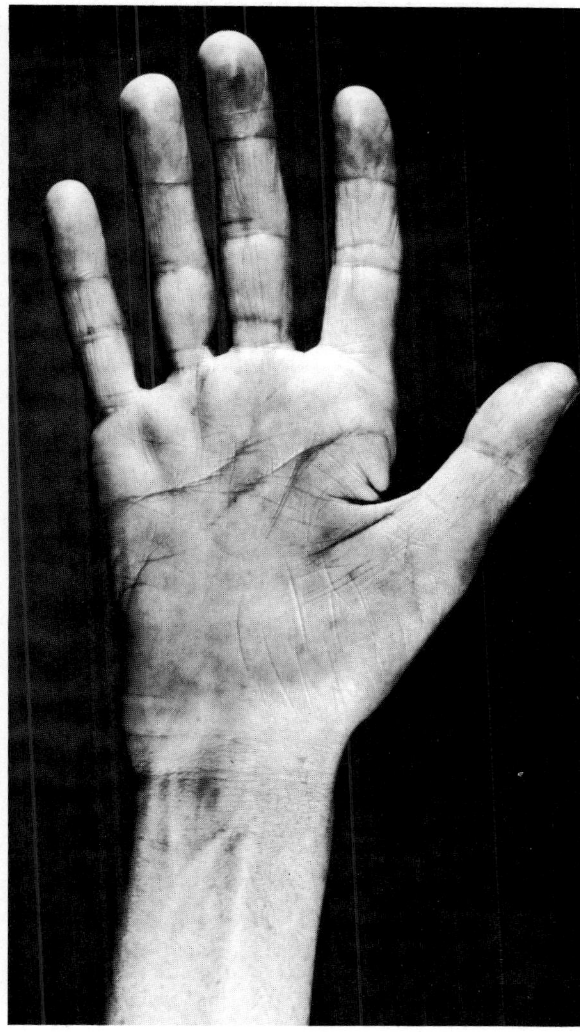

d

sich nicht unterscheiden von Demenzformen bei anderen hirnatrophischen Prozessen.

Bei der Syringomyelie sind Faszikulieren und die Atrophie der Mm. peronaei niemals so augenfällig wie bei den motorischen Systemdegenerationen. Gelegentlich sieht man stark atrophische Extremitäten nach Poliomyelitis, und es gibt alte klinische Beobachtungen, nach denen Fällen von motorischer Systemerkrankung eine Poliomyelitis vorausgegangen sein soll. Wir sahen zwar Faszikulationen und eine offensichtlich frühe Muskelatrophie bei Patienten mit alter Poliomyelitis, konnten uns aber nie davon überzeugen, daß eine echte motorische Systemkrankheit in diesen Fällen entstanden ist.

Es liegen keine Beweise dafür vor, daß eine motorische Systemdegeneration traumatisch entstehen kann, aber begreiflicherweise wird diese Frage von Zeit zu Zeit immer wieder aufgeworfen. Es heißt dann, einem Schlag auf die Hand, einem Sturz auf die Schulter oder einer Verletzung eines Beines folgten früher oder später die Erscheinungen der Krankheit. Das Trauma wird häufig bei der ersten Untersuchung anamnestisch gar nicht erwähnt, es ergibt sich erst auf spezielles Befragen. Sehr oft ist es banal gewesen und kann übergangen werden, manchmal muß aber die Möglichkeit einer Rükkenmarks- oder Wurzelschädigung sorgfältig erwogen werden. Wir sahen nie einen eindeutigen Fall, bei dem sich nach einer Wurzel- oder Markverletzung die Krankheit entwickelte. Bei einem Gliedmaßentrauma in der Vorgeschichte können wiederholte unsachgemäße Untersuchungen das Vorhandensein eines sensiblen Ausfalles suggerieren. Wahrscheinlich spielt hier oft auch die Entschädigungsfrage eine Rolle. Gerade die Angaben

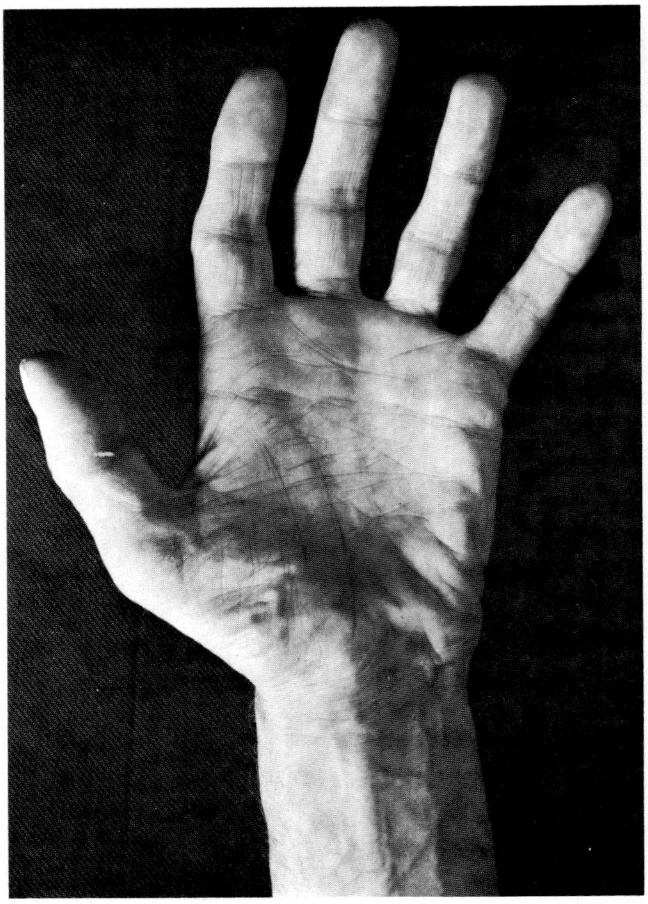

a

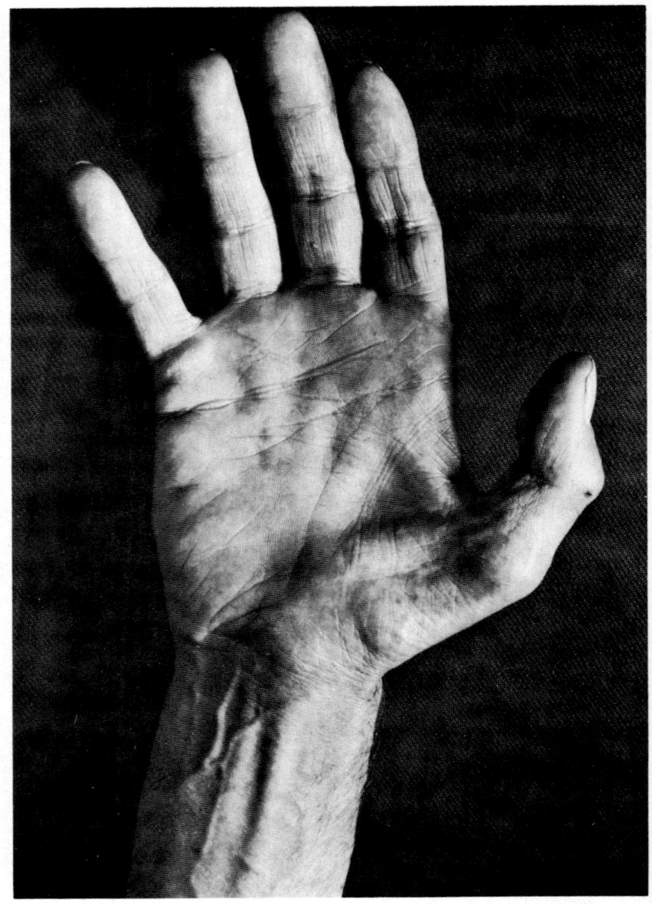

b

392 a+b Motorische Systemerkrankung: Mäßig fortgeschrittene Atrophie der rechten Hand, beginnende Atrophie der linken. Thenaratrophie rechts, beginnendes Hervortreten der Flexorensehnen in der Handfläche durch Lumbrikalisschwund. An der linken Hand Frühstadium der Thenaratrophie. Die ulnare Handkontur ist manchmal erhalten trotz Hypothenaratrophie, die durch Palpation festgestellt werden kann

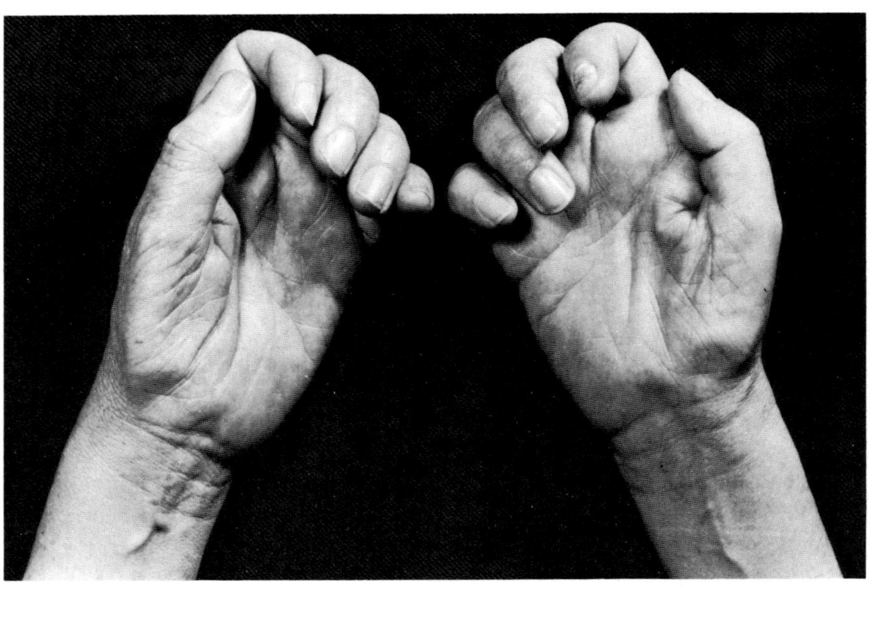

393 Motorische Systemerkrankung: Krallenhände („main en griffe"). Die Kontraktur der atrophischen Muskeln ist bei dieser Krankheit nicht sehr ausgeprägt, denn die Einbeziehung der langen Fingerflexoren beugt einer schwereren Form, der Krallenhand, vor, wie sie bei Ulnarislähmung und bei Syringomyelie geläufig ist

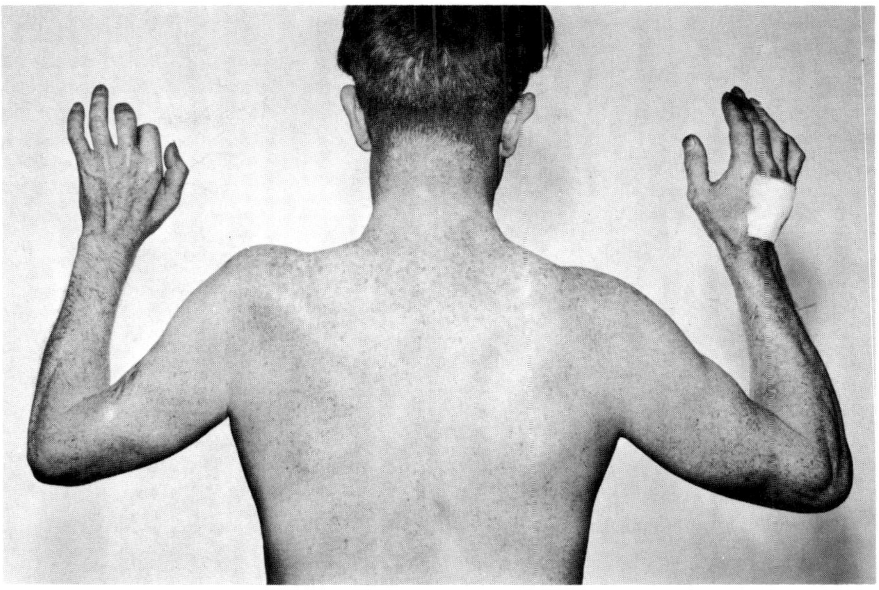

394 Motorische Systemerkrankung: Abmagerung des ganzen linken Armes mit Einschluß der kleinen Handmuskeln, der Muskeln des Unter- und Oberarmes, des M. deltoideus und der Mm. supra-und infraspinatus. Beachte die Fingerstellung der linken Hand

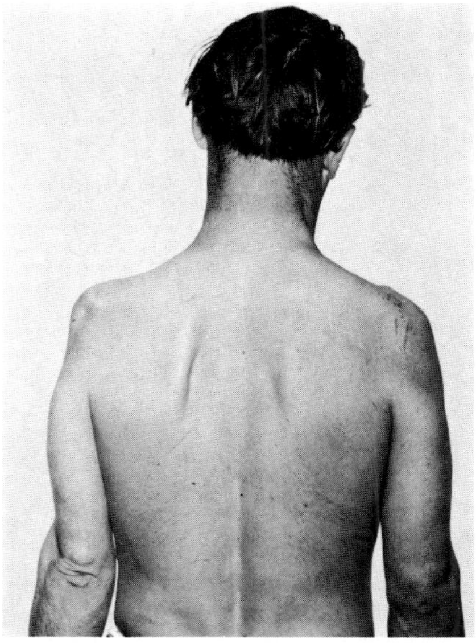

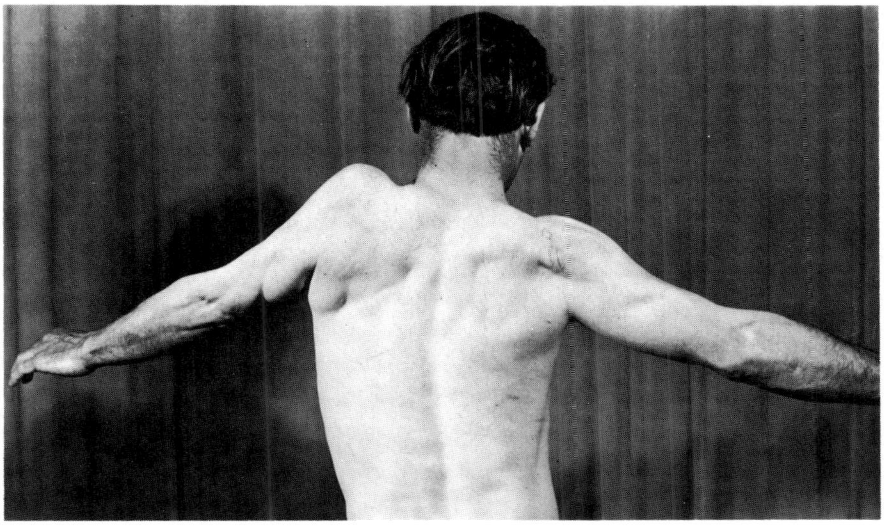

395 Motorische Systemerkrankung: Doppelseitige Atrophie und fibrilläre Zuckungen in beiden Mm. deltoidei, Parese der Mm. supra- und infraspinatus, des linken M. biceps und brachioradialis. Dieser Patient berichtete seinem Arzt, der linke Arm sei schwach geworden, nachdem ihm am Vortage ein Tragebalken auf die linke Schulter und die linke Halsseite gefallen war. Keine Beschwerden im rechten Arm

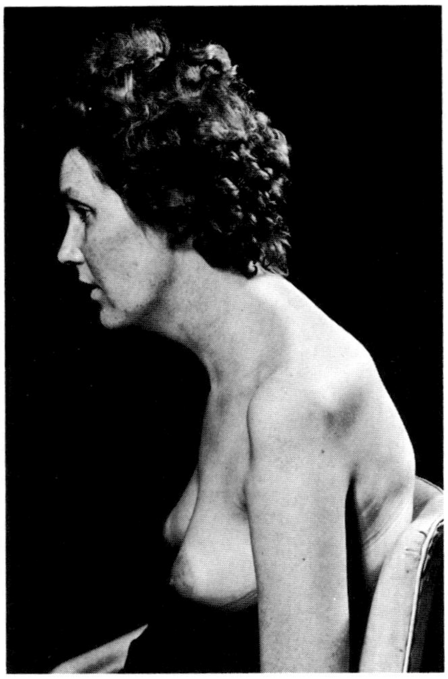

◀ **396** Motorische Systemerkrankung (amyotrophische Lateralsklerose): 23jährige Frau, die eine leichte spastische Schwäche des rechten Beines bot, bald gefolgt von einer schlaffen Parese beider Arme und später von einer Schwäche der Halsmuskulatur, der Schultergürtelmuskeln und einer progressiven Bulbärparalyse. Es kam zu kompletter Anarthrie, schwerer Dysphagie, ausgesprochener Schwäche der Nackenmuskulatur (Kopfstrecker) und der Mm. deltoidei

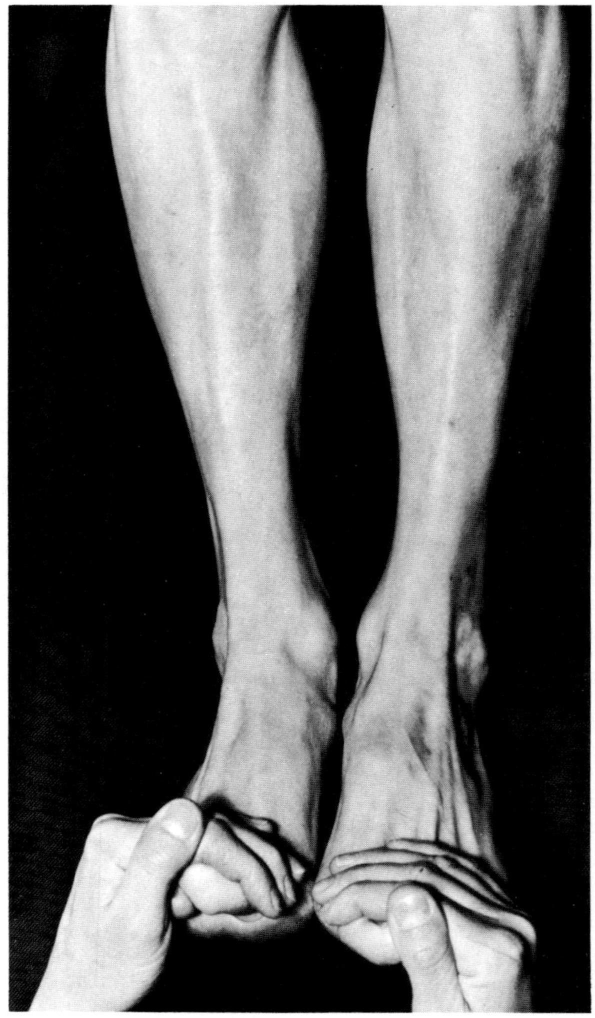

397 Motorische Systemerkrankung: Schlaffe Parese und Schwund des M. tibialis ant. und der Mm. peronaei am rechten Bein. Beachte die Parese der Dorsalflexion. Abschwächung des rechten Patellar- und Aufhebung des rechten Achillesreflexes. Kein Faszikulieren und keine Sensibilitätsstörung. Sehr langsame Progression und über 2 Jahre hin keine Beteiligung des rechten Beines. In der Folgezeit traten deutlichere Zeichen der Krankheit an beiden Armen auf

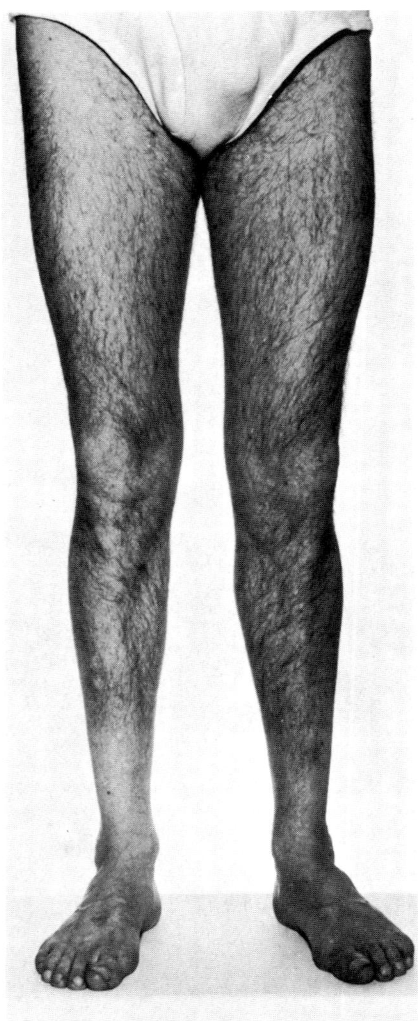

◀ **398** Motorische Systemerkrankung: Frühstadium eines allgemeinen Muskelschwundes am rechten Bein bei einem 40jährigen Mann, der über Crampi in der rechten Wade bei Ruhe und beim Gehen klagte. Mäßige Schwäche des Beines, Schleifen der Zehen, Abschwächung des rechten Patellar- und Achillesreflexes, Faszikulationen in der rechten Oberschenkelmuskulatur, keine Sensibilitätsstörung. Beachte den Verlust der äußeren Kontur des Oberschenkels und der inneren Kontur der rechten Wade. Keine Atrophie der rechten Glutäalmuskulatur

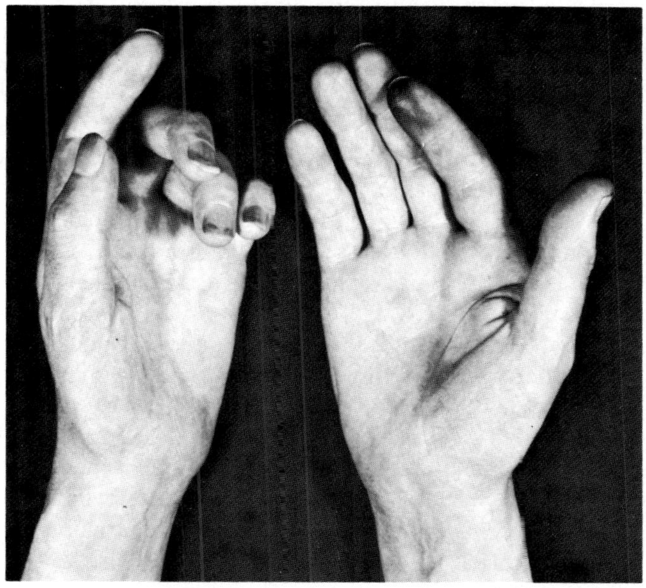

399 Gliom des rechten Parietallappens: Diskrete ▶ Atrophie der kleinen Handmuskeln links mit entsprechender Parese. Beachte die Abflachung der linken Thenarwölbung und das Fehlen der ulnaren Handkontur. Dieser unerklärliche Schwund kleiner Handmuskeln bei parietalen Hirntumoren kann außerordentlich irreführend sein

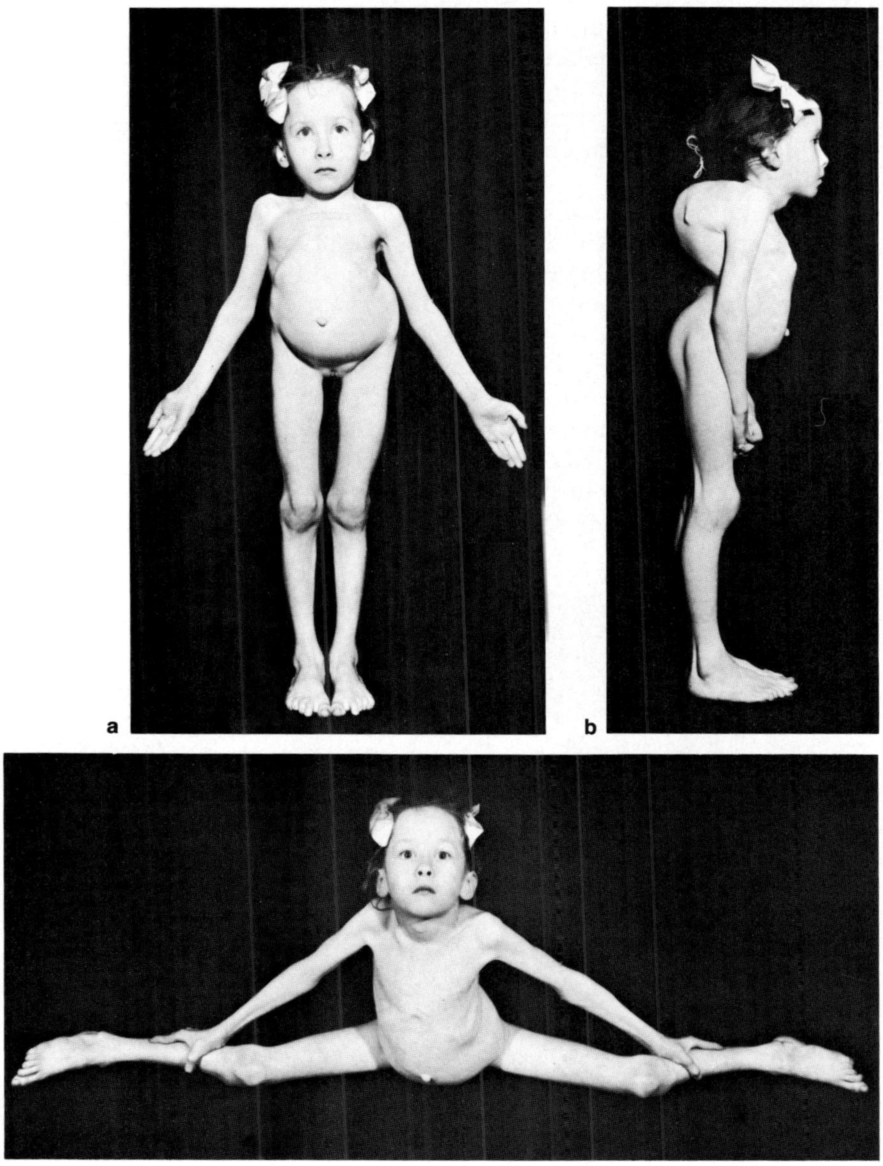

a b c

400 a–c Progressive spinale Muskelatrophie beim Kind (Werdnig-Hoffmann): Es existiert eine infantile und eine juvenile Form mit progredientem Schwund der spinalen Vorderhornzellen und entsprechendem Verlust der motorischen Kerne im Hirnstamm. Daraus resultiert eine schlaffe Parese mit Eigenreflexverlust; die Sensibilität und die Sphinkterfunktionen sind in der Regel erhalten. Faszikulationen können beobachtet werden. Das Gesicht ist nicht betroffen, aber eine Bulbärparalyse kann auftreten. Beachte den normalen Gesichtsausdruck bei diesem Kind, die schwere Kyphoskoliose, die schmächtigen Gliedmaßen und die extreme Muskelhypotonie, die abnorme Haltungen erlaubt. Die infantile Form der Krankheit ist tödlich, aber die juvenile endet gewöhnlich nicht mit dem Tode und kommt später zum Stillstand zur Sensibilität sind dann unzuverlässig, die Diagnose wird verwässert und die Krankheit zunächst nicht erkannt.

Die Muskelatrophie bei entzündlicher Gelenkerkrankung stiftet selten einmal Verwirrung. Bei einem Fall mit längst abgelaufenen akuten Erscheinungen des ersten Metakarpophalangealgelenkes kann es zu einer Abflachung der Daumenballenmuskeln und zu einem Einsinken der Muskulatur zwischen Daumen und Zeigefinger kommen. Sogar Faszikulieren kommt dabei im atrophischen ersten dorsalen Interosseus vor. Das abnorme Gelenk, die Einschränkung seiner Beweglichkeit und das Krepitieren sollten jedoch den richtigen diagnostischen Weg weisen. In den atrophischen Mm. deltoideus, supra- oder infraspinatus wird Faszikulation nach Schulterarthritis nicht beobachtet. Die chronische Ellbogenarthritis kann zu beträchtlicher Gelenkbeweglichkeitseinschränkung führen, M. biceps und M. brachioradialis atrophieren dabei aber höchst selten in nennenswertem Umfang, und Faszikulieren, wenn vorhanden, beschränkt sich auf die Kleinfingerballenmuskeln und erklärt sich aus der Ulnarisschädigung.

Über die Ätiologie der motorischen Systemerkrankungen ist nichts bekannt. Eine biochemische Störung wurde bis jetzt nicht gefunden. Es ist deshalb von Interesse, daß die amyotrophische Lateralsklerose in Guam (Marianen), einer kleinen Insel im Pazifik, fünfmal häufiger vorkommt als in Großbritannien oder Nordirland. Die Krankheit ist dort klinisch sehr ähnlich der amyotrophischen Lateralsklerose, sie setzt aber früher ein und dauert länger. Auf dieser Insel kommt noch eine zweite progressive und tödliche neurologische Krankheit vor, der *Parkinsonismus-Demenz-Komplex,* der auf die Chamorro-sprechende Bevölkerung beschränkt ist. Die Krankheit besteht in einer progredienten psychoorganischen und einer extrapyramidalen Störung nach Art einer Akinese, eines Rigors oder Tremors. Bei beiden Erkrankungen, der amyotrophischen Lateralsklerose und dem Parkinsonismus-Demenz-Komplex ist die Dopaminsynthese im Nervensystem herabgesetzt. Man hofft, daß diese Beobachtungen einen Zugang zur Natur der motorischen Systemerkrankungen liefern können.

Rheumatische Arthritis

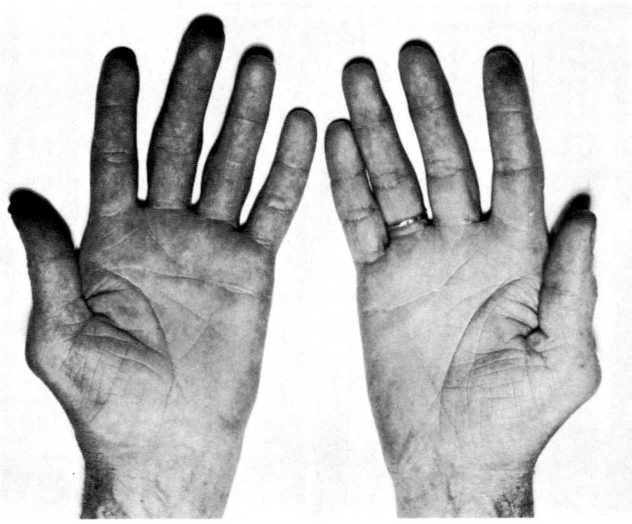

401 Rheumatoide Arthritis: Doppelseitige Atrophie des M. abductor pollicis brevis nach chronischer Arthritis des ersten Metakarpophalangealgelenkes an beiden Händen

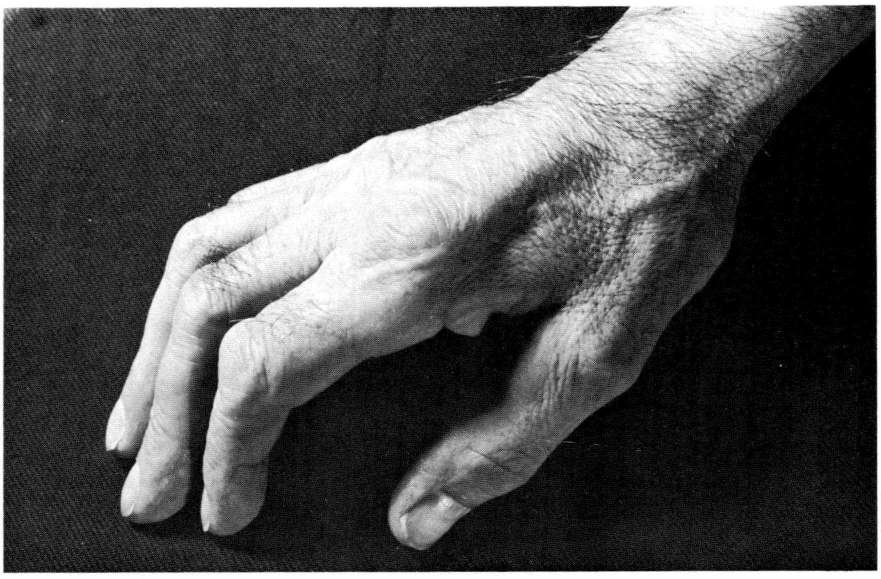

402 Arthritis des ersten Metakarpophalangealgelenkes mit Atrophie des M. interosseus dorsalis I

Heredoataxien

Die Bezeichnung faßt eine Reihe heredofamiliärer Krankheiten zusammen mit verschiedenen Degenerationen von Bahnen des Rückenmarkes, der Oliven, des Kleinhirnes und der Sehnerven. Man kennt Formen mit überwiegend spinaler, mit spinozerebellärer oder mit zerebellärer Ausprägung. Das Erkrankungsalter variiert von der Kindheit bis zum mittleren Lebensalter, der Verlauf ist langsam fortschreitend. Der Erbgang kann dominant oder rezessiv sein. Wahrscheinlich liegt ein Enzymdefekt vor. Innerhalb einer erkrankten Familie kann das klinische Bild bemerkenswert stereotyp aussehen, andererseits können ataktische mit spastischen Formen in Schweregrad und Ausdehnung wechseln und augenscheinlich nicht betroffene Familienmitglieder können Reflex- oder Skelettabnormitäten, z. B. Skoliose oder Hohlfuß, aufweisen.
Die Kenntnis der pathologischen und klinischen Gegebenheiten dieser ungeklärten Krankheit ist in den letzten hundert Jahren an einige der berühmtesten Namen der deutschen, französischen und englischen Neurologie geknüpft – FRIEDREICH, CHARCOT, MARIE, DÉJÉRINE, ALAJOUANINE, ANDRÉ THOMAS, GOWERS und HOLMES.

Friedreich-Ataxie

In einer Reihe von Arbeiten zwischen 1861 und 1876 legte FRIEDREICH in Heidelberg den Grundstein unseres Wissens über die Heredodegenerationen von Rückenmark, Hirnstamm und Kleinhirn. Sein Anspruch, eine neue Krankheit beschrieben zu haben, wurde aber nur zögernd zur Kenntnis genommen und noch eine Zeitlang sind die Heredoataxien mit der Multiplen Sklerose und der Tabes verwechselt worden.
Die Krankheit wird von beiden Geschlechtern übertragen; gewöhnlich nicht in direkter Linie, sporadische Fälle kommen vor. Das Rückenmark ist auffallend schmächtig, die Degeneration ist am ausgeprägtesten in den hinteren Kolumnen. Die Pyramidenbahn und die spinozerebellären Bahnen degenerieren ebenfalls mit reaktiver Gliose. Die Vorderhornzellen sind wenig betroffen, aber die hinteren Wurzeln können einbezogen werden. Das Kleinhirn hat im allgemeinen ein normales Aussehen. Unterschiedliche Veränderungen sind im Hirnstamm beschrieben worden, auch ein Schwund der Vestibulariskerne sowie der Kerne des IX., X. und XII. Hirnnerven.
In der überwiegenden Mehrzahl der Fälle werden die ersten Zeichen einer Ataxie im Kindesalter in Form eines unbeholfenen, unsicheren Ganges und der Neigung zu stolpern und hinzufallen bemerkt. Der Verlauf variiert zwischen verschiedenen Familien erheblich, ähnelt sich aber unter einzelnen Familienmitgliedern. Im Alter von 20 Jahren sind die Kranken meistens schon merklich ataktisch, mit 30 Jahren oft an den Rollstuhl gebunden. Ausnahmen kommen vor. Wir sahen Kranke in den Vierzigern, die noch auf den Beinen waren. Die durchschnittliche Erkrankungsdauer beträgt rund 30 Jahre.
Anfänglich wird die Gangataxie vom Kranken bis zu einem gewissen Grad durch ein breitbeiniges Aufsetzen der Füße ausgeglichen, aber der Patient droht zu torkeln, wenn er sich rasch umdreht. Später fängt er an zu schwanken und zu taumeln und hat Schwierigkeiten, geradeaus zu gehen. Er hebt seine Arme, um das Gleichgewicht zu halten, und beide Arme und Beine neigen zum Zittern und zu ausfahrenden Bewegungen. Bei Tisch ist der Kranke unbeholfen, greift ungeschickt zu, läßt Gegenstände fallen und sein Kopf zittert. Nystagmus ist vorhanden und das Sprechen ist ständig dys-

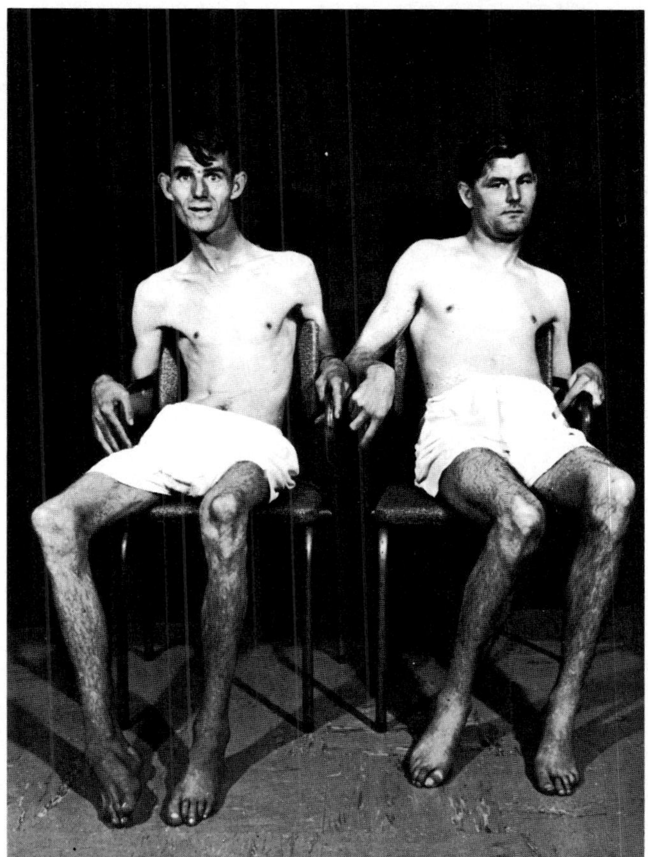

403 Friedreich-Ataxie (2 Brüder im Alter von 30 und 32 Jahren). Leere Familienanamnese. Mit 10 Jahren Ataxie und Tremor. Mit 20 Jahren an den Rollstuhl gebunden. Nystagmus, skandierende Sprache, Tremor, Gliedmaßenataxie mit Pyramidenbahn- und Hinterstrangsymptomen. Kyphoskoliose. Der ältere Bruder leidet auch an Diabetes mellitus

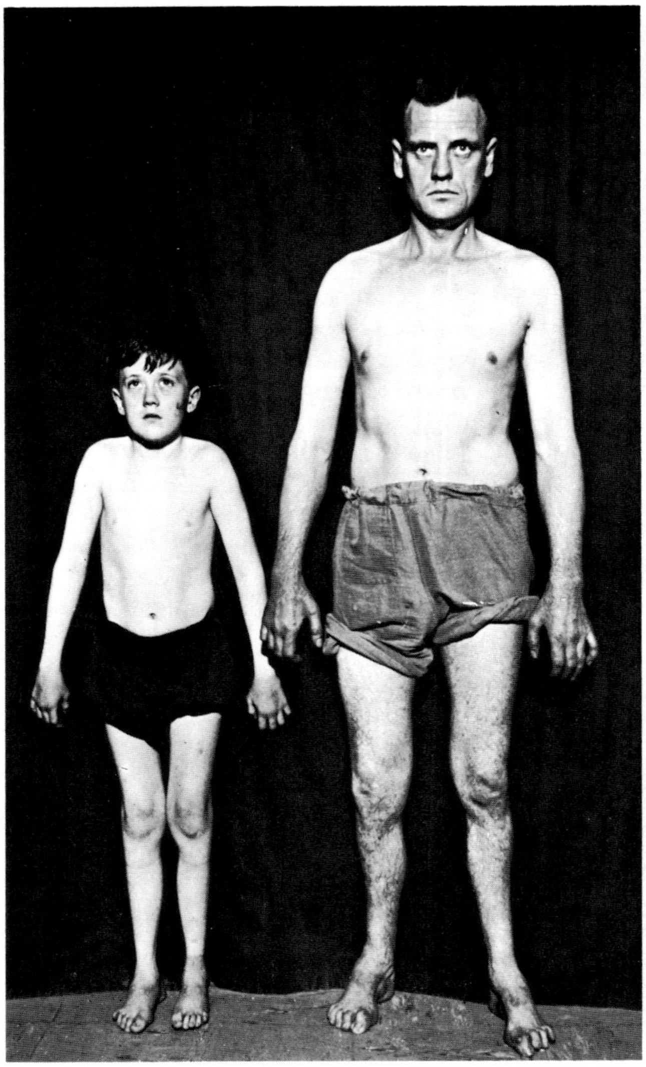

a

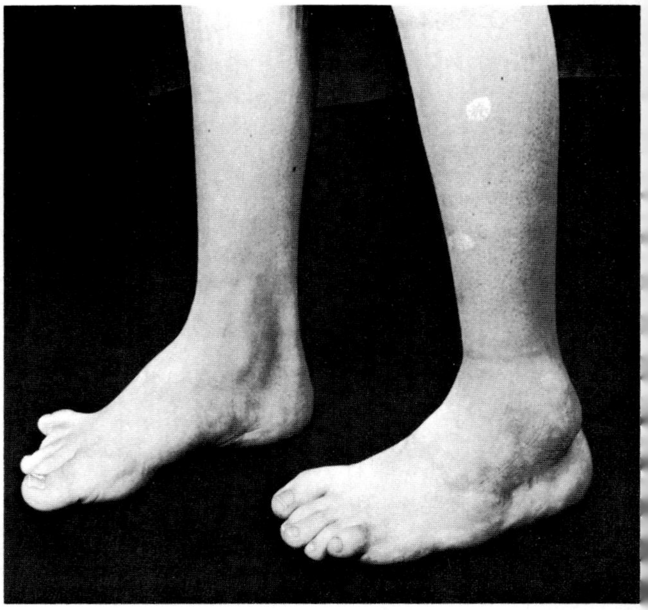

b

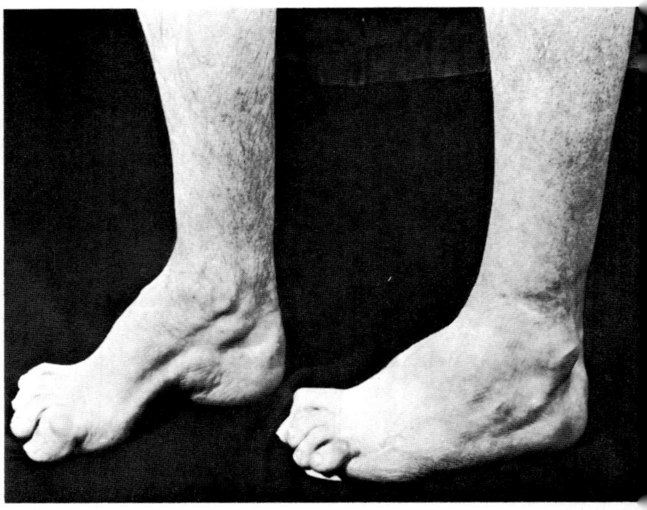

c

404 a–c Friedreich-Ataxie, Heredofamiliäre Ataxie (Vater und Sohn) **a** Der Sohn ist 12 Jahre alt. Hohlfuß seit früher Kindheit. Über 6 Jahre hin immer unsicherer werdender Gang. Schwindelanfälle mit deutlich sichtbaren Zuckungen der Bulbi. Feinschlägiger Spontannystagmus bei der Ophthalmoskopie. Diskrete Dysarthrie, leichte Kyphose, Schwäche der kleinen Handmuskeln und der Mm. peronaei. Fehlende Patellar- und Achillesreflexe bei positivem Babinski. Sensibel nur abgeschwächter Vibrationssinn an den Füßen und Unterschenkeln. Luftmyelogramm und -enzephalogramm normal. Die Füße sind in **b** zu sehen. Der Vater ist 40 Jahre alt. Er hat eine typische neurale Muskelatrophie. Sprechen und Augenbeweglichkeit sind normal, seine Behinderung ist nur mäßig schwer. Er hatte niemals Gleichgewichtsstörungen, wie er sie bei seinem Sohn kennt. Die Füße sind in **c** abgebildet. Er sagte, seine Zehen seien schon immer gekrallt gewesen, niemals gestreckt wie bei seinem Sohn

arthrisch. Es kann langsam und verwaschen oder skandierend und explosiv werden. Bei einem schwierigen Wort kann er vollständig stecken bleiben, man hört nur noch inspiratorisches Schnappen infolge mangelnder Koordination zwischen Respiration und Phonation. Der Nystagmus ist meist langsam und grobschlägig und fällt sofort ins Auge. Patellar- und Achillesreflexe fehlen und ein Babinski-Zeichen tritt auf. Subjektive Sensibilitätsstörungen kommen selten vor, dagegen findet man oft eine Minderung des Lage- und des Vibrationssinnes. Die kleinen Fuß- und Handmuskeln neigen zur Atrophie. Die Intelligenz ist eher niedrig, im Laufe der Krankheit verschlechtert sich der Intellekt weiter und es kommt zu affektiven Störungen. Die Sphinkteren bleiben in der Regel funktions-

tüchtig. Die Atrophie von Sehnerv oder Retina stellt eine seltene Komplikation dar.
Bei nur wenigen Kranken wird ein normaler Aufbau der Wirbelsäule angetroffen; Skoliose oder Kyphoskoliose sind die Regel und werden schwerer im Verlauf der Erkrankung. Ein Hohlfuß ist fast in allen Fällen vorhanden, obwohl ihn FRIEDREICH in seiner Orginalmitteilung nicht aufgeführt hat. Die Füße sind kurz, haben einen hohen Rist und die Zehen befinden sich in Krallenstellung. Der Hohlfuß kann bereits in der Kindheit bestehen, in anderen Fällen entwickelt er sich erst im Verlauf. Die charakteristische Fußform ist am besten am herabhängenden Fuß zu erkennen, am stehenden Patienten braucht der Fuß nicht auffallend abnorm zu wirken, wird es aber mehr und mehr, weil die Deformität im Laufe der Krankheit fixiert wird. Die Abnormität kann schon in der Entwicklung begründet sein und ist dann im Kindesalter bereits vorhanden, kann aber auch erst später im Leben manifest werden, wohl als Folge des Muskelungleichgewichtes. Auch die Rückgratverkrümmung kann in der gleichen Weise gedeutet werden.
Nicht von der Krankheit betroffene Familienmitglieder weisen oft diskrete Abnormitäten an den unteren Extremitäten auf, überwiegend einen Hohlfuß und ein Fehlen der Eigenreflexe. Das vollständig entwickelte Krankheitsbild der Friedreich-Ataxie ist sogar wesentlich seltener als diese Abortivformen. Ähnliche Beobachtungen machte man auch in Familien mit neuraler Muskelatrophie.
Wie bei der myotonischen Dystrophie ist der plötzliche Herztod der Friedreich-Kranken ein bekanntes Ereignis. Auffälligkeiten im EKG sind häufig und das Herz ist oft erweitert.
Die juvenile Tabes, mit der die Friedreich-Ataxie leicht verwechselt werden kann, ist heutzutage nahezu ausgestorben. Milde Krankheitsverläufe der Heredoataxie ohne Beeinträchtigung bis in die 30er Jahre des Lebens hinein dürften leicht von der Tabes abzutrennen sein. An einer Familienanamnese kann es vielleicht mangeln, aber die verräterische Fußdeformität, die Rückgratverkrümmung, die normalen Pupillenreaktionen, das Babinski-Zeichen und eine ungestörte Schmerzsensibilität sollten eine luische Erkrankung ausschließen lassen. Die Multiple Sklerose ist allerdings von den frühen Stadien der Friedreich-Ataxie weit schwerer abzutrennen. Heredität spielt bei der Multiplen Sklerose kaum eine Rolle, sie beginnt auch selten vor dem 15. Lebensjahr, die Eigenreflexe sind bei ihr stets gesteigert, Rückgrat und Füße sind nicht deformiert. Remissionen sind bei der Friedreich-Krankheit so gut wie unbekannt.
Aus nicht bekannten Gründen entwickeln Friedreich-Kranke gelegentlich einen Diabetes mellitus, der nichts Ungewöhnliches an sich hat. Allerdings sind Friedreich-Patienten durch ihre neurologische Krankheit bereits schwer behindert, wenn ein Diabetes mellitus hinzutritt.

Systematische Kleinhirnatrophie

Eine befriedigende Klassifizierung dieser Erkrankungen ist nicht möglich. Die Kleinhirndegeneration kann sporadisch oder familiär auftreten. Sie kann in der Kindheit beginnen, im mittleren Lebensalter oder im späten Erwachsenenalter, sie kann rein zerebellär oder spinozerebellär sein. Pathologisch-anatomisch lassen sich 2 Hauptformen unterscheiden, die olivopontozerebelläre und die kortikale zerebelläre Atrophie. Beide können mit einer Degeneration der Hinterstränge, der spinozerebellären Bahnen oder der Pyramidenbahn vergesellschaftet sein. Diese und andere Übergangsformen stellen das Bindeglied zur Friedreich-Ataxie her.
Eine klinische Differenzierung ist selten möglich. Der Beginn im Erwachsenenalter ist häufiger als der in der Kindheit oder in der Adoleszenz. Kleinhirnsymptome herrschen vor – Dysarthrie, Tremor, Gliedmaßenataxie – und psychische Störungen sind häufig. Solche Patienten klagen manchmal zunächst darüber, daß sie schon nach 2 Glas Bier undeutlich sprechen; sie werden des Alkoholabusus verdächtigt, obwohl sie oft seit Jahren auf Alkohol völlig verzichtet hatten. Selten einmal verstärkt Nikotin die Ataxie in stärkerem Maße. Synkopale Anfälle durch orthostatische Hypotension wegen einer Degeneration der sympathischen Seitenhornkette des Rückenmarks können vorkommen. Psychische Veränderungen sind häufig, Nystagmus hingegen selten. Die Routineuntersuchung auf der Liege fördert manchmal wenig mehr als eine Steigerung der Eigenreflexe zutage. Das Ausmaß der Ataxie kann nur festgestellt werden, wenn der Patient aufgefordert wird umherzugehen.
Schwierigkeiten können auftreten, wenn die Krankheit von einer beginnenden Multiplen Sklerose unterschieden werden soll. Wir stellten die Diagnose einer systematischen Kleinhirnatrophie einmal bei einer 60jährigen Frau, bei welcher sich autoptisch buchstäblich Hunderte von Multiple-Sklerose-Plaques im Gehirn nachweisen ließen, als sie 10 Jahre später verstarb. Bei der Multiplen Sklerose wird Nystagmus häufiger angetroffen, spastische Zeichen und Hinterstrangsymptome sind dabei ausgeprägter, eine Abblassung der Papillen kann vorhanden sein, aber Remissionen oder Fluktuationen in der Symptomatologie können bei der Multiplen Sklerose fehlen, wenn sie erst in

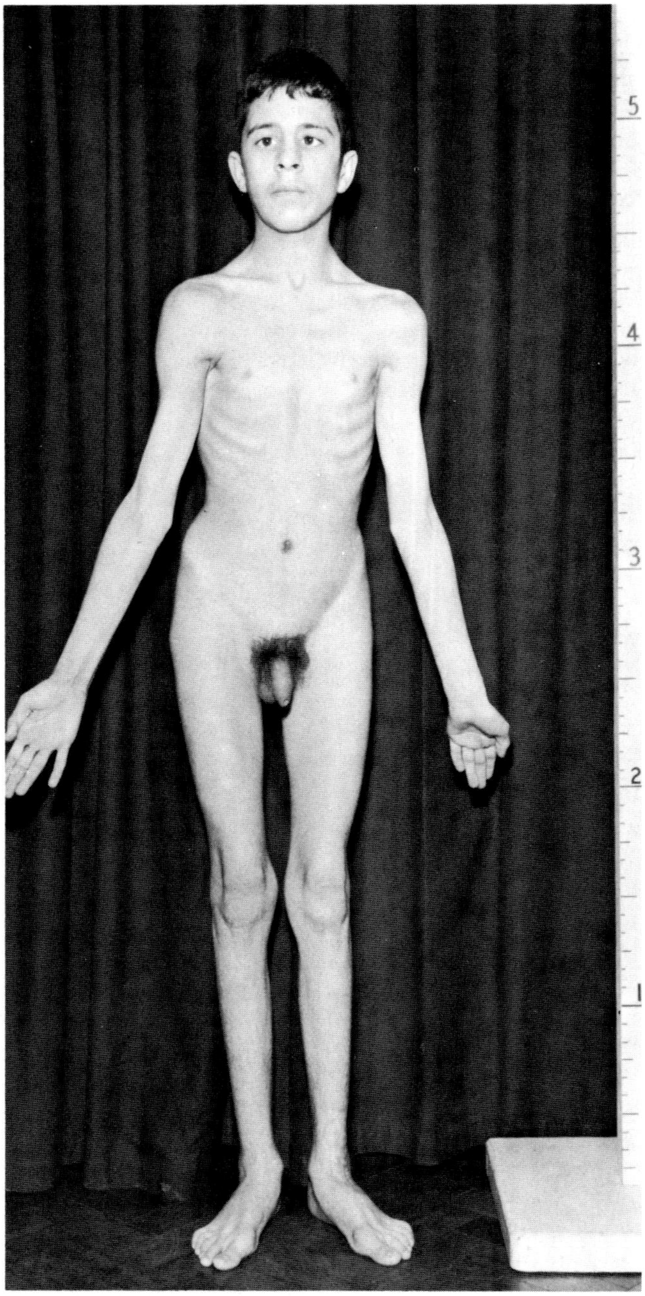

405 Systematische Kleinhirndegeneration: 15jähriger Junge. Ein Onkel mütterlicherseits starb mit 13 Jahren an zerebellärer Ataxie. Der Vater leidet an Parkinson-Krankheit. Tremor und ungeschickte Willkürmotorik wurden im Alter von 5 Jahren bemerkt, ein ataktischer Gang mit 11 Jahren, Dysarthrie mit 12 und Doppelbildsehen sowie Schielen mit 15 Jahren. Kopfwakkeln, statischer und Intentionstremor aller 4 Gliedmaßen. Beachte die Schielstellung des linken Auges infolge Abducenslähmung. Allgemeine Muskelhypotonie, normale Reflexerregbarkeit und Sensibilität. Vom 17. Lebensjahr an war der Patient ans Bett gebunden, er starb mit 18. Keine Autopsie

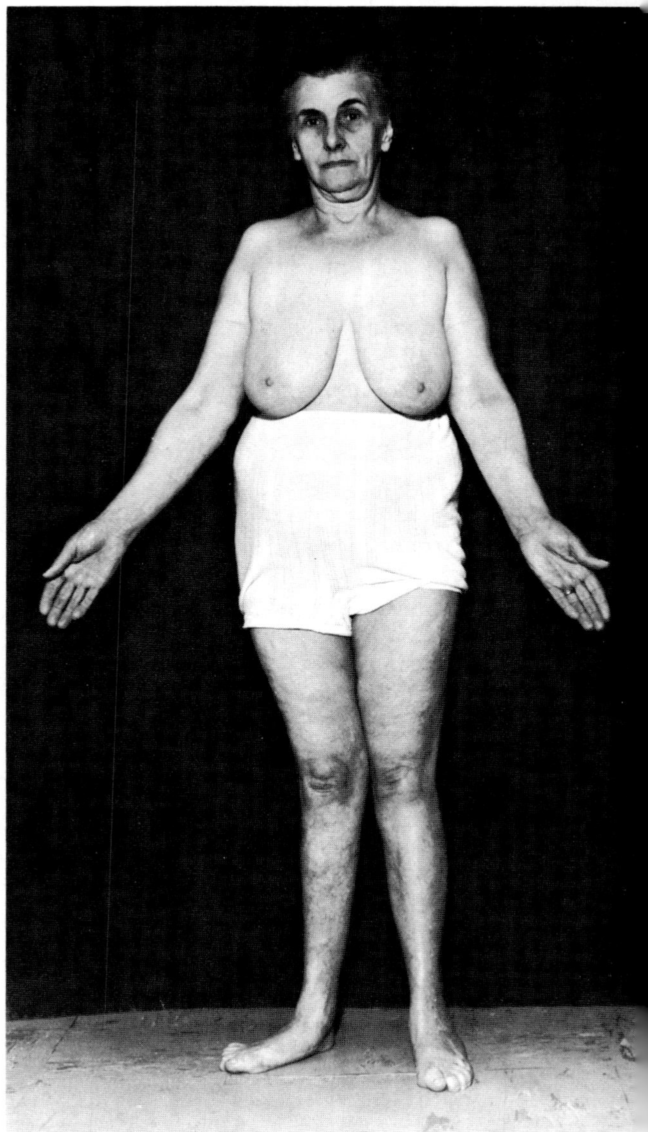

406 Erbliche spastische Spinalparalyse: 65jährige Frau, die über 15 Jahre hin beobachtet werden konnte. Der Großvater mütterlicherseits hatte „gelähmte Beine", die Tante mütterlicherseits und ein Onkel waren ataktisch. Drei Geschwister leben und sind gesund. Beginn der spastischen Parese in den Beinen im Alter von 45 Jahren. Stetiges Fortschreiten über 20 Jahre hin. Kann nur noch ein paar Schritte gehen, Harninkontinenz. Normale Hirnnervenfunktion, die oberen Extremitäten sind nur geringfügig beeinträchtigt. Keine Kleinhirnsymptome. In den letzten Jahren ging der Vibrationssinn in den Füßen und Unterschenkeln verloren. Valgusstellung der Knie und Plattfüße sind Nebenbefunde

mittleren Lebensabschnitten oder später einsetzt. Im ganzen gesehen stehen bei spinozerebellären Degenerationen die Störungen der Sprache und des Ganges mehr im Vordergrund.

Es sei daran erinnert, daß die systematische Kleinhirndegeneration Folge des chronischen Alkoholis-

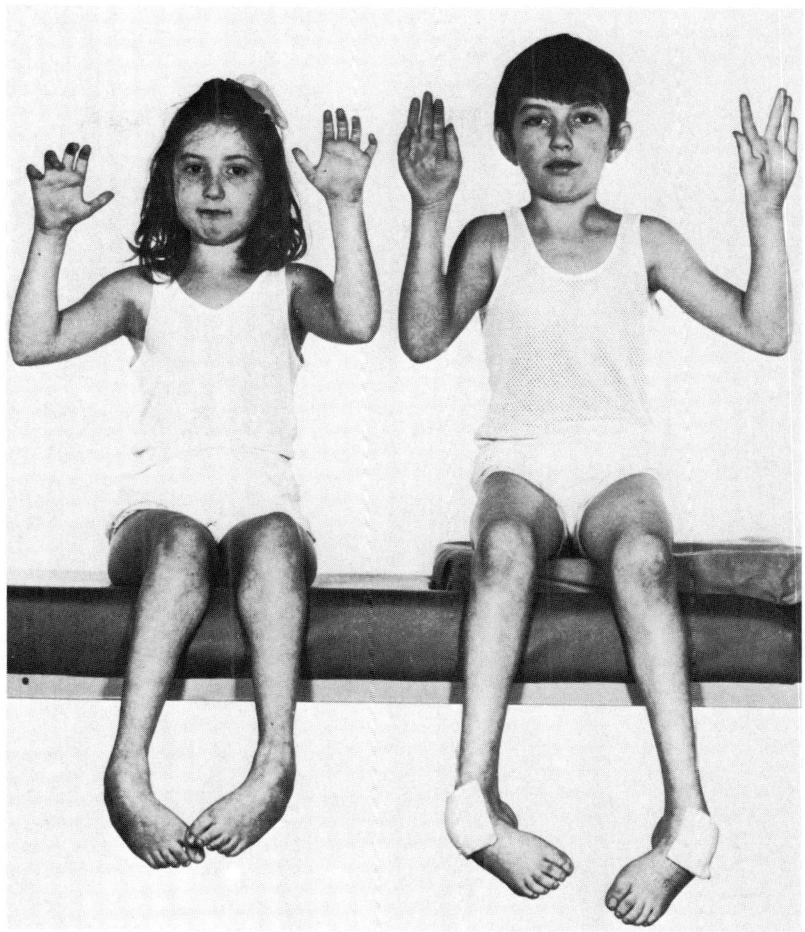

407 Neurale Muskelatrophie bei Bruder und Schwester: Keine familiäre Belastung nachweisbar. Eltern klinisch gesund. Bei dem 10jährigen Mädchen traten die ersten Zeichen der Krankheit mit 5 Jahren auf, bei dem Jungen, der 11 Jahre alt ist, mit 7 Jahren. Die Krankheit begann mit einer Fußdeformität, ein Orthopäde wurde deshalb aufgesucht. In beiden Fällen wurden nach 2 Jahren die Hände befallen. Inzwischen sind beide schwerstens behindert

mus oder Fernwirkung eines Karzinoms irgendwo im Körper sein kann. Wahrscheinlich waren viele Fälle von sporadischer Kleinhirndegeneration im mittleren Lebensalter, die in der Vergangenheit mitgeteilt wurden, auf Karzinome zurückzuführen.

Erbliche spastische Spinalparalyse

Diese seltene Krankheit befällt gewöhnlich mehrere Familienmitglieder mit oder ohne nachweisbare Heredität. Sie kommt häufiger bei Männern vor und setzt im Kindesalter ein, selten beginnt sie erst in den Dreißigern oder noch später. Die Pyramidenbahndegeneration ist am ausgeprägtesten in den Lumbalsegmenten und reicht selten darüber hinaus. Selbst wenn autoptisch geringfügige Veränderungen in den Hintersträngen und den spinozerebellären Bahnen gefunden werden, kann zu Lebzeiten der Kranken kaum eine Sensibilitätsstörung oder eine Ataxie nachgewiesen werden. Das führende Symptom ist eine allmählich stärker werdende spastische Parese der Beine. Das Kind hat Schwierigkeiten, die Fersen auf dem Boden aufzusetzen, die Knie reiben beim Gehen aneinander, und der Gang wird steifbeinig und unbeholfen. Dabei ist wenig oder keine Muskelatrophie zu bemerken, wohl aber spastische Reflexzeichen. Ein mehr oder weniger ausgeprägter Hohlfuß kann vorhanden sein, Kontrakturen im Knie und Hüftgelenk werden nicht vermißt. Die Arme bleiben bei manchen Kranken jahrelang verschont. Eine Sehnerven- und Netzhautatrophie, die schwer zu unterscheiden sein kann von einer akuten Retrobulbärneuritis, ist beschrieben worden. Psychische Veränderungen fehlen in der Regel. Setzt die Krankheit im Kindesalter ein, muß sie von der zerebralen Diplegie abgetrennt werden. Bei letzterer lassen sich die Symptome bis ins Säuglingsalter zurückverfolgen, geistige Retardierung und epileptische Anfälle sind häufig und die Spastik der Beine ist nicht so unaufhaltsam progredient.

Eine ein- oder beidseitige akute Optikusatrophie bei einem Fall von erblicher spastischer Spinalparalyse hat die Multiple Sklerose auszuschließen. Nach Nystagmus, Intentionstremor, Dysarthrie und einer spinalen Ataxie muß dann gefahndet

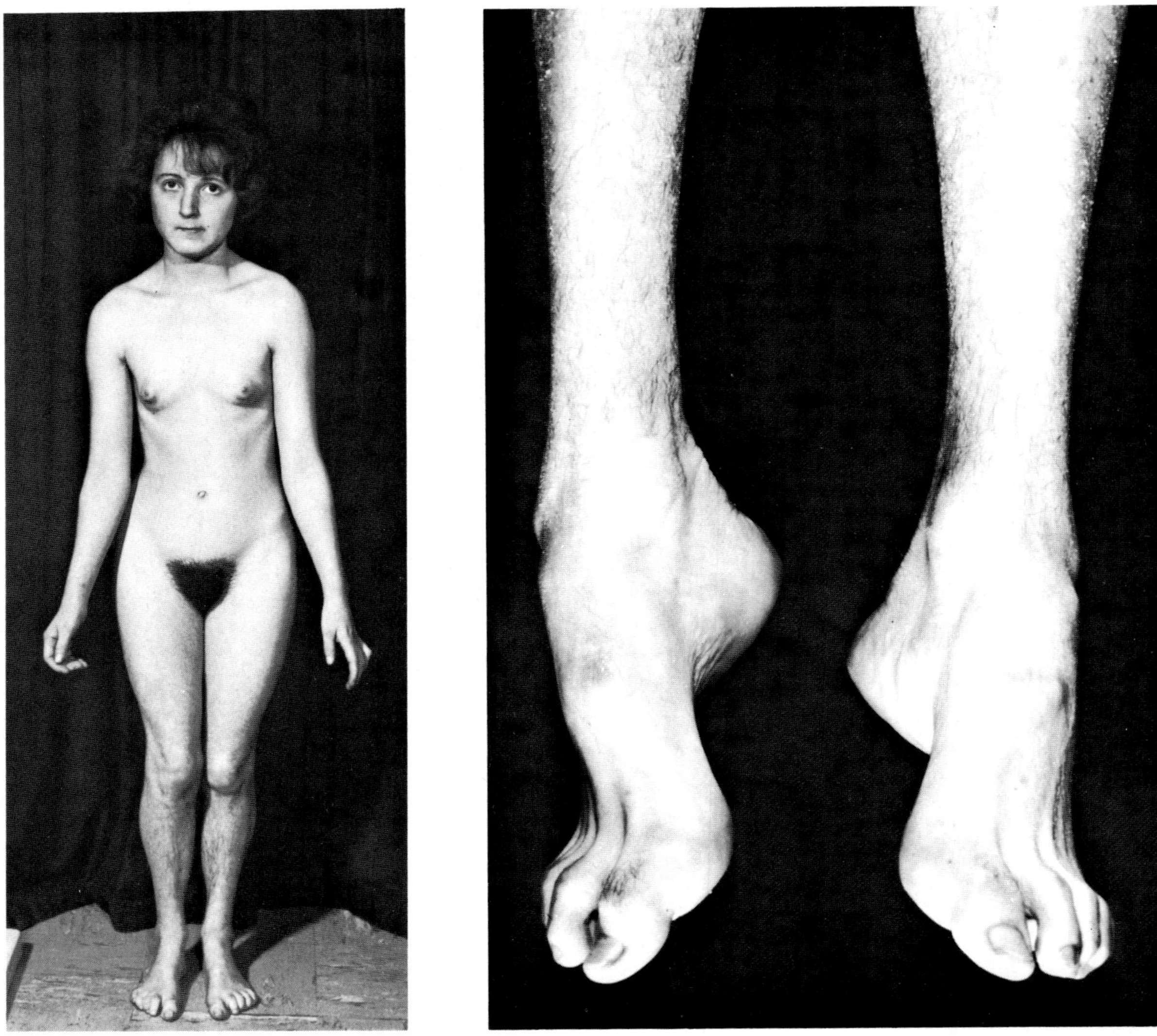

a b

408 a+b Neurale Muskelatrophie: 17jähriges Mädchen. Die Anamnese beginnt 3 Jahre zuvor mit unbeholfenen Händen, Schwierigkeiten, die Finger zu strecken und beginnender Krallenstellung. Keine Beschwerden in den Füßen mit Ausnahme von Hammerzehen. **a** Alle Eigenreflexe an Armen und Beinen fehlen, ebenso die Plantarreflexe. Geringe Beeinträchtigung der Oberflächensensibilität an den Füßen bei normaler Tiefensensibilität. **b** Beachte die Atrophie der Mm. peronaei und das Aussehen der Füße in Rückenlage mit Schwielen auf den Zehen

werden. Sphinkterstörungen sind häufiger bei der Multiplen Sklerose.

Neurale Muskelatrophie (Charcot-Marie-Tooth)

Die klinischen Erscheinungen dieser besonderen Form einer Muskelatrophie wurden zuerst in der Salpêtrière in Paris von Charcot und Marie im Jahre 1886 beschrieben und unabhängig davon im gleichen Jahr von Tooth im St. Bartholomew's Hospital in London. Deshalb kommt diese Krankheit noch nicht in der 1. Auflage von Gowers berühmtem Buch über die Krankheiten des Nervensystems vor, das im selben Jahr veröffentlicht wurde. Ursprünglich hielt man die Erkrankung für eine besondere Form der Muskeldystrophie, später wurde aber nachgewiesen, daß die peripheren Nerven und das Rückenmark betroffen sind, Anlaß genug, die Krankheit als eine neurale Muskelatrophie zu klassifizieren. Der Muskelschwund ist Folge einer Degeneration motorischer Nerven, insbesondere des N. peronaeus communis und des N. tibialis posterior. Unbekannt ist noch, ob die Degeneration im distalen Abschnitt der Axone, in den vorderen Wurzeln oder in den Vorderhornzellen des Rückenmarks beginnt. Autoptisch erweisen sich die degenerativen Veränderungen nicht auf die mo-

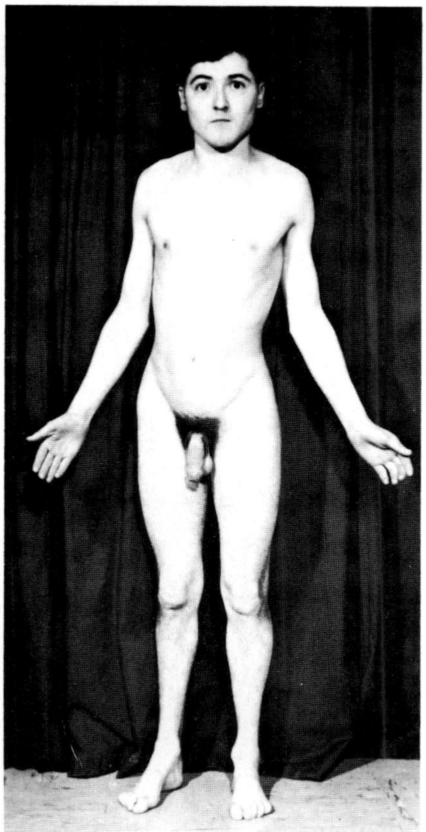

409 Neurale Muskelatrophie: 20jähriger Mann. Bruder der Patientin in Abb. **408**. Beiderseitiger Hängefuß, Steppergang, distale Muskelatrophie der Beine, Hohlfuß und beginnende Atrophie der kleinen Handmuskeln. Alle Eigenreflexe fehlen. Geringe Beeinträchtigung der Sensibilität distal, Vibrationssinn völlig aufgehoben unterhalb der Knie. Ein anderes Geschwister war symptomfrei. Vom Vater ist bekannt, daß er an dieser Krankheit gelitten hat

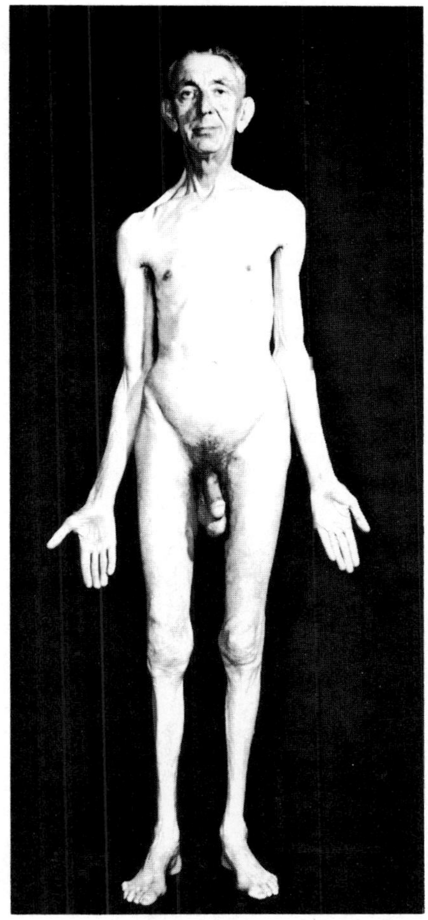

410 Neurale Muskelatrophie: 65 Jahre alter Mann. Zum Stillstand gekommene Erkrankung. Wurde mit einem Magengeschwür ins Krankenhaus eingeliefert. Der Vater und ein Onkel väterlicherseits hatten die Krankheit. Hammerzeher im 2. Lebensjahrzehnt, Spindelbeine im 3., im 4. wurden auch die Hände befallen. Nur geringgradig behindert trotz ausgeprägter Muskelatrophie

torischen Leitungswege begrenzt, sie können auch in den Hinterwurzeln, der Clarke-Säule und dem Burdach-Strang beobachtet werden. Selbst in den Pyramidenbahnen kommen geringfügige degenerative Zeichen vor.

Die Krankheit weist zwei besondere klinische Eigentümlichkeiten auf. Erstens folgt die Muskelatrophie einem sehr speziellen Verteilungsmuster, und sie nimmt einen besonderen Verlauf. Sie befällt die distalen Anteile der betroffenen Muskulatur der oberen und der unteren Extremitäten. Die Muskeln atrophieren nicht global wie bei einer neuronalen Erkrankung oder einer Muskeldystrophie, die Atrophie kriecht vielmehr buchstäblich Zentimeter für Zentimeter an den Gliedmaßen hinauf und bezieht alle Muskeln ein. Dies verleiht den unteren Gliedmaßen je nach Krankheitsstadium das Aussehen von Storchen- oder Spindelbeinen, den Unterschenkeln das von umgekehrten Champagnerflaschen. Die zweite Besonderheit besteht in der überraschend geringen Beeinträchtigung solcher Patienten trotz dieser beträchtlichen muskulären Defekte.

Mit wenigen Ausnahmen setzt die neurale Muskelatrophie im Kindes- oder Jugendalter ein. In vielen Fällen ist eine Heredität offensichtlich, der Erbgang variiert allerdings. Sporadische Krankheitsfälle sind nicht selten. Das Fortschreiten erfolgt äußerst schleppend, und in mittleren Lebensabschnitten kommt die Krankheit gewöhnlich zum Stillstand. Wie bei allen Erbkrankheiten des Nervensystems existieren viele Varianten des klinischen Krankheitsbildes. Deshalb können die Hände z. B. gleichzeitig mit den Beinen befallen werden, obwohl die Atrophie eigentlich typischerweise in den Füßen anfängt und die Hände erst nach Jahren er-

411 a–c Neurale Muskelatrophie: 45jähriger Mann. Später Beginn, Familienanamnese negativ. Eine Schwäche in den Füßen wurde in den frühen dreißiger Jahren bemerkt, die Hand wurde einbezogen mit 40. Geringgradig behindert. Normale Wadenform, lebhafte Patellarreflexe bei fehlenden Achillesreflexen. Zurücktretende distale Sensibilitätsbeeinträchtigung. Gelegentlich Wadenkrämpfe. Kein Faszikulieren. Beachte die Verschmächtigung der distalen Gliedabschnitte von Armen und Beinen und der kleinen Handmuskeln

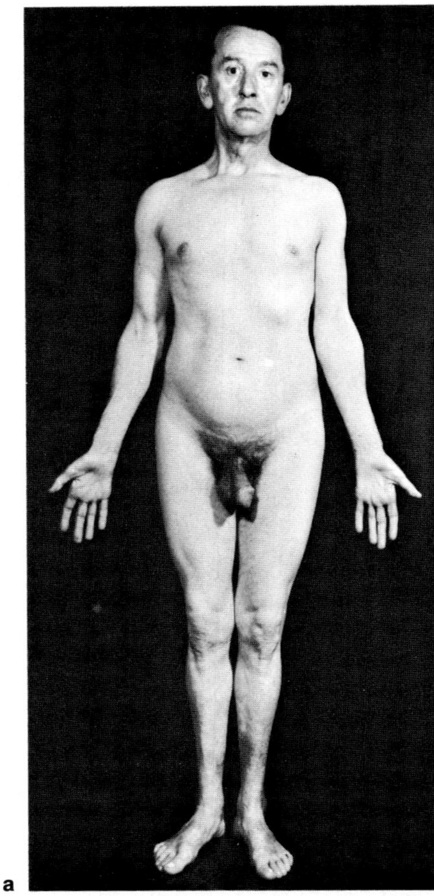

a

b

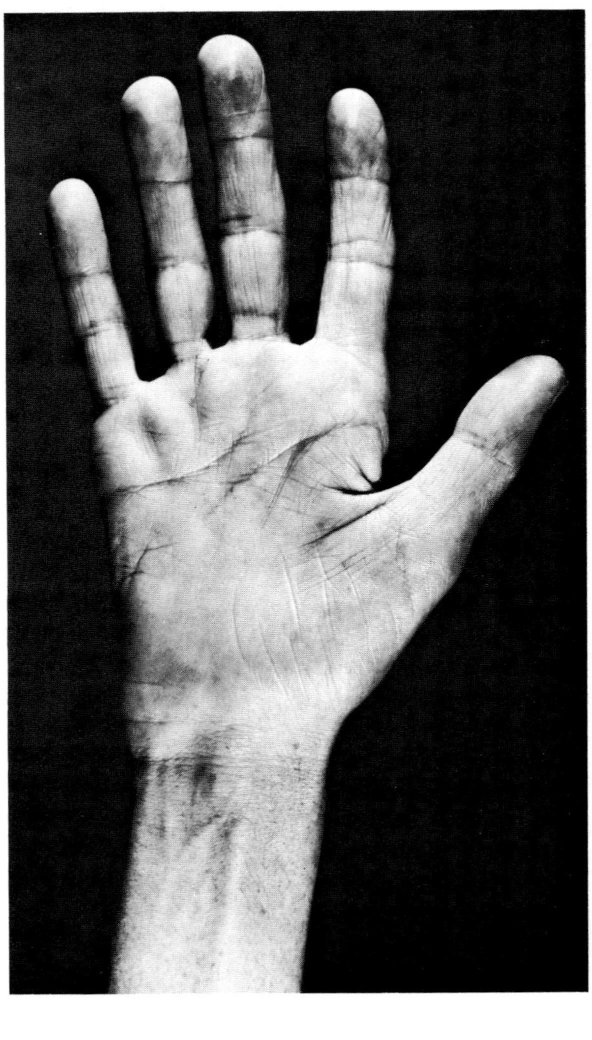

c

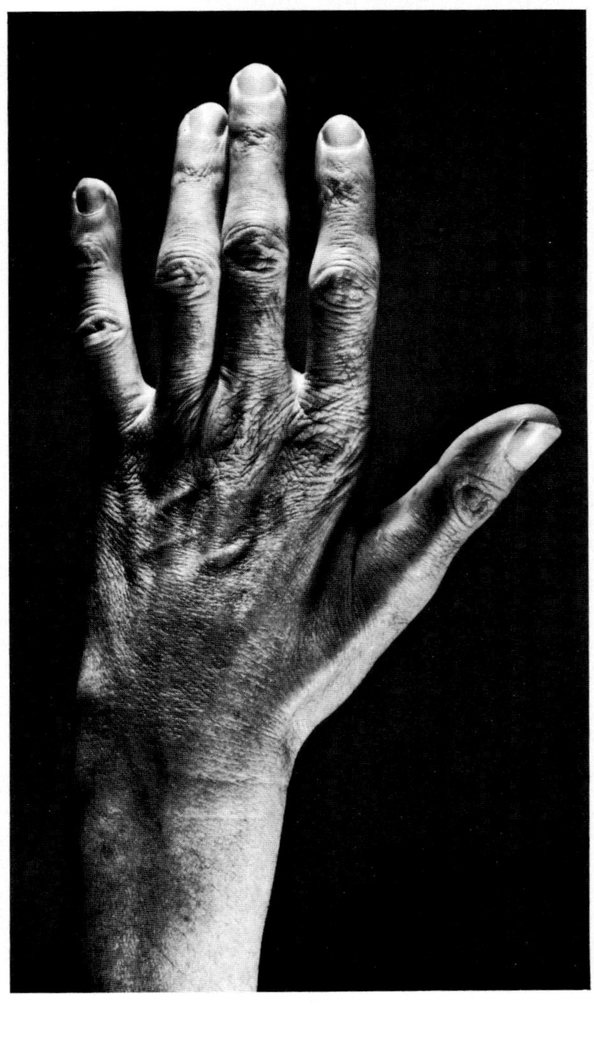

greift. Obwohl der Krankheitsverlauf äußerst langsam ist und letztendlich dazu neigt stillzustehen, gibt es Familien mit unaufhaltsamem Fortschreiten der Symptome auch noch im höheren Lebensalter. Schließlich sind Beschwerden von seiten der Sensibilität geringfügig oder sie fehlen ganz beim klassischen Krankheitsbild, manchmal können sie aber nach vielen Jahren sehr störend werden.

In typischen Fällen ziehen zunächst die Füße des Kindes die Aufmerksamkeit auf sich. Es gibt Schwierigkeiten mit den Schuhen wegen eines hohen Spanns, wegen Hammerzehen oder einem Schwund der kleinen Fußmuskeln. Später fallen die dünnen Beine auf und der unbeholfene linkische Gang. Mit fortschreitender Krankheit nimmt er den Charakter des Stepperganges an, aber von Beginn an ist die Funktionsfähigkeit der Beine noch weit besser als es ihr Aussehen vermuten läßt. Bei Männern, die die Atrophie unter langen Hosen verbergen können, bemerkt man oft kaum etwas von ihrem Leiden, selbst junge Mädchen sind gute Tänzerinnen, wenngleich sie Probleme mit passendem Schuhwerk haben.

Eine Atrophie der kleinen Handmuskeln wird in der Regel nach dem 20. Lebensjahr langsam deutlich. Die Finger werden allmählich mehr und mehr flektiert, ihre Streckung und Spreizung macht Schwierigkeiten. Die Daumen- und Kleinfingerballenmuskulatur wird schmächtiger, und die Spatia interossea des Handrückens sinken ein. Hände und Füße sind oft kalt und zyanotisch, zu trophischen Störungen kommt es jedoch nur selten.

Die Gesichts- und Gliedergürtelmuskulatur wird in den Krankheitsprozeß nicht einbezogen, und die Funktion der Sphinkteren bleibt erhalten.

Das Ausmaß der Zehenkrümmung, des Hohlfußes, des Klumpfußes und anderer Fußdeformitäten kann sehr unterschiedlich sein. Steht der Patient vor dem Untersucher, so ist oft wenig zu erkennen. In Rückenlage treten das hohe Fußgewölbe, der Hohlfuß und die Zehenextensorenparese oft stärker hervor. Atrophie und Parese entsprechen sich keineswegs stets, und der Verlust der Eigenreflexe kann einer augenfälligen Muskelatrophie vorauseilen. Die Achillesreflexe fehlen gewöhnlich. Daß die Patellarreflexe stets erhalten bleiben, kann nicht behauptet werden. Der Plantarreflex ist in der Regel nicht auslösbar. Ein Babinski-Phänomen haben wir bei dieser Krankheit nie zu Gesicht bekommen.

Es gibt die unterschiedlichsten Hinweise auf Sensibilitätsstörungen, ebenso differiert die Beschreibung von krampfartigen Beschwerden oder Mißempfindungen. Im allgemeinen findet sich nur eine geringfügige Herabsetzung der Oberflächensensibilität in distalen Anteilen. Mitteilungen über eine ungestörte oder nur minimal beeinträchtigte Sensibilität stehen andere gegenüber, die eine sensible Störung oder gar einen Sensibilitätsausfall als häufigen Befund bezeichnen. Sicher wechselt das Ausmaß der Sensibilitätsstörung von Fall zu Fall und von Familie zu Familie, und es hängt darüber hinaus auch vom Krankheitsstadium ab. In späteren Stadien der Krankheit können unerträgliche Crampi und Mißempfindungen sehr quälend werden. Selten einmal stellt sich eine dissoziierte Sensibilitätsstörung ein, die dann zu trophischen Geschwüren der Zehen führt, wie sie von den primären Degenerationen der Spinalganglien bekannt ist.

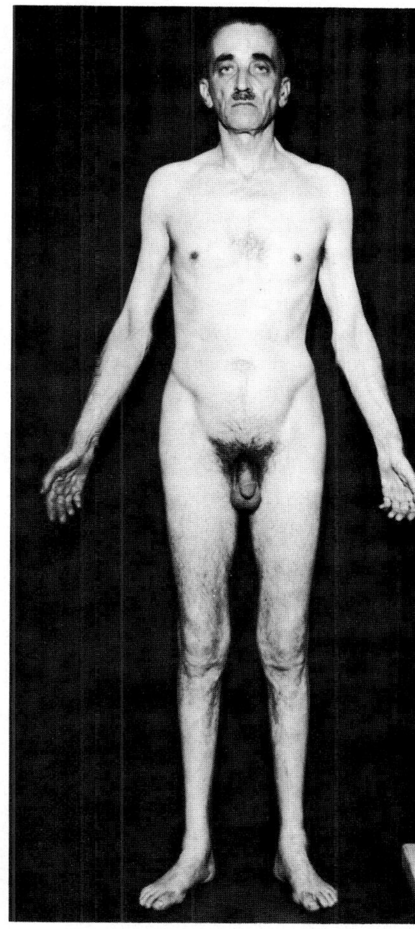

412 Neurale Muskelatrophie: 56 Jahre alter Mann. Positive Familienanamnese (Mutter, Großmutter und 2 Tanten mütterlicherseits). Füße mit hohem Spann, dünne Beine seit dem 2. Lebensjahrzehnt. Führte ein aktives Leben und fühlte sich nicht behindert bis zum 50. Lebensjahr, als ihn schmerzhafte Wadenkrämpfe und Crampi in den Händen sowie Mißempfindungen in Händen und Füßen zu quälen begannen und der Gang unsicher wurde. Alle Eigenreflexe fehlen, Oberflächensensibilität normal, Vibrationssinn unterhalb der mittleren Brustabschnitte schwer gestört, Lagesinn normal. Faszikulieren in der Oberschenkelmuskulatur

Scheinbar gesunde Mitglieder einer mit neuraler Muskelatrophie belasteten Familie können einen Hohlfuß und fehlende Achillesreflexe aufweisen, „formes frustes", wie sie auch in der Gruppe der Heredoataxien vorkommen.

Neurofibromatose (Morbus Recklinghausen)

Manche Namen von Ärzten wurden berühmt, weil sie ungewöhnlich sind, mit einer Krankheit, einem Syndrom, Symptom oder Beschwerdebild verknüpft werden und dazu noch gut klingen. Solch ein Name ist der v. RECKLINGHAUSEN, ehemaliger Pathologe in Straßburg und Generationen von Medizinstudenten in bleibender Erinnerung. Dennoch ist das klinische Bild der Erkrankung, deren Histologie er 1882 aufgeklärt hat, fraglos schon von R. W. SMITH in Dublin in seiner Monographie „Eine Abhandlung über die Pathologie, die Diagnose und die Behandlung von Neuromen" im Jahre 1849 beschrieben worden. Man darf aber annehmen, daß SMITH, selbst wenn er auch die Histopathologie der Neurofibromatose schon be-

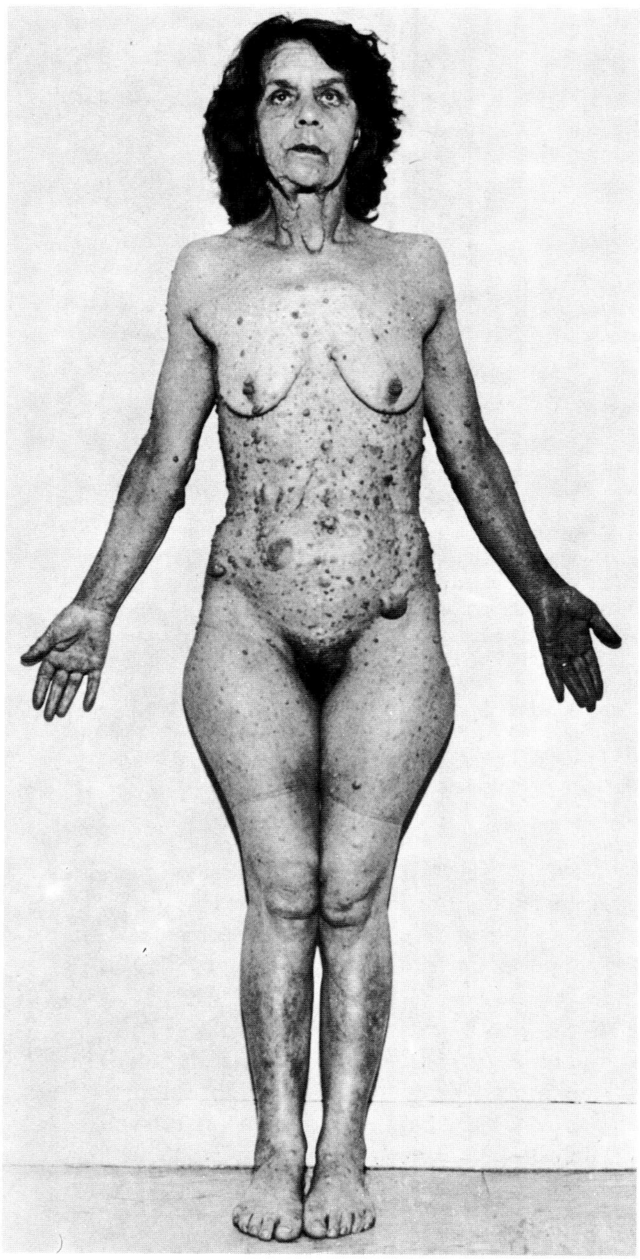

413 a

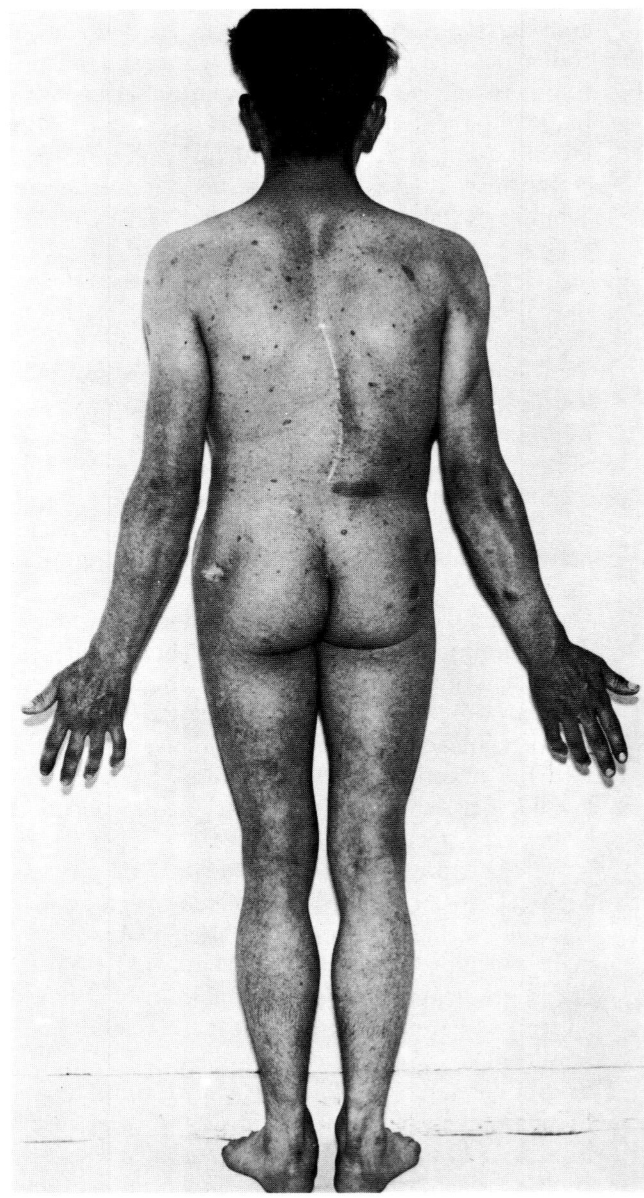

413 b

schrieben hätte, kaum eine Chance gegen einen v. RECKLINGHAUSEN gehabt haben würde, unsterblich zu werden.
Das vollständige Bild der Krankheit ist von beträchtlicher Vielfalt und gekennzeichnet durch multiple Geschwülste der peripheren Nerven, der Rückenmarkswurzeln, der Hirnnerven, der Haut und durch pathologische Pigmentierungen. Skelettveränderungen sowie Entwicklungsstörungen des Nervensystems können vorkommen. Es handelt sich um eine angeborene, erbliche oder familiäre Krankheit, deren Erscheinungen in Intensität und Verteilung stark variieren, so daß, selbst wenn es stimmt, es schwierig wird, von einem Morbus Recklinghausen zu sprechen.
Die Erscheinungen an der Haut treten im allgemeinen zuerst auf und können bei der Geburt oder im früheren Säuglingsalter schon vorhanden sein. Manchmal entwickeln sie sich aber auch erst im Laufe des Lebens oder treten dann deutlicher hervor. Die Haut kann insgesamt dunkler sein als die der anderen Familienmitglieder und über den Körper, besonders den Rumpf und die Gliedmaßen, sind zahllose Flecken oder Tüpfel, milchkaffeefarben (Café-au-lait) verstreut, in Farbtönung und Größe sehr unterschiedlich. Auch zahlreiche Hauttumoren (Fibrome), von weicher Konsistenz, gestielt oder ungestielt, können schon im Kindesalter vorhanden sein und während des späteren Lebens an Zahl zunehmen. Sie sind meist schmerzlos, bevorzugen den Rumpf und haben die Größe von wenigen Millimetern bis zu einigen Zentimetern, können sich auch unter den Nägeln entwickeln, und manchmal sehen sie wie ein Nävus aus.
Die Neurofibrome liegen subkutan, an den Gliedmaßen bevorzugt im Verlauf oberflächlicher Nerven, wo sie manchmal schmerzhaft oder empfindlich sind. Sie haben unterschiedliche Größe, am häufigsten etwa 1 cm im Durchmesser, sind quer-, aber nicht längsverschieblich zum Nervenstamm. Wenn sie an einer Spinalnervenwurzel sitzen, können sie zur Rückenmarkskompression führen. Der Ausdruck plexiformes Neurinom ist gebräuchlich für die diffuse Neurofibromatose, die einen ganzen

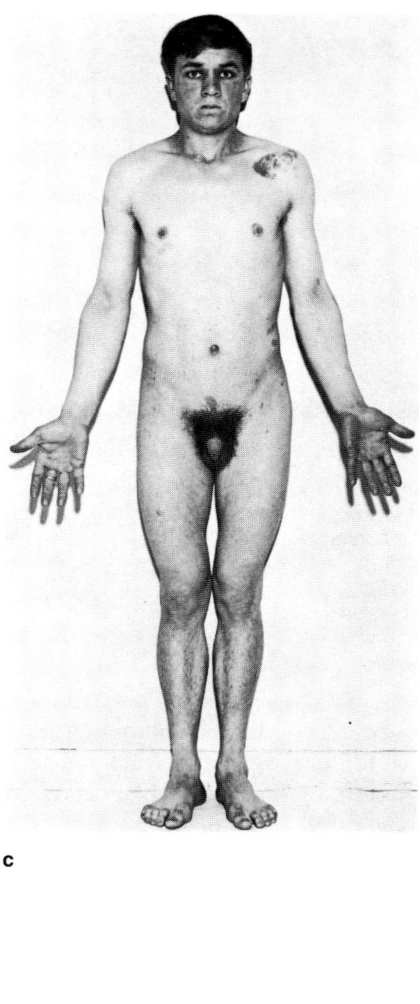
c

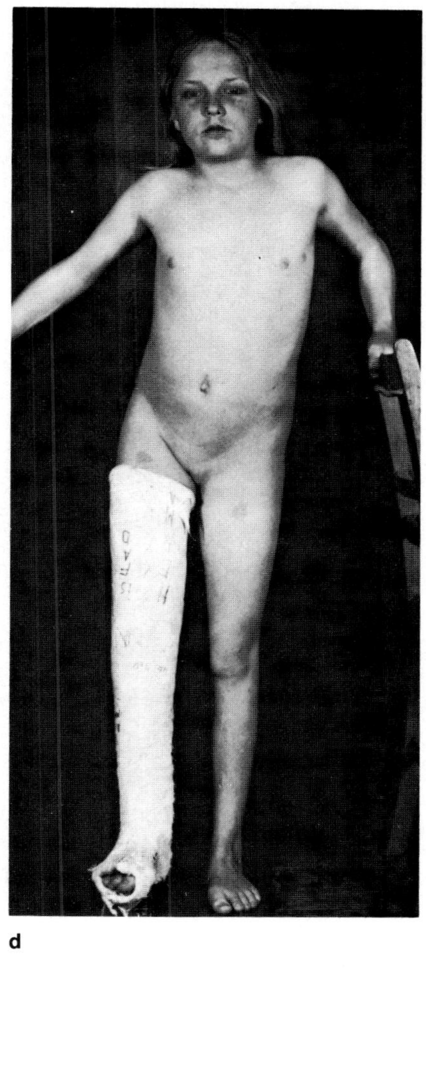
d

413 a–d Familiäre Neurofibromatose: **a** Mutter, **b** der erste Sohn mit einer Narbe auf dem Rücken nach operativer Korrektur einer schweren Skoliose. **c** der zweite Sohn mit einem angiomatösen Nävus auf der linken Schulter und **d** die Tochter mit einer Verbiegung der rechten Tibia, die im Säuglingsalter bemerkt wurde und zu lokalisierter Hyperostose und Spontanfraktur mit 9 Jahren führte

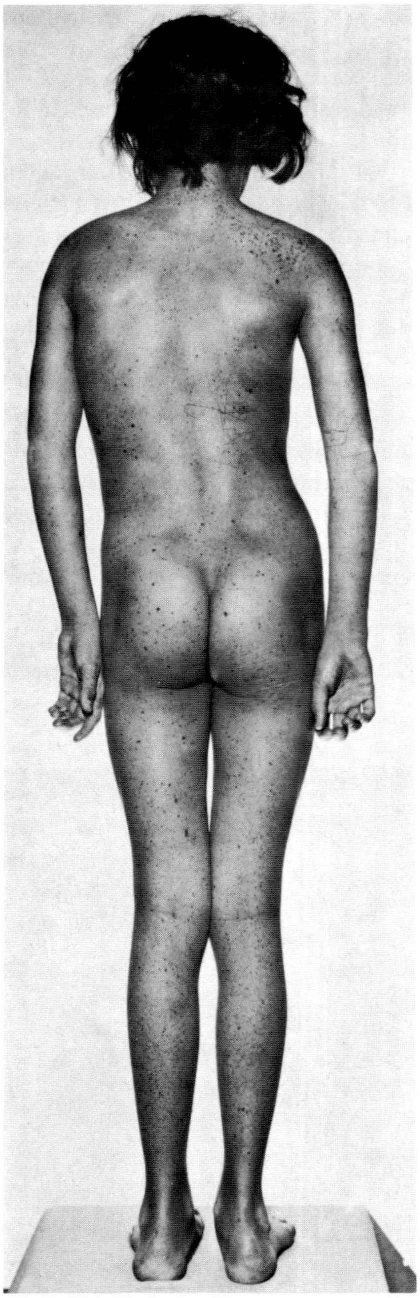

414 Neurofibromatose: Skoliose bei einem 12jährigen Kind mit dunkler Haut und Café-au-lait-Flecken. Keine Fibrome oder Neurofibrome zu tasten. Spina bifida occulta. Schmerzparoxysmen und Parästhesien im linken N. trigeminus. Zerebelläre Ataxie im linken Arm und Bein. Positives Babinski-Zeichen links. Röntgenologisch unauffällig, Liquor normal. Keine Änderung über 10 Jahre hin außer einer mäßigen rechtsseitigen Nervenschwerhörigkeit

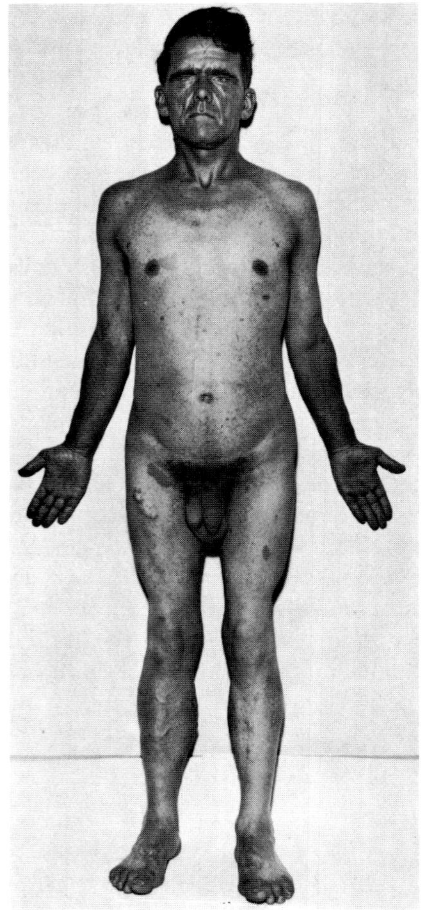

415 Neurofibromatose: Psychisch gestörter, 44 Jahre alter Mann. Seit 2 Jahren heiser durch Stimmbandlähmung rechts. Intermittierend Doppelbilder. Plexiformes Neurinom der rechten Wade mit Schmerzen und Parästhesien sowie Schwäche im Bein beim Gehen

Nervenstamm mit seinen Aufzweigungen befallen hat und die oft mit einer Hypertrophie von Haut und subkutanem Gewebe einhergeht. Vorzugslokalisation dieser plexiformen Neurinome sind Temporal- und Frontalregion der Kopfhaut und der Hals, grundsätzlich können sie aber überall am Körper vorkommen. Die lokale Hypertrophie kann intensiv werden, so daß von einer Elephantiasis gesprochen wird.

Unter den Hirnnerven ist bei weitem am häufigsten der N. vestibulocochlearis betroffen, jedoch ist das Neurinom des VIII. Hirnnerven beim Erwachsenen nur sehr selten mit einer kutanen Neurofibromatose vergesellschaftet. Andererseits sind Fälle mit doppelseitigen Akustikusneurinomen bei Heranwachsenden ganz überwiegend familiär und können im übrigen das Vollbild des Morbus v. Recklinghausen aufweisen. Auch andere intrakranielle Tumoren können dabei vorkommen, Optikus- und Chiasmagliome, zerebrale Gliome und Meningeome. Geschwülste können sich auch im sympathischen Nervensystem befinden. So gibt es eine Phäochromozytom-bedingte paroxysmale Hypertension bei der Neurofibromatose.

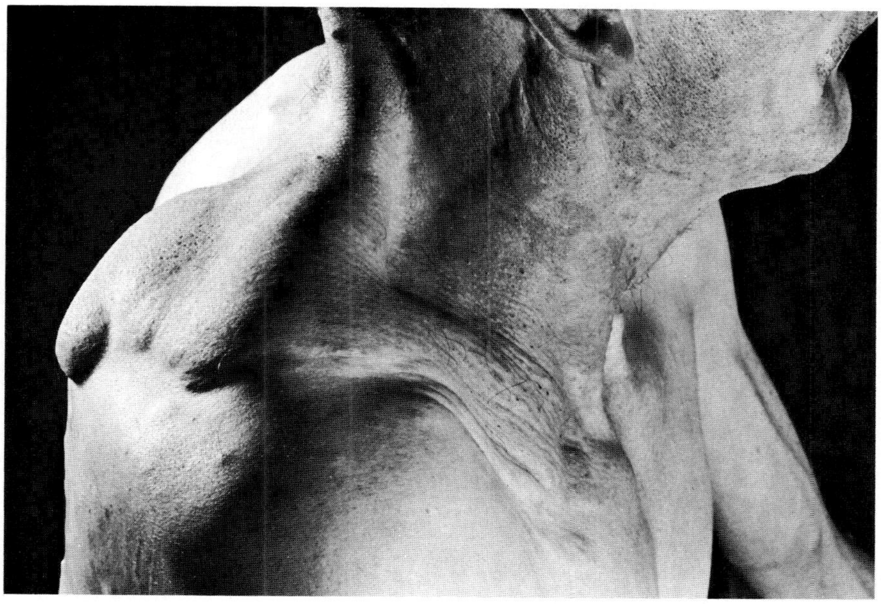

416 Neurofibromatose: 37jähriger Mann, bei dem erst vor kurzem epileptische Anfälle auftraten. Geistig zurückgeblieben, Kyphoskoliose, plexiformes Neurinom der rechten Schulter, Nävus rechts supraklavikulär und generalisierte Neurofibromatose. Nystagmus, fortschreitende Ataxie und leichte rechtsseitige Nervenschwerhörigkeit. Trotz eingehender Untersuchung kein Akustikusneurinom nachweisbar

Zahlreiche Skelettanomalien sind beschrieben worden, unter denen die häufigste die Kyphoskoliose ist. Sie kann schwere Grade erreichen und zur Rükkenmarkskompression führen. Lokalisierte Hyperostosen an Gesichts- oder Hirnschädelknochen sowie langen Röhrenknochen kommen vor, auch bogige Exkavationen an den hinteren Flächen der Wirbelkörper, die fälschlicherweise für eine Tumorerosion gehalten werden können. Letztere sind meist schon bei der Geburt vorhanden, symptomlos und manchmal kombiniert mit einer Entwicklungsstörung der Rückenmarkshäute (Meningozelen).
Knochendefekte im Hirnschädel können die Hinterhaupts- und Schläfenregion betreffen und, wenn an der Hinterwand der Orbita gelegen, eine Protrusio bulbi, einen pulsierenden Exophthalmus oder eine Auftreibung der Schläfenbeinschuppe verursachen. Ein Exophthalmus kann allerdings auch durch einen Orbitatumor oder ein Optikusgliom hervorgerufen sein.
Noch weitere angeborene Skelettdefekte sind bekannt, so die Spina bifida occulta und der kongenitale Schulterblatthochstand. Auch geistige Retardierung und epileptische Anfälle wurden beschrieben. Netzhautgeschwülste oder Phakome, wie sie bei der tuberösen Sklerose auftreten, sollen auch bei der Neurofibromatose vorkommen. Wir selbst haben solches nie gesehen.
Die Mehrzahl dieser Kranken ist nicht schwerwiegend behindert, weil die peripheren Nerven sehr viel häufiger betroffen sind als die spinalen oder die kranialen. Dennoch können die peripheren Geschwülste maligne entarten. An die Neurofibromatose muß beim Vorhandensein zahlreicher Café-au-lait-Flecke gedacht werden, einige wenige solcher Flecken brauchen jedoch keine Bedeutung zu haben.

Tuberöse Sklerose

Die Krankheit ist selten, die Anlage dazu angeboren. Die Bezeichnung tuberöse Sklerose bezieht sich auf die harten „sklerotischen", knotenförmigen Gebilde oder „Tubera" im Gehirn. Das klinische Bild besteht in geistiger Retardierung, epileptischen Anfällen und Hauterscheinungen – dem Adenoma sebaceum. Nicht selten kommen auch Tumoren in anderen Organen vor, nämlich bösartige Geschwülste, vor allem in neuroektodermalen Geweben. Hier bestehen Analogien zum Morbus v. Recklinghausen. Die Erkrankung kann sporadisch auftreten, familiär oder hereditär. Auch inkomplette Formen existieren, die nur eines oder einige der Hauptsymptome des Syndroms aufweisen.
Die geistige Retardierung ist gewissermaßen eine konstante Erscheinung, sie kann von einer Minderbegabung bis zum schweren Schwachsinn reichen, und sie ist häufig progredient. Auch psychotische Episoden können vorkommen, die eine stationäre Behandlung erforderlich machen. Epileptische Anfälle treten in frühen Lebensjahren auf, ohne daß sie irgend etwas Ungewöhnliches an sich haben. Große Krampfanfälle sind dabei die Regel. Andererseits manifestieren sich die Hauterscheinungen erst im späteren Kindesalter. Die kennzeichnend-

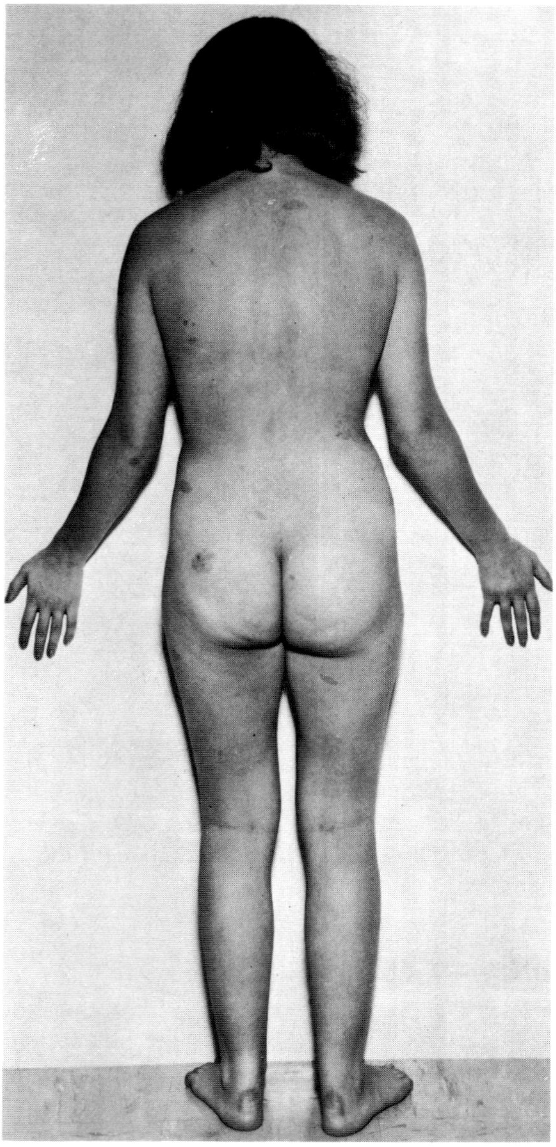

a

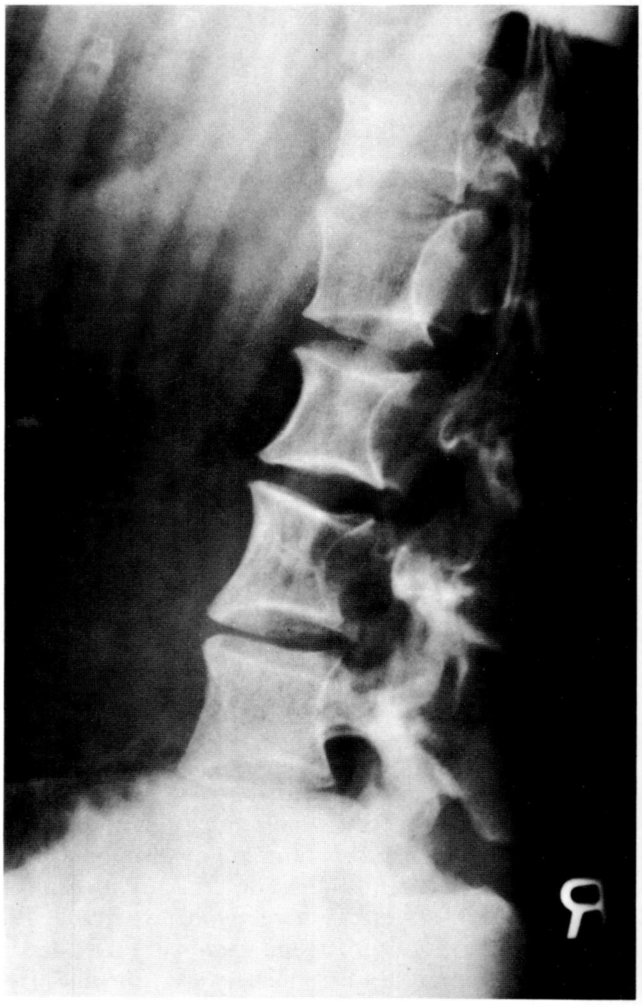

b

c

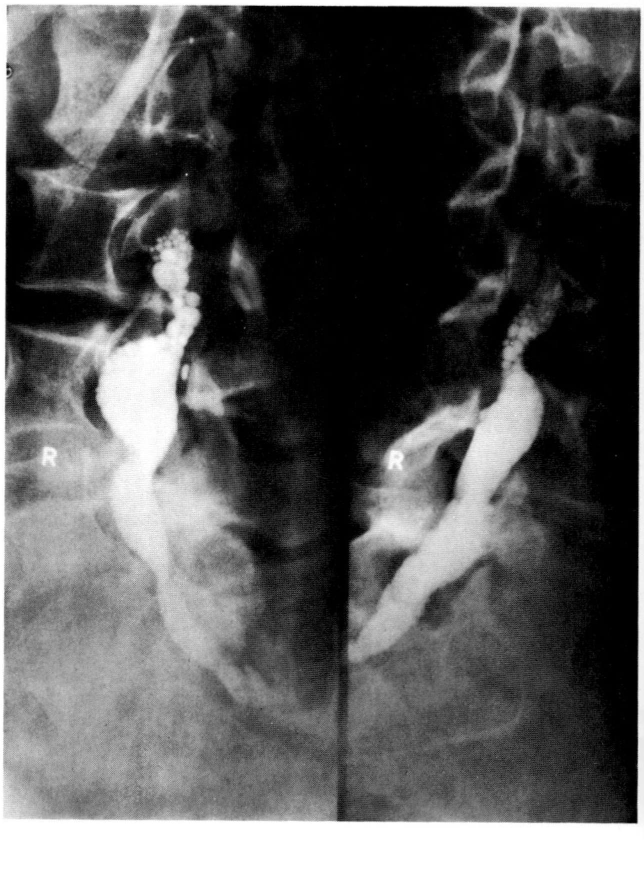

417 a–c Neurofibromatose: **a** Dunkelhäutiges Mädchen mit Café-au-lait-Flecken und passageren Rückenschmerzen. **b** Röntgenaufnahmen der Lendenwirbelsäule zeigen halbmondförmige Exkavationen der Lenden-und Kreuzbeinwirbelkörper von hinten. Keine Hinweise auf eine Kaudabeteiligung, Liquor auch manometrisch normal. **c** Das Myelogramm mit positivem Kontrastmittel deckte einen weiten Spinalkanal mit sackförmigen Ausstülpungen der Meningen auf

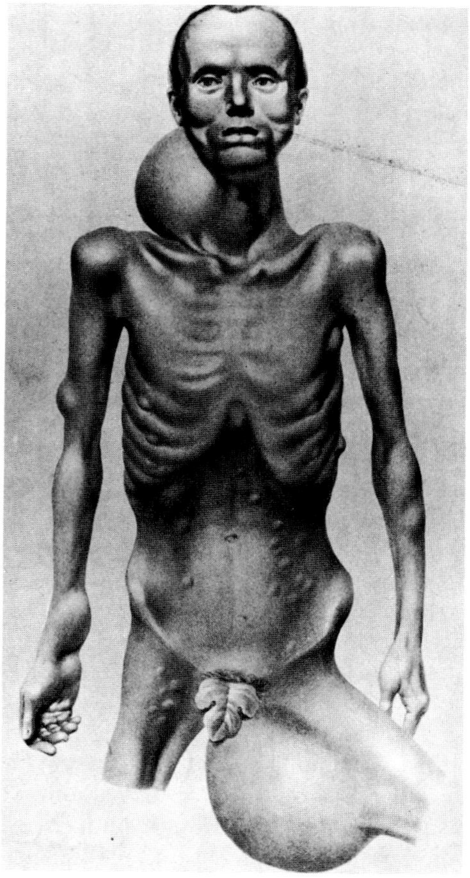

a

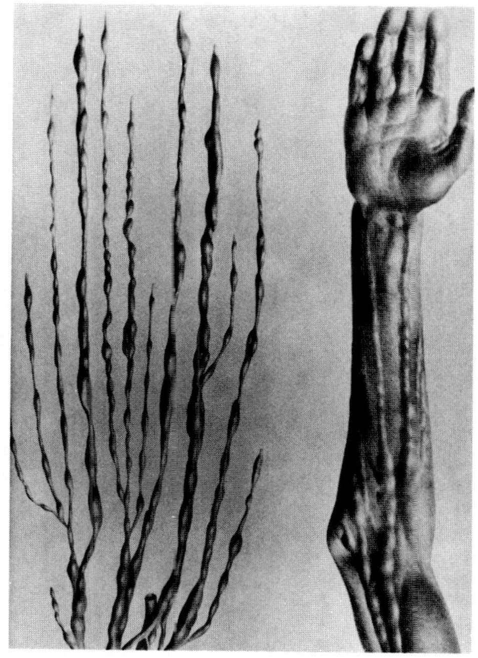

b

418 a+b Neurofibromatose: Bilder aus der Monographie von *R. W. Smith:* „Eine Abhandlung über die Pathologie, die Diagnose und die Behandlung der Neurome", die 1849 in Dublin erschienen ist, 33 Jahre vor *v. Recklinghausens* klassisch gewordener Arbeit

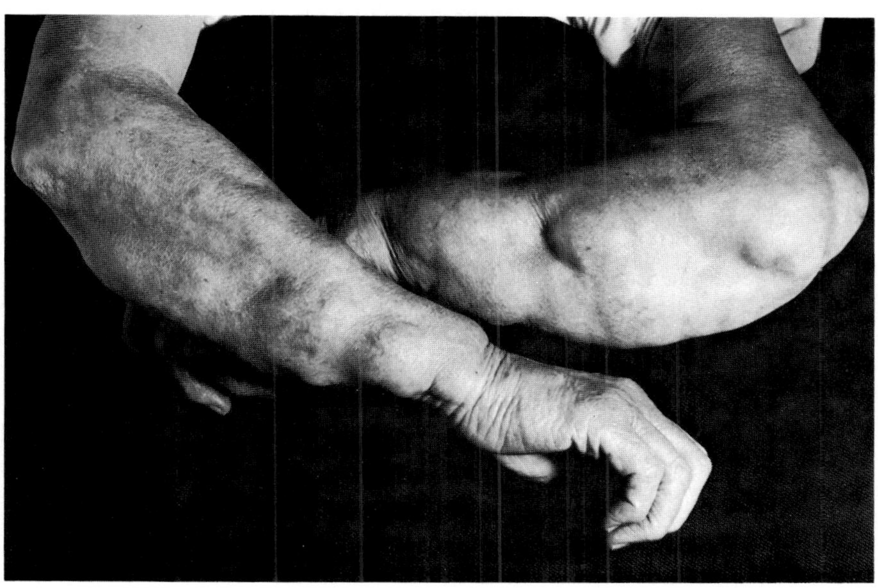

419 Lipomatose: 70jährige Frau mit fokaler Epilepsie bei verkalktem parasagittalem Meningeom. Multiple subkutane Geschwülste an den Unterarmen, die als Lipome und nicht als Neurofibrome identifiziert worden sind

sten sind im Gesicht, sie bestehen in einer Ansammlung von Knötchen und Knoten, die sich schmetterlingsförmig über beiden Wangen und einer Brücke über der Nase ausbreiten. Es sind offensichtlich keine gewöhnlichen Talgknötchen, sondern kleine Geschwülste, mehr nach Art der Neurofibrome, gelblich oder bräunlich, wenige Millimeter im Durchmesser und oft überzogen von einem feinen Kapillarnetz. Andere Hauterscheinungen sind Café-au-lait-Flecken, Depigmentierungen,

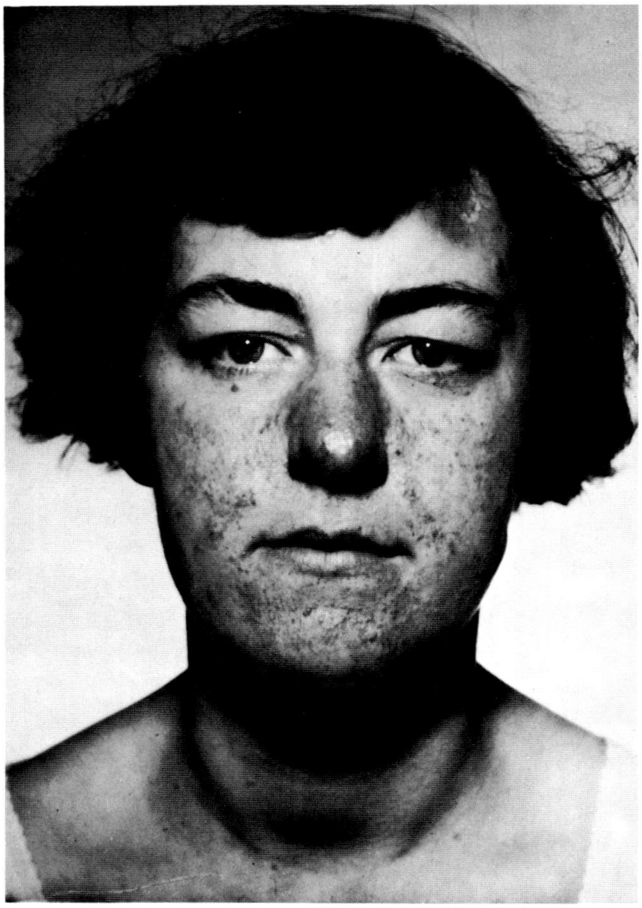

420 Tuberöse Sklerose: 19 Jahre alte Frau. Geistesgestört mit psychotischen Symptomen (Negativismus, Apathie, Episoden von stärkerer Erregung oder Katatonie). Große und kleine epileptische Anfälle. Adenoma sebaceum seit der Kindheit, stärker geworden in der Pubertät

Pigmentnaevi und Chagrinleder-Flecken – Zonen aufgerauhter, verdickter Haut vorzugsweise über dem Lumbosakralgebiet. Unter den Fingernägeln kann es zu kleinen angiofibromatösen Vorwölbungen – subungualen Fibromen – kommen. Kleine Geschwülste können auch in der Netzhaut entdeckt werden – Phakomata –, ovale weißliche Herdchen auf oder neben dem Sehnervenkopf oder auch in der Netzhautperipherie. Verschiedene Arten größerer oder kleinerer kongenitaler Mißbildungen und Stigmata wurden beschrieben, auch Tumoren des Verdauungstraktes und Hirngeschwülste neben den Gliaknoten kommen gelegentlich vor.
Rudimentäre Formen der Krankheit sind nicht selten. Die Behinderung durch die Erkrankung ist dann geringfügig. Aber in der Vergangenheit hat man gern nur den schweren Krankheitsbildern Beachtung geschenkt. Zu intrakraniellen Verkalkungen kommt es in etwa 50% der Fälle, bevorzugt in Kombination mit stärkerer geistiger Retardierung. Gewöhnlich finden sie sich in den basalen Ganglien und benachbarten Regionen. Die Lungen können selten einmal in den Krankheitsprozeß einbezogen werden. Solche Kranke können an der Belastungsdyspnoe erkannt werden. Jeder zweite entwickelt einen Spontanpneumothorax. Das Röntgenbild der Lunge zeigt verschiedene Auffälligkeiten, die von feiner netzförmiger Infiltration bis zu multizystischen Herden reichen können. Die tuberöse Sklerose wurde zuerst von v. Recklinghausen im Jahre 1862 beschrieben.

Zerebrale Kinderlähmung (Morbus Little)

Das klinische Bild der zerebralen Kinderlähmung beruht auf einer Schädigung oder auf einer unvollkommenen Entwicklung von Neuronen der Großhirnrinde, der basalen Ganglien oder des Kleinhirns. Agenesie, Geburtstrauma, perinatale Asphyxie bilden gewöhnlich die Ursachen. Das Rötelnvirus ist verantwortlich für Fälle von Diplegie mit angeborener Taubheit.
Die klinischen Erscheinungen sind unterschiedlich und hängen davon ab, in welchem Ausmaß und in welcher Ausdehnung Gesicht, Rumpf und Extremitäten in die Spastik einbezogen und ob die Kinder von Ataxie, unwillkürlicher Bewegungsstörung und geistiger Behinderung betroffen sind. Es kann eine spastische Diplegie bestehen (Little-Krankheit), eine angeborene Choreoathetose, eine zerebelläre Ataxie oder Kombinationen dieser Syndrome. Oft bemerken schon die Eltern eine Schwäche, Steifigkeit oder abnorme Körperhaltung im ersten Lebensjahr. Krampfanfälle können sich einstellen. Das Kind lernt nur langsam und spät zu sitzen, zu laufen und zu sprechen.
Der Neurologe sieht jene Kranke, die das Erwachsenenalter erreicht haben, in der Sprechstunde mit Paresen unterschiedlichen Ausmaßes, mit Spastik, Ataxie und Störungen der Körperhaltung. Die Beine sind von der Spastik am stärksten betroffen, während die Störungen der unwillkürlichen Motorik häufiger an den oberen Extremitäten zu beobachten sind. Grimassieren, ein lebloser Gesichtsausdruck, ein offenstehender Mund und eine eigentümliche Pose sind häufige Erscheinungen. Der Gang ist unbeholfen oder grotesk, oder die Beine kreuzen voreinander (Scherengang) wie bei der klassischen kongenitialen spastischen Diplegie.
Die Störung der Nichtwillkürmotorik bildet häufig die wesentliche Beeinträchtigung. Chorea, Athetose und Intentionstremor überlagern sich einmal der Willkürmotorik, zum anderen initiieren sie

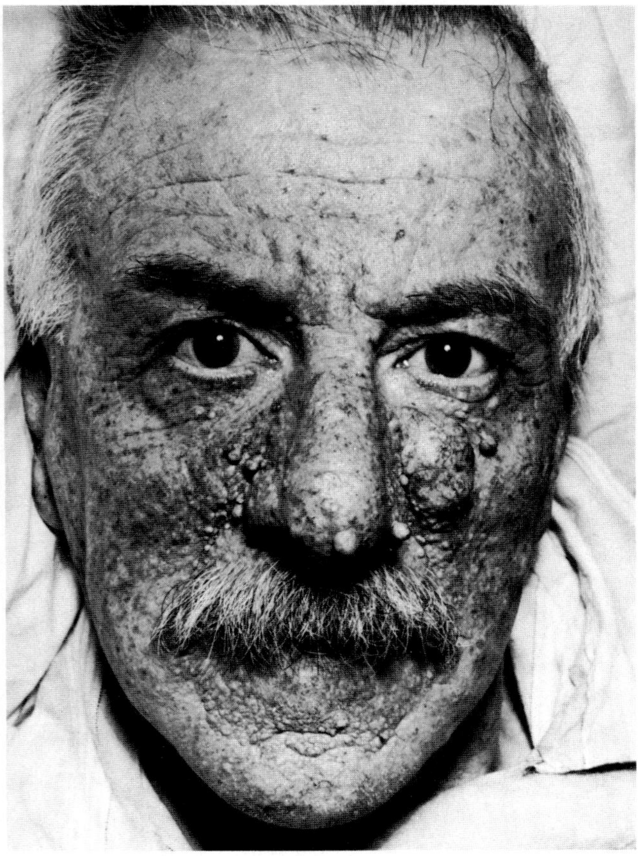

a

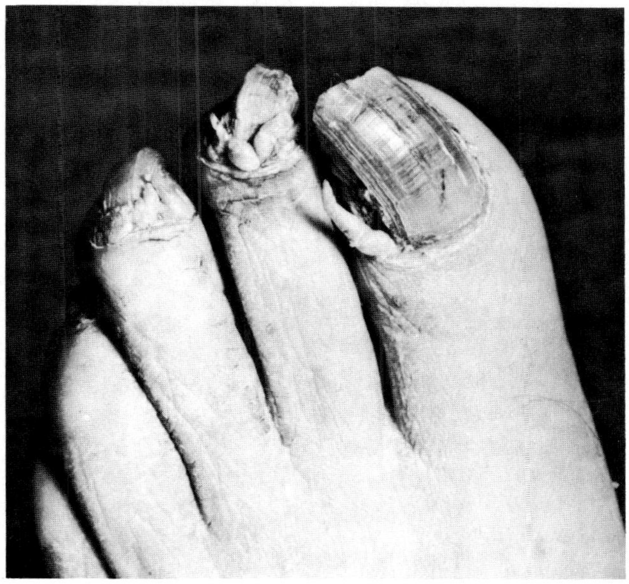

b

421a+b Tuberöse Sklerose: 64 Jahre alter Mann. Mit 55 Jahren vorzeitig zur Ruhe gesetzt wegen einer leichten organischen Demenz. Epileptische Anfälle sind seit der Kindheit nicht mehr aufgetreten. Die Gesichtsveränderungen sollen seit der Adoleszenz bestehen. Bilaterale Greifreflexe und Babinski-Zeichen. Desorientiert und in leichtem Ausmaß kataton. Intrakranielle Verkalkungen im Thalamus und in den basalen Ganglien. **a** Charakteristisches Adenoma sebaceum und **b** subunguale Fibrome an den Zehen

Verrenkungen des Körpers im Ruhezustand. Die Eigenreflexe sind meist lebhaft, bei schwerer Spastik aber hin und wieder nicht leicht auslösbar. Die betroffenen Gliedmaßen bleiben schmächtig, Kontrakturen sind häufig. Die Spastizität trägt mehr zur Behinderung bei als die Parese. Die Bauchhautreflexe sind meist normal auslösbar, und oft ist kein Babinski-Zeichen vorhanden. Die Eltern eines nur leicht erkrankten Kindes haben häufig das Gefühl, daß die Störung zunimmt, was wahrscheinlich damit zu erklären ist, daß die Behinderung des Kindes immer offensichtlicher wird, je mehr es an Aktivität gewinnen sollte. Jedenfalls ist um das 7. oder 8. Lebensjahr in aller Regel der Zustand stationär geworden.

Infantile Hemiplegie

Die Bezeichnung „infantile Halbseitenlähmung" wird nur für jene Fälle gebraucht, bei denen sich das Syndrom in den ersten 3 Lebensjahren entwikkelt hat. Selten ist es bereits bei der Geburt infolge einer Agenesie, einer perinatalen Störung oder eines Geburtstraumas vorhanden. Es tritt meist plötzlich auf unter zwei verschiedenen Formen. Im ersten Fall ist die Hemiplegie Komplikation einer akuten Infektionskrankheit – Keuchhusten, Masern oder Scharlach sind die häufigsten. Die zerebrale Schädigung ist dabei eine vaskuläre. Bei der zweiten häufigeren Form ist die Ursache nicht offensichtlich und die Halbseitenlähmung möglicherweise im Verlaufe einer Enzephalitis oder einer toxischen Enzephalopathie entstanden.

Ist die Hemiplegie Folge einer akuten Infektionskrankheit, tritt sie gewöhnlich zu Ende der ersten oder während der zweiten Woche der akuten Krankheit auf, gelegentlich auch erst in der Rekonvaleszenz. In vielen Fällen kündigt sie sich an durch eine Krampfanfallserie mit Bewußtlosigkeit für etwa einen Tag. Anfallsserien kommen ebenso vor wie ein Status epilepticus. Die Krampfanfälle sind meist generalisierte, manchmal aber einseitig betont. Mit dem Sistieren der Krämpfe und der Rückkehr des Bewußtseins kommen die Zeichen des Hirnschadens zum Vorschein – Hemiplegie, Aphasie, Hemianopsie. Ist es nicht zu Krampfanfällen oder zu einer Bewußtseinsstörung gekommen, setzt die Hemiplegie ohne Vorboten ein.

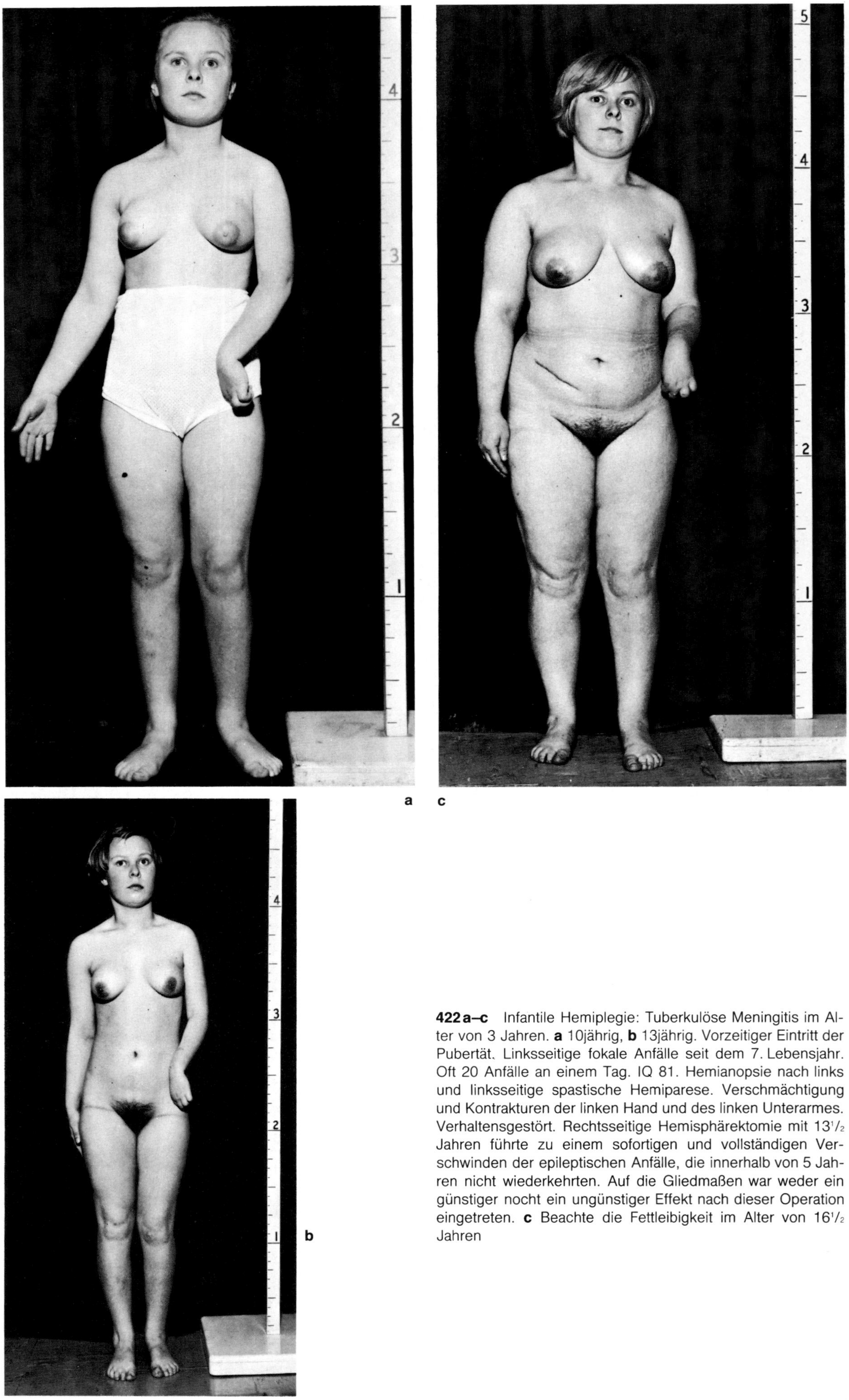

a c

b

422 a–c Infantile Hemiplegie: Tuberkulöse Meningitis im Alter von 3 Jahren. **a** 10jährig, **b** 13jährig. Vorzeitiger Eintritt der Pubertät. Linksseitige fokale Anfälle seit dem 7. Lebensjahr. Oft 20 Anfälle an einem Tag. IQ 81. Hemianopsie nach links und linksseitige spastische Hemiparese. Verschmächtigung und Kontrakturen der linken Hand und des linken Unterarmes. Verhaltensgestört. Rechtsseitige Hemisphärektomie mit 13½ Jahren führte zu einem sofortigen und vollständigen Verschwinden der epileptischen Anfälle, die innerhalb von 5 Jahren nicht wiederkehrten. Auf die Gliedmaßen war weder ein günstiger nocht ein ungünstiger Effekt nach dieser Operation eingetreten. **c** Beachte die Fettleibigkeit im Alter von 16½ Jahren

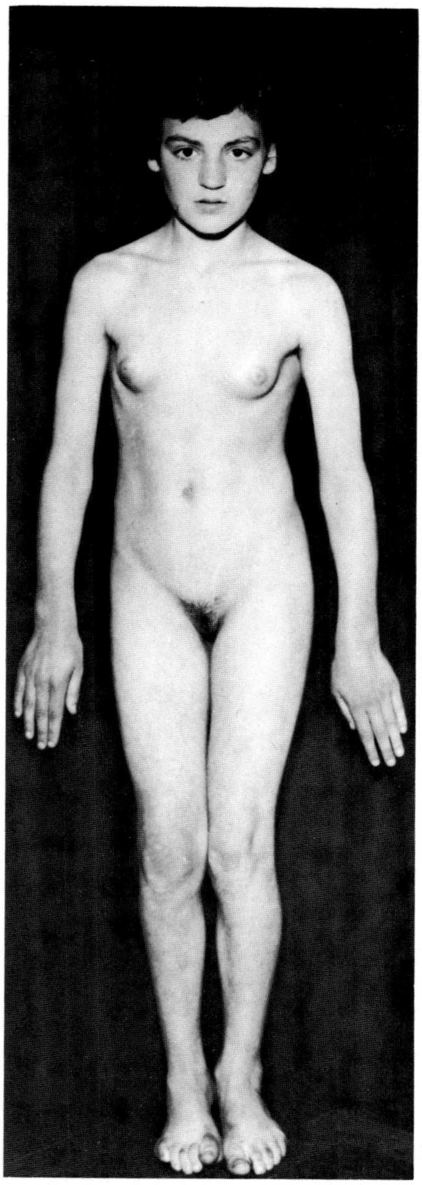

423 Infantile Hemiplegie: 12jähriges Mädchen, fing mit 3 Jahren an zu hinken. Eine leichte Deformität des linken Fußes wurde bemerkt. Keine Anfälle, normale Intelligenz und Sprache. Der rechte Arm ist normal entwickelt. Spastische Monoplegie des rechten Beines, Hypoplasie der Muskulatur des rechten Unterschenkels, leichte Equinovarusstellung des rechten Fußes, gesteigerter rechter Patellarreflex, Fußklonus rechts und Babinski. Normale Sensibilität. Beachte die Asymmetrie des Rumpfes, die rechte Seite ist schmächtiger als die linke

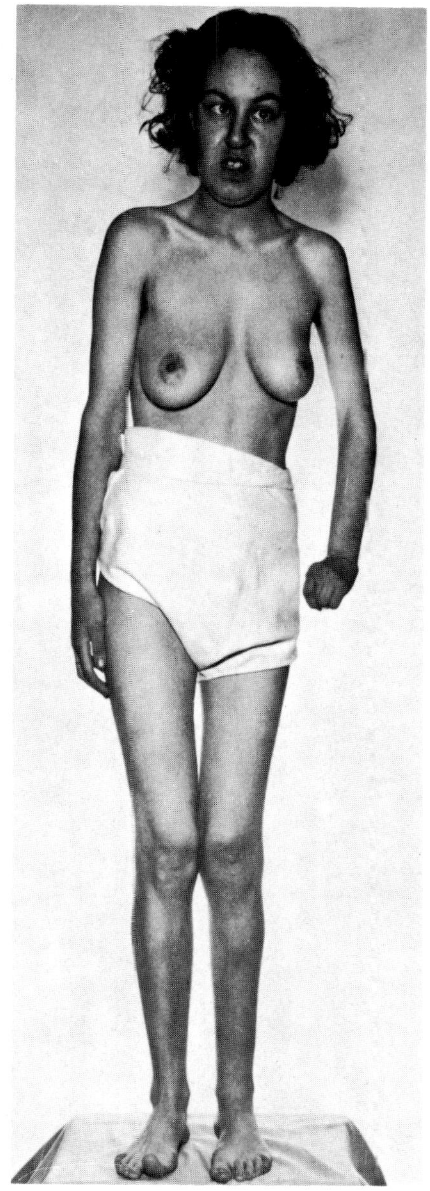

424 Infantile Hemiplegie: 19 Jahre altes Mädchen. 6 Wochen zu früh geboren mit einem Gewicht von 1134 g. Toxische Bluterkrankung der Mutter während der Schwangerschaft. 3 Krampfanfälle im 1. Lebensjahr, den ersten mit 6 Wochen. Die linksseitige Hemiparese wurde festgestellt, als das Mädchen 1 Jahr alt war. Verlangsamte Entwicklung. Wiederholt epileptische Anfälle: Grand mal und sensible Jackson-Anfälle linksseitig. Konvergenzschielen des rechten Auges, Unterkieferklonus, spastische Dysarthrie. Hypoplasie des linken Armes und Beines mit Spastizität und Kontrakturen. Fußklonus und Babinski links. Sensibilitätsstörungen über der gesamten linken Körperseite. Das Luftenzephalogramm deckte eine deutliche, umschriebene Ausweitung des rechten Seitenventrikels in der Parietalregion auf. Beachte die Asymmetrie des Thorax. Die rechte Schädelhälfte ist kleiner als die linke

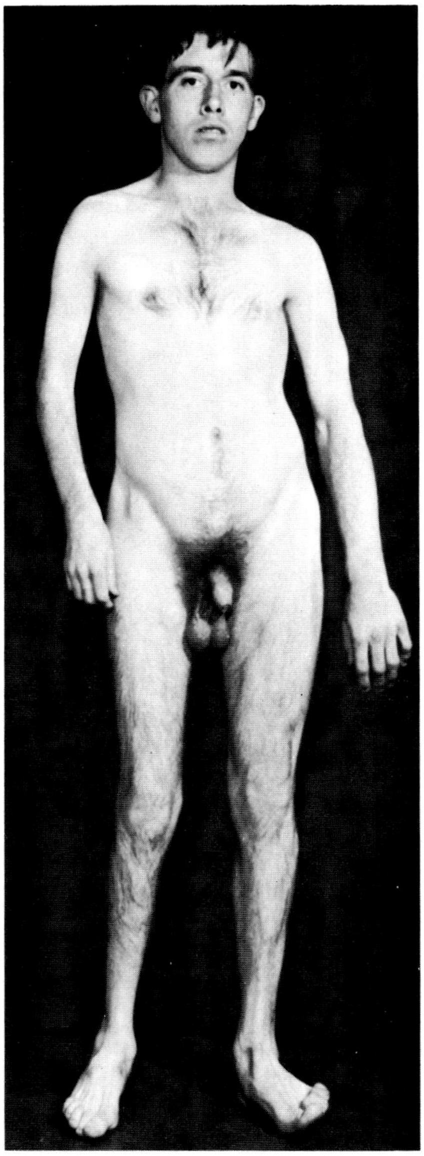

425 Infantile Hemiplegie: 23jähriger Mann, normale Geburt. Mit 3 Monaten Meningitis, deren Ursache nicht bekannt ist. Entwicklungsverzögerung, psychische Retardierung. Epileptische Anfälle setzten im Alter von 7 Jahren ein, die rechtsseitige Hemiparese wurde bemerkt, als der Junge ein Jahr alt war. Mehrere epileptische Staten. Vor kurzem nahm die Hemiparese noch zu. Verhaltensstörungen

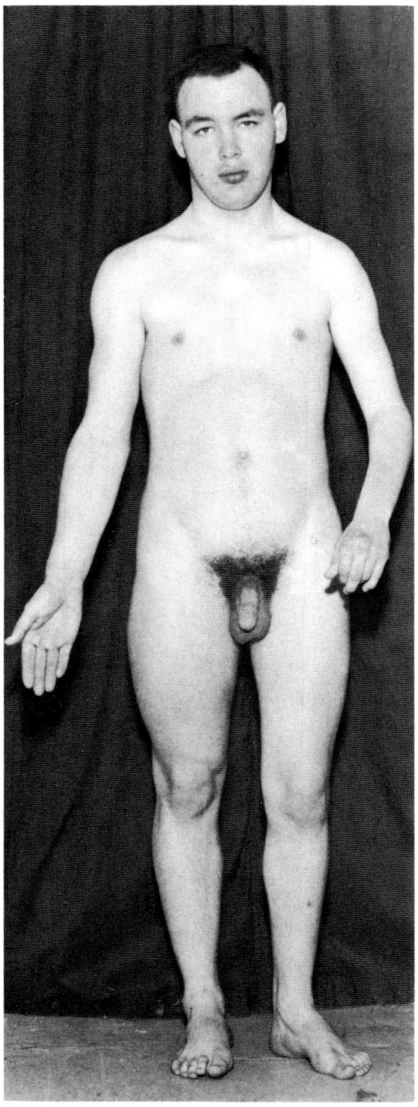

426 Infantile Hemiplegie: 18jähriger Mann. Hemiparese links nach postvakzinaler Enzephalitis mit 4 Monaten. Fokale Krampfanfälle seit dem 3. Lebensjahr. Normale Intelligenz, partielle homonyme Hemianopsie nach links, verschmächtigter spastischer linker Arm, geringer ist das linke Bein betroffen. Gestörter Lagesinn der linken Hand und des linken Fußes. Das Luftenzephalogramm zeigte eine allgemeine Erweiterung des rechten Seitenventrikels

Die darauffolgende Phase der Krankheit unterscheidet sich beträchtlich von Fall zu Fall. Es gibt die überraschend schnelle Erholung innerhalb von Tagen oder Wochen. Anfälle bleiben aus, und nach einem Monat ist auch keine Restparese mehr vorhanden. In anderen Fällen erfolgt die Erholung langsam und unvollständig. Die ursprünglich schlaff gelähmte Muskulatur wird spastisch und die charakteristischen Zeichen der Hemiplegie des Erwachsenen treten allmählich hervor. Die untere Extremität erholt sich oft weitergehend als die obere.

Bei unvollständiger Rückbildung entwickeln sich Kontrakturen, Wachstumsrückstand der affizierten Glieder und spontane unwillkürliche Bewegungen in den betroffenen Extremitäten nach Art einer Chorea oder Athetose. Epileptische Anfälle sind eine häufige Folge, wobei sie oft in der betroffenen Seite einsetzen. Der Grad der zerebralen Entwicklungsverzögerung wird bestimmt vom Ausmaß der

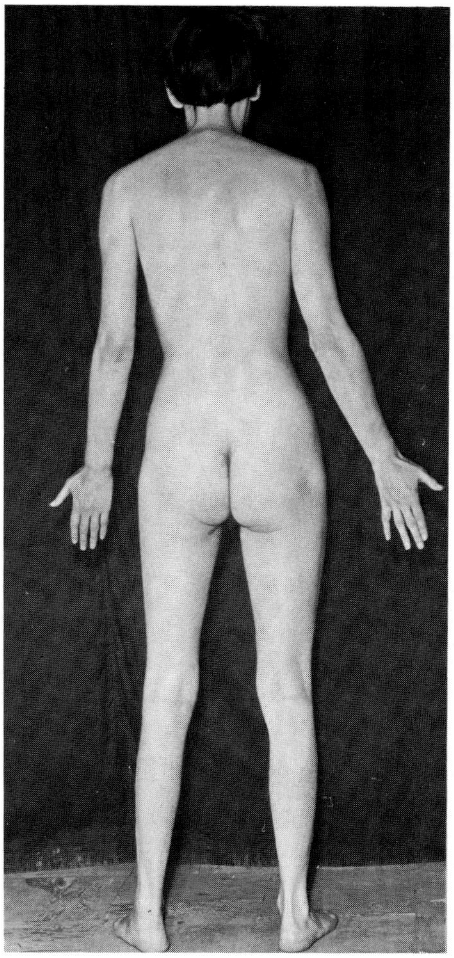

427 Hirnangiom: 40jährige Frau. Plötzlicher Bewußtseinsverlust für 5 min, gefolgt von einem Stupor für 1 h und einer linksseitigen persistierenden Hemiplegie. Das Karotisangiogramm rechts deckte eine große parasagittale Gefäßmißbildung auf. Gute Erholung der Funktion der linken Seite, aber noch gelegentlich fokale Anfälle im darauffolgenden Jahr. Das Bild illustriert die Asymmetrie – Verschmächtigung der linken Körperhälfte, von der die Patientin schon immer wußte. Sie änderte sich auch nach der Hemiplegie nicht. Keine Gefäßgeräusche über den Karotiden oder intrakraniell. Dieser Fall ist keine echte „infantile Hemiplegie", obzwar die Gefäßmißbildung angeboren ist und die Körperasymmetrie von jeher besteht, denn es hatte vor dem Insult keine Parese der linken Seite bestanden

Schädigung, der die Großhirnrinde im akuten Stadium ausgesetzt war. Es muß hier betont werden, daß in manchen Fällen die verbleibende Störung in einer betroffenen Extremität geringfügig sein oder dem Nachweis gar entgehen kann, u. U. in nicht mehr als der Verschmächtigung einer Hand oder eines Fußes, eines Unterarms oder Unterschenkels besteht, in einer Ungelenkigkeit der Finger oder einer Verkürzung der Achillessehne. In anderen Fällen kann die Wachstumsstörung der betroffenen Seite zwar geringfügig, aber nicht auf einen Abschnitt beschränkt sein, so daß der Eindruck einer kaum merklichen Asymmetrie der Körpergestalt entsteht. Fokale Krampfanfälle bei einem ansonsten gesunden Kind oder Jugendlichen sollten stets an die Möglichkeit einer leichten infantilen Hemiplegie denken lassen. Nur die genaue Betrachtung des vollständig entkleideten Patienten kann dann u. U. die typischen Reste der früheren Erkrankung aufdecken.

Das Verhalten von Kindern mit infantiler Hemiplegie kann Probleme verursachen. Es korreliert weniger mit der körperlichen Behinderung, sondern mehr mit dem Ausmaß der geistigen Retardierung und der Neigung zu epileptischen Anfällen. Solche Kinder sind oft unaufmerksam, nachlässig, unfolgsam und aggressiv.

Progressive supranukleäre Lähmung

Dieser nicht gerade seltenen Krankheit des mittleren und höheren Lebensalters hat man erst in den vergangenen 10 Jahren wieder Aufmerksamkeit geschenkt. Sie tritt sporadisch auf, nicht familiär, beginnt meist in der 6. Lebensdekade mit unsicherem Gang, Neigung zum Hinfallen, Sehstörungen, verwaschener Sprache oder Schluckschwierigkeiten sowie nicht näher bestimmbaren Veränderungen der Persönlichkeit. Bis zur Entwicklung des Vollbildes können mehrere Jahre vergehen, letztlich aber besteht das Syndrom in einer supranukleären Ophthalmoplegie, einer Pseudobulbärparalyse, muskulärer Rigidität und einer Dystonie der Rumpfstrecker. Häufig endet die Krankheit binnen 7 Jahren tödlich.

Viele Kranke bieten eine Spastizität der Gesichtsmuskulatur und eine Rigidität der Rumpf- und Gliedmaßenmuskeln. Sie haben Schwierigkeiten, willkürliche Bewegungen zu initiieren, und in geringem Ausmaß bieten sie auch Pyramidenzeichen. Deshalb liegt die Fehldiagnose Parkinsonismus nahe. Andere Patienten haben Schwierigkeiten mit den Augen und zeigen eine Blickstörung. Meist liegt eine vertikale Blicklähmung vor, aber auch laterale Blicklähmung wird beobachtet. Die Unfähigkeit, nach unten zu blicken, ist besonders störend, weil sie dazu beiträgt, daß solche Kranke oft hinstürzen. Die supranukleäre Natur der Blicklähmung läßt sich dadurch beweisen, daß die Augen auch auf Aufforderung und bei Folgebewegungen unbeweglich bleiben, nicht jedoch, wenn der Kopf passiv bewegt wird. Der Kranke kann also unfähig sein, willkürlich seinen Blick nach oben oder unten zu wenden oder dem Finger des Untersuchers nach

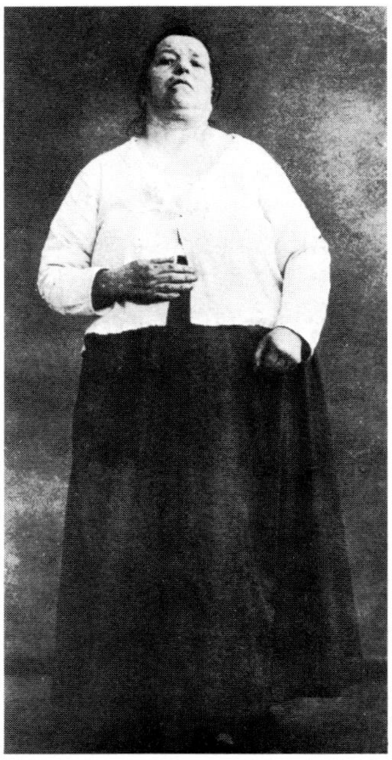

428 Parkinsonismus: Dieses Photo erschien in einer 28bändigen Reihe, publiziert von 1888–1918 unter dem Direktorium von *Charcot*, mit dem Titel: „Nouvelle iconographie de la Salpêtrière: Clinique des maladies du système nerveux." Es sollte demonstrieren, daß beim Parkinson die Körperhaltungsstörung gelegentlich die Extensoren und nicht immer die Flexoren von Rumpf und Nacken betrifft. Die Patientin hatte „unbewegliche Augen", so daß man gern gewußt hätte, ob sie an einer progressiven supranukleären Lähmung gelitten hat, deren Symptome Parkinsonismus, äußere Ophthalmoplegie und dystonische Nackenüberstreckung sind. Vielleicht sollten mit den „unbeweglichen Augen" aber auch nur die starrenden Augen gemeint gewesen sein

429 a–d Progressive supranukleäre Lähmung: 64 Jahre alter Mann. 5jährige Vorgeschichte mit unsicherem Gang, Merkfähigkeitsstörung, depressiver Verstimmung, verwaschener Sprache, Speichelfluß und periodischem Tremor der Hände. Zahnradrigidität. Als Parkinsonismus behandelt (Trihexyphenidyl). Dann traten Schluckschwierigkeiten auf, steifes Gesicht, Schwierigkeiten mit dem Sehen und Unfähigkeit, den Mund vollständig zu öffnen. Bei der Untersuchung: wechselnde, aber gut ausgebildete Kraft in den Extremitäten, normale Reflexe, kein Babinski, keine sensiblen Ausfälle und keine Kleinhirnsymptome. **a** Leicht starrender Blick, spastische Gesichts- und Nackenmuskulatur, Trismus (er versucht, den Mund zu öffnen). **b** Ophthalmoplegie. Blickwendung nach oben beeinträchtigt, laterale Blicklähmung bei Aufforderung, zur Seite zu sehen und bei Folgebewegung. **c+d** Die Augen bleiben aber geradeaus fixiert, wenn der Kopf passiv nach oben oder zur Seite bewegt wird. Levodopa blieb ohne Wirkung ▶

oben oder unten zu folgen. Wenn jedoch sein Kopf vom Untersucher gebeugt oder gestreckt wird, vermag er, einen unbewegten Gegenstand vor seinen Augen während des gesamten Manövers zu fixieren. Die Pupillenreaktionen bleiben im allgemeinen ungestört, die Konvergenzstellung der Augen kann behindert sein. Die Dystonie ist am deutlichsten in der Nacken- und der oberen Rumpfmuskulatur. Der Kopf des Patienten kippt unwillkürlich nach vorn oder hinten über. Die Verlangsamung der Bewegungsabläufe und ihre Schwerfälligkeit, auch der allgemeine Muskelrigor können an einen Parkinsonismus denken lassen, jedoch kommt es bei der supranukleären Lähmung nicht zu einem Tremor. Eine Pseudobulbärparalyse tritt häufig auf, auch kann es zum Trismus kommen. Das Sprechen verschlechtert sich langsam, aber stetig. Diesem eindrucksvollen klinischen Bild liegt eine ebenso eindrucksvolle Degeneration von Hirnstamm-, Zwischenhirn- und Kleinhirnkernen mit entsprechender Gliose zugrunde. Die Ätiologie der Krankheit ist nicht bekannt. Manche Fälle sprechen auf Levodopa an.

Es ist lehrreich, daran zu erinnern, daß der erste Vortrag über diese Erkrankung, gehalten 1963 vor der Amerikanischen Neurologischen Gesellschaft, den Eindruck erweckte, es müßte sich um eine sehr seltene Krankheit handeln, geographisch gebunden, und den Autoren wurde geraten, nach örtlichen toxischen Ursachen zu suchen, die die ungewöhnliche neurologische Störung erklären könnten. Nach den Autoren – RICHARDSON, STEELE und OLSZEWSKI – aus Toronto, Kanada, wird die Erkrankung auch *Richardson-Steele-Olszewski-Syndrom* bezeichnet. In den vergangenen 10 Jahren ist die Krankheit in fast allen Ländern der Erde nachgewiesen worden, und man muß daraus schließen, daß sie keine Seltenheit darstellt. Die meisten Neurologen erinnern sich auch im Nachhinein an Fälle mit Blicklähmung auf dem Hintergrund einer parkinsonähnlichen Rigidität und milden Demenz. Ein anderer kanadischer Neurologe MCNAUGHTON (Montreal), der ebenfalls einen Fall gesehen hatte, sagte auf der obenerwähnten Tagung treffend: „Die klassische Neurologie lernt immer noch Neues hinzu, selbst im Jahre 1963."

Primär neurogene orthostatische Hypotension

Auch dies ist eine Erkrankung, die erst in den letzten 10 Jahren gebührende Beachtung gefunden hat. Sie wird auch als *Shy-Drager-Syndrom* bezeichnet. Schon seit vielen Jahren ist bekannt, daß sich bei neurologischen Krankheiten, die auf die Reflextätigkeit der Blutgefäße Einfluß nehmen, eine orthostatische Hypotension entwickeln kann. Dies kommt vor beim Rückenmarksquerschnitt, der die absteigenden sympathischen Bahnen unterbricht,

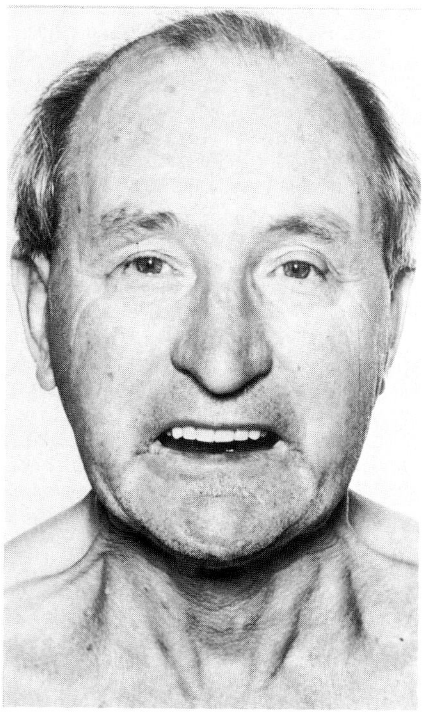

a

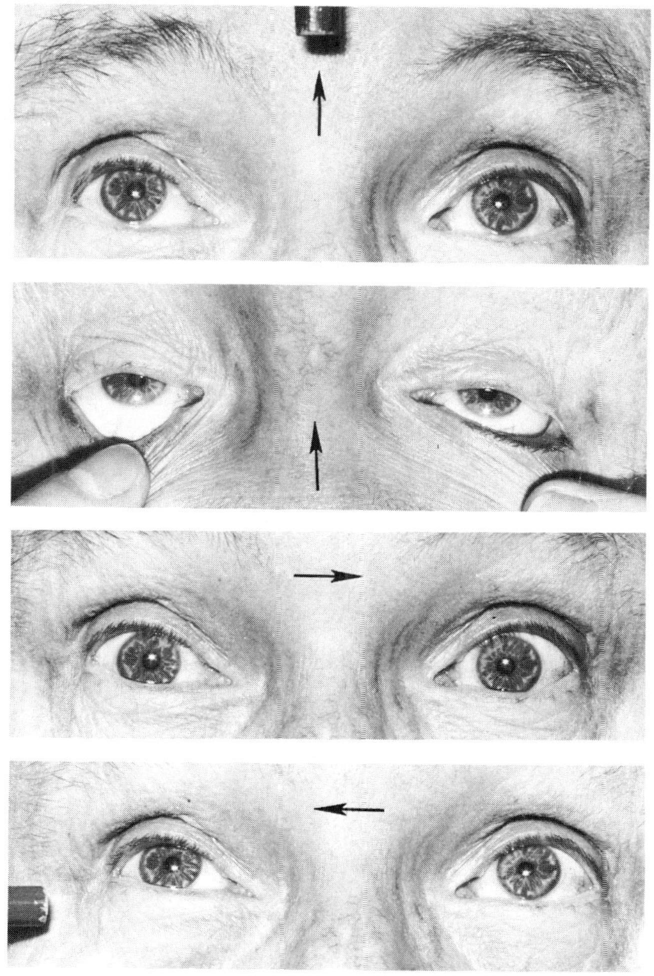

b

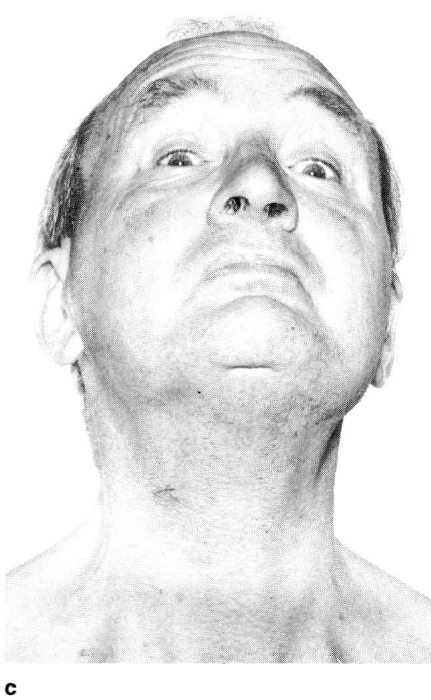

c

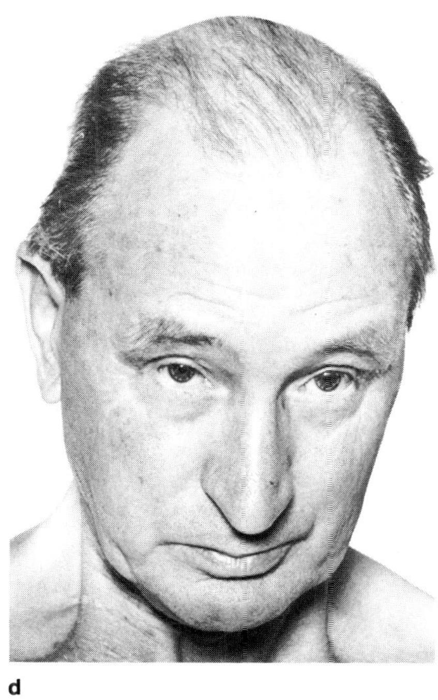

d

430 a–c Neurogene orthostatische Hypotension: **a** 57jähriger Mann. Verlust der Schweißsekretion seit 7 Jahren. Orthostatische Synkopen und Impotenz seit 5 Jahren. Attacken von Stridor, die in einer bilateralen Lähmung der Stimmbandabduktoren kulminieren und vor 8 Monaten ein Tracheostoma nötig machten. Harninkontinenz seit 6 Monaten. Kürzlich in einem Psychiatrischen Krankenhaus aufgenommen wegen depressiver Verstimmung und vermeintlicher Hysterie. Mehrere Jahre lang antiepileptisch behandelt worden. Die Untersuchung ergab ein Horner-Syndrom links, heisere Stimme, Tracheostoma, Urinal. Der neurologische Routinebefund war regelrecht. In aufrechter Haltung nur sehr schwache Pulsation der Aa. radiales fühlbar, der Blutdruck war nicht meßbar. Blutdruck im Liegen 110/70 mm Hg. **b** Valsalva-Versuch. Normalerweise steigt der Blutdruck, gemessen mit einem Manometer und i. a. Katheter, geringfügig an als Folge des intrathorakalen Druckanstieges. Danach sinkt der Blutdruck wegen der Verminderung des venösen Rückflusses, das Herzschlagvolumen wird kleiner. Infolge reflektorischer Vasokonstriktion wird der i. a. Druckabfall aufgefangen, der Druck kann sogar wieder ansteigen. Hört der intrathorakale Überdruck durch Beendigung des Valsalva-Manövers wieder auf, steigen diastolischer und systolischer Blutdruck über ihre Ausgangswerte an und die Herzfrequenz wird reflektorisch langsamer. Es kommt also zu einem Überschießen der Druckregulation infolge persistierender reflektorischer Vasokonstriktion. Beachte, daß bei diesem Kranken nach dem Abfall des intrathorakalen Druckes (Beendigung des Valsalva-Versuches) kein Überschießen auftritt und der Blutdruck nur ganz allmählich ansteigt. **c** Kipptisch. Der systolische Druck ändert sich nur wenig, wenn ein gesunder Mensch sich erhebt. In einem Drittel der Fälle sinkt er höchstens um 10–15 mm Hg ab. Bei orthostatischer Hypotension fällt der Blutdruck aber erheblich, er kann so plötzlich und stark absinken, daß das Bewußtsein schwindet. Beachte den Blutdruckabfall, wenn der Patient aus Horizontallage aufgerichtet wird. Die idiopathische autonome Degeneration kann als selbständige Krankheit oder als ein Syndrom bei spinozerebellärer Degeneration und bei Erkrankungen des striären Systems auftreten

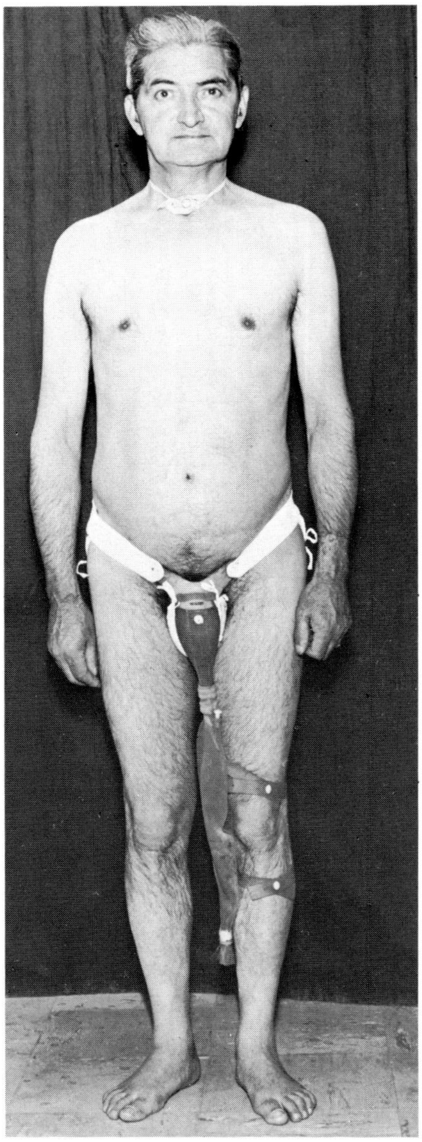

a

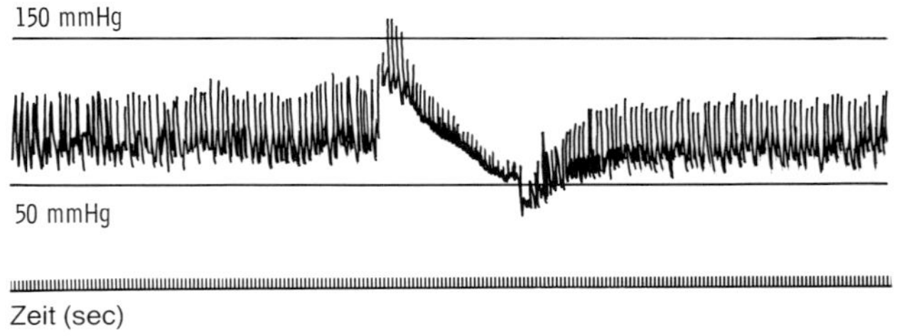

b

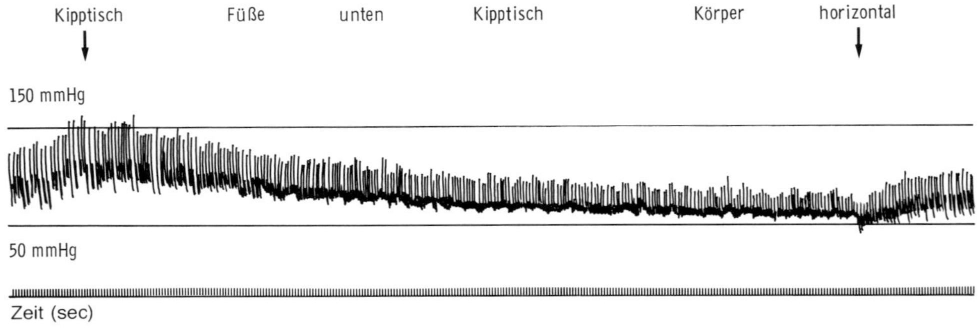

c

bei einer Querdurchtrennung oberhalb D 5, wo die sympathischen Fasern für die Abdominalorgane entspringen. Im Laufe der Zeit bessert sich aus noch unbekannten Gründen die Hypotension. Sie kann die diabetische Polyneuropathie und akute Verläufe der Polyneuritis begleiten und wird auch bei der Tabes beobachtet. Bei allen diesen Krankheiten kann die orthostatische Störung Ohnmachten oder synkopale Anfälle auslösen, die fälschlicherweise einer Parese oder einer Ataxie zugeschrieben werden, wenn ihre orthostatische Genese übersehen wird.

In den letzten Jahren hat man gelernt, daß eine idiopathische Degeneration autonomer nervöser Systeme auftreten kann bei Menschen, die ansonsten nicht an einer erkennbaren neurologischen Krankheit leiden. Sie äußert sich in orthostatischer Hypotension, einem Versiegen der Schweißsekretion und in sexueller Impotenz. Sie kann tödlich verlaufen. In anderen Fällen wiederum ist der Defekt des autonomen Systems begleitet oder gefolgt von den Symptomen einer progredienten neurologischen Störung. Demenz, extrapyramidaler Rigor und Tremor, spinozerebelläre Ataxie, spastische Spinalparalyse oder spinale Muskelatrophie können vergesellschaftet sein mit der autonomen Fehlregulation. Ein Kranker mit progressiver spinozerebellärer Degeneration kann hinstürzen wegen der Ataxie, aber auch infolge einer Synkope. Nur eine sorgfältig aufgenommene Vorgeschichte ermöglicht es, die orthostatische Komponente zu identifizieren. Bei der Autopsie stellt man als Ursache der autonomen Fehlsteuerung einen Verlust von Zellen in der sympathischen Seitenhornkette des Rückenmarks fest, nämlich der Zellkörper der präganglionären sympathischen Fasern. Es sieht also so aus, als gäbe es einen Typ der neuronalen Degeneration, bei welchem diese Zellen des autonomen Nervensystems betroffen werden. Der Verlust der Kreislaufreflexe läßt sich durch den regelmäßig pathologischen Valsalva-Versuch demonstrieren. Der Verlust der Schweißsekretion bei von außen zugeführter Wärme legt es ebenfalls nahe, daß der Defekt in zentralen Anteilen des autonomen Systems oder dem efferenten Abschnitt des Reflexbogens zu suchen ist.

Unter normalen Umständen wird der Blutdruck durch hormonale und neurogene Mechanismen reguliert. Erstere haben vorwiegend mit der Aufrechterhaltung des Gefäßtonus zu tun, letztere mit der Anpassung des Blutdrucks an veränderte Anforderungen. Richtet sich eine gesunde Person auf, kommt es kaum zu einem Blutdruckabfall. Mehrere kompensatorische Reflexmechanismen wirken dem Versacken des Blutes entgegen. Der afferente Weg dieser Reflexe beginnt in den Barorezeptoren des Karotissinus und des Aortenbogens. Efferente Wege sind die sympathischen Fasern, die den Hirnstamm und das Rückenmark hinab zur sympathischen Seitenhornkette ziehen und die effektorischen Zellen der Spinalganglien. Die Wirkung einer Veränderung der Körperhaltung auf den Blutdruck kann am Krankenbett geprüft werden. Bei orthostatischer Hypotension verschwindet der kardiovaskuläre Reflex beim Valsalva-Manöver. Orthostatische Hypotension bei alten Menschen ist eine ernsthafte, wenn nicht sogar eine gefährliche Störung. Sie kann Stürze, Unfälle oder amnestische Episoden verursachen. Bei der Parkinson-Krankheit besteht ebenfalls eine Neigung zur Hypotension, die kardiovaskuläre Reflexantwort bleibt dabei aber erhalten.

8 Syringomyelie

Der Begriff „Syringomyelie“ (*syrinx* = Röhre) wurde zuerst von OLLIVIER im Jahre 1824 in seiner Monographie über die Rückenmarkskrankheiten gebraucht, um Höhlenbildungen zu beschreiben. Die Höhle ist mit klarer oder gelber Flüssigkeit angefüllt und befindet sich in aller Regel in zervikalen und oberen thorakalen Rückenmarksegmenten. Sie kann sich bis in den Hirnstamm hinein erstrecken oder dort beginnen (Syringobulbie). Ob sie aber jemals bis in lumbosakrale Segmente hinabreicht oder dort ihren Anfang nimmt, ist zweifelhaft. Die überwiegende Mehrzahl von Kranken mit lumbosakraler Syringomyelie sind Fälle von sensibler Neuropathie.

Die Höhlenbildung scheint in der Mittellinie hinter dem Zentralkanal oder am Fuße eines Hinterhorns ihren Ursprung zu nehmen. Es kann auch mehr als nur eine Höhle vorliegen. Sie ist von einer Gliose umgeben, und sie komprimiert umgebende Zellen und Nervenfasern, vorzugsweise die kreuzenden Axone der schmerz- und temperaturvermittelnden Bahnen, die der sekundären Degeneration anheimfallen.

Der Prozeß breitet sich sowohl in Längs- wie in Querrichtung aus, indem er allmählich die graue Substanz der Vorder- und Hinterhörner einbezieht, den Tractus spinothalamicus und die Pyramidenbahn und letztlich auch die Hinterstränge. Im verlängerten Mark können die Kerne oder die aus ihnen hervorgehenden Neurone des IX., X., XI. und XII. Hirnnerven zerstört werden, was eine chronische Bulbärparalyse zur Folge hat. Auch kann die gesamte Sensibilität unterhalb der Läsion ausfallen, wenn diese die entsprechenden Nervenbahnen erreicht.

Es sei festgestellt, daß eine Höhlenbildung, gleichgültig welchen Ursprungs, die sich im unteren Hals- und oberen Brustmark entwickelt, das Mark ausdehnt und sich in vertikaler Richtung ausbreitet, gegebenenfalls durch Wandruptur weitere Höhlräume bildet, unvermeidlich ein ganz bestimmtes klinisches Bild hervorruft. Es wird das *Syringomyelie-Syndrom* genannt. In den letzten Jahren hat man erkannt, daß zwei Typen der Syringomyelie existieren, die *kommunizierende* und die *nicht kommunizierende*. Bei ersterer steht die Höhle mit dem Liquorraum in Verbindung, bei letzterer nicht. Die meisten Fälle gehören zum kommunizierenden Typ, bei dem Abnormitäten des Foramen magnum, durch Entwicklungsstörung verursacht oder erworben, oft gleichzeitig vorhanden sind. Die häufigste Entwicklungsstörung ist dabei die Kleinhirnektopie oder Chiari-Mißbildung. Der nicht kommunizierende Typ kann Traumafolge sein oder Begleiterscheinung einer Arachnitis spinalis, eines Rückenmarkstumors oder einer vaskulären Erkrankung des Rückenmarkes.

Für den *kommunizierenden Typ* der Syringomyelie ist eine hydrodynamische Theorie der Entstehung aufgestellt worden. Bei Operationen und Autopsien hat man nämlich festgestellt, daß Verbindungen bestehen zwischen dem Boden des IV. Ventrikels und der Höhle im Rückenmark. Man stellt sich deshalb vor, daß die Höhle im Fetalleben als Folge einer Überdehnung des Neuralrohres entstanden ist. Die Höhle wäre somit lediglich eine Ausweitung des Zentralkanales des Rückenmarks, also eine Hydromyelie. Häufiger ist sie aber eine abgezweigte Höhle, die ihrerseits mit dem Zentralkanal und dem IV. Ventrikel kommuniziert, sich dissezierend entlang den langen Bahnen und gemäß dem geringsten Widerstand zwischen den Fasersystemen des Rückenmarks ausbreitet. Durch verschiedene Methoden wurde die häufig vorkommende Verbindung zwischen der Höhle und dem Zentralkanal aufgezeigt. So können Isotope, in die Höhle injiziert, innerhalb weniger Stunden in den Hirnzisternen nachgewiesen werden. Eine Erweiterung des Zentralkanals des Rückenmarks könnte dann entstehen, wenn die Foramina, die dem Liquor Austritt aus dem Dach des IV. Ventrikels verschaffen, nicht normal entwickelt sind. Die Zerebrospinalflüssigkeit wird dann in den Zentralkanal hinuntergepreßt, wobei die arteriellen Pulsationen der Plexus choroidei nach Art eines Wasserhammers bis in den Zentralkanal hinein fortgeleitet werden. Überdehnung, Ruptur und abzweigende neue Höhlen wären die Folge. Dies ist die hydrodynamische Hypothese der Syringomyelie.

Der natürliche Ablauf des klassischen kommunizierenden Typs der Syringomyelie ist der einer Störung, die sehr langsam fortschreitet. Das Lebensal-

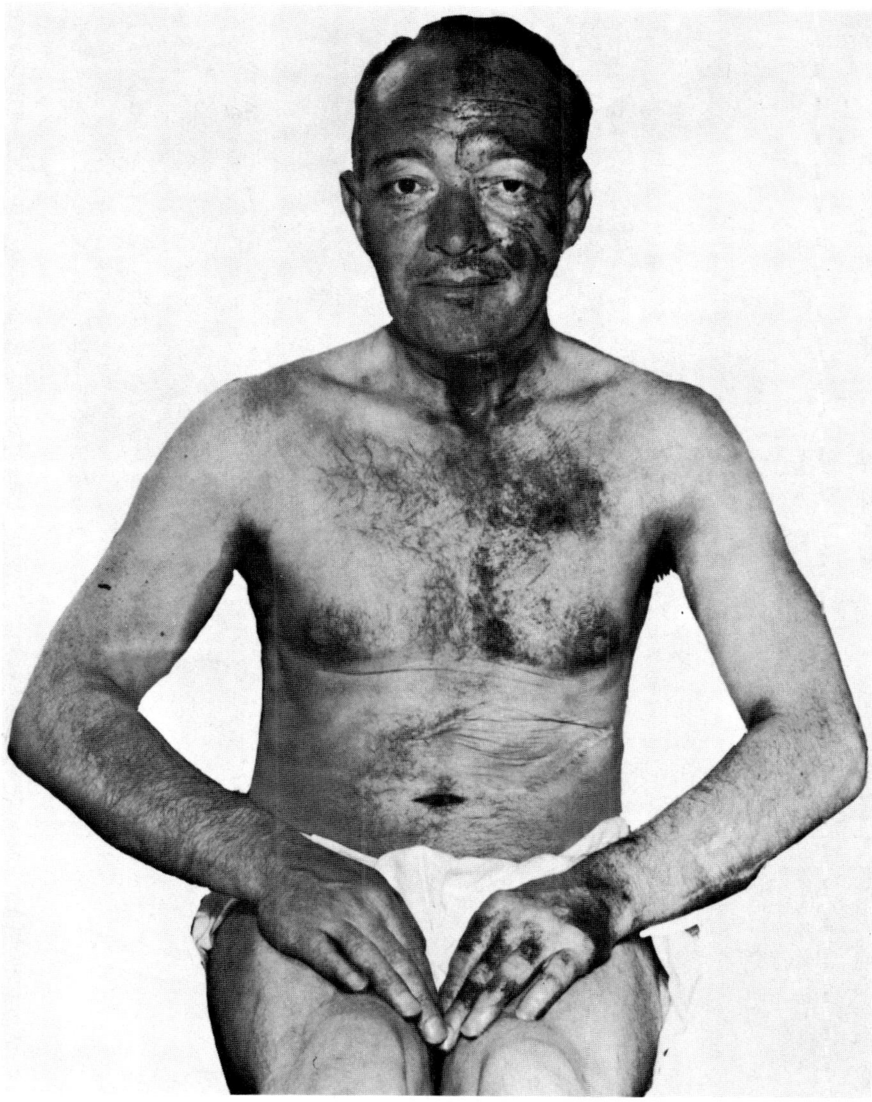

431 Syringomyelie, Schweißversuch: 35jähriger Mann. Exzessive Schweißsekretion der linken Gesichts-, Hals- und Brustseite sowie der linken Hand besteht seit einem Jahr. Keine anderen Beschwerden, aber Verbrennungsnarben am oberen Abdomen links und am linken Unterarm führten zur Entdeckung eines schon lange bestehenden dissoziierten Sensibilitätsausfalles. Horner-Syndrom links, fehlende Armeigenreflexe, jedoch keine Muskelatrophien und keine Symptome seitens der Beine

ter, in dem die Krankheit beginnt, korreliert nicht mit der Geschwindigkeit der Progredienz. Die Krankheit kann zunächst verhältnismäßig rasch fortschreiten, dann langsamer und in rund der Hälfte der Fälle kann sie sogar für ein Jahrzehnt oder mehr zum Stillstand kommen. Die meisten Kranken, wenngleich behindert, bleiben für ein Jahrzehnt oder länger arbeitsfähig. Verschlechterungen können vorübergehend eintreten, manchmal durch einen Unfall oder einen Sturz, so daß der Eindruck entsteht, es müsse sich um eine Läsion im Rückenmark handeln, die periodisch fortschreitet infolge kleiner Einrisse. Es leuchtet deshalb ein, daß es vieler Jahre bedarf, bevor die Ergebnisse der dekomprimierenden Operationen am Foramen magnum beurteilt werden können. Es gibt aber sonst keine Behandlungsmöglichkeit, ausgenommen die Punktion der Zysten selbst, welche kaum Nutzen bringt. Die Röntgentherapie, die lange Zeit gebräuchlich war, hat sich nicht als besonders hilfreich erwiesen. Die neue chirurgische Behandlungsmethode der Krankheit erfordert aber beträchtliche neuroradiologische und andere Voruntersuchungen. Der Chirurg muß Größe und Lage der Zyste innerhalb des Rückenmarks kennen, den Zustand der spinalen Liquorabflußwege, ob sie frei sind oder blockiert, die Situation in Höhe des Foramen magnum, Lage und Größe des IV. Ventrikels und schließlich, ob irgendwelche hydrozephalen Zeichen vorliegen.

Die Krankheit setzt früh im Leben ein, die Mehrzahl der Fälle weist vor dem 30. Lebensjahr Symptome auf. Sie nimmt einen langen, chronischen Verlauf, und die Ausfälle sind oftmals schwerwie-

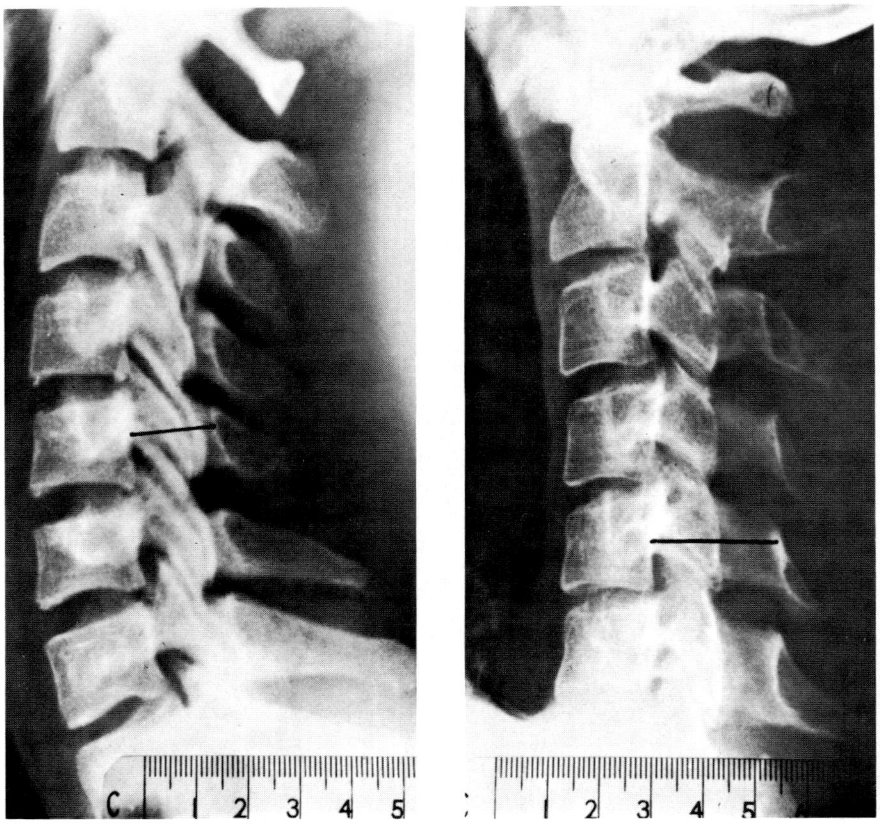

a Normal Syringomyelia

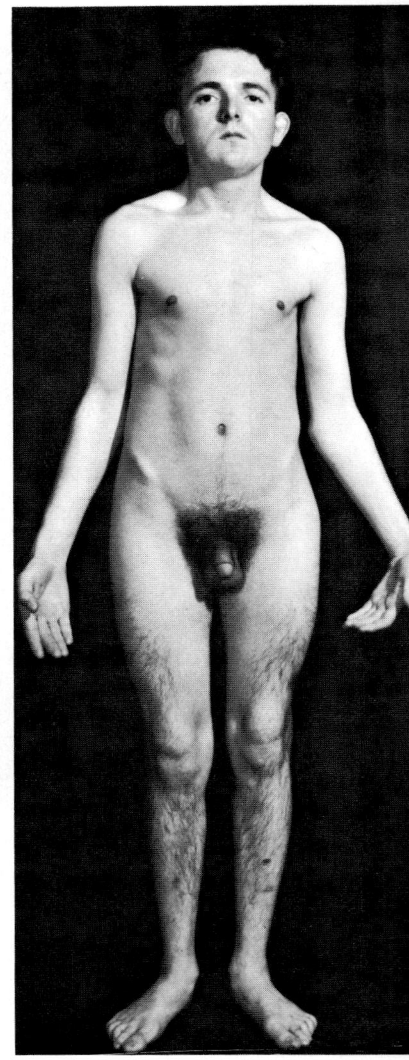

b

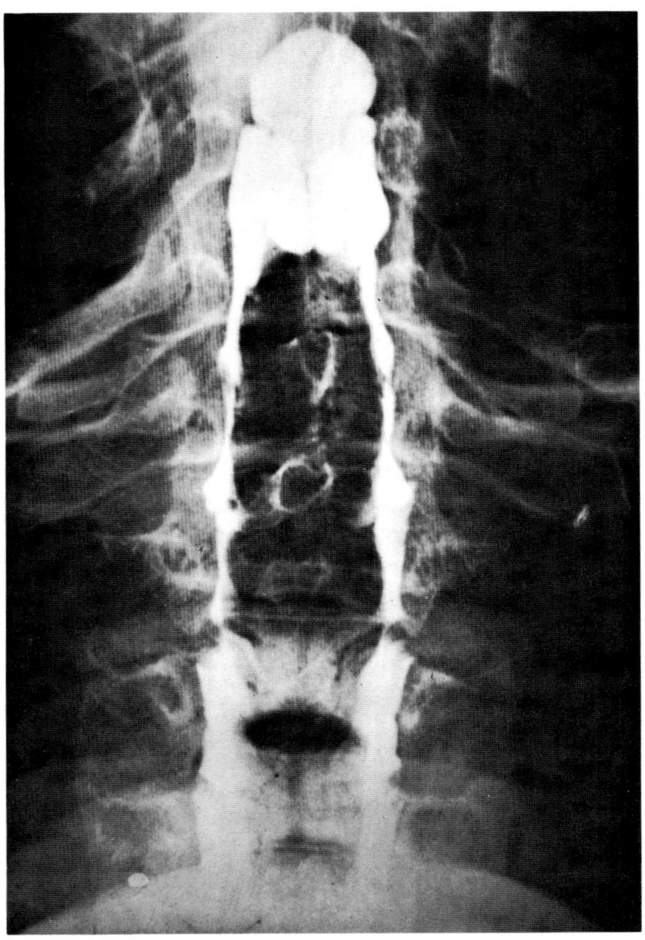

c

432 a–c Syringomyelie: 14jähriger Junge, der zum erstenmal zur Krankenhausaufnahme kam, weil er dazu neigte, das linke Bein nachzuziehen. Trotz ganz unbedeutender Behinderung waren ausgiebige Symptome vorhanden, nämlich ein partielles Horner-Syndrom links, Faszikulationen der Zunge, ein sehr lebhafter Masseterreflex, ein unterschiedliches Reflexverhalten zwischen Armen und Beinen mit klonischen Reflexen der unteren Extremitäten und Babinski-Zeichen. Die Sensibilität war in allen Qualitäten intakt. **a** Wegen des vergrößerten Sagittaldurchmessers des zervikalen Spinalkanals wurde eine Syringomyelie vermutet. **b** Aufnahme 3 Jahre später, als der Junge über einen Verlust des Temperatursinnes im rechten Fuß klagte, über eine ungeschickte linke Hand und Doppelbilder. Muskelschwund und motorische Schwäche im linken Schultergürtel und im linken Arm. Dissoziierter Sensibilitätsverlust von C 2–D 4 beiderseits und Aufhebung des Temperatursinnes im gesamten rechten Bein. Normale Sensibilität in den dazwischenliegenden thorakalen und lumbalen Dermatomen. **c** Das Myelogramm wies eine Höhle nach, nach deren Entleerung sich die Funktion der unteren Extremitäten etwas besserte

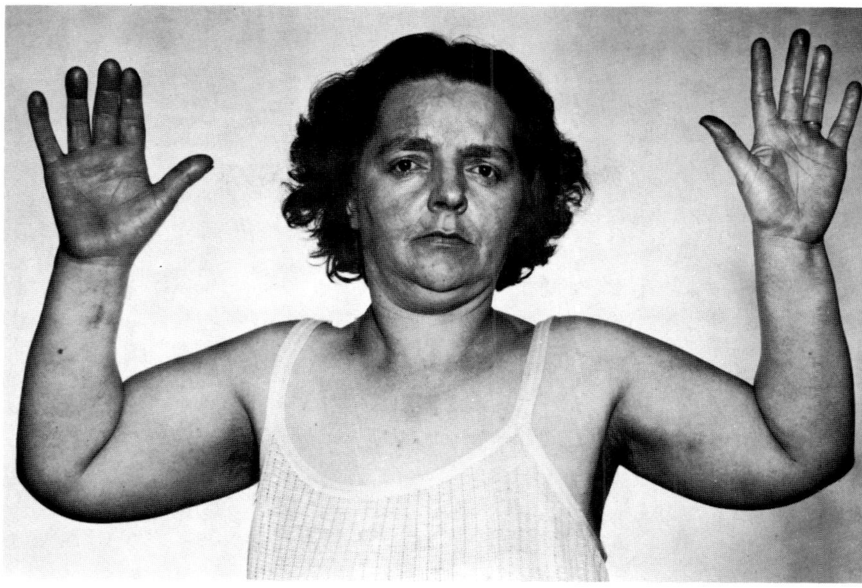

a

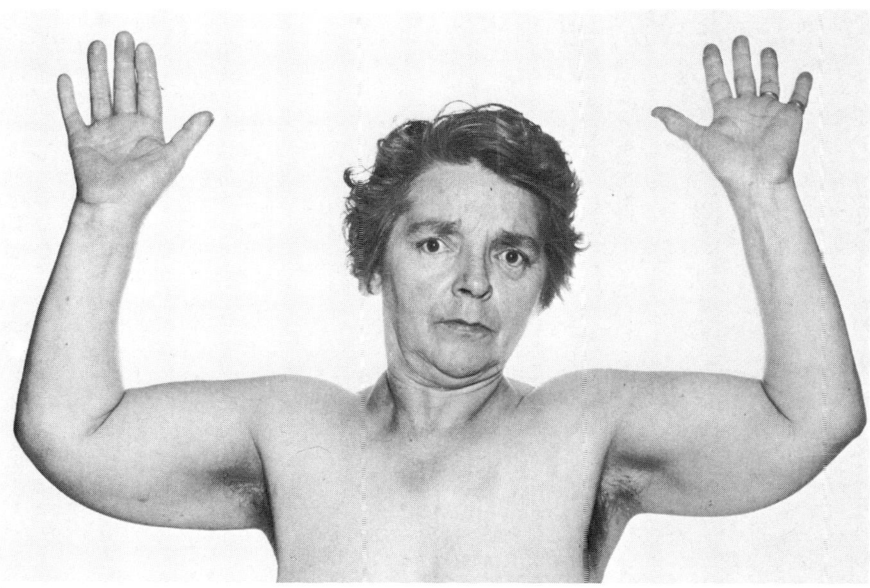

b

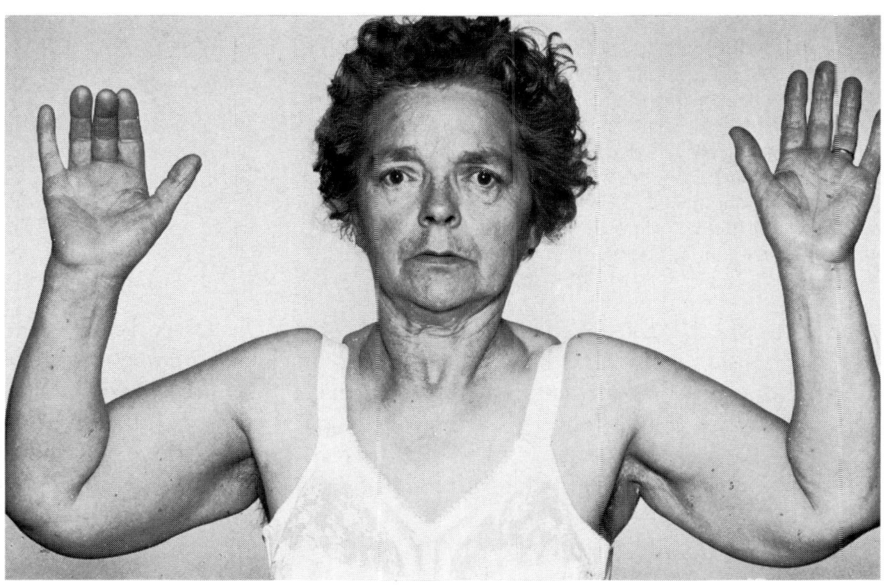

c

433 a–c Syringomyelie: **a** 41jährige Frau. „Kongenitale" Hypertrophie des rechten Armes mit Verlust der Temperaturwahrnehmung, die mit 20 Jahren bemerkt wurde. Schwäche der rechten Hand seit einem Jahr, Zyanose, Atrophie der kleinen Handmuskeln, Verbrennungsnarben, fehlende Armeigenreflexe rechts. Beeinträchtigung aller sensiblen Qualitäten rechts von C2–C8. Lange bestehender dissoziierter Sensibilitätsausfall im linken Daumen, Zeige- und Mittelfinger. Untere Extremitäten normal. **b** Mit 52 Jahren ist die Behinderung des rechten Armes noch verhältnismäßig unverändert geblieben, er ist immer noch schwach, schwerfällig und taub. Kürzlich vorübergehend starke Schmerzen im ganzen rechten Arm. Der objektive Befund ist im wesentlichen unverändert. jedoch hat sich der Sensibilitätsverlust der rechten Seite jetzt von C2–D5 ausgedehnt. Die Beineigenreflexe sind rechts gesteigert mit suspektem Babinski-Zeichen. **c** Im Alter von 61 Jahren keine Veränderung des rechten Armes. Geringe Schwäche des rechten Beines mit Fußklonus und eindeutigem Babinski

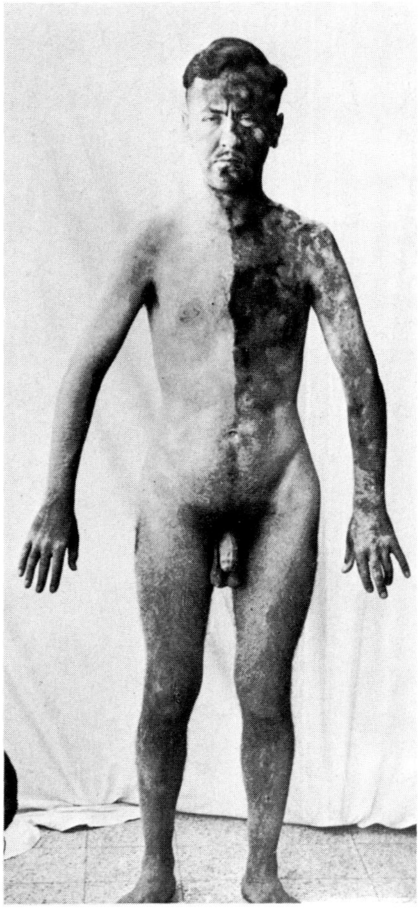

434 Syringomyelie: Verlust der Schweißsekretion auf der rechten Seite von Gesicht, Arm und Rumpf im Frühstadium der Syringomyelie

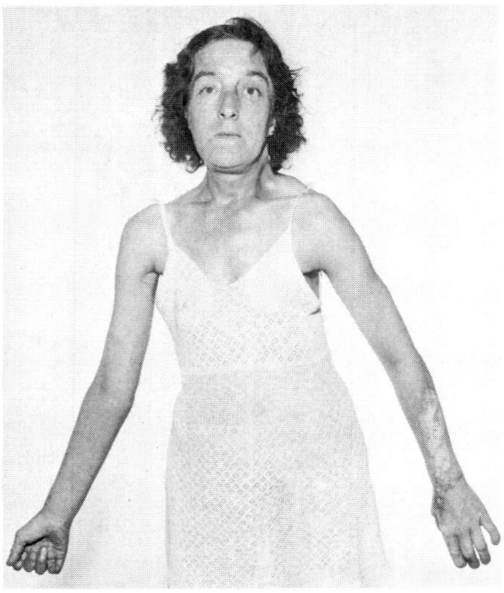

435 Syringomyelie: 45 Jahre alte Frau. Als Kind Skoliose. Spastisches rechtes Bein mit 17 Jahren, Verlust des Schmerz- und Temperatursinnes im rechten Arm mit 25 Jahren, im linken Arm mit 35 Jahren. Jetzt auch Dysphagie, Regurgitieren von Flüssigkeiten in die Nase, heisere Stimme. Partielles Horner-Syndrom, horizontaler Nystagmus, Anästhesie des Gaumens und des Schlundes, Gaumensegel- und Stimmbandlähmung rechts, Zunge normal. Atrophie und Parese des rechten M. sternocleidomastoideus, des M. trapezius und der Muskeln des rechten Schultergürtels. Symptome der schlaffen Lähmung in den Armen und typische Pyramidenzeichen in den Beinen. Dissoziierter Sensibilitätsausfall von C 2–D 3 beidseitig und unterhalb D 3 nur links. Lagesinn der Finger aufgehoben, der Zehen hingegen intakt. Vibrationssinn in allen Gliedmaßen beeinträchtigt. Beachte die Krallenstellung der Finger der rechten Hand und die Verbrennungsnarben am linken Unterarm

436 Syringomyelie: 51jähriger Mann. Akuter Beginn mit Taubheit und Ungeschicklichkeit der rechten Hand, als er 20 Jahre alt war. Im Laufe von 2 Jahren griff die Störung auf den rechten Arm und die rechte Hals- und Gesichtsseite über, blieb dann stationär für 20 Jahre. Mit 40 Jahren vorübergehende Dysarthrie und Schwäche im rechten Bein. Kürzlich schmerzloser Erguß im rechten Ellbogengelenk. Hypoglossuslähmung rechts, dissoziierte Sensibilitätsstörung im rechten Gesicht, an der rechten Seite des Halses, im rechten Arm und an der Brust bis D 4. Fehlende Armeigenreflexe, Atrophie und Parese der kleinen Handmuskeln rechts, Atrophie des rechten M. deltoideus mit abnormer Beweglichkeit des rechten Schultergelenkes. Arthropathie des rechten Schulter- und Ellbogengelenks. Behinderung insgesamt nur leicht ▶

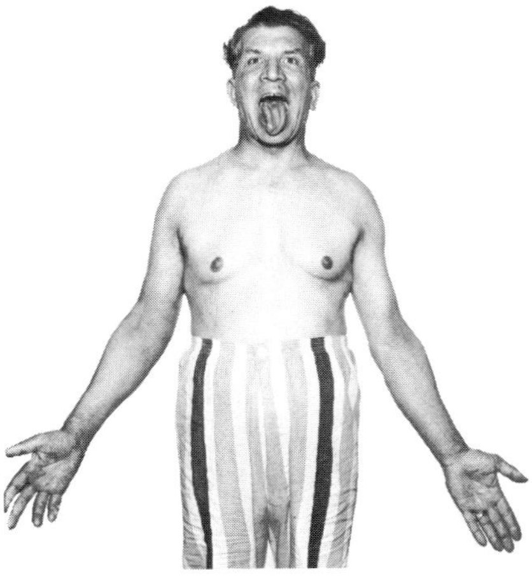

gender als die Klagen. Wenige Kranke erreichen das 7. Lebensjahrzehnt. Das klassische Bild besteht in einer dissoziierten Sensibilitätsstörung und einer Muskelatrophie an den oberen Extremitäten und in einer leichtgradigen spastischen Paraparese. Trophische und vasomotorische Störungen treten gewöhnlich hinzu.

Die ersten Beschwerden betreffen meist eine oder beide Hände und sie bestehen in einem Verlust des Gefühls oder einer motorischen Schwäche oder beidem. Subjektive Sensibilitätsstörungen nach Art von Schmerzen oder Parästhesien kommen vor, sind aber nicht aufdringlich. Häufig stellt der Kranke zufällig fest, daß mit seiner Sensibilität et-

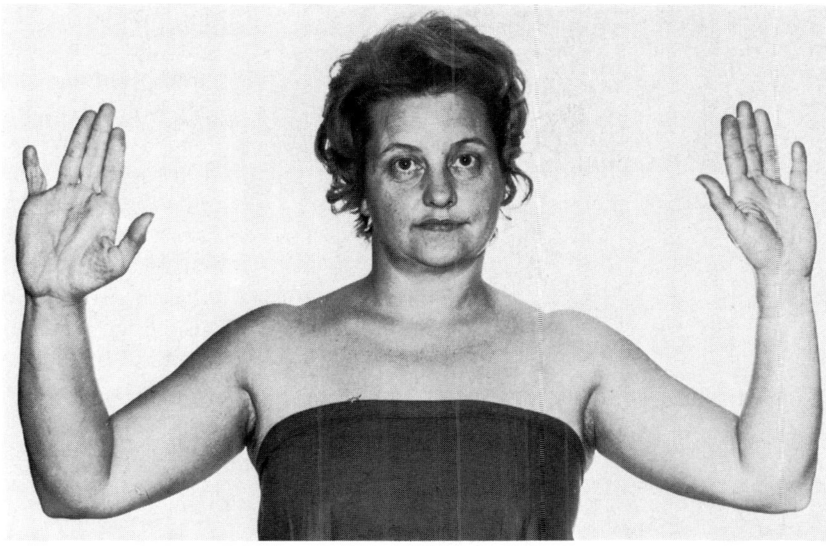

437 Syringomyelie: 44jährige Frau. Seit 4 Monaten Schwäche, Ungeschicklichkeit und Parästhesien in der rechten Hand. Sie weiß, daß ihre rechte Hand und ihr rechter Unterarm seit Kindheit dicker sind als die linken. Ihre rechte Hand ist ihr stets „häßlich und unansehnlich" vorgekommen, aber sie war normal gebrauchsfähig. Bei der Untersuchung war nur etwas am rechten Arm festzustellen: Die Haut der rechten Hand war gröber und dunkler gefärbt, die kleinen Handmuskeln global atrophisch und paretisch. Keine Faszikulationen. Rechts waren die Armeigenreflexe vorhanden, aber vielleicht weniger lebhaft als links. Kein sicherer Sensibilitätsausfall in der rechten Hand, ausgenommen vielleicht eine Beeinträchtigung der Schmerz- und Temperaturwahrnehmung

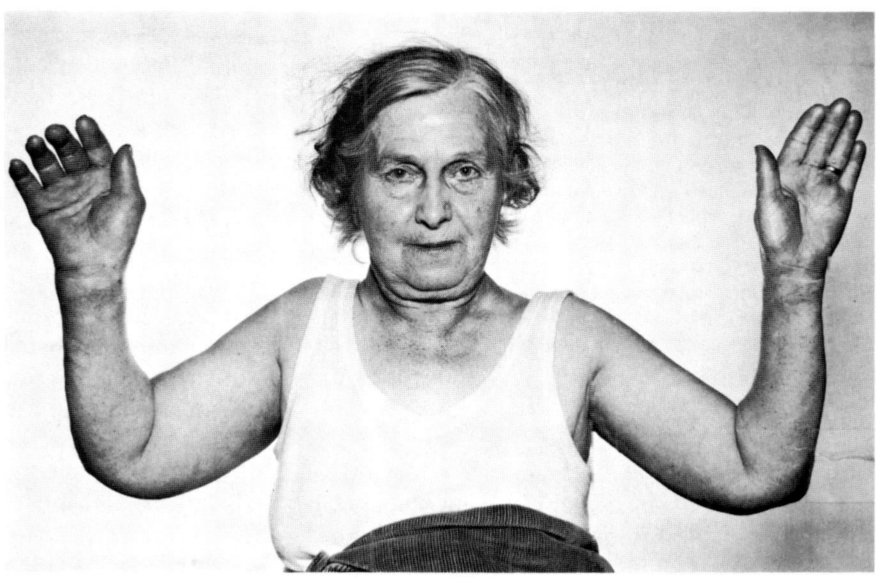

438 Syringomyelie: 65jährige Frau. „Kongenitale" diffuse Hypertrophie des rechten Armes. Als Schulkind entdeckte sie, daß sie das Vibrieren einer Stimmgabel unterhalb der Schlüsselbeine nicht wahrnehmen konnte und ebenso nicht heiß und kalt in der rechten Hand. Keine weiteren Beschwerden bis zum Alter von 50 Jahren, wo sich eine spastische Parese in den Beinen ausbildete. Die rechte Hand ist geschwollen, zyanotisch und schwach, die Eigenreflexe fehlen am rechten Arm. Keine Arthropathie. Dissoziierte Sensibilitätsstörung von C 2–C 8 rechts. Die Schmerzempfindung ist im 3. rechten Trigeminusast gestört. Abgeschwächte Armeigenreflexe links, Pyramidenbahnzeichen leichten Grades an den Beinen. Vibration unterhalb beider Schlüsselbeine praktisch aufgehoben. Schwere Lagesinnstörung der Finger der rechten Hand. Röntgenaufnahmen des kraniospinalen Überganges zeigten eine Asymmetrie des Foramen magnum, eine leichte basiläre Impression, eine Okzipitalisation des Atlas und eine Spina bifida am Epistropheus

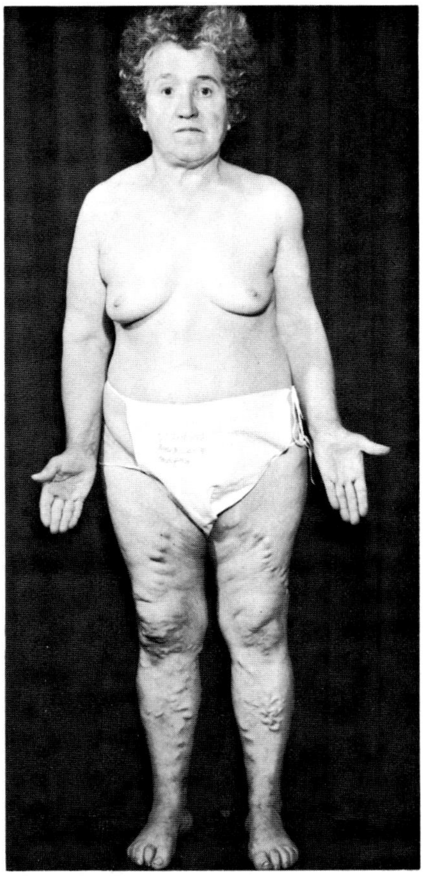

439 Syringomyelie: 65jährige Frau. Leichte Schwäche und Taubheit des rechten Armes und der rechten Schulter mit 30 Jahren. Schmerzen und Muskelschwäche über beiden Schultergelenken seit 10 Jahren. Kurzhals. Minimale Parese des rechten Armes, fehlende Eigenreflexe an beiden oberen Extremitäten. Untere Extremitäten intakt. Dissoziierter Sensibilitätsausfall an der Vorderseite des rechten Thorax und der rechten Halsseite, aber nicht im Gesicht. Charcot-Arthropathie beider Schultergelenke mit Atrophie und Parese der Mm. deltoidei. Keine Pyramidenzeichen an den Beinen. Großer sagittaler Durchmesser des zervikalen Spinalkanals. Höhlenbildung durch Myelographie nachgewiesen

was nicht stimmt. Im Badezimmer oder am Küchenherd entdeckt er, daß er Hitze mit seinen Händen nicht mehr wahrnimmt. Der Zigarettenraucher verbrennt sich die Finger, diese zeigen mit der Zeit tiefe fleckige Narben, aber Schmerz wird nicht wahrgenommen. Der Kranke bemerkt oft sehr wohl, daß die Gefühllosigkeit nur einige oder alle Finger einer oder beider Hände betrifft. Der Hausfrau fällt sehr oft am ulnaren oder radialen Rand des Unterarmes auf, daß sie sich dort verbrannt hat, nachdem sie ihren Herd berührt hatte. Die dissoziierte Sensibilitätsstörung wird in distaler oder proximaler Anordnung angetroffen, und sie umgreift mehrere benachbarte Segmente. Zu Anfang der Krankheit können Schmerz- und Temperaturempfindung in Stärke und Ausdehnung ungleich betroffen sein, auch braucht eine defekte Temperaturempfindung nicht beide Modalitäten zu betreffen, Kaltreize können noch wahrgenommen werden, Warmreize nicht mehr. Die allmähliche Zerstörung der Kommissuren im unteren Zervikal- und oberen Thorakalmark verursacht schließlich die charakteristische abhängige Zone dissoziierten Sensibilitätsverlustes, die sich von der oberen Zervikalregion bis in die mittleren Thorakralsegmente ausdehnen kann; ein Gebiet, das von einem Mieder mit Ärmeln bedeckt wird. Ist der Tractus spinothalamicus selbst betroffen, entstehen Analgesie und Thermanästhesie in einer oder beiden unteren Extremitäten. Oft findet sich dann eine Zone normaler Sensibilität zwischen der unteren thorakalen Analgesiegrenze durch Kommissurenunterbrechung und der Obergrenze des Sensibilitätsverlustes der Beine infolge Läsion des Tractus spinothalamicus. Erst in den späten Stadien der Krankheit werden die Hinterstränge einbezogen, was einen Verlust des Lage- und Stellungssinnes der Glieder und des Vibrationssinnes zur Folge hat.

Die motorischen Erscheinungen von seiten des Rückenmarks bestehen in einer Muskelschwäche und Muskelatrophie infolge Schwundes der Vorderhornzellen und in einer spastischen Paraparese durch Pyramidenbahndegeneration. In den Frühstadien und viele Jahre lang sind die schlaffen motorischen Symptome ausgeprägter als die spastischen. Die Atrophie befällt meist zunächst die kleinen Handmuskeln, weil die Krankheit in der Regel im Hals- und oberen Brustabschnitt des Rükkenmarks beginnt. Die Finger fangen an, sich zu krümmen, es gibt Schwierigkeiten, sie zu adduzieren und zu spreizen, die Muskeln an der Ulnarkante eines oder beider Unterarme flachen ab. Die Armeigenreflexe sind meistens dauernd verschwunden, in die Augen fallende Faszikulationen sind jedoch selten. Die Atrophie der Muskulatur erreicht kaum die schweren Grade der spinalen Muskelatrophie oder der amyotrophischen Lateralsklerose. Zwar entstehen auch Kontrakturen, es kommt jedoch kaum einmal zu einer Krallenhand wie bei der Ulnarislähmung. Manchmal sieht man die Atrophie und Parese zuerst an den Schultermuskeln und nicht an der Hand. Nystagmus erscheint, wenn die Medulla oblongata befallen wird. Lange Zeit bleibt die Beweglichkeit der Beine erhalten, eine spastische Parese mit Babinski-Phänomen gehört zu den späteren Krankheitsstadien. Die Sphinkterfunktionen werden in aller Regel nicht beeinträchtigt.

Trophische und vasomotorische Störungen bleiben meistens nicht aus. Der Kranke beobachtet manch-

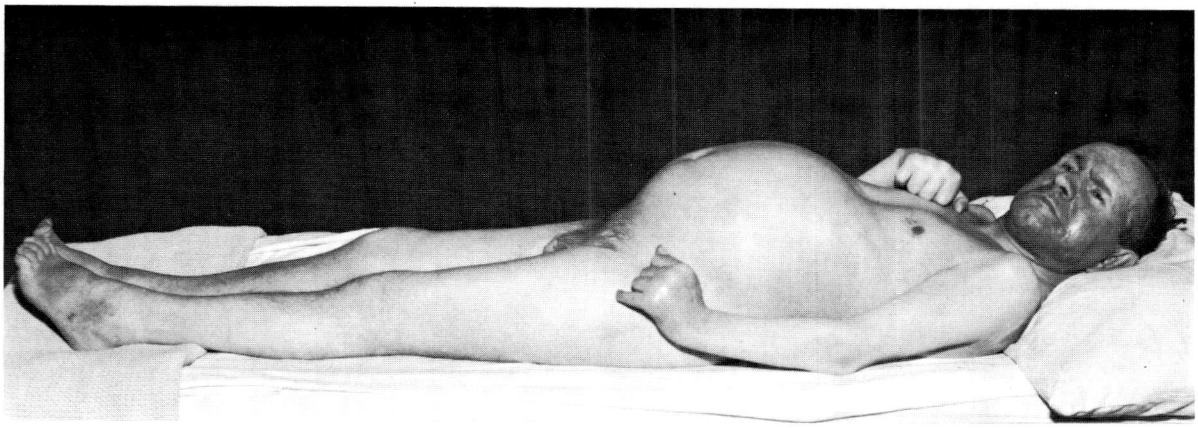

440 Syringomyelie: 62jähriger Mann, der über einen Zeitraum von 30 Jahren beobachtet werden konnte. Parese des rechten Armes nach einem Sturz vom Fahrrad mit 20 Jahren. Konnte noch nie kalt von warm mit der rechten Hand unterscheiden. Mit 30 Jahren Gaumensegelparese rechts, Dysphagie, geringe allgemeine Schwäche des rechten Armes mit fehlenden Eigenreflexen, Wurstfinger, Schwielen an den Fingerknöcheln, dissoziierte Sensibilitätsstörung der rechten vorderen Rumpfseite. Fortschreitende Verschlechterung, seit 10 Jahren bettlägerig. Nystagmus, Dysarthrie, spastische Tetraplegie mit schwerer Sensibilitätsstörung für alle Qualitäten unterhalb C3 bei noch intensiverer Störung für Schmerz und Temperatur an Armen und Thorax

mal selbst einen Verlust der Schweißsekretion oder ein übermäßiges Schwitzen im Gesicht, am Hals oder an den Armen. Frauen sind oft betroffen vom häßlichen Aussehen ihrer Hände, diese sind kalt, angeschwollen und bläulich verfärbt, die Finger plump und dick, die Handflächen haben weiche Polster – „la main succulente". In anderen Fällen wiederum sind die Hand oder auch der ganze Arm leicht hypertrophisch, die Haut dieser Hand rauh und verdickt, mit Schwielen über den Knöcheln und alten Verletzungsnarben. Verletzungen heilen langsam, septische Infektionen und indolente Geschwüre an den Fingern sind keine Seltenheiten. Dennoch und trotz der kompletten Analgesie der Hände kommt es nur sehr zögernd zu einem Knochenabbau der Endphalangen, die im Gegensatz zur Lepra und zu den sensiblen ganglionären Neuropathien röntgenologisch in aller Regel normale Befunde aufweisen. Auch die syringomyelische Arthropathie (Charcot) betrifft nur sehr selten die Gelenke der Hand, sie befällt Ellbogen- und Schultergelenk, auch nicht die Gelenke der unteren Extremitäten. Schmerzlose Muskelrisse kommen spontan oder bei trivialen Traumen vor.

Die Syringomyelie ist eine der häufigsten Ursachen eines Horner-Syndroms bei jüngeren Erwachsenen. Es verursacht keine Beschwerden und bleibt oft unentdeckt, wenn es unvollständig ist oder doppelseitig.

Nicht selten ist der Kranke mit Syringomyelie von schwächlichem Körperbau, oder er weist Entwicklungsstörungen oder Stigmata auf – einen kurzen Hals, asymmetrischen Thorax, Trichterbrust oder ein prominentes Brustbein, Halsrippen, ungleich entwickelte Mammae. Wirbelsäulenverkrümmung ist recht häufig, Skoliose oder Kyphoskoliose zeigen sich schon in den Kinderjahren. Sie sind eigenständige Krankheitssymptome des Skelettsystems, nicht Folge der Lähmung von Rumpfmuskeln, die erst im späteren Leben auftreten. Einer Spina bifida oder einem Hohlfuß begegnet man gelegentlich, aber diese sind dann ebensowenig wie die vorher genannten Skelettanomalien bei anderen Familienmitgliedern anzutreffen.

Diagnose

Die Syringomyelie ist eine jener Krankheiten des Nervensystems, bei der schon im Stadium geringer Beschwerden durch eine sorgfältige Untersuchung oft ausgedehnte Befunde erhoben werden können. Der junge Patient mag nur über Beschwerden in seiner Hand klagen, gefunden werden dann Nystagmus, Zungenparese, Verlust der Armeigenreflexe und dissoziierte Sensibilitätsstörung in segmentaler Verteilung. Andererseits kann die Frühdiagnose schwierig oder unmöglich sein, wenn sich die typische Analgesie-Thermanästhesie allzu schleichend entwickelt.

Eine junge Frau mit kalten, fleckigen, bläulichen Händen, die heißere Gegenstände in die Hand nehmen kann als der Untersucher, muß u. U. einige Jahre beobachtet werden, bevor die Diagnose bestätigt oder verworfen werden kann.

Die Krankheit kann für einige Zeit eine Ulnarislähmung täuschend ähnlich imitieren, so lange die Atrophie auf den Kleinfingerballen und die Inter-

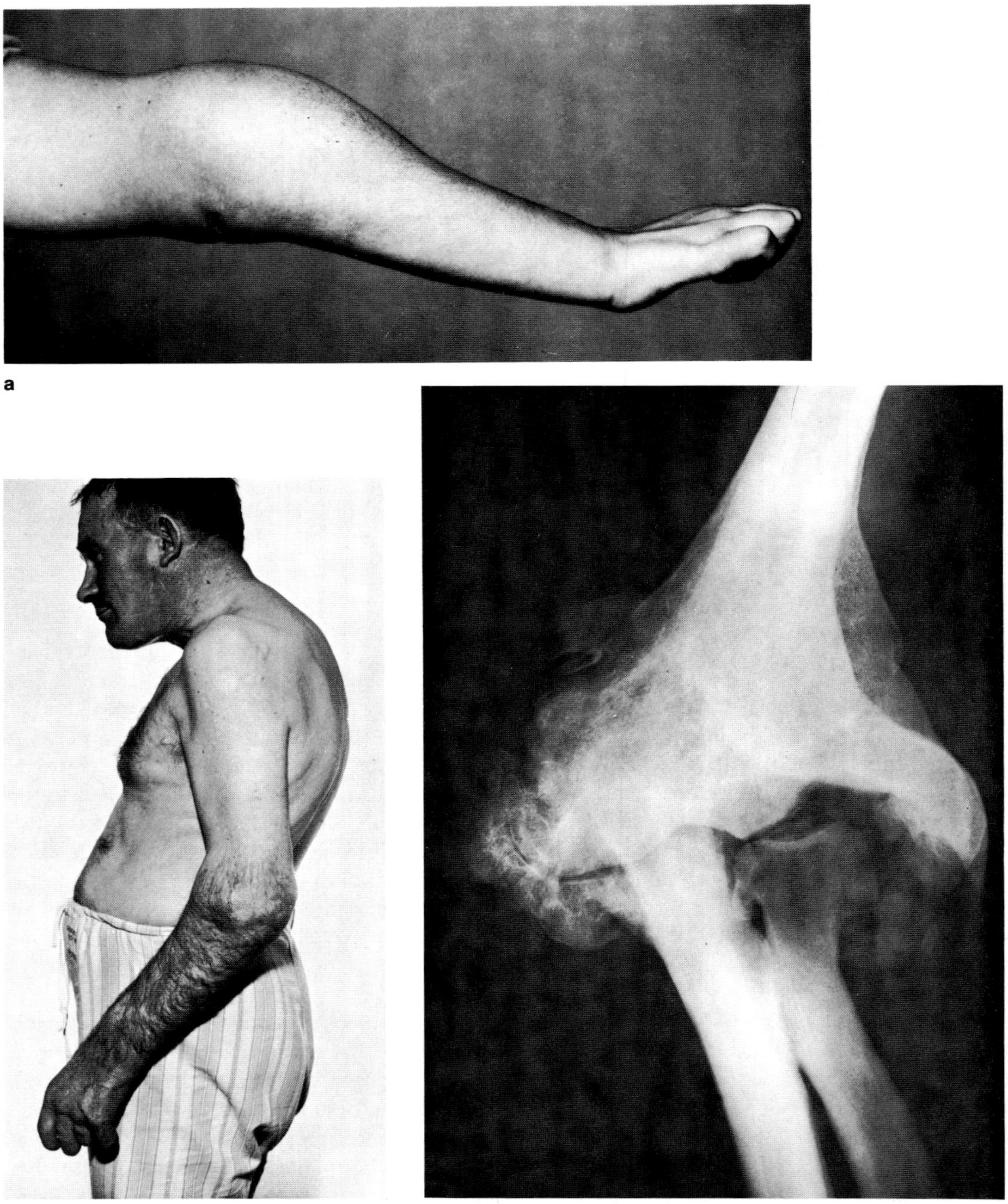

a b c

441 a–d Syringomyelie: **a** Rechtes Ellbogengelenk einer jungen Frau. Beachte die Atrophie der Muskeln von Hand und Unterarm und die Krallenstellung der Finger. Der Erguß im Ellbogengelenk trat nach einem leichten Trauma auf. **b + c** Linker Ellbogen bei fortgeschrittener Syringomyelie mit **d** Phalangenosteolyse

ossei begrenzt bleibt und die Sensibilitätsstörung auf den kleinen Finger und die ulnare Handkante. Es kann dabei schwierig sein zu entscheiden, ob nur die Schmerz- oder auch die Berührungssensibilität beeinträchtigt ist.

Die amyotrophische Lateralsklerose befällt ältere Menschen, die Muskelatrophie schreitet bei ihr unerbittlich fort und ist in der Regel begleitet von ausgebreitetem Fibrillieren und Faszikulieren. Eine Sensibilitätsstörung kommt dabei nicht vor.

Das Syringomyelie-Syndrom kann auftreten bei intramedullären Tumoren und bei der Hämatomyelie. Letztere ist selten und sollte nicht dann schon in Betracht gezogen werden, wenn das Syndrom nach einem Trauma festgestellt worden ist. Bei Gliomen des Rückenmarks schreiten die Ausfälle viel ra-

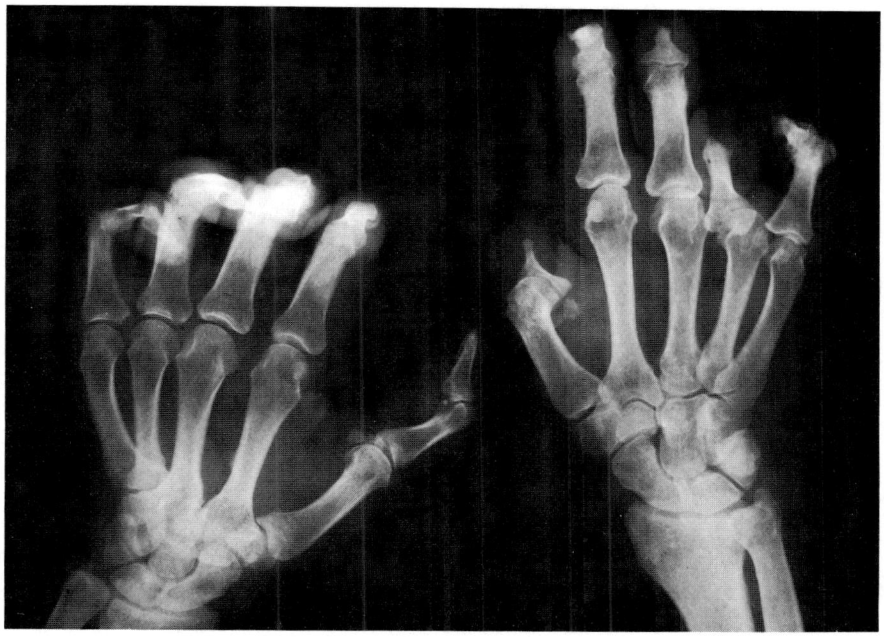

Abb. 441 d

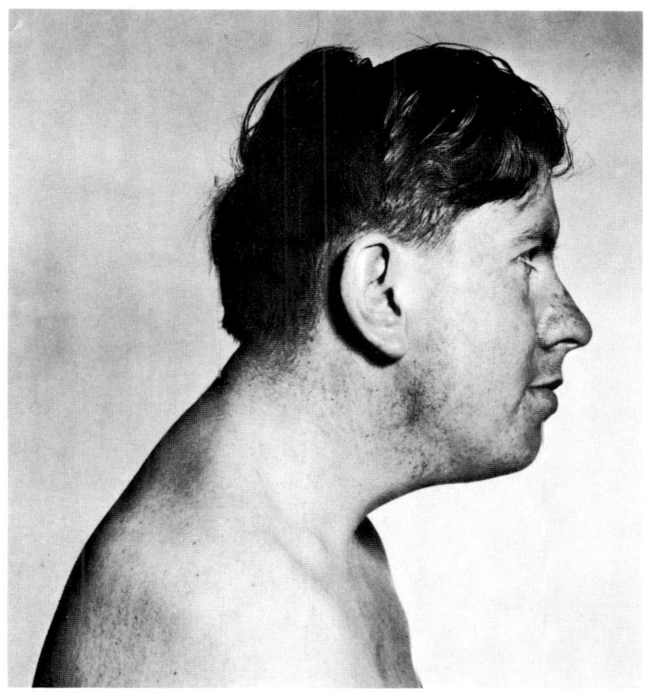

443 Syringomyelie: 19jähriger Mann. Sturzepisoden seit 18 Monaten, Oszillopsie, Brennschmerzen in der linken Gesichts- und Kopfseite, Schwerfälligkeit der linken Hand. Der Schädel ist nach vorn getrieben und nach links geneigt. Kurzhals mit eingeschränkter Beweglichkeit. Nasale Stimme, schwächliche Gaumensegelbeweglichkeit, Vertikalnystagmus, Muskelschwund und Faszikulationen der Zunge. Bilaterale Atrophie der Mm. sternocleidomastoidei. Zeichen der schlaffen Parese in beiden Armen, Pyramidenbahnzeichen an den Beinen. Verlust der Schmerz- und Temperaturempfindung an Kopf, Hals und Armen bis zu D 4 herab auf beiden Seiten. Vibrationssinn im linken Arm gestört, Lagesinn hingegen vollständig erhalten

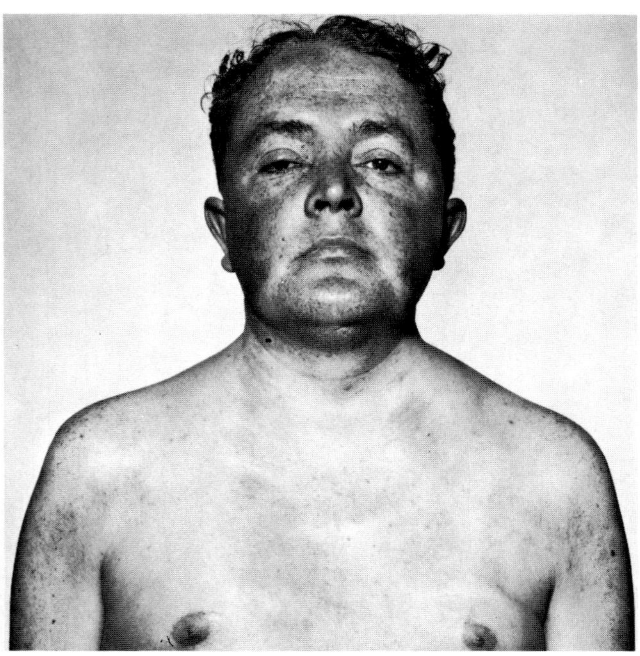

442 Syringomyelie: Doppelseitiges Horner-Syndrom. Kurzhals, Schwäche und Atrophie beider Mm. deltoidei bei einem Syringomyelie-Syndrom mit basilärer Impression

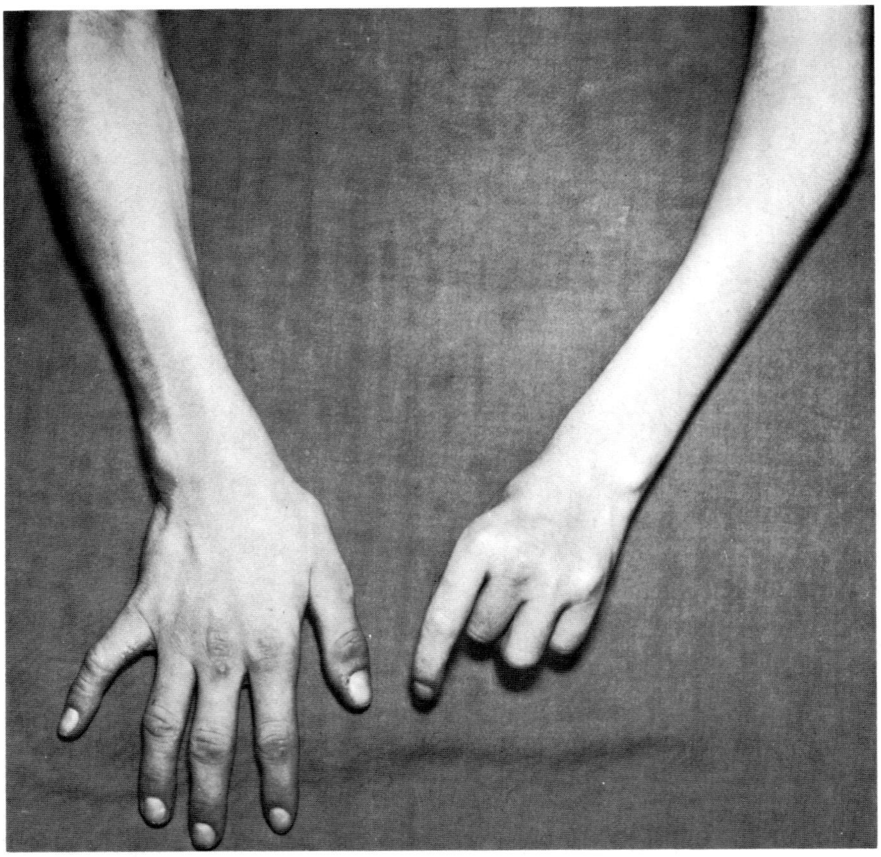

444 Syringomyelie-Syndrom: 20 Jahre alter Patient. Syringomyelie-Syndrom seit dem 10. Lebensjahr. Halsmarkgliom mit Höhlenbildung. Weiter zervikaler Spinalkanal. Liquorprotein 250 mg%, Kontrastmittelstopp im Myelogramm. Anfänglich bestand eine spastische Parese im linken Arm. Beachte die Krallenstellung der Finger der linken Hand und den Muskelschwund am linken Unterarm

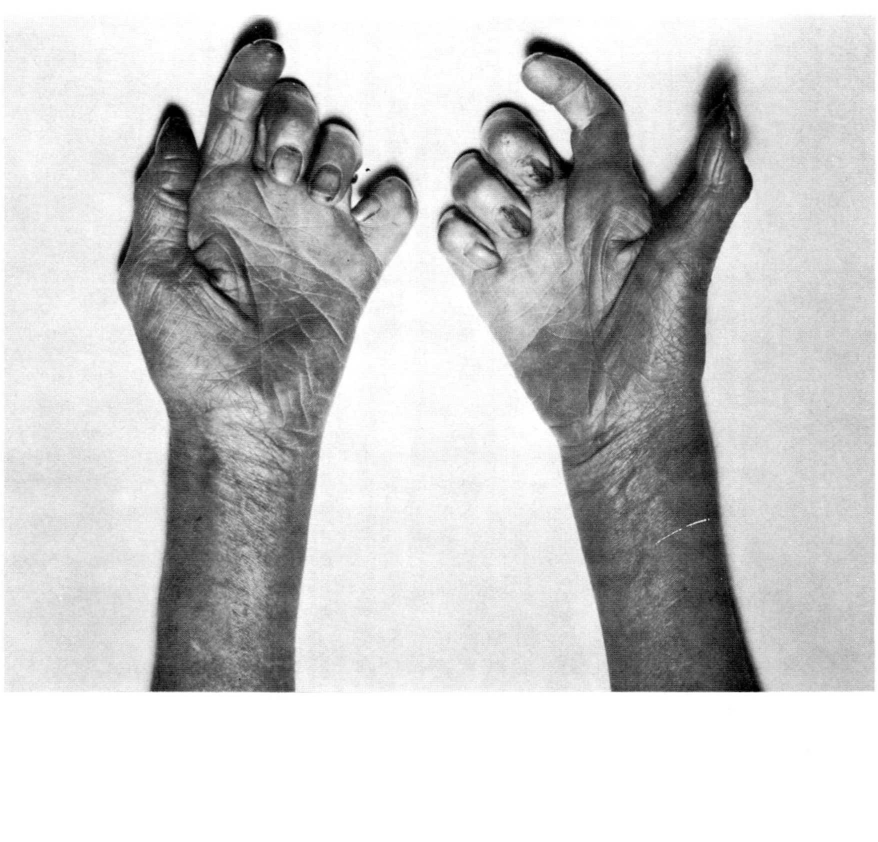

445 Syringomyelie: 67 Jahre alter Mann. Syringomyelie seit mindestens 40 Jahren. Arbeitsfähig in der Flaschenabfüllabteilung einer Brauerei seit 45 Jahren. Globale Atrophie und Krallenhand, Nagelveränderungen und Narben. Leichte spastische Paraparese

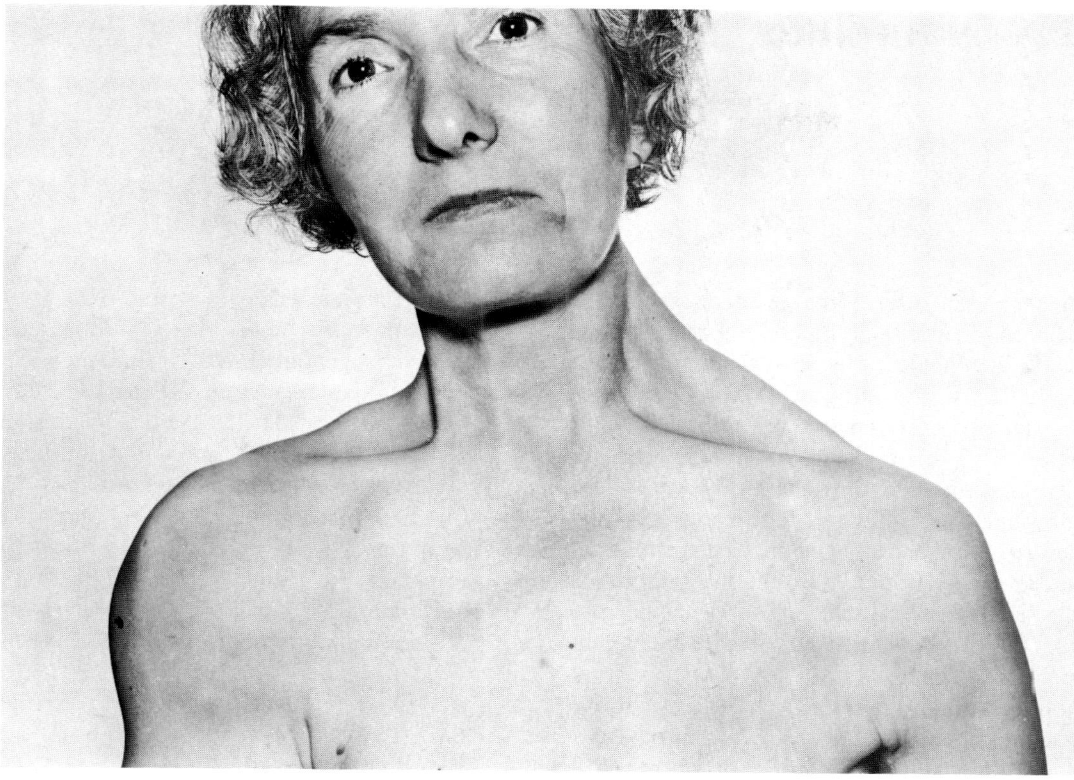

446 Syringomyelie. Charcot-Arthropathie der rechten Schulter: 47jährige Frau. 20jährige Vorgeschichte von gestörter Sensibilität in den Händen. Seit 10 Jahren unsicherer Gang. Kürzlich ist sie gestürzt und zog sich einen Erguß im rechten Schultergelenk zu, der relativ schmerzlos ist, aber röntgenologisch zeigt das Gelenk grobe Veränderungen. Geringe allgemeine Behinderung trotz dissoziierten Sensibilitätsverlustes an beiden Armen, epikritischen Sensibilitätsausfalles an beiden Beinen und beidseitigem Babinski. Liquor und Blutserologie negativ

scher fort als bei der Syringomyelie. Bei Mißbildungen des kraniospinalen Überganges ist das Syringomyelie-Syndrom nicht selten.

Probleme können auftreten, wenn eine Halsrippe vorhanden ist und eine Atrophie der kleinen Handmuskeln, eine Sensibilitätsstörung und vasomotorische Erscheinungen an der Hand bestehen. Wie im Falle der Ulnarislähmung können hier nur sorgfältige Kontrolluntersuchungen über längere Zeit eine differentialdiagnostische Entscheidung bringen. Nystagmus, Horner-Syndrom, Sensibilitätsverlust in der mittleren Thorakalregion oder Rückgratverkrümmung sprechen für die Syringomyelie. Ein seitliches Röntgenbild der Halswirbelsäule ist manchmal wertvoll. Bei vielen jungen Kranken mit Syringomyelie ist der sagittale Durchmesser des Spinalkanals vergrößert.

9 Neurolues

In der einen oder anderen Form war die Lues in früheren Zeiten eine der häufigsten Ursachen von Krankheiten des Nervensystems in der ganzen Welt. Die Entdeckung der Spirochäten im Gehirn bei der progressiven Paralyse durch NOGUCHI im Jahre 1913 setzte einem Jahrhundert des Theoretisierens, aber auch klinischer und pathologisch-anatomischer Bemühungen, ein Ende. Um die Mitte des 19. Jahrhunderts gewann die Auffassung mehr und mehr an Boden, daß bei der Paralyse des Geisteskranken organische Veränderungen im Gehirn vorhanden sind und daß die Krankheit nicht einfach eine Komplikation der Geistesstörung sein könne. Allmählich setzte sich die Ansicht, die Paralyse sei eine Krankheitseinheit, durch. Der Verdacht ihrer luischen Genese wurde rein aufgrund klinischer Beobachtungen immer mehr bestärkt. Noch lange aber gab es viele, wie heute im Falle der Hypertension und der Arteriosklerose, die glaubten, die „Zivilisation" sei in irgendeiner noch nicht klar erkennbaren Weise verantwortlich. Verstädterung, Anspruchsdenken, Konkurrenzkampf, Fleischeslust und Alkohol und andere ähnliche Phrasen, die die Genese der Krankheit erklären sollten, füllten die Lehrbücher jener Zeit. Der eigentümliche Gang und die Reflexstörungen an den Beinen bei der Tabes und Paralyse waren um die Jahrhundertwende gut bekannt. Die luische Ätiologie wurde akzeptiert. SCHAUDINN u. HOFFMANN entdeckten die Spirochäten 1902 im Primäraffekt. WASSERMANN beschrieb die nach ihm benannte Reaktion 1906 und fand sie in einem hohen Prozentsatz bei allen Formen der Neurolues im Blut und Liquor positiv. Schon seit 1890 untersuchte QUINCKE die durch Lumbalpunktion gewonnene Zerebrospinalflüssigkeit, während CORNING, ein New Yorker Arzt, 1885 als erster die Lumbalpunktion ausführte (er nahm sie sonderbarerweise bei einem Mann mit krankhaft gesteigertem Sexualtrieb vor, dessen Rückenmark er kokainisieren wollte!).

Tabes

Der Medizinstudent unserer Tage wird die Häufigkeit und die Bedeutung dieser Krankheit, die ihr in den früheren Jahren zukam, richtig einschätzen, wenn er sich erinnert, daß PIERRE MARIE in seinen „Vorlesungen über die Krankheiten des Rückenmarks" (erschienen im Jahre 1892 in Paris) ihr nicht weniger als 213 Seiten von insgesamt 474 Seiten widmete. Es ist eine Krankheit, reich an Symptomen, die darüber hinaus noch beträchtlich ihr Erscheinungsbild zu wechseln imstande ist. Man kann sie auf einen einzigen Blick diagnostizieren oder die Diagnose über Jahre hin verfehlen. Viele Kliniker wurden es überdrüssig, die Eigenarten der Tabes Generationen von Studenten immer wieder von neuem zu demonstrieren. „Ein Fall von Tabes" war fürs Examen stets verfügbar. Aber diese Zeiten sind vorüber, und in einer modernen Klinik stößt man nur noch auf die ausgebrannten Tabesfälle mit Charcot-Arthropathie oder mit Miktionsstörungen. Sie stehen in den Fünfzigern oder Sechzigern, was das Lebensalter betrifft, Hinweise auf Lues oder antiluische Behandlung in der Vorgeschichte werden gewöhnlich vermißt, und abgesehen von Klagen über „Rheumatismus" oder „Nervenentzündung" haben sie sich bislang wohlgefühlt. Sie sind oft untergewichtig, erscheinen älter als sie an Jahren sind, aber trotz der Symptomarmut können typische Tabessymptome vorhanden sein – eine Argyll-Robertson-Pupille, Ptose, Gangataxie, positives Romberg-Zeichen, Verlust des Vibrationssinnes und der Wahrnehmung geführter Bewegungen, Schmerzlosigkeit der Achillessehne und allgemeine Muskelhypotonie. Obwohl der Gang ataktisch ist, sieht er selten breitbeinig und staksig aus, auch vermißt man oft die analgetischen Zonen mit verzögerter Schmerzrezeption, die schlaffen Bänder, die extrem ausgiebige Bewegungen der unteren Extremitäten ermöglichen (Taschenmesserphänomen) und das perforierende Ulkus an der Fußsohle („mal perforant du pied"). Damit nicht genug, die einzigen Schmerzen, die der Kranke kennt, sind vages Stechen über einem Gelenk, nichts, das an die lanzinierenden Schmerzen von ehedem erinnert. Hin und wieder wird ein alter Tabiker ins Krankenhaus gebracht mit akuten Bauchschmerzen oder Schwierigkeiten beim Wasserlassen. Solche Symptome erweisen sich selten als tabische Viszeralkrise oder denervierte Blase. Zweimal sahen wir in den letzten Jahren akute Bauchschmerzen bei einem Tabiker, bei dem ein perforiertes Magenulkus nachgewiesen wurde. Prostatahyperthrophie erklärt häufig allein Miktionsschwierigkeiten bei einem älter gewordenen Tabiker. Gleichgültig welcher Abteilung ein Tabiker zugewiesen wird, der Ophthalmologie wegen Sehnervenatrophie, der inneren Medizin oder Orthopädie wegen eines reibenden Gelenkes, der Urologie wegen Blasenstörungen oder der Psychiatrie wegen Impotenz – wenn in der Vorgeschichte lanzinierende Schmerzen angegeben und vom Arzt als solche erkannt werden, führen sie praktisch geradewegs zur Diagnose.

Wie der Name sagt, schießen diese Schmerzen wie ein Lanzenstich, ein Dolchstoß oder ein Blitzstrahl ein, wie übrigens auch bei der Trigeminusneuralgie, an die der Schmerz sehr erinnert. Die Intensität der Schmerzen kann erheblich variieren. Das Wort blitzartig bezieht sich auf die Plötzlichkeit ihres Kommens und Verschwindens, wie auch der Vergleich mit einer Lanze, einem Dolch, einem Schuß oder Pfeil. Es bedeutet dies aber nicht, daß die Schmerzen notwendigerweise quälend sind. Mancher empfindet sie nur als Belästigung und nicht als Folter und nennt sie „komisch“ oder „sonderbar“. Sie können aber auch unerträglich werden, den üblichen Analgetika trotzen und zur Drogenabhängigkeit führen. In den Beinen, wo sie am häufigsten vorkommen, fühlen sie sich an wie ein Messerstich in die Gliedmaßen oder wie ein Stich, der in der Längsrichtung des Gliedes auf und ab geht. Sie können oberflächlich empfunden werden oder in der Tiefe, im Schaft oder im Gelenk. Aber wie sie auch lokalisiert sind, welche Qualität und Intensität sie im Einzelfall haben, stets treten sie attackenartig auf mit Intervallen von völliger Beschwerdefreiheit. Eine Anfallserie kann Tage oder Wochen dauern, während denen die Schmerzattacken voneinander isoliert oder in Schmerzbüscheln auftreten und in ganz unvorhersehbaren Abständen wiederkehren, nach Minuten oder erst nach Stunden, eine Pein für den Kranken. Indessen sind nicht alle Schmerzen im Charakter lanzinierend, sie können auch andere Qualitäten annehmen, bohrende und reißende Schmerzen, die die Gegend des Knies, der Knöchel und der Füße bevorzugen und durch Kälte und hohe Luftfeuchtigkeit exazerbieren, weshalb sie in der Regel einem Rheumatismus oder einer Nervenentzündung zugeschrieben werden. Verschiedene Arten von „Gürtelgefühl“ um den Rumpf, „Bandgefühl“ entlang den Beinen oder brennende Parästhesien und Taubheitsgefühl in den Füßen werden angegeben und können an die diabetische Polyneuropathie erinnern. Eine Hyperästhesie der Haut gleichzeitig mit einer Analgesie kommt vor. Diese und andere Symptome von seiten der Sensibilität kennzeichnen das frühe vorataktische Stadium der Krankheit. Sie können für Jahre bestehen bleiben, bevor sie endgültig verschwinden, und manchmal sind sie alten Tabikern gar nicht mehr erinnerlich.

Eine Arthropathie kann einziger Grund einer Behinderung sein. Einem Erguß, sei er spontan, durch einen Schlag oder Sturz ausgelöst, in Knie-, Hüft- oder Fußgelenk folgt später die Zerstörung des Gelenks. Dieser Prozeß läuft zwar nicht immer völlig schmerzlos ab, bis ärztlicher Rat in Anspruch genommen wird, ist er aber meist schon weit fortgeschritten. Auch kann bei einem zerstörten Gelenk die neurogene Entstehung nicht deshalb ausgeschlossen werden, weil Schmerzen vorhanden sind. Verglichen mit der Schwere der Gelenkzerstörung sind die Schmerzen bei der Arthropathie aber eben relativ leicht. Verrenkungen und Spontanfrakturen kommen vor. Traumatische Frakturen in den betroffenen Gliedmaßen heilen schlecht und können ihrerseits Ursache für eine neue Arthropathie darstellen. Hingegen heilen Frakturen bei nichtluischer Paraplegie bekanntlich zufriedenstellend.

Primäre Optikusatrophie kann isoliert oder in Verbindung mit anderen Erscheinungen der Tabes auftreten. In ihren Frühstadien ist die Sehschärfe nur wenig beeinträchtigt, weil der zentrale Visus zuletzt betroffen wird. Bei keinem Fall von primärer Optikusatrophie sollte auf die Luesreaktionen verzichtet werden. Die Kultur des Treponema pallidum ist bisher nicht gelungen. Deshalb wird der Name AUGUST VON WASSERMANN, 1866 in Bayern geboren, also vor mehr als 100 Jahren, auch in Zukunft noch in seiner „WaR“ fortleben.

Zwei klinische Bilder – die *diabetische Neuropathie* und das Holmes-Adie-Syndrom müssen von der Tabes getrennt werden. Bei der ersteren werden sehr unangenehme Schmerzen in den Beinen geklagt sowie ataktische Störungen, hyperästhetische Hautbezirke und Impotenz. Gefunden werden Eigenreflexverlust und häufig ein schlaffer Muskeltonus. Die Pupillen reagieren in aller Regel normal, die neurologischen Symptome schreiten nicht stetig fort, andere Hinweise auf Diabetes sind vorhanden.

Die myotonische Pupille in Kombination mit fehlenden Eigenreflexen, das *Holmes-Adie-Syndrom,* hat selbstverständlich mit der Tabes überhaupt nichts zu tun. Die Pupillenstörung wird dabei zufällig bemerkt oder im Augenblick ihres Beginnes mit vorübergehendem Verschwommensehen. Nach Jahren allerdings, wenn die ursprünglich weite Pu-

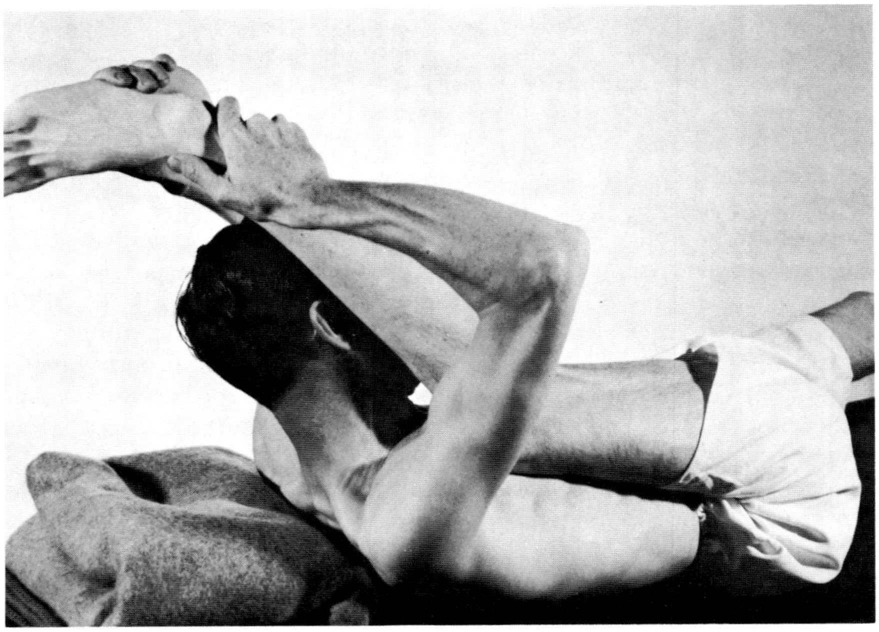

447 Tabes dorsalis: 35 Jahre alter Patient, der eine Penicillinkur wegen Lues I hinter sich hat. 10 Jahre später lanzinierende Schmerzen und fortschreitender Gewichtsverlust. Die Schmerzen wurden 5 Jahre lang für rheumatisch gehalten. Allgemeine Muskelhypotonie, die abnorme Gliederstellungen erlaubt

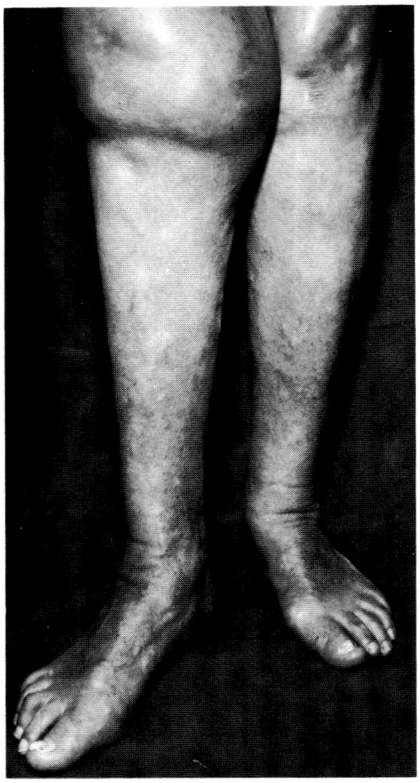

448 Tabes dorsalis. Charcot-Arthropathie des rechten Knies: 57jährige Frau. Seit 2 Jahren unsicherer Gang mit schmerzlosem Erguß im rechten Kniegelenk. Argyll-Robertson-Pupillen. Positiver Romberg, Gangataxie, Hautanalgesie, fehlender Tiefenschmerz, fehlender Vibrations- und Lagesinn. Luesreaktionen im Blut und Liquor negativ. Das Röntgenbild deckte erstaunlicherweise keine knöchernen Zerstörungen im rechten Knie auf

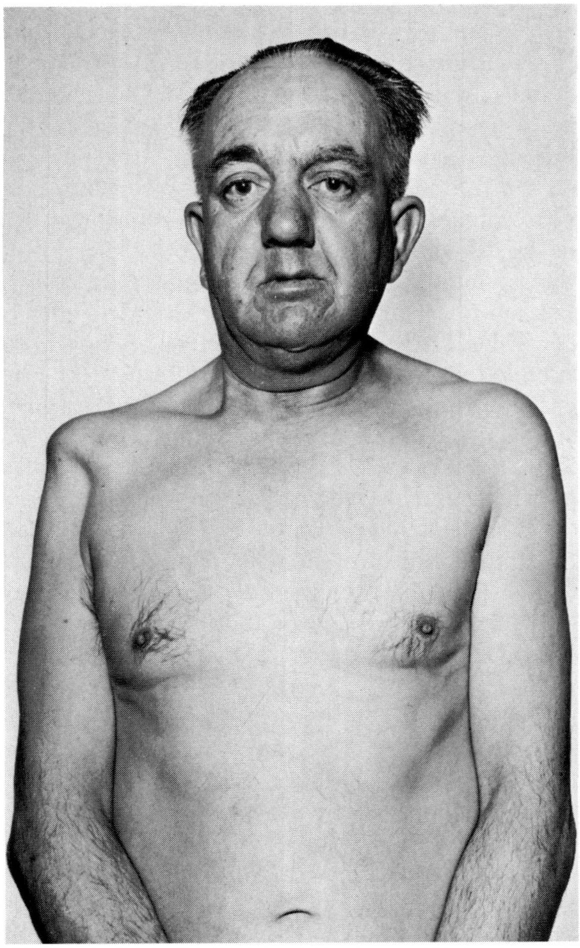

449 Tabes dorsalis. Charcot-Arthropathie der rechten Schulter

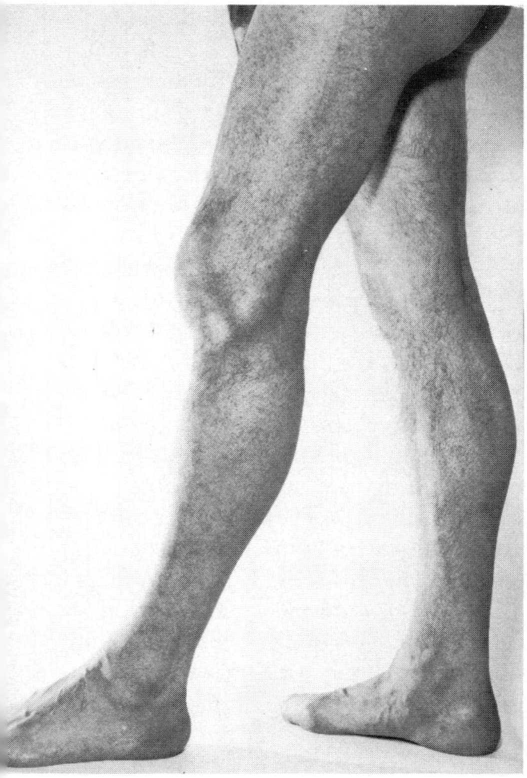

a

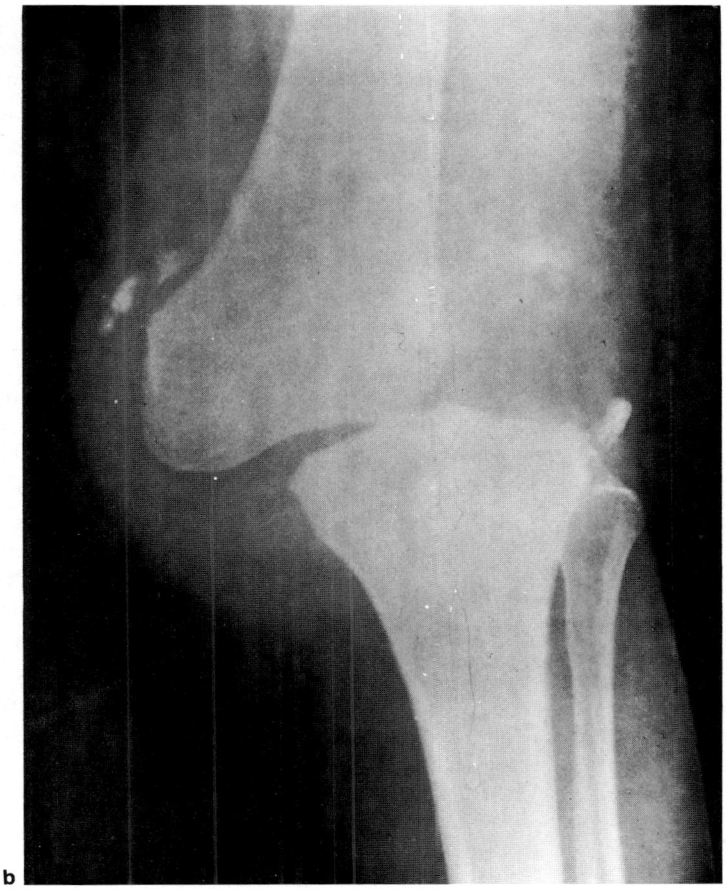

b

c

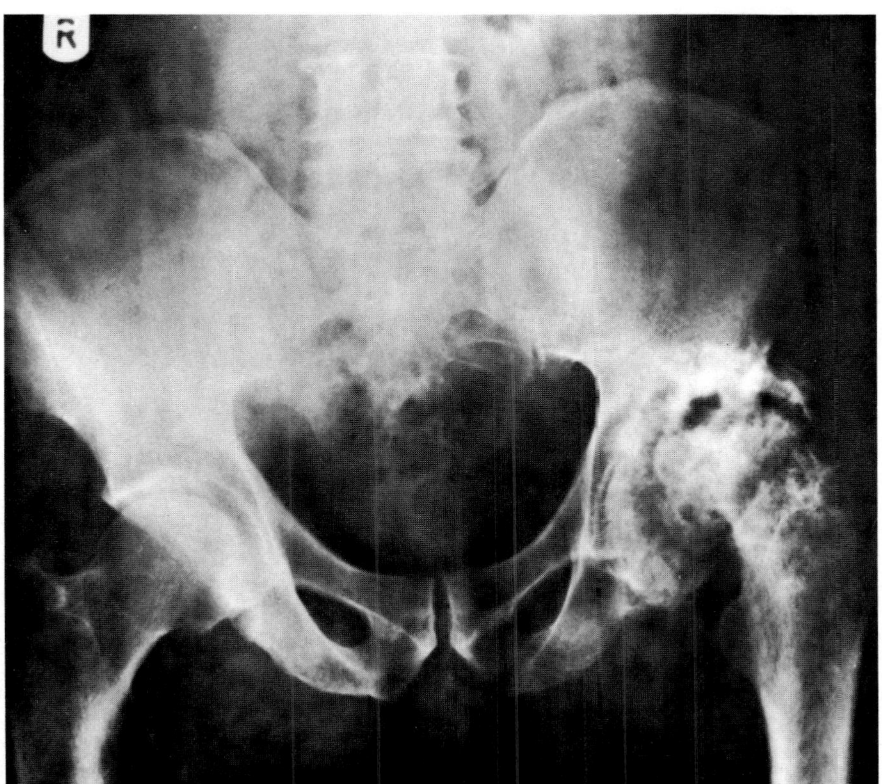

450 a–c Tabes dorsalis: **a** Charcot-Arthropathie des linken Knies. Schmerzloser Erguß, kein Trauma, röntgenologisch nichts Auffälliges. Negative Serologie. Synkopale Anfälle, die sich vermutlich mit einer orthostatischen Hypotension erklären. Argyll-Robertson-Pupillen. Durchgehende Areflexie. **b** Röntgenbefund bei einer Charcot-Arthropathie des Kniegelenkes und **c** des linken Hüftgelenkes bei zwei anderen Fällen von Tabes pille eng geworden ist oder die andere ebenfalls betroffen wurde, empfehlen sich serologische Tests auf Lues.

Progressive Paralyse

Auch diese Krankheit ist heute vergleichsweise selten. Ein dement werdender Kranker, der den Arzt albern angrinst, hohle Erklärungen für sein Unvermögen von sich gibt, den man zum Doktor gegen seinen heftigen Protest schleppen muß, leidet viel eher an einem Hirntumor oder an einer präsenilen Hirnatrophie. Das Zittern der Hände, der Lippen und der Zunge, die stolpernde verschmierte Sprache und die kraftlose Stimme können einem auch beim chronischen Alkoholismus, bei der agitierten Depression und bei der diffusen Form der Hirnarteriosklerose begegnen. Bei der Paralyse gehen Störungen des Affekts gewöhnlich dem intellektuellen Abbau voraus, während die Beschwerden, sofern solche geäußert werden, im Frühstadium nicht von einem ängstlichen Erregungszustand oder einer Depression unterscheidbar sind. Sie können sich z. B. auch zwanglos beruflichem oder häuslichem Ärger zuschreiben lassen. Bei der Routineuntersuchung fallen vielleicht nur geringfügige Pupillenstörungen und lebhafte Reflexe auf. Etwas Ernstes wird so lange nicht befürchtet, bis das Gedächtnis versagt, der soziale Abstieg einsetzt, das Urteilsvermögen schwer gestört wird, groteske Ansichten geäußert werden oder starrsinniges Verhalten an den Tag gelegt wird. Manchmal ist ein Krampfanfall das erste Symptom. Auch nach einer Gehirnerschütterung können sich die ersten klinischen Zeichen manifestieren, so daß an ein Subduralhämatom gedacht wird. Ein Verwirrtheitszustand nach einer Narkose oder nach einer banalen Halsentzündung kann Anlaß zur Entdeckung der Krankheit werden. Zum Unterschied von der Tabes können die Beschwerden und die Befunde bei der Paralyse auffal-

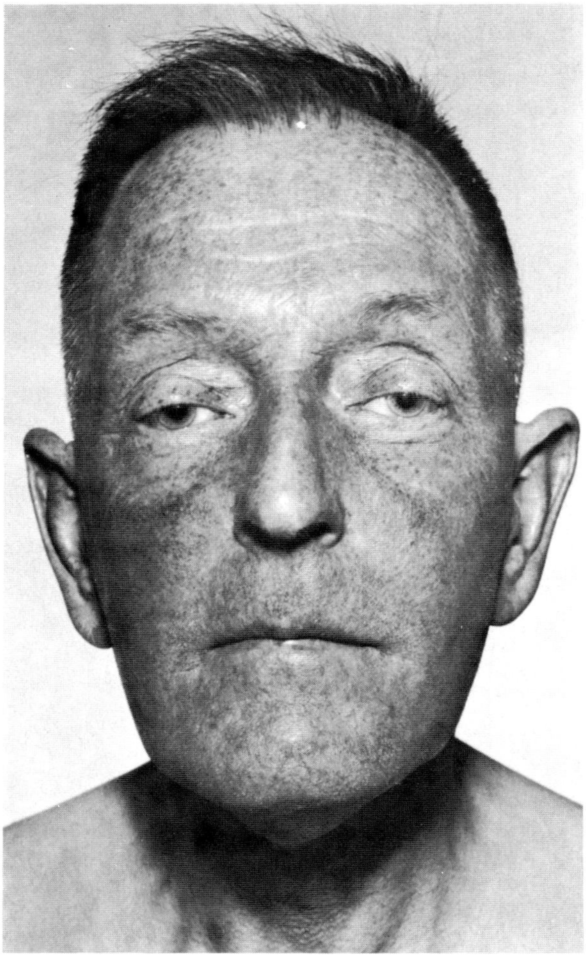

451 Progressive Paralyse: 60jähriger Mann. Fiel durch seltsame Finanzspekulationen auf. Seit 6 Monaten Dysarthrie und Leistungsrückgang. Psychisch abgebaut, doppelseitige Ptose, weite Pupillen, die nicht auf Licht reagieren, Posaunentremor der vorgestreckten Zunge, feinschlägiger Lippen- und Fingertremor. Luesreaktionen in Blut und Liquor positiv. Die Zerebrospinalflüssigkeit enthielt 53/3 Zellen bei 95 mg% Protein, Paralysegoldsolkurve

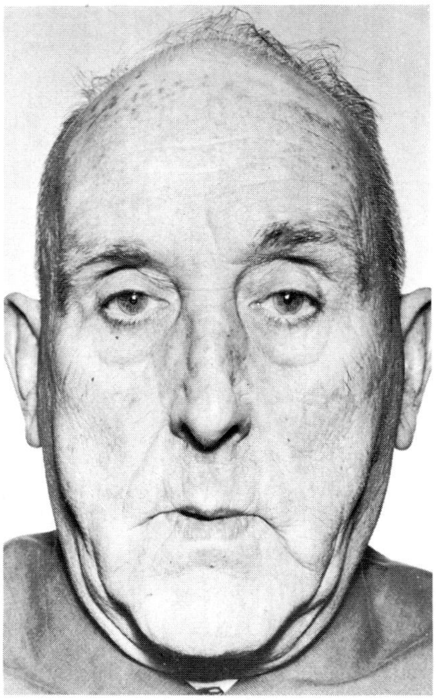

452 Neurolues; progressive Paralyse: 66jähriger Mann. Leicht psychisch abgebaut, manchmal kleine epileptische Anfälle. Wurde vor 40 Jahren vom Autor wegen Paralyse mit Malaria und Salvarsan behandelt. Vollständige Remission. Ging regelmäßig seiner Arbeit nach. Erst seit 18 Monaten Merkfähigkeitsschwierigkeiten, Orientierungsstörungen und epileptische Anfälle. Bei der neurologischen Untersuchung keine Auffälligkeiten. Die Pupillen reagierten prompt auf Licht, obgleich sie eng und different waren

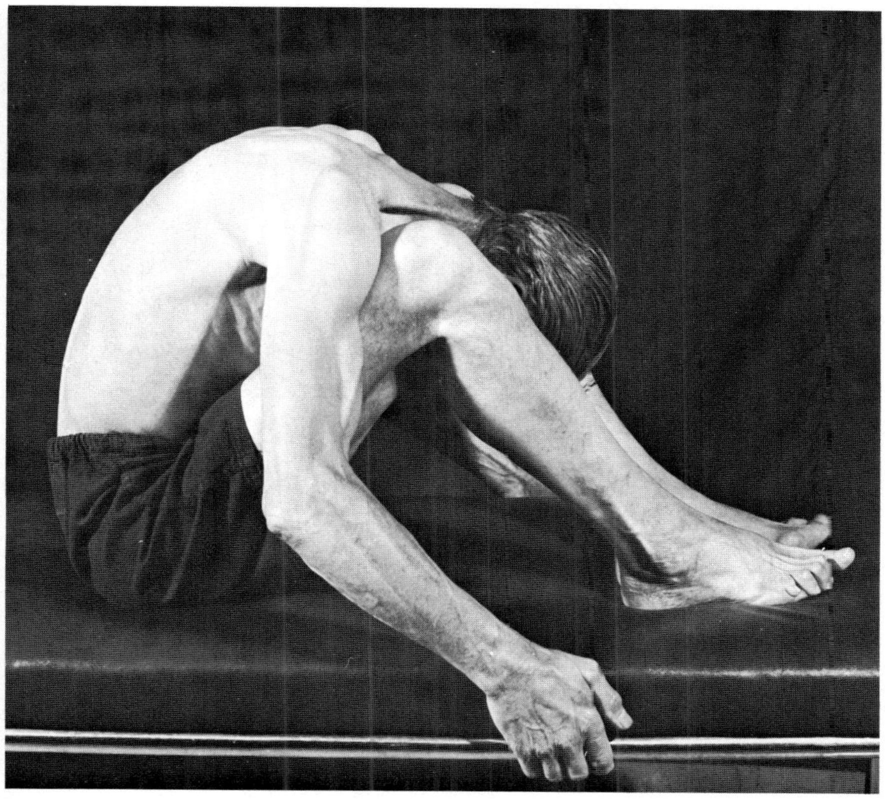

a

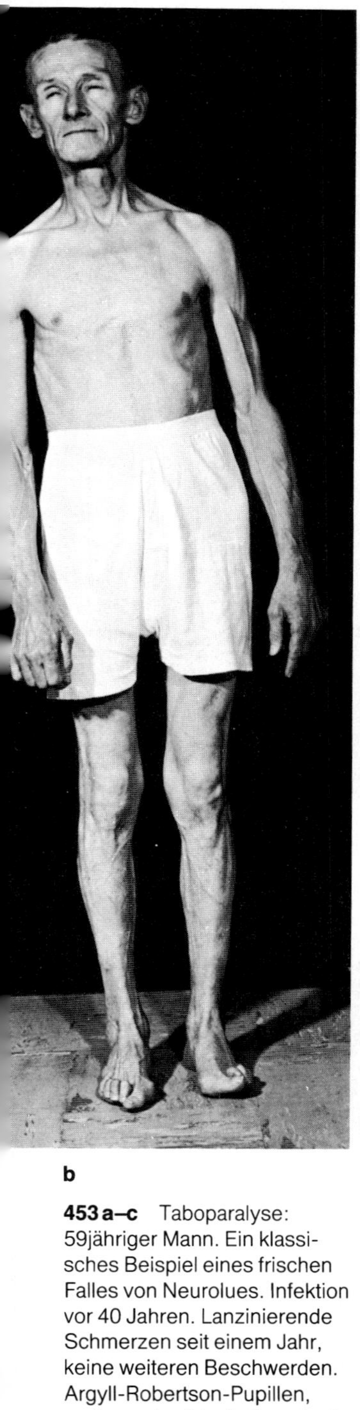

b

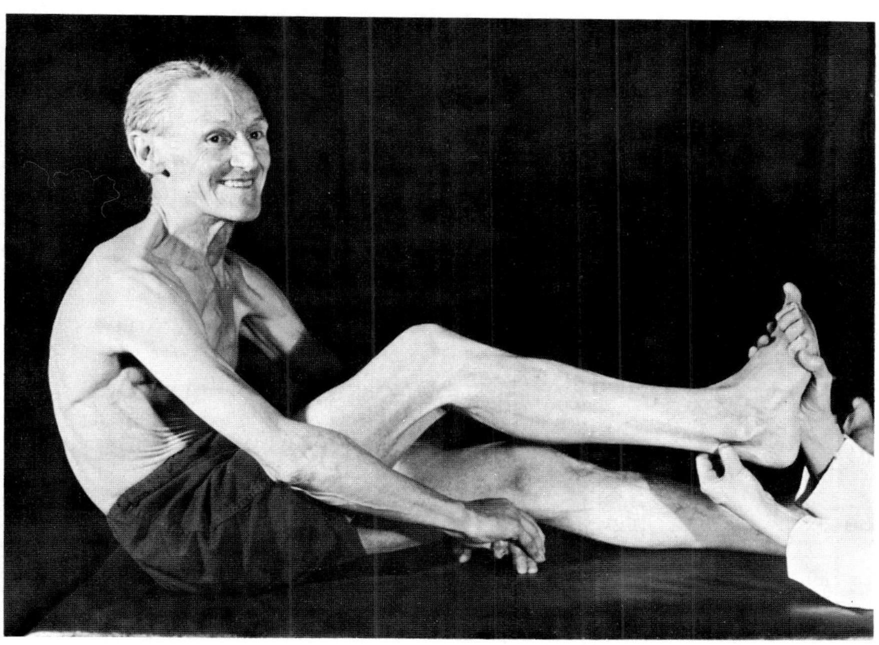

c

453 a–c Taboparalyse: 59jähriger Mann. Ein klassisches Beispiel eines frischen Falles von Neurolues. Infektion vor 40 Jahren. Lanzinierende Schmerzen seit einem Jahr, keine weiteren Beschwerden. Argyll-Robertson-Pupillen, **a** allgemeine Muskelhypotonie, **b** positiver Romberg, Störung des Vibrationssinnes, Erkennung geführter Bewegungen der Zehen intakt, **c** fehlender Tiefenschmerz der Achillessehne. Positive Luesreaktionen

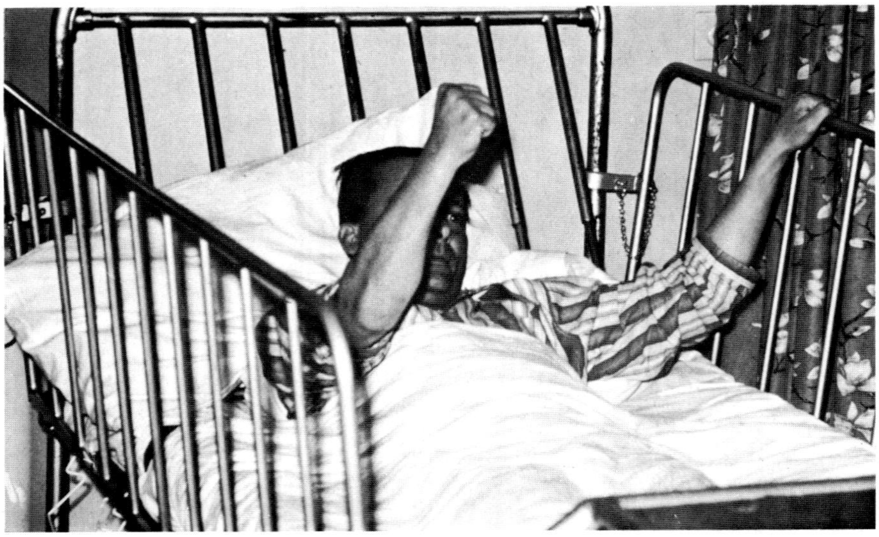

a

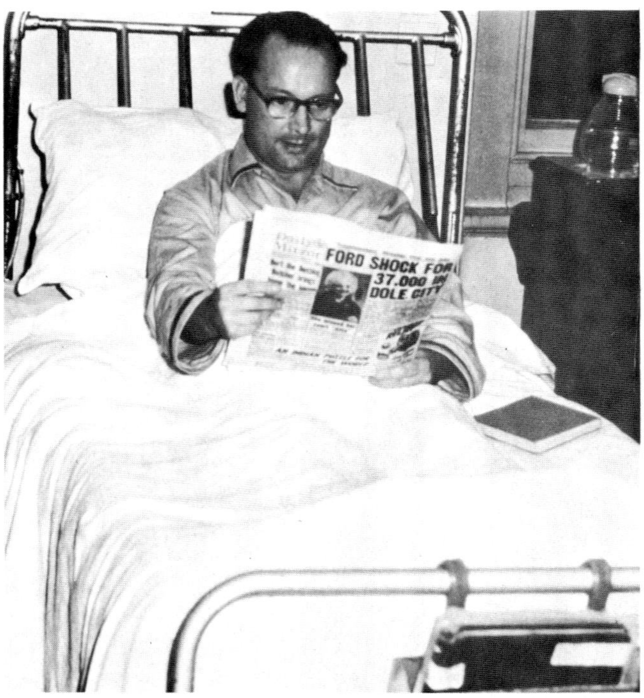

b

454 a + b Akute meningovaskuläre Lues: 40jähriger Patient. Notfalleinweisung wegen exzentrischen Verhaltens, Verwirrtheit und Fiebers für einen Tag. Es wurde eine Persönlichkeitsveränderung als Folge einer 1 Jahr zuvor erfolgten Gehirnerschütterung diagnostiziert, ein Subduralhämatom wurde vermutet, aber charakteristische Befunde der Neurolues im Liquor wurden erhoben. Rasche Besserung auf Penicillin. **a** Während der Erkrankung, **b** 6 Tage später

lend spärlich sein. Die Luesreaktionen in Blut und Liquor sind jedoch bei der Paralyse weit häufiger positiv.

Meningovaskuläre Lues

In der Ätiologie der akuten Meningitis, Enzephalitis und Myelitis ist die Spirochäte weitgehend von den Viren verdrängt worden. Der junge Mann mit einem Schlaganfall, einem Krampfanfall oder einem Stupor und einer luischen Meningitis ist selten geworden. Eine isolierte Okulomotoriuslähmung ist fast immer schmerzhaft und Symptom eines intrakraniellen Aneurysmas. Dennoch gibt es den kuriosen Fall einer meningovaskulären Lues noch, wenn er auch selten ist und vor dem Vorliegen der Resultate der Blut- und Liquoruntersuchung kaum diagnostiziert wird. Eine subakute Paraparese, eine plötzliche Nervenschwerhörigkeit, eine isolierte Abduzenslähmung, ein Verwirrtheitszustand bei einem Trauma sind neuere Beispiele aus unserer Erfahrung.

Die Luophobie ist ebenso im Schwinden begriffen wie die Neurolues, aber sie kann auch heute noch ihre Fallen stellen. Gewöhnlich ist die Blut-WaR bei mehreren Gelegenheiten negativ ausgefallen,

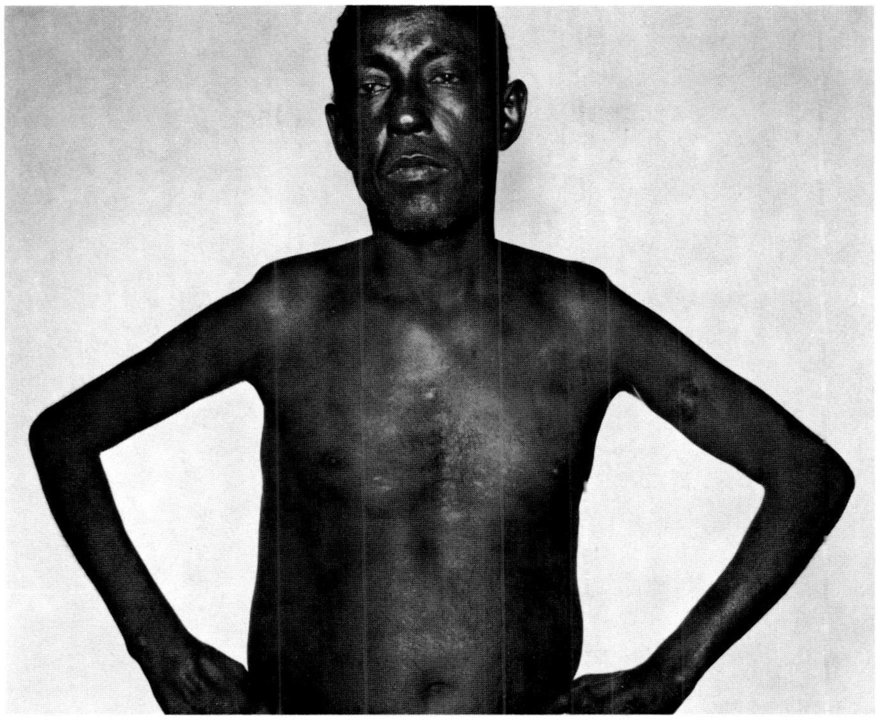

455 Luische Amyotrophie: 54jähriger Patient. Luesinfektion mit 45 Jahren. Schulterschmerzen, Schwäche und Muskelschwund im rechten Arm seit 5 Jahren. Seit 3 Jahren ähnliche Symptome im linken Arm. Unsicherer Gang seit 6 Monaten. Leichte, beiderseitige Ptose, normale Pupillen. Diffuse Atrophie der Arme mit aufgehobenen Eigenreflexen. Lebhafte Beineigenreflexe, Babinski links. Kein Faszikulieren, Hyperalgesie der Haut C 4–D 1 rechts und C 6–D 1 links. Positive Luesreaktionen in Blut und Liquor. 20/3 Zellen, 70 mg% Liquoreiweiß

die Luophobie aber dennoch nicht immer ohne jeden Grund, wie Überraschungen bei der Untersuchung des Liquors hin und wieder bestätigen.

Lues connata

Abb. 456 und 457 zeigen zwei Beispiele von Patienten mit konnataler Lues.

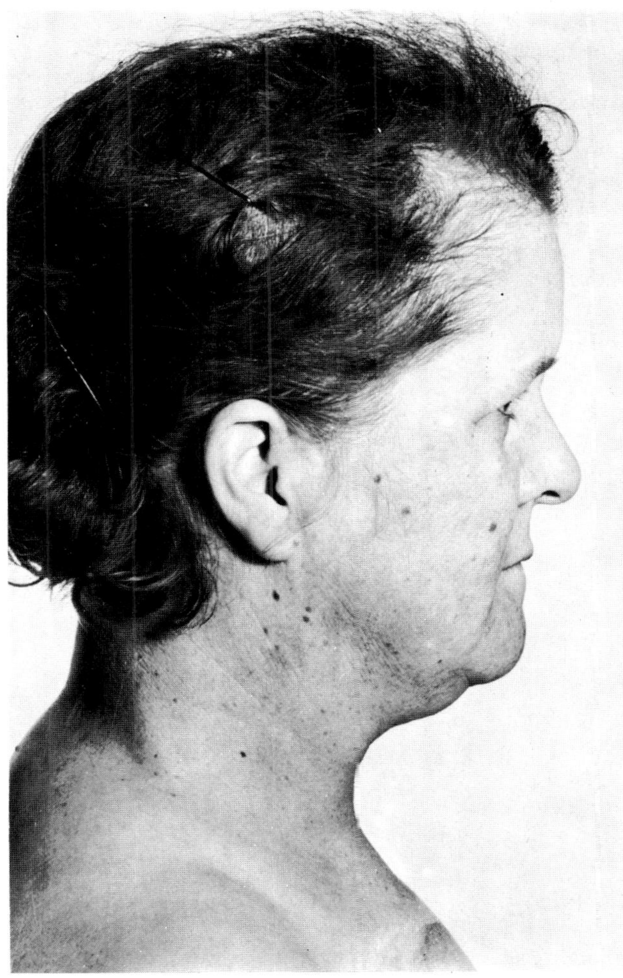

456 Konnatale Lues: 47 Jahre alte Frau. In der frühen ▶ Vorgeschichte interstitielle Keratitis. Epilepsie als Heranwachsende. Schon immer ataktisch. Neuerdings Wiederkehr der epileptischen Anfälle. Optikusatrophie, Nystagmus, Gangunsicherheit. Deutliche Vorwölbung des Stirn- und Scheitelbeins, auch röntgenologisch zu sehen. Blut-WaR positiv. WaR im Liquor negativ. Keine Hinweise auf Schilddrüsenunterfunktion

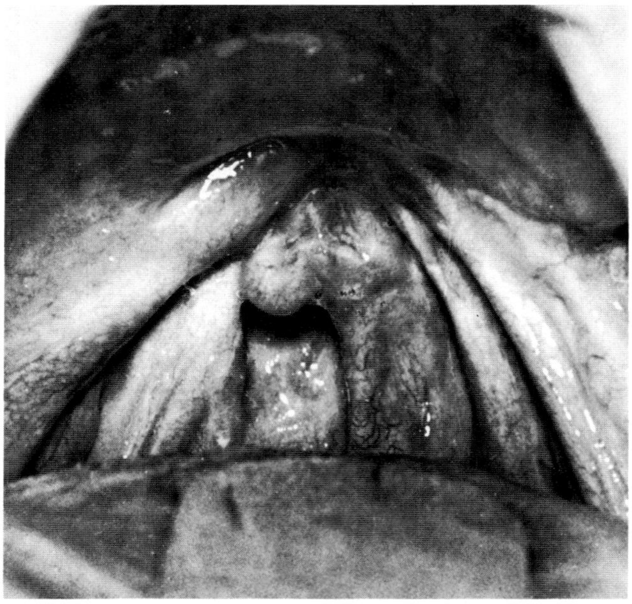

a

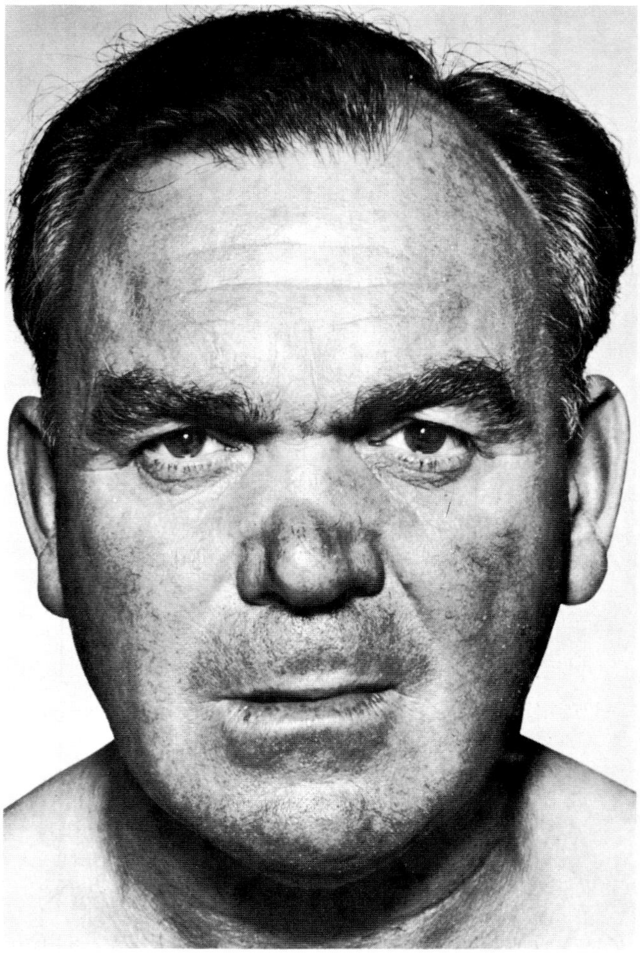

b

457 a + b Konnatale Lues: 50jähriger Mann. **a** Sattelnase, beiderseits Hornhauttrübungen, interstitielle Keratitis im Alter von 10 Jahren. 11 Geschwister, 7 davon sind gestorben. Seit 4 Jahren spastische Tetraparese. Doppelseitige Anosmie, differente, nicht reagierende Pupillen, positive Luesreaktionen in Blut und Liquor. **b** Alter gummöser Herd am Gaumen. Luftenzephalogramm und Myelogramm mit positivem Kontrastmittel normal. Bei milden Tabesformen Erwachsener mit konnataler Lues sind die Luesreaktionen meist negativ. Die spastische Tetraparese ließ sich mit der Tabes nicht erklären, aber auch ein vermuteter gummöser Herd im Spinalkanal wurde nicht nachgewiesen. Die Anosmie kann mechanisch verursacht gewesen sein (Sattelnase)

10 Krankheiten des endokrinen Systems

Hypothyreoidismus (Hypothyreose)

Nicht alle Kranke, die an Schilddrüsenunterfunktion leiden, sehen myxödematös aus. Die Bezeichnung Myxödem stammt von ORD aus dem Jahre 1878 und beinhaltet eine subkutane Infiltration, wahrscheinlich von Mucin. Das Myxödem kann umschrieben vorkommen, worauf SIR WILLIAM GULL 1873 hingewiesen hat in seinem klassischen Beitrag: „Über ein kretinähnliches Zustandsbild bei erwachsenen Frauen". Die Beschreibung seines ersten Falles ist ein ausgezeichnetes Beispiel klinischer Beobachtungsgabe bei einem Manne, der von sich sagte: „Wenn ich irgendetwas bin, dann bin ich ein Kliniker".

„Fräulein B. wurde nach Aufhören der Monatsblutung unmerklich träger und gleichgültiger, während ihre Körperfülle zunahm. Sie veränderte sich so Jahr für Jahr, ihr Gesicht, anfänglich oval, wurde rund und ähnelte dem aufgehenden Vollmond. Von heller Hautfarbe erschien die Gesichtshaut eigenartig glatt und fast prozellanartig, die Wangen zart rosarot, die Haut unter den Augen schlaff und gefältelt, unter dem Kinn und am Hals verdickt und faltenreich. Breite Lippen von rosaroter Farbe, aufgetriebene Nasenflügel, normale Corneae und Pupillen, aber der Augenabstand unproportioniert weit, die Nase eingedrückt, dem Gesicht ein abgeflachtes und breites Aussehen verleihend. Das Haar strohig, der gesamte Gesichtsausdruck auffallend teilnahmslos. Die Zunge plump, die Stimme gaumig und die Aussprache so, als ob die Zunge für den Mund zu groß wäre (kretinähnlich). Die Hände sonderbar breit und plump, spatenförmig, als sei das ganze Gewebe infiltriert".

Die Schwere des Krankheitsbildes ist unterschiedlich. Sie hängt von der Dauer der Erkrankung und vom Ausmaß der Schilddrüsenfunktionsstörung ab. Wie beim Parkinsonismus erkennt man die Krankheit leichter durch Hinsehen als durch Untersuchung. Es gibt nur wenige Kliniker, die nicht eingestehen würden, daß sie die Diagnose Myxödem auch schon verfehlt haben. Die Umstände, unter denen die richtige Diagnose gestellt wird, können recht verschieden sein. Die Routineanamnese und -untersuchung fördert wenig zutage. Die Beschwerden sind gering und oft vieldeutig. Man kann aber aufmerksam werden durch eine Zufallsbeobachtung oder eine Bemerkung, die der Kranke oder seine Angehörigen machen. Viele solcher Beispiele sind bekannt. Eine Frau in mittleren Jahren, bei der kürzlich Krampfanfälle aufgetreten waren, sagte beim Verlassen des Sprechzimmers: „Mein Arzt schickt mich übrigens auch zum Dermatologen wegen meiner trockenen Haut". Der Ehemann der Kranken, die über Verlust des Gehörs, Schwindel und unbeholfenen Gang klagt, bemerkt: „Ihre Haut ist so kalt wie der Küchentisch". Die Dame mit Kopfweh, Körperschmerzen und Lethargie äußert, sie könne nicht länger im Chor singen. Es gab auch eine Frau, die berichtete: „Am Telephon denkt der Anrufer immer, mein Mann sei am Apparat und fragt nach mir". Die Kälteüberempfindlichkeit wird häufig von den Patienten nicht erwähnt, kann aber von der Kleidung abgelesen werden. Frauen schälen sich aus dicken, wollenen Strickjacken heraus, Männer aus wollenen langen Unterhosen. Über die Bettschuhe und die elektrisch beheizte Bettdecke, die auch im Sommer benutzt werden, erfährt man nur etwas, wenn man bei entsprechendem Verdacht direkt danach fragt.

Die Frühdiagnose ist schwierig wegen der Vieldeutigkeit der meisten Symptome – schlechtes Gedächtnis, geringe Konzentrationsfähigkeit, Mattigkeit, Verstopfung, Kopfschmerzen, vieles tut weh, Schmerzen im ganzen Körper. Die Kopfschmerzen haben nichts Spezifisches an sich, aber sie sind ein führendes Symptom, und viele Kranke sagen dabei, sie fühlten sich schwerfällig und träge und schreiben ihre Mattigkeit den Kopfschmerzen zu. Die Stimme ist meist tief mit nasalem Klang oder hört sich an wie bei einem Schnupfen. Sie kann rauh und belegt klingen, das Artikulieren kann gestört sein, das Sprechen wird langsam und verwaschen. Im Laufe der Untersuchung wird die Zähflüssigkeit der Gedanken- und Bewegungsabläufe sowie die der Sprache immer deutlicher.

Wegen der so verschiedenartigen Symptomatik gelangt der Kranke meist in irgendeine Fachabteilung eines großen Krankenhauses. Auch zum Neurologen kann er seinen Weg finden, z. B. wegen epileptischer Anfälle, weil er verwirrt ist, schwerhörig, schwindlig, weil er Akroparästhesien hat (Karpaltunnelsyndrom) oder eine Ataxie. Auch kann er eine Proteinvermehrung im Liquor aufweisen.

In Fällen von Spätepilepsie sollte an den Hypothyreoidismus gedacht werden; auch bei älteren Menschen mit recht allgemeinen Beschwerden, die organisch klingen, und bei denen man oft zu schnell

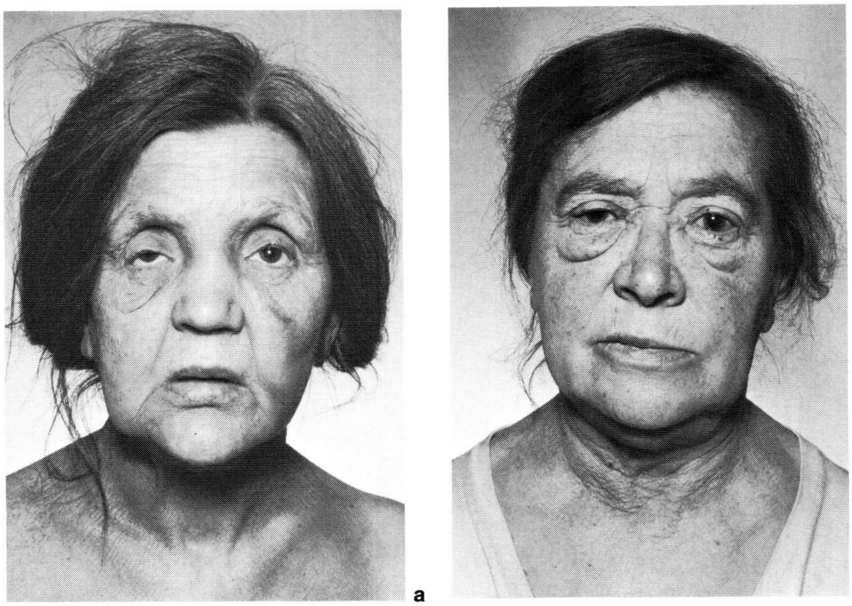

a b

458 a + b Myxödem. Charakteristischer Gesichtsausdruck: In einem solchen Falle ist die Diagnose nicht schwer. Nicht nur Haare, Haut und subkutanes Gewebe sind kennzeichnend, auch ist der Blick stumpf und leblos und geht einher mit einer entsprechenden psychischen Beeinträchtigung

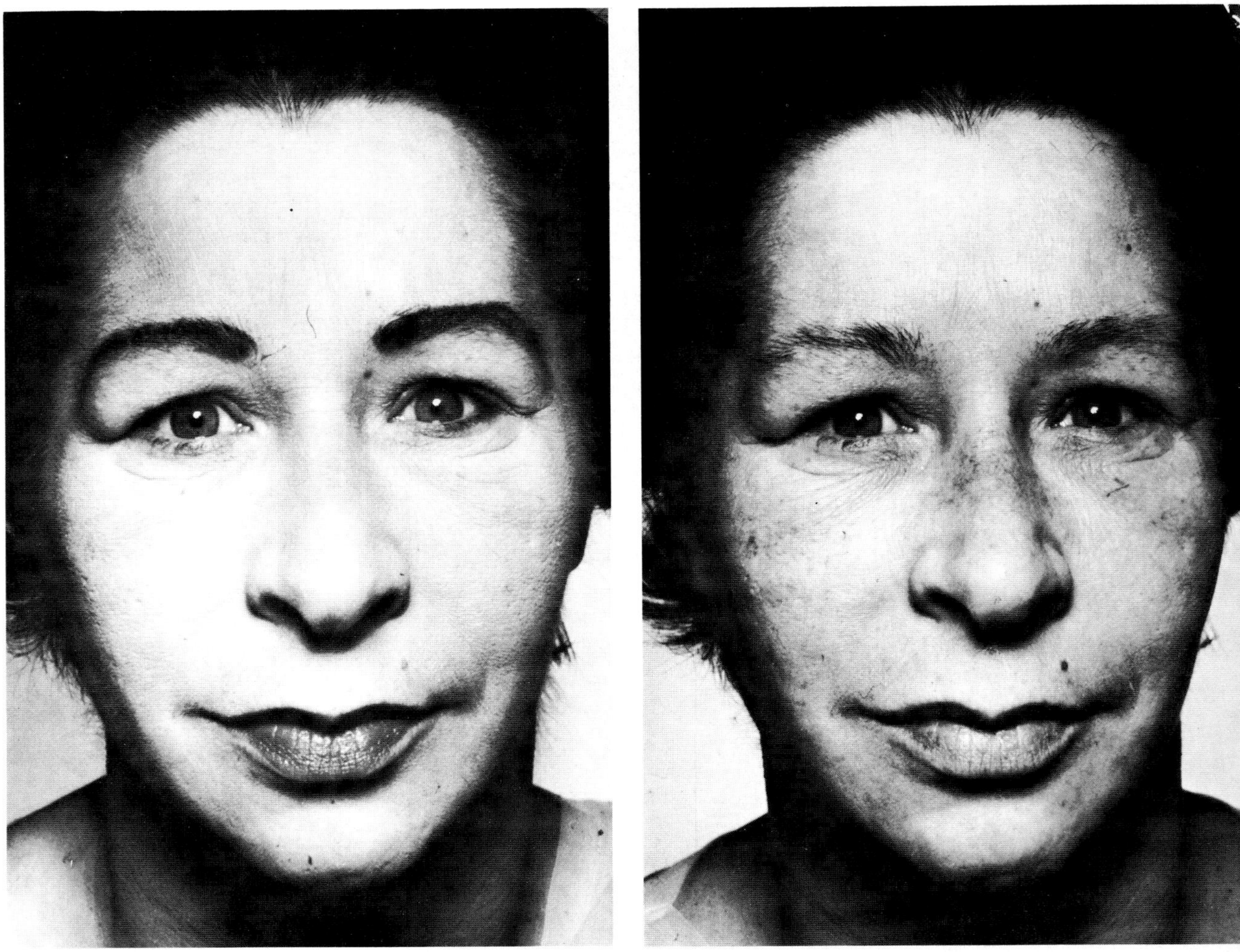

a b

459 a + b Myxödem: Rückfall eines Karpaltunnelsyndroms nach chirurgischer Behandlung. Die Symptome des Myxödems kamen erst auf Befragen heraus und waren typisch. Kosmetika können den Gesichtsausdruck des Myxödemkranken verschleiern. In **a** hat die Patientin ihr Make up aufgelegt, in **b** hat sie es entfernt. Nach einer Thyroxin-Behandlung sagte sie rückblickend, daß von ihren Beschwerden nur noch die Akroparästhesien vorhanden seien. Sie hatte übrigens selbst nie realisiert, wie träge und schwerfällig sie geworden war

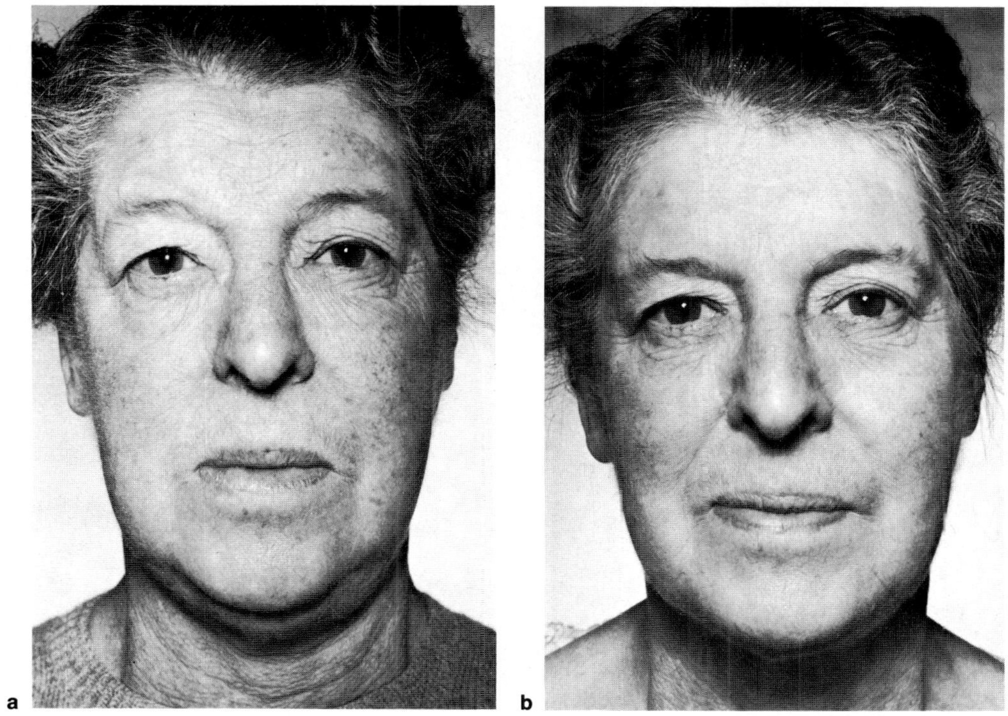

460 a+b Myxödem: Erkrankte mit 55 Jahren an epileptischen Anfällen. Mit 66 Jahren wurde die Diagnose Myxödem gestellt. **a** Vor der Behandlung, **b** nach 3monatiger Therapie. Beschwerden waren Kälteüberempfindlichkeit, trockene Haut, rauhe Stimme, Gangunsicherheit und nachlassende geistige Leistungsfähigkeit. Ihre Schwester litt an Epilepsie und ihre Mutter an einer Demenz

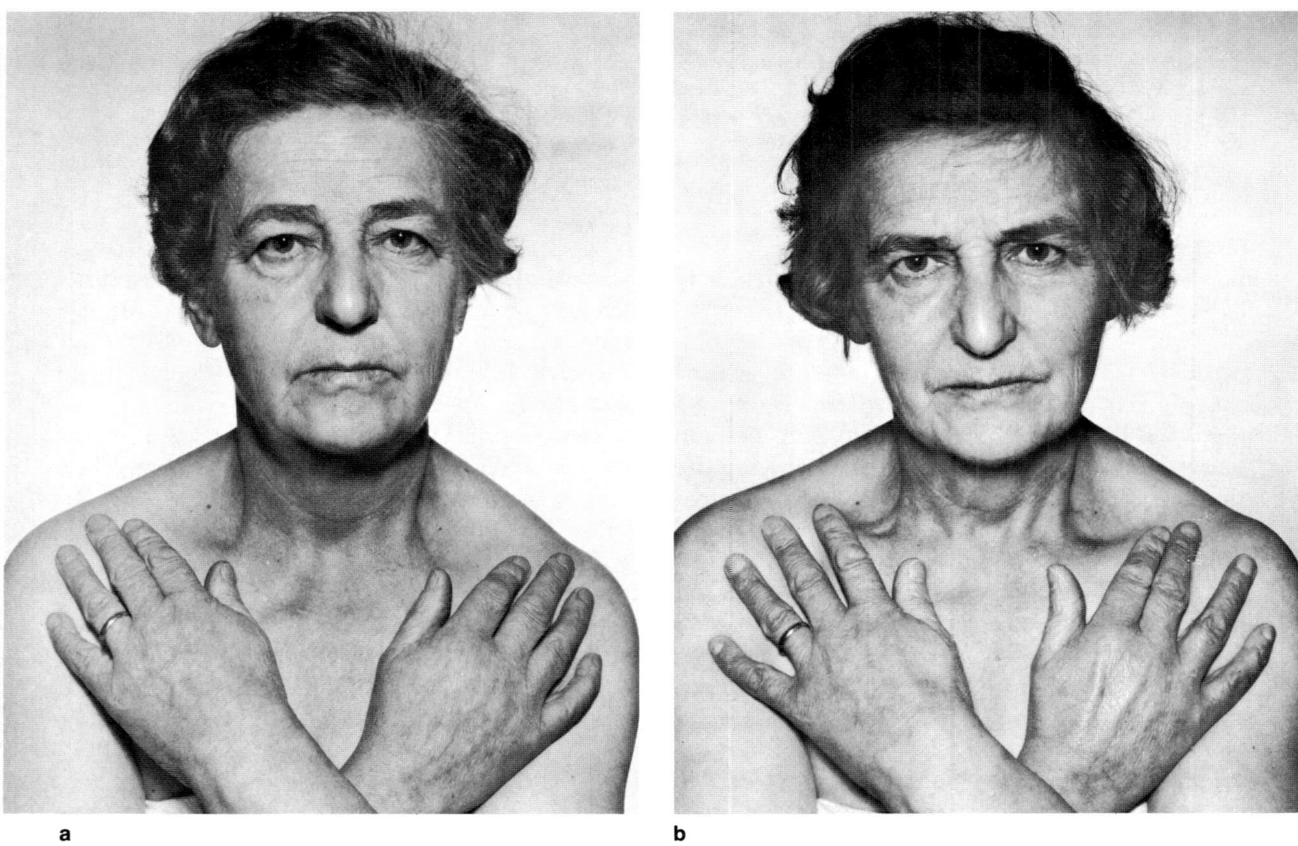

461 a+b Myxödem: Einzige Beschwerden waren depressive Verstimmung, Abgespanntheit und Obstipation. Auf die Diagnose kam man wegen der „verlangsamten" Achillesreflexe. Erst danach wurde dem Gesichtsausdruck die gebührende Beachtung geschenkt – nicht vorher. **a** Vor der Behandlung, **b** nach 6monatiger Therapie

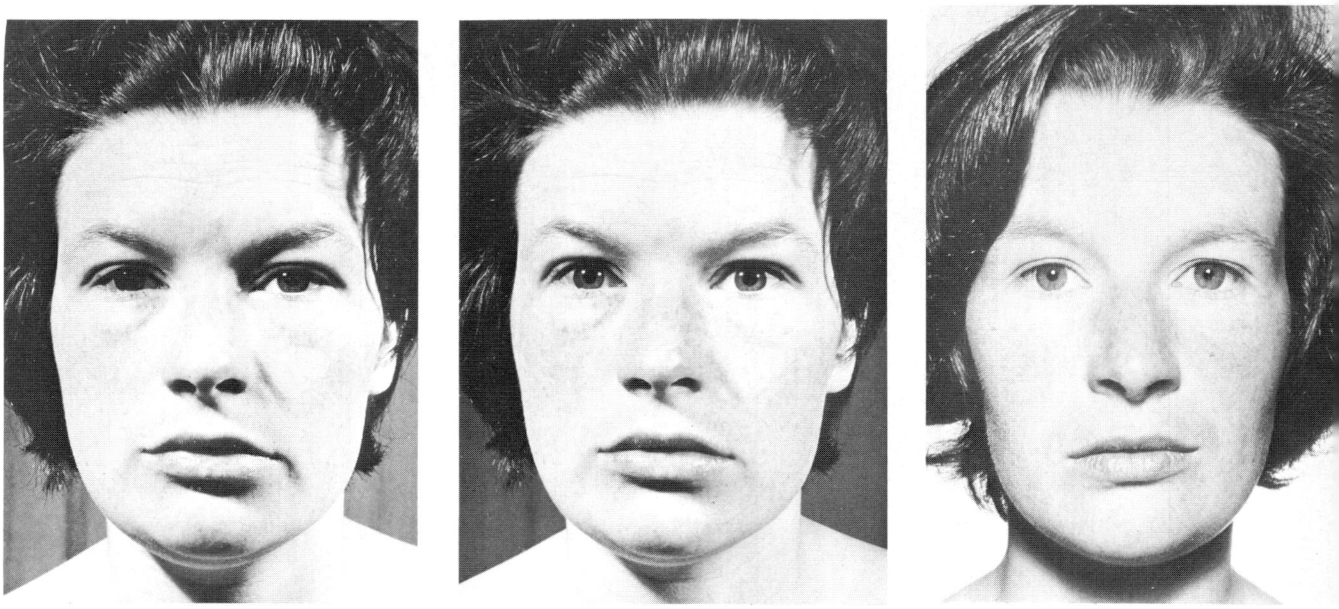

a b c

462 a–c Myxödempsychose: 26jährige verheiratete Patientin, 3 Kinder von 6 und 4 Jahren sowie 3 Monaten. Vor einem Monat hatte das 2. Kind Mumps, eine Wocher später auch das erste Kind und die Mutter. Die Kinder genasen, die Mutter entwickelte eigenartige Symptome: Periodische Schmerzzustände in den Beinen, manchmal so schwer, daß sie nur die Treppe hinaufkriechen konnte. Der Hausarzt vermutete Enzephalitis oder Hysterie. Bei der Untersuchung kicherte sie albern und geistesabwesend und zeigte eine komplette Areflexie. Deshalb wurde eine Polyneuritis vermutet und sie ins Krankenhaus eingewiesen. 24 h später eindeutig psychotisch, quengelte ständig und halluzinierte. Eine Porphyrie wurde vermutet, aber ausgeschlossen. Am 3. Krankheitstag dachte man wegen des Gesichtsausdruckes an einen Hypopituitarismus, aber die Patientin hatte normal gestillt. Die nochmalige Untersuchung deckte den charakteristischen langsamen Achillesreflex des Hypothyreoidismus auf. Jetzt wurde auch erstmals eine subnormale Körpertemperatur – bis auf 35° – gemessen. Keine Bradykardie (Pulsfrequenz stets zwischen 80 und 90/min). Das EEG zeigte normalen α-Rhythmus, im EKG flaches T und niedrig gespannter QRS-Komplex. Liquoreiweiß 60 mg%. Serum-Cholesterin 195 mg%. Rasches Ansprechen auf Thyroxin. **a** Am 3. Krankheitstag, als sie psychotisch war, leerer Gesichtsausdruck, gedunsene Lider, dicke Lippen und verdickte Nasenflügel. Gerötete Wangen mit gelblicher Tönung der Haut. **b** Nach 18 Tagen Thyroxinbehandlung. Munter, der Gesichtsausdruck normalisiert sich wieder. **c** Nach 6wöchiger Behandlung

mit der Diagnose Hirnarteriosklerose bei der Hand ist. Der Kranke mit Schilddrüsenunterfunktion trägt wenig zur Vorgeschichte bei, und die neurologische Untersuchung ist oft behindert durch die Langsamkeit und die fehlende Mitarbeit. Eine genaue Sensibilitätsprüfung bei der Angabe von Akroparästhesien lohnt meist nicht. Die Kraft der proximalen Muskeln der Beine zu beurteilen, kann schwierig sein. Eine eindeutige periphere Neuropathie oder eine Myopathie findet man nicht oft. Der Kranke klagt über Schmerzen und Müdigkeit in den Gliedern, bei der Untersuchung entdeckt man vielleicht eine proximale Muskelschwäche, die degenerativen myopathischen Veränderungen sind jedoch nicht von der Art, daß sie eine sichtbare Atrophie hinterlassen. Die schwerfälligen Bewegungsabläufe müssen allerdings zu einem Teil der myopathischen Schwäche zugeschrieben werden. Wir haben uns nie davon überzeugen können, daß man irgend etwas an den betroffenen Muskeln palpieren kann.

Beschwerden oder Ausfälle seitens des Kleinhirns gehören nicht zum Hypothyreoidismus, aber sie können vorkommen und dann sehr eindrucksvoll oder auch irreführend sein. Nystagmus und Ataxie aller vier Extremitäten werden beobachtet.

Neben dem diagnostischen Wert des Gesichtsausdruckes ist das verläßlichste neurologische Zeichen beim Hypothyreoidismus der *veränderte Achillesreflex.* Die Muskelkontraktion kann langsam ablaufen oder auch ganz normal, aber die Erschlaffung des Muskels erfolgt stets verzögert, nicht augenblicklich, sondern überdauernd. Am besten kann dieses Phänomen demonstriert werden, wenn der Patient auf einen Stuhl niederkniet. Man muß also nach diesem Zeichen suchen. Die Störung scheint im Muskel selbst zu liegen, nicht im Reflexbogen. Als erster dürfte William M. Ord, Arzt am St. Thomas-Hospital in London, dieses Zeichen bei Hypothyreoidismus im Jahre 1884 beschrieben haben. Er sagte, „die Reflexe laufen mit einer beträchtlichen Verspätung ab“ – er erwähnte aber

nicht einen bestimmten Reflex. Auch gab er Hinweise auf Geruchs- und Geschmacksstörungen sowie unkoordinierte Bewegungen bei dieser Krankheit.
Persönlichkeitsveränderungen können geringfügig, sie können aber auch ausgeprägt sein. Was das Vorkommen einer organischen Demenz bei Myxödem betrifft, so werden derartige Befürchtungen oft übertrieben. Sie kommt sicher viel seltener vor als bei den hirnatrophischen Prozessen und der Hirnarteriosklerose. Wenn allerdings einmal ein Fall von Myxödempsychose bekannt wird, hebt mit Regelmäßigkeit die Suche nach weiteren Fällen an, genau wie man dies von der Vitamin-B_{12}-Mangelpsychose kennt.
Das Koma bei Myxödem ist eine schwere Komplikation der chronisch gewordenen und nicht behandelten Krankheit. Es setzt meist bei kaltem Wetter ein und ist gekennzeichnet von einer ausgeprägten Hypothermie. Im einzigen Falle, den wir sahen, lag das Muskelfleisch wie Fischfleisch in der palpierenden Hand. Die Krankheit ist progredient, Hypothyreoidismus ist also auch eine Frage des Grades der Störung. Die Schilddrüse stellt ihre Funktion nach und nach ein. Aufgrund klinischer und biochemischer Korrelationen weiß man, daß die konventionellen Funktionstests pathologisch sind, wenn klinisch ein Hypothyreoidismus augenfällig ist. Leichtere Grade von Hypothyreoidismus bieten allerdings Probleme. Die Beschwerden sind unspezifisch, Symptome wie Haarausfall, Obstipation, trockene Haut kommen bei Frauen im mittleren Lebensalter oft vor. Deshalb gewinnen die biochemischen Tests an Bedeutung. Ein Hypothyreoidismus kann klinisch asymptomatisch sein und nur biochemisch erkannt werden. Bei der milden Form können normale Konzentrationen von Schilddrüsenhormon im Blut gemessen werden, aber die Konzentration des schilddrüsenstimulierenden Hormons (TSH) ist schon erhöht. Das Vorhandensein von zirkulierenden Antikörpern gegen Schilddrüsengewebe ist für die Diagnose wichtig. Man hat aber erst dann etwas von all den Tests, wenn der Arzt an die Möglichkeit einer Schilddrüsenstörung denkt und die Untersuchungen in Gang setzt.

Hyperthyreoidismus (Hyperthyreose)

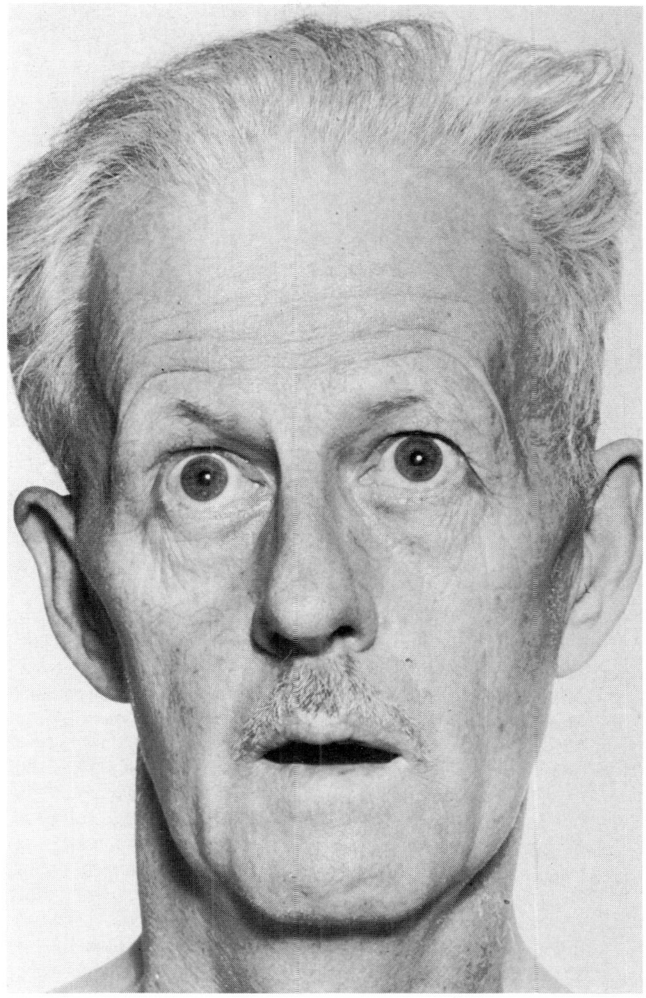

463 Thyreotoxikose und zerebrale Ischämie: 60jähriger Mann. Wurde einer Neurologischen Klinik unter der Diagnose Parkinsonismus wegen eines grobschlägigen Tremors beider Hände zugewiesen. Früher Lungentuberkulose. Seit einem Jahr Abnahme des Körpergewichts (fast 13 kg), Schwäche, Gangunsicherheit, Zittern und Schwerfälligkeit der Arme. Bei der Untersuchung fand man den Patienten schmächtig, schwitzend, agitiert, mit grobschlägigem Armtremor, leichter Gangataxie, trägen Extremitätenreflexen, fraglichem Babinski links. Pulsfrequenz 120/min, Vorhofflimmern, Lebervergrößerung. Lidretraktion und Zurückbleiben des Oberlides. Irrte ziellos, unstet und getrieben umher. Im EEG diffuse hochgespannte langsame ϑ-Wellen mit gelegentlicher Phasenumkehr linkstemporal. Hirnscan normal. Karotisangiogramm links normal. Schilddrüsentest bestätigte Hyperthyreoidismus. Zu keiner Zeit war eine sicht- oder tastbare Schilddrüsenvergrößerung vorhanden, keine Geräusche am Hals. Die Behandlung der Thyreotoxikose und des Herzens führte zu einem günstigen Ergebnis: die Verwirrtheit klang ab, das EEG wurde normal, der Babinski verschwand. Mit einer amnestischen Lücke von etwa einer Woche konnte der Patient entlassen werden

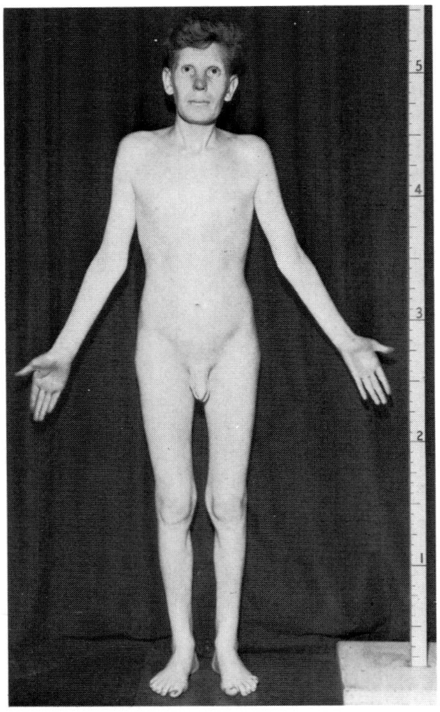

a

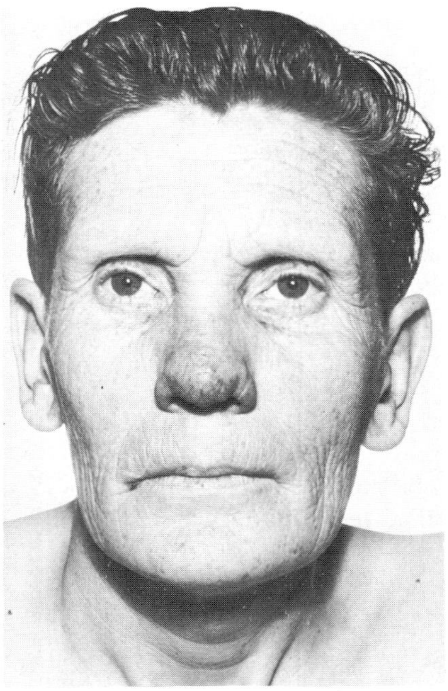

b

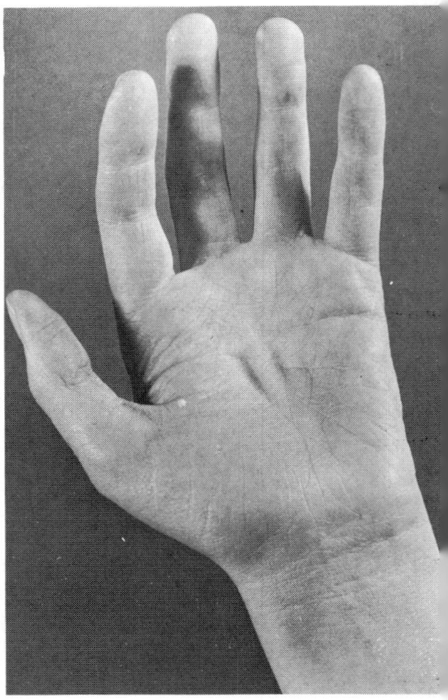

c

464 a–c Familiärer Hypopituitarismus, Amyotrophie und Sarkoidose: Der Kranke wurde erstmals 1947 im Alter von 21 Jahren gesehen. Von Beruf Bergmann, 1 Jahr lang allgemeine Mattigkeit und Schwäche des linken Beines. Bei der Untersuchung Hirnnerven intakt, diffuse Atrophie und Muskelschwäche beider Arme mit zusätzlicher globaler Atrophie der Handmuskulatur. Allgemein lebhafte Reflexe mit beidseitigem Babinski. Keine Faszikulationen, keine Sensibilitätsstörung. Liquoreiweiß 180 mg%. Verdacht auf amyotrophe Lateralsklerose. **a** Erneut 1958 im Alter von 33 Jahren wiedergesehen. Neurologisch keine Verschlechterung, Befund unverändert. Bot aber jetzt das Bild eines Hypopituitarismus: trockene, gelbliche Haut, keine Behaarung in Gesicht, Achselhöhlen und Schamgegend. Seit Ende der 2. Lebensdekade sexuell impotent. Nächtliche Pollutionen bis zum 22. Lebensjahr. Kleine Hoden. Immer noch allgemeine Hyperreflexie, fehlende Bauchhautreflexe, bilateraler Babinski und Fußklonus. Normale Funktion der Hirnnerven. Schädel röntgenologisch normal, normales Luftenzephalogramm. Lungentuberkulose bei negativem Sputum. Stark positiver Mantouxtest 1/1000. Antituberkulöse Therapie und endokrine Substituierungsbehandlung wurde begonnen, in deren Folge eine rechte obere Lobektomie nötig wurde, bioptisch verkäsende Tuberkulose mit säurefesten Stäbchen. Wenige Jahre später wurde eine Hautläsion am Fuß bioptisch untersucht und ein Lupus vulgaris nachgewiesen. **b** 1966 wiedergesehen im Alter von 40 Jahren. Die sexuelle Potenz war zurückgekehrt, verheiratet, aber kinderlos. Immer noch matt und müde bei neurologisch unverändertem Befund. Allgemeine Gliederschwäche, generalisierte Hyperreflexie mit Fußklonus und Babinski beidseits sowie fehlenden Bauchhautreflexen. **c** Globale Atrophie der kleinen Handmuskeln. Keine Faszikulationen und keine Sensibilitätsstörung. Elektromyogramm und Nervenleitgeschwindigkeiten normal. Liquor normal. Serumproteine und Papierelektrophorese normal. WaR in Blut und Liquor negativ. Jetzt bot er einen Lupus pernio und eine angeschwollene rote Nase. Bioptisch verdächtig auf Sarkoidose. Positiver Kveimtest

Hypopituitarismus

In der Neurologie sieht man den Panhypopituitarismus (Sheehan-Syndrom, Simmonds-Kachexie) selten. Er ist Folge von Infarkten oder von Hämorrhagien in die Hypophyse, von Tumoren – supraselllären Geschwülsten oder Zysten (Kraniopharyngeomen) bzw. intrasellären Tumoren (chromophoben Adenomen). Auch als Spätsyndrom eines eosinophilen Adenoms mit Akromegalie kann Hypopituitarismus auftreten. Manchmal ist die Ursache auch ein Granulom (Tuberkulom, Xanthom, Sarkoid oder ein unspezifisches Granulom) oder ein Aneurysma der A. carotis interna, das die Hypophyse durch Druck zerstört. Eine Hypophysenfunktionsstörung kommt auch nach schwerem Schädelhirntrauma und nach operativen Eingriffen in der Hypophysen- und Hypothalamusregion vor. Schließlich gibt es die iatrogene Form bei Steroidtherapie.

Das klinische Bild des Hypopituitarismus wird im wesentlichen geprägt durch den Mangel der einzelnen Hypophysenhormone, aber auch vom Lebensalter, Geschlecht und der Progression des Grundleidens. Der Hypophysenvorderlappen produziert 6 Hormone: Corticotropin (ACTH), Thyreotropin

(TSH), Gonadotropin, Wachstumshormon (STH), Prolactin und melanozytenstimulierendes Hormon (MSH). Der Hypophysenvorderlappen wird kontrolliert vom Hypothalamus, in dem stimulierende und hemmende Faktoren synthetisiert werden. Diese gelangen den Hypophysenstiel hinab und über die portalen Gefäße in den Vorderlappen. Beim Ausfall dieser einzelnen Faktoren infolge Läsion von Hypothalamuskernen entsteht ein sekundärer Hypopituitarismus verschiedenen Schweregrades. Der Hypothalamus dient außerdem der Temperaturregulation, der Regulierung des Wasserhaushaltes und der Nahrungsaufnahme sowie der Kontrolle des kardiovaskulären Systems. Bei Krankheiten des Hypothalamus ist daher nicht nur ein Hypopituitarismus zu erwarten, sondern auch Diabetes insipidus, Frühreife, Fettsucht, unterschiedliche Typen der Somnolenz, Störungen der Temperaturregulation oder Galaktorrhö.

Hypothalamische Läsionsherde können entstehen durch Schädelhirntrauma, Meningitis, intrakranielle Blutung, meistens aber durch einen intrakraniellen Tumor. Zu vermuten sind Hypothalamusläsionen bei der Anorexia nervosa, bei gestörtem Schlafrhythmus und bei manchen Formen schwerer krankhafter Verhaltensstörungen.

Klinische Symptome können bei Hypopituitarismus Hinweise geben auf das Fehlen der 6 Hypophysenhormone, jedoch ist deren Identifizierung im Labor fast immer notwendig. Man kann von einigen Hormonen die Plasmaspiegel bestimmen, aber häufiger benutzt die Klinik Tests, die auf dem Nachweis von Hormonsekretionsstörungen der Zielorgane beruhen. Mangel an Wachstumshormon bewirkt Zwergwuchs, die Knochenreifung ist verzögert, das Muskelwachstum begrenzt, die subkutanen Polster vermehrt. Beim Mann verursacht Gonadotropinmangel Impotenz und Libidoverlust, bei der Frau Oligomenorrhö, Amenorrhö oder auch Unfruchtbarkeit. Mangelhafte Hautpigmentierung, oft kombiniert mit blassen Mamillen, rührt von einem MSH-Mangel her. Das myxödematöse Aussehen von Haut und subkutanem Gewebe des primären Hypothyreoidismus kommt beim TSH-Mangel selten vor. Polyurie und Polydipsie als Folge von ADH-Mangel ist kein häufiges Symptom bei Hypophysentumoren. Der schwere postpartale Hypopituitarismus ist glücklicherweise selten geworden. Prolactinmangel ist verantwortlich, wenn die Laktation nicht in Gang kommt und die Menstruation wieder einsetzt. ACTH-Mangel kann sich bemerkbar machen in einem geringeren Wohlbefinden, Abgespanntheit, Niedergeschlagenheit und gastrointestinalen Störungen – Symptome, die recht uncharakteristisch sind und dazu von anderen Beschwerden noch verschleiert werden können.

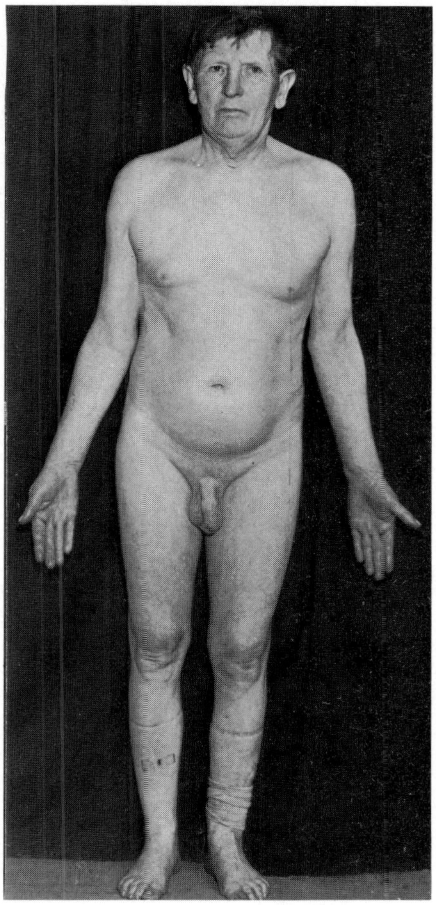

465 Familiärer Hypopituitarismus: 62jähriger Patient, Vater des Patienten von Abb. **464 a–c**. Ein Bergmann im Ruhestand, der sich bis zum Alter von 50 Jahren guter Gesundheit erfreute. Verheiratet, 2 Söhne. In den letzten Jahren Klagen über allgemeine Ermüdbarkeit, Kälteüberempfindlichkeit, Gewichtsanstieg, Einschlafen am Tage. Hätte sich nie öfters als einmal in der Woche rasiert. Verfügte nie über Scham- oder Achselhöhlenbehaarung. Bis in seine frühen 50er Jahre normale sexuelle Potenz. Befund: Nervensystem normal bis auf bilaterale Ringskotome, Visus 6/9 beiderseits. EEG normal. Röntgenaufnahme des Schädels: normale Sella, aber viele verkalkte kleine Knötchen intrasellär. Typischer Aspekt des Hypopituitarismus – trockene, fältelige, gelbliche Haut, haarlos. Zerebral keine Besonderheiten. Für Hypopituitarismus kennzeichnende biochemische Befunde. Substitutionstherapie, allgemeine Besserung, starb aber an Herzinfarkt 2 Jahre später. Sein zweiter Sohn wurde ebenfalls untersucht: Auch er brauchte sich nur einmal in der Woche zu rasieren, bot aber sonst klinisch und biochemisch keine Hinweise auf Hypopituitarismus

Ein Verlust der tropen Hypophysenhormone führt zum Ausfall der Gonaden-, der Schilddrüsen- und der Nebennierenrindenfunktion. Klinisch manifestieren sie sich in der genannten Reihenfolge.

Ein Tumor ist die häufigste Ursache, Kopfschmerzen ein Symptom, aber sie sind häufig nicht schwer, sie können persistierend oder fluktuierend sein oder zeitweilig berstenden Charakter haben; die Kopfschmerzen sitzen frontal, temporal oder auch okzipital, oft sind sie kaum beschreibbar, aber ständig vorhanden. Gesichtsfelddefekte können unbemerkt bleiben, eine einseitige Abnahme der Sehschärfe kann beträchtliche Grade erreicht haben, bevor sie entdeckt wird. Beim geringsten Verdacht auf Hypopituitarismus müssen die Gesichtsfelder geprüft und Röntgenaufnahmen des Schädels angefertigt werden. Auf Ballonsella, Doppelkontur des Sellabodens, Zerstörung der vorderen oder hinteren Klinoidfortsätze und auf Verkalkungen ist zu achten. Eine Luftenzephalographie oder Computertomographie ist häufig vonnöten. Der Hypopituitarismus kann in jedem Lebensalter auftreten. Das Kind mit einem Kraniopharyngeom klagt in der Regel zunächst über Kopfschmerzen und Erbrechen, später über Sehstörungen. Papillenödem kommt häufiger bei Kindern vor als bei Erwachsenen mit diesem Tumor. Der kindliche Patient ist oft fett, lust- und teilnahmslos. Wachstum und sexuelle Entwicklung sind retardiert. Wenn auch klein an Gestalt, liegt kein Zwergwuchs vor, und der Intellekt ist in der Regel normal entwikkelt. Pubertät und Menarche treten verspätet oder gar nicht ein. Das Ausmaß der endokrinen Störungen wechselt erheblich beim Kraniopharyngeom. Zwar entsteht der Tumor aus einer Entwicklungsstörung heraus, dennoch kann er viele Jahre lang symptomlos bleiben. Im Erwachsenenalter gibt er sich durch Gesichtsfeldausfälle zu erkennen, im hö-

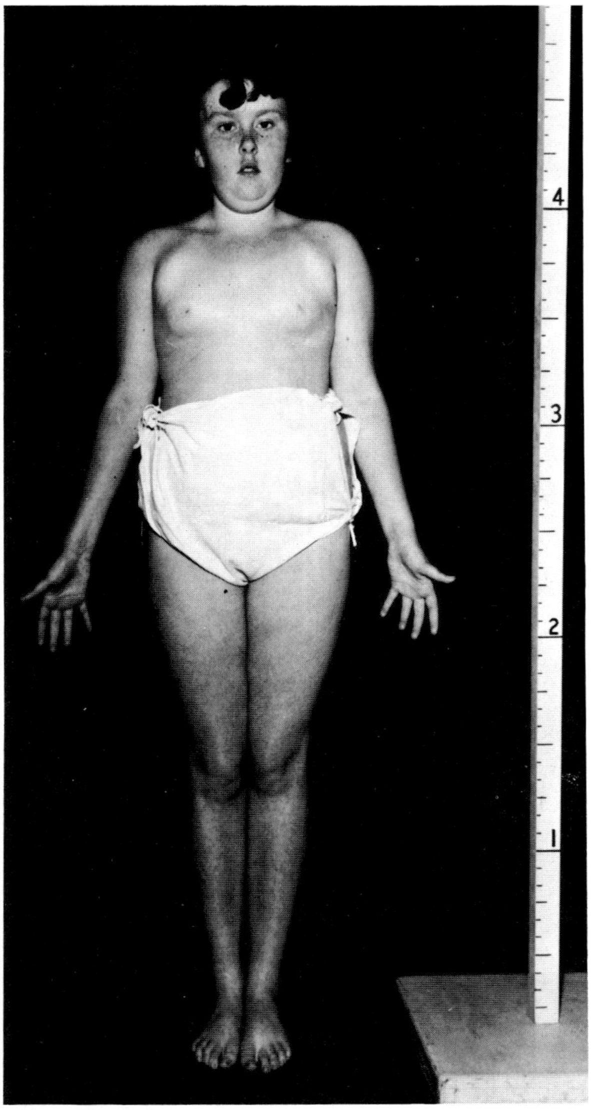

a

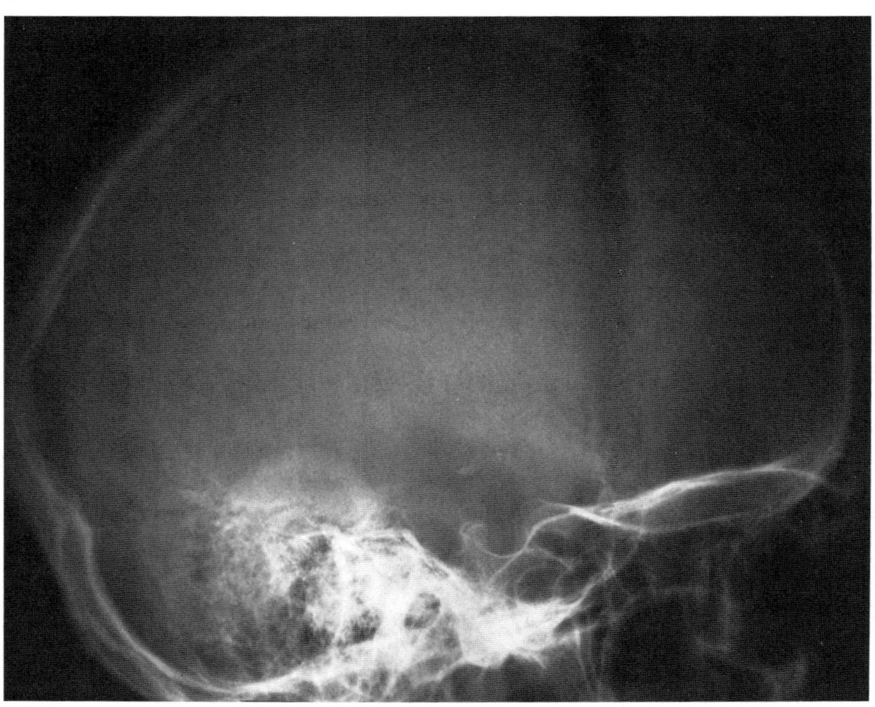

b

466 a + b Kraniopharyngeom: **a** 15jähriges Mädchen, keine Menarche, Kopfschmerzen, primäre Optikusatrophie, Fettleibigkeit und Hypogonadismus. **b** 19jähriger Patient, kam wegen Krampfanfällen in die Klinik. Keine Visusstörung, keine endokrinen Auffälligkeiten. Kleine Verkalkung suprasellär im seitlichen Röntgenbild des Schädels. Kraniopharyngeom operativ bestätigt heren Lebensalter gelegentlich sogar durch eine Demenz.

Der erwachsene Kranke kann von primär eunuchoidem oder myxödematösem Typ sein. Sein Erscheinungsbild ist von ebensolchem diagnostischen Wert wie beim primären Myxödem oder bei der Akromegalie. An allgemeinen Beschwerden werden Kraftlosigkeit, Apathie und abnorme Empfindlichkeit auf Kälte geäußert. Der Patient ist oft vergeßlich, gleichgültig, wirkt matt, lustlos, spricht schleppend und bewegt sich träge und langsam. Die Haut ist durchscheinend, dünn, atrophisch, unelastisch und oft überzogen von sehr feinen Fältchen, dabei blaß wie bei einer Anämie. Wird eine Anämie tatsächlich nachgewiesen, spricht sie aber weder auf Eisen noch auf Vitamin B_{12} an, sondern allein auf Hormonsubstituierung. Die Hautblässe ist also z. T. Folge des Fehlens von melanophorenstimulierendem Hormon. Der recht allgemeine und unbestimmte Charakter vieler dieser Beschwerden und das Fehlen einer Anämie führen oft zur Fehldiagnose Neurose. Selten einmal teilt der Patient spontan mit, daß er sich nur ein- oder zweimal in der Woche rasieren muß oder daß er impotent wurde, während Frauen auf ihre Amenorrhö ungefragt hinweisen. Am Kopfhaar ist nichts Ungewöhnliches zu finden, die Körper-, Scham- und Achselbehaarung geht aber mit den Jahren verloren. Wenn die Schilddrüsenunterfunktion einsetzt, können myxödematöse Züge auftreten. Die Zei-

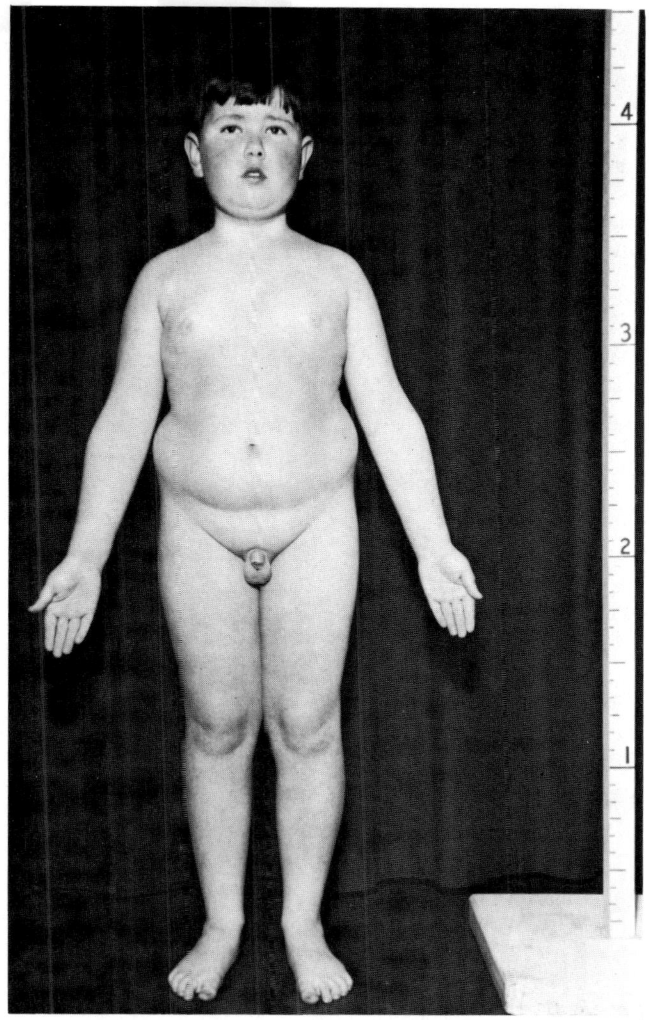

a

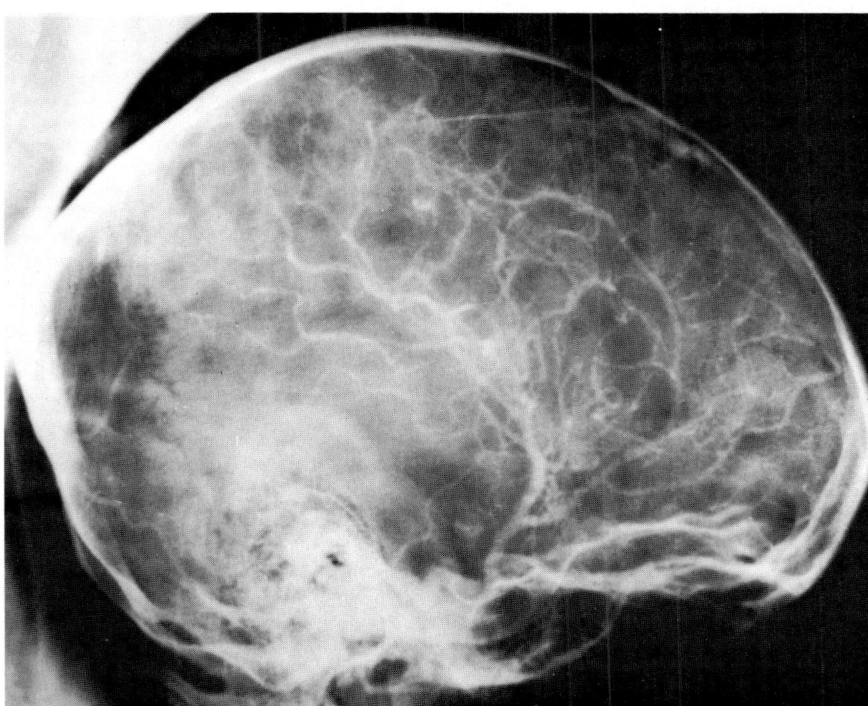

b

467 a + b Kraniopharyngeom: **a** 12jähriger Junge. Seit 4 Jahren Kopfschmerzen, beidseitiges Papillenödem, bitemporale Hemianopsie, Fettleibigkeit, Infantilismus, blasse, dünne und unbehaarte Haut. **b** Supraselläre Verkalkung. Das Karotisarteriogramm zeigte die Aufwärtsverlagerung des Siphonendabschnittes und der Ursprünge der vorderen und mittleren Hirnarterien

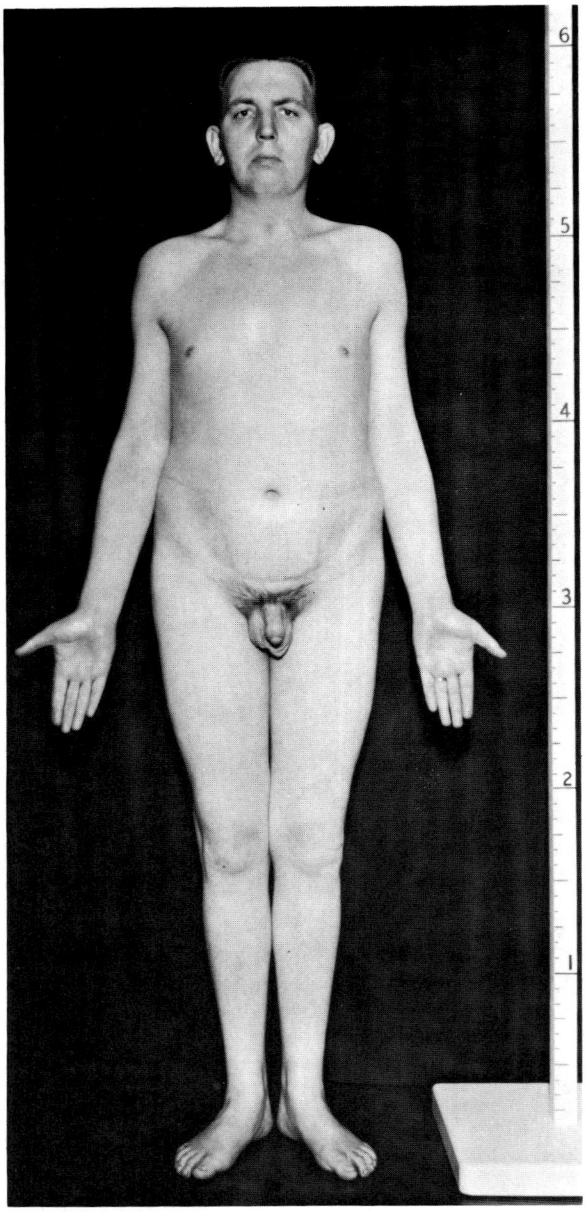

a

chen der adrenokortikalen Unterfunktion sind geringfügig und erscheinen spät.
Der Kranke mit Hypopituitarismus kann den Arzt aus einer Vielzahl von Beschwerden heraus konsultieren – allgemein schlechter Gesundheitszustand, Beschwerden und Symptome der intrakraniellen Drucksteigerung, Sehstörungen, synkopale Anfälle oder Krampfanfälle. Wenngleich das äußere Erscheinungsbild des Hypopituitarismus sinnfällig ist, so sind die Befunde vielfältig und außerdem wechselhaft. Selbst wenn die Hypophysenstörung in die Augen fällt, brauchen Klagen über mangelnde Gesundheit nicht geäußert zu werden. Wir kannten Kranke, die einen schweren Beruf jahrelang ausübten, um dann plötzlich oder wenigstens rasch zu versagen. Ein Druck auf das Chiasma mag symptomlos bleiben, bis eines Tages der Visus gefährdet wird. Aber es gibt auch den plötzlichen Visusverlust auf einem Auge.
Supraselläres Wachstum des Tumors kann zu Doppelsehen infolge Augenmuskellähmung, zu einem Frontalhirnsyndrom durch Einwachsen in die Stirnlappen oder zu Unzinatusanfällen beim Eindringen in den Schläfenlappen führen. Es kommen auch Episoden langanhaltender Synkopen vor, Episoden von Desorientiertheit oder Verwirrtheit für Minuten oder Tage. Sie bilden sich spontan und augenscheinlich vollständig wieder zurück.
Ein Stupor oder ein komatöser Zustand kann beim Hypopituitarismus nicht immer mit einer Hypothermie, Hypoglykämie oder Hyponatriämie erklärt werden. Wahrscheinlich ist eine Beteiligung des Hypothalamus für solche Episoden verantwortlich. Nicht so ganz selten kommt man sogar erst auf den Hypopituitarismus, wenn eine derartige Episode nach einer Verletzung oder nach einer Infektionskrankheit auftritt.

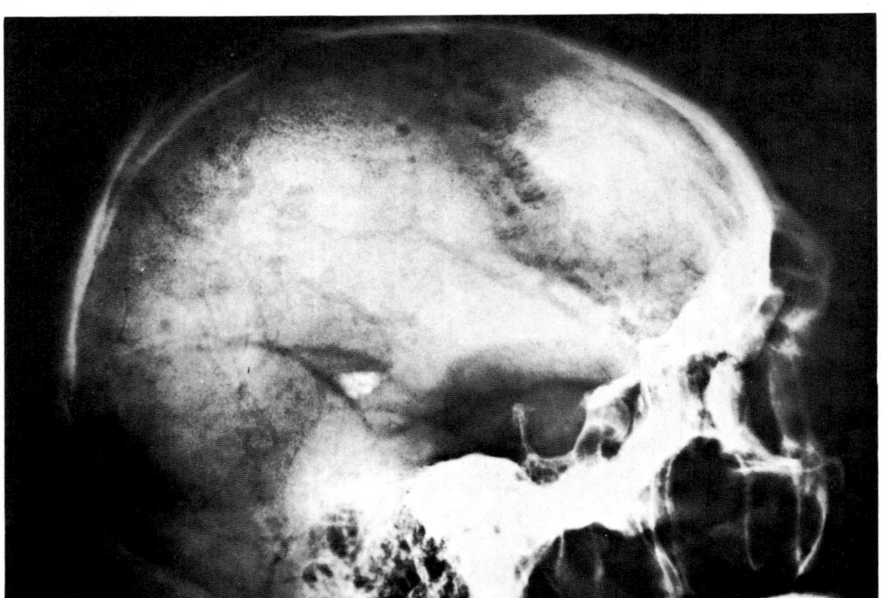

b

468 a + b Chromophobes Adenom. Impotenz: 35 Jahre alter Mann. Gab von sich aus keine weiteren Beschwerden an. Auf eingehende Befragung schilderte er leichte chronische Kopfschmerzen, Müdigkeit und Mattigkeit. **a** Beachte die Körperform, die feinen Striae am Bauch, die glatte, blasse, haarlose Haut. Hodenatrophie. Normaler Visus. **b** Aufgeweitete Sella turcica

◄ **469** Chromophobes Adenom, plötzlicher Visusverlust: 3 Amaurosis-fugax-Episoden in einem Monat. Jedesmal für einige Tage blind. Mäßige Erholung des Visus. Keine anderen Beschwerden, wirkte aber vorgealtert, war vergeßlich und mißtrauisch. Die Haut war trocken, fältelig und gelb. Eine Anämie wurde wiederholt vermutet, aber nie bestätigt. Keine Behaarung am Körper und in den Achselhöhlen, spärliche Schambehaarung. Er brauchte sich nur zweimal wöchentlich zu rasieren

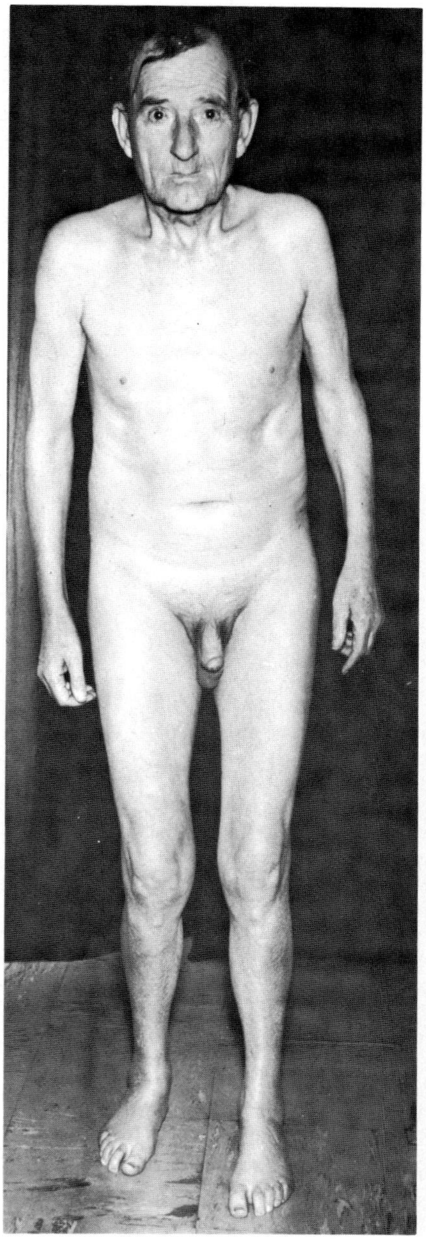

470 Chromophobes Adenom. Fortschreitender Visusverfall: 66jähriger Mann. Seit 2 Jahren Visusabnahme rechts und Strabismus nach innen, seit einem Jahr Visusverfall links, ebenfalls mit Innenschielen. Plötzlich mehrmals bewußtlos geworden. Beidseitige Optikusatrophie und doppelseitige Abduzenslähmung. Ausgeweitete und erodierte Sella turcica. Haut blaß, zart und pergamentfarben, Rumpf und Extremitäten unbehaart, spärliche Schambehaarung, keine Achselhöhlenbehaarung. Kopfhaar zart und seidig. Rasierte sich einmal wöchentlich. Normaler intrakranieller Druck. Die doppelseitige Abduzenslähmung mußte der extrasellären Ausbreitung des Tumors zugeschrieben werden ►

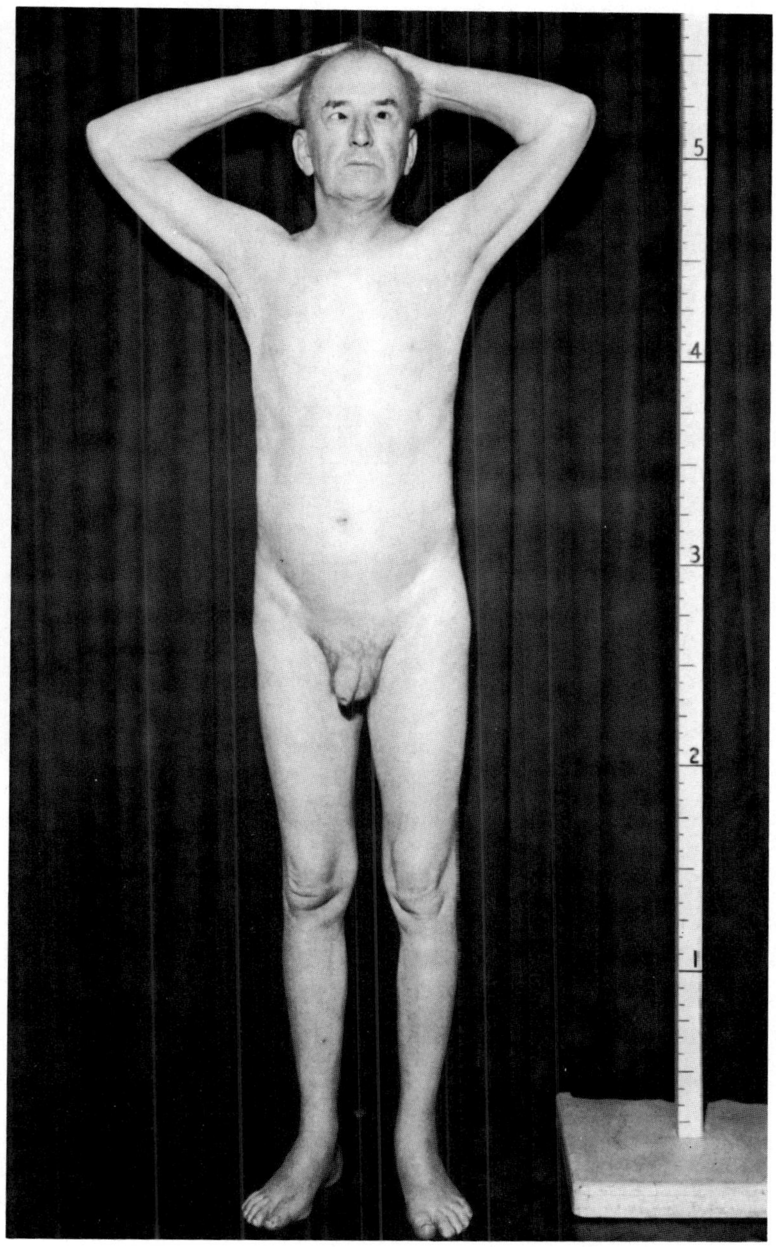

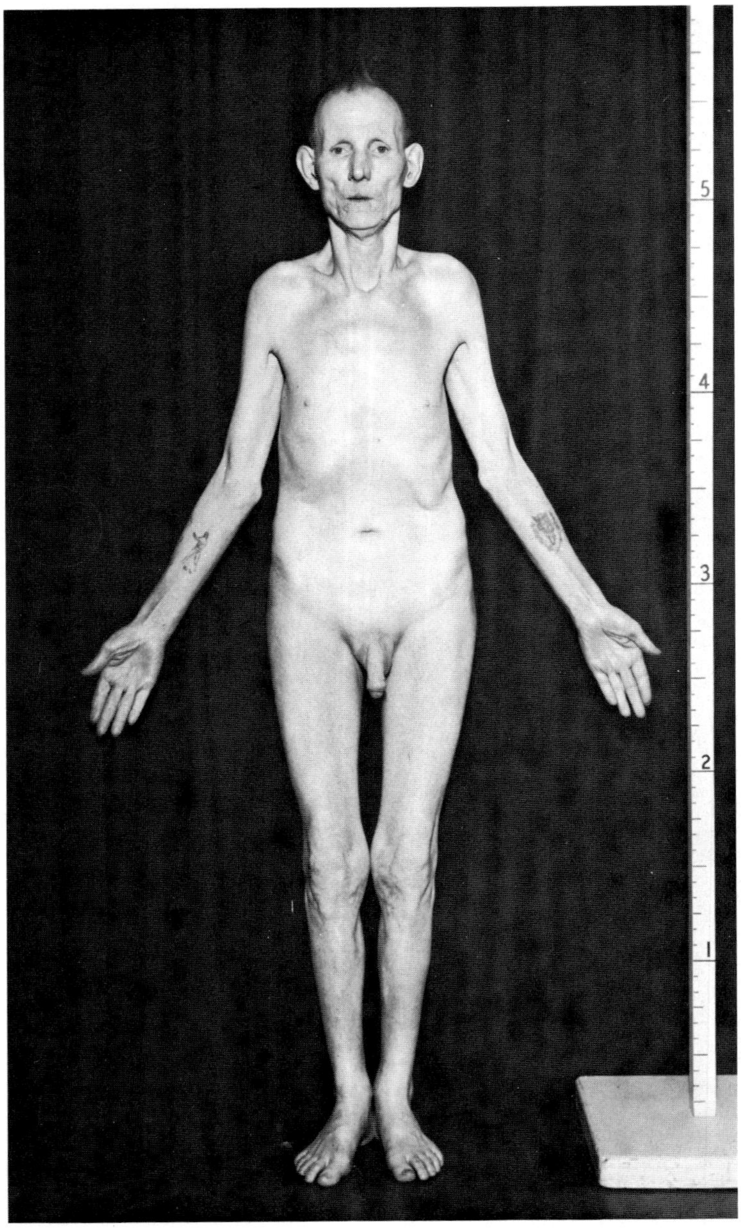

471 Chromophobes Adenom, akuter Stupor: 62 Jahre alter Mann. Als Arbeiter bis 6 Wochen vor der Krankenhausaufnahme tätig gewesen. Plötzliche Körperschwäche ohne Bewußtseinsstörung. Innerhalb einer Woche erholt, einen Monat später im Stupor aufgenommen. Erholung in 3 Tagen. Optikusatrophie links, Sellaerweiterung. Das Luftenzephalogramm ließ eine große extraselläre Ausdehnung des Tumors erkennen. Keine Hypothermie, Hypoglykämie oder Elektrolytstörung von Belang. Seit 30 Jahren impotent. Keine Scham- und Achselhöhlenhaare, seit er als Kriegsgefangener des 1. Weltkrieges in Deutschland rasiert wurde. Rasierte das Gesicht einmal in der Woche. Gelbe atrophische Haut. War als ungelernter Arbeiter 40 Jahre lang berufstätig

Die *Hypophysenapoplexie* ist kein seltenes Ereignis beim Hypophysentumor. Sie setzt ein mit plötzlichen heftigsten Kopfschmerzen, gefolgt von Kollaps und Verlust des Bewußtseins. Gewöhnlich wird die Diagnose Meningitis oder Subarachnoidalblutung gestellt. Wenn der Kranke äußerlich schon die Zeichen der Hypophysenunterfunktion aufweist oder wenn er als Träger eines Hypophysentumors bekannt ist, kann die Diagnose schon aufgrund der klinischen Gegebenheiten gestellt werden. Beim weißen Infarkt erinnert der Liquor an eine Meningitis, ist der Infarkt rot, glaubt man, nach einem intrakraniellen Aneurysma fahnden zu müssen. Die rasche Volumenzunahme in einem Hypophysentumor kann eine akute Ophthalmoplegie setzen, häufiger macht sie nur eine Okulomotoriuslähmung. Hypophyseninfarkte stehen wahrscheinlich wird dem besonderen portalen Typ der Gefäßversorgung in Beziehung, der durch Druck rasch unterbrochen wird. Hypophysenschwellung, rascher Visusverfall, schwere Kopfschmerzen, aber auch erhaltenes Bewußtsein kann auch als Arteriitis cranialis mißdeutet werden. Uns ist bekannt, daß ACTH in einem solchen Falle rasche Kopfschmerzfreiheit und Erholung des Visus bewirkt hat. Die Hypophysentumoren, die zur Hypophysenapoplexie neigen, sind im allgemeinen die chromophoben und eosinophilen Adenome, letz-

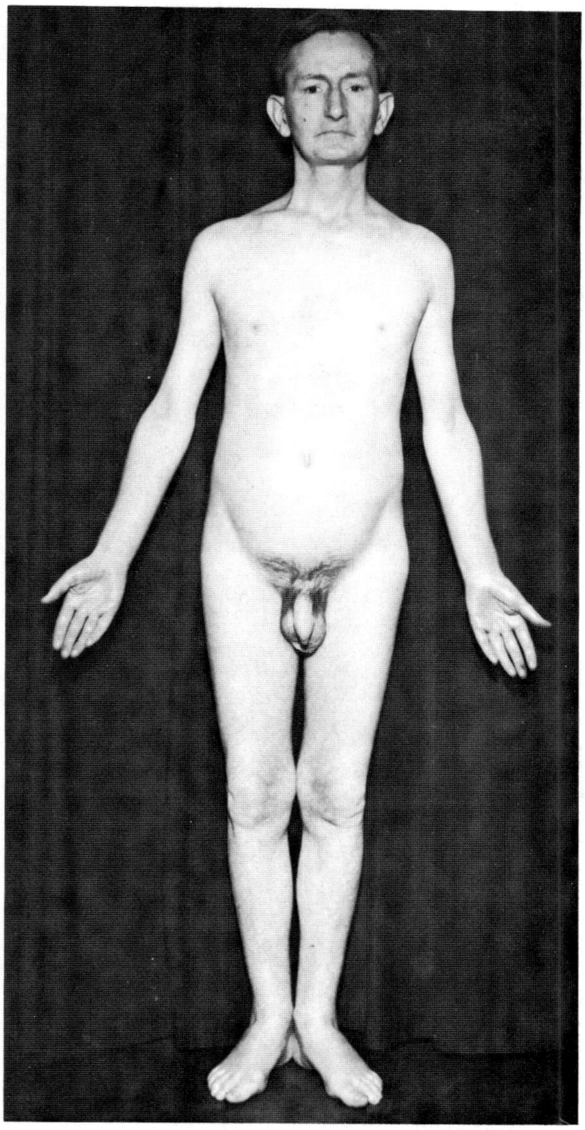

472 Hypophysenapoplexie: 47jähriger Mann. Plötzliche Kopfschmerzen und Bewußtseinsverlust. Diagnose Meningitis. Trüber Liquor. 82 mg% Eiweiß. 2000/3 Polymorphe, steril. Erholung bis auf eine rechtsseitige Ophthalmoplegie. Nachträglich wurde angegeben: seit 15 Jahren Impotenz, seit 10 Jahren Kopfschmerzen, seit 3 Jahren Sehverschlechterung auf dem rechten Auge. Sellaerweiterung, die bei der Kraniotomie tatsächlich leer gewesen ist („empty sella")

tere sogar bevorzugt. Beim basophilen Adenom ist diese Komplikation noch nicht beschrieben worden.

Diabetes insipidus kann das Symptom sein, das zum Arzt führt, aber es ist nicht notwendigerweise auch das dominierende bei Tumoren der Hypophyse und bei Kraniopharyngeomen. Diabetes insipidus kann auch auftreten im Gefolge eines Kopftraumas oder einer granulomatösen Erkrankung in der Hypophysen-Hypothalamus-Region. Man muß zunächst feststellen, ob sowohl Durst als auch Polyurie vorhanden sind. Bei häufigem Wasserlassen werden gewöhnlich nur kleine Urinmengen abgesetzt, und in diesen Fällen fehlt die Polydipsie. Durst kann seine Ursache in einem trockenen Mund bei Speicheldrüsenkrankheiten haben. Beim Diabetes insipidus ist das spezifische Gewicht des Harns 1005 oder weniger, die Plasmaosmolalität neigt zu hohen Werten. Die Ein- und Ausfuhr über 24 Std. bei unbeschränkter Flüssigkeitsaufnahme muß festgestellt werden. Flüssigkeitsentzugstests sind manchmal nötig. Gelegentlich tritt der Diabetes insipidus als idiopathische Krankheit und sogar familiär auf. Tumoren sind aber nach wie vor die häufigste Ursache.

Akromegalie

Der Neurologe Pierre Marie (1853–1940), Assistent und Nachfolger Charcots an der Salpêtrière in Paris erkannte diese Krankheit als erster und gab ihr den Namen. Er stellte schon die Vergrößerung der Hypophyse fest, nahm aber an, sie sei Teil der allgemeinen Hypertrophie der Gewebe. Im ersten seiner beiden Fälle teilte er die Amenorrhö, die Akroparästhesien, die Kopfschmerzen und die Vergrößerung der distalen Extremitätenenden mit. Den Gesichtsausdruck seines ersten Falles beschrieb er mit den folgenden Worten:

„Kurz gesagt, das Gesicht bietet das Aussehen einer verlängerten Ellipse mit Durchmesser von oben nach unten. Der Mittelpunkt der Ellipse liegt in Höhe des Nasenrückens und ihr größter Durchmesser liegt gegenüber den Backenknochen. Der Scheitelteil des Schädels hat nahezu dieselbe Form wie das Ende des Kinns. Der Unterkiefer ist gut entwickelt. Die Hautfarbe ist blaß und die Augenlider ein wenig pigmentiert. Der Durst der Kranken ist beträchtlich und zwingt sie, ihre Freunde ständig nach Tee zu fragen, um ihn zu befriedigen. Die Urinmenge ist übermäßig groß."

Das gut bekannte Erscheinungsbild der Akromegalie entsteht gewöhnlich so langsam und allmählich, daß weder der Patient noch seine Angehörigen von dem, was da vorgeht, etwas zu bemerken brauchen. Es gibt aber andererseits auch gut belegte Fälle, in denen die Beschwerden und die Befunde schnell entstanden sind und sich rasch fortentwikkelt haben. Wahrscheinlich das häufigste Symptom sind Kopfschmerzen, die sich durch ihre Dauerhaftigkeit und Unbeeinflußbarkeit auszeichnen. Sie scheinen mit der Intensität des Akromegalieprozesses zu fluktuieren. Jedenfalls sieht es nicht so aus, als hätten sie etwas mit einer intrakraniellen Drucksteigerung zu tun, und operative Eingriffe oder Röntgentherapie bringen kaum einen Nutzen. Von der Mehrzahl der weiblichen Kranken wird als erstes eine unregelmäßige Menstruationsblu-

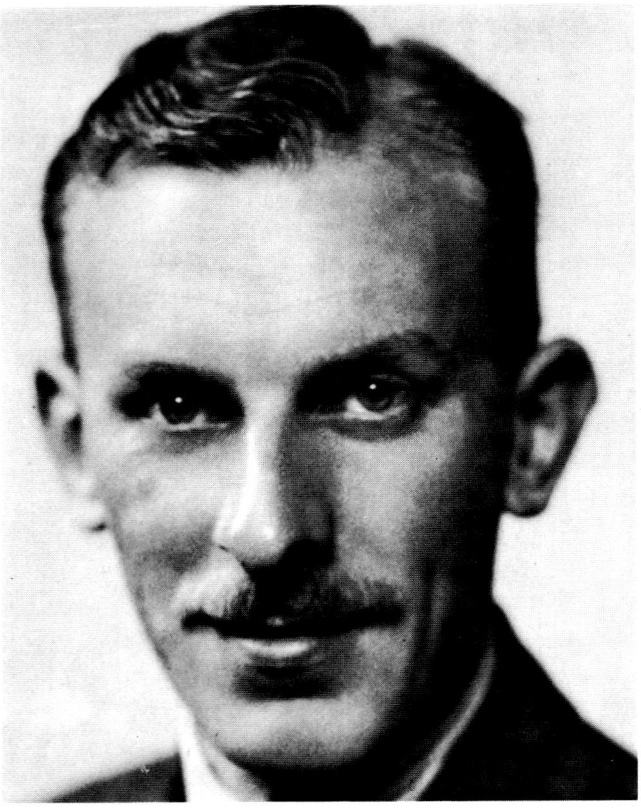

a

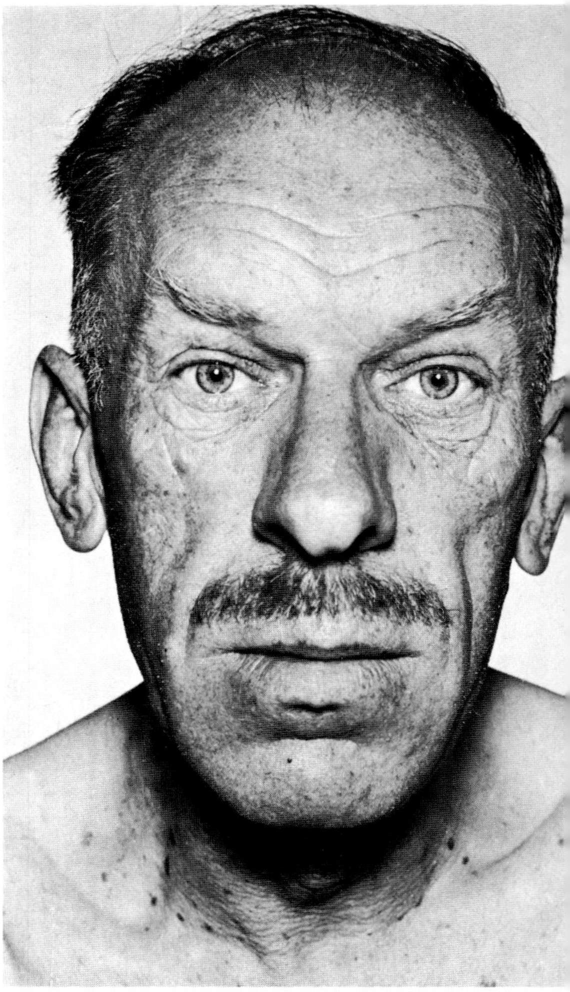

b

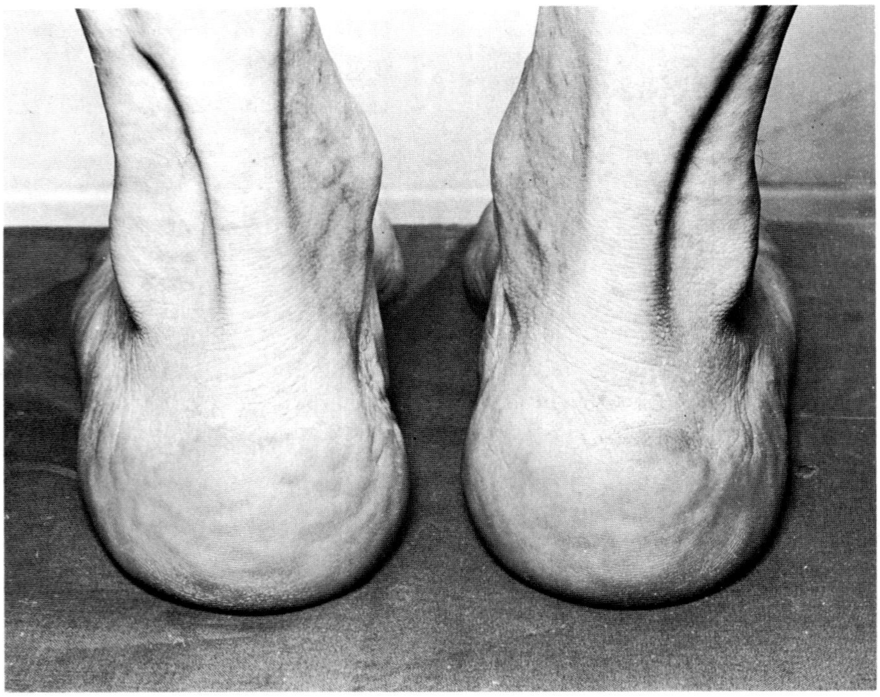

c

473 a–c Akromegalie: Dieser Kranke war Berufsphotograph. **a + b** Die Veränderungen in seinem Gesicht waren ihm dennoch völlig entgangen, seiner Frau übrigens auch. Einzige Beschwerden waren 3 Episoden von Bewußtlosigkeit in den vorangegangenen wenigen Wochen. Im nachhinein unterstellte er, daß Hände und Füße sich vergrößert haben und daß er viel müde gewesen war. **c** Beachte die erhebliche Vergröberung der Fersen. Die Verdickung des Fersenpolsters kann radiologisch festgehalten werden und ist ein gutes Maß für das Stadium der Akromegalie

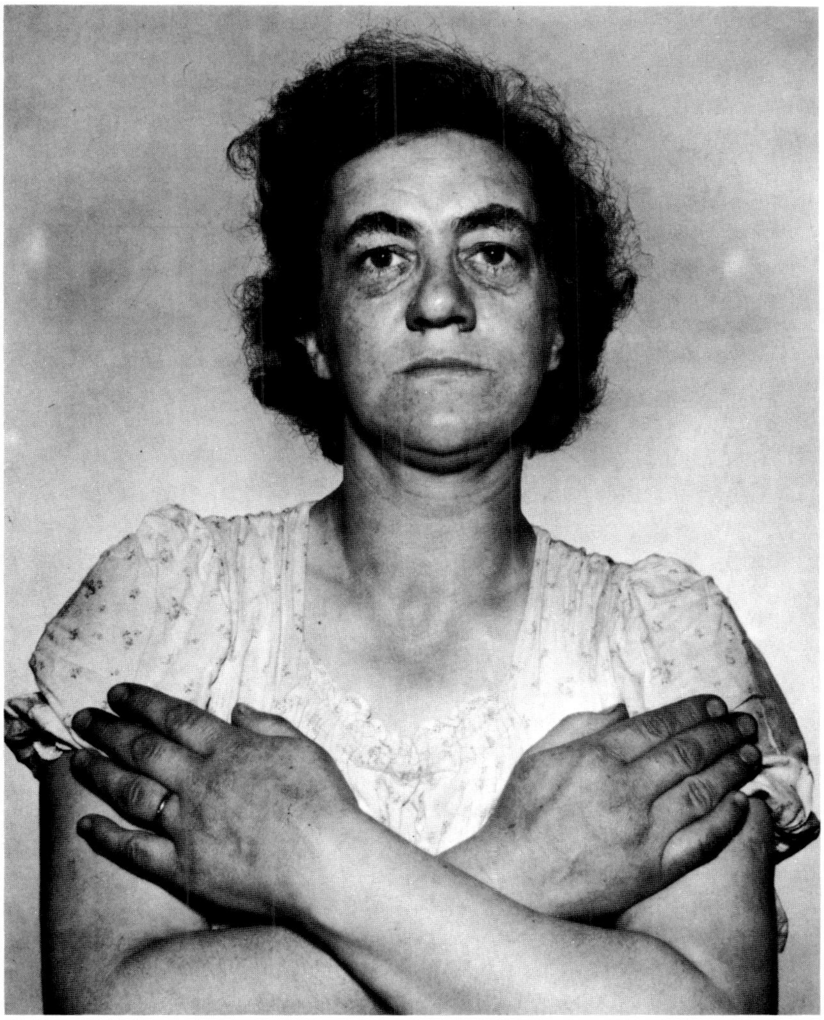

474 Akromegalie: 6 Jahre lang unregelmäßige Monatsblutung. In 2 Jahren nahm die Schuhgröße um 2 Nummern zu, ähnlich die der Handschuhe. Der Ehering „wuchs in den Finger ein". Seit 1 Jahr Kopfschmerzen, seit 6 Wochen Sehstörungen. Bilaterale Optikusatrophie und obere temporale Quadrantenanopsie nach beiden Seiten. Zentraler Visus 6/60 beidseits. Galaktorrhö. Vergrößerte Sella

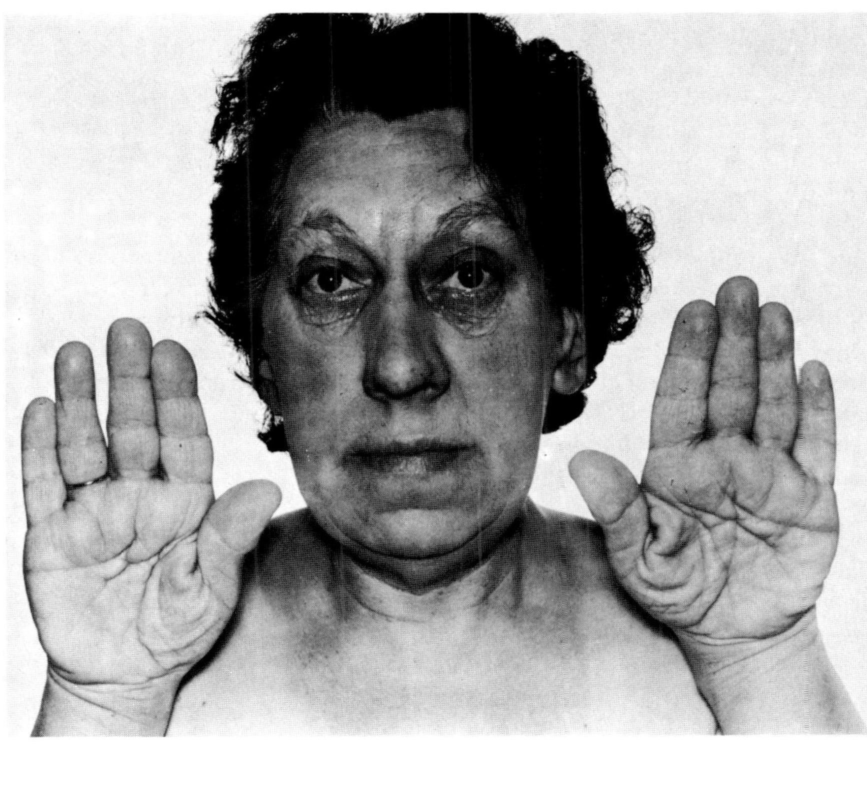

475 Akromegalie: Amenorrhö seit 30 Jahren. Fühlt sich krank, ohne daß sie besondere Beschwerden hätte. Hauptsächliche Veränderungen in den Weichteilen. Beachte die hypertrophischen Falten der Haut an den Händen

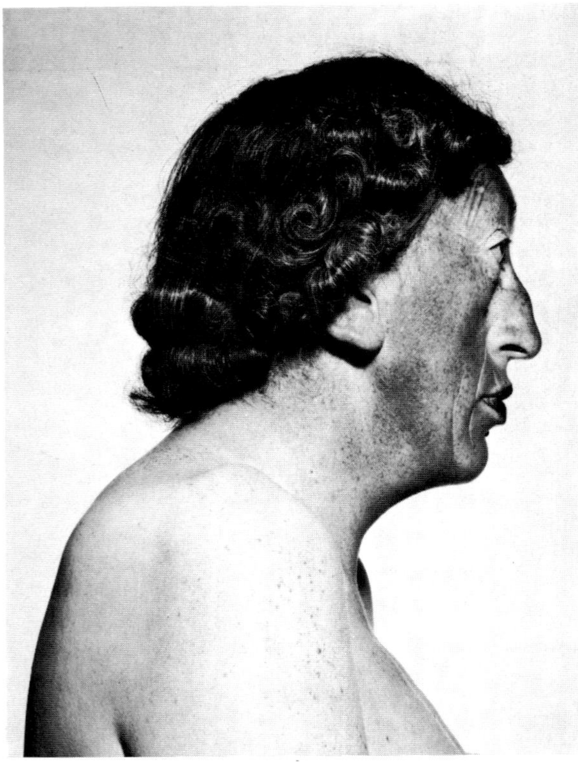

476 Akromegalie: Kyphose, Arthritis, Kopfschmerzen und depressive Verstimmung. Später Diabetes mellitus. Gliederschmerzen, Steifigkeit und Akroparästhesien blieben jahrelang die wesentlichen Beschwerden

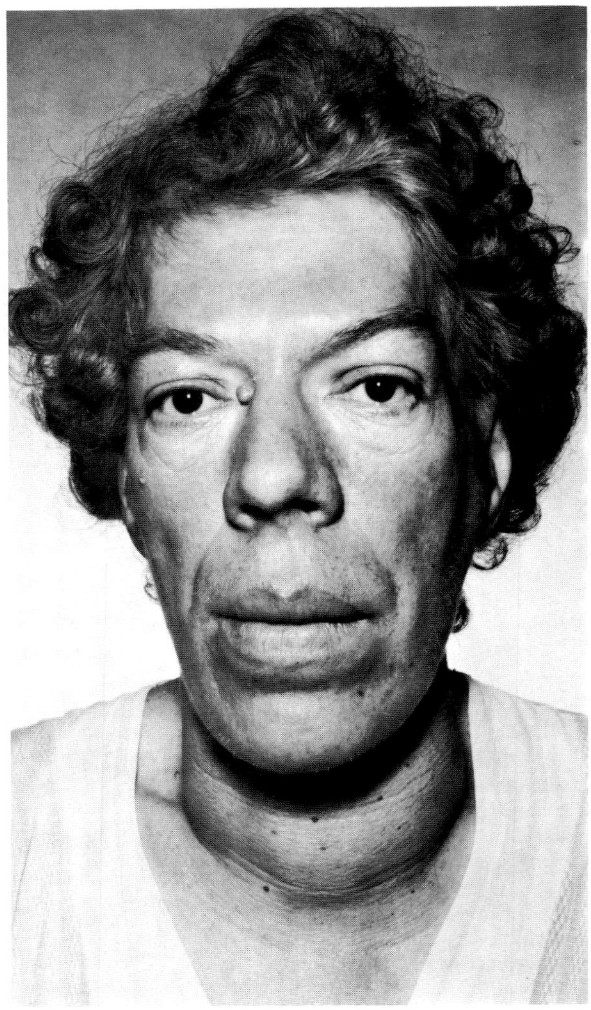

477 Akromegalie: Im Gegensatz zur Abb. **476** liegen die Hauptveränderungen bei dieser Patientin hier im Knochenbau des Gesichtes. 50 Jahre alte Frau. Kropf seit 9 Jahren, tiefe Stimme seit 20 Jahren, das Gesicht veränderte sich seit dem 20. Lebensjahr. Plumpe große Hände und Füße seit 25 Jahren. Operative Behandlung eines Karpaltunnelsyndroms mit 40 Jahren, Diabetes mellitus seit 45. Lebensjahr. Visus normal

tung oder gar eine Amenorrhö bemerkt. Beim Manne ist es der Verlust der sexuellen Potenz. Frauen stellen oft auch selbst die großen Hände und Füße fest, Männer viel weniger.

In ausgeprägten Fällen ist das Aussehen des Kranken charakteristisch und bleibt ebensowenig unbemerkt wie ein Myxödem. Nase, Lippen und Zunge sind vergrößert, das ganze Gesicht sieht plump, zu breit und zu lang aus. Der Unterkiefer steht vor und die unteren Zähne sind aufgrund des Mandibulawachstums auseinandergerückt. Die Ohren sind zu groß, die Ohrknorpel verdickt und sehr hart. Die Stirnfalten sind überbetont und die Stirnhöhlen übergroß. Die Haut ist dunkel und das Haar störrisch. Der Kranke klagt über starkes Schwitzen, Akroparästhesien, depressive Verstimmung und Mattigkeit. Der Charakter der Stimme hängt ab von den Veränderungen in Pharynx und Larynx, sie kann tief sein und belegt.

Mark* (1912), der selbst an der Krankheit litt, war im Alter von 50 Jahren überrascht zu erfahren, daß er akromegal war und daß seine Familie und seine Freunde dies seit vielen Jahren gewußt hatten. Ohrgeräusche, Gesichtsschmerzen und Perioden von Abgeschlagenheit waren die frühesten Symptome.

So wie der Myxödemkranke kann auch der Akromegale in einer Vielzahl von Krankenhausabteilungen sein Heil suchen. Durst und Polyurie bringen ihn in die Diabetikerabteilung, Visusverfall infolge Optikusatrophie zum Augenarzt. Kyphose und Gliederschmerzen lassen bestimmte Formen von Arthritis vermuten und die Veränderungen der Synovialmembranen, der Gelenkknorpel und der Knochenendigungen selbst sind zweifelsfrei dafür verantwortlich. Die Kompression peripherer Nerven kann ein Symptom sein, das den Kranken zum

* Mark, L.: Acromegaly: a personal experience. London 1912.

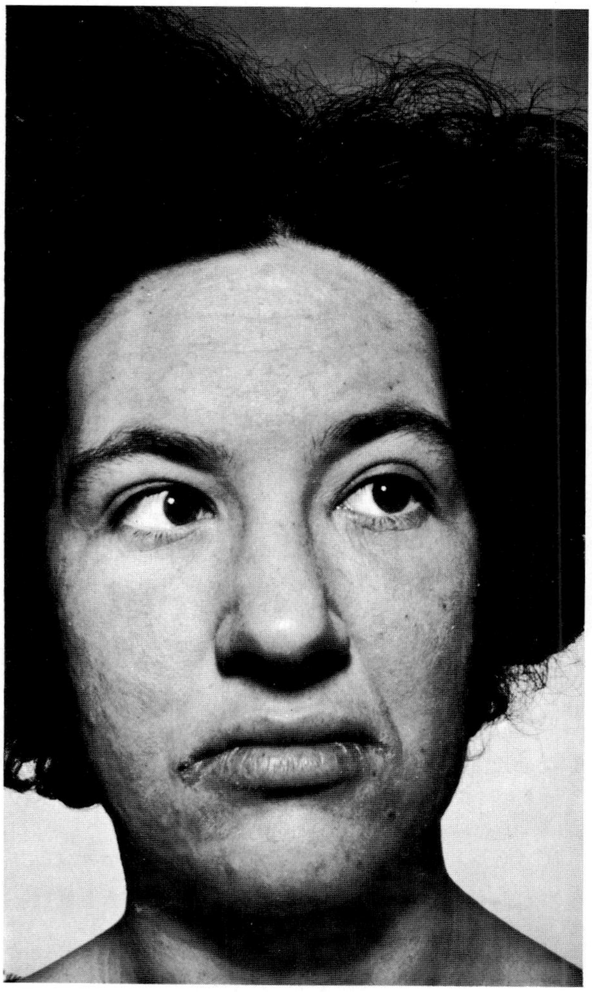

478 Akromegalie. Hypophysenapoplexie: 28 Jahre alte Frau. Seit 15 Monaten Amenorrhö, seit 2 Wochen Galaktorrhö. Unter der Verdachtsdiagnose akute Meningitis eingewiesen. Kopfschmerzen, Nackensteife, Zell- und Eiweißvermehrung im Liquor. Beiderseits Papillenödem und doppelseitige Abduzenslähmung. Langsame Erholung. Vergrößerte Sella. Das Bild zeigt noch den Rest der früheren Rectus-externus-Lähmung links

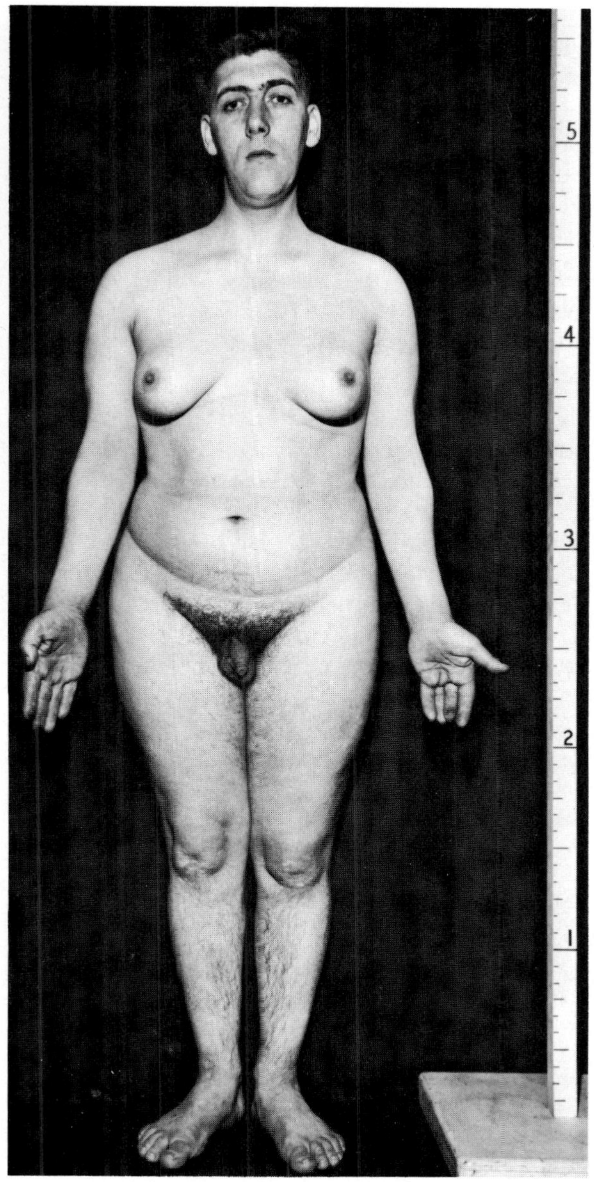

479 Akromegalie: Ein akromegaler Patient, der lange Zeit „Drüsenpräparate" erhalten hat

Arzt bringt. Die knöchernen Veränderungen des Handgelenks führen zum Karpaltunnelsyndrom. Bei der Akromegalie ist das Karpaltunnelsyndrom bei Frauen keineswegs wesentlich häufiger, wie dies beim idiopathischen Tunnelsyndrom der Fall ist. Es können Drucksymptome von seiten des Ulnaris und des Peronäus vorkommen. Wie die Kopfschmerzen, so können auch die Beschwerden seitens der peripheren Nerven kommen und gehen.

Eine große Schwierigkeit bei der Akromegalie ist die Beurteilung der Aktivität der Krankheit. Wir kennen mehrere Fälle, bei denen man den Eindruck gewonnen hatte, die Krankheit sei ausgebrannt, wo aber nach Jahren doch noch neue Symptome auftraten und die alten fortschritten. Aufgrund klinischer Tatsachen allein scheint es nicht möglich, ein Urteil über die Aktivität der Krankheit zu gewinnen, die einzig sichere Richtschnur für eine erfolgreiche Behandlung ist die Herstellung normaler Wachstumshormonblutspiegel. Neuere Methoden der Hypophysenbestrahlung versprechen eine mehr oder weniger weitgehende Wiederherstellung normaler Gesichtszüge.

In 90% der Fälle ist die Sella turcica bei Akromegaliekranken ausgeweitet. Die Lebenserwartung ist bei dieser Krankheit reduziert. Hauptgründe für den frühen Todeseintritt sind kardiovaskuläre, zerebrovaskuläre und respiratorische Störungen.

Eine befriedigende medikamentöse Behandlung gibt es nicht. Der chirurgische Eingriff soll erfolgen, bevor es zu Kopfschmerzen und zur Chiasmakompression gekommen ist. Die Yttrium-Implantation in den Tumor wird oft vorgenommen, eine Substitutionstherapie ist dennoch bei 25% der Fälle notwendig.

Chronische Nebenniereninsuffizienz (Addison-Krankheit)

Thomas Addison (1793–1860) beschrieb 56jährig sowohl die perniziöse Anämie wie die Krankheit der Nebennieren im Jahre 1849. Seine Monographie „On the constitutional and local effects of disease of the suprarenal capsules", 1855 veröffentlicht, ist ein Klassiker der Medizin geblieben. Die 11 Fallberichte sind illustriert mit farbigen Bildern, die die Pigmentierung der Haut seiner Patienten darstellen, mit Zeichnungen der erkrankten Nebennieren bei der Autopsie. Lebendig beschreibt er den progredienten Gesundheitsverfall und die körperliche Erschöpfung seiner Kranken sowie die kennzeichnende Verfärbung der Haut:

„... hinreichend deutlich, in der Tat, um die Aufmerksamkeit des Patienten selbst oder die seiner Freunde auf sich zu ziehen. Die Verfärbung hat die gesamte Körperoberfläche einbezogen, ist aber meist am deutlichsten ausgeprägt im Gesicht, am Hals, an den Armen, am Penis, Skrotum, an den Achselhöhlen und um den Nabel herum. Man kann sagen, sie ist von schmutzigem oder rauchgrauem Aussehen, Farbton und Schattierung variierend, ein tiefes Bernstein- oder ein Kastanienbraun; in einem Fall war die Haut allgemein so tief dunkel gefärbt, daß man den Kranken für einen Mulatten hätte halten können".

Addison fand, daß die Nebennieren durch Tuberkulose, Atrophie oder bösartige Tumoren zerstört werden können.

Wir können ihm nachfühlen, wenn er bei einem Fall sagt: „Ich habe es lebhaft bedauert, keinen Künstler beschäftigen zu können, der eine genaue Darstellung der einzigartigen Verfärbung der Haut zu verfertigen vermochte", auf solche Weise die Überlegenheit der Farbzeichnung über die doch umständlich bleibende verbale Beschreibung illustrierend.

Heute ist die häufigste Ursache des Krankheitsbildes eine Atrophie der Nebenniere, deren Grund man nicht kennt. Früher war die Tuberkulose die häufigste Ursache. Metastatische Absiedlungen, besonders von Bronchialkarzinomen, kommen vor. Unabhängig von der jeweiligen Ursache ist die Pigmentierung gewöhnlich das erste Symptom und bei der atrophischen Form geht sie den anderen Symptomen um viele Jahre voraus. Diese sind fortschreitende Schwäche, Gewichtsverlust, Appetitlosigkeit, Nausea, unbestimmtes abdominelles Unwohlsein und Diarrhö. Andere Patienten können sich für lange Zeit verhältnismäßig wohl fühlen, sie brauchen keinen Arzt aufzusuchen, nicht irgendeine Krankheit zu vermuten, und Freunde und Verwandte nehmen oft die tiefe Pigmentierung nicht einmal zur Kenntnis. Eine solche Krankheit kann allerdings in eine akute Nebennierenkrise abgleiten mit Kollaps, Blutdruckhypotension, Leibschmerz und Diarrhö, die zur Wasserverarmung führt.

Die Krankheit ist nicht häufig, jedoch dürften leichtere Formen der chronischen Nebenniereninsuffizienz von Zeit zu Zeit vorkommen, ohne daß sich das volle Bild des Morbus Addison entwickelt, und bei denen ein Behandlungsversuch mit Steroiden angebracht ist, um die Diagnose zu sichern. Ein chronischer Schwächezustand ohne die augenfällige Pigmentierung wird schnell zur Vermutungsdiagnose einer Angstneurose führen. Die Pigmentierung muß natürlich auch auf dem Hintergrund rassischer Faktoren, einer malignen Erkrankung oder einer Leberzirrhose betrachtet werden. Sie kann als diffuse Hautbräunung, bräunliche Verfärbung exponierter Hautbezirke oder an Druckstellen, in den Falten der Hohlhand oder in Narben vorkommen. Die Haut kann besät sein wie mit vielen Sommersprossen, aber auch die Lippen und die Gaumenschleimhaut können Pigmente enthalten. Addison beobachtete Vitiligo oder Leukodermie.

Die allgemeine Schwäche kann beträchtlich sein. Ein Kranker wurde uns mit dem Verdacht auf Myopathie überwiesen. Muskelschmerzen und Crampi sind manchmal Folge der Natriumverarmung. Wiederkehrende Synkopen sind ein zweiter Grund, warum der Neurologe aufgesucht wird. In seiner Persönlichkeit kann sich der Kranke verändern, er wird stiller, zieht sich zurück, wird teilnahmslos und gleichgültig. Die Krankheit setzt zwar in aller Regel schleichend ein und schreitet sehr langsam fort, eine akute Infektion oder eine Operation kann jedoch akute Symptome auslösen. Die akute Nebenniereninsuffizienz auf dem Boden des Aldosteron- und Glucocorticoidmangels führt zu Hypotension und zum Kreislaufkollaps, zur Hypoglykämie, zu Stupor und Koma. Bauchschmerzen, Nausea, Erbrechen, Verwirrtheit und delirante Phasen sollten weniger an Nebenniereninsuffizienz als an Porphyrie denken lassen.

Der Erfolg oral gegebenen Cortisons ist ebenso durchschlagend wie diagnostisch wertvoll. Der Kranke erhebt sich buchstäblich aus dem Bett und nimmt an seiner Umgebung wieder Anteil.

Der Hypoadrenalismus gehört zu den Erkrankungen der Nebennierenrinde. Das Versagen des Ne-

480 a–c Addison-Krankheit, postoperative Synkope: 30jähriger Patient. 3 synkopale Anfälle auf Krankenstation nach Tonsillektomie. Früher keine Beschwerden irgendwelcher Art. Stark pigmentiert. Beachte die dunklen Mamillen, die Pigmentierung von Schultern, Ellbogen, Hohlhandfurchen und der Appendektomienarbe. Keine Radialispulse bei aufrechter Stellung. Blutdruck im Liegen 75/40 mm Hg. Die Konjunktiven werden bleich, wenn er sich aufsetzt. Keine Nebennierenverkalkung. Teilnahmslos, ohne Interesse, arbeitete aber bis einen Tag vor der Tonsillektomie. Im EEG fehlender α-Rhythmus, diffuse ϑ-Aktivität, hohe Amplitude in allen Ableitungen, prompte Rückbildung zur Norm unter der Therapie. Plasma-Na 120 mval/l, Plasma-K 5,9 mval/l, Plasma-Cl 86 mval/l. Aufeinanderfolgende Photographien offenbarten, daß die Pigmentierung sich seit 10 Jahren entwickelt hat, obwohl er in dieser Zeit nie krank war. Er wurde ein einziges Mal ohnmächtig, als er einen Mann seinen falschen Arm abnehmen sah!

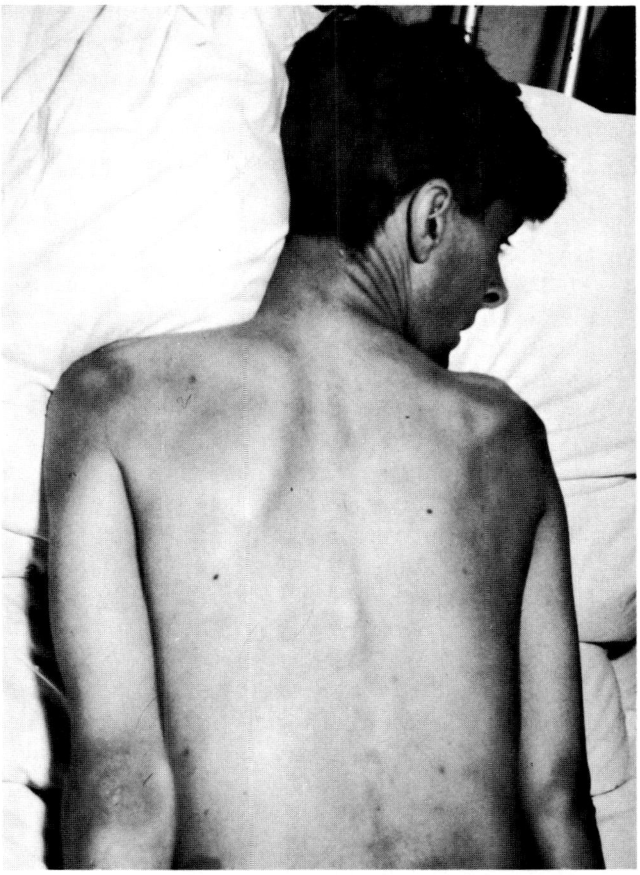

a

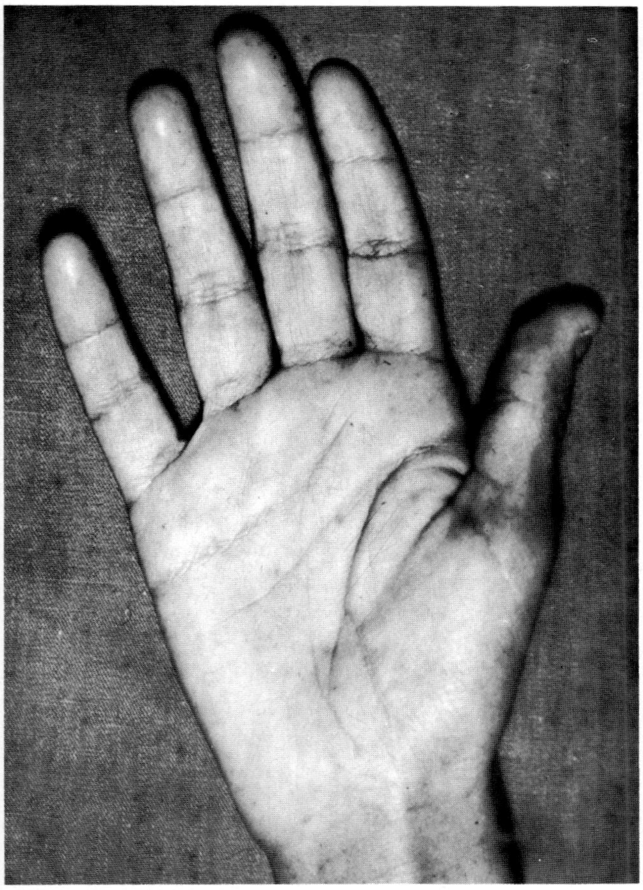

b

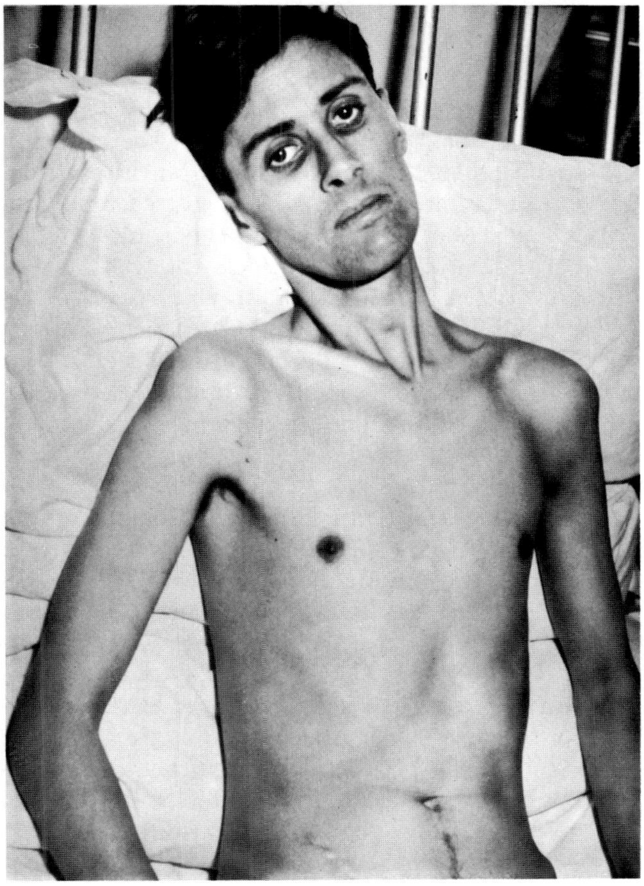

c

bennierenmarks ruft kein spezifisches klinisches Syndrom hervor. Die Rinde sezerniert 3 Hauptgruppen von Hormonen:
1. Die Glucocorticoide, deren Sekretion vom adrenokortikotropen Hormon (ACTH) des Hypophysenvorderlappens kontrolliert wird. Cortisol (Hydrocortison) ist das wichtigste.
2. Die Mineralocorticoide, von denen Aldosteron bei weitem das wirksamste ist. Der Ausdruck Corticosteroide schließt Glucocorticoide und Mineralocorticoide ein.
3. Die Androgene.
Die klinischen Erscheinungen der Addison-Krankheit beruhen ganz wesentlich auf einem Mangel an Gluco- und Mineralocorticoiden. Der Glucocorticoidmangel ist verantwortlich für Anorexie, Nausea, Hypotension, Hypoglykämie. Der Mineralocorticoidmangel verursacht Natriumverlust, Wasserverlust und Hypotension. Die Pigmentierung rührt her von einer Überproduktion von ACTH und dem anderen Hormon des Hypophysenvorderlappens, dem melanozytenstimulierenden Hormon (MSH) als Folge des niedrigen Cortisolblutspiegels.

Hyperadrenokortizismus (Cushing-Syndrom)

Harvey Cushing (1869–1939) beschrieb im Jahre 1932 dieses Krankheitsbild. Er war damals 63 Jahre alt und dabei, sich zurückzuziehen. In seinem bahnbrechenden Werk: „The pituitary body and its disorders", 1912 veröffentlicht, richtete er das Interesse auf eine besondere Gruppe von Kranken mit „multiglandulärem Syndrom", bei der es schwierig zu entscheiden war, welche endokrine Drüse primär gestört ist. Eine Chiasmakompression boten die Fälle nicht, auch keine Zeichen intrakranieller Drucksteigerung und kein Patient gelangte zur Autopsie. Bis 1930 hatte Cushing einen basophilen Tumor der Hypophyse überhaupt noch nicht gesehen, aber er vermutete stets, daß es ihn geben müsse. Bei der Suche nach einem basophilen Hypophysentumor setzte er sogar bei einem seiner früheren Patienten eine Exhumierung 3 Tage nach der Bestattung durch; er stieß dabei auf ein gut abgegrenztes basophiles Adenom. Sein Begriff des „hypophysären Basophilismus" erhielt Auftrieb durch die Publikation von Photos eines Kranken einer Prager Klinik, „die so eindrucksvoll waren und eine solche Ähnlichkeit mit dem Aussehen eines Patienten hatten, der zur gleichen Zeit in meiner Beobachtung stand, daß ich kaum noch daran zweifelte, daß sie beide bestimmt dieselbe Krankheit hatten".

Wir wissen heute, daß das Syndrom durch eine überschießende Glucocorticoidproduktion aus der Nebennierenrinde entsteht und gekennzeichnet ist von einer Stammfettsucht, arterieller Hypertension, verminderter Glucosetoleranz, vermehrtem Proteinabbau, Amenorrhö und erhöhter Infektanfälligkeit. Es kommt häufiger bei Frauen vor. In der Mehrzahl der Fälle liegt eine Hyperplasie beider Nebennieren vor, die induziert ist durch überschießende Sekretion von ACTH in Verbindung mit einem basophilen oder einem chromophoben Adenom der Hypophyse. Das Syndrom kann auch entstehen durch ein Adenom oder Karzinom, das in der Nebennierenrinde wächst. Ganz selten kann es Folge eines hormonsezernierenden Bronchialkarzinoms sein. Der Ausdruck Cushing-Krankheit wird für jene Fälle gebraucht, bei denen ein basophiles Adenom mit bilateraler Nebennierenhyperplasie vorliegt.
Das klinische Bild des Cushing-Syndroms ist Folge der exzessiven Sekretion von Glucocorticoiden. Am eindrucksvollsten wirkt sich die Proteinverarmung aus, kenntlich an der Haut, den Muskeln, den Blutgefäßen und Knochen. Es kommt zur ausgeprägten Schwäche durch Muskelschwund und durch begleitende Kaliumverarmung. Die gestörte Glucosetoleranz, die in manchen Fällen bis zum manifesten Diabetes mellitus geht, ist Ausdruck der gesteigerten Glukoneogenese.
Die Krankheit beginnt in der Regel allmählich. Die Kranken klagen über Gewichtsanstieg, Rückenschmerzen, allgemeine Schwäche und Dickerwerden des Gesichtes. Impotenz bei männlichen und Amenorrhö bei weiblichen Kranken sind häufig. Die Fragilität der Haut und der Gefäße offenbart sich in blauroten Striae über dem Abdomen, an Oberschenkeln und Oberarmen und in erhöhter Anfälligkeit für „blaue Flecken". Eine Osteoporose erklärt die Rückenschmerzen. Kyphose der Brustwirbelsäule und Wirbelkompressionsfrakturen sind keine Seltenheiten. Bei 2 Fällen sahen wir einen Krampfanfall, der Kompressionsfrakturen der bereits osteoporotischen Wirbel hinterließ.
Zwar ist das Cushing-Syndrom ein weiteres Beispiel für einen Krankheitszustand, der schon vom Hinsehen die Diagnose zuläßt. Seit der Erarbeitung moderner Methoden zur Prüfung der adrenokortikalen Funktionen wurde aber klar, daß die rein klinische Diagnose in vielen Fällen nicht gelingt, weil das klassische Erscheinungsbild nicht vorhanden ist. Im floriden Falle ist die eindrucksvolle Umverteilung des Fettes zum Gesicht, Hals und Rumpf unübersehbar. Das Gesicht ist aufgedunsen und bläulich verfärbt wie eine Pflaume, Akne und Hirsutismus sind vorhanden. Aber viele fette Frauen

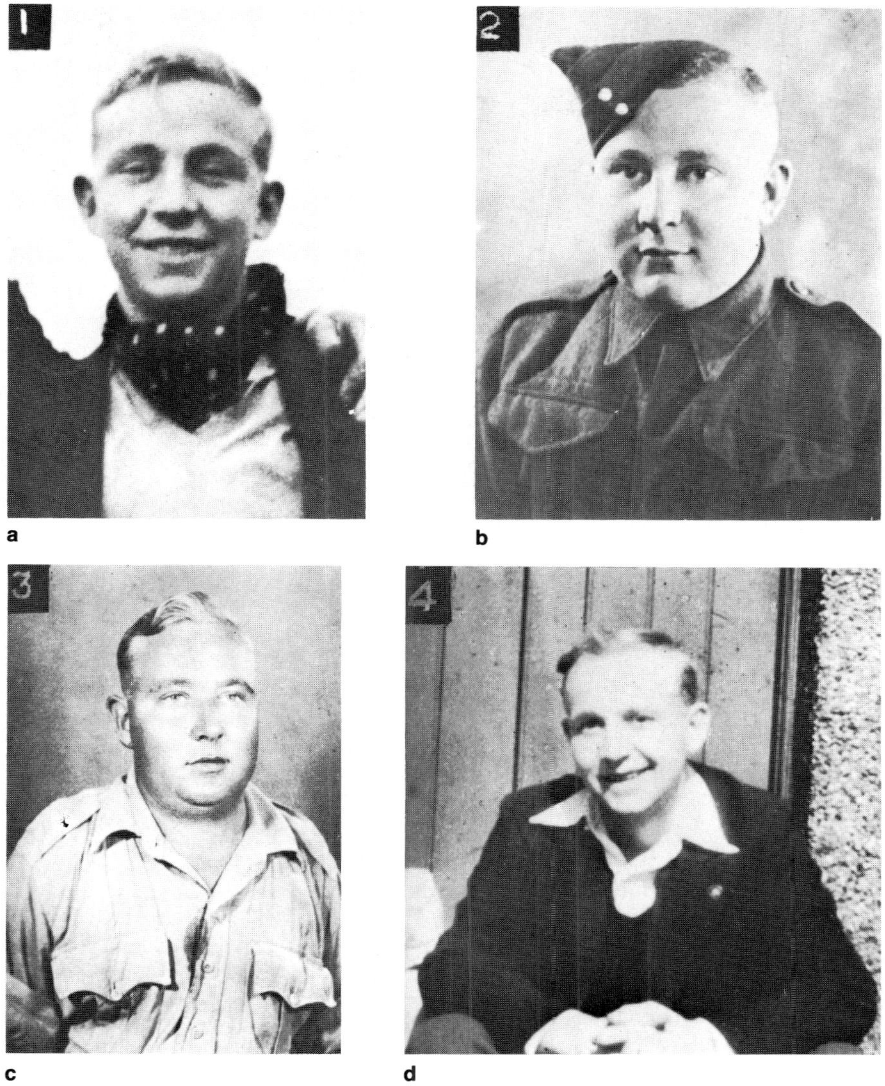

481 a–d Cushing-Syndrom, vor und nach Hypophysenbestrahlung: **a** Im Alter von 18 Jahren; **b** 1 Jahr später. **c** 6 Monate später. Kopfschmerz, Hypertension (240/150 mm Hg), Stammfettsucht, blaurötliches Gesicht, bläuliche Striae. Bestrahlung der Hypophyse mit 6000 r während 32 Tagen. Offensichtlich vollständige Rückbildung. **d** Aussehen 1 Jahr nach Beendigung der Strahlenbehandlung. 3 Jahre später allmähliche Erblindung infolge Optikusatrophie und progredienter dementieller Abbau bei Hirnrindenatrophie. Das Luftenzephalogramm zeigte eine fortgeschrittene zerebrale Atrophie, wahrscheinlich Resultat einer Radionekrose

können ein Doppelkinn und rote Striae haben, und andererseits sitzt beim Cushing-Syndrom das Fett keineswegs immer nur am Stamm. Beim Morbus Cushing sind die Striae breit und blau, bei der Fettsucht sind sie in der Regel schmal und rot. Amenorrhö kommt viel häufiger beim Morbus Cushing vor als bei der Fettsucht.

Psychische Symptome können beim Morbus Cushing der Grund sein, den Arzt aufzusuchen. Am verbreitesten ist die depressive Verstimmung, auch leicht manische, paranoide und schizoide Bilder kommen vor. Sie werden immerhin in 60% der Fälle mitgeteilt. Einer unserer Kranken suizidierte sich 6 Monate nach Einsetzen der Beschwerden. Mehrfach ist eine Polyneuritis vom Guillain-Barré-Typ mit einem Cushing-Syndrom beschrieben worden. Die myopathische Schwäche betrifft hauptsächlich die proximalen Extremitätenmuskeln. Lokale Symptome von seiten des Hypophysentumors selbst sind beim Cushing-Syndrom eine Seltenheit. Nach bilateraler Adrenalektomie kann dies aber vorkommen und einen chirurgischen Eingriff verlangen.

Erscheinungen von seiten der Hypertension oder des Diabetes mellitus kommen begreiflicherweise oft vor. Die Polyzythämie ist nicht so häufig wie früher einmal angenommen wurde. Sie betrifft 20–25% der Fälle. Die klinische Diagnose Cushing-Syndrom muß durch den Nachweis der adrenokortikalen Hyperfunktion bestätigt werden. Man findet eine verstärkte Ausscheidung von 17-Ketosteroiden im Harn, einen erhöhten Plasma-Cortisolspiegel ohne die normale tägliche Schwankung – hohe Werte am Morgen und niedrigere in

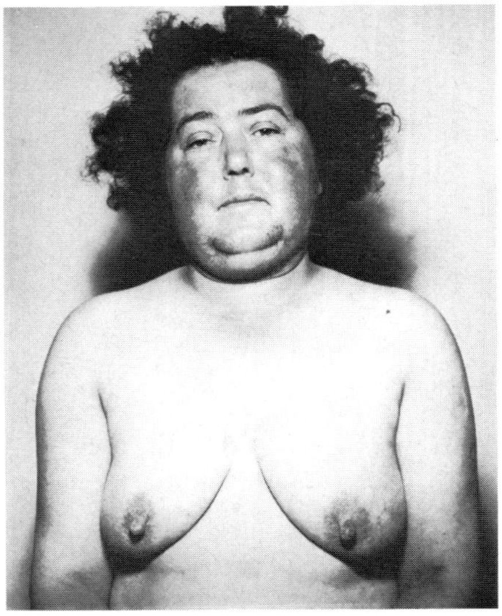

482 Cushing-Syndrom mit Psychose: 44jährige Frau. Seit 4 Monaten depressive Verstimmung, Wahnvorstellungen, Suizidversuch. Ziemlich rasche Veränderung im körperlichen Erscheinungsbild. Blaues Mondgesicht mit Hirsutismus. Kopfschmerz, Doppelbilder und Hypertension (170/100 mm Hg). Doppelseitige Nebennierenhyperplasie durch Operation bestätigt. Subtotale (90%ige) Adrenalektomie. Keine Besserung, starb 1 Jahr später an Lungenembolie nach Entfernung auch des adrenalen Restes. Bei der Autopsie wurde ein kleines basophiles Adenom der Hypophyse gefunden

der Nacht. Schwierigkeiten kann es geben, wenn eine bilaterale Nebennierenhyperplasie und ein Nebennierenadenom differenziert werden sollen. Das i. v. Pyelogramm kann einen Nebennierentumor nachweisen. Das Röntgenbild nach präsakraler Sauerstoffinsufflation kann die bilaterale Nebennierenvergrößerung oder auch einen einseitigen Tumor darstellen. Besonders wertvoll erweist sich in der Diagnose der ein- und doppelseitigen Nebennierentumoren die Computertomographie. Ein Nebennierenadenom oder ein autonomes Nebennierenkarzinom braucht nicht durch ACTH stimuliert oder durch Dexamethason gebremst zu werden.

Die Diagnose Cushing-Syndrom wird oft auf Verdacht gestellt, aber dann nicht bestätigt. Eine gefühlsmäßig instabile, fette Erwachsene mit Doppelkinn, fettreichen Extremitäten, dünnen roten Striae und Bluthochdruck leidet in der Regel nicht an einem Cushing-Syndrom. Es sollte aber dann daran gedacht werden, wenn sich recht kurzfristig am äußeren Erscheinungsbild etwas geändert hat, es zu einer Schwäche kam und zu emotionaler Erschöpfung und wenn die Striae breit sind und bläulich livide aussehen.

Die klinische Diagnose ist nur möglich in floriden Krankheitsfällen, die Laboratoriumsdiagnose kann aber heute bei Patienten gestellt werden, die nur wenige klinische Krankheitssymptome aufweisen.

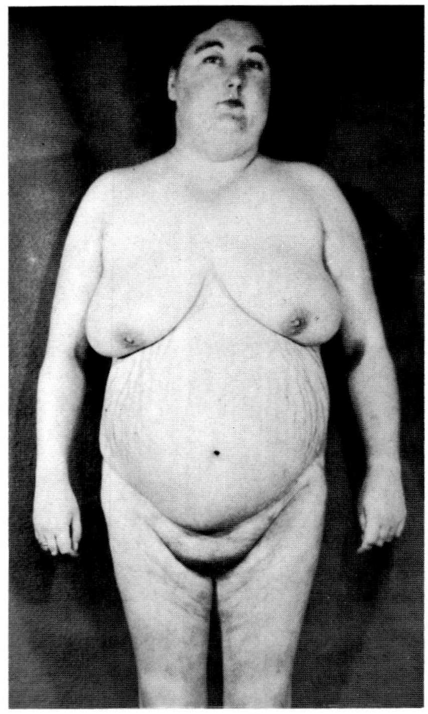

483 Cushing-Syndrom: 25 Jahre alt im Jahre 1952. Nach einer Schwangerschaft sich rasch entwickelnde Fettsucht und Änderung des Erscheinungsbildes. Beachte die Fettverteilung, die Striae am Bauch, das Mondgesicht und die Akne. Subtotale (90%ige) Adrenalektomie 18 Monate später. Abgesehen von der Besserung der Akne keine wesentliche Veränderung. Die Krankheit war progredient und von einer Röntgentherapie der Hypophyse wurde kein Gebrauch gemacht. 1962 war sie stark pigmentiert und zeigte eine Sellaerweiterung. $_{90}$y-Implantation in die Hypophyse brachte weder klinisch noch biochemisch eine Besserung. Goldimplantation 1963 führte zu einer Remission mit Verschwinden der Pigmentierung und Reduktion des melanozytenstimulierenden Hormons im Serum

CUSHINGS ursprüngliche Vorstellung war die des Hyperpituitarismus. Dann kam die Entdeckung des Hyperadrenokortizismus und heute wissen wir, daß wir im Cushing-Syndrom das klinische Bild des Hyperkortisolismus vor uns haben. Der Cortisolüberschuß kann iatrogen (Cushing-Syndrom unter Steroidtherapie), er kann Ausdruck eines Nebennierentumors oder eines ACTH-produzierenden Tumors sein, wovon der häufigste das Bronchialkarzinom ist. Somit behielt CUSHING im physiologischen Sinne mit dem Begriff Hyperpituitarismus recht.

Fortschritt beschwört oft Nomenklaturschwierigkeiten herauf. Manche meinen, die Bezeichnung Cushing-Syndrom sollte aufgegeben werden. Andere schlagen vor, den Ausdruck Cushing-Krankheit zu benutzen, wenn dem Syndrom eine doppelseitige Nebennierenhyperplasie zugeordnet ist. Die Cushing-Krankheit würde damit etwa 75% der

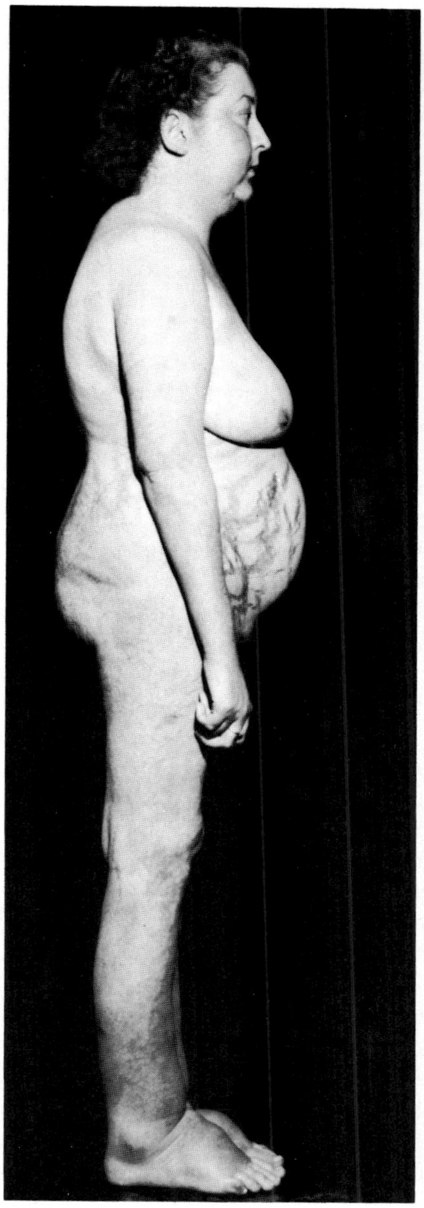
a

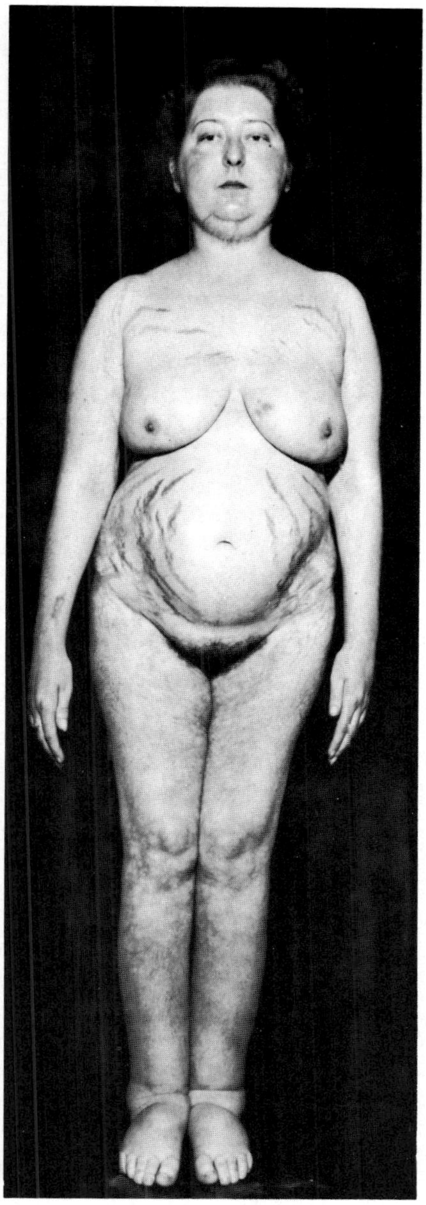
b

484 a+b Cushing-Syndrom: 21jährige Patientin. Anamnese über 3 Jahre: Amenorrhö, Hirsutismus, Fettleibigkeit und Beinödeme. Hypertension (220/150 mm Hg), beidseitiges Papillenödem, multiple Spontanfrakturen und Zusammenbruch von 2 Wirbelkörpern. Besserung nach subtotaler Adrenalektomie. Starb 1 Jahr darauf an einer Hirnblutung

Fälle von Cushing-Syndrom repräsentieren. Die Therapie der Wahl ist die doppelseitige totale Adrenalektomie, Hypophysentumoren entstehen in 10–20% solcher Patienten nach der Operation. Letztendlich besteht das Cushing-Syndrom aus zwei wichtigen Untergruppen:

1. Jene, die ACTH-abhängig sind, also die Cushing-Krankheit, ektopische ACTH-Syndrome und ACTH-Therapiefolgen.
2. Jene, die nicht ACTH-abhängig sind, also die Nebennierenrindenadenome und -karzinome und die Folgen der Corticosteroidtherapie. Die Ursache ist im einzelnen zu identifizieren durch Funktionstests der Hypophysen-Nebennierenrinden-Achse.

Die Geschichte vom Cushing-Syndrom, die hier keineswegs vollständig dargestellt wurde, liefert dem heutigen Medizinstudenten ein ausgezeichnetes Beispiel für die Bedeutung des historischen Zugangsweges zum Verständnis von Krankheiten.

Hyperinsulinismus

Eine Hypoglykämie kann induziert (sekundär) oder spontan auftreten. Im ersten Falle ist sie gewöhnlich eine iatrogene, gelegentlich auch selbst herbeigeführt durch Insulin oder übergroße Dosen von Sulfonylharnstoffen. Auch Barbiturate und Alkohol können eine Hypoglykämie auslösen. Weitaus die häufigste Form der Spontanhypoglykämie ist jene, die wenige Minuten nach einer Mahlzeit auftritt – die reaktive Hypoglykämie. Der Patient fühlt sich dabei häufig unsicher, klagt über Mattigkeit, Schwäche, Zittern, Seh- und Konzentrationsstörung. Die Attacke geht spontan vorüber, auch wenn keine Nahrung aufgenommen wird. Der Nüchternblutzucker ist normal, Attacken werden durch Fasten nicht provoziert. Neurologische Auffälligkeiten treten nicht auf. Die Anfälle werden oft als kleine epileptische oder narkoleptische fehlgedeutet.

Die wichtigste Ursache der Spontanhypoglykämie ist der Hyperinsulinismus – die Überproduktion von Insulin durch einen Inselzelltumor des Pankreas. Wenngleich selten, ist dies wegen ihrer vielfältigen Symptomatik und der Möglichkeit der chirurgischen Behandlung eine aufregende und bedeutsame Krankheit.

Bewußtseinsstörungen, die sich wiederholen, auffälliges Verhalten oder beides sind die häufigsten Symptome. Sie können von einem synkopalen Anfall bis zu einem Status epilepticus gehen, der Kranke kann komatös werden, von vorübergehender Reizbarkeit und Unruhe bis zu Gewalttätigkeit, zu Halluzinationen und zu Wahnvorstellungen können die Erscheinungen reichen. Zwischen den Anfällen kann der Patient völlig normal wirken, oder er kann intellektuelle Störungen bieten, die manchmal bis zur Demenz fortschreiten. Er kann völlig falsche Vorstellungen über die Dauer seiner Attacke haben, weshalb eine Fremdanamnese unabdingbar ist. Nur dann kann das Ungewöhnliche und Bizarre der Anfälle erfaßt werden. Sie können Minuten oder Stunden dauern, vorwiegend von „neurologischen" oder von „psychiatrischen" Erscheinungen geprägt sein. Beide Male braucht keine Beziehung zur Nahrungsaufnahme oder zu körperlicher Belastung bestehen. Trotzdem können die Attacken früh am Morgen und schon vor dem Frühstück auftreten. Es kann auch sein, daß der Patient dabei intuitiv Nahrung zu sich nimmt, es nachher aber nicht mehr weiß. Es ist nicht zu vermeiden, daß Diagnosen wie Epilepsie, Narkolepsie, zerebrale Ischämie oder Hirntumor in Betracht gezogen werden, wenn das Bewußtsein getrübt ist, oder auch Neurose, Hysterie, Schizophrenie oder Arzneimittelintoxikation im Falle eines auffälligen Verhaltens. Aus den ärztlichen Aufzeichnungen kann hervorgehen, daß verschiedene Untersucher auf der Krankenabteilung oder in der Ambulanz recht unterschiedliche Eindrücke von dem Kranken gewonnen haben. Dem einen Arzt mag er höflich, aber langsam und antriebsarm erscheinen, dem anderen frech, geschwätzig oder wahnhaft. Wenn der Arzt das Glück hat, eine Attacke zu beobachten, bemerkt er einen Flush, Schweißausbruch und Zittern, bevor es zur Bewußtseins- oder Verhaltensstörung kommt. Wenn das Bewußtsein aussetzt, können Krampferscheinungen, Inkontinenz und Babinski-Phänomen auftreten.

Manchmal kommt es auch zu Beschwerden und Symptomen, die auf eine Läsion des Rückenmarks und der peripheren Nerven hinweisen, z. B. fluktuierende Paresen und Parästhesien in den Extremitäten, die sogar bleibenden Charakter annehmen können und zu Muskelatrophien führen. Solche Symptome waren es, die in einer Psychiatrischen Anstalt bei dem Patienten der Abb. **485** zur richtigen Diagnose führten.

Die Wirkungen der Hypoglykämie sind vielfältig und variabel. Sie spiegeln nicht einfach Ausmaß und Dauer des Blutzuckerabfalles wider. Die Auswirkungen am Nervensystem, auch als Neuroglykopenie bezeichnet, können akut, subakut oder chronisch sein, unabhängig von der Krankheitsursache. Bei Neugeborenen können sie katastrophal werden. Die neonatale Hypoglykämie vermag die Reifung des Gehirns nachhaltig zu beeinträchtigen, sie entsteht gewöhnlich auf dem Boden einer defekten Glukoneogenese in Gemeinschaft mit einem gesteigerten Glukoseverbrauch. Frühgeborene oder Kinder von Müttern, die an einer Schwangerschaftstoxikämie litten, sind besonders gefährdet. Die Spontanhypoglykämie kann bei Kindern mit rezidivierenden Episoden von Ketose vergesellschaftet sein, vorzugsweise während interkurrenter Infekte. Beim Erwachsenen ist die akute Neuroglykopenie gekennzeichnet durch ängstliche Erregung, Nausea oder Heißhunger, Tachykardie, Schweißausbruch und labiles Verhalten. Diese Symptome können sich verstärken und übergehen in eine Bewußtseinsstörung. Bei der subakuten Neuroglykopenie gleicht das Bild einer progredienten Bewußtseinstrübung mit nur geringfügigen anderen Zeichen. Die Kardinalsymptome der chronischen Neuroglykopenie sind Persönlichkeitsänderung und fortschreitende zerebrale Beeinträchtigung. Jede dieser klinischen Verlaufsformen der Neuroglykopenie kann in ein Koma übergehen, das an sich keine Besonderheit aufweist, wenn nicht eine Hypothermie seine Natur verrät. Die modernen Methoden der Blutzuckerbestimmung sind sehr zuverlässig. Eine Hypoglykämie ist erwiesen, wenn der Blutzucker unter 40 mg% (40 mg/dl) absinkt.

Die Mehrzahl der Fälle mit passageren Symptomen

485 Hyperinsulinismus: Adenome in Pankreas und Nebenschilddrüsen. 32jähriger Mann. Vorgeschichte von 2 Jahren mit Episoden unterschiedlicher Art: Angst und Panikstimmung, Erregung und Hochstimmung, Aggression, Verwirrtheit und Amnesie, Stupor oder Koma. Starkes Stottern seit Kindheit. Labil. Mutter und Schwester leiden an Schizophrenie. Neuerdings Episoden von passagerer Parese der Arme für wenige Stunden. Während einer Beobachtung in einem Psychiatrischen Krankenhaus erwachte er eines Morgens mit einer schweren Lähmung beider Arme, kombiniert mit Parästhesien in Händen und Fingern. Das Photo wurde eine Woche danach aufgenommen, als er sich etwas erholt hatte. Muskelatrophien im linken M. deltoideus, M. biceps und beiden Mm. brachioradiales. Die Armeigenreflexe fehlten, Faszikulationen waren nicht vorhanden. Die kleinen Handmuskeln beider Hände waren paretisch und gering atrophisch, vorwiegend die Mm. interossei. Weiter bestanden Hyperästhesie und Hyperalgesie distal. Der Vibrationssinn war in beiden Händen aufgehoben, aber erhalten an den Ellbogen und den Schlüsselbeinen. Der Lagesinn war in den Fingern gestört. Die Eigenreflexe der unteren Extremitäten waren seitengleich und lebhaft auslösbar. Während eines späteren epileptischen Anfalles wurde ein Blutzucker von 35 mg% gemessen. Unter 20stündigem Fasten wurde der Patient unruhig und aggressiv und klagte über „Schwäche". Patellar-und Achillesreflexe fehlten, Babinski war rechts positiv. Rasche Erholung nach i. v. Dextroseapplikation. In der Folgezeit wurden 4 Inselzelladenome aus dem Pankreas entfernt. Die weiteren Untersuchungen deckten einen erhöhten Calcium- (14,4 mg% [mg/dl] – und einen erniedrigten Serumphosphatspiegel (0,7 mg% [mg/dl]) auf. Es kam zu Gewichtsverlust, Durst und Polyurie. Bei einer zweiten Operation wurden 4 Nebenschilddrüsenadenome entfernt. Der Patient erholte sich zufriedenstellend von beiden operativen Eingriffen, gewann seine volle Kraft in den Armen zurück, Armeigenreflexe und Vibrationssinn kehrten wieder

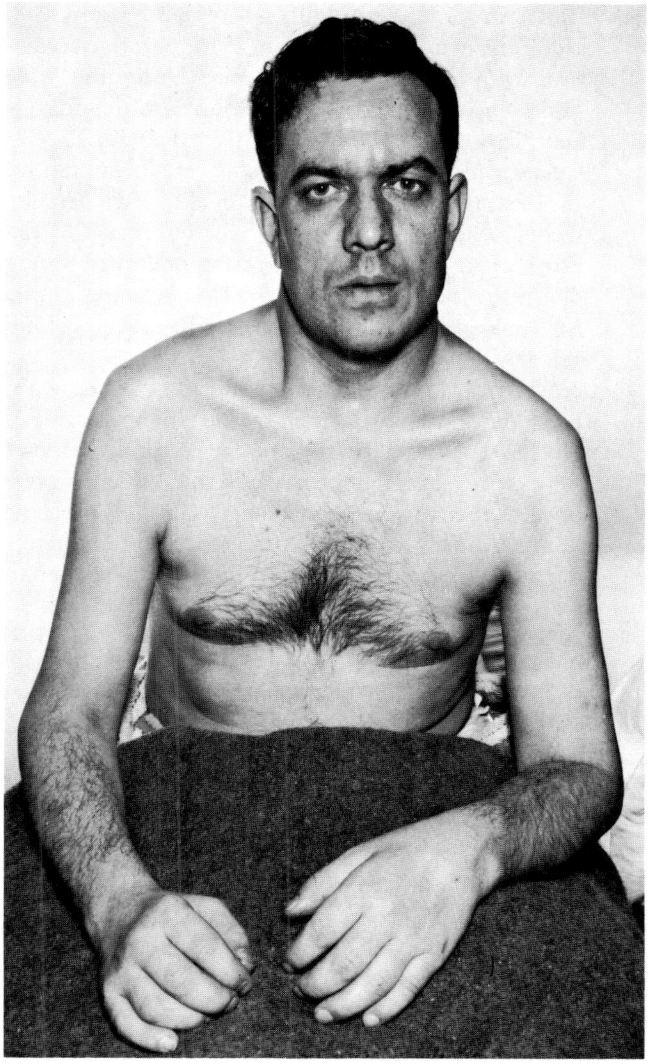

bei Hypoglykämie leiden meist nicht an der funktionellen oder reaktiven Form. Solche Kranke sind gewöhnlich emotional labile junge Frauen, deren Erscheinungen am Vormittag auftreten, häufig provoziert oder verstärkt durch körperliche Belastung. In solchen Fällen läßt sich selten der Nachweis erbringen, daß die Symptome auf einer Hypoglykämie beruhen. Das Beschwerdebild ist schwer verständlich.
Leider wird zu häufig die Diagnose Hypoglykämie aufgrund unzureichender Befunde gestellt. Wenn sie zu vermuten ist, sollte der Hungerversuch unter stationären Voraussetzungen vorgenommen werden. Beim Insulinom läßt 12–16stündiges Fasten über Nacht den Blutzucker bei 90% der Fälle auf unternormale Werte absinken. Nach dem Hungerversuch ist die Plasma-Insulinkonzentration in der Regel angestiegen. Manchmal sind noch weitere Tests nötig, etwa die Wirkung von i. v. appliziertem Glucagon oder Tolbutamid zu prüfen, allerdings ist der letztere Versuch nicht ungefährlich. Die Glucosetoleranztests liefern keine eindeutigen Resultate. Gelegentlich fördert die Untersuchung bei Insulinomträgern auch Adenome in anderen endokrinen Organen zutage, in der Hypophyse, den Nebenschilddrüsen – oder auch ein Magenulkus (Zollinger-Ellison-Syndrom). Hypoglykämie gibt es auch bei Kranken mit ausgedehnten Mesenchymgeschwülsten, Sarkomen, Fibromen und Mesotheliomen. Die Ursache ist dabei nicht bekannt.

Hypoparathyreoidismus

Das Parathormon hat zwei unterschiedliche, aber eindeutige Wirkungen. Es reduziert die Rückresorption von Phosphaten über einen direkten Einfluß auf die Nierentubuli, und es mobilisiert Calcium aus den Knochen. Beim Hypoparathyreoidismus kommt es zu einem Anstieg des Serum-Phosphors und zu einem Abfall der Serum-Calciumkonzentration. Letztere ist verantwortlich für die gesteigerte Erregbarkeit der nervösen Substanz und für bestimmte Veränderungen in ektodermalen Geweben. Meist ist der Hypoparathyreoidismus die Folge einer zufälligen Entfernung oder Verletzung der Nebenschilddrüsen bei der Thyreoidektomie. Er kann ebenso idiopathisch auftreten und dann gelegentlich familiär.

Nach einer Schilddrüsenoperation wird er während der ersten postoperativen Woche manifest. Die Erscheinungen können leicht und passager sein, Parästhesien in den Extremitäten und perioral, Ruhelosigkeit und Angst. Diese Symptome können auch spontan wieder verschwinden. In anderen Fällen sind sie ausgeprägter und bestehen in schmerzhaften Crampi der Hände (Karpopedalspasmen), Fazialis- und Larynxspasmen, kenntlich an Heiserkeit und Stridor. Diese gut bekannten Erscheinungen der Tetanie sieht man heutzutage selten. Die temporäre Hypokalziämie äußert sich in einer latenten Tetanie, bei der die nervöse Erregbarkeitssteigerung zu erkennen ist an den gut bekannten Chvostek- und Trousseau-Zeichen. Ersteres ist positiv, wenn das Beklopfen des Fazialisstammes eine gleichseitige Kontraktion der Lippen- und Gesichtsmuskeln hervorruft, letzteres, wenn beim Anlegen einer Blutdruckmanschette am Oberarm und Druckanstieg gerade über den systolischen Blutdruckwert für die Dauer von 3 Min. Karpopedalspasmen ausgelöst werden können.

Während die Erkennung einer postoperativen Tetanie keine Schwierigkeiten bereitet, steht es anders beim chronischen Hypoparathyreoidismus. Es braucht dabei nicht nur keine Tetanie zu bestehen, der chronische Hypoparathyreoidismus kann sich auch lediglich in einem allgemeinen Krankheitsgefühl äußern, dessen Ursache schwer zu erkennen ist. Die Haut-, Haar- und Nagelveränderungen führen den Patienten gern zum Dermatologen, eine Katarakt zum Ophthalmologen, die Dysphonie zum Otologen, Angstzustände und depressive Verstimmungen zum Psychiater und epileptische Anfälle sowie Papillenödem zum Neurologen. Man hat vermutet, daß die beiden zuletzt genannten Symptome vielleicht auf ein Hirnödem zu beziehen sind, ihre wirkliche Pathogenese ist aber nicht bekannt. In den wenigen Fällen von Papillenödem beim Hypoparathyreoidismus, die wir gesehen haben, war die Visusstörung geringfügig und der Liquordruck erhöht. Eine Tetanie ist nicht zwangsläufig vorhanden, wenn epileptische Anfälle auftreten.

Die Frau in mittleren Jahren mit einer Thyreoidektomienarbe ist eine wohlbekannte Patientin. Sie klagt gewöhnlich über Mattigkeit, vage körperliche Beschwerden, Angstgefühl oder Niedergeschlagenheit. Diese Symptome können Folge einer Insuffizienz der Nebenschilddrüsen oder auch der Schilddrüse, oder sie können Ausdruck einer psychischen Störung sein, von der präoperativ angenommen wurde, sie beruhe auf einer Schilddrüsenüberfunktion. Den Begriff einer chronischen milden Nebenschilddrüseninsuffizienz teilen wir nicht. Erfahrungen mit Familien solcher Fälle stützen die Annahme, daß wir es dabei mit primär psychischen Erkrankungen zu tun haben. Wäre die Schilddrüse nicht so leicht chirurgisch angehbar, würde es wahrscheinlich weniger neurotische Frauen geben, die thyreoidektomiert worden sind.

Der idiopathische Hypoparathyreoidismus ist sehr selten. Der Kranke ist häufig kleinwüchsig, aber normal proportioniert. Seine geistigen Fähigkeiten können unter der Norm liegen, er kann eine Katarakt haben oder ektodermale Defekte. Tetanie, Papillenödem oder Epilepsie führen zur Verdachtsdiagnose eines Hirntumors. Der Nachweis symmetrischer Stammganglienverkalkungen auf der Schädelnativaufnahme muß die Aufmerksamkeit sofort auf den Serum-Calciumspiegel lenken.

Normalerweise wird der Plasma-Calciumspiegel vom Nebenschilddrüsenhormon und Vitamin D reguliert. Die Art und Weise, wie dies geschieht, ist nicht bekannt, jedoch stimuliert Vitamin D die Calciumabsorption im Magen-Darm-Kanal. Ein weiteres Hormon, das Calcitonin, senkt das Serum-Calcium, wobei noch nicht bekannt ist, ob dieses Hormon beim Menschen Bedeutung für das Calciumgleichgewicht hat. Bei Patienten mit medullären hochmalignen Schilddrüsenkarzinomen wird es vermehrt gebildet. Diese Überproduktion kann vergesellschaftet sein mit einem Phäochromozytom oder einer Neurofibromatose und dadurch das Krankheitsbild dem Neurologen zu Gesicht bringen. Calcitonin ist nützlich zur Behandlung der Kopfschmerzen beim Morbus Paget. Es reduziert die alkalische Serumphosphatase.

Beim *Pseudohypoparathyreoidismus* liegt ein ererbter Defekt der Nierentubuli vor, die auf Parathormon nicht ansprechen. Es kommt zur Phosphatretention und Hypokalziämie. Solche Kranke sind rundgesichtig, klein und stämmig mit kurzen Mittelhand- und Mittelfußknochen, häufig geistig retardiert, mit schlechtem Gebiß und Kalkablagerung in den basalen Ganglien und im Kleinhirn. Das Syndrom des Pseudohypoparathyreoidismus

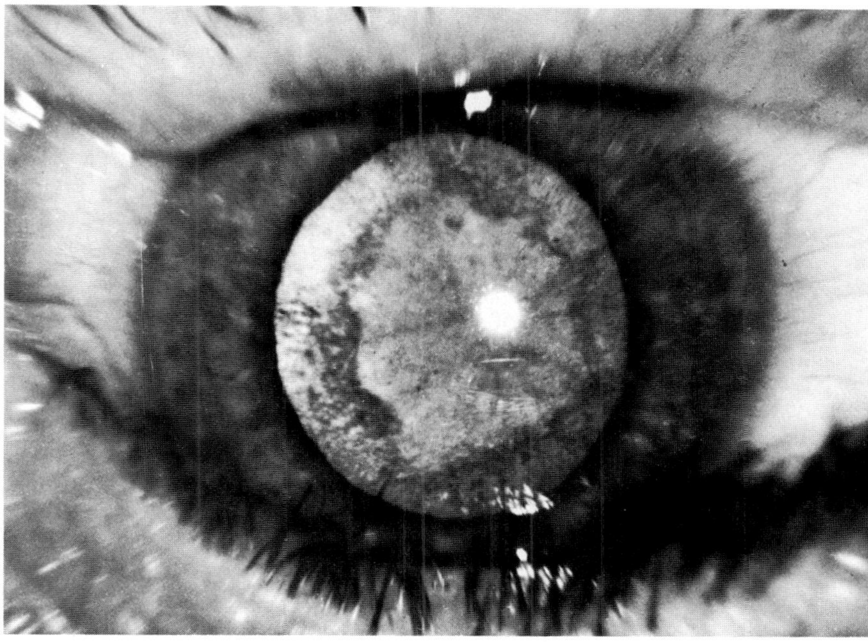

a

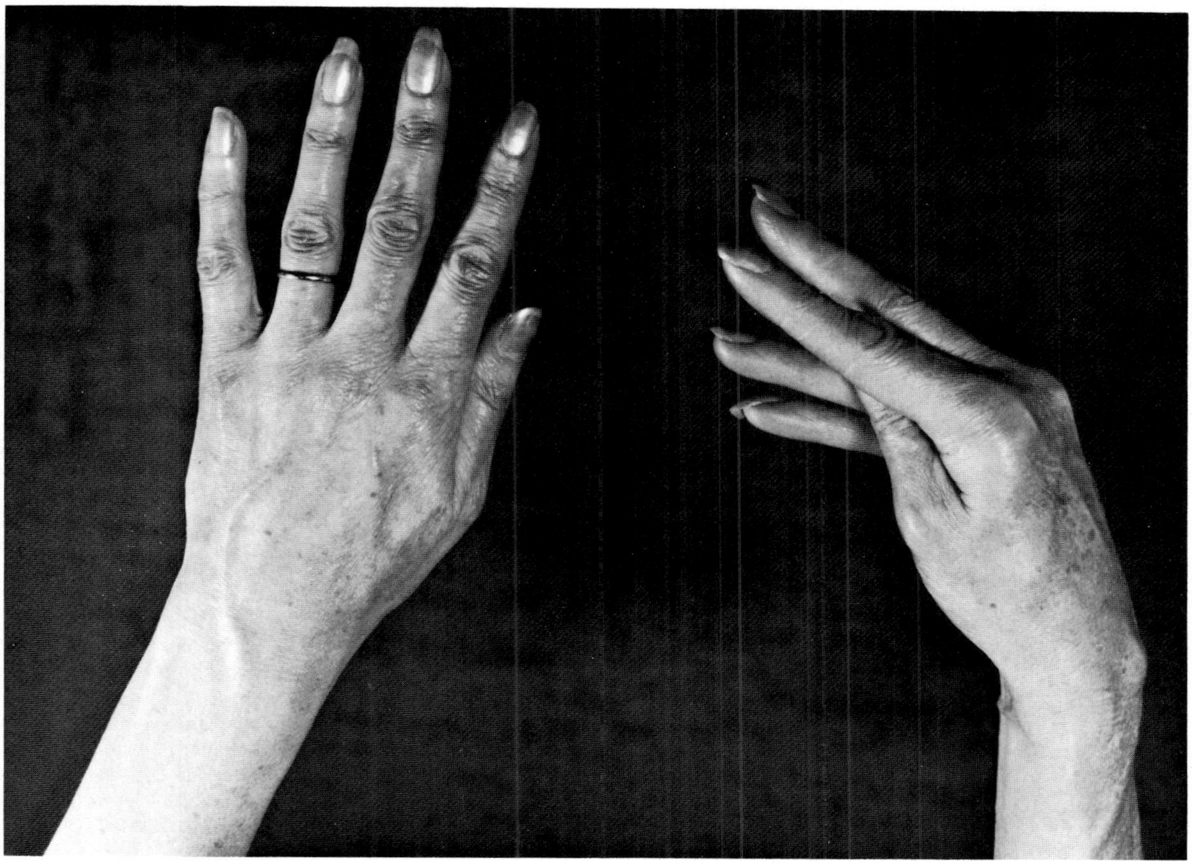

b

486 a–b Hypoparathyreoidismus nach Thyreoidektomie: **a** Katarakt und **b** Karpopedalspasmus der rechten Hand

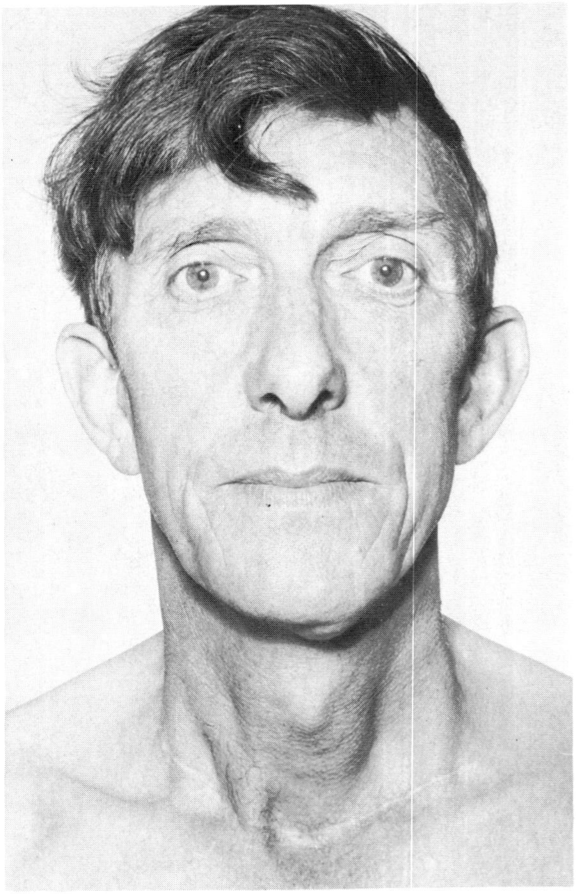

487 Verdacht auf Hypoparathyreoidismus: 55 Jahre alter Mann. Partielle Thyreoidektomie wegen Thyreotoxikose 1940. Nachoperation 1948, 1953 und 1970. Nach der letzten Operation Heiserkeit, Mattigkeit und Parästhesien in den Extremitäten. Die klinische Untersuchung ergab keinen Hinweis auf Schilddrüsenunterfunktion oder Hypoparathyreoidismus. Stimmbandparese links. Serum-Calcium, Phosphor und alkalische Phosphatase normal. Kalzliumausscheidung im 24-Stunden-Sammelurin normal. Natrium-EDTA-Infusionstest normal. Nach unserer Erfahrung ist Neurasthenie die einleuchtendere Erklärung als Hypokalziämie für das Fortbestehen vager Symptome nach Schilddrüsenoperation

ist gekennzeichnet durch eine Störung im Erfolgsorgan, dieses kann auf Parathormon nicht reagieren. Nicht selten kommt der Kranke mit epileptischen Anfällen zum Neurologen.

TROUSSEAU beobachtete sein Zeichen durch Zufall:

„Ich war zugegen, als einer Frau, die an Verkrampfungen litt, Blut aus der Armvene entnommen wurde, und ich sah die Verkrampfung in die Hand der Seite zurückkehren, wo die Staubandage lag".

Er nannte das Phänomen „rheumatische Kontraktionen bei stillenden Müttern und Ammen". Zweifellos waren dies exemplarische Fälle einer Hypokalziämie durch zu geringe Kalziumaufnahme und

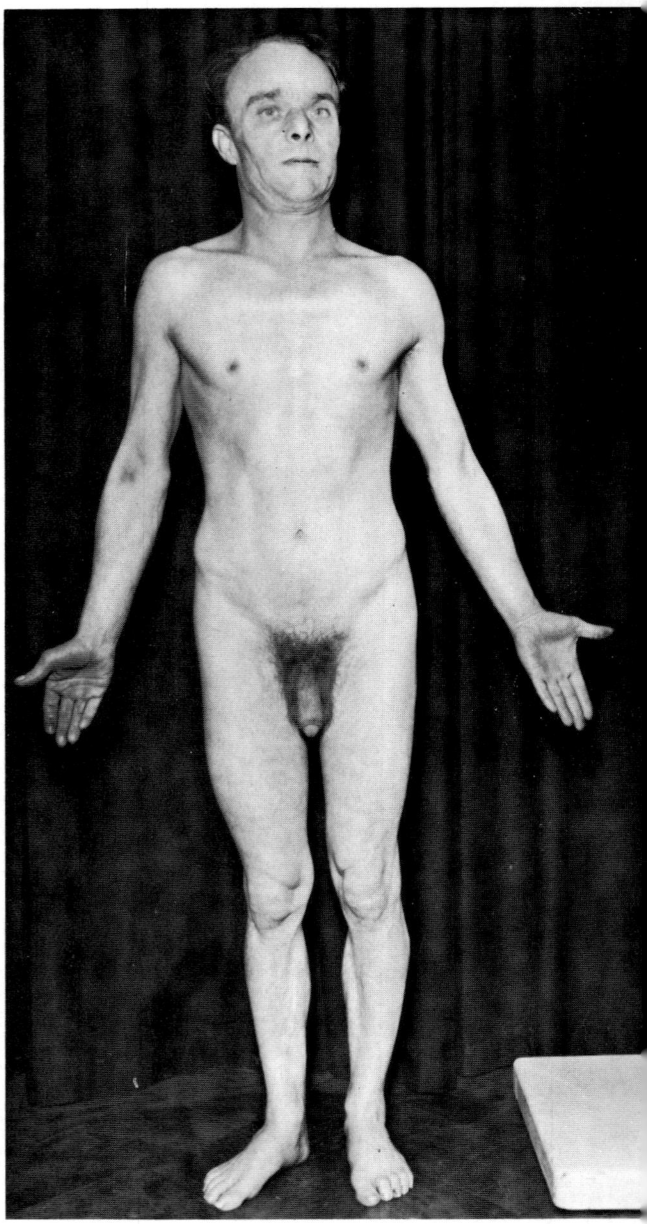

a

488 a–c Verdacht auf Hypoparathyreoidismus: **a** 43 Jahre alter Mann, debil, Zwergwuchs, 1,42 m groß. IQ 78. Krankenhausaufnahme wegen plötzlicher Kopfschmerzen, Erbrechen und fraglichen fokalen Anfällen im linken Arm. **b+c** Röntgenaufnahmen des Schädels zeigen eine beidseitige Basalganglienverkalkung. Luftbild und Karotisangiogramm normal. Serum-Calcium 9,9 mg% (mg/dl), Serum-Phosphor 3,4 mg% (mg/dl). Keine radiologischen Hinweise auf Rachitis oder Osteomalazie, kein Hinweis auf Niereninsuffizienz oder Steatorrhö. Ein Bruder erkrankte an Parkinsonismus mit 23 Jahren, die Schädelaufnahmen waren normal, ebenso Serum-Calcium und Serum-Phosphor. Die Diagnose war idiopathische Stammganglienverkalkung. 10 Jahre später waren beim Bruder ebenfalls Verkalkungen in den Stammganglien vorhanden

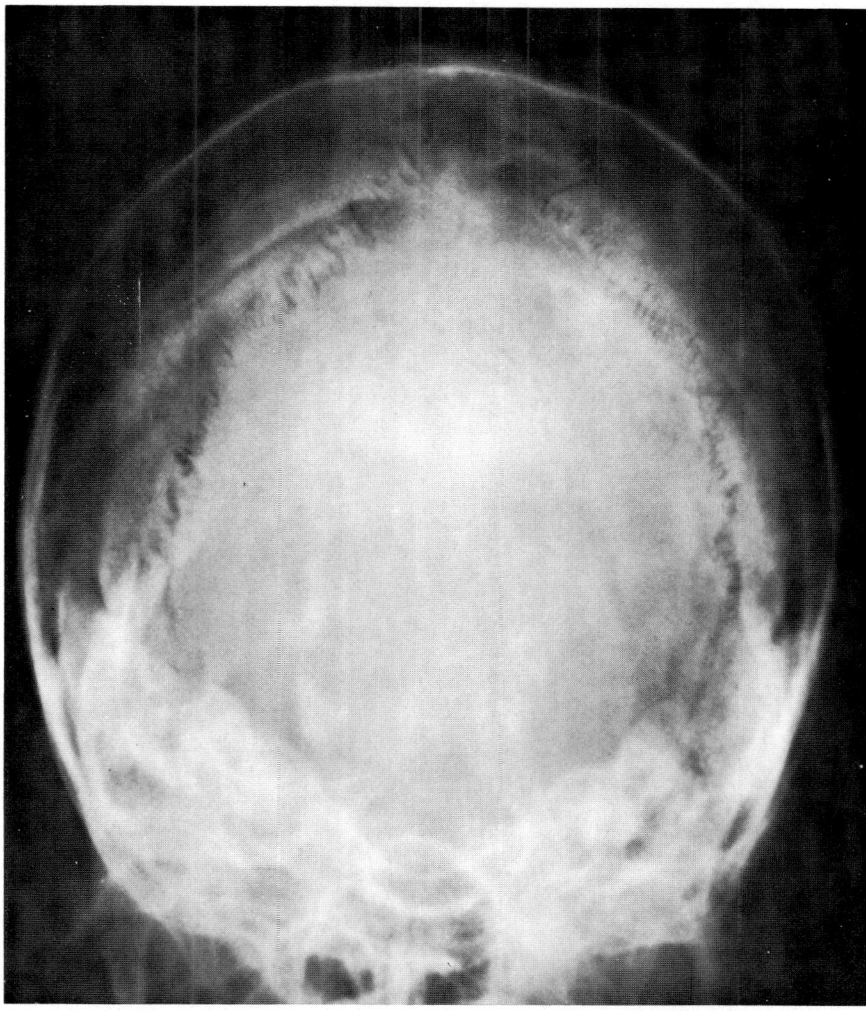
488b

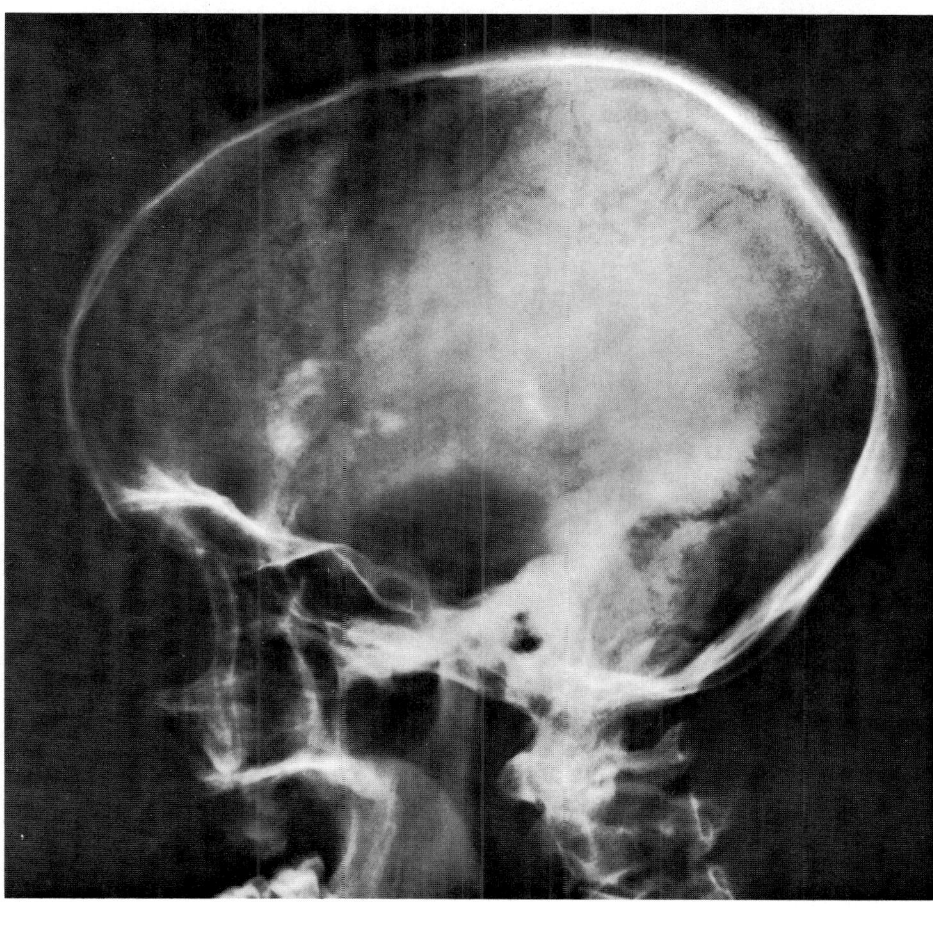
488c

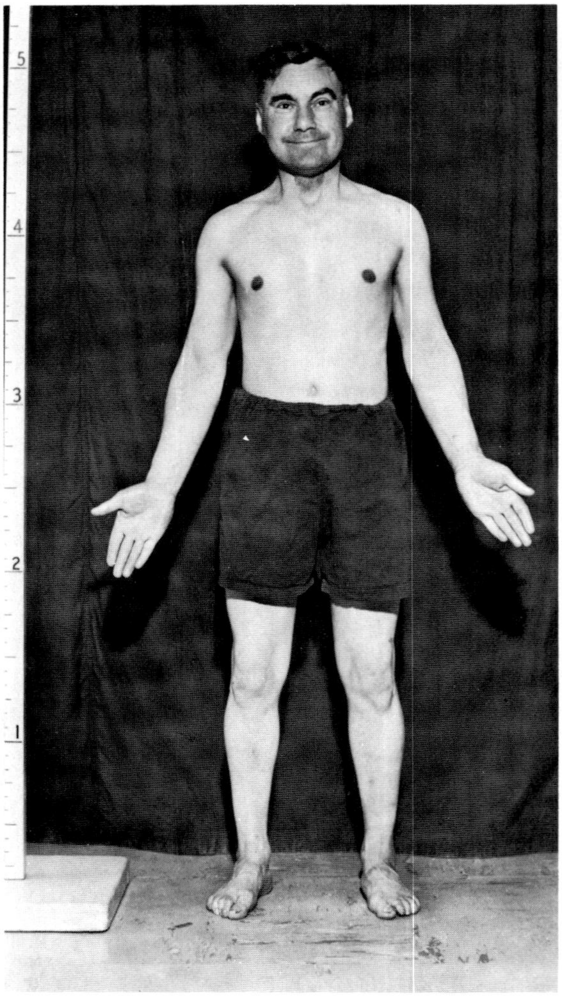

a

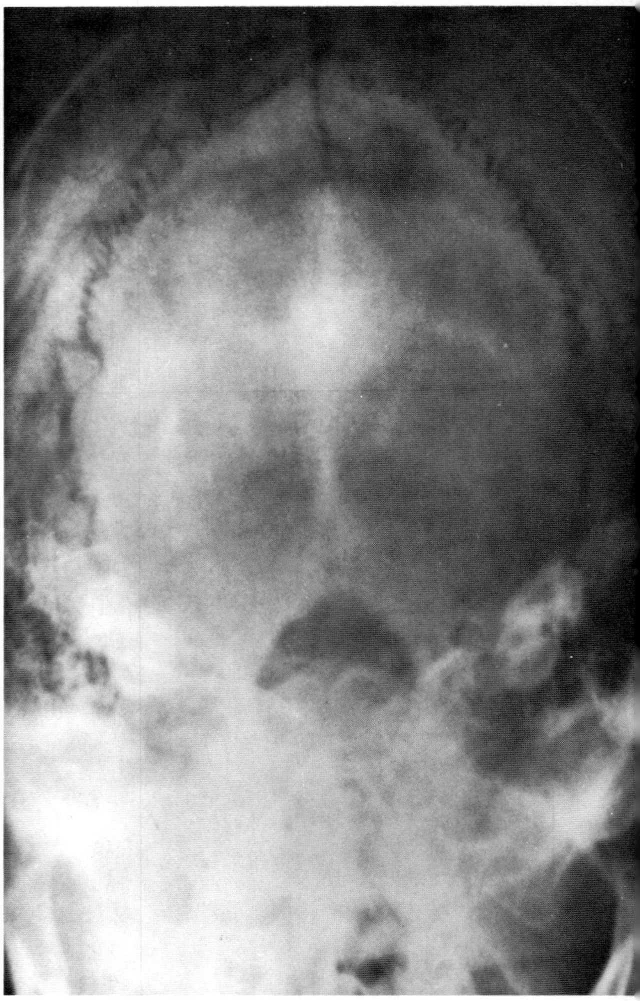

c

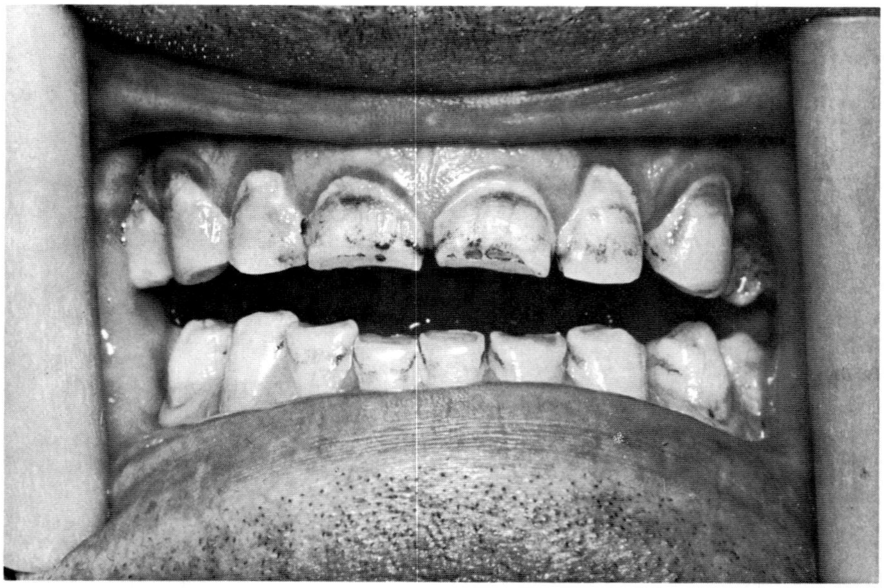

b

489 a–f Idiopathischer Hypoparathyreoidismus: 35 Jahre alter Mann. **a** Debil, klein (1,56 m), rundgesichtig, **b** hypoplastisches Gebiß. Wurde überwiesen wegen passagerer Schwäche und Ungeschicklichkeit des linken Armes und des linken Beines, gelegentlich dysarthrisch. Keine Paresen, normale Reflexe, keine Sensibilitätsstörungen. Chvostek- und Trousseau-Zeichen beidseits stark positiv. Unbeholfene Willkürbewegungen und schmerzhafte Crampi im linken Arm, Augenhintergrund normal, beginnende Katarakt. Serum-Calcium 5,6 mg% (mg/dl), Serum-Phosphor 6,9 mg% (mg/dl). Normale Reaktion auf Parathorm. Normale Metakarpalia. **c + d** Auf der Schädelaufnahme bilaterale Stammganglienverkalkung. Günstige therapeutische Wirkung von Vitamin D und Calcium.
Bei einem anderen Patienten symmetrische Kalkablagerungen

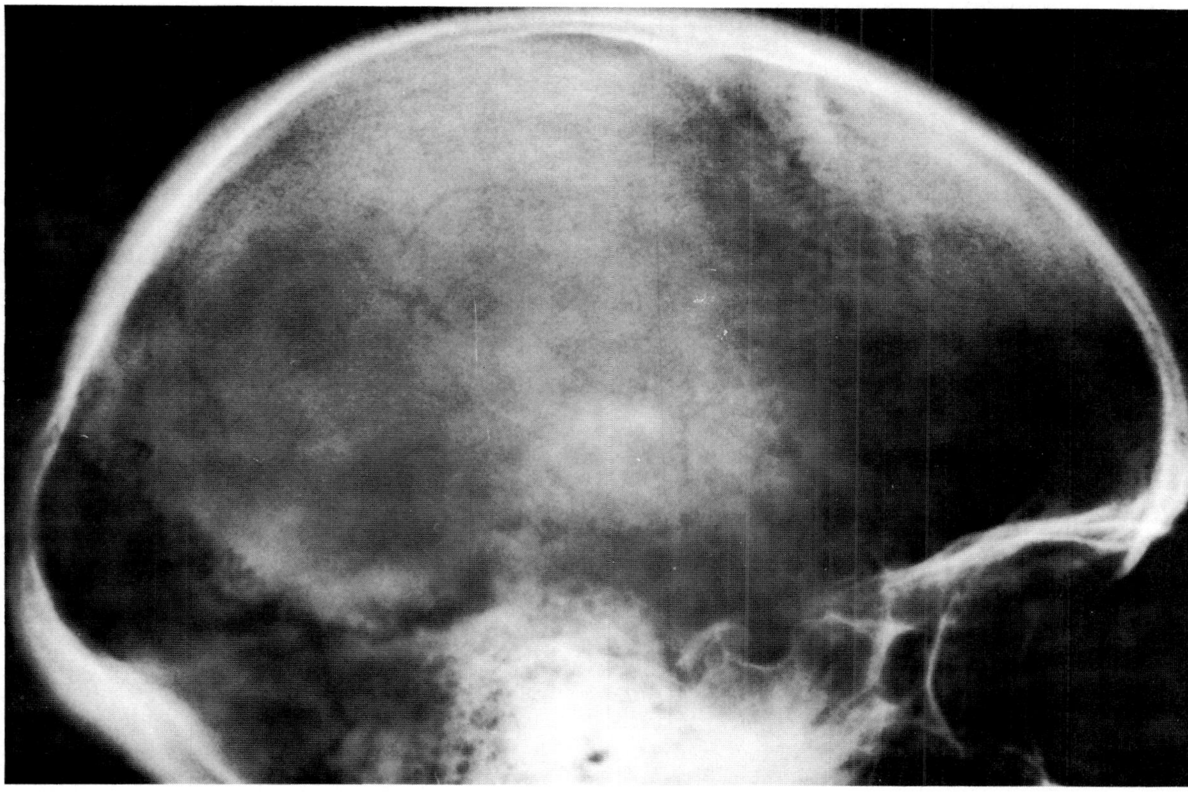

d

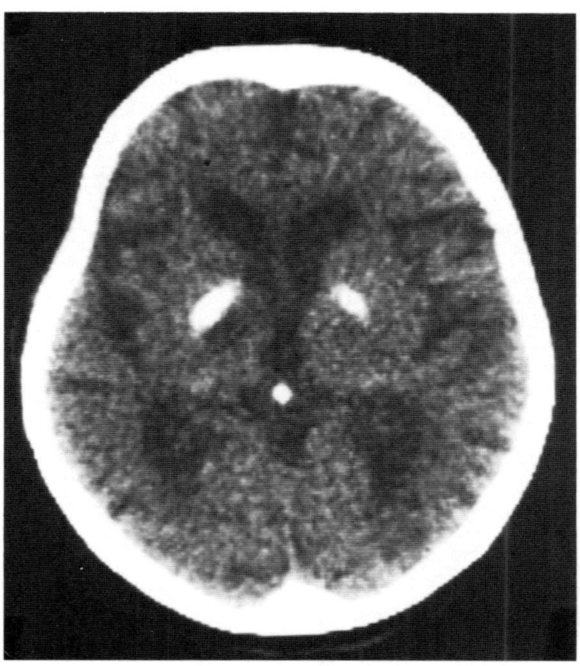

e

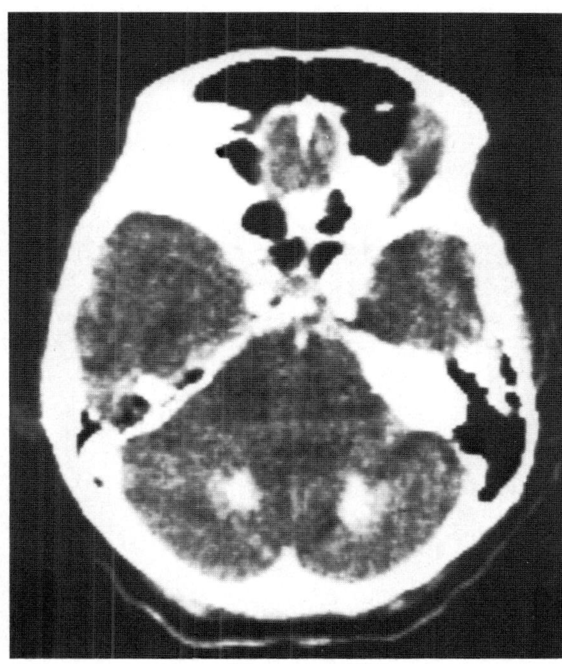

f

vom striatozerebellären Typus im Computertomogramm. **e** Idiopathische Kalkeinlagerung in beiden Putamina und **f** in beiden Zahnkernen des Kleinhirns. 81jährige Frau, bei der seit vielen Jahren ein kleinschrittiger Gang und gelegentlicher feinschlägiger Händetremor bekannt war. Serum-Calcium mit 8,9 mg% (mg/dl), Serum-Phosphor mit 3,6 mg% (mg/dl) im Normbereich. Verkürzte Metacarpalia IV und V beiderseits. Pseudo- oder Pseudopseudohypoparathyreoidismus (kein Parathormon bestimmt). Keine Strumaoperation in der Vorgeschichte. Die Kranke kam zur Aufnahme, weil sie am Morgen mit einer Halbseitenlähmung rechts und Aphasie erwachte. Karotisverschluß links im Dopplersonogramm. Eine Infarktzone hatte sich im Computertomogramm noch nicht abgegrenzt (Neurologische Universitätsklinik Heidelberg)

Vitamin-D-Mangel bei der Laktation. Der Ausdruck Tetanie wurde von LUCIEN CORVISART (nicht JEAN-NICOLAS CORVISART, dem Lieblingsarzt Napoleons) im Jahre 1852 vorgeschlagen. TROUSSEAU beschrieb sein Zeichen 1868, CHVOSTEK 1870. Das Chvostek-Zeichen wird oft auch bei gesunden Kindern beobachtet.
Eine der ersten Mitteilungen infantiler Tetanie stammt von JOHN CLARKE, einem Londoner Geburtshelfer, aus dem Jahre 1815. Er beschreibt in seinen Kommentaren über einige der wichtigsten Kinderkrankheiten „die krampfhaften Inspirationen – das pfeifende Geräusch – den Opisthotonus, den Zehen- und Fingerbeugekrampf mit Einschlagen des Daumens in die Handfläche".

Hyperparathyreoidismus

Endokrine Störungen haben die Eigenart, sich hinter verschiedenen Masken zu verbergen. Obwohl das neurologische Repertoire der Nebenschilddrüsenüberfunktion seine Grenzen hat, beansprucht ein bestimmter Aspekt unsere Aufmerksamkeit. Zuerst wurde festgestellt, daß der Hyperparathyreoidismus Ursache der generalisierten Ostitis fibrosa cystica im Rahmen des Morbus v. Recklinghausen ist. Dann fand man, daß eine Osteomalazie auch ohne Zystenbildung im Knochen auftreten kann, daß Nierensteine häufig sind und die Nieren ohne die klassische Knochenerkrankung befallen sein können. Schließlich wurden die generalisierten Wirkungen der Hyperkalziämie erkannt, nämlich Anorexie, Nausea, Schwäche, Gewichtsverlust, Schläfrigkeit, Durst und Polyurie. Zu diesen Symptomen können die chronische Obstipation sowie psychische Erscheinungen hinzugezählt werden. Von diesen drei Syndromen der Krankheit – jene an den Knochen, an den Nieren und die generalisierte Störung – ist, wie man heute weiß, die Knochenmanifestation die seltenste.
Die generalisierten Symptome der Hyperkalziämie beanspruchen das Interesse des Neurologen, weil zu den Klagen über Müdigkeit, Abgespanntheit, Kopfschmerzen und Appetitverlust eine schwere Muskelschwäche und eine Hypotonie hinzutreten können. Der Verdacht auf eine Addison-Krankheit taucht dann auf. Ein watschelnder Gang läßt an die Muskeldystrophie denken, die eindrucksvolle Polyurie und Polydipsie an den Diabetes insipidus. Mit der vermehrten Wasserausscheidung geht eine vermehrte Kalziumexkretion einher. Episodische Verwirrtheitszustände bei einem Patienten, der über abnormen Durst und Polyurie klagt, sollten Anlaß sein, den Serum-Kalziumspiegel zu bestimmen. Er ist erhöht, während das Serumphosphat erniedrigt ist. Die Ursache des Hyperparathyreoidismus ist meist ein Nebenschilddrüsenadenom.
Man darf jedoch nicht vergessen, daß die generalisierten Erscheinungen der Hyperkalziämie bei sehr vielen Krankheiten beobachtet werden können, z. B. bei einer exzessiven Zufuhr von Vitamin D oder Kalzium, bei der Sarkoidose oder nach osteo-

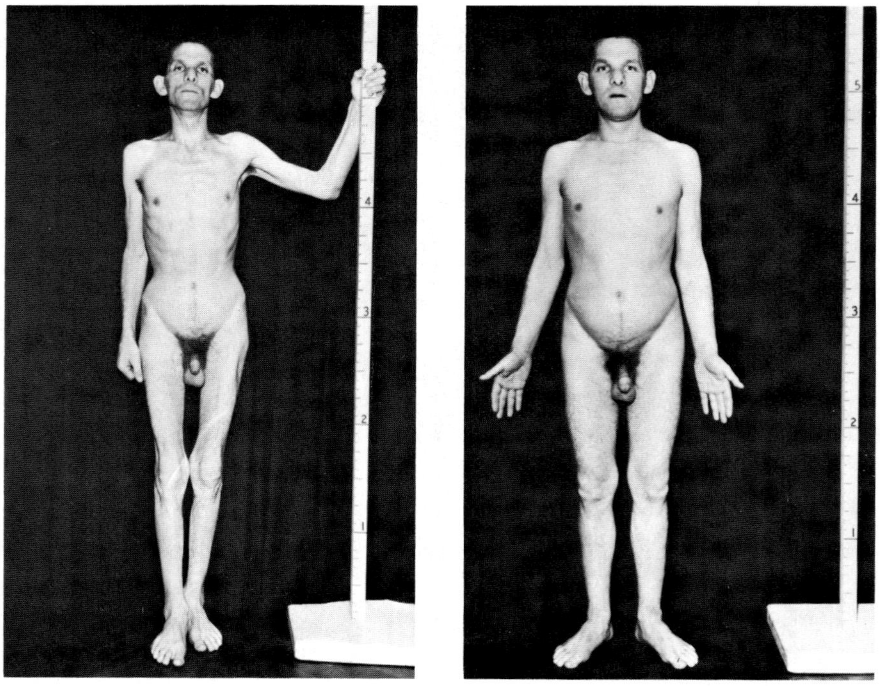

a b

490 a + b Hyperparathyreoidismus: Nebenschilddrüsenadenom: 37jähriger Mann. Generalisierte Muskelschwäche und Muskelatrophie mit Polyurie und Polydipsie. Keine Veränderungen an Nieren oder Skelett. Serum-Calcium 17,0 mg% (mg/dl), Serum-Phosphat 3,3 mg% (mg/dl). der Operation. **a** Vor der Operation. **b** 1 Jahr nach der Entfernung eines Nebenschilddrüsenadenoms lytischer Knochenerkrankung. Maligne Tumoren können Hormone bilden, die den Kalziumstoffwechsel beeinflussen und das Plasma-Calcium ansteigen lassen, ohne den Knochen zu affizieren. Solche Geschwülste sind Mamma-, Bronchial-, Nieren-, Magen- und Uteruskarzinome sowie Lymphome. Kalkeinlagerungen in der Hornhaut des Auges sollen das auffallendste Symptom der Hyperkalziämie darstellen, das in 25% der Fälle von Nebenschilddrüsentumoren vorkommt. Man sieht die Kalkeinlagerungen am besten mit einer Handlinse. Sie sind als feine Körnchen am Übergang der Kornea in die Sklera zu erkennen.

Endokrine Komplikationen bei Karzinomen

Dem Neurologen sind die in seinem Fachgebiet vorkommenden Komplikationen der Karzinome vertraut. Sie bestehen in *Neuropathien, Myelopathien,* dem *myasthenischen Syndrom* und den *Enzephalopathien.* Weitaus am häufigsten treten sie auf beim Bronchialkarzinom, dem Mammakarzinom, dem Karzinom der Zervix, der Ovarien und des Kolon. Sie sind innerhalb der vergangenen 25 Jahre beschrieben worden, ihre Pathogenese ist trotzdem noch immer unbekannt, vermutet werden humorale Faktoren. Zur selben Zeit ist man auch darauf aufmerksam geworden, daß Krebszellen Polypeptide sezernieren, deren biologische Effekte nicht unterscheidbar sind von hormonal wirkenden Polypeptiden, die aus endokrinen Drüsen stammen. Sie werden ektopische Hormone genannt. Solche paraendokrinen Syndrome scheinen nicht so häufig vorzukommen wie die neurologischen Symptome der Krebse selbst, aber sie werden oft übersehen und können Schwierigkeiten bei der Diagnose bereiten. Für den Neurologen von besonderem Interesse sind die Fälle von Cushing-Syndrom infolge doppelseitiger Nebennierenhyperplasie, hervorgerufen durch Karzinome des Bronchus oder anderer Organe, die Corticotropin sezerniern. Folge der daraus entstehenden hypokaliämischen Alkalose sind Muskelschwäche, Durst und Polyurie. Ein Cushing-Syndrom bei einem Mann ist verdächtig auf ein Karzinom.

Ein weiteres Beispiel einer solchen Störung ist die pathologische Abscheidung antidiuretischen Hormons. Sie kommt ebenfalls bei Bronchialkarzinomen vor und bei Lymphomen. Die fortgesetzte Sekretion des Hormons führt zur Überwässerung und zum Hirnödem. Sie äußert sich in Reizbarkeit, Schläfrigkeit, Benommenheit oder Verwirrtheit und kann münden in epileptische Anfälle und Koma. Die Hyponatriämie beruht auf der Dilution, nicht auf einem isolierten Elektrolytverlust, auch die übrigen Plasmabestandteile sind wegen des erhöhten Plasmawassergehaltes betroffen.

Drittes Beispiel ist die Hyperkalziämie der osteolytischen Knochenmetastasen. Sie kommt vor beim Mammakarzinom, Prostata-, Bronchus- und Nierenkarzinom, ebenso bei Leukämien, beim Myelom und Lymphom. Die Symptome der Hyperkalziämie sind, unabhängig von ihrer Ursache, Durst, Polyurie, Schläfrigkeit, Muskelschwäche, Erbrechen, Obstipation und psychotische Erscheinungen.

Viertens schließlich sollte der Neurologe das Karzinoidsyndrom bei malignen argentaffinen Intestinalgeschwülsten nicht vergessen. Kennzeichnend ist der blaurote Flush im Gesicht und auf der Brust, vergesellschaftet mit Bauchschmerzattacken, Diarrhö und vielleicht Bronchospasmus. Beim Bronchialkarzinom können diese Episoden mit Angstgefühl, Tremor, Hypotension und anfallsweiser Hautrötung einhergehen. Man nimmt an, daß die unterschiedlichen Erscheinungsbilder dadurch zustande kommen, daß Serotonin entweder primär in die Pfortader oder direkt in den Systemkreislauf gelangt.

11 Haltung und Gang

Haltung

Die Art und Weise, wie ein Mensch sich hält, beruht auf mechanischen, reflektorischen und psychischen Faktoren.

Aufbau und Neigung von Becken und Hüftgelenken beeinflussen die Ausrichtung der Wirbelsäule und der unteren Extremitäten wie auch die aufrechte Haltung im allgemeinen. Der Muskeltonus, welcher reflektorisch gesteuert wird, sorgt für das Bestehenbleiben der Körperhaltung und ihre Regulierung. Der Reflextonus der Muskulatur ist Ausfluß des propriozeptiven Systems, das die Augen, das Labyrinth, die Muskelspindeln und das Kleinhirn umfaßt. Die Muskelspindeln werden von den efferenten γ-Fasern in den Vorderwurzeln auf eine Weise innerviert, daß segmentale Reflexservomechanismen ständig tätig sind, um den Muskeltonus und die Körperhaltung zu steuern. Eine entscheidende Rolle bei dieser koordinierten Aktivität spielt das Kleinhirn, welches SHERRINGTON das „Kopfganglion des propriozeptiven Systems" genannt hat. Der Junge, der freihändig radelt, das Mädchen, das auf Pfennigabsätzen über eine belebte Straße stöckelt, sind Alltagserscheinungen, die niemand aufregen. Und doch sind dies Beispiele für die wunderbare Integration eben dieses propriozeptiven Systems, das dem Taucher, dem Fallschirmspringer und dem Astronauten willkürliche Bewegungen von hoher Präzision erlaubt. Es ist daher nicht erstaunlich, daß, falls Krankheiten eine Störung in diesem System hervorrufen, Beschwerden und Ausfälle besonderer Art auftreten müssen.

Schließlich gibt es einen psychologischen Aspekt der Haltung. Es ist eine bekannte Tatsache, daß die Körperhaltung eines Menschen etwas über seine Persönlichkeit aussagt. Das ungezogene Gebaren eines Kindes, das nichts mit sich anzufangen weiß oder sich nicht anpassen kann, die üblen Angewohnheiten in Bewegung und Gang bei Kindern mit Zwangsvorstellungen, das Niedergeschlagene in der Haltung des Depressiven, das Saloppe in der des Unbekümmerten sind Beispiele, die einem dabei in den Sinn kommen. Dem Physiotherapeuten sind diese Zusammenhänge vielleicht bewußter als dem Kliniker. Im Muskeltonus spiegeln sich die Affekte des Kranken wider.

Muskeltonus

Das Wesen des normalen Muskeltonus ist eingehend von Physiologen untersucht worden. Kliniker befaßten sich hauptsächlich mit der Aufdeckung des abnormen Tonus. Erstere Forschungsrichtung benötigt genaue Methoden, letztere hat sich mit gröberen Versuchsanordnungen zufrieden zu geben. Dessen ungeachtet ist es mehr als ein bloßer Eindruck, wenn ein erfahrener Kliniker einen vermehrten Muskeltonus findet, wie z. B. am Handgelenk bei einem Patienten mit beginnendem Parkinsonismus. Wenn er das Handgelenk des Patienten in der eigenen Hand hält und die Finger in seiner anderen und dabei die Hand des Patienten sanft beugt und streckt, prüft und mißt er den Tonus in fachgerechter Weise. Was er festzustellen sucht, ist der Grad der kontinuierlichen Spannung der Muskeln des Unterarms – den Muskeltonus. Er wird unter normalen Umständen aufrechterhalten von einer asynchronen Impulsfolge in den Motoneuronen, die die Muskeln versorgen. Im Grunde ist dies ein spinaler segmentaler Reflex, denn er verschwindet, wenn an irgendeiner Stelle des Reflexbogens eine Verletzung oder eine Erkrankung lokalisiert ist, wie bei der Polyneuritis, bei Nerven- und Nervenwurzelverletzungen, bei der Tabes, einer Vorderhornzellerkrankung und freilich auch bei Erkrankungen in den Muskeln selbst. Auch über supraspinale Mechanismen kann der Muskeltonus in Mitleidenschaft gezogen werden. Die hemiplegischen Gliedmaßen bei einem Schlaganfall oder die paraplegischen bei einer Rückenmarksverletzung bleiben hypotonisch und schlaff, bis die Wirkung des Schocks abgeklungen ist. Muskelhypotonie wird auch beobachtet bei Erkrankungen des Kleinhirns und bei der Chorea. Plötzlicher Tonusverlust kommt bei der Kataplexie vor und bei den „drop attacks" bejahrter Menschen.

Der Muskeltonus wird beurteilt durch Beobachtung und durch Ausführen passiver Bewegungen. Das Herabhängen des Unterkiefers bei der Myasthenie, das der Schultern bei der Muskeldystrophie, das Absinken des ausgestreckten Armes bei zerebellären Krankheiten sind Beispiele einer mit den Augen wahrnehmbaren Hypotonie. Der Hypertonus, ein Enthemmungsphänomen, kann ebenfalls gesehen werden, er wirkt auf die Körperhaltung des Hemiplegikers und des Paraplegikers ein. Passives Bewegen einer Extremität durch den Untersucher ist der wichtigste Test zur Abschätzung des Muskeltonus. Er kann sowohl in einer normalen Extremität wie in einer gelähmten vorgenommen werden. Der Untersucher versucht dabei, den Widerstand festzustellen, den die Muskulatur seinen passiven Bewegungen entgegensetzt. Ein gesteigerter Tonus tritt auf bei pyramidalen und extrapyramidalen motorischen Erkrankungen, bei beiden ist er aber verschieden. Bei Pyramidenbahnläsionen, wie z. B. im Arm des Hemiplegikers, kommt es zur sog. Federmesserspastizität: Der Widerstand gegen passive Bewegung im Ellbogen- oder Handgelenk ist zu Beginn am größten und läßt dann plötzlich nach. Auch ist die pyramidale Spastik gewöhnlich ausgeprägter in den Beugern an der oberen Extremität, aber in den Streckern an der unteren. Bei extrapyramidalen Erkrankungen, wie beim Parkinsonismus, spricht man von Zahnradrigidität oder Rigidität vom Bleirohrtyp. Die extrapyramidale Rigidität betrifft ziemlich gleichmäßig agonistische und antagonistische Gliedmaßenmuskeln, beide sind betroffen, entweder intermittierend oder kontinuierlich während des gesamten Bewegungsablaufes. Die Rigidität bei extrapyramidalen Erkrankungen beruht auf Impulsen, die über der Ebene des Hirnstamms entstehen, während die pyramidale Spastizität auf einem Ungleichgewicht zwischen hemmenden und bahnenden Zentren im unteren Hirnstamm resultiert. Die traditionelle Erklärung der pyramidalen Tonussteigerung als Enthemmungsphänomen ist eine nicht mehr zulässige Vereinfachung, nachdem man mittlerweile weiß, daß die Kraftentfaltung, der Muskeltonus und das Reflexverhalten bei Pyramidenbahnläsionen sehr unterschiedlich gestört sein können. In der hypertonischen Extremität sind die Eigenreflexe in der Regel sehr lebhaft oder eindeutig gesteigert. Diese Reflexe sind Muskeldehnungsreflexe, die reizaufnehmenden Organe der Muskeln – die Muskelspindeln – stimulieren, wenn sie gedehnt werden, die muskeleigenen Motoneurone. Dabei vermag die Trennschärfe zwischen der Tätigkeit der α- und der γ-Fasern dieses sich selbst regulierenden Schaltkreises das Paradoxon einer hypotonen Muskulatur bei gesteigerten Eigenreflexen verständlich zu machen. Bei der Beurteilung der Reflexaktivität bedient sich der Kliniker der Lebhaftigkeit der Reflexantwort, des reflektorischen Bewegungsausmaßes und seiner Dauer. Dies ist natürlich eine Sache der Erfahrung und auch des Ermessens. Dem Unerfahrenen mögen vielleicht lebhafte Fingerreflexe oder ein lebhafter Masseterreflex verdächtig auf eine hohe Halsmark- oder Brückenläsion sein, beides kommt aber auch bei gesunden Personen vor. Eine Asymmetrie in der Reflextätigkeit ist hingegen stets von Bedeutung. Andererseits ist zuzugeben, daß ein Patellarreflex lebhafter sein kann als der auf der Gegenseite, dieser aber den größeren Bewegungseffekt hervorruft. Es wird dann schwierig zu entscheiden, welcher Reflex der hyperaktive ist.

Haltungsabnormitäten

Die Körperhaltung hängt weitgehend ab von der harmonischen Integration aller jener Faktoren, die den Muskeltonus beeinflussen. Eine Krankheit, die

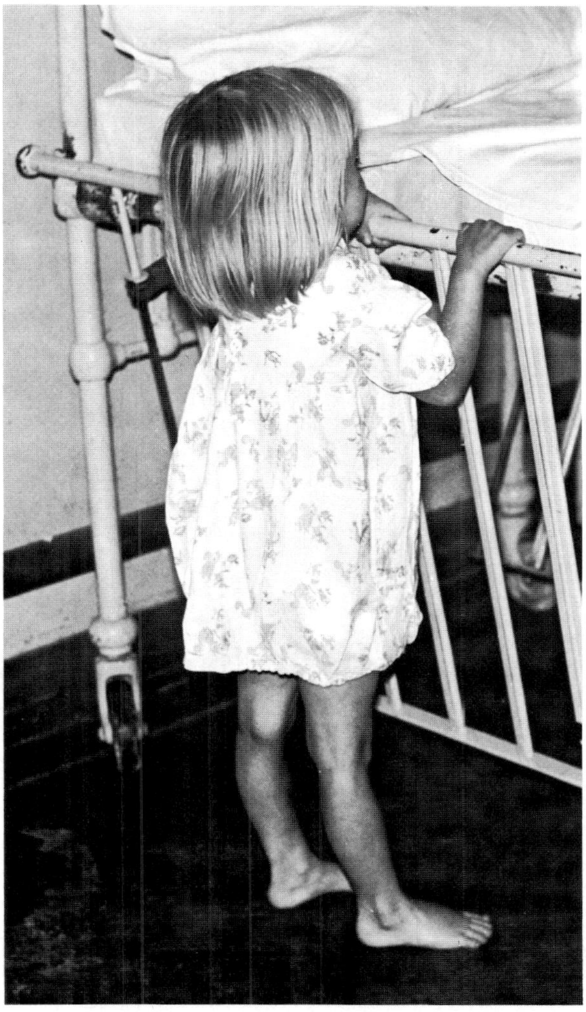

491 Medulloblastom des Kleinhirns: Eine progrediente zerebelläre Ataxie führte zum Hinstürzen und zu einer solchen Angst, daß das Kind sich nicht mehr hinstellen wollte, ohne sich irgendwo halten zu können. Im Bett war sie zufrieden. Auf den Boden gestellt traute sie sich nicht, das Bettgeländer loszulassen. Beidseitiges Papillenödem, kein Nystagmus

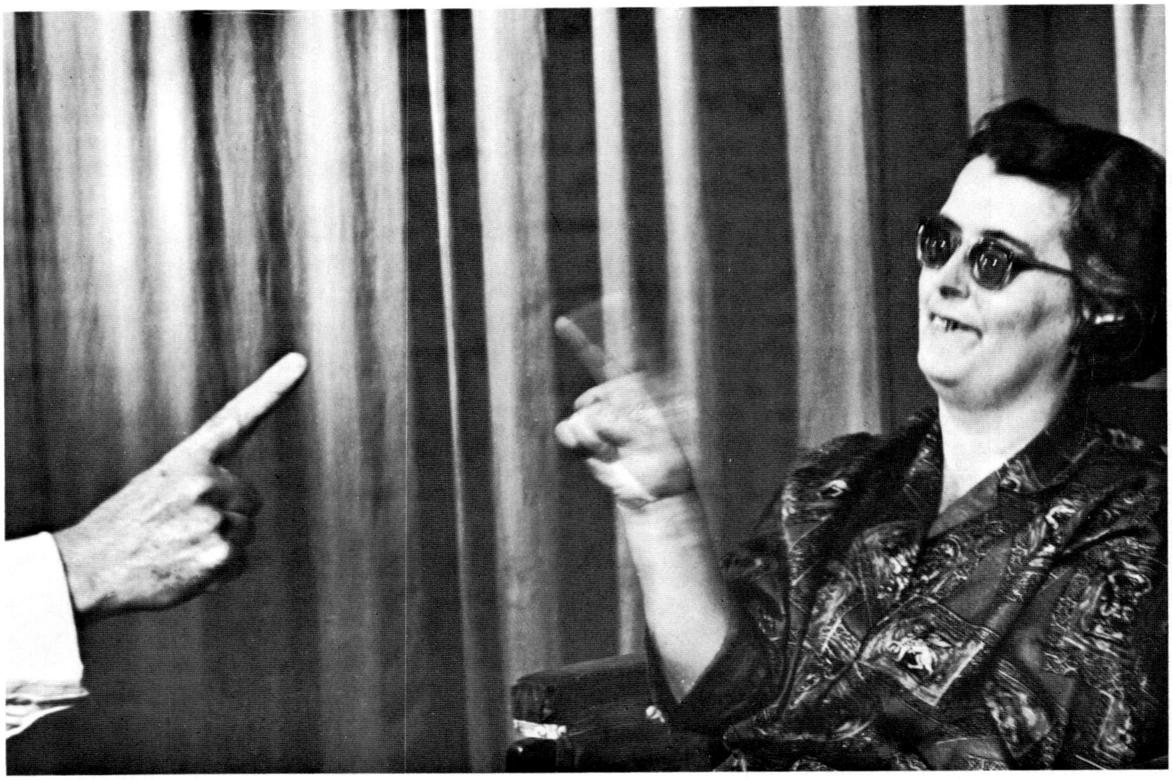

492 Multiple Sklerose: Leichte Koordinationsstörung links beim Finger-Nasen-Versuch. Grobschlägiger Intentionstremor rechts, kenntlich an den verwischten Unterarmkonturen auf dem Photo. Kopf und Schulter schlugen hin und her, wenn sie versuchte, den rechten Arm zu gebrauchen

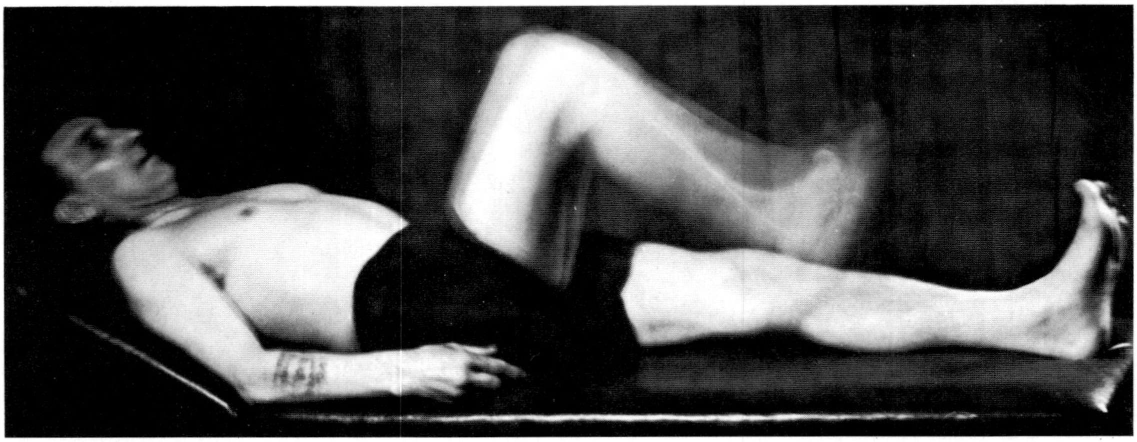

493 Zerebelläre Ataxie: Die Ataxie der Beine wird offenbar beim Knie-Hacken-Versuch. Progressive spinozerebelläre Degeneration. Er hat Schwierigkeiten, eine Ferse auf das gegenüberliegende Knie zu bringen und sie das Schienbein entlang zum Fuß zu führen

den Muskeltonus verändert, wirkt sich auf die Körperhaltung aus. Wir haben gelernt, daß der Tonus bei pyramidalen, extrapyramidalen und zerebellären Erkrankungen verändert wird. Haltungsabnormitäten können geringfügig sein oder schwerwiegend, sie können beobachtet werden beim bewußtseinsklaren und beim bewußtlosen Patienten, im Stehen, Sitzen und Liegen. Die Körperhaltung des Kranken im Bett wird in Kapitel 12 beschrieben.

Wenn ein Patient das Untersuchungszimmer betritt, kann man feststellen, ob der Kopf nach einer Seite geneigt ist oder ob er nach vorn geschoben wird, wie etwa bei zerebellären oder extrapyramidalen Störungen. Schmerzen oder Beschwerden im Nacken oder Hals können diese abnorme Haltung

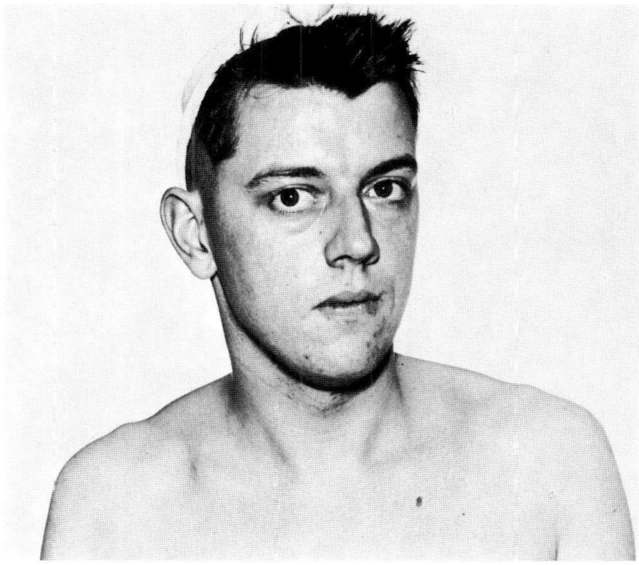

494 a + b Kleinhirnastrozytom links: **a** Der Kopf ist nach links gedreht. **b** Bei ausgestreckten Armen und geschlossenen Augen sinkt der linke Arm ab, er ist hypotonisch und unbeholfen

a

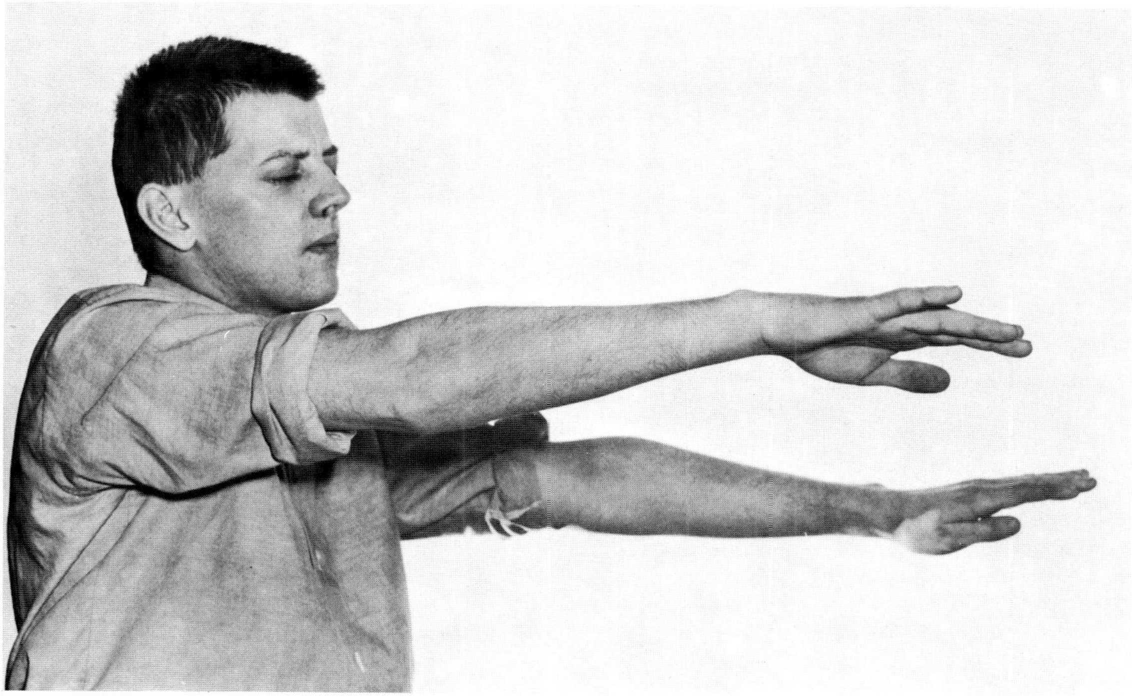

b

ebenfalls erklären. Auch ein Gesichtsfelddefekt kann für eine ungewöhnliche Kopfhaltung verantwortlich sein. Schließlich sei an den relativ unbeweglichen gebeugten Arm des Hemiplegikers und des Parkinson-Kranken erinnert.

Ein plötzliches Schwinden des Muskeltonus ist ein Symptom der Kataplexie und der „drop attacks". Bei der Kataplexie, oft vergesellschaftet mit Narkolepsie, kommt es zu abrupten Anfällen von Muskelhypotonie und Muskelschwäche, die den Kranken hilflos zu Boden fallen lassen. Manchmal scheint es so, als ob die Hypotonie nur die Nackenmuskulatur betreffen würde, so daß der Kopf nach vorn fällt. Diese Attacken werden gern durch Affekte provoziert, etwa durch ein freudiges Ereignis, eine Überraschung oder Zorn. Die Art der zugrundeliegenden Störung bei der Kataplexie und bei den „drop attacks" ist nicht bekannt, wahrscheinlich handelt es sich um einen plötzlichen Funktionsverlust eines Hirnstammreflexkreises.

SHERRINGTON nahm an, daß der Knockout des Boxers von einer Labyrintherschütterung herrühre, die einen kräftigen Athleten momentan zu einem hilflosen Klumpen Fleisch werden läßt, dessen Ge-

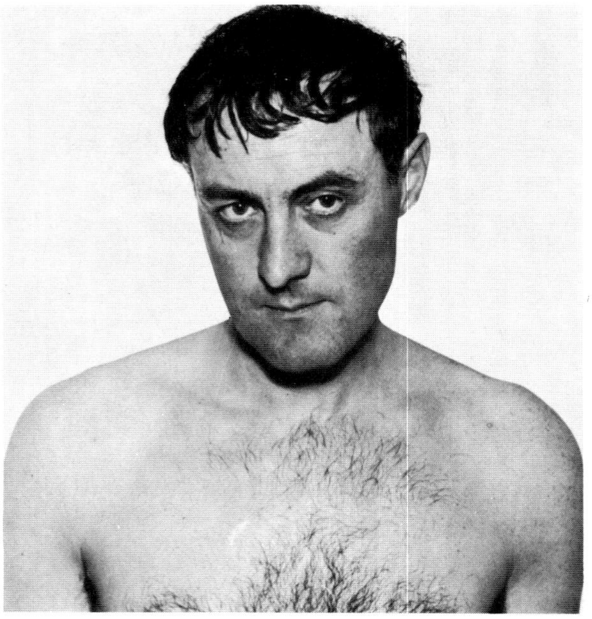

495 Kleinhirnangioblastom links: Hinterkopfschmerzen, Nackensteifigkeit und ungeschickte Bewegungen. Bei einseitiger Kleinhirnerkrankung kann es zu einer Abweichung von Kopf und Körper zur Seite der Kleinhirnläsion kommen. Aber die Kopfhaltung kann auch bestimmt werden von Schmerzen und Nackensteife. Hier ist der Kopf nach vorn und zur rechten Seite geneigt. Nystagmus nur beim Blick nach links, kombiniert mit Ataxie des linken Armes und ataktischem Gang

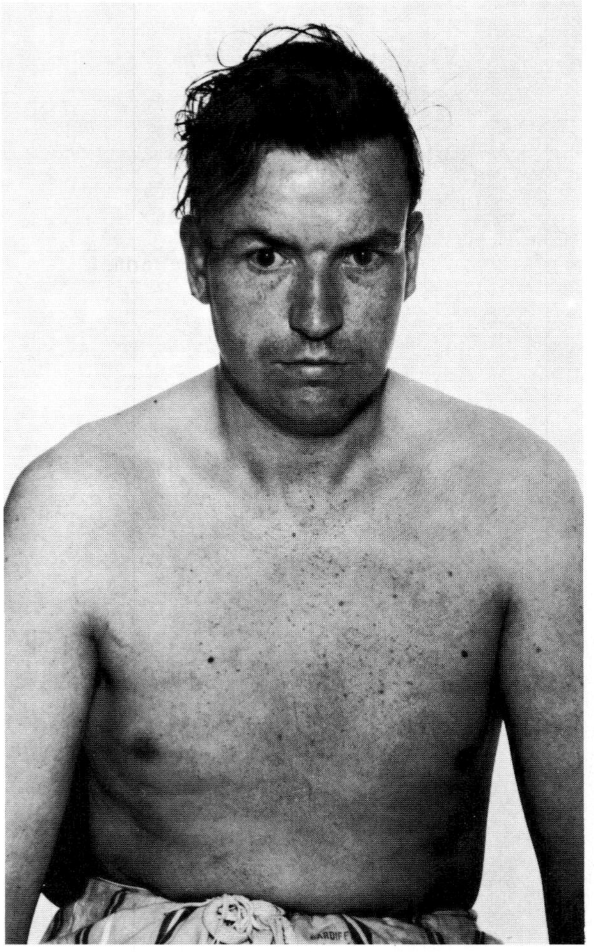

496 Okzipitales Meningeom: Der Kopf ist wegen der doppelseitigen oberen altitudinalen Hemianopsie (doppelseitiger Ausfall beider oberer Gesichtsfeldquadranten) leicht nach unten gewendet, besonders beim Gehen

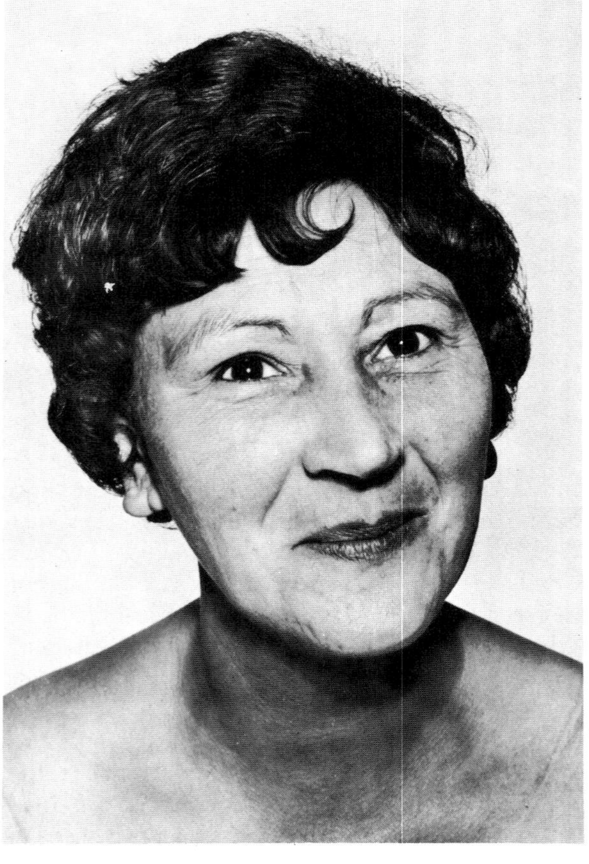

◀ **497** Homonyme Hemianopsie nach links: 4 Monate nach dem plötzlichen Verschluß der rechten hinteren Hirnarterie bei einer Patientin ohne Mitralstenose, Hypertension oder periphere Arteriosklerose. Der Kopf ist nach links gewendet, um den linksseitigen Gesichtsfeldausfall zu kompensieren

wicht allein noch seine „Haltung" repräsentiert, soweit man überhaupt bei einer reaktionslosen Masse noch von Haltung sprechen kann. In der Katatonie kann ein Kranker zeitweilig abstruse Haltungen einnehmen oder eine ihm vom Untersucher auferlegte beibehalten. Es gibt den wächsernen Widerstand gegen passive Bewegungen, der ein Symptom der Schizophrenie oder einer Frontallappenläsion, etwa eines Tumors, sein kann. Ein vom Untersucher hochgehobenes Glied wird über mehrere Minuten in dieser Position gehalten. Bizarre Haltungen sieht man bei Hysterikern und Simulanten.

Gang

Wenn ein gesunder Mensch vom Stuhl oder Bett aufsteht, ist er in der Lage, sofort zu gehen. Das Einnehmen einer aufrechten Körperhaltung erfordert Muskelaktivität, deren Beibehaltung ist jedoch eine passive Angelegenheit. Elektrische Untersuchungen haben gezeigt, daß beim Stehen überraschend wenig Aktivität in den Oberschenkel- und Rumpfmuskeln nötig ist. Wenn der Rumpf aber bewegt wird, wenn er schwankt oder weggestoßen wird, setzt sofort eine kompensatorische Muskelaktivität ein, die ihn wieder ins Gleichgewicht bringt. Ein Hinfallen wird durch reflektorische Kontraktionen der Muskeln der unteren Extremitäten vereitelt. Diese gegen die Schwerkraft arbeitenden Extensoren halten die Gliedmaßen ge-

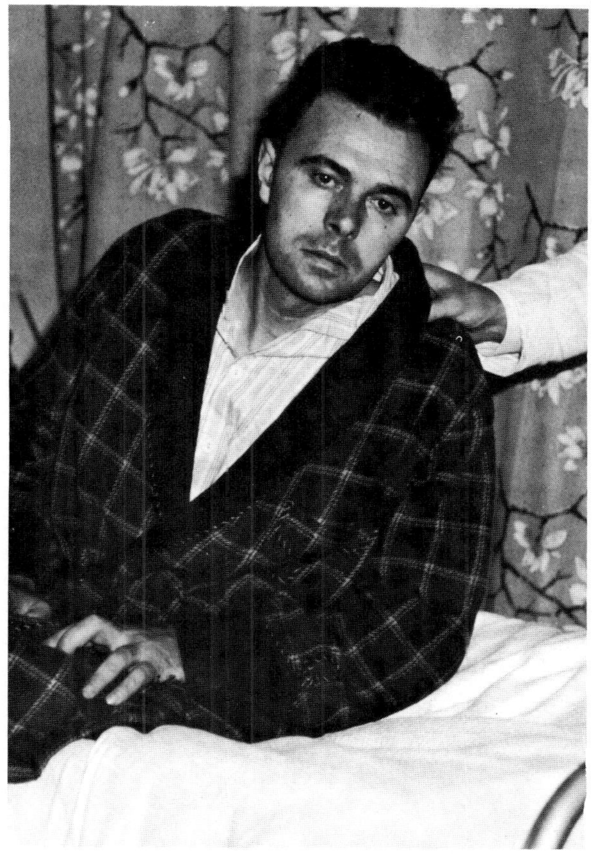

498 Akute Enzephalitis: Eine zerebelläre Ataxie war das führende Symptom in diesem Fall. Nystagmus, schwere Dysarthrie sowie Stand- und Gangstörung. Die Rumpfataxie mit Fallen nach links trat in Erscheinung, wenn er sich aufsetzte

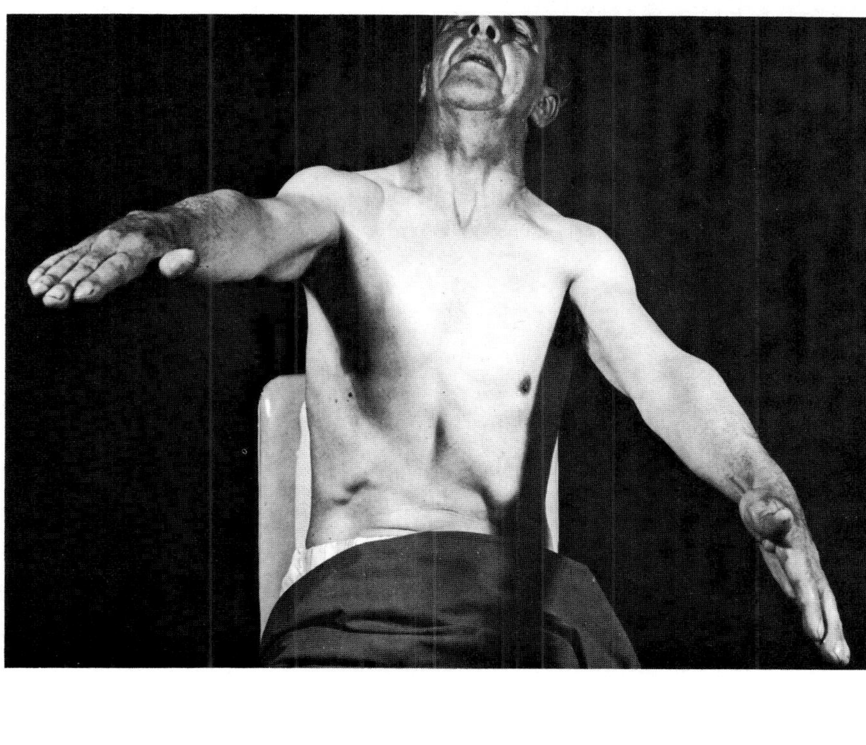

499 Karzinommetastase im linken Kleinhirn: Der Primärtumor saß in der Lunge. Im Sitzen weichen Kopf und Rumpf nach links hinten ab. Der ausgestreckte linke Arm sinkt ab, wenn er die Augen schließt

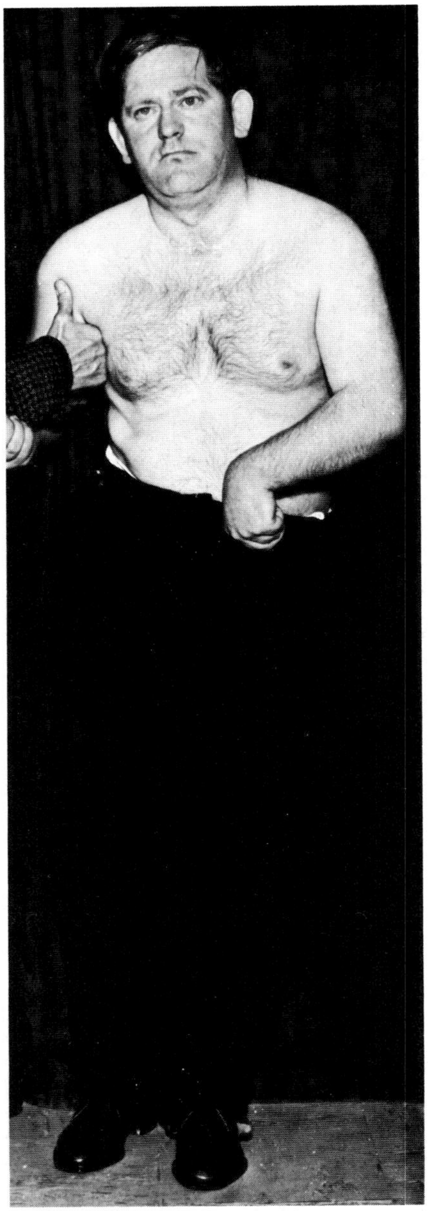

500 Posttraumatische linksseitige Hemiplegie: Im hemiplegischen Arm ist die Extensorenlähmung stärker ausgeprägt als die der Flexoren, umgekehrt sind die Verhältnisse im Bein. Der Arm steht demzufolge in einer Adduktions-, Flexions- und Pronationsstellung im Ellbogen bei Beugung von Handgelenk und Fingern. Die geschlossene Faust bildet die stärkste Gebrauchsbehinderung des hemiplegischen Armes

501 a–d Rückenmarkstumor: 13 Jahre alter Knabe. Der Patient hatte keine Beschwerden, aber der Vater war besorgt über die Haltung des Jungen. Er ließ sich hängen, konnte die Schultern nicht nach hinten zusammennehmen, keine Schmerzen, keine Beschwerden, die auf Kopf, Hals oder Arme hingewiesen hätten. Er gab zu, daß manchmal seine Oberschenkel „wie taub" seien. Keine Muskeldystrophie in der Familie. Befund: **a** Stark aufgerichtete Wirbelsäule, geringer Muskelschwund an den Oberschenkeln. **b** Er konnte sich aus Bauchlage nicht aufrichten. Arme normal. Schwäche der Hüft- und Kniestrecker. Abgeschwächte Patellarreflexe, lebhafte Achillesreflexe, kein Babinski. Überdehnte Harnblase. **c** Röntgen: Abplattung der dorsolumbalen Bogenwurzelansätze und Auskehlung der Wirbelhinterflächen D11–L2. Liquor xanthochrom. 2400 mg% Eiweiß. **d** Zisternales Myelogramm: Kompletter Stopp bei D8. Laminektomie: Ependymom

streckt und drücken sie am Boden an. Es ist offensichtlich, daß das Beibehalten der aufrechten Körperhaltung wesentlich ist für die Fortbewegung, und daß alles, was die Aktivität der Streckerrezeptoren in Rumpf und Bein und was die Rezeptoren im Labyrinth und Auge stört, das Stehen sowohl wie das Gehen beeinträchtigen muß. Wenn ein Mensch zu gehen beginnt, treten weitere Reflexe in Aktion. Sie gehören zum gut bekannten Phänomen der reziproken Innervation. Auf dem Hintergrund der statischen Reflextätigkeit kommen dynamische Reaktionen zum Vorschein, die so gut koordiniert sind, daß das Gehen wie automatisch ohne Anstrengung erfolgen kann. Die an dieser Tätigkeit beteiligten Muskeln sind solche, die der aufrechten Haltung dienen, Mm. glutaei medius und minimus, und jene, die mit der Vorwärtsbewegung zu tun haben wie der M. gastrocnemius. Die korrekte Stellung der Füße wird durch die Mm. tibiales und peronaei ermöglicht. Der richtige Bewegungsablauf wird eingeleitet von einer leichten Rumpfbeugung in den Hüftgelenken, dem sogleich ein Anheben einer Ferse vom Boden und eine Beugung aller Gelenke dieses Beines folgen. Die sich daraus ergebende Verlängerung der Streckmuskeln setzt einen Dehnungsreflex in Gang, der hemmend auf Flexoren und Extensoren einwirkt. Zehen und Fuß werden hochgezogen, so daß der Fuß vom Boden freikommt, dann folgt eine aktive Streckung des Knies und eine Beugung des Beines in der Hüfte. Während der Fuß wieder zu Boden geführt wird, setzt eine unterstützende Reaktion im anderen Bein ein, eine kombinierte Kontraktion der Flexoren und Extensoren, die das Bein versteifen, so daß es das Körpergewicht tragen kann. Das Gehen ist also ein Vorgang sich wiederholender Beugungen und Streckungen der unteren Extremitäten.

In den Augen des Bioingenieurs ist das Gehen eine Art der Fortbewegung wie andere auch, eine Sache, den Körper von der einen zu einer anderen Stelle zu bringen. Er stellt fest, daß der Körperschwerpunkt, der etwa in Höhe des 2. Sakralwirbels liegt, in einer sanft schwingenden Bahn dahingleitet und dabei sowohl in der vertikalen wie in der horizontalen Ebene ausgelenkt wird, zweifellos eine ökonomische Bewegungsform.

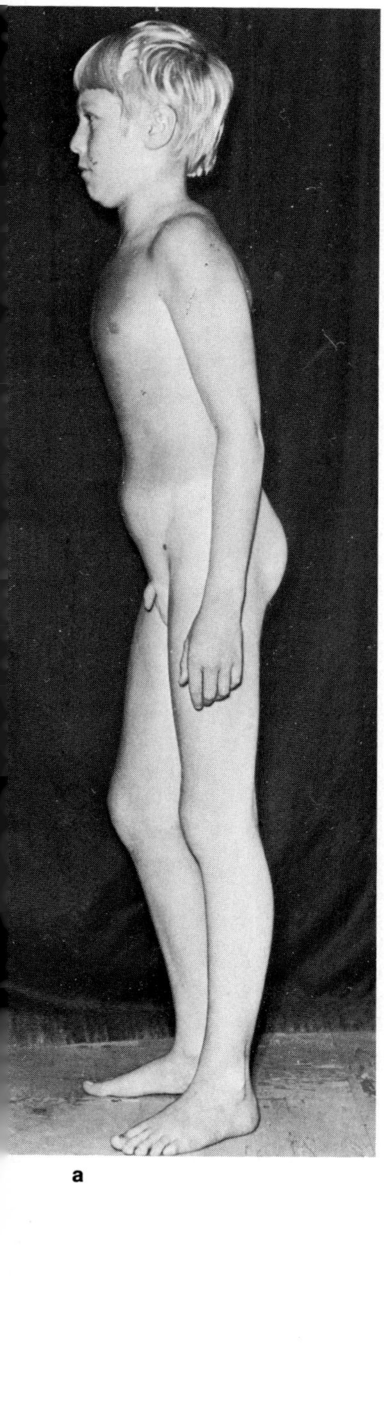

a

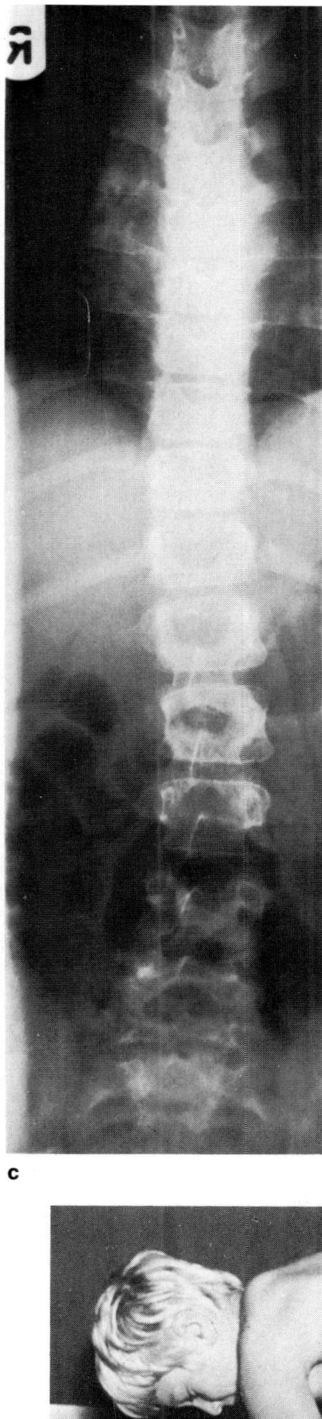

c

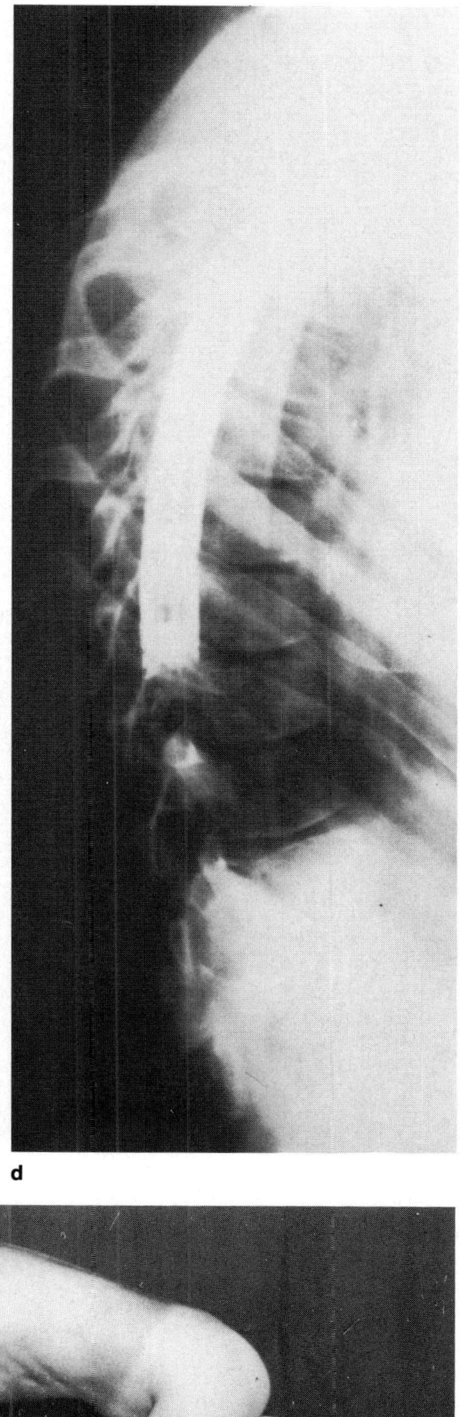

d

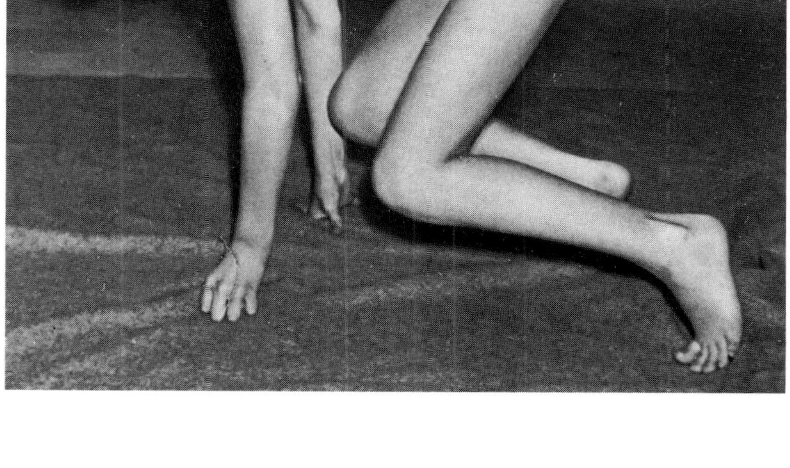

b

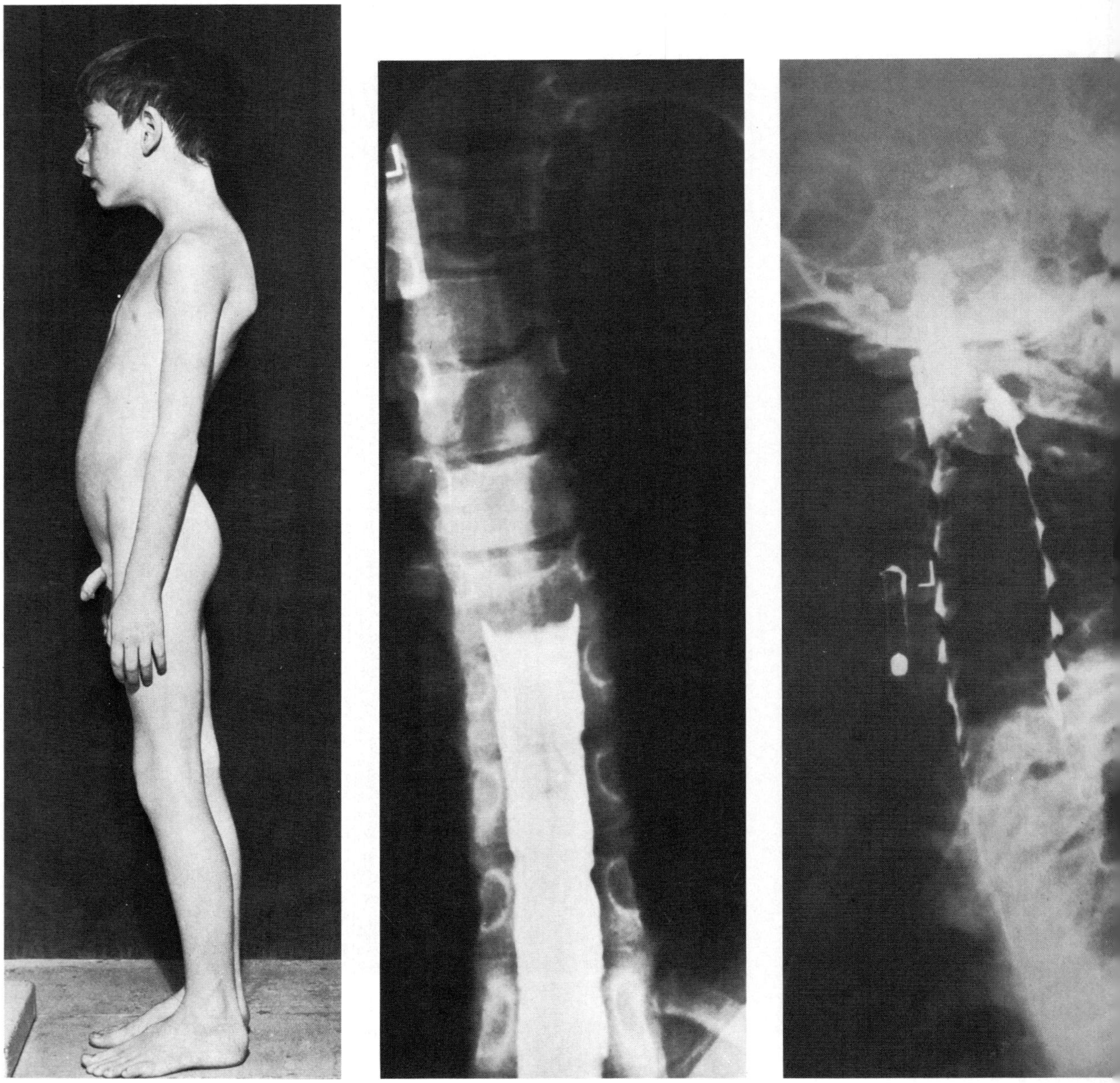

a b c

502 a–c Rückenmarkstumor: 8jähriger Junge. Dem Schularzt ist die schlechte Haltung aufgefallen. Er ordnete Übungsbehandlung an. 3 Monate in einem orthopädischen Krankenhaus. Glissonschlinge und Halskrawatte. Röntgenaufnahmen der Halswirbelsäule normal. Keine Besserung. Nach 6 Monaten fing er an, den rechten Fuß beim Gehen herabhängen zu lassen. **a** Bei der neurologischen Untersuchung zeigten sich eine schmächtige Muskulatur, eine abnorme Körperhaltung, abgeschwächte Eigenreflexe am linken Arm, normale am rechten. Abschwächung der Bauchhautreflexe links. Beine: gesteigerte Eigenreflexe, Fußklonus links. Babinski links. Nochmalige Röntgenuntersuchung der Wirbelsäule: Abplattung der Innenflächen der Bogenwurzeln und Aushöhlung der Hinterflächen der Wirbelkörper C6–D7. **b** Im lumbalen Myelogramm Stopp bei D6. **c** Im zisternalen Myelogramm Auftreibung des Rückenmarks von C2–D6. Bei der Laminektomie fand sich ein inoperabler intramedullärer Tumor

Gangstörungen

Eine Beeinträchtigung des Gehens kann vielfältige Gründe haben, nicht notwendigerweise eine neurologische Krankheit. Mechanische Faktoren kommen infrage, etwa eine Gelenkversteifung in einem Bein, die Verkürzung einer unteren Extremität oder eine Wirbelsäulenverkrümmung. Geringfügige Abnormitäten, wie eine Lordose, ein Beckenschiefstand oder eine Verkürzung der Achillessehne fallen erst am entkleideten Patienten auf. Die

Untersuchung der Füsse sollte nicht minder beachtet werden. Eine Hyperkeratose (Klavus) oder eine wunde Stelle an der Ferse, eine Versteifung der Großzehe oder ein eingesunkenes Fußgewölbe kann Schmerzen verursachen und Grund zum Hinken sein. Schmerzen bei Polyneuritis, Ischias und Claudicatio intermittens verändern den Gang. Geringfügige Gangunregelmäßigkeiten können Gewohnheiten darstellen und schwierig von mechanisch oder durch eine Funktionsstörung verursachten zu unterscheiden sein. Eine Mutter mag von ihrem Sohn sagen: „Er ist immer schon so komisch gegangen" oder „Er geht genauso wie sein Vater". Der Gang eines Menschen ist für ihn spezifisch. Der Hund erkennt seinen Herrn an seinem Schritt, die Sekretärin ihren Chef. Die Familie eines Patienten vermag eine Veränderung des Ganges bereits festzustellen, wenn der Arzt noch nichts bemerkt. Einer unserer Kranken mit einem Infarkt im Okzipitallappen, der das Gesicht seiner Frau nicht mehr erkennen konnte (Prosopagnosie), konnte an ihrem Schritt feststellen, daß sie sich ihm auf der Krankenstation näherte. Manchmal können leichte Abnormitäten des Ganges aber auch irreführend sein. Ein beim Gehen nicht mitschwingender Arm bedeutet nicht, daß sich ein Parkinsonismus entwikkelt, ein ungewöhnliches Nachinnenzeigen eines Fußes muß nicht Ausdruck einer Parese sein. Berücksichtigt werden muß stets das Lebensalter des Kranken. Eine geringe Gangunsicherheit ist bei bejahrten Leuten mehr oder weniger die Regel.

Wir haben gelernt, daß die Integration der Willkür- und Reflexaktivität des Nervensystems beim Gehen außerordentlich komplex ist und auf verschiedenen nervösen Ebenen und unterschiedlichen Orten des Reflexbogens gestört werden kann. Es ist daher auch nicht verwunderlich, wenn das Gehen bei schlaffer und spastischer Parese, die das Beibehalten der aufrechten Haltung und die Willkürbewegung der Beine beeinträchtigen, Schaden nimmt. Auf der afferenten Seite wird eine propriozeptive Störung die Willkürbewegungen behindern, weil der Kranke nicht mehr genau über die Stellung seiner Glieder orientiert ist. Die alternierende Vorwärtsbewegung eines Beines ist beeinträchtigt bei einer räumlichen Orientierungsstörung. Kleinhirndefekte können die harmonische Zusammenarbeit synergistischer Muskeln aufheben. Schließlich leidet die Fortbewegung bei jeder Läsion auf spinaler oder supraspinaler Ebene, wenn diese in die Reflexaktivität, den Muskeltonus, die Körperhaltung und den Stand integriert ist.

Eine Gangstörung kann sich offenbaren, wenn der Kranke das Untersuchungszimmer betritt, von einem Stuhl oder aus dem Bett aufsteht. Auf die Ursache der Störung kann aus der Art ihres Fortschreitens geschlossen werden. Der erste Eindruck ist oft entscheidend. Wird er mißachtet, wie beim beginnenden Parkinsonismus, der Hirnarteriosklerose oder der Multiplen Sklerose, kann die Diagnose auf sich warten lassen, weil die Routineuntersuchung in solchen Fällen wenig aufdeckt. Tatsächlich kann die Untersuchung in der Prüfungssituation weniger aufschlußreich sein als die Beobachtung des Ganges beim Herumgehen im Zimmer oder auf der Krankenstation. Die Aufforderung „lassen Sie sehen, wie Sie gehen" kann den Kranken dazu verführen, bewußt eine unnatürliche Haltung und Gangform anzunehmen oder eine Störung vorübergehend durch Aufmerksamkeitszuwendung zu korrigieren. Man muß darauf achten, ob der Kranke breitbeinig geht, den Boden im Auge behält, die Beine steif nachzieht oder sie übermäßig hochhebt. Geht er sicher oder unsicher? Ein Gang kann langsam und mühsam sein, die Beine nur mit Hilfe akzessorischer Muskeln bewegt werden, der Rumpf hin und her schwanken, wobei aber stetig an Boden gewonnen wird. Bevor die Schuhe abgelegt werden, können die Schritte auf einem festen Boden einen Hinweis auf die Art der Störung liefern. Ein klappendes Geräusch deutet auf einen Hängefuß, ein schlürfendes und schleifendes kann eine Hemiplegie oder Paraplegie anzeigen, ein stampfendes Folge einer Haltungsstörung sein, wie bei der funikulären Spinalerkrankung oder der Tabes.

Dem Gesichtsausdruck muß ebenfalls Beachtung geschenkt werden. Es gibt den entschlossenen Blick eines Menschen, der seine Muskelschwäche zu überwinden versucht, den weinerlichen und bedrückten des schlurfenden Arteriosklerotikers, den ängstlichen des Ataktikers, der fürchtet hinzustürzen, und das unsicher lächelnde Gesicht der jungen Frau mit Multipler Sklerose.

Geringfügige Störungen von Gang und Stand lassen sich nur erkennen durch besondere, aber einfache Tests. Die spinale Ataxie stellt man fest durch Aufforderung, in der Weise zu stehen, daß ein Fuß vor den andern gesetzt wird. Wenn dabei Unsicherheit auftritt oder wenn diese bei Augenschluß zunimmt, ist das Romberg-Zeichen positiv. Freilich gibt es viele ängstliche und auch bejahrte Personen, die sich dabei sehr unsicher vorkommen, zaudern und schwanken. Dann soll der Patient aufgefordert werden, eine gerade Linie entlangzugehen, sich rasch umzudrehen, abrupt stehen zu bleiben, um einen Stuhl oder Tisch herumzugehen und, wenn nötig, Treppen zu steigen. Schließlich muß der Fersen- und Ballengang geprüft werden.

Manche Gangstörungen sind für die Diagnose

wichtig. Zugegebenermaßen sind zahlreiche der besonders auffälligen Gangstörungen weitgehend von der Szene verschwunden. Der stampfende Steppergang des Tabikers oder des Kranken mit funikulärer Myelose, der taumelnde Gang ähnlich dem eines Betrunkenen beim Kleinhirntumor und der mit doppelseitigem Hängefuß bei alkoholischer oder postdiphtherischer Polyneuritis sind heute nur noch seltene Vorkommnisse. Andererseits sieht man immer häufiger den spastischen Gang des Rückenmarksverletzten und den schlurfenden der alten Leute und wie immer schon den spastisch-ataktischen der Multiplen Sklerose, den Gang in steifer Haltung beim Arbeiter mit einer Verletzung des Rückens und die zeitweilig theatralische Fortbewegung, mit der sich der Hysteriker quält. Tatsächlich werden die krassen Formen einer Fortbewegungsstörung eher in Psychiatrischen Krankenhäusern gesehen. In einer Neurologischen Klinik gewähren nur gelegentlich die Kranken mit Huntingtons-Chorea, einer Postenzephalitis, Choreoathetose oder Dystonie dem Medizinstudenten ein wenig Einblick in die Krankheiten, die besonders sinnfällige Störungen auf diesem Gebiet hervorrufen.

Die wichtigsten Gangstörungen bei Erkrankungen des Nervensystems sind der spastische, der ataktische und der Steppergang.

Spastischer Gang

Diese Art der Gangbehinderung kann einseitig wie bei der Hemiplegie oder doppelseitig wie bei der Paraplegie vorkommen. Die charakteristische Körperhaltung und der typische Gang eines Menschen nach einem Schlaganfall ist geläufig. Es kommt zu einer Zunahme des Beugertonus im Arm und des Streckertonus im Bein. Dies erklärt die adduzierte und flektierte Haltung des Arms, den der Kranke fest an seine Seite gepresst, im Ellbogen gebeugt und mit geschlossener Faust hält. Das Bein ist weniger stark betroffen, aber beim Gehen werden die Schwäche und die Steifigkeit sowie die Schwierigkeit der Hüft- und Kniebeugung offenbar. Bei jedem Schritt wird das Becken zur Gegenseite gekippt, um die Zehen vom Boden freizubekommen. Die paretische Gliedmaße schwingt in einem Halbkreis um die Hüfte herum, selten allerdings ohne mit der Fußspitze am Boden zu schleifen. Der Vorderfuß setzt vor der Ferse auf. Das Bein erholt sich in der Regel vor dem Arm und die Kraft in den proximalen Muskelgruppen vor der in den distalen.

Eine beginnende Hemiparese beeinträchtig den Gang nur dann merklich, wenn der Kranke eine Strecke gegangen ist. Selbst dann muß man aber das Mitschwingen im betroffenen Arm und die abgetretene Schuhspitze auf dieser Seite beachten. Es kann Schwierigkeiten bereiten, die Fußspitze in die Badewanne zu bringen, damit in Strümpfe zu kommen, das Bein über eine Bordsteinkante oder eine Treppenstufe zu heben oder auf die Pedale eines Autos. Die Gangstörung kann intermittierend sein bei zerebrovaskulären Insuffizienzattacken.

Wenn beide Beine spastisch sind, wie bei allen Formen der Paraparese, werden die Bewegungen mühsam. Die Schritte sind langsam und kurz, die Füße scheinen am Boden zu kleben. Der Gang ist steifbeinig, und der Kranke neigt dazu, sich nach vorn zu lehnen. Noch stärker behindert wird er bei einem zusätzlichen Adduktorenspasmus, was bei der spastischen Diplegie der Kinder ganz auffällig ist, denn dabei wird es schwierig, einen Fuß vor den anderen zu setzen; die Füße überkreuzen voreinander nach Art eines Scherengangs. Wenn die Wadenmuskeln spastisch und kontrahiert sind, kann das Aufsetzen der Ferse auf dem Boden erschwert sein.

Bei schleichend sich entwickelnden Paraparesen kann bei kurzen Gehstrecken die Störung geringfügig sein. Ein paar Schritte im Untersuchungszimmer sind dann zu wenig, um die Behinderung erkennbar werden zu lassen. Man muß den Kranken eine Weile beobachten, wenn er durch die Krankenstation oder den Flur entlanggeht, um die notwendige Ermüdung der Muskeln zu erreichen. In jedem Falle ist es wichtig zu erfahren, was der Patient selbst und seine Familie über die Gangstörung berichten. Schwierigkeiten können sich erst am Ende eines Tages bemerkbar machen, nach längerem Sitzen oder bei großer Eile. Das Gefühl, das Patienten mit paraparetischem Gang beschreiben, läßt sich mit einem Waten im Meer vergleichen.

Ataktischer Gang

Es gibt zwei Formen des ataktischen Ganges – der spinale und der zerebelläre.

Die *spinale Ataxie* kommt in ihrer reinsten Form bei der Tabes dorsalis im Gefolge einer Unterbrechung der propriozeptiven Bahnen in den Hinterwurzeln und den Hintersträngen des Rückenmarks vor. Heutzutage sieht man die spinale Ataxie am häufigsten bei der Multiplen Sklerose (gemeinsam mit der zerebellären Ataxie), bei der zervikalen Myelopathie, der chronischen Polyneuritis und der funikulären Myelose. Das Stehen und Gehen ist unsicher, weil die Wahrnehmung von Lage und Bewegung der unteren Extremitäten beeinträchtigt ist. Die Informationen aus den Muskeln und Gelenken sind ungenügend, um die Gliedmaßen genau zu lokalisieren und zu steuern. Bis zu einem gewissen Grade kann dieses Unvermögen durch den Visus ausgeglichen werden. Der Kranke beobachtet deshalb beim Gehen den Boden vor sich und seine Beine. Zur Aufrechterhaltung des Gleichgewichts geht er breitbeinig. Seine Beine werden schleudernd, ausfahrend bewegt, und der Kranke sagt selbst, er könne sie nicht richtig unter Kontrolle halten. Ferse und Fußspitze scheinen gleichzeitig auf den Boden aufzuschlagen. Wenn der Patient mit Fuß-Augenschluß steht, fängt er an zu schwanken. In der Dunkelheit nimmt die Ataxie zu (so mancher alte Tabiker ist nachts in seinem Garten hingefallen, als sich die Toiletten noch außerhalb der Wohnhäuser befanden). In unseren Tagen ist der Gang bei der Tabes dorsalis in keiner Weise mehr für die Diagnose verwertbar. Die Unsicherheit ist gewöhnlich geringfügig und uncharakteristisch. Ein ebener Boden ist leichter zu begehen als ein unebener, und ohne Schuhwerk nimmt die Ataxie zu. Das Vibrieren der Füsse und die Anspannung der Sehnen kann beim Romberg-Versuch gut beobachtet werden. Die Koordinationsstörung der Beine tritt auch zutage, wenn der Kranke im Bett liegt.

Zerebelläre Ataxie

Die Kenntnis über die Lokalisation von Funktionen im Kleinhirn hat bis jetzt noch nicht den Stand erreicht, wie er für das Großhirn gilt. Morphologisch sowohl wie phylogenetisch bleibt hier noch viel zu lernen. Bei den Primaten hat sich der Lobus posterior, das Neozerebellum, in einer komplizierten Weise entwickelt und ist Verbindungen mit dem Hirnstamm eingegangen, die es bei niederen Tierarten nicht gibt. Die klinischen Auswirkungen von Kleinhirnerkrankungen des Menschen haben sich als schwieriger zu analysieren erwiesen als jene Erscheinungen, die nach Stimulation und in Abtragungsexperimenten beim Tier auftreten. Der Beitrag des Klinikers zur Funktionslokalisation beruht auf zwei Beobachtungen. Einmal betrifft die Läsion einer Kleinhirnhemisphäre dieselbe Körperseite. Zum anderen affiziert eine Mittellinienläsion des Zerebellums den Rumpf stärker als die Extremitäten. Die Ataxie, die in beiden Fällen auftritt, läßt sich klinisch unterscheiden, aber der Unterschied zwischen einer Rumpfataxie bei Vermisläsion und der Gliedmaßenataxie bei einer solchen der Hemisphären läßt sich nicht mit phylogenetisch älteren und jüngeren Anteilen des Kleinhirns erklären.

Diese Unterschiede lassen sich am besten an Beispielen einer zerebellären Ataxie im Kindes- und Erwachsenenalter beobachten. Eine persistierende Ataxie bei einem Kind kann Folge eines Kleinhirntumors sein. Diese entstehen in der Mittellinie. Die Ataxie manifestiert sich am Rumpf, wenn das Kind sitzt, steht oder geht, wobei der Kopf hin- und herwackelt. Das Stehen ist beeinträchtigt, und das Kind neigt dazu, in irgendeine Richtung zu fallen. Diese Instabilität wird nicht wesentlich schlimmer, wenn die Augen geschlossen werden. Neben dieser Unsicherheit brauchen keine anderen Erscheinungen zu bestehen. Die Mutter und der Lehrer können auf die Unbeholfenheit und die Fallneigung aufmerksam machen, Hautabschürfungen oder Narben vermögen davon Zeugnis abzulegen. Eine Zeitlang wird so etwas für eine Unart und nicht für krankhaft gehalten.

Kleinhirntumoren im Kindesalter sind natürlich nicht auf die Mittellinienstrukturen begrenzt. Wenn die Hemisphären einbezogen werden, treten Symptome wie beim Erwachsenen auf. Bei Kindern

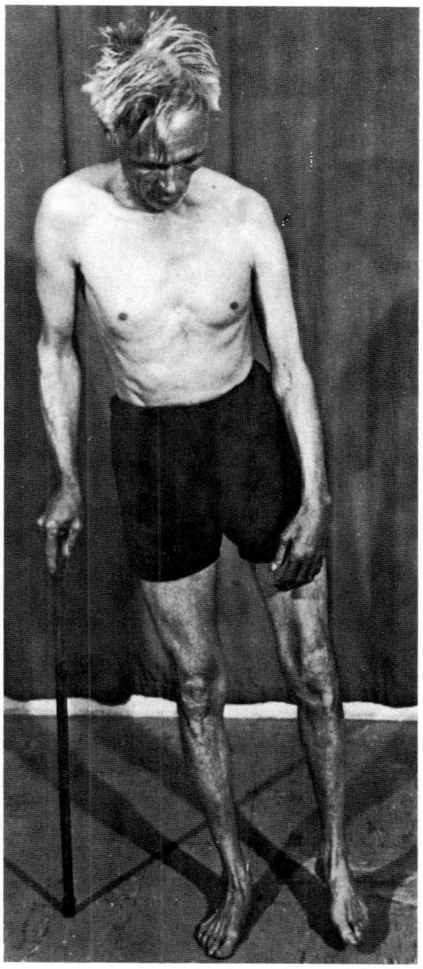

503 Hemiplegikergang: Die Parese und der vermehrte Extensorentonus im Bein führte zu Schwierigkeiten, die Extremität in Hüfte und Knie zu beugen und den Fuß anzuheben. Das Becken wurde bei jedem Schritt zur gesunden Seite geneigt, um den Fuß über den Boden zu bringen. Das kranke Bein wurde dabei in einem Halbkreis um die Hüfte geschwungen, und der Ballen kam am Boden vor der Ferse an

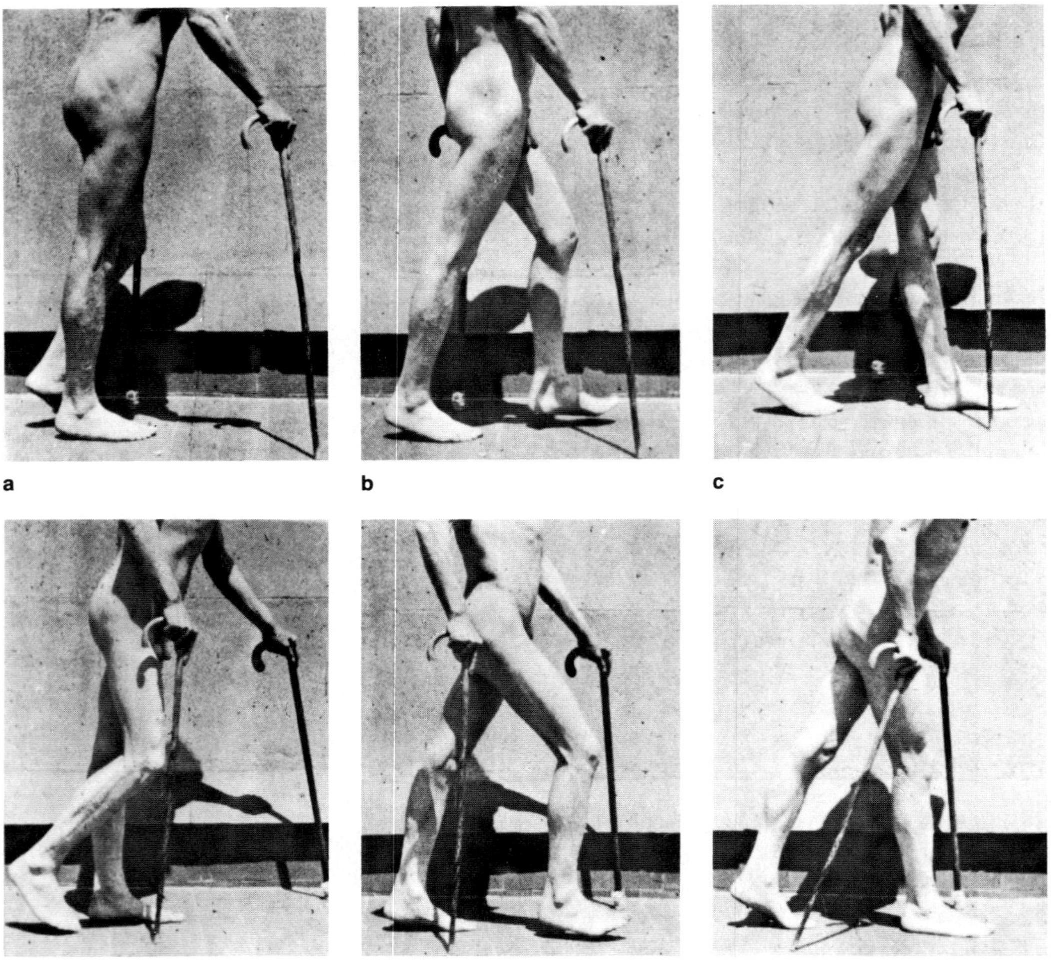

a b c d e f

504 a–f Paraplegikergang: Lathyrismus. Bei dieser Krankheit besteht eine der reinsten Formen der Pyramidenbahnläsion infolge einer toxischen oder einer Mangelwirkung durch Genuß von Brot, das aus Mehl hergestellt wurde, welches Lathyrus-sativus-Erbsen (Kichererbsen) enthielt. Man sieht so etwas hauptsächlich in Indien. Der steifbeinige Gang des Kranken geht aus der Abbildung hervor. Das Halsmark ist beim Lathyrismus selten betroffen

können auch eine Enzephalitis oder degenerative Vorgänge das Kleinhirn befallen. Unilaterale Kleinhirnläsionen beim Erwachsenen machen Symptome hauptsächlich auf der gleichen Körperseite: Störungen der Körperhaltung und der Willkürbewegung, eine Neigung des Kopfes nach der Gegenseite, ein Herabhängen der Schulter und eine Muskelhypotonie in den Extremitäten der Läsionsseite. Eine Zielunsicherheit der Bewegung wird deutlich, der Gang wird taumelnd, schwankend und schaukelnd, der Patient erweckt den Verdacht, er sei betrunken. Selten nur bestätigt er dies, man muß ihn aber danach fragen. Obwohl er hin- und herschwankt, kann er dabei nach der Läsionsseite schlittern. Wenn er einen Stuhl umkreist, stolpert er nach der kranken Seite. Ist die Ataxie nicht auffällig, kann man sie provozieren, wenn man den Kranken auffordert, Ferse vor Fußspitze auf einer Linie entlangzugehen. Alkohol und manchmal auch Nikotin verstärken die Unsicherheit.

Die Ausführung von Willkürbewegungen in Armen und Beinen ist gestört. Die Bewegung ist aufgespalten, als wäre sie in mehrere separate Teile zerlegt. Es mangelt an der nötigen Koordination zwischen den Muskeln, die die Bewegung primär auszuführen haben, den Antagonisten und Synergisten: *Asynergie.* Fehler in der Bewegungsausführung treten auf auch hinsichtlich Richtung, Bewegungsumfang und Kraft: *Dysmetrie.* Diese Symptome lassen sich gewöhnlich am besten an den Armen feststellen, am liegenden Kranken können sie aber auch an den Beinen nachgewiesen werden. Ein Patient mit zerebellärer Ataxie ist oft auffallend zittrig. Schon in Ruhe kann ein gewisses Maß an Tremor beob-

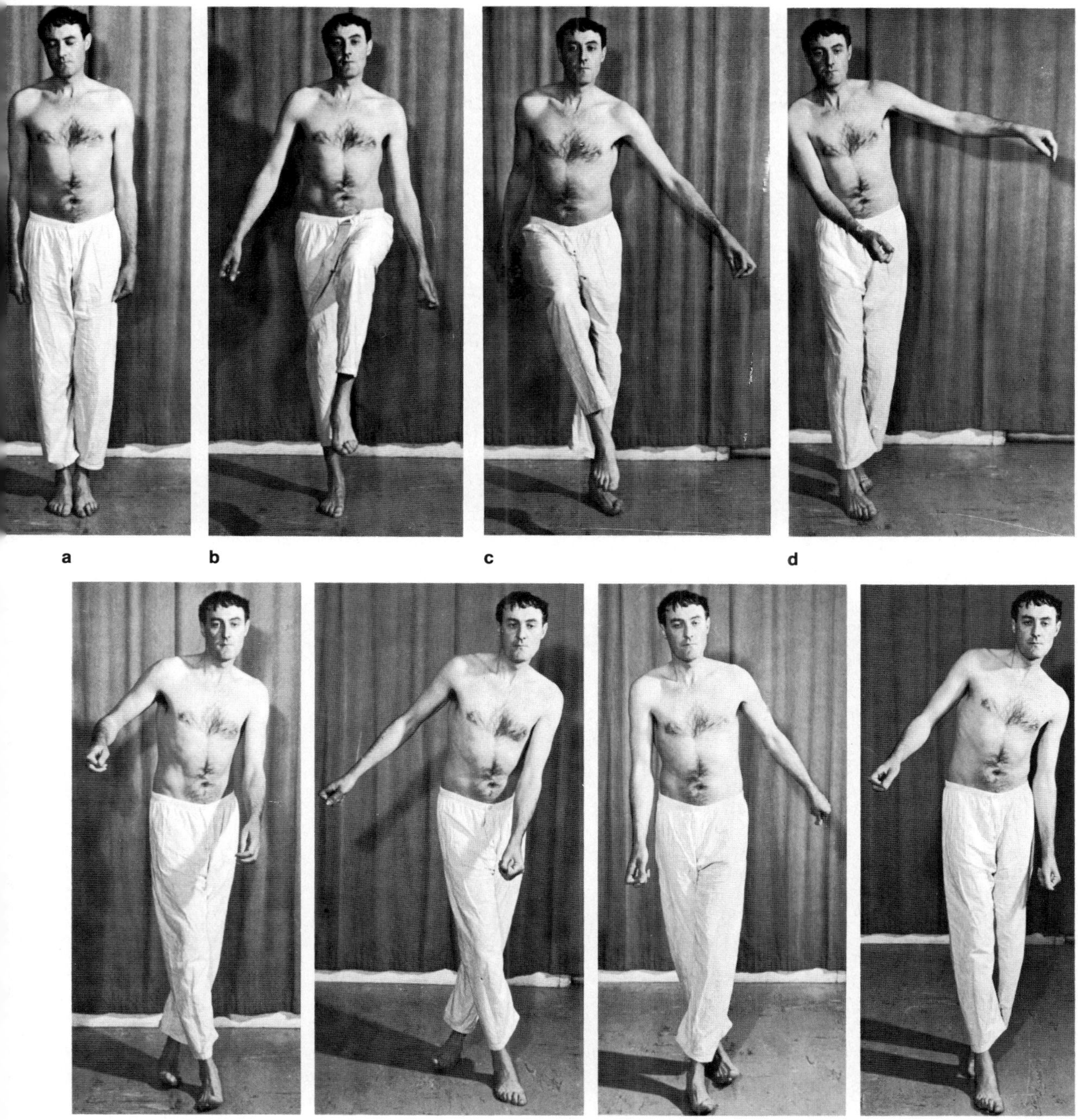

a b c d

e f g h

505 a–h Ataktischer Gang: linksseitiger Kleinhirntumor: **a** Beim Romberg-Versuch Rumpf- und Kopfabweichung nach rechts. **b** Vermag auf dem rechten Bein zu stehen. **c** Unsicher beim Stehen auf dem linken Bein. **d–h** Beim Liniengang, Ferse vor Fußspitze, wird die Ataxie deutlich. Der Rumpf schwingt von links nach rechts, die Arme versuchen, das Gleichgewicht zu halten. Beim normalen Gehen konnte er die Neigung zum Schwanken und Taumeln korrigieren, aber wenn er sich umdrehte, kam er jedesmal ins Wanken

achtet werden, natürlich auch beim Gehen, am sinnfälligsten jedoch, wenn ein betroffener Körperteil willkürlich gebraucht wird: *Intentionstremor*. An den Armen wird er durch Klopfen mit den Fingern auf eine Unterlage, rasches Pro- und Supinieren der Hände und durch den Finger-Nasen-Versuch geprüft. Der Test erfolgt im Seitenvergleich. In Frühstadien der zerebellären Ataxie können alternierende Bewegungen scheinbar noch normal ausgeführt werden, aber der Kranke vermag sie nicht mehr zu beschleunigen, ein Vorläufer der offenkundigen Koordinationsstörung. Frühsym-

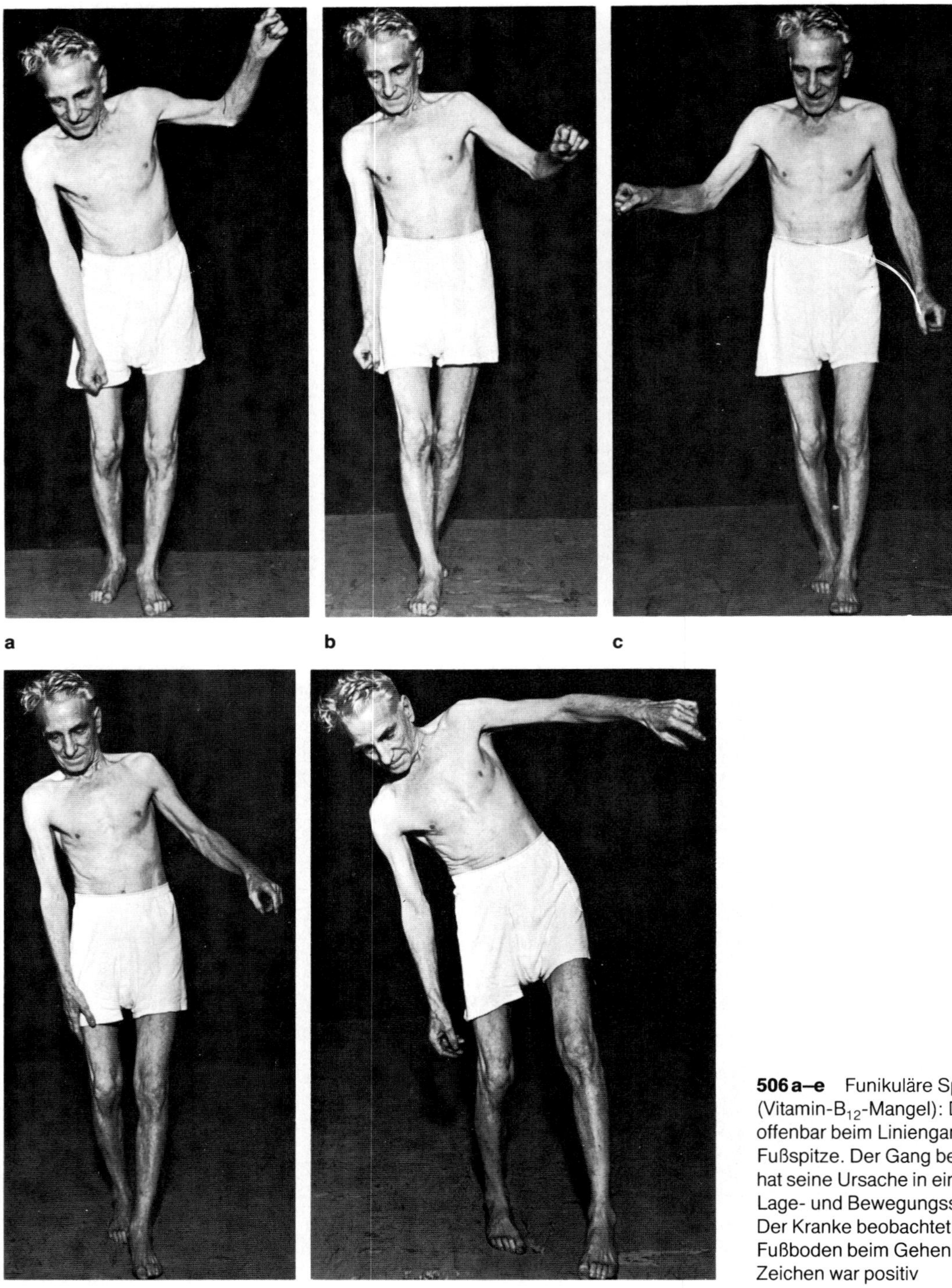

a b c d e

506 a–e Funikuläre Spinalerkrankung ($Vitamin-B_{12}$-Mangel): Die Ataxie wird offenbar beim Liniengang Ferse vor Fußspitze. Der Gang bei spinaler Ataxie hat seine Ursache in einem Verlust des Lage- und Bewegungssinnes der Beine. Der Kranke beobachtet konzentriert den Fußboden beim Gehen. Das Romberg-Zeichen war positiv

ptome können unentdeckt bleiben. Bei der zerebellären Ataxie sind also nicht allein Körperhaltung und Gang von der gestörten Koordination betroffen, auch die Augen (Nystagmus) und das Sprechen (eine langsame verwaschene, stoßweise, lallende, abgehackte, skandierende oder explosive Dysarthrie) legen Zeugnis ab von der weiten Verbreitung der gestörten Muskelfunktion.

Steppergang

Ein Steppergang kann ein- oder doppelseitig sein, er ist Folge eines Hängefußes bei einer Parese oder Paralyse der Fußextensoren.

Unfähig, den Fuß zu heben, beugt der Kranke das Bein im Knie und in der Hüfte so stark, daß der Fuß den Boden nicht berührt. Diese Bewegung ist eine Übertreibung dessen, was beim normalen Ge-

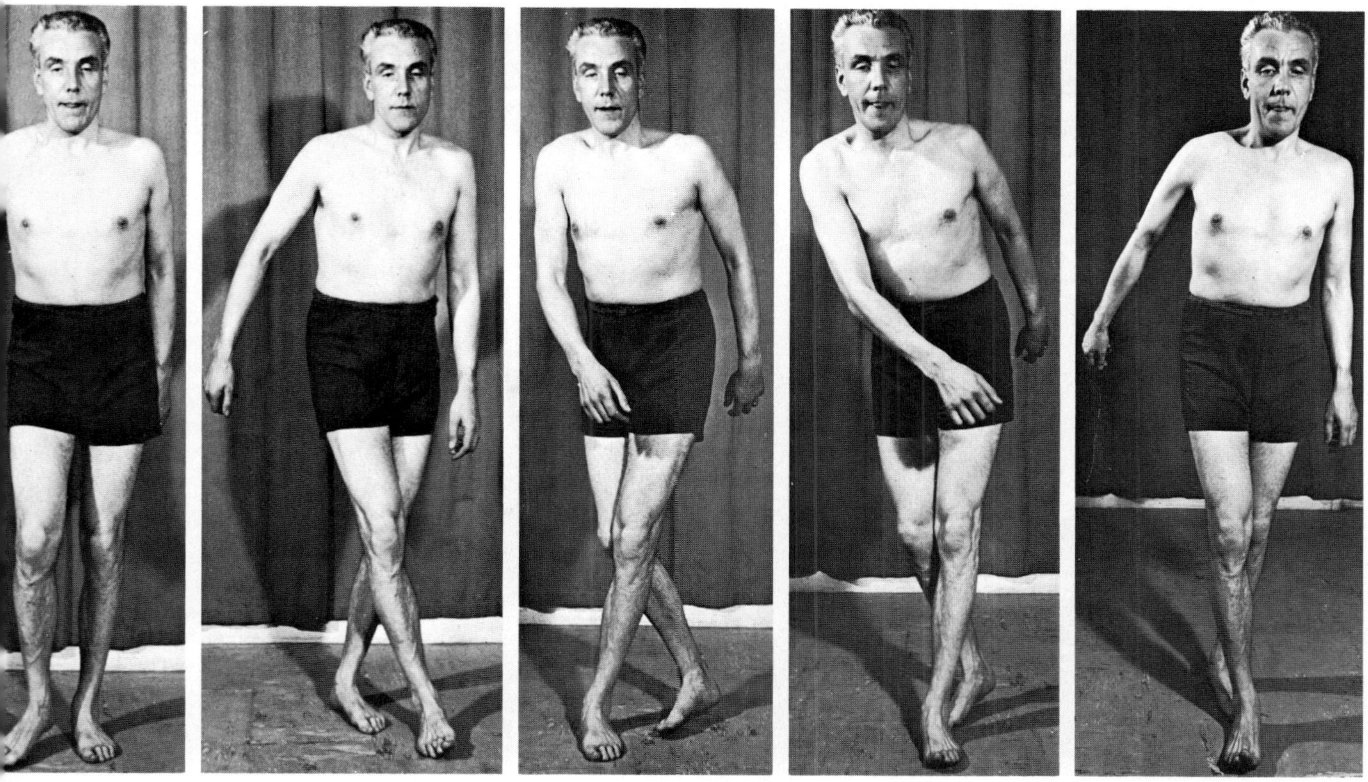

a b c d e

507 a–e Multiple Sklerose: Der Patient versucht, auf einer geraden Linie, auf die Kamera zu, Ferse vor Fußspitze entlangzugehen. Die unteren Extremitäten sind spastisch und ataktisch, die Koordinationsstörung teils zerebellär, teils spinal. In den Armen war sie anfänglich zerebellär. In den Beinen bestand ein ausgeprägter Verlust der propriozeptiven Sensibilität zusätzlich zur zerebellären Ataxie

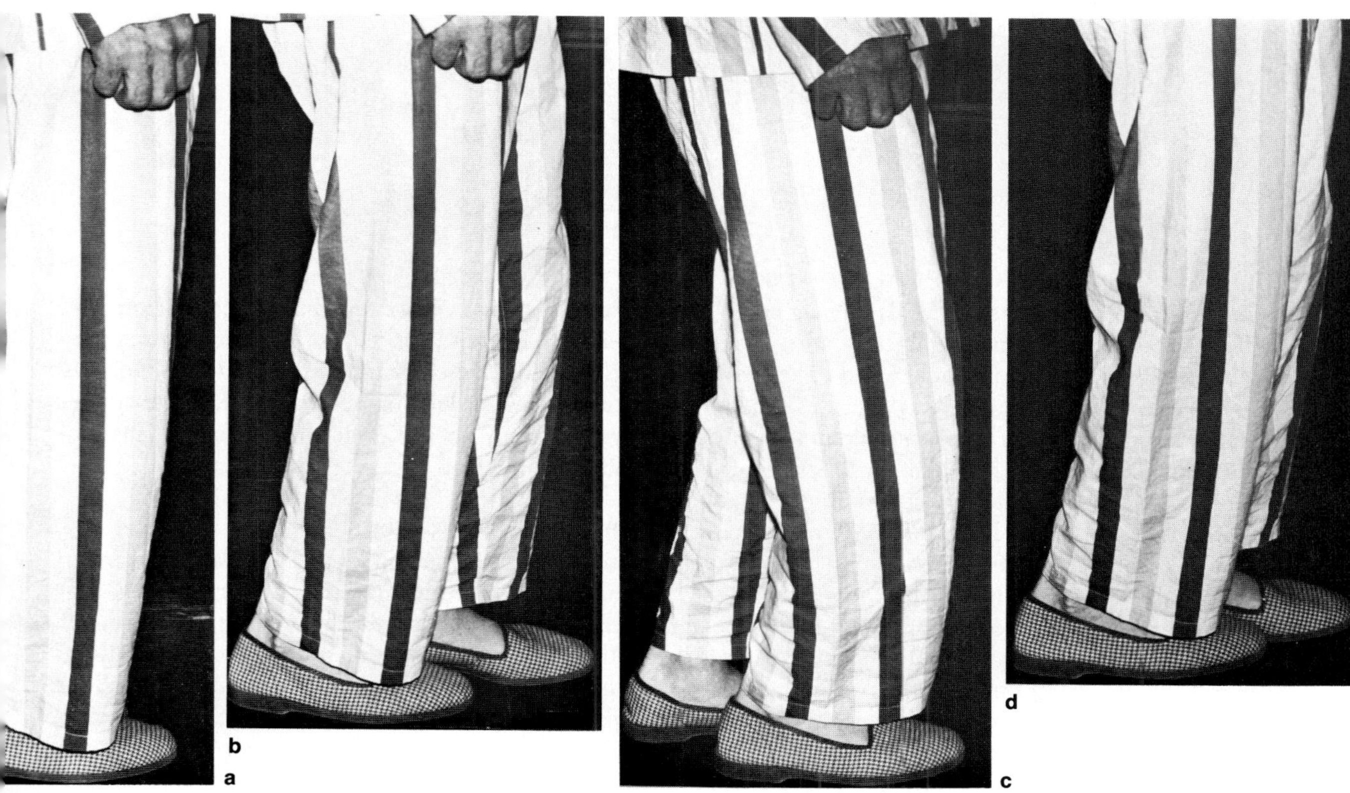

a b c d

508 a–d Hirnarteriosklerose: Schlurfender Gang, wie er auch beim Parkinsonismus vorkommt. Die Schritte sind kurz, abgehackt, unregelmäßig und zögernd. Die ersten Schritte fallen schwer und beim Aufstehen von einem Stuhl werden ein wenig tänzelnde Bewegungen gemacht, bevor der Start gelingt – „marche à petit pas“

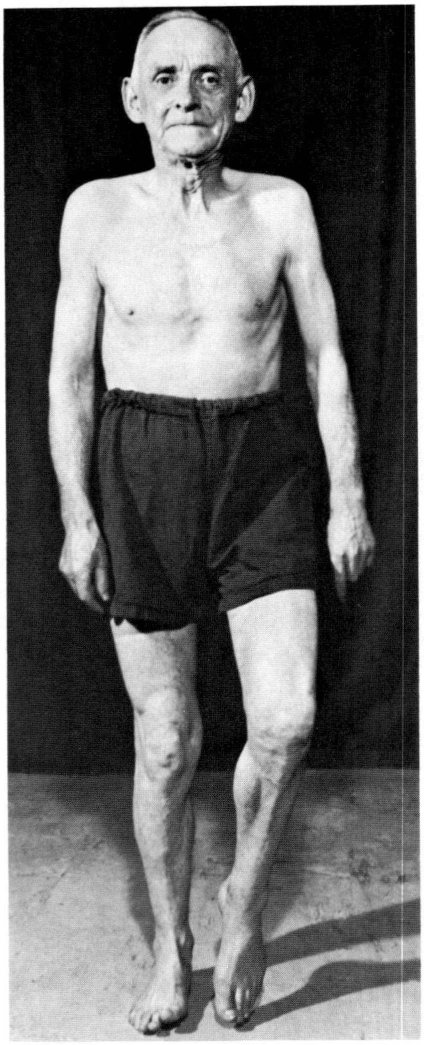
a

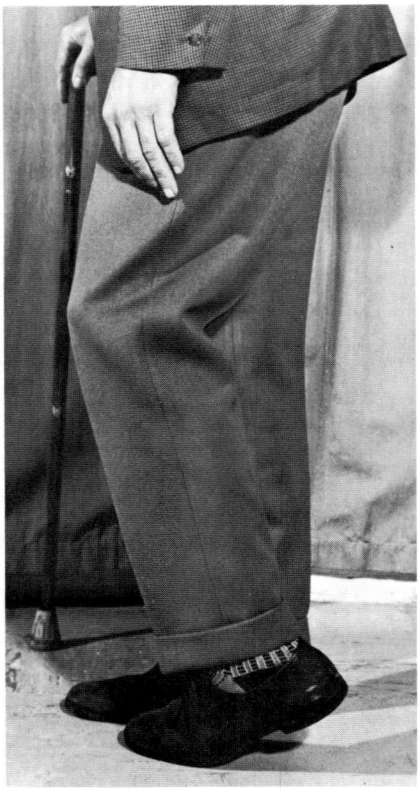
b

509a+b Gang mit Hängefuß: **a** Diabetische Neuropathie. Partieller Hängefuß links. Beim Anheben des linken Fußes zum Schritt kommt es nur zu einer geringfügigen Extension des Fußes. Wenn das linke Bein den Schwung nach vorn beendet hat, wird das Fußgelenk nicht dorsalflektiert und der Ballen erreicht den Boden vor der Ferse. **b** Hängefuß links bei Läsion der Wurzel L5 (Diskusprolaps)

hen geschieht. Anders aber als bei einem eitlen Kind oder einer Tambourmajorin wird der Fuß vorwärtsgeschleudert und schlägt in unkontrollierter Weise auf dem Boden auf. Bei der Aufforderung, auf den Fersen zu stehen oder zu gehen, wird die Extensorenparese deutlich. Das Gehen auf den Ballen ist hingegen nicht beeinträchtigt. In Fällen mit einseitiger Parese kann die beginnende Schwäche nur bei sorgfältiger Beobachtung erkannt werden. Einzige Abnormität kann dabei die Art sein, wie der Fuß auf den Boden aufgesetzt wird – Zehen und Ballen zeitlich vor der Ferse. Das Symptom kann Folge einer Läsion von Vorderhornzellen oder Vorderwurzeln im Lumbosakralbereich sein, z. B. bei Erkrankungen des zweiten motorischen Neurons, bei Ischiadikusläsionen, bei Kaudatumoren oder Schädigungen des N. peronaeus communis.

Ist die Störung bilateral, kommen ebenfalls Rückenmarks- und Wurzelerkrankungen in Betracht, bei der neuralen Muskelatrophie sind meist zusätzlich die Beinverschmächtigung und ein Hohlfuß vorhanden. Alle Polyneuritiden können dieses Symptom mit in der Regel begleitenden Sensibilitätsausfällen und Parästhesien bieten.

Andere Gangstörungen

Auf den schlurfenden Gang des Parkinsonkranken und des Hirnarteriosklerotikers ist schon eingegangen worden, ebenso auf den Watschelgang bei der Muskeldystrophie. Bleibt noch zu sagen, daß bei einigen Krankheiten der Gang in mehr als einer Hinsicht gestört sein kann. Die Multiple Sklerose geht oft sowohl mit Spastik wie mit Ataxie einher, letztere in Form einer spinalen, einer zerebellären oder beider gemeinsam. Bei der amyotrophischen Lateralsklerose kann sowohl ein gewisser Grad von Spastik wie auch ein doppelseitiger Hängefuß

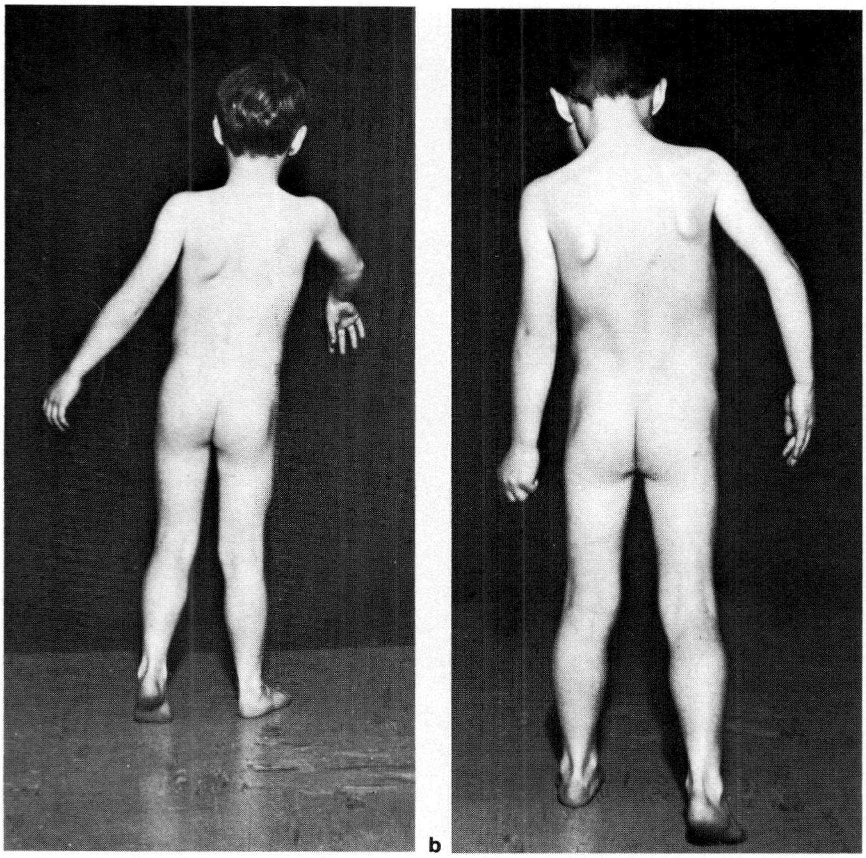

a b

510 a+b Muskeldystrophie: Watschelgang infolge Erschwerung der Beckenfixation. Der Gang hat wälzenden oder werfenden Charakter und erfolgt breitbeinig. Der Watschelgang kommt auch bei Kindern mit kongenitaler bilateraler Hüftluxation vor. Zwei Brüder im Alter von 6 und 8 Jahren

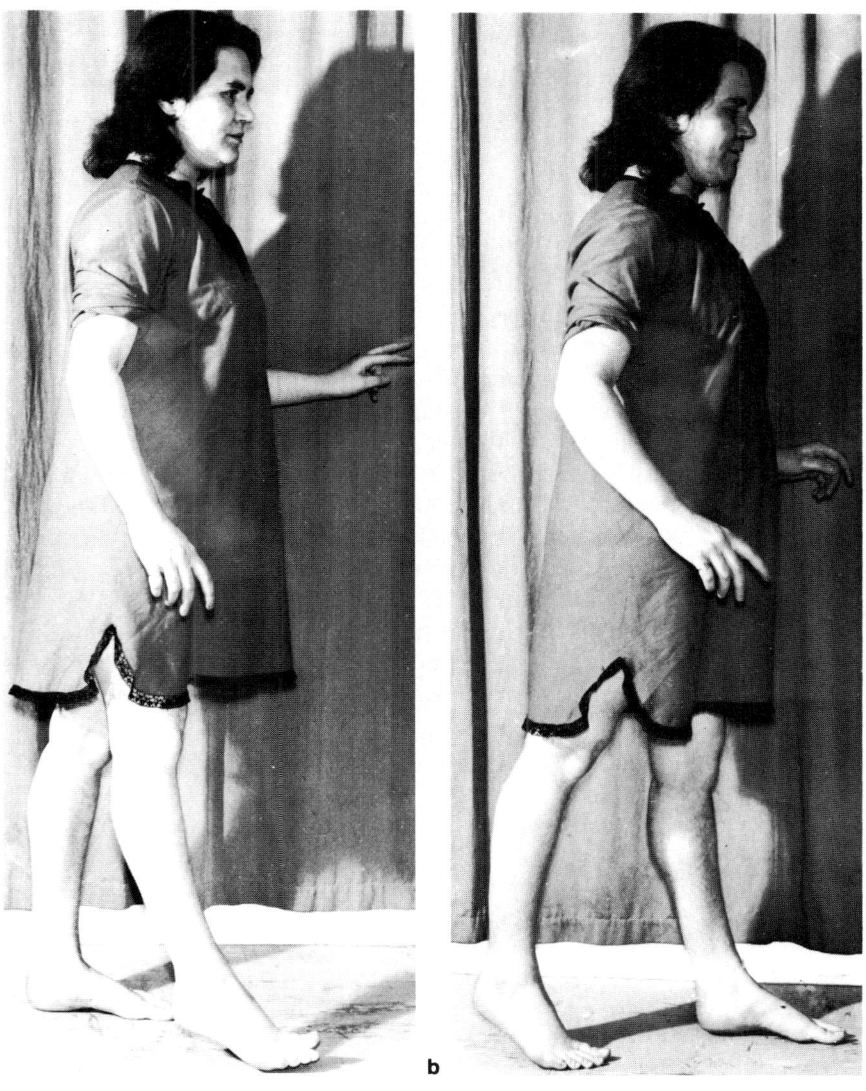

a b

511 a+b Hysterischer Gang: Der steifbeinige Gang kann als spastische Gangstörung bei Paraplegie verkannt werden

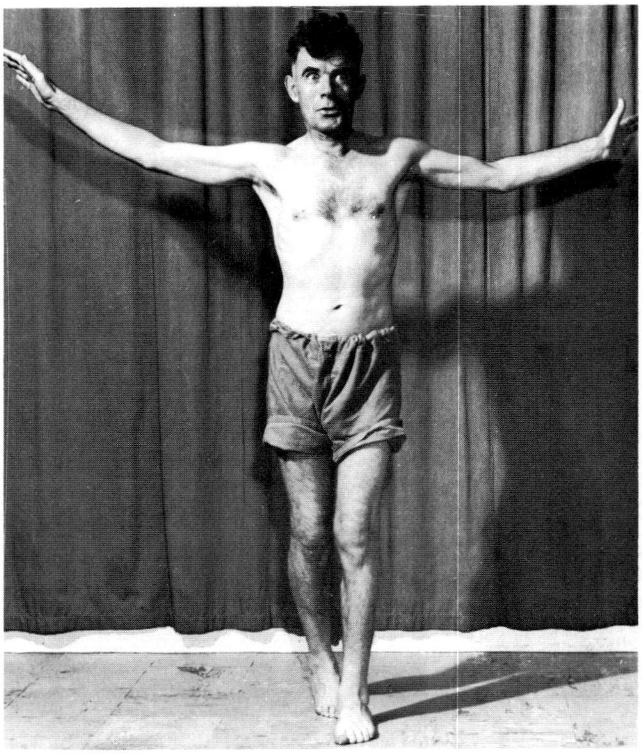

512 Hysterischer Gang: Aufgefordert, auf einer Linie zu gehen, Ferse vor Fußspitze, gebraucht er seine Arme in einer übertriebenen Weise und, obwohl der Körper dramatisch hin- und herschwankt, kann er zielsicher der Linie folgen

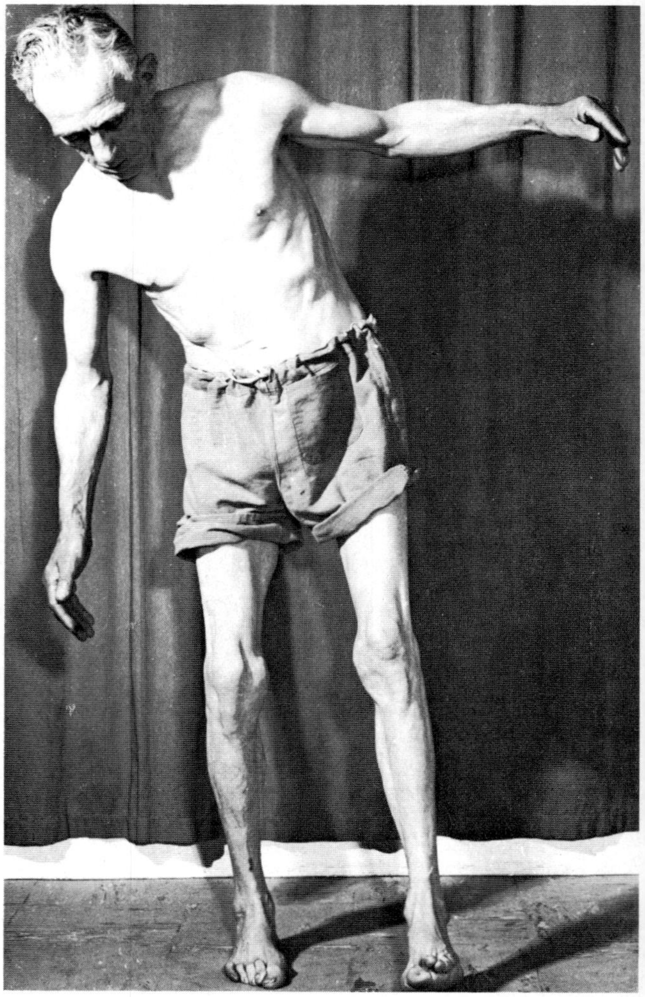

513 Hysterischer Gang: Aufgefordert, einer Linie entlangzugehen, Ferse vor Fußspitze, stolpert er in exzentrischer Haltung vorwärts, im Zickzack und torkelnd

bestehen. Eine spastisch-ataktische Gangstörung kommt schließlich bei der funikulären Spinalerkrankung vor. Der Hysteriker vermag alle Arten eines abnormen Ganges zu imitieren und eigene dazuzuerfinden. Nicht immer wirken sie theatralisch und bizarr, manchmal sind sie nur die Übertreibung einer tatsächlichen Störung. Jeder Neurologe verfügt über eine Sammlung von Fällen, bei denen sich ein zunächst scheinbar hysterischer Gang später als organisch begründet herausstellte. In unserer eigenen Sammlung befindet sich ein Kind mit einem Medulloblastom des Kleinhirnwurms, ein Junge, der heimlich Phenothiazine einnahm, ein Mädchen mit einer Porphyrie und ein Mann mit Myxödem. Nicht immer läßt sich die wahre Natur einer Gangbeeinträchtigung durch die konventionelle Beobachtung der Einzelheiten ergründen. Eine zufällige Bemerkung des Patienten, eines Verwandten oder einer Krankenschwester oder eine flüchtige Beobachtung können einen bestimmten Verdacht erregen. Das ist einer der Gründe, warum klinische Erfahrung nie vollkommen sein kann, und man vor Irrtümern niemals gänzlich geschützt ist.

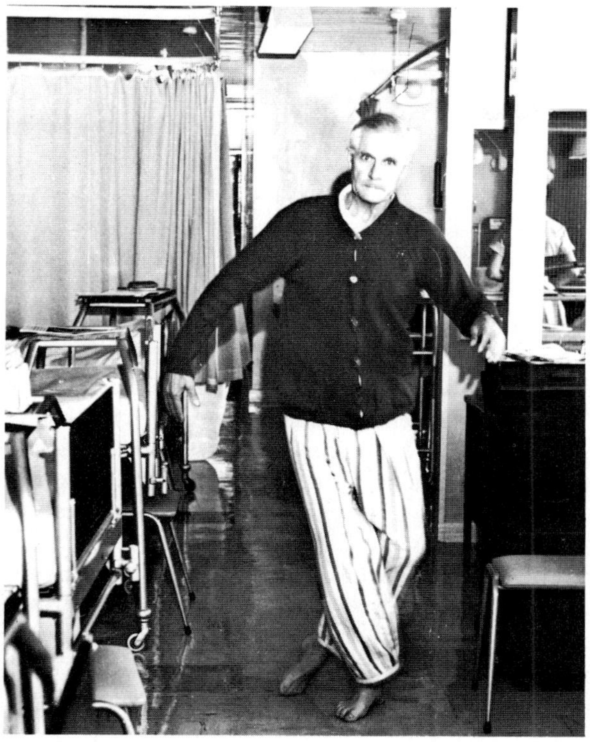

a

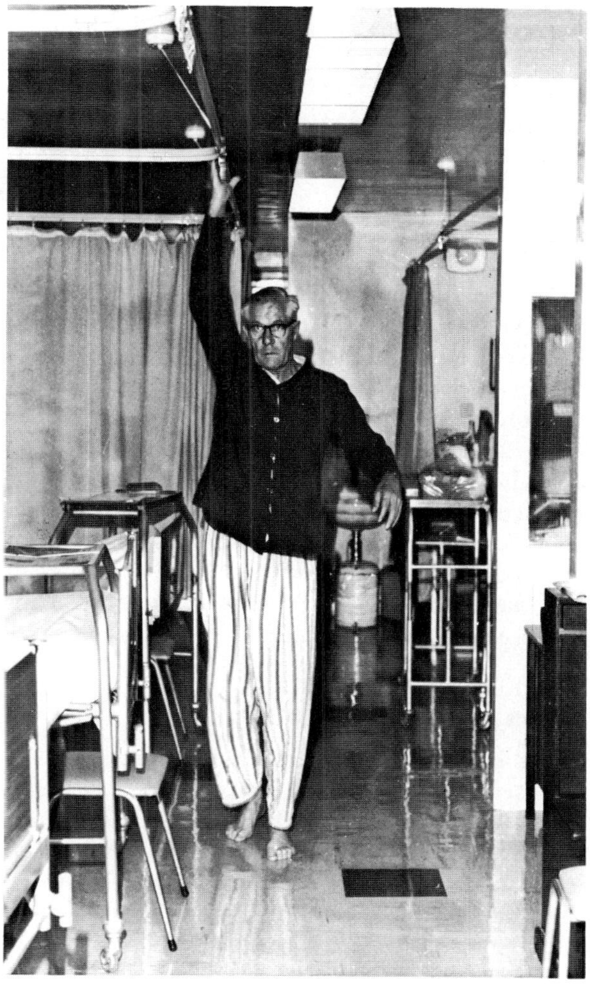

b

514a+b Hysterischer Gang: Eine unerwartete Visite ist manchmal recht lohnend, wenn man Gangstörungen beobachten will. Dieser Mann, der **a** gewöhnlich in einer uncharakteristischen Weise stolperte und torkelte, konnte **b** dabei den Vorhanggriff über seinem Kopf erfassen und rasch die Station entlanggehen

12 Der Kranke im Bett

In diesem Abschnitt sollen einige Gesichtspunkte zum körperlichen und psychischen Zustand von Kranken betrachtet werden, die wegen einer neurologischen Erkrankung ans Bett gefesselt sind. Die Patienten können an Schwindel leiden, an Ischias oder andere Beschwerden haben, oder sie liegen einfach da, weil der Arzt es für richtig hält. Wir haben im folgenden aber nur an Krankheiten gedacht, die den Patienten in verschiedensten Graden hilfsbedürftig oder hilflos machen, also Krankheiten, die zu einer Bewußtseinsstörung, einer Lähmung oder beidem führen.

Bewußtseinsstörungen

Es ist leichter, sich unter den Störungen des Bewußtseins etwas vorzustellen als unter dem Bewußtsein selbst. Der Begriff Bewußtsein ist ein abstraktes Substantivum, der Begriff bewußt ein Adjectivum qualitativum, ein Beschaffenheitsbeiwort. „Bei Bewußtsein“ heißt, sich einer Sache bewußt sein. Bewußtsein ist Ich-Bewußtsein und Bewußtsein dessen außer mir. Der Bewußtseinszustand als physiologischer Begriff kann nicht von seinem Inhalt getrennt werden. Über die Pathologie des Bewußtseins weiß man merkwürdigerweise mehr als über seine Physiologie oder Chemie.

Der Bewußtseinszustand bietet mehrere Aspekte. Da ist einmal der Bewußtseinsumfang, unterschiedlich bei verschiedenen Individuen, zwischen Kind und Erwachsenem, dem Tölpel und dem Intelligenten. Dann gibt es verschiedene Bewußtseinsebenen bei der gleichen Person, abhängig vom Wachheitsgrad. Schlaf und Wachen sind Variationen des Bewußtseinszustandes. Wenn wir vom Fluß des Bewußtseins sprechen, beziehen wir uns auf die ständigen Schwankungen der Bewußtseinshelligkeit. Schließlich deuten Aufmerksamkeitsgrad und Reaktionsfähigkeit innerhalb des Bewußtseinszustandes auf die sensorische und motorische Natur der zugrundeliegenden physiologischen Vorgänge hin.

Was die Anatomie anlangt, so weiß man, daß die zentrale Formatio reticularis des Hirnstammes die strukturelle Basis eines Bereitschaftssystems abgibt, das über modifizierte Einflüsse auf die Hirnrinde und die afferenten Systeme den Bewußtseinszustand beeinflußt. Das Bewußtsein kann schwer gestört werden durch kleine isolierte Hirnstammläsionen, während große chirurgische Eingriffe, wie etwa eine bifrontale Lobektomie oder eine Hemisphärektomie, keine Veränderungen setzen. Andererseits kann eine Großhirnrindenschädigung mit pathologischer Nervenzellentladung wie bei der Epilepsie Bewußtseinsverlust verursachen. Die Aufrechterhaltung des Bewußtseins scheint ein präzises Aktivitätsgleichgewicht zwischen Hirnrinde und Formatio reticularis centralis vorauszusetzen.

Der Kliniker kennt vier Hauptformen des Bewußtseinszustandes. Zum ersten den *Normalzustand,* in welchem Aufmerksamkeit und Reaktionsvermögen subjektiv und objektiv sich bei Arzt und Patient nicht unterscheiden. Zum zweiten den *Schlaf,* in dem Aufmerksamkeit und Reaktivität reduziert sind, aus dem man geweckt werden kann, wonach die normale Aktivität wieder aufgenommen wird. Zum dritten gibt es die *Beeinträchtigung* oder den *Verlust* des *Bewußtseins,* wobei der Kranke nicht durch Aufwecken in den Normalzustand zurückgeführt werden kann. Zum vierten einen Zustand, in dem ein Patient, obwohl *wach und reaktionsfähig, seiner selbst, seiner Handlungen und seiner Umgebung nur unvollkommen bewußt* wird und an den er sich nachher nicht mehr erinnert. Derartiges gibt es nach Gehirnerschütterungen, bei der Epilepsie und in Fällen von Verwirrtheit. Das gehobene Bewußtsein („high“), das in der Literatur der Drogensucht immer wiederkehrt, bildet möglicherweise die fünfte Kategorie.

Elektronenzephalographische Untersuchungen haben gezeigt, daß normaler Schlaf nicht ein Stunden anhaltender gleichförmiger Zustand ist, wie man früher glaubte, sondern ein Vorgang, der zwei ganz verschiedene Formen aufweist. Die Rhythmen und Wellen, die unseren Wachzustand kennzeichnen, setzen sich in den Schlaf hinein fort. Beim Übergang vom Wachen zum Schlaf verschwindet der α-Rhythmus, der eine Frequenz von etwa 10/sec aufweist, Schlafspindeln von rund 14/sec und große langsame Wellen von etwa 1/sec treten auf. Eine solche Phase orthodoxen Schlafes dauert beim Normalen ungefähr eine Stunde. Die nächste Phase des paradoxen oder REM-Schlafes* zeichnet sich durch niedrige Spannung im EEG und Fehlen von Spindeln aus. Sie umfaßt nur etwa ein Viertel des normalen Nachtschlafes, aber tiefgreifende physiologische Vorgänge finden in dieser Phase statt, verbunden mit einer Zunahme des Blutflusses zum Gehirn. Die schnellen Augenbewegungen im paradoxen Schlaf erscheinen als kurze Ausbrüche und sind mit Träumen vergesellschaftet.

Beide Schlafformen wechseln miteinander ab. Schlaftabletten nach Art der Barbiturate unterdrücken den paradoxen Schlaf. Beim Narkoleptiker soll beim Einschlafen die orthodoxe Phase fehlen und für etwa 15 min. paradoxer Schlaf auftreten. Möglicherweise hängt dies zusammen mit den Wachträumen und dem Gefühl der Lähmung beim Erwachen, worunter solche Kranke leiden. Nächtliches Einnässen, Angstträume und Schlafwandeln gehören zum orthodoxen Schlaf. Der abgebaute Greis erwacht besonders gern in der Traumphase, klettert aus dem Bett und wandert verwirrt umher. Während des orthodoxen Schlafes wird übrigens Wachstumshormon freigesetzt.

Aus all dem geht hervor, daß Schlaf nicht nur ein Zustand physischer Ruhe und Passivität ist, sondern vielmehr ein solcher, in dem die Organtätigkeit fortdauert, sich ständig ändert, ja sogar an Aktivität zunehmen kann.

Volles Bewußtsein erfordert nicht nur intakte Großhirnhemisphären, sondern auch einen normalen Hirnstamm. Klinische und experimentelle Untersuchungen konnten zeigen, daß im Hirnstamm ein aktivierendes System, ein Weckmechanismus, besteht. Sopor und Koma sind Ausdruck einer defekten Weckreaktion. Sie kommen bei doppelseitigen Läsionen im oberen Hirnstamm, welche klein und scharf umschrieben sein können, vor. Im Gegensatz hierzu sind Großhirnschädigungen immer sehr ausgedehnt, bevor sie das Bewußtsein beeinträchtigen. Jedoch beeinflussen akute Läsionen den Bewußtseinszustand mit größerer Wahrscheinlichkeit als solche, die sich langsam entwickeln, was sowohl für das Großhirn wie für den Hirnstamm gilt. Bei fortschreitender diffuser zerebraler Degeneration kommt es zu schwerer Demenz unter Beibehaltung des normalen Schlaf-Wach-Musters. Große einseitige Hemisphärenläsionen, z. B. subdurale Hämatome, stören das Bewußtsein so lange nicht, als nicht der Schädelinnendruck das Zwischenhirn komprimiert oder verlagert.

Bewußtseinsverlust kann episodisch auftreten und seine Ursache braucht nicht notgedrungen im Zentralnervensystem zu liegen. Am häufigsten wird er durch kardiovaskuläre Erkrankungen hervorgerufen: von der einfachen Synkope über die orthostatische Hypotension, die Hustensynkope, die Miktionssynkope, die Aortenstenose, Herzfehler mit Mischungszyanose, Tachykardie, Bradykardie, Herzblock und Kammerflimmern. Auch kann dem Gehirn bei einer Anämie, Hypoglykämie oder einem arteriellen Verschluß Sauerstoff vorenthalten werden. Häufigste primär neurologische Krankheit, die zu vorübergehendem Bewußtseinsverlust führt, ist die Epilepsie. Bei der Gehirnerschütterung ist der Mechanismus, der zur Bewußtlosigkeit führt, noch nicht bekannt. Die Narkolepsie ist selten Ursache eines Bewußtseinsverlustes.

Hat man einen Fall sich wiederholender Episoden von Bewußtseinsverlust zu klären, spielt die Berücksichtigung des Lebensalters des Kranken eine wichtige Rolle. Bei Kindern stellt die Epilepsie die häufigste Ursache dar, in mittleren Jahren und im höheren Lebensalter sind kardiovaskuläre Erkrankungen, Krankheiten der Hirnarterien, die orthostatische Hypotension, Husten- und Miktionssynkopen die häufigsten Erklärungen. Bestimmte Medikamente – Phenothiazine, Imipramin und hypotensiv wirkende Substanzen – sind in der Lage, einen Blutdruckabfall auszulösen, der das Bewußtsein affiziert. Den Schlüssel zur Diagnose liefert in der Regel eine sehr genau erhobene Vorgeschichte.

Untersuchung des bewußtlosen Kranken

Eine Bewußtseinsstörung kann im Laufe einer Krankheit auftreten, nach einem Kopftrauma, einem Suizidversuch oder auch unter Umständen, in denen die Diagnose nicht schwierig ist. Es ist etwas anderes, ob eine Bewußtseinsstörung das führende klinische Symptom ist, ob ein Kind innerhalb von Stunden in einen soporösen Zustand abgleitet oder ob ein Erwachsener bewußtlos im Bett oder auf dem Fußboden aufgefunden wird. Die jeweiligen Gründe bedürfen wohlerwogenen Nachdenkens.

Bei dem Kranken zu Hause ist es fast immer möglich, den Beginn der Bewußtseinsstörung, die Art ihres Auftretens und gegebenenfalls Vorboten zu eruieren. Eine Befragung von wenigen Minuten kann klarstellen, daß das bewußtlose Kind in der Vergangenheit kleine epileptische Anfälle hatte oder seit einigen Tagen meningeale Symptome, daß die junge Frau labil und deprimiert war und daß sie Sedativa eingenommen hat, daß der Kranke in mittleren Jahren in letzter Zeit langsamer geworden ist, vergeßlich, oft mit Kopfschmerzen und Übelkeit morgens erwachte, daß der alte Patient noch vor wenigen Stunden gesund und munter gewesen ist, aber einen Hypertonus hatte. Andererseits kann es sein, daß nichts über den Diabetes

* REM = rapid eye movements.

mellitus des Kindes bekannt war, über die chronische Niereninsuffizienz der jungen Frau, die Leberzirrhose des Mannes in mittleren Jahren oder das leichte Schädeltrauma des Greises. Die Diagnose wird dann schwieriger, weil die Hinweise irreführend sein können. Es ist eine Binsenweisheit, daß die nach Alkohol riechende Atemluft nicht notwendigerweise ein alkoholisches Koma bedeutet und eine Flasche mit Beruhigungsmitteln auf dem Nachttisch weder eine Schlafmittelvergiftung beweist, noch eine Prellung oder Platzwunde am Schädel eine Gehirnerschütterung. Auch können sehr wohl mehrere Faktoren im Spiel gewesen sein. So kann der Kranke mit Hypertension einen Hirntumor haben, der Diabetiker einen prolongierten Insult und der Kranke mit äußerlichen Verletzungszeichen des Schädels in einem epileptischen Anfall oder infolge eines apoplektischen Insultes gestützt sein.

Auf der Unfallabteilung kann man eine brauchbare Vorgeschichte erhalten oder auch nicht. Zeugen müssen befragt werden, bevor sie wieder gegangen sind. Auf der Krankenstation muß nach allen möglichen Richtungen hin ermittelt werden, während die Routineuntersuchungen und die therapeutischen Maßnahmen laufen. Ein Telephonanruf bei einem Bekannten des Patienten kann lohnender sein als eine Blut- oder Liquoruntersuchung.

Es gibt unzählige Abstufungen einer Bewußtseinsstörung. Die Bezeichnungen *Somnolenz, Sopor* und *Koma* geben die drei wichtigsten Stadien wieder, die auch klinisch gut unterscheidbar sind.

Somnolenz ist ein Zustand abnormer Schläfrigkeit. Abnorm ist dabei nicht das Verhalten des Kranken, das vom physiologischen Schlaf nicht zu unterscheiden ist, sondern die lange Dauer des schlafähnlichen Zustandes. Der Kranke kann dabei erweckbar sein und zeitweilig sogar kooperieren, so daß eine mehr oder weniger befriedigende Untersuchung möglich ist. Wendet man sich jedoch von ihm ab, bleiben äußere Reize aus, sinkt er auf sein Kissen zurück oder legt sich auf die Seite und verfällt in Schlaf. Im Wachzustand kann er verbal und motorisch adäquat reagieren. Somnolenz kann auf vielfältigen zerebralen Störungen beruhen, oft ist sie ein hervorstechendes Symptom bei intrakranieller Drucksteigerung, vorzugsweise wenn diese durch einen Hirntumor oder ein subdurales Hämatom hervorgerufen ist.

Auch der *Soporöse* kann aussehen, als ob er schliefe – aber er kann durch Weckreize nicht in den Wachzustand gebracht werden. Dabei kann er unbeweglich daliegen oder voller Unruhe und Unrast sein. Er bietet keine wesentlichen Reflexstörungen und ist in der Regel nicht inkontinent. Die Reaktionen hängen ab vom Grad des Sopors, man kann den Kranken meist dazu bringen, die Augen zu öffnen, die Zunge vorzustrecken und die Lippen zu bewegen. Er schenkt den Vorgängen um sich herum keine Beachtung, ist zu einer umfangreicheren Mitarbeit kaum fähig, sich selbst überlassen fällt er rasch in seinen Zustand zurück. Ursachen des Sopors können zerebrale Anoxie, Stoffwechselstörungen, Medikamentenintoxikation, Schädelhirntrauma oder Erkrankungen des rostralen Hirnstamms sein. Bei der Sonderform des *akinetischen Mutismus* oder genauer der Akinese mit Mutismus liegt der Kranke bewegungslos da, unfähig zum Sprechen, aber mit geöffneten Augen und entspannten Gliedmaßen, so als sei er wach. Er ist nicht ohne Reaktionen und nicht ohne Widerstreben und mit den Augen blickt er herum. Für die gesamte Dauer dieses Zustandes besteht aber eine Amnesie. Der akinetische Mutismus tritt meist auf bei Läsionen in der Gegend des III. Ventrikels.

Der Ausdruck „akinetischer Mutismus" wurde von Cairns u. Mitarb. 1941 geprägt. Sie beobachteten, daß das Symptom verschwand, nachdem eine Zyste des III. Ventrikels punktiert worden war. Als sich die Zyste erneut füllte, kam es zu neuen Episoden. Diese Form des Sopors kommt auch bei der subakuten Enzephalitis und bei Enzephalopathien vor, sie ist nicht zwangsläufig mit einer Enthirnungsstarre vergesellschaftet. Aller Wahrscheinlichkeit nach ist sie Folge einer Störung der Retikulärformation des rostralen Hirnstammes, und sie kann die Dissoziation von Wachzustand und Bewußtheit illustrieren.

Im *Koma* ist der Verlust des Bewußtseins vollständig. Der Patient kann nicht erweckt werden, er macht keine willkürlichen Bewegungen, und die Reflexaktivität ist gänzlich erloschen. Es besteht auch Harninkontinenz. Grad und Umfang des Reflexverlustes hängen freilich von der Tiefe des Komas ab. Pupillen-, Korneal- und Schluckreflexe können verschwunden sein. Bei manchen tiefen Komastadien sind die Eigenreflexe gesteigert und ein positiver Babinski kann auftreten.

Es ist einleuchtend, daß ein Patient bei einer entsprechenden Erkrankung plötzlich bewußtlos wird und komatös bleiben kann, wie z. B. bei einer zerebralen Blutung. Er kann auch allmählich die Stadien Somnolenz und Sopor durchlaufen, bevor er schließlich ins Koma gelangt. Koma wird bei ganz verschiedenen Erkrankungen angetroffen, bei denen es zu einer Hirnschädigung kommt, die Hirnrinde sowohl wie die Formatio reticularis centralis können primär betroffen sein. Der Bewußtseinszustand kann auch fluktuieren wie beim subduralen Hämaton, und in den Phasen relativer Klarheit

werden oft nur geringe wegweisende Befunde erhoben.
Wird ein Zustand von Bewußtlosigkeit festgestellt, ist der nächste Schritt die körperliche Untersuchung. Außerordentlich wichtig ist es, sich Klarheit darüber zu verschaffen, ob unmittelbare Lebensgefahr besteht. Schlägt das Herz? Wie ist die Pulsfrequenz, und ist der Puls gut gefüllt? Atmet der Patient? Sind die Atemwege frei? Wie hoch ist der Blutdruck? Herz- und Atemstillstand bedeuten unmittelbare Lebensgefahr. Das Gehirn kann ohne Blutversorgung nur wenige Minuten überleben. Notfallmaßnahmen können erforderlich werden, bevor irgendetwas anderes getan werden kann. Wenn die Untersuchungen dann aufgenommen werden können, sollte die Aufmerksamkeit auf bestimmte Punkte gerichtet werden, die einen Hinweis auf die Ursache des Komas liefern können.
Dem *Kopf* und dem *Gesicht* sollte zuerst Beachtung geschenkt werden. Nach Zeichen einer Verletzung, einer Entzündung, einer Blutung in die Gehörgänge oder nach einem Zungenbiß ist zu fahnden. Dem Geruch der Atemluft ist stets Beachtung zu schenken. Im diabetischen Koma riecht sie nach Aceton, in anderen Fällen kann sie nach Alkohol riechen oder, im urämischen Koma, nach Ammoniak. Das Gesicht kann mit Alkohol begossen sein, nach einem epileptischen Anfall oder bei einem Respirationshindernis ist es zyanotisch, blaß und feuchtkalt im Schock. Eine subkonjunktivale Blutung ist manchmal einziger Hinweis auf ein Schädeltrauma. Wenn die Bettdecke zurückgeschlagen wird, soll nach der *Haut* und der Körperhaltung gesehen werden. Durch kirschrote Hautfarbe verrät sich die Kohlenmonoxydvergiftung, das hepatische Koma durch eine gewisse Gelbfärbung der Haut. Nach kleinen Blutergüssen, Petechien und Ekchymosen ist zu forschen. Sie können bei der Meningokokkenmeningitis vorkommen, bei der bakteriellen Endokarditis, bei verschiedenen Blutkrankheiten und Arzneimittelintoxikationen.
Der *Lage des Körpers und der Gliedmaßen* ist Aufmerksamkeit zu schenken. Bei meningealen Reizzuständen, etwa einer Meningitis oder einer Subarachnoidalblutung, ist der Kopf in den Nacken gezogen, der Kranke liegt zusammengerollt auf der Seite und wehrt sich dagegen, ihn zu bewegen. Bei Kindern mit Meningitis kann es auch zum Opisthotonus kommen. Nach einem Schlaganfall läßt das Aufblasen einer Backe (Tabakblasen) bei Exspiration auf eine Hemiplegie schließen, ebenso die Außenrotation eines Beines nach der gleichen Seite. Der betroffene Arm kann dabei gebeugt über dem Rumpf liegen, häufiger liegt er aber gestreckt auf der Seite.
Im Koma oder Sopor nehmen die Extremitäten eine Lage ein, die der Dezerebrations- und Dekortikationshaltung* des Versuchstieres ähnelt. Es sei daran erinnert, daß ein Hirnstammquerschnitt zwischen Colliculus superior und Pons eine Starre jener Extremitätenmuskeln erzeugt, die der Schwerkraft entgegenwirken, die dem Tier das Stehen ermöglichen. Beim Menschen ist die Dezerebrationsstarre häufig unvollständig, aber graduell abgestuft. In der Verteilung ähnlich ist die Streckstarre aller vier Gliedmaßen auch beim Menschen zu beobachten. Die Arme sind in den Schultern nach innen rotiert, die Ellbogen gestreckt und die Handgelenke gebeugt. Die Beine sind gestreckt und, wenn Adduktorenspasmus vorliegt, überkreuzt. Eine suprapontine Mittelhirnläsion, wie sie bei einer Blutung, Enzephalitis oder einem Tumor vorkommt, kann einen Dezerebrationszustand hervorrufen.
In der Dekortikationsstarre sind die Arme gebeugt, die Beine gestreckt und adduziert. Solche Haltungen sieht man bei Kohlenmonoxydvergiftung, bei manchen Enzephalitiden und Enzephalopathien.
Abnorme tonische Halsreflexe kommen bei Patienten mit „hoher“ Dezerebration oder Dekortikation vor. Am ehesten begegnet man ihnen bei Kindern mit Meningitis, Enzephalitis oder Hirnstammtumor. Die Lage der Gliedmaßen kann dabei geändert werden durch passive Flektion, Extension oder Torsion des Kopfes. Wenn der Kopf angehoben wird, gehen die Arme in Beuge-, die Beine in Streckstellung. Das Umgekehrte geschieht bei passiver Streckung des Kopfes in den Nacken. Drehen des Kopfes nach einer Seite verstärkt den Streckertonus des Armes auf der Seite des Kinns und den Beugertonus des anderen Armes.
In dieser Phase der Untersuchung eines Bewußtlosen ist die Feststellung von Wert, ob *unwillkürliche Bewegungen* bestehen. Zuckungen der Lippen, des Gesichtes oder der Finger sind bei kleinen Kindern mit Enzephalitis häufig. Auch eine periodische Versteifung von Körper und Extremitäten kommt bei der Tentoriumherniation während eines intrakraniellen Druckanstieges vor. Krampfanfälle können in Form von kleinen Anfällen, fokalen oder großen generalisierten ablaufen. Sind sie stets einseitig, weisen sie auf einen Herd in der kontralateralen Großhirnhemisphäre hin, auch wenn sie nur leicht sind. Myoklonische Zuckungen sind häufig bei

* Dezerebrationshaltung = Folge von Hirnstammentladungen, bei denen dieser von der inhibitorischen Kontrolle des Kortex abgekoppelt ist.
Dekortikationshaltung = Folge von Entladungen des unteren Hirnstamms, der von der inhibitorischen Kontrolle des oberen Hirnstamms abgekoppelt ist.

subakuter Enzephalitis und Enzephalopathie. Sie können auf das Gesicht und die Arme begrenzt sein. Sie bestehen aus plötzlichen, kurzdauernden Muskelkontraktionen unterschiedlicher Frequenz, Amplitude und Ausbreitung. Sie kommen isoliert, gruppiert und in mehrere Minuten dauernden Schauern vor, sowohl spontan wie als Antwort auf verschiedenartige sensible und sensorische Reize. Im Leberkoma können Muskelzuckungen den kennzeichnenden Flattertremor der Hände und Arme, der mit dem Einsetzen des Komas verschwindet, überdauern. Schließlich müssen vor Beginn der neurologischen Untersuchung die Pulsfrequenz, der Blutdruck und die Atmung aufgezeichnet werden. Der Puls kann bemerkenswerterweise bei einer Vielzahl von Komaformen normal sein. Bei der intrazerebralen Blutung ist er sogar gut gefüllt, hüpfend und mit stertoröser Atmung vergesellschaftet. Bei Schädelinnendrucksteigerung besteht im allgemeinen Bradykardie, bei Hirnstammläsionen ist der Puls weich und arrhythmisch.

Die naturgemäß unvollständig bleibende neurologische Untersuchung von soporösen und komatösen Kranken sollte in erster Linie darauf gerichtet sein, *Hinweise auf meningeale Reizung, erhöhten intrakraniellen Druck* oder *Hemiplegie* aufzudekken. Um auf Tumornackensteife zu untersuchen, muß das Kopfkissen entfernt werden, und um die Muskelspannung im Nacken zu beurteilen, muß man den Gesichtsausdruck und alle reflektorischen Bewegungen der Glieder beachten, während der Untersucher den Kopf auf die Brust zu beugen versucht. Es kann nötig werden, diesen Test nach einiger Zeit zu wiederholen, weil bei Meningitis und Subarachnoidalblutung die Nackensteifigkeit manchmal erst spät erscheint. Die ophthalmoskopische Untersuchung muß so vollständig wie möglich sein. Wehrt der Kranke geräuschvoll ab oder ist er zu unruhig, muß diese Untersuchung auf später verschoben werden, man muß Ausdauer haben und darf die Geduld nicht verlieren. Die Lähmung eines Gliedes kann man oft feststellen, indem man es hochhebt und dann fallen läßt. Ein gelähmtes Glied plumpst herab, ein nichtgelähmtes fällt weniger abrupt nach unten. Im tiefen Koma kann es allerdings unmöglich werden, eine Hemiplegie zu erkennen, weil alle Extremitäten bleischwer auf das Bett fallen. Bestreichen der Fußsohle oder leichte Nadelstiche in dieselbe bewirken ein Zurückziehen des nichtgelähmten Beines, während das gelähmte bewegungslos liegen bleibt.

Bei nicht wenigen Komata fördert die Untersuchung der Eigenreflexe kaum diagnostisch Brauchbares zutage. Ein Babinski-Phänomen kann bei jedem tiefen Koma auftreten, gleichgültig welcher Genese es ist. Nach *Reflexdifferenzen* sollte den-

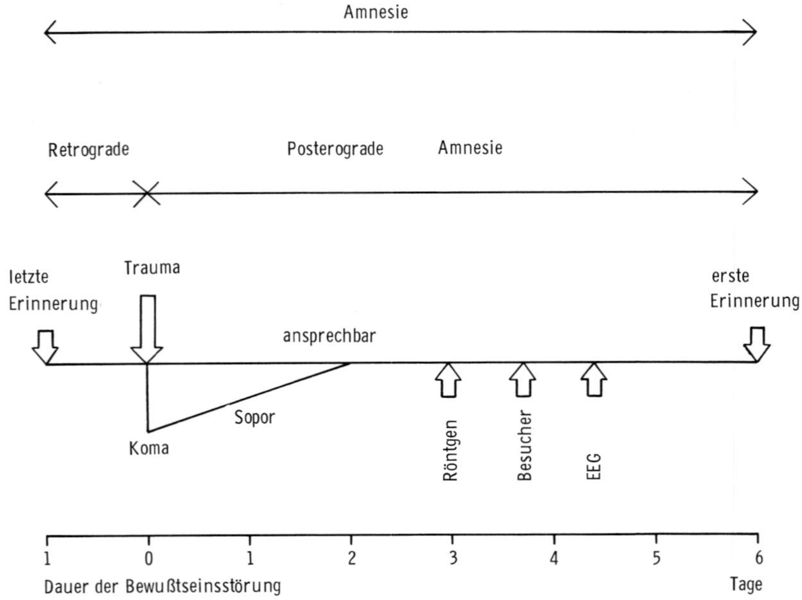

515 Geschlossenes Schädelhirntrauma (Commotio und Contusio cerebri). Dauer der Bewußtseinsstörung und der amnestischen Lücken: Retrograde Amnesie von 24 h, posttraumatische Amnesie von 6 Tagen. 48 h völlig bewußtlos. Der Patient glaubt, 6 Tage bewußtlos gewesen zu sein, weil er keine Erinnerung an die Zeitspanne zwischen Wiederkehr der ersten Sinneseindrücke und des Gedächtnisses hat. So weiß er nichts vom Aufenthalt in der Röntgenabteilung, der EEG-Abteilung und von Gesprächen mit Familienangehörigen. Die Dauer der posterograden Amnesie (PTA) ist ein zuverlässiger Index für die Schwere des geschlossenen Hirntraumas, die wie folgt eingeteilt werden kann: leichtes Trauma: PTA weniger als 1 h. Mittelschweres Trauma: PTA 1–24 h. Schweres Trauma: PTA 1–7 Tage. Sehr schweres Trauma: PTA mehr als 7 Tage

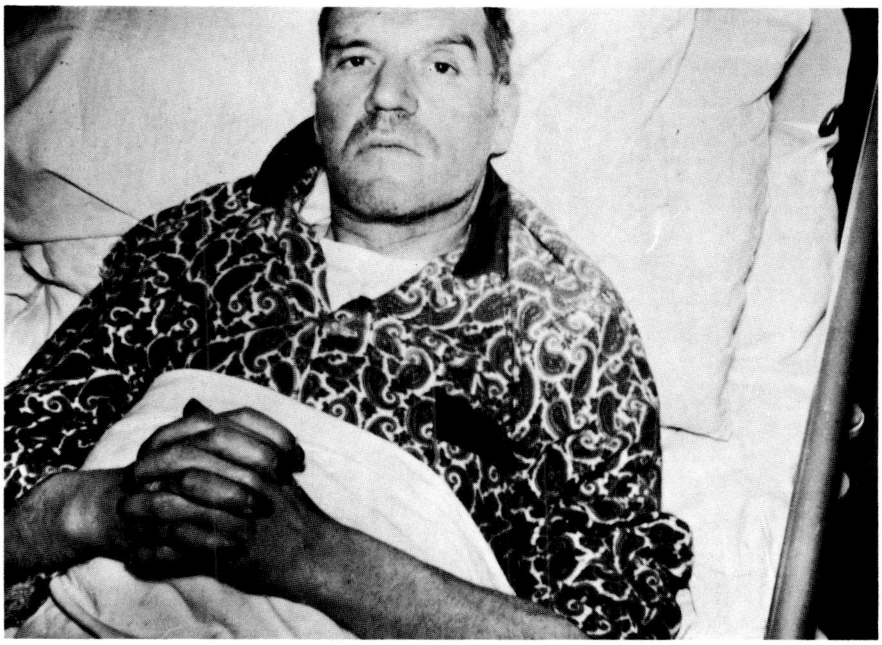

a

516a+b Subdurales Hämatom: **a** Kopfschmerzen und fluktuierende Vigilanz (Wachheit, Schläfrigkeit, Benommenheit) über 6 Wochen. Leichte Gehirnerschütterung vor 3 Monaten. Das Photo wurde bei Aufnahme ins Krankenhaus aufgenommen, einen Tag vor der Kraniotomie. Der Kranke verhielt sich ruhig, er war schläfrig, aber erweckbar. Sprache verwaschen, Pulsfrequenz 60/min, partielle Okulomotoriusparese links (beachte die Ptose) und diskrete rechtsseitige Hemiparese. Schwankungen im Wachheitsgrad sind kennzeichnend für ein Subduralhämatom. **b** Karotisangiogramm bei einem anderen Patienten mit einem rechtsseitigen ausgedehnten Subduralhämatom. Abdrängung der Gefäße von der Schädelkalotte mit beträchtlicher Massenverschiebung der intrakraniellen Strukturen. Wenn die Massenverschiebung bei angiographisch nachgewiesener Gefäßabdrängung auf einer Seite fehlt, so besteht ein doppelseitiges Subduralhämatom, was nicht selten vorkommt. (Neurologische Universitätsklinik Heidelberg)

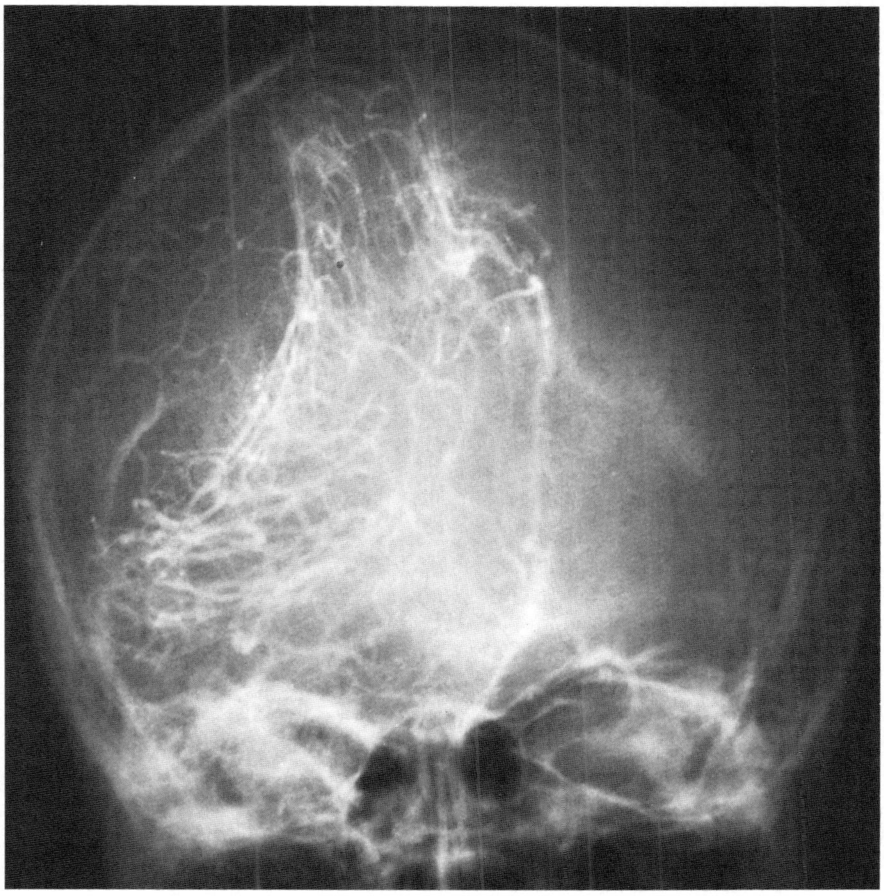

b

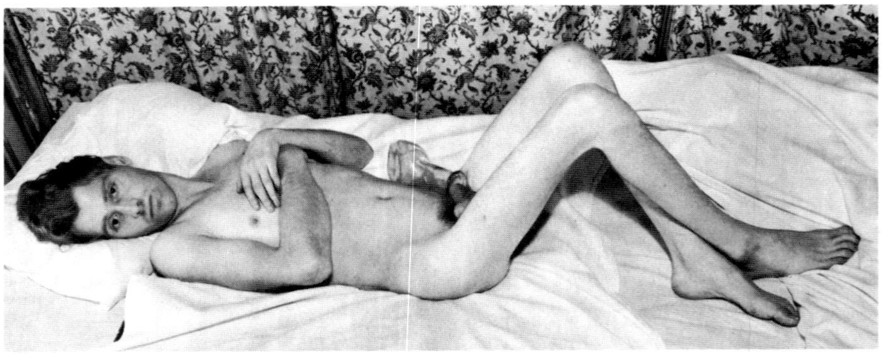

517 Posttraumatische Demenz: Verkehrsunfall. Sofortiger Bewußtseinsverlust, 2 Wochen lang komatös, 6 Monate soporös. Das Photo wurde 5 Monate nach dem Trauma aufgenommen, als der Patient akinetisch und mutistisch war. Er konnte seine Gliedmaßen bewegen, umherblicken, erweckte oft den Eindruck, als wolle er etwas sagen, blieb aber völlig stumm

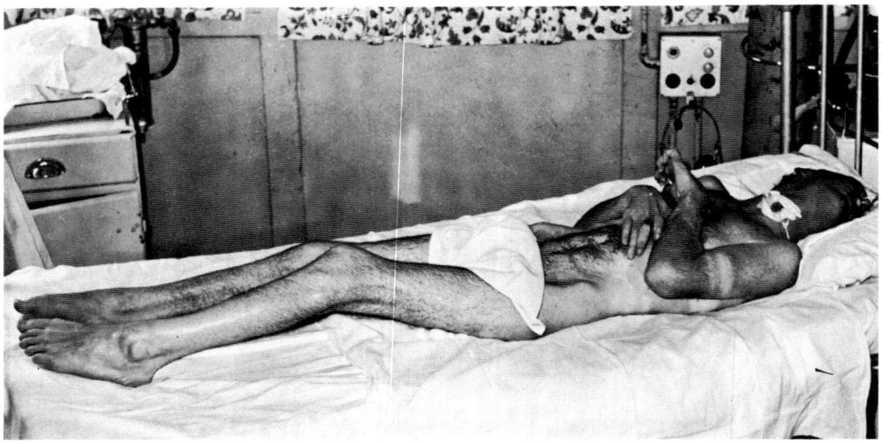

518 Posttraumatische Demenz: Dekortikationsstarre 6 Monate nach einem Schädel-Hirn-Trauma. Verlor nicht sofort das Bewußtsein. Wurde erst nach mehreren Stunden soporös. Ungünstiger Ausgang. Beachte den ins Genick gezogenen Kopf, die Beugestellung der Arme und die Streckung der Beine

noch gesucht werden, ein einseitiger Babinski ist von größerer Bedeutung als ein doppelseitiger. Ein palmarer oder plantarer Greifreflex kommt bei Soporösen mit Frontallappenläsion vor.

Der Untersucher muß auch nach strukturellen Läsionen innerhalb des Nervensystems suchen. Die Beachtung der Atmung, der Pupillen und der Augenbewegungen ist dabei wesentlich. Eine der häufigsten Formen pathologischer *Atmung* ist die periodische (Cheyne-Stokes), bei der Hyperpnoe mit Apnoe abwechselt. Dies deutet gewöhnlich auf eine bilaterale zerebrale oder hohe Hirnstammläsion hin. Hirnstammherde können auch zur Hyperventilation oder zu ataktisch irregulärer Atmung führen. Letztere ist am häufigsten bei Herden in der Medulla oblongata, es fehlt dabei das rhythmische Zu- und Abnehmen des Atemantriebes, wie es sich so sinnfällig beim periodischen Cheyne-Stokes-Typ zeigt.

Die *Pupillen* sind zu untersuchen auf ihre Weite, ihre Form und ihre Reaktion. Mittelweite Pupillen, die nicht auf Licht reagieren, kommen bei Mittelhirnläsionen vor, enge, stecknadelkopfgroße, lichtstarre Pupillen bei Herden in der Mittelhirn- und Brückenhaube, in besonders ausgeprägter Weise bei einer Brückenblutung. Eine einseitige lichtstarre Mydriasis weist auf eine Schädigung des III. Hirnnerven hin, bei einem komatösen Patienten auf eine Herniation mediobasaler Temporallappenteile durch den Tentoriumschlitz in die hintere Schädelgrube. Derartiges gibt es bei Hirntumoren und intrakraniellen Hämatomen.

Die *Stellung der Augen* und ihre Reaktion auf Kopfbewegungen ist zu beachten. Ein frontaler Herd verursacht eine Deviation der Augen zur Läsionsseite, ein pontiner eine konjugierte Deviation zur Gegenseite. Abwärtswendung der Augen legt eine Mittelhirnläsion nahe. Eine Abweichung der Sehachsen („skew deviation") kann Folge einer Brücken- oder Kleinhirnläsion sein. Großhirnhemisphärenherde beeinträchtigen die okulozephalen Reflexe nicht. Der Untersucher dreht dabei den Kopf des Patienten schnell zu der einen oder anderen Seite und beugt oder streckt ihn im Nacken. Bei einer intakten okulozephalen Reflexantwort drehen sich die Augen jeweils in die Gegenrichtung der Kopfwendung wie Puppenaugen und kehren dann in die Mittellage zurück. Die kalorische Reizung des Ohres, etwa mit Eiswasser, ruft normalerweise einen evozierten Nystagmus hervor.

Diese Symptome und Tests sind von großem Wert für die Unterscheidung struktureller Läsionen der Großhirnhemisphäre von denen des Hirnstamms. Dennoch beruhen die meisten Komafälle in einem Krankenhaus nicht auf solchen herdförmigen Stö-

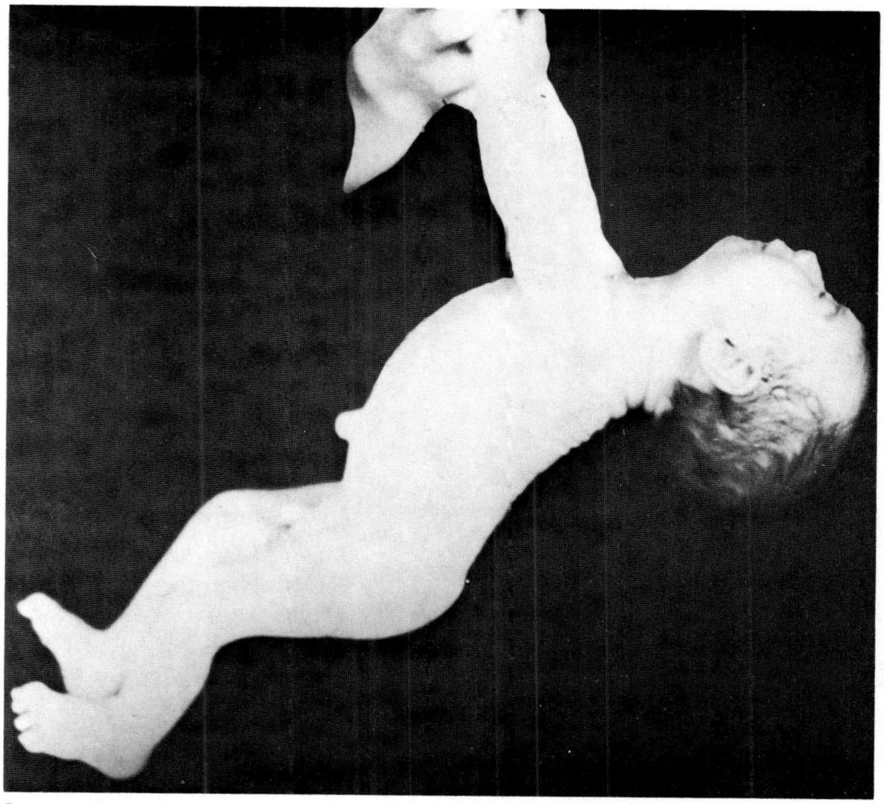

a

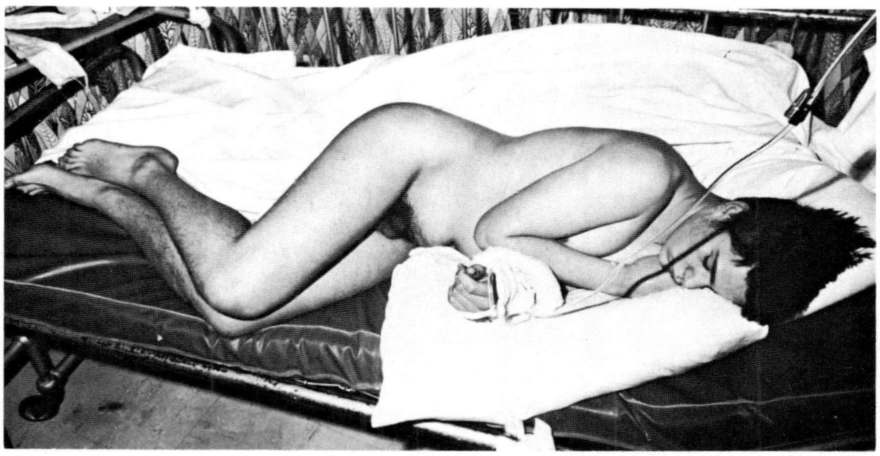

b

519a+b Akute Meningitis: **a** Meningokokkenmeningitis. Opisthotonus. Dies war die erste klinische Photographie des Autors vor 40 Jahren. **b** Akute Pneumokokkenmeningitis im Jahre 1966. Über 24 h Kopfschmerzen und Erbrechen, Übergang in Benommenheit, Verwirrtheit, Unruhe und lautes Schreien. Beachte die zusammengerollte Körperhaltung im Bett und die Hinweise auf die motorische Unruhe. Unter Antibiotika war der Patient am nächsten Tag bei Bewußtsein und erholte sich vollständig im Gegensatz zu dem Kind in **a**, das gestorben ist

rungen, sondern auf diffusen oder metabolischen. Die Mehrzahl ist endogen oder exogen toxischen Ursprungs. Beispiele sind die zerebrale Anoxie, die Medikamenten- oder Alkoholvergiftung, das Coma diabeticum, uraemicum oder hepaticum. Häufig bleibt der Pupillenlichtreflex dabei erhalten, einseitige Pupillen- oder Okulomotoriuslähmung ist selten. Hypo- oder Hyperventilation kommt hingegen oft vor.

Die häufigsten Ursachen umschriebener organischer Läsionen mit Komafolge sind intrakranielle Hämatome (subdurale oder intrazerebrale) und Hirnstamminfarkte.

In nicht wenigen Komafällen bleibt die Ursache unbekannt trotz eingehender klinischer Untersuchung. Eine ganze Reihe von Untersuchungsschritten ist oft nötig, bevor eine Diagnose gestellt werden kann. Noch während Urin, Blut und Liquor analysiert werden, muß die Behandlung des Kranken einsetzen. Bei einer Schlafmittelvergiftung z. B. kann das Herbeiführen von Erbrechen und die Ausheberung des Magens bereits im Stadium des diagnostischen Verdachtes lebensrettend sein. Eine solche Sofortmaßnahme ist viel wichtiger als alles andere, das auch später noch getan werden kann.

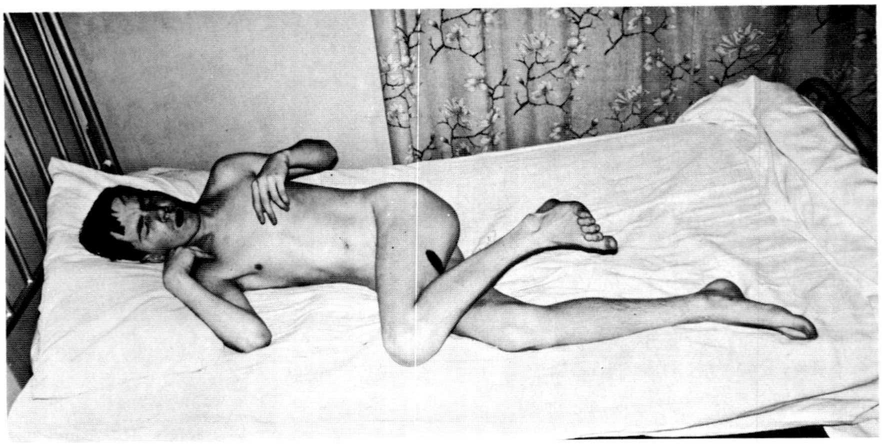

a

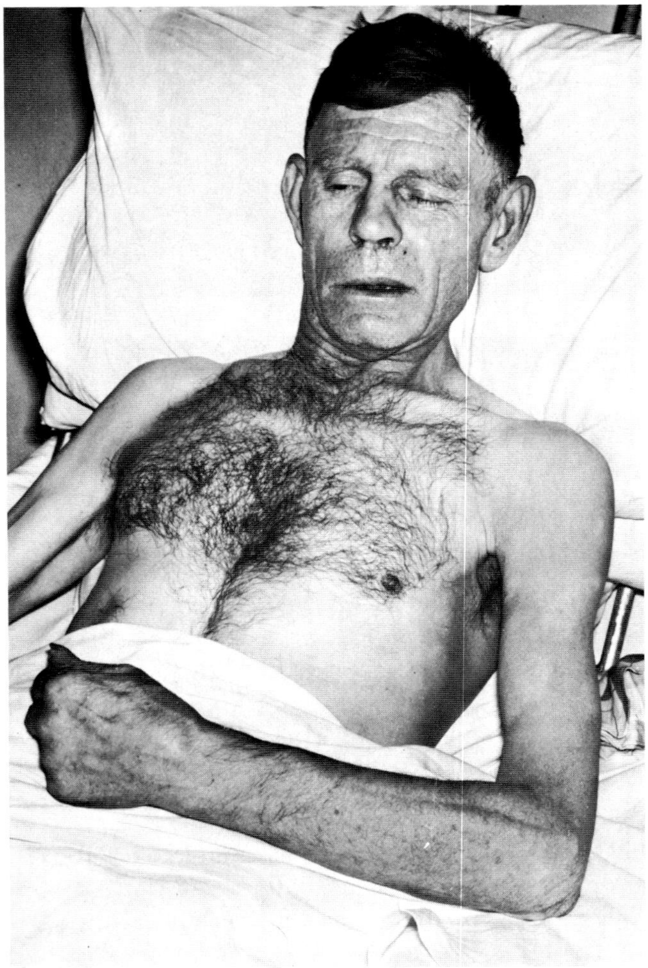

b

520a+b Epilepsie: **a** Grand-mal-Status. Fortschreitende organische Demenz, zunehmende Anfallsfrequenz trotz Antikonvulsiva. Einige Tage anfallsfrei, dann Anfallsserie und Übergang in einen Status epilepticus. Nävus am linken Oberschenkel. **b** Epilepsia partialis continua bei einem Hirntumor. Zuckungen des linken Daumens und der linken Gesichtsseite über mehrere Stunden. Beachte die Kontraktion des Gesichts und des M. orbicularis oculi auf der linken Seite

Für einen Studenten ebenso wie für einen jungen Arzt ist es wesentlich, etwas über die Komaursachen zu wissen. Dabei geht es weniger um eine vollständige Liste aller Möglichkeiten, sondern mehr um das Kennzeichnende der Komata überhaupt und das Prozedere in der Identifizierung ihrer Ursachen. Mit einem Komafall konfrontiert ist der wenig Erfahrene versucht, sich auf das Labor zu verlassen anstatt auf seinen klinischen Blick und seine Erfahrung. Bei Soporösen ist das Ausmaß der Kooperationsfähigkeit zum Leidwesen des Hausarztes ständigen Schwankungen unterworfen. Steht er nur am Bett und denkt nach, anstatt umherzurennen und Untersuchungen anzuordnen, so gereicht ihm dies eher zum Vorteil, und wir wissen auch keinen besseren Rat für einen Studenten im praktischen Jahr.

Die Prognose eines Komas ist bekanntermaßen schwierig zu stellen. Es gibt nur wenige Kliniker, die hier nicht schon Überraschungen erlebt hätten. Die Wiederherstellung der Leistungen des Bewußtseins nach einem schweren Schädelhirntrauma, nach einer Anoxie oder Vergiftung kann unerwartet vollständig sein. Das Lebensalter des Patienten ist ein wichtiger prognostischer Faktor: das jugendliche Gehirn besitzt wesentlich mehr Erholungsmöglichkeiten als das gealterte. So ist die Erholungsfähigkeit nach einem schweren Schädelhirntrauma mit langdauernder Bewußtseinsstörung abhängig vom Alter und der Dauer der Bewußtlosigkeit. Ist es zu einer Verletzung des Hirnstamms gekommen, so trübt dies die Vorhersage. Selbst wenn die Erholung in Gang kommt, läßt sich noch nicht sagen, wie vollständig sie sein wird.

Die beachtlichen Fortschritte im Hinblick auf die Erhaltung der Lebensfunktionen bewußtloser Kranker haben dazu geführt, daß physisches Überleben bei totem Gehirn möglich geworden ist, ein Überleben vegetativer Funktionen und allenfalls

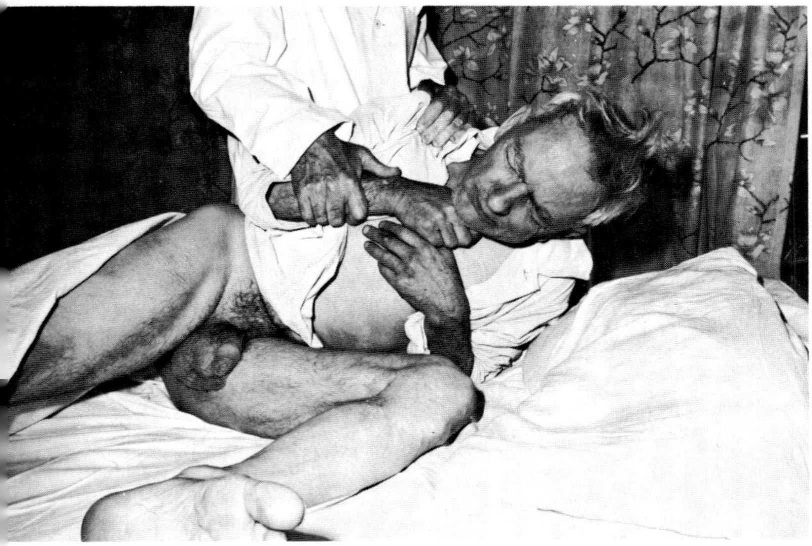

a

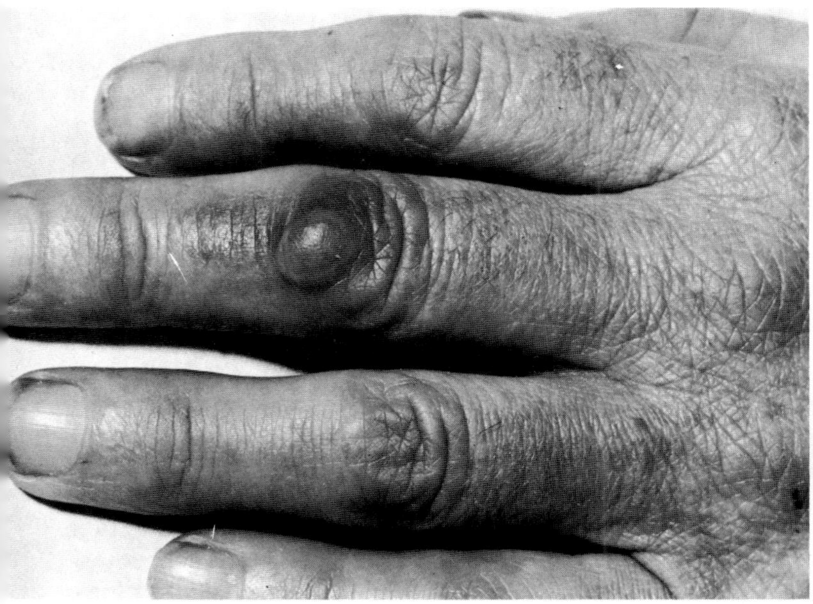

b

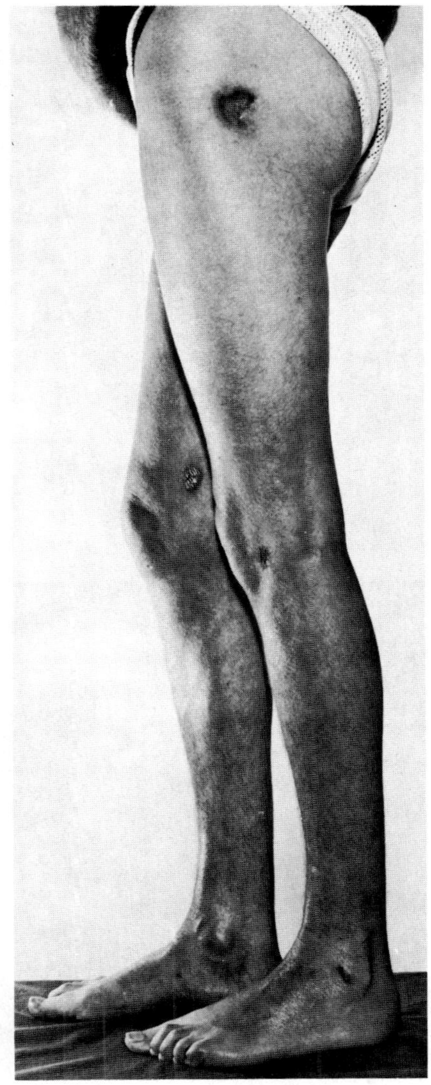

c

521 a–c Barbituratintoxikation: Soporös, lärmend und unruhig. **a** Weit zurückreichende Vorgeschichte von passagerer Benommenheit und soporösen Episoden, die langdauernde Untersuchungen im Krankenhaus nötig machten, ohne positives Ergebnis. **b** Der Schlüssel zur Diagnose war eine Blase am linken Mittelfinger. Barbituratblasen sind selten im Koma, wenn vorhanden, können sie die Diagnose ungemein erleichtern. **c** Narben nach Barbituratblasen bei einem Patienten 3 Wochen nach einem episodischen Koma infolge Überdosis. Die Ursache dieser Barbituratblasen ist noch strittig. Man denkt an eine zentrale Komawirkung, an Druck- und Hypoxiefolgen, auch an einen direkten Effekt von Barbituraten auf die Haut. Barbiturate sind häufig Ursache eines Komas. Ähnliche Blasen sind aber auch bei anderen medikamenteninduzierten Komata beschrieben worden

niedriger Reflexe. Wenn die Hirnhemisphären und der Hirnstamm irreversibel geschädigt sind, spricht man vom Hirntod. Er kann erst dann diagnostiziert werden, wenn alles, was auf eine noch erhaltene zerebrale und Hirnstammfunktion hinweist, für mehrere Stunden verschwunden ist, – die genaue Zeit hat bisher noch niemand bestimmt. In diesem Falle sind die Pupillen reaktionslos, der okulovestibuläre Reflex ist erloschen, die Spontanatmung hat aufgehört und im EEG kann auch bei einer Ableitung über eine Stunde hin keine Spontanaktivität mehr registriert werden (Null-Linien-EEG). Besondere Sorgfalt ist hier am Platze im Hinblick auf an Wunder grenzende Erholungen,

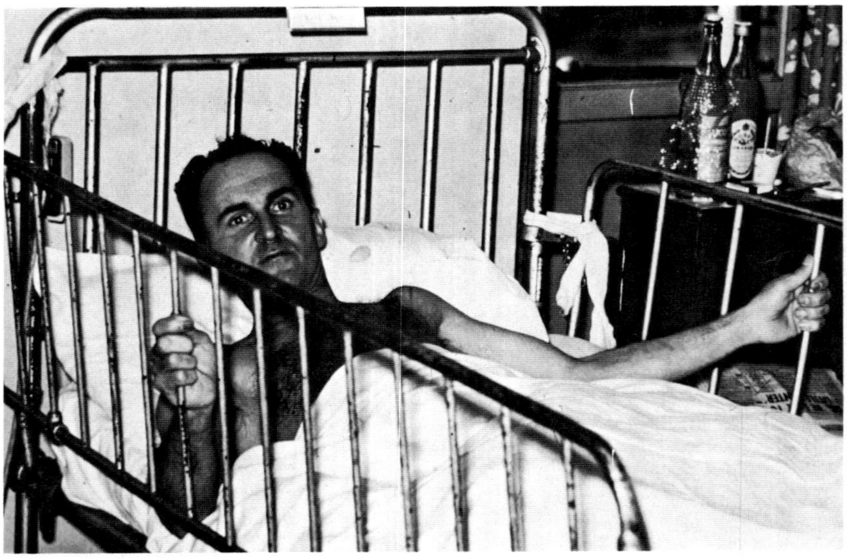

a

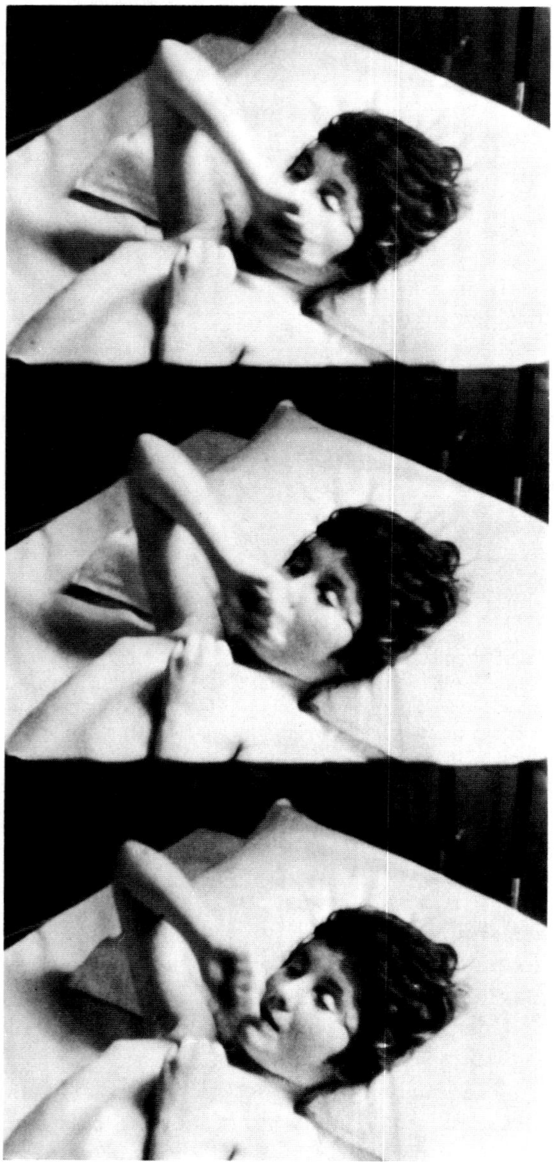

b

522a+b Akute Enzephalitis: **a** Kopfschmerzen, Fieber, verwirrt und geräuschvoll, delirant. Virologie normal. Nachfolgende Psychose und vollständige Amnesie. **b** Postvakzinale Enzephalomyelitis. 12 Jahre alt. 18 Tage nach der Erstimpfung. Die Erscheinungen begannen am 13. Tag. Enthirnungsstarre, Inkontinenz, beidseitiger Babinski. Die Filmbilder zeigen die unwillkürlichen Bewegungen des rechten Armes. Vollständige Erholung

die gelegentlich mitgeteilt werden. Ein Gehirn in tiefer Hypothermie oder unter Medikamentenintoxikation kann tot erscheinen, ist aber vielleicht nur scheintot.

Lähmung

Die motorische Bahn entspringt in der vorderen Zentralwindung der Großhirnhemisphären und endet an der Willkürmuskulatur. Die Diskussion der letzten Jahre über die Organisation des motorischen Systems, wenngleich theoretisch nützlich, hat die Interpretation der neurologischen Syndrome und ihre Lokalisation innerhalb des motorischen Systems durch die Klinik nicht erschüttern können, obwohl Argumente für ein prämotorisches Rindenareal gegen den Ursprung und sogar die Existenz einer Pyramidenbahn und Zweifel am extrapyramidalen motorischen System als einer anatomischen oder physiologischen Einheit vorgebracht wurden. Die Entdeckung der sog. Suppressorareale der Hirnrinde hat kaum nachhaltigere Wirkungen auf die klinische Neurologie gehabt. Der Begriff der Läsion des 1. und des 2. motorischen Neurons behält weiterhin seine hervorragende klinische Bedeutung. Sicher ist die Pyramidenbahn, der Tractus corticospinalis, nicht die einzige, die Impulse zum Rückenmark sendet, welche für die Reflextätigkeit und die Muskelaktivität von Wichtigkeit sind. Das extrapyramidal-motorische System spielt auch weiterhin eine besondere Rolle für die Willkürmotorik, der Tractus corticospinalis bedient die Primärmotorik bei einer Muskeltätigkeit. Das extrapyramidale System innerviert diese

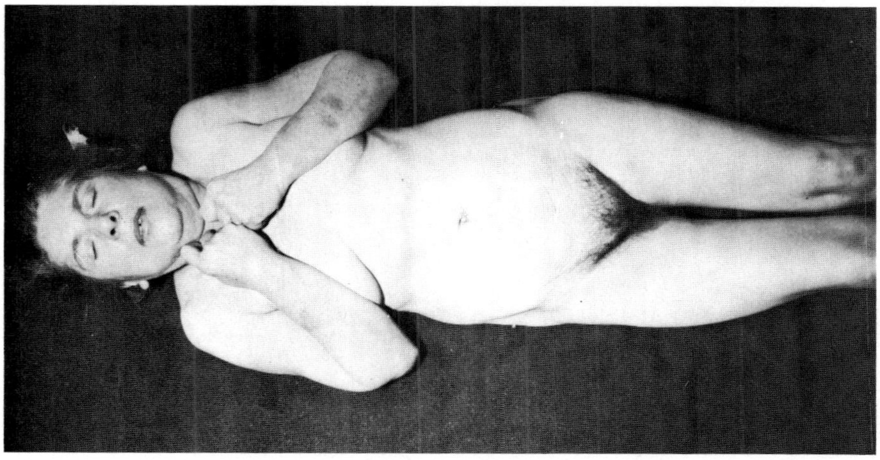
a

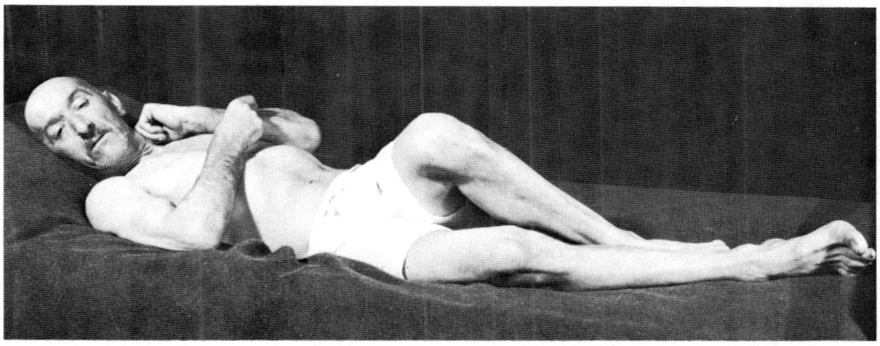
b

523 a + b Subakute Enzephalopathie: **a** 53jährige Frau. Schleichender Beginn mit einer Persönlichkeitsänderung, Sprachstörung, Steifigkeit der Extremitäten und Myoklonus. Dekortikationshaltung, Akinese und Mutismus. Trismus, wechselnde bilaterale Pyramidenzeichen, Exitus nach 10 Wochen. **b** 57jähriger Mann. Fortschreitende psychische Beeinträchtigung, gelegentliche große Krampfanfälle und postparoxysmaler Sopor. Mutismus, schleudernde Bewegungen von Rumpf und Armen und allmähliche Ausbildung einer Enthirnungsstarre. Exitus nach 15 Wochen. Das klinische Bild der subakuten Enzephalopathie des Erwachsenen ähnelt der subakuten Einschlußkörperchen-Enzephalitis. Die Krankheit verläuft in der Regel tödlich, ihre Ursache ist nicht bekannt. In der Hirnrinde ist ein Status spongiosus zu finden. Vaskuläre Ätiologie wird vermutet

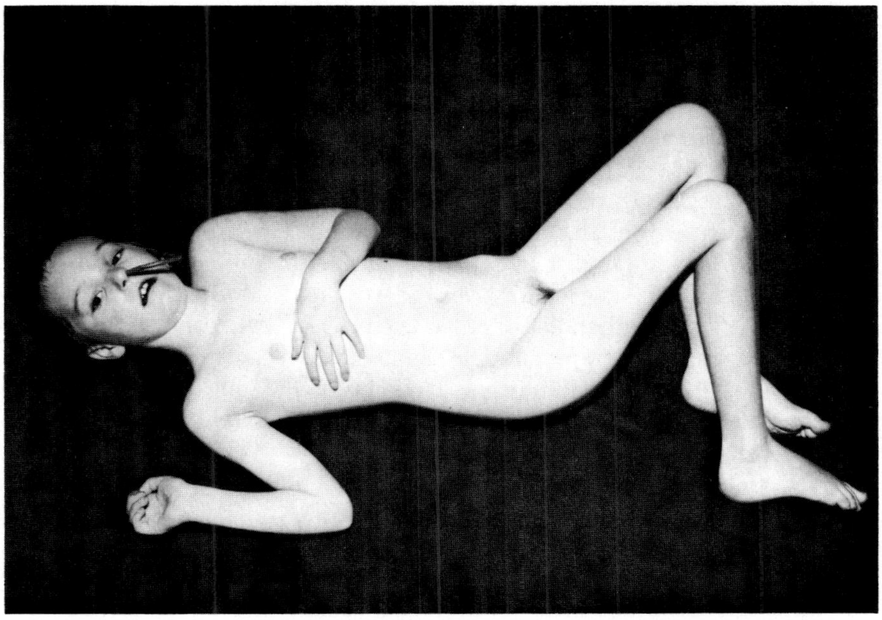

524 Subakute Enzephalitis: Beginn mit kleinen epileptischen Anfällen, Verhaltensstörung und Leistungsabfall in der Schule. Danach Dysarthrie, Teilnahmslosigkeit, Schläfrigkeit, Tremor und Myoklonien der Extremitäten. Das Bild wurde im 5. Krankheitsmonat aufgenommen, das Kind starb nach 9 Monaten. Es ist völlig mutistisch. Beachte die starrenden Augen. Paralysegoldsolkurve. Im EEG typische bilateral symmetrische Ausbrüche hochgespannter langsamer Wellen

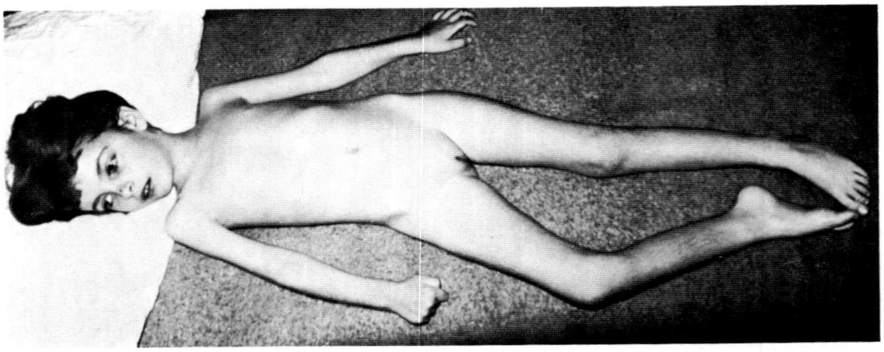

a

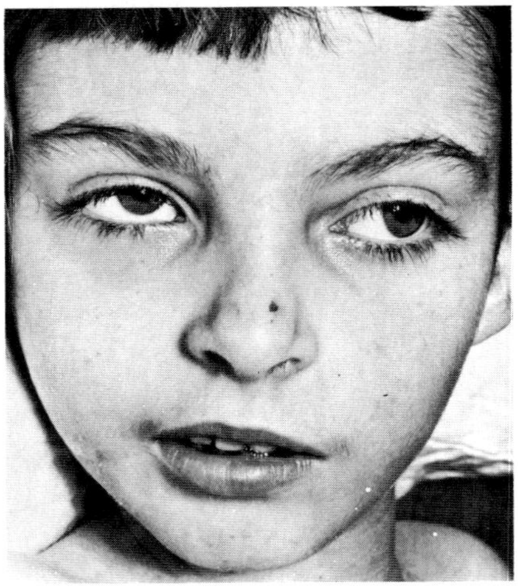

b

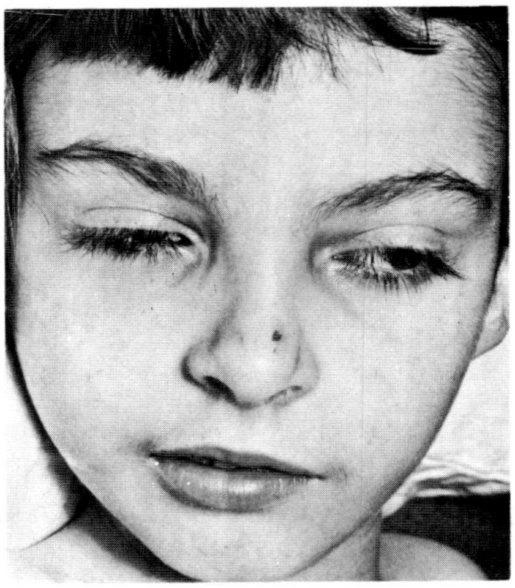

c

525 a–c Subakute Enzephalitis: Subakuter Beginn mit Unpäßlichkeit, Appetitlosigkeit, Bettnässen und Sturzanfällen. Nur einige große Krampfanfälle, aber langdauernde kleine Anfälle. Akinese und Mutismus, myoklonische Zuckungen, Dezerebrationsstarre und tonische Halsreflexe. **a** Im 8. Monat der Krankheit, als dieses Photo aufgenommen wurde, gab es noch Phasen, in denen das Kind ansprechbar war. **b + c** Beachte die Schielstellung der Augen und die zukkenden Oberlider im kleinen epileptischen Anfall

Muskeln ebenfalls, von deren synergistischer und antagonistischer Aktivität die Effizienz einer Willkürbewegung abhängt. Die Pyramidenbahn hat beim Menschen einen höheren Entwicklungsstand erreicht als beim Versuchstier, und es gibt unzählige Schattierungen im Ausmaß einer Beeinträchtigung nach einer Pyramidenbahnläsion.

Die zweiten motorischen Neurone, die Impulse aus den Vorderhornzellen des Rückenmarks zur Willkürmuskulatur übertragen, sind einer Vielfalt von Erregungen ausgesetzt, die aus der Hirnrinde und dem Stammhirn eintreffen. Die Rolle der Pyramidenbahn wurde diesbezüglich in der Vergangenheit wahrscheinlich etwas überschätzt, weil die Auswirkungen der Pyramidenbahnläsionen so leicht feststellbar sind. Einige extrapyramidale Bahnen, wie die vestibulospinale, die retikulospinale und bulbospinale, und die schematischen Abbildungen von Rückenmarksquerschnitten, auf denen keine weißen Flecken vorhanden sind, dürfen nicht darüber hinwegtäuschen, daß es weitere absteigende motorische Leitungswege gibt, die noch nicht identifiziert worden sind.

Aus dem Gyrus praecentralis des motorischen Cortex konvergieren die Faserstränge zur Corona radiata und erreichen die innere Kapsel zwischen dem Linsenkern, der lateral von ihnen liegt und dem Nucleus caudatus, medial davon. Die kortikobulbären Fasern, jene zu den motorischen Hirnnervenkernen, liegen im Knie der inneren Kapsel, und die kortikospinalen Fasern besetzen die vorderen zwei Drittel des hinteren Kapselschenkels. Wegen dieser kompakten Anordnung der Projektionsfasern führen diskrete Läsionen zu unterschiedlichen Auswirkungen. Von vorn nach hinten repräsentieren die Fasern das Gesicht, Arme und Beine, nach hinten gefolgt von Bahnen für die Kontrolle der Harnblase und des Mastdarms. Hinter der Pyramidenbahn befinden sich in der inneren Kapsel die aufsteigenden Fasersysteme aus dem Thalamus zum Parietallappen, dahinter die Hör- und Sehstrahlung und die temporopontinen Fasern. Der Pyramidenbahn sind extrapyramidale Fasern beigemischt, sowohl bahnende wie hemmende. Es ist daher verständlich, daß Läsionen der Capsula interna ausgedehnte motorische, sensible und sensorische Störungen verursachen können.

Die Pyramidenbahn liegt im Mittelhirnabschnitt in

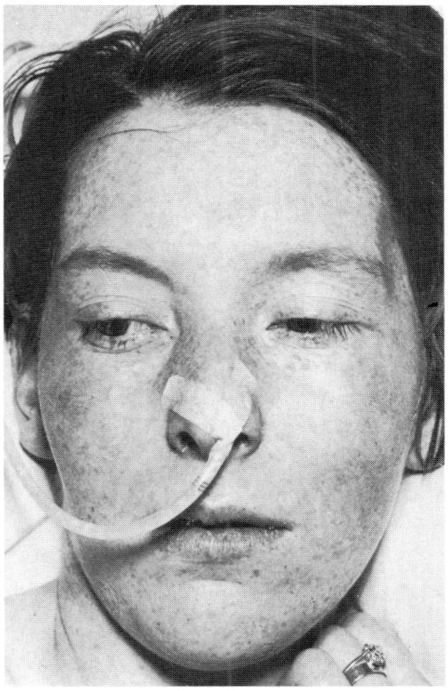

a

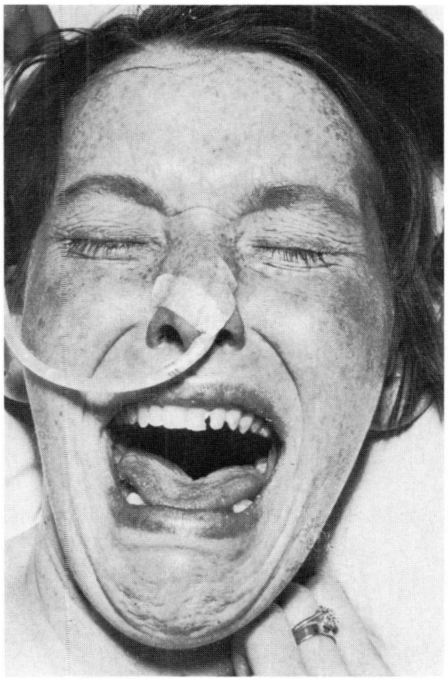

b

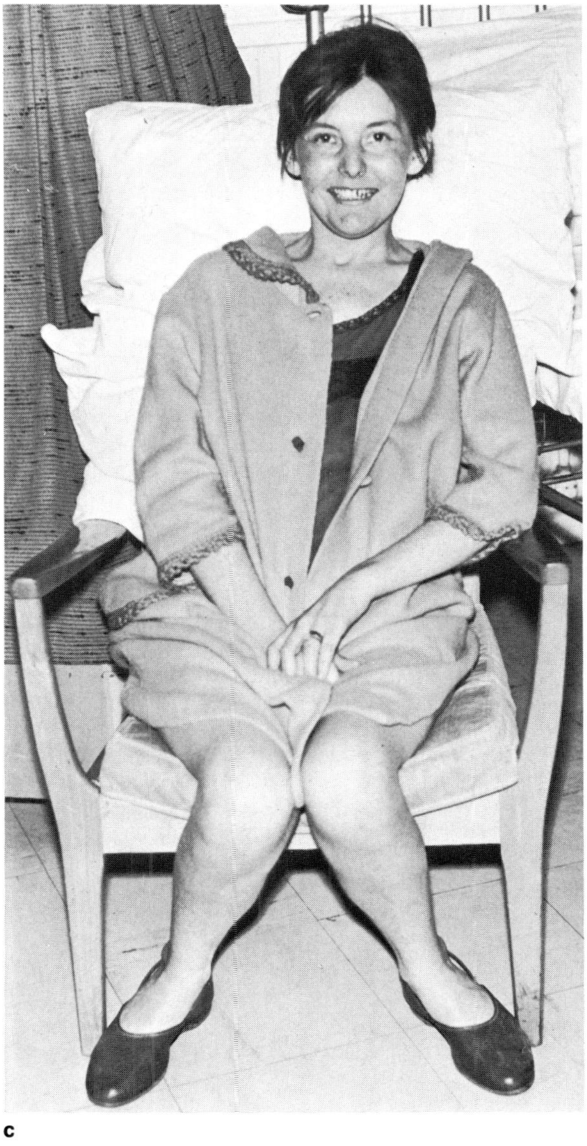

c

526 a–c Akute Multiple Sklerose: 23 Jahre alte Frau, verheiratet, ein Kind von 2 Monaten. Vor 2 Wochen wurde sie teilnahmslos und matt, handhabte ihr Baby in ungeschickter Weise, klagte über Kribbeln in den Extremitäten und wurde wackelig. 3 Tage vor der Aufnahme konnte sie nicht mehr aus dem Bett, wurde in tief soporösem Zustand aufgenommen, in dem sie 48 h lang blieb. Befund: fieberfrei, liegt unbeweglich da, spricht nicht, reagiert nicht, ist inkontinent. Greifreflexe beiderseits, Eigenreflexe gesteigert, doppelseitiger Babinski. Liquor mit Ausnahme einer Eiweißvermehrung auf 96 mg% ohne weitere Auffälligkeiten. **a** Die Augen sind nach rechts gewendet. Später kam heraus, daß eine horizontale Blicklähmung bestand. **b** Affektausbrüche mit pathologischem Lachen und Weinen. Die Diagnose Multiple Sklerose wurde gestellt, als bekannt wurde, daß sie 9 Jahre vorher wegen einer flüchtigen Parese im rechten Bein mit Ataxie nach Poliomyelitisimpfung schon einmal untersucht worden war und ebenso vor 4 Jahren wegen passageren Taubheitsgefühls und Kribbelparästhesien in beiden Beinen, die auf eine Multiple Sklerose zurückgeführt worden waren. Im 3. Schub sprach sie prompt auf ACTH an. Innerhalb von 3 Tagen war der Sopor überwunden. **c** 4 Wochen nach der Krankenhausaufnahme. In den folgenden Jahren trat kein Rückfall mehr auf, es ging ihr gut, und sie bot keine neurologischen Erscheinungen

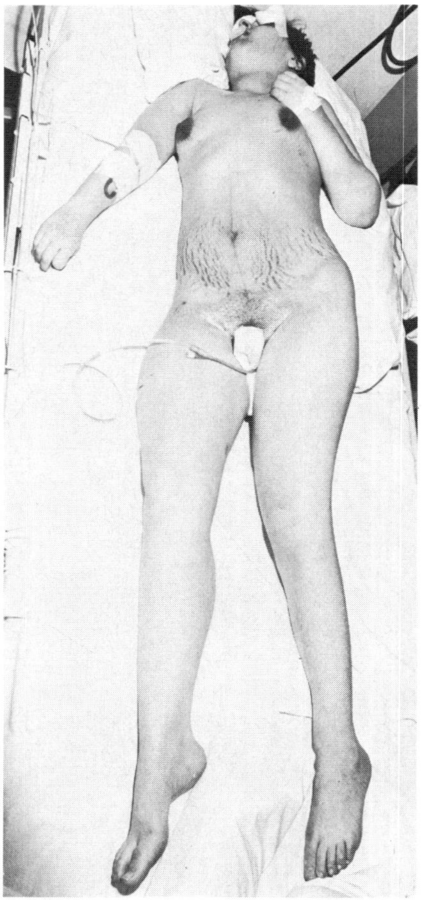

a

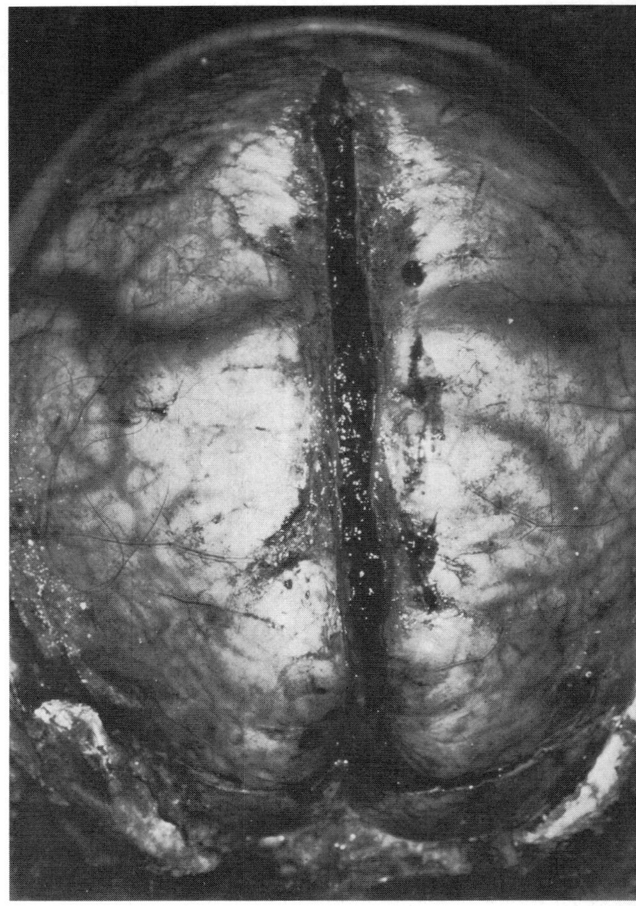

b

527 a–c Hirnvenenthrombose: **a** 22 Jahre alte Frau. Notfallaufnahme wegen Serien großer Krampfanfälle 2 Wochen nach einer Geburt. Bei der Entlassung aus der Wöchnerinnenstation 10 Tage nach der Niederkunft ging es ihr noch gut, dann begannen Kopfschmerzen, Erbrechen und Müdigkeit. Danach Gliederzuckungen, gefolgt von generalisierten Krampfanfällen. Befund: fieberfrei, komatös, keine Nackensteife, normaler Augenhintergrund. Beträchtliche Spastik der Extremitäten und beidseitiger Babinski, Arme stark flektiert. EEG: diffuse, hochgespannte, langsame Wellen über allen Ableitepunkten mit Ausnahme von rechtsparietal, wo eine fokale Abflachung vorlag. Die höchste Amplitude erreichten die δ-Wellen linksfrontal mit Phasenumkehr. Liquor: xanthochrom, Eiweiß 200 mg%, Zellen: 30/3 Granulozyten, 900/3 Erythrozyten. Karotisangiogramm rechts: keine Verlagerung, keine pathologischen Gefäße, die Arterien verliefen aber gestreckt und wirkten gespannt, die Kreislaufzeit war erheblich verlängert, die Sinus waren nicht dargestellt. Die Patientin starb 5 Tage nach der Aufnahme. **b + c** Bei der Autopsie zeigte sich eine Hirnvenen- und Sinusthrombose sowie zerebrale Infarzierungen.

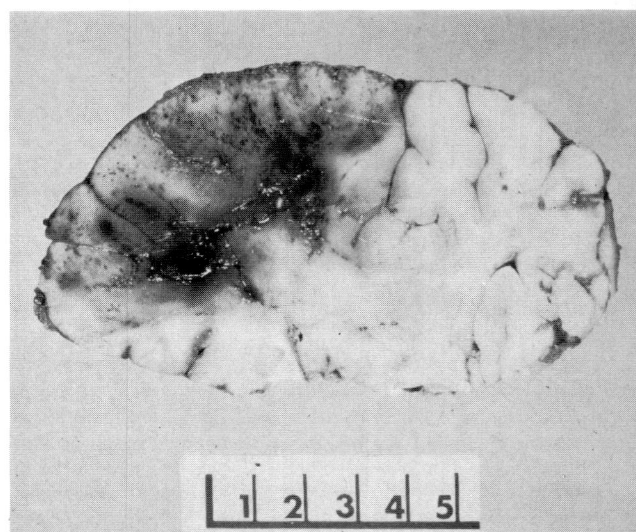

c

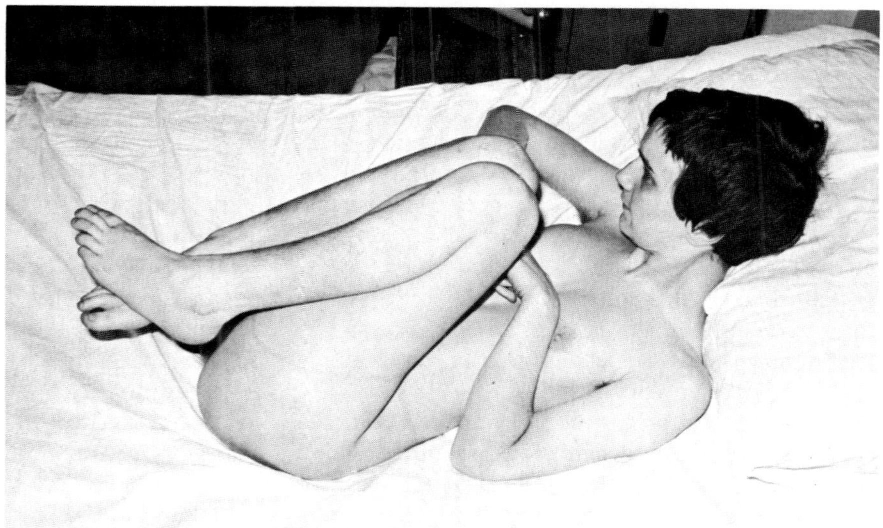

528 Zerebrale Lipoidose: 20 Jahre alter Patient. Mit 6 Jahren epileptische Anfälle. Progrediente organische Demenz, Pyramidenzeichen an den Extremitäten, Dysarthrie und Inkontinenz. Jetzt in starker Flektionshaltung fast völlig ans Bett gefesselt. Kortikale Biopsie: Lipoidose

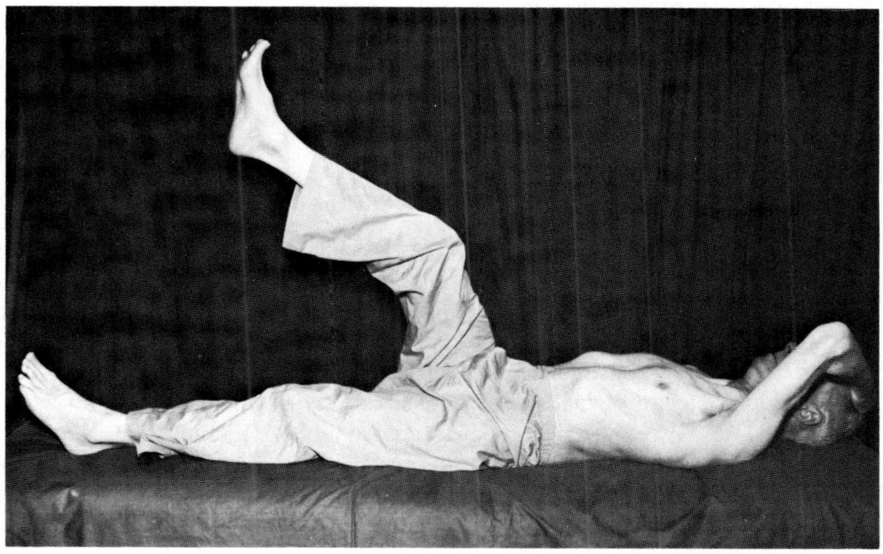

529 Katatonie-Syndrom: Schleichend verlaufende organische Demenz bei einem Mann im mittleren Lebensalter mit Greifreflexen und katatonem Verhalten. Das rechte Bein wurde vom Untersucher hochgehoben, der Patient hielt es in dieser Stellung mehrere Minuten lang. Das Katatonie-Syndrom trifft man bei zahlreichen diffusen organischen Hirnkrankheiten an. In diesem Falle offenbarte das Pneumenzephalogramm eine generalisierte kortikale Atrophie

den Hirnschenkeln, in der Brücke bildet sie ein durch die Brückenkerne und die dort kreuzenden Bahnen in einzelne Bündel verstreutes Fasersystem. Auf dieser Ebene liegen die Fasern für das Gesicht medial, die für die Beine lateral und die für die Arme zwischen beiden. In der Medulla oblongata, deren Pyramiden schon vor über hundert Jahren entdeckt worden sind, ist die Lagerung der Fasern wieder kompakt und die Hauptkreuzung erfolgt in deren kaudalem Teil. Die gekreuzten Pyramidenfasern bilden die Seitenstränge des Rückenmarks ein und enden an den Synapsen der Zwischenneurone in der grauen Rückenmarkssubstanz. Von dort erreichen sie die Vorderhornzellen. Die ungekreuzten Pyramidenfasern steigen in den Vordersträngen ab, ihre Bedeutung ist nicht gänzlich klar. Einige sollen ungekreuzt weiterverlaufen und für die ipsilaterale Innervation bestimmter Muskelgruppen verantwortlich sein.

Die letzte gemeinsame Endstrecke der Motorik ist das zweite motorische Neuron, das die Impulse von den Vorderhornzellen des Rückenmarks zum Willkürmuskel leitet. Unter einer motorischen Einheit werden die Vorderhornzelle, ihr Axon und die zugehörigen Muskelfasern verstanden.

Bei einer Läsion des *ersten motorischen Neurons* betrifft die Schwäche mehr einen Bewegungsablauf als einzelne Muskeln. „Das Gehirn weiß von Muskeln nichts". Deshalb kann ein Muskel auch nicht als Basiselement einer Bewegung tätig werden, er vermag aber sinnvoll zu wirken als Synergist. Ein Mensch nach einem leichten Schlaganfall kann z. B. unfähig sein, willkürlich die Hand im Handgelenk zu strecken, aber die gleiche Bewegung ge-

lingt automatisch, wenn er die Faust ballt. Die feinen differenzierten Bewegungsabläufe sind schwerer beeinträchtigt als die gröberen proximalen Gliedbewegungen. Ein Schlaganfallkranker kann in der Lage sein, sein Jackett überzustreifen, nicht aber, es zuzuknöpfen. Besonders empfindlich gestört sind die Bewegungen der Finger. Dem Verlust der Willkürbewegungen bei einer Schädigung des ersten motorischen Neurons gesellt sich ein gesteigerter Muskeltonus hinzu, eine Eigenreflexsteigerung und ein Babinski-Zeichen an den unteren Extremitäten. Die Muskelatrophie ist nur geringfügig und Faszikulieren tritt nicht auf.
Die Läsion des *zweiten motorischen Neurons* besteht, wie in vorhergehenden Abschnitten schon dargestellt, in einer Lähmung spezifischer Muskeln oder Muskelgruppen, und sie betrifft alle Bewegungsarten. Ein Muskel, seines motorischen Nerven beraubt, ist komplett gelähmt, sein Tonus ist schlaff, alle Eigenreflexe verschwinden und Muskelatrophie tritt ein. Während des Denervierungsprozesses kommt es zu Fibrillationen und Faszikulationen und der bindegewebig umgewandelte Muskel kontrakturiert.

Hemiplegie

Seit HUGHLINGS JACKSONS, (1835–1911) Tagen wird die Hemiplegie als eine exemplarische Form einer motorischen Störung angesehen. Die Abfolge der Ereignisse bei einer Blutung in die innere Kapsel ist bekannt: apoplektischer Insult mit oder ohne Koma, schlaffe Hemiplegie, die in eine spastische übergeht. Die Bewußtseinsstörung ist Folge der schweren zerebralen Funktionsstörung oder des „Schocks". Die Zerstörung von Pyramidenfasern lähmt die Willkürmotorik. Wenn der Kranke diesen Zusammenbruch überlebt, entwickelt sich Muskelhypertonie und Reflexhyperaktivität. (Die Untersuchungen von HUGHLINGS JACKSON zur Epilepsie und zum Fokus mit pathologischer Entladung haben eine vierte Kategorie der motorischen Störung aufgedeckt, die Krampftätigkeit, die überschießende Aktivität kortikaler motorischer Neurone). Eine Hemiplegie kann plötzlich, intermittierend oder langsam in Erscheinung treten. Obwohl sie gewöhnlich ältere Menschen betrifft, kann sie in allen Lebensabschnitten, sogar bei Kindern, vorkommen.

Akute Hemiplegie

Intrazerebrale Blutungen, Hirninfarkte und zerebrale Embolien bilden die wichtigsten Ursachen der akuten Halbseitenlähmung im Erwachsenenalter. Blutungen machen fast die Hälfte jener Schlaganfälle aus, die zur Autopsie gelangen. Die primäre Hirnblutung betrifft Hypertoniker und Arteriosklerotiker, während die Subarachnoidalblutung in der Regel aus einem rupturierten Aneurysma erfolgt. Die akute Hemiplegie kann im Schlaf oder im Wachen auftreten, mit oder ohne Vorboten. Prämonitorische Symptome wie Kopfschmerzen, Schwindelgefühl, passagere Verwirrtheit oder Teilnahmslosigkeit sind nicht selten bei Blutung und Infarkt. Es gibt auch passagere fokale Symptome nach Art einer Sensibilitäts- oder einer motorischen Störung in einer Extremität, einer episodischen Sprach- oder Sprechstörung oder einer Gesichtsfeldstörung.
In etwa 50% der Blutungsfälle tritt eine Bewußtseinsstörung auf, beim Infarkt und bei der Embolie kommt dies viel seltener vor. Ein Bewußtseinsverlust beim Hirninfakt macht einen begleitenden Koronarinfarkt oder eine Herzarrhythmie wahrscheinlich. Grundsätzlich kann jedem Schlaganfall eine Störung des Bewußtseins aufgrund pulmonaler, kardialer oder metabolischer Komplikationen folgen.
Die Mitralstenose mit Vorhofflimmern und der Myokardinfarkt bilden die häufigsten Ursachen der Hirnembolie, während frühere Formen, etwa die bakterielle Endokarditis, heute stark zurückgegangen sind. Die Embolie setzt im allgemeinen mit abrupten Symptomen ein und ist gefolgt von schweren Ausfallerscheinungen.
Bei fehlendem Bewußtsein können die Lage der Extremitäten und ein Seitenunterschied im Muskeltonus Hinweise auf die Seite der Läsion liefern. In der Rückbildungsphase ist es mitunter möglich, die Ebene der Pyramidenbahnunterbrechung festzustellen. Eine Kapselläsion betrifft Gesicht, Arm und Bein der Gegenseite. Sind sensible und visuelle Fasern in der inneren Kapsel einbezogen, treten Lagesinnstörung und eine homonyme Hemianopsie auf. Letztere ist manchmal das einzige Restsymptom nach einem abgelaufenen apoplektischen Insult, bei dem weder Sprach- noch motorische Symptome aufgetreten waren. Ein solcher Patient beschreibt, daß er Kopfschmerzen hatte, eine Phase, in der er verwirrt gewesen ist, die Gesichtsfeldstörung kann er bemerkt haben oder auch nicht. Die Lagesinnstörung in einer Hand wirkt als solche sehr störend trotz guter Kraftentfaltung, so z. B. beim Herausziehen von Münzen aus einer Tasche oder einer Geldbörse oder auch bei Benutzung von Toilettenpapier. Die bei einer Kapselhemiplegie betroffenen Arterien sind die perforierenden Äste der A. cerebri media und anterior. Auch eine Ruptur der A. communicans posterior oder der A. choroidea anterior kann die innere Kapsel zerstören.
Bei einer *Hemiplegie kortikalen Ursprungs* ist die

Lähmung nicht gleichmäßig über eine Seite verteilt wegen der relativ großen Distanz zwischen den Repräsentationsgebieten für den Kopf und die Extremitäten in der vorderen Zentralwindung. Es kann sogar eine faziale, brachiale oder krurale Monoplegie auftreten. Der Verschluß der kortikalen Äste der A. cerebri media führt meist zu brachiofazialer Lähmung. Bein und Fuß besetzen ein Rindenareal nahe der Mantelkante und auf der medialen Fläche der Hemisphäre. Diese Areale werden von der A. cerebri anterior gespeist, deren Verschluß zur kruralen Monoplegie führt. Vaskuläre Großhirnrindenherde können fokale Krampfanfälle in Verbindung mit einer Hemiparese hervorrufen. Es handelt sich dabei um kleine Anfälle, die jedoch lang andauern können, auf eine Hand oder einen Fuß begrenzt bleiben und Stunden oder Tage anhalten. Eine Hemiplegie ist dabei nicht obligat.

Eine akute *einseitige Hirnstammläsion* kann eine kontralaterale Hemiplegie und eine ipsilaterale Hirnnervenlähmung hervorrufen. Im Mittelhirn z. B. wird der III. Hirnnerv auf der Herdseite betroffen, in der Brücke der V., VI. und VII., im verlängerten Mark der XII. Hirnnerv. Bei diesen gekreuzten oder alternierenden Halbseitenlähmungen bestehen die Symptome im Gesicht in einem Herabhängen des Oberlides und einer lichtstarren weiten Pupille, einem Innenschielen, dem Herabhängen einer Gesichtsseite, einer Kaumuskelparese oder einer einseitigen Zungenparese. Pontine Herde können eine inkomplette oder komplette Fazialisparese verursachen, d. h. zentrale oder periphere Paresen auf der Seite der Extremitätenlähmung oder kontralateral. Auch aufsteigende sensible Bahnen können in der Brücke affiziert werden, in deren lateralem Teil z. B. der Tractus spinothalamicus, so daß zur Lähmung eine Schmerz- und Temperatursinnstörung hinzutritt. Aus Läsionen im mediopontinen Abschnitt resultieren Extremitätenlähmung, Vibrationssinnstörung und Aufhebung der Wahrnehmung für geführte Bewegungen.

Bei *einseitigen Herden in der Medulla oblongata* ist die akute Hemiplegie mit ipsilateraler Stimmband- und Gaumensegelparese kombiniert, mit einem Horner-Syndrom, einer Analgesie und Thermanästhesie im Trigeminus und den kontralateralen Extremitäten. Hinzu treten ipsilaterale zerebelläre Symptome. Die Pyramidenbahn entgeht der Erweichung beim Syndrom des Verschlusses der A. cerebelli inferior posterior. Es kommt also dabei nicht zur Hemiplegie. In der Mehrzahl der Fälle mit lateralem Medulla-oblongata-Syndrom (Wallenberg-Syndrom) ist aber die A. vertebralis verschlossen, wobei Pyramidenbahnzeichen auftreten können.

Nur selten ist eine akute Hemiplegie auf eine *nichtvaskuläre Ursache* zu beziehen. Beim Hirntumor gibt es zwar sich schnell entwickelnde Halbseitenlähmungen, treten sie akut auf, finden sie ihre Erklärung in der Regel in einer Blutung in den Tumor. Manchmal entsteht bei der Multiplen Sklerose innerhalb von 24 Std. eine Hemiparese, sie ist aber selten so schwer wie bei einem Schlaganfall. Abgesehen vom traumatischen epiduralen und subduralen Hämatom bedeutet eine Hemiplegie eine intrazerebrale Blutung, einen Hirninfarkt, eine Hirnembolie oder eine zerebrovaskuläre Insuffizienz. Die intrazerebrale Hämorrhagie setzt zwar stets plötzlich ein, jedoch nicht in allen Fällen mit einem vollkommenen Verlust des Bewußtseins. Auch die Subarachnoidalblutung ist stets ein plötzliches Ereignis, meningeale Symptome und ein blutiger Liquor bestätigen die Diagnose. Heutzutage endet eine primäre intrazerebrale Blutung nicht zwangsläufig fatal. Ein Überleben mit einer residualen Hemiplegie besagt also nicht, daß es sich bei diesem Schlaganfall um eine Thrombose oder Embolie gehandelt haben muß.

Die *Differentialdiagnose* der akuten Hemiplegie basiert auf der Anamnese, dem körperlichen und dem Liquorbefund. Ohne daß eine Emboliequelle bekannt ist, kann eine Hirnembolie nicht diagnostiziert werden. Eine Hirnblutung von einem Hirninfarkt zu unterscheiden ist bei erhaltenem Bewußtsein und klarer Zerebrospinalflüssigkeit nicht möglich*. Eine Halbseitenlähmung, die sich im Schlaf oder bald nach dem Erwachen entwickelt, beruht eher auf einer Thrombose als auf einer Blutung. Eine arterielle Hypertension und eine Nierenerkrankung sprechen hingegen mehr für eine Hämorrhagie.

Seit vielen Jahren ist bekannt, daß ein Patient eine oder mehrere *ischämische Attacken* erleiden kann, bevor ihn ein kompletter Hirninfarkt, gegebenenfalls mit akuter Hemiplegie, trifft. Die Erklärung hierfür war eine Thrombose oder Spasmen kleiner Hirnarterien. Dank der zerebralen Angiographie und autoptischer Untersuchungen der Karotiden und Vertebralarterien am Hals hat man eine dynamischere Auffassung über die Hirndurchblutung gewonnen und über die Arten, wie sie gestört werden kann. Die Ischämie einer Hirnhemisphäre oder der Territorien von A. cerebri anterior, media und posterior kann ihre Ursache in einer Stenose oder Okklusion der Karotiden haben. Das Ausmaß der Durchblutungsminderung hängt ab von der Höhe des Systemblutdruckes und der Ausbildung von Kollateralen. Eine akute Hemiplegie kann deshalb

* Diese Möglichkeit verschaffte erstmals die Computertomographie.

als Ausdruck einer Gesamtstörung der Hirndurchblutung betrachtet werden. Man weiß auch, daß ein Karotis- oder Vertebralisverschluß symptomlos bleiben kann. Ein gut entwickelter und nicht erkrankter Circulus arteriosus cerebri [Willisii] gewährleistet noch eine ausreichende Blutverteilung zu den Hirnhemisphären, wenn der extrakranielle Arterienverschluß nicht plötzlich eintritt.

Die Kenntnis des *klinischen Bildes der sich wiederholenden zerebralischämischen Attacken* ist ein Kind der neueren Zeit. Es handelt sich um Attakken mit fokaler Störung der Hirnfunktionen – Hemiparese oder Hemiplegie, Tetraparese, Schwindel, Ataxie und flüchtige Seh-, Sprach- oder sensible Störungen. Sie kündigen häufig den Schlaganfall an. Aus den Symptomen kann auf das von der Ischämie betroffene Hirngebiet geschlossen werden. Die *Karotisinsuffizienz* führt zu motorischen und sensiblen Symptomen in den kontralateralen Extremitäten, vielleicht mit passagerer ipsilateraler Amaurose und, wenn sie sich in der dominanten Hemisphäre abspielt, zu einer dysphasischen Störung. Die *vertebrobasiläre Insuffizienz* ist gekennzeichnet durch episodische Hirnstammsymptome und Störungen der hinteren Großhirnpartien – Schwindel, Doppelbildsehen, Sturzanfälle („drop attacks"), Hemianopsie und Dysarthrie.

Wie es zu den intermittierenden ischämischen Erscheinungen kommt, ist nicht genau bekannt. Embolie und Störung der Hämodynamik spielen eine Rolle. Der Durchtritt von embolischem Material durch die Retinagefäße bei einer ischämischen Attacke kann mit dem Augenspiegel beobachtet werden. Die Bedeutung hämodynamischer Faktoren ist durch die *Blutflußumkehr in einer Vertebralarterie* bei Stenose oder Verschluß der proximalen A. subclavia oder des Truncus brachiocephalicus demonstriert worden. Der sich hieraus ergebende Blutentzug aus dem Gehirn in den Arm wird als „subclavian steal" bezeichnet. Symptome vertebrobasilärer Ischämie entstehen dabei spontan oder während motorischer Aktivität des Armes.

Die Schwierigkeiten, denen sich der Kliniker in seinem Bestreben gegenübersieht, die Art des Prozesses aufzuspüren, der zum Schlaganfall führt, hat eine Reihe vorwiegend deskriptiver Bezeichnungen geboren. So spricht man von einer *transitorisch ischämischen Attacke,* von einem *progredienten Hirninsult* und einem *kompletten Hirninfarkt.* Eine Reihe von Kranken mit transitorisch ischämischen Attacken haben arteriographisch nachweisbare Läsionen in einer oder mehreren großen Halsarterien. Von diesen Läsionen, besonders von ulzerierten Plaques, streuen Mikroemboli in Retina und Gehirn. Die lokale Läsion in der Halsarterie kann auch über die Lumenverlegung den Blutfluß beeinträchtigen. Zerebralischämische Episoden sind die Folge dieser Vorgänge. Allerdings sind atheromatöse Stenosen großer Halsarterien jenseits der Lebensmitte nicht selten und sogar der Verschluß einer Arterie ist ein nicht gerade überraschender Befund bei der Autopsie. Das Karotislumen muß fast um 90% eingeengt sein, bevor der Blutfluß ernstlich gemindert wird. Wenn aber eine der Arterien des Circulus arteriosus ebenfalls pathologische Veränderungen aufweist, ist die Gefahr einer Hirnischämie besonders groß. Die Ischämie kann auch ihrerseits die physiologische Kreislaufregulation des Gesamthirns beeinträchtigen, so daß die Hirndurchblutung über Stunden hin in einen bedenklichen Zustand gerät. *Aus einer transitorisch ischämischen Attacke kann auf diese Weise ein kompletter Hirninfarkt entstehen.* Zwar werden viele transitorische Attacken eines Tages vom kompletten Infarkt abgelöst, es gibt aber keine Möglichkeit, jene Patienten im voraus zu erkennen, die einen Infarkt erleiden werden. Die epidemiologischen Informationen hierzu variieren beträchtlich. Einmal soll bei weniger als 10% der Patienten mit Hirninfarkt eine transitorisch ischämische Attacke vorausgegangen sein, ein andermal wird diese Zahl mit 80% angegeben.

Beim Hypertoniker ist eine umschriebene *intrazerebrale Blutung* häufig die Ursache des Schlaganfalles. Dabei tritt meist Bewußtseinsverlust ein. Die Blutung soll nach heutiger Ansicht aus Mikroaneurysmen erfolgen, die ihrerseits nach einer langdauernden Hypertension entstehen. Das Vorhandensein einer Hypertension bei Kranken mit zerebralischämischen Episoden trübt die Vorhersage. Ein abnormes EKG ist ebenfalls ein prognostisch ungünstiges Zeichen. Pathologisch-anatomische Untersuchungen haben gezeigt, daß zerebrovaskuläre Läsionen bei Hypertensiven doppelt so häufig vorhanden sind wie bei Normotensiven. Ein Schlaganfall kann also zwei verschiedene Ursachen haben:

1. Die progressive Atherosklerose der großen Arterien.
2. Die Blutung aus Mikroaneurysmen kleiner intrazerebraler Arterien bei langdauernder Hypertension. Der Segen der antihypertensiven Therapie, die zu einem Rückgang der Schlaganfallfrequenz geführt hat, ist allgemein bekannt.

Ein Kranker, der tief bewußtlos mit einem Schlaganfall ins Krankenhaus gebracht wird, stirbt im allgemeinen innerhalb von 48 Stunden. Die meisten jener Fälle, die bei der Krankenhausaufnahme stark bewußtseinsgetrübt sind, kommen innerhalb weniger Wochen ad exitum. Ein Schlaganfallkranker, dessen Bewußtsein erhalten bleibt, stirbt aber

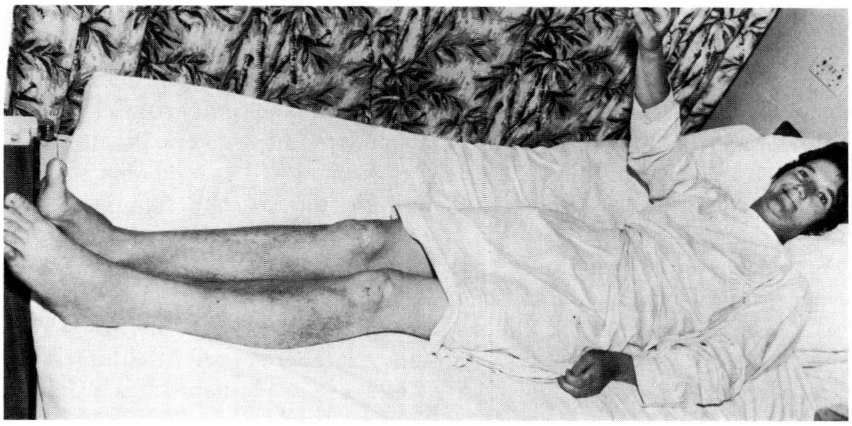

a

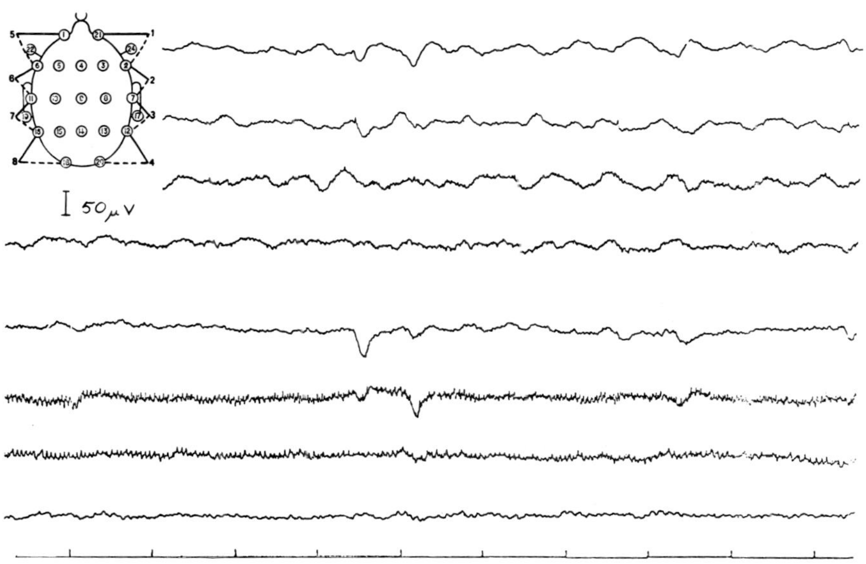

b

530 a–b Hemiplegische Migräne: 37jährige Patientin. 20jährige Vorgeschichte einer klassischen Migräne mit Flimmerskotom, absolutem Skotom und Parästhesien. **a** Das Photo wurde 24 h nach einem linksseitigen hemiplegischen Migräneanfall aufgenommen. Die Patientin wurde aufgefordert, beide Arme zu heben und die Zähne zu zeigen. Beachte die Fazialisschwäche links und die Lähmung des linken Armes. Die Schwäche war im linken Bein weniger stark ausgeprägt. **b** EEG vom gleichen Tag, 24 h nach dem Migräneanfall. Ausgeprägte Asymmetrie, mäßige hohe unregelmäßige langsame δ-Wellen über der rechten Hemisphäre

in der Regel bei diesem Insult nicht. Die Hälfte jener Fälle, die einen Schlaganfall überleben, erholen sich befriedigend. Rechtshirnige Läsionen haben merkwürdigerweise eine weniger günstige Prognose als linkshirnige, ohne daß dies hinreichend erklärt werden könnte. Auch vertebrobasiläre Attacken sind prognostisch günstiger zu beurteilen als solche im Karotiskreislauf.

Es muß schließlich daran erinnert werden, daß die Überlebensbedingungen beim Schlaganfall nicht allein von der Schwere und der Ausdehnung der neurologischen Ausfälle abhängen. Faktoren, die die Rehabilitation behindern, sind intellektuelle Ausfälle, Sprachstörungen, Apraxie, Agnosie, Inkontinenz, Merkfähigkeits- und Gedächtnisstörung, emotionale Labilität und depressive Verstimmung. Lähmung und Spastizität sind nicht die Hauptursachen der Beeinträchtigung und Physiotherapie daher nicht die einzige Behandlungsmethode.

Schleichend verlaufende Hemiplegie

Die allmähliche Entstehung einer Hemiparese verlangt in der Regel mehr als eine Routineanamnese und eine gewöhnliche klinische Untersuchung, bevor eine zuverlässige Diagnose gestellt werden kann. Bei einem jungen Menschen kann sie auf einer diffusen und fortschreitenden Demyelinisierung im Centrum ovale einer Großhirnhemisphäre beruhen. Die motorische Schwäche einer Extremität kann in ihrer Ausprägung wechseln, oder sie kann remittieren, wie bei einer zerebralen Ischämie. Bei der Multiplen Sklerose treten früher oder später Beschwerden und Symptome auf, die auf das Vorhandensein mehrerer Herde hinweisen. Selbst wenn neue Beschwerden ausbleiben sollten, können Symptome auf der scheinbar nicht betroffenen Seite gefunden werden, wie etwa das Fehlen der Bauchhautreflexe, gesteigerte Eigenreflexe, ein Babinski-Zeichen, also eine für den Kranken stumme Beteiligung der kontralateralen Pyramidenbahn. Beschwerden gehen nämlich faßbaren Befunden nicht stets voraus.

Die Neurolues ist heutzutage eine seltene Ursache einer progressiven Hemiparese und eine positive Wassermann-Reaktion im Blut schließt dabei nicht unbedingt einen Hirntumor oder eine Gefäßerkrankung aus.

Ein raumfordernder Vorgang im Schädel, etwa ein Tumor oder ein subdurales Hämatom, können eine langsam entstehende Hemiparese zur Folge haben, auch beim Fehlen von Hirndruckerscheinungen. Selbst der Verschluß einer großen Halsarterie kann zu einer progredienten Hemiparese führen oder sogar eine intrazerebrale Blutung. Eine Unterscheidung zwischen all diesen Möglichkeiten erfordert neuroradiologische Zusatzuntersuchungen.

Paraplegie und Tetraplegie

Bei Affektionen des Rückenmarks werden dieselben Störungsformen nervöser Funktion offenbar, wie sie auch am Gehirn vorkommen: Schock,

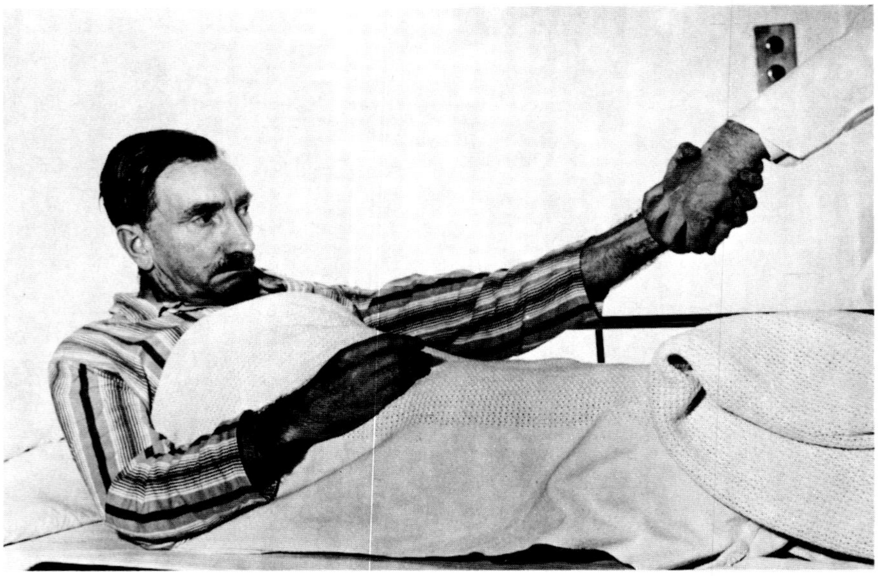

531 Greifreflex: Die Finger des Untersuchers werden auf die Handfläche des Patienten gelegt. Der Kranke umschließt reflektorisch die Hand des Untersuchers, eine Übersteigerung des physiologischen Palmarreflexes. Bei sehr stark ausgeprägtem Greifreflex verstärkt sich der Griff des Patienten in dem Maße, in dem der Untersucher seine Hand zu entziehen versucht. Der Griff wird so kräftig, daß man den Patienten aus dem Bett ziehen kann. Man nennt dies eine tonische Perseveration oder einen forcierten Greifreflex. Bei der Suchreaktion strebt der Patient danach, die Hand des Untersuchers zu fassen, sobald er sie sieht. Wenn die Augen des Kranken verdeckt werden, sucht er die Hand zu ertasten. Der Greifreflex, eine normalerweise frühkindliche Reaktion, tritt im Erwachsenenalter bei frontalen Herden wieder auf, und zwar kontralateral zum Fokus. Der abgebildete Kranke litt an einer diffusen Hirnrindenatrophie mit dementiellen und pallidären Symptomen

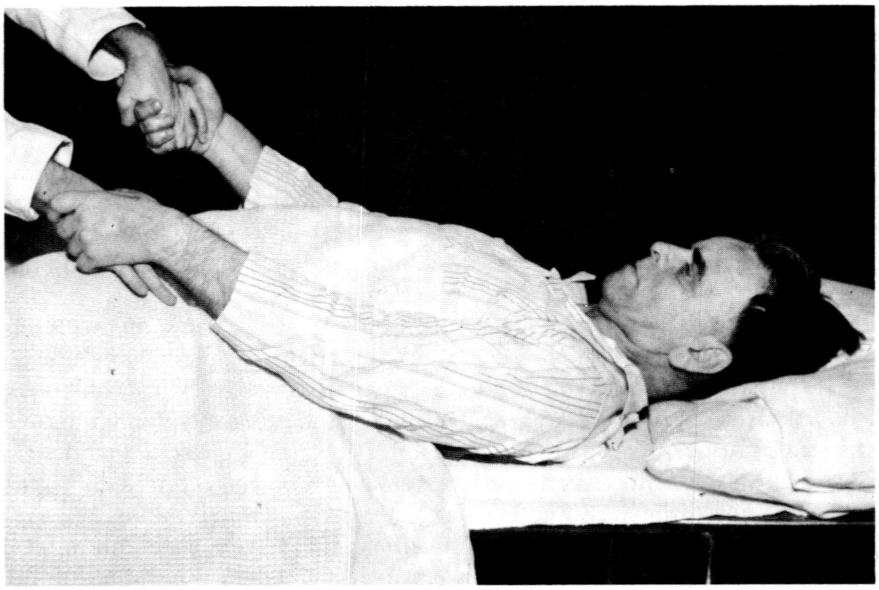

532 Doppelseitiger Greifreflex: Ein Kranker mit großem frontalem Meningeom, hauptsächlich auf der linken Seite gewachsen. Fortschreitende Demenz

Funktionsausfall (Lähmung) sowie „positive" oder Enthemmungsphänomene (Spastizität, Hyperreflexie und Babinski-Zeichen). Es gibt am Rückenmark kein dem Entladungsfokus der Hirnrinde vergleichbares Phänomen, in der fibrillären Zukkung des Muskels drückt sich jedoch die abnorme elektrische Aktivität des erkrankten 2. motorischen Neurons aus. In der Klinik bekommen wir das Gegenstück des „Rückenmarkstieres" zu Gesicht und können das feststellen, was SHERRINGTON einmal so ausdrückte: „Der spinale Mensch ist weit mehr beeinträchtigt als der spinale Frosch". Der *spinale Schock* ist heute weit weniger lebensbedrohlich als früher, und viele Kranke überleben eine komplette Durchtrennung ihres Rüchenmarks. Diese führt zum sofortigen Verlust aller Funktionen unterhalb der Läsionsebene, es resultiert eine Lähmung mit schlaffem Muskeltonus und dem Verlust aller Reflexe. Mit der Rückbildung des Schocks kehrt die Reflextätigkeit wieder, zunächst in den Beugern mit der Entwicklung einer Paraplegie in Flexionsstellung. Nicht akut, sondern progredient verlaufende Rückenmarksschädigungen gehen mit einem Überwiegen des Strecker- über den Beugertonus einher und führen zur *Paraplegie in Extensionsstellung*. Greift die Läsion über die Pyramidenbahn hinaus über auf die vestibulospinalen Bahnen, so kommen Fluchtreaktionen über die Beugemuskula-

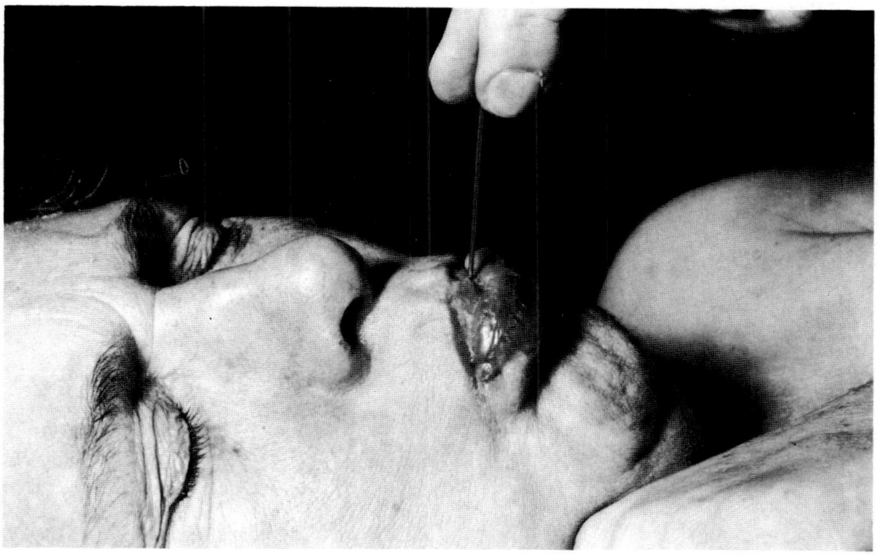

533 Saugreflex: Eine Berührung der Lippen induziert ein Spitzen des Mundes und Saugbewegungen. Beim Kind physiologisch, beim Erwachsenen bei diffusem zerebralem Abbau zu beobachten. Dieser Kranke starb an einer subakuten Enzephalopathie

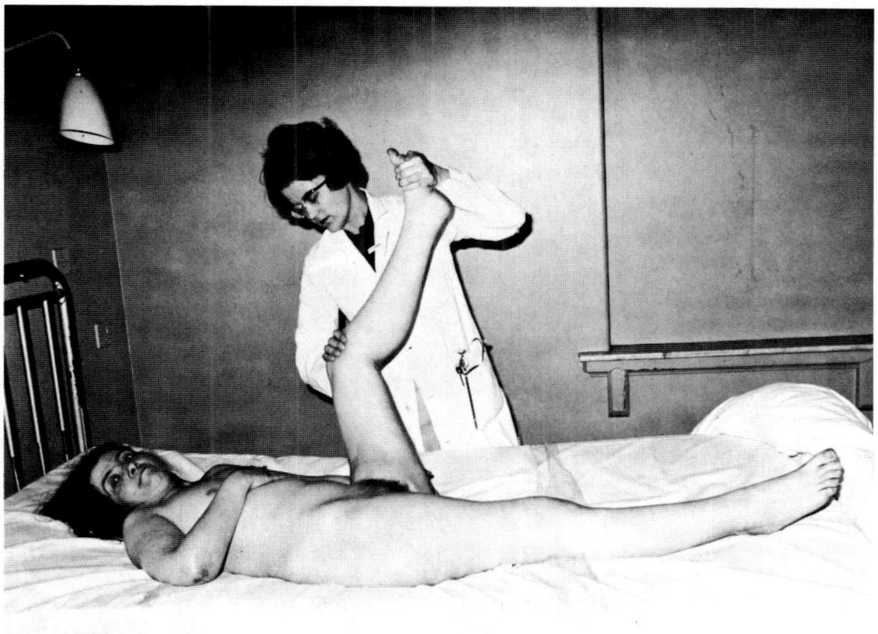

534 Kernig-Zeichen: Der Untersucher beugt den Oberschenkel des Patienten rechtwinkelig und versucht dann, den Unterschenkel im Knie zu strecken. Dabei tritt eine reflektorische Anspannung der Unterschenkelbeugemuskeln auf, die der passiven Streckung im Knie entgegenwirkt und Schmerzen hervorruft. Wie das Lasègue-Zeichen kommt der Kernig vor bei meningealer Reizung und bei Ischias. Im abgebildeten Fall war die meningeale Reizung durch eine Subarachnoidalblutung verursacht

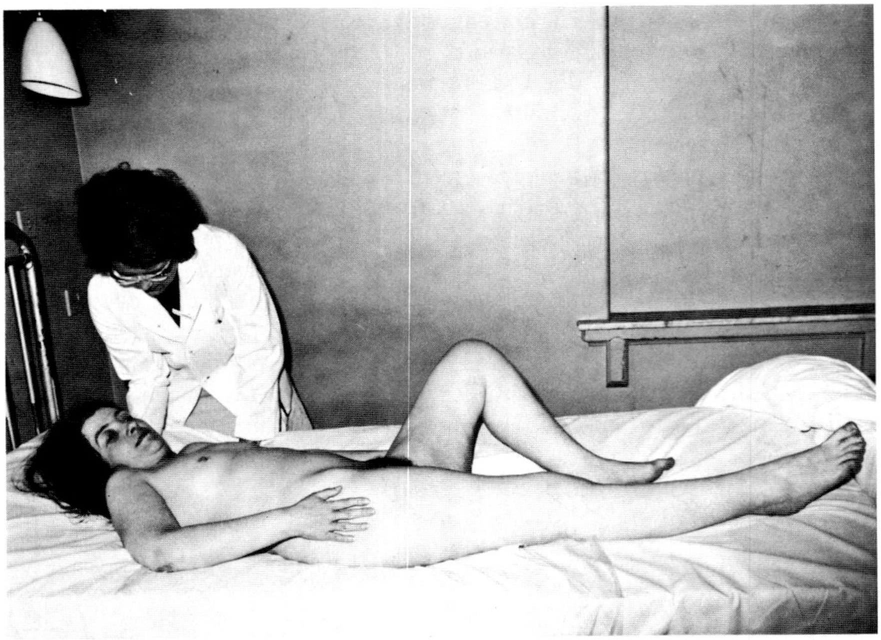

535 Brudzinski-Nackenbeugezeichen: Passive Beugung des Kopfes auf die Brust hat reflektorische Beugung eines oder beider Beine in Hüfte und Knie zur Folge. Beachte die Beugung im linken Bein. Dieselbe Kranke wie in Abb. **534**

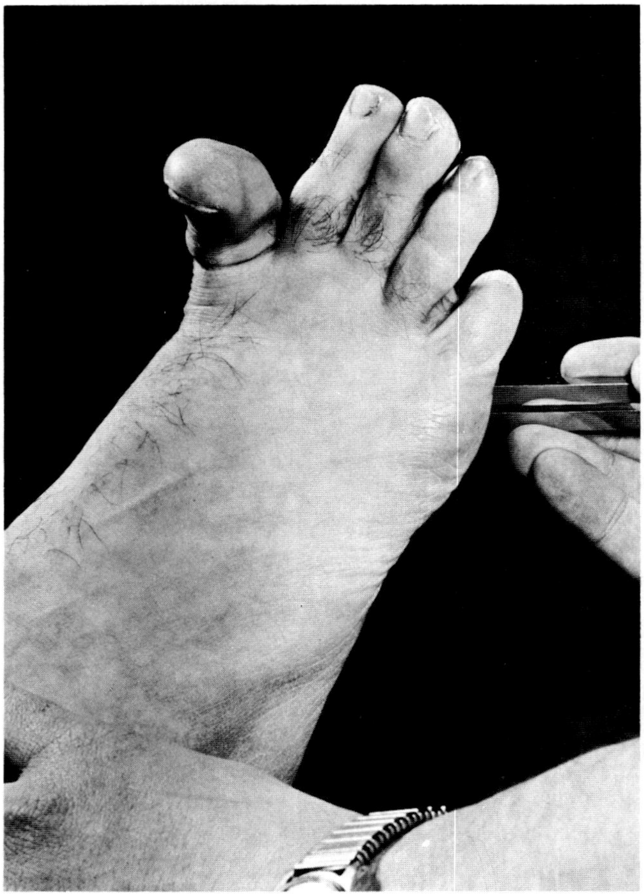

536 Babinski-Zeichen: Eines der bekanntesten Zeichen in der klinischen Neurologie. Reizung der Fußsohle führt zur Streckung der Großzehe. Eine Fächerbewegung der anderen Zehen ist nicht konstant. Ein Zurückziehen des Beines kann ebenfalls auftreten. Der Babinski weist auf eine Pyramidenbahnläsion hin

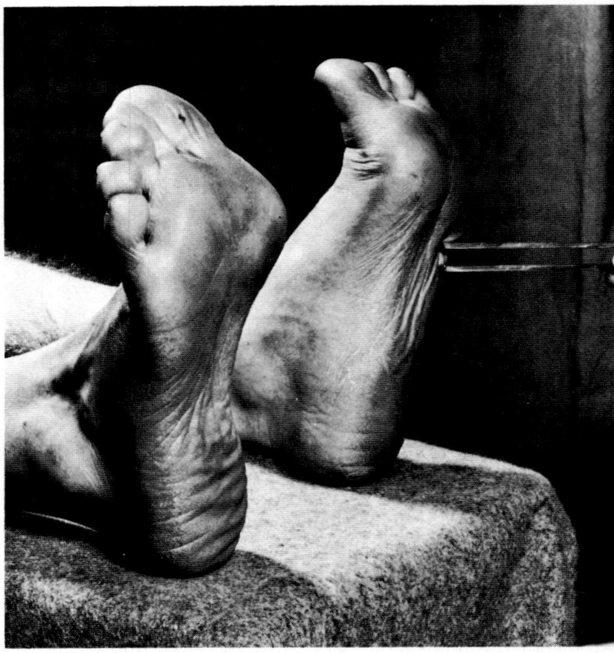

537 Gekreuzter plantarer Extensorenreflex: Reizung der Fußsohle löst eine Extension aller Zehen beider Füße aus

tur zum Vorschein und eine *Paraplegie in Flexionsstellung.* Derartiges wird bei Rückenmarkskompression durch spinale Tumoren und bei der Multiplen Sklerose beobachtet. Eine Paraplegie kann schlaff bleiben wie bei der Poliomyelitis, wenn die Vorderhornzellen im Lumbosakralmark zerstört sind, oder sie kann mehr und mehr schlaff werden wie bei den degenerativen Erkrankungen der motorischen Neurone. Schon in den vorhergehenden Abschnitten wurde die schlaffe Paraplegie bei Läsionen der Cauda equina und bei der Polyneuritis beschrieben.

Die Auswirkungen einer Rückenmarksschädigung hängen von der Art ihres Einsetzens, von ihrer Ausdehnung und von ihrem Sitz ab. Eine Paraplegie kann demnach akut, subakut oder schleichend beginnen, sie kann komplett oder unvollständig ausgebildet sein. Die Feststellung der Läsionshöhe erfordert die Kenntnis des Segmentaufbaues, wie er aus der Entwicklung des Neuralrohres hervorgeht.

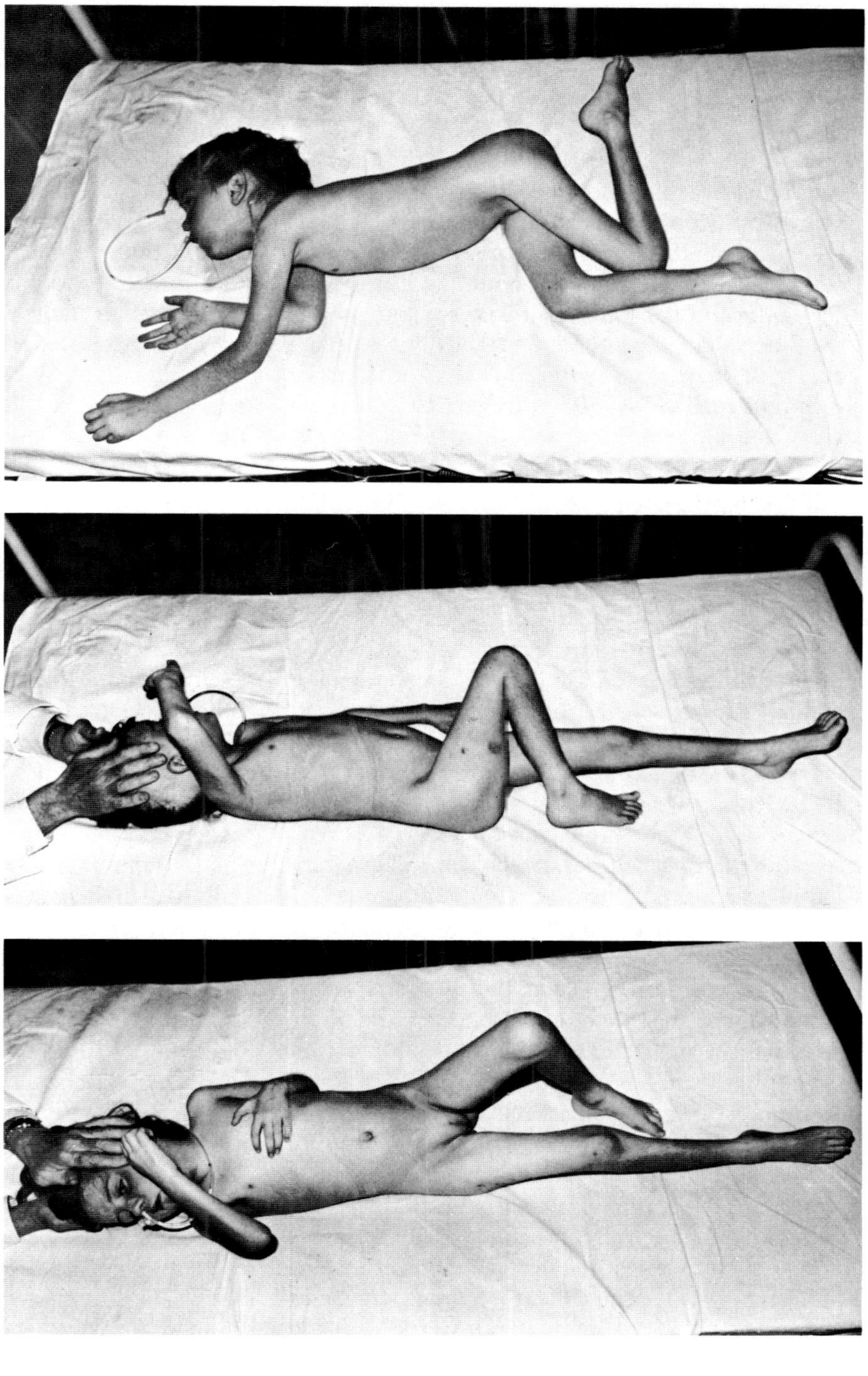

a b c

538 a–c Subakute Enzephalitis. Tonische Nackenreflexe. **a** Unbeeinflußt lag sie mit gebeugten Extremitäten im Bett. **b** Passives Drehen des Kopfes nach links induziert eine Streckung der ipsilateralen (kinnseitigen) Extremitäten. **c** Beim passiven Drehen des Kopfes nach rechts kommt es zur Streckung des rechten Beines, während der rechte Arm gebeugt bleibt

Eine Rückenmarksschädigung kann umschrieben sein oder den gesamten Markquerschnitt umfassen, wie z. B. bei einem Trauma. Sie kann ausgebreitet sein wie bei der Myelitis und bei Gefäßläsionen, multipel wie bei den demyelinisierenden Prozessen, sie kann systematisiert sein und vorwiegend auf die motorischen Bahnen gerichtet wie bei der hereditären spastischen Spinalparalyse und bei der amyotrophischen Lateralsklerose, oder sie kann die sensiblen Bahnen betreffen wie etwa die Tabes. Bei anderen Systemdegenerationen werden motorische und sensible Fasersysteme gleichermaßen geschädigt. Beispiele hierfür sind die funikuläre Spinalerkrankung und bestimmte Malnutritionsmyelopathien.

Höhendiagnose am Rückenmark

Die genaue Lokalisation einer Läsion des Rückenmarks kann Röntgenübersichtsaufnahmen und ein Myelogramm erforderlich machen. In vielen Fällen ist aber eine hinreichende Bestimmung ihres Sitzes allein aufgrund der klinischen Untersuchung möglich. Eine solche Läsion hat zwei wichtige Auswirkungen. Erstens können *sensible und motorische Symptome in Läsionshöhe* auftreten. Zweitens entstehen *sensible und motorische Erscheinungen unterhalb der Schädigungshöhe.* Beschwerden und Symptome, bestehend aus Wurzelschmerzen und parästhetischen Mißempfindungen, Muskelschwäche, Taubheitsgefühl und Sensibilitätsausfällen in den Extremitäten können von Reflexstörungen begleitet sein. Ein Reflex, dessen Bogen durch das geschädigte Segment führt, schwächt sich ab oder er verschwindet. Unterhalb der Läsion werden die Fremdreflexe schwächer, oder sie gehen verloren, während die Eigenreflexe gesteigert sind. Freilich variiert das Gesamtbild nicht unbeträchtlich von Fall zu Fall.

Schmerz ist oft ein Frühsymptom beim Rückenmarkstumor. Er ist in der Regel von radikulärem Charakter und verursacht durch eine Reizung der hinteren Rückenmarkswurzel. Dieser Schmerz ist gewöhnlich, wenngleich nicht immer, von hellem Charakter, von kurzer Dauer und großer Intensität, manchmal aber auch dumpf und anhaltend. Er braucht nicht im gesamten Gebiet des affizierten Dermatoms wahrgenommen zu werden, er kann auf die distalen Gliedmaßenabschnitte begrenzt bleiben, so daß man zunächst nicht an einen Wurzelschmerz denkt. Bei Nacht nehmen Wurzelschmerzen oft zu, durch Husten, Niesen und Pressen beim Stuhlgang werden sie provoziert oder verstärkt. Die Reizung thorakaler Wurzeln verursacht Schmerzen wie bei einer Pleurareizung oder beim „Seitenstechen". Sind sie bilateral, werden sie wie ein enger Gürtel beschrieben. Bei intramedullären Läsionen kommt es zu einem diffusen Schmerz von brennendem oder bohrendem Charakter, unterhalb der Läsionsstelle können dann Symptome einer Schädigung des Tractus spinothalamicus gefunden werden, wie etwa bei der Syringomyelie. Ein umschriebener Schmerz der Wirbelsäule ist bei benignen Rückenmarksgeschwülsten selten, er kann aber erhebliche Grade erreichen, etwa bei Wirbelmetastasen. Ein lokaler Schmerz eines Dornfortsatzes bei der Perkussion oder auf Druck kann von einer Wurzelirritation in Höhe des betroffenen Segmentes herrühren.

Parästhesien sind ein anderes häufiges Frühsymptom spinaler Herde. Sie werden in Form von taubem Gefühl, Nadelstichen, Ameisenlaufen, Kribbeln, Brennen, Stechen, Kälteempfindung oder Prickeln beschrieben, und sie werden in den Dermatomen des lädierten Segmentes oder etwas darunter wahrgenommen. Sie können ein- oder doppelseitig sein, und ähnlich wie die Schmerzen werden sie oft nur in den distalen Arealen der betroffenen Dermatome empfunden. Der bloße Verlust der Sensibilität kann unbemerkt bleiben. Am ehesten wird er in der Hand entdeckt, am seltensten am Rumpf. Der Verlust der Temperaturwahrnehmung wird oft festgestellt, wenn der Kranke ein Bad nimmt, besonders wenn die Störung sich rasch entwickelt hat, wie etwa bei der Multiplen Sklerose. Eine Schmerzempfindungsstörung wird z. B. häufig erst bei einer Verletzung oder einer Verbrennung bemerkt. Bei der Multiplen Sklerose findet sich oft im Stadium der persistierenden Parästhesien keine objektivierbare Sensibilitätsstörung. Die Hyperästhesie in Höhe der Wurzelläsion wird manchmal wie „entzündet" oder „wund" beschrieben, wobei sich die Hyperästhesie beim Reiben der Kleidung auf der Haut verstärkt.

Klagen über *motorische Schwäche* können sich auf eine Extremität als Ganzes beziehen oder auf einen Teil. In den Beinen wird Steifigkeit beim Gehen berichtet, sofern der Tractus corticospinalis betroffen ist. In den Armen führt die spastische Parese der Finger zu Schwierigkeiten und zur Ungeschicklichkeit zahlreicher Bewegungsabläufe. Die schlaffe Parese mit Muskelhypotonie bei der Schädigung des 2. motorischen Neurons stört dagegen einen bestimmten Bewegungsablauf sowohl an den Armen als auch an den Beinen. So gelingt z. B. das Zugreifen oder das Hochziehen der Schulter nicht mehr, die Schwäche hindert beim Aufstehen aus einem Stuhl oder beim Hochheben der Beine während des Treppensteigens.

Eine Parese im Schulter- oder Beckengürtel entsteht oft langsam, wird vom Patienten nicht beachtet oder für „Rheumatismus" gehalten und, wenn nicht speziell darauf geachtet wird, auch manchmal bei einer ärztlichen Untersuchung übersehen.

Die Prüfung der *Sensibilität* ist besonders wichtig, wenn die Möglichkeit eines Rückenmarkstumors besteht. Sie kann die Läsionshöhe genauer anzeigen als motorische oder Reflexstörungen. Den heutigen Studenten muß man daran erinnern, daß Rückenmarkstumoren schon lange vor der Myelographie präzise lokalisiert und erfolgreich entfernt worden sind. Eine einwandfreie obere Grenze der Sensibilitätsstörung, durch wiederholte Untersuchungen bestätigt, ist ein zuverlässiger Hinweis auf die Läsionshöhe bei der Rückenmarkskompression. Die Läsionshöhe steht auch dann einwandfrei fest, wenn der Sensibilitätsausfall unvollständig ist. Hierauf wird oft zu wenig Wert gelegt. Die obere Grenze einer Hypalgesie über einer hypalgetischen Zone ist ein ebenso sicheres Zeichen wie die einer analgetischen. Um den „objektivierbaren Sensibilitätsausfall" zu verstehen, muß man das Überlappen benachbarter Dermatome in Rechnung stellen, die zwei Wege der Fortleitung der Berührungssensibilität und die Kreuzung der Fasern, die Schmerz und Temperatur vermitteln. Letztere benötigen im Zervikal- und Lumbosakralmark mehrere Segmente für ihre Kreuzung, während sie im mittleren Thorakalmark mit etwa einem Segment auskommen. Ein Verlust des Vibrationssinnes und der Wahrnehmung für Lage und Stellung der Glieder infolge Schädigung der Hinterstränge ist wenig brauchbar für die Lokalisationsdiagnose. Andererseits kann die Aufhebung des Vibrationssinnes in den Beinen und ebenso über den Dornfortsätzen der Wirbelsäule bis zu einer mehr oder weniger genau bestimmbaren Höhe komplett sein. Im Zervikalabschnitt kann der Verlust des Lagesinnes im 4. und 5. Finger beider Hände bei Erhaltensein des Lagesinnes im Daumen auf eine Schädigung des Segmentes C 7 hinweisen.

Die Ausbreitung der Dermatome in den oberen und unteren Extremitäten ist in früheren Kapiteln beschrieben worden. Für die Segmentdiagnose mit Hilfe der Sensibilitätsprüfung ist es nützlich, sich einige Tatsachen ins Gedächtnis zurückzurufen. Der 1. Zervikalnerv erreicht die Oberfläche nicht. Das 2. zervikale Dermatom grenzt im Gesicht und an der Kopfhaut an das Gebiet des Trigeminus. Die Segmente C 5–D 1 breiten sich nahezu allesamt über die obere Extremität aus und nicht über Hals oder Brust. Segment C 4 und D 2 überlappen sich infraklaviculär. Wenn die Sensibilitätsgrenze bei D 2 festgestellt wird, sollte man die Untersuchung zunächst auf die Arme ausdehnen und nicht unmittelbar nach oben weitergehen zu Schlüsselbein und Hals. Nützliche Anhaltspunkte sind die Brustwarzen (D 4), der Rippenbogen (D 7), der Nabel (D 10) und die Leistenbeuge (D 12/L 1).

Auf den Segmentbezug der muskulären Paresen und der Muskelatrophien ist ebenfalls früher eingegangen worden. Es sei nochmals wiederholt, daß das Greifen der Hand gestört ist bei einer Läsion C 8, die kleinen Handmuskeln werden betroffen durch eine Läsion D 1. Beim Gehen und Stehen sind die Streckung des Knies (L 4) und das Anheben von Fuß und Zehen (L 5) verständlicherweise von großer Bedeutung.

Die Segmentverteilung der häufig geprüften *Reflexe* ergibt folgendes Bild: Masseterreflex: Brücke, Bizeps und Brachioradialis: C 5/C 6, Trizepsreflex: C 6/C 7, Fingerbeugen: C 8, Bauchhautreflexe, obere: D 8/D 9, untere: D 11/D 12, Kremasterreflex: L 1/L 2, Patellarreflex: L 3/L 4, Achillesreflex: S 1, Plantarreflex: S 1.

Bei chronischen Rückenmarkserkrankungen werden Störungen *autonomer Nerven* selten beobachtet. Sie kommen aber vor bei Syringomyelie und beim akuten Rückenmarksquerschnitt. Blasenstörungen entstehen sowohl bei segmentalen wie bei suprasegmentalen Rückenmarksläsionen. Bei letzteren kommt es infolge Beeinträchtigung hemmender Nervenfasern zu imperativem Harndrang und vorzeitigem Urinabgang, wie z. B. bei Multipler Sklerose. Sind Fasersysteme betroffen, die mit der willkürlichen Blasenentleerung zu tun haben, kommt es zur Retention. Konus- und Kaudaläsionen unterbrechen den sakralen Reflexbogen, der die Blasenentleerung steuert, mit folgender Harnretention. Beim Rückenmarksquerschnitt, gleichgültig ob traumatisch oder durch einen Prozeß verursacht, kann sich eine reflektorische Blasenentleerung einstellen.

Man begegnet immer wieder einigen Schwierigkeiten bei der Feststellung der *Läsionshöhe im Rückenmark*. Manche beruhen einfach auf falscher Interpretation, andere auf unvollständiger Untersuchung und noch andere auf Faktoren, die man noch nicht gut definieren kann oder die noch unbekannt sind. Einige Beispiele sollen dies verdeutlichen.

Die Schmerzausbreitung kann, wie oben schon beschrieben, einem Myotom oder einem Dermatom folgen. Schmerzen in Rippen oder Wirbeln können sklerotomen Ursprungs sein (aus dem Somiten, dem Ursegment, entstehen ein Dermatom, ein Myotom und ein Sklerotom, welch letzteres jeweils eine Hälfte eines Wirbels und seiner zugehörigen Rippe bildet). Schmerzen im Gesicht oder eine Herabsetzung der Schmerzempfindung dort können das Resultat einer Schädigung des spinalen Trigeminuskerns im oberen Halsmark sein. Dann finden sich auch Symptome, die in einem bestimmten Fall für krankhaft gehalten werden, jedoch irreführende Normvarianten darstellen. So wird eine Gesichtsasymmetrie fälschlich für eine Fazialisschwäche gehalten, und wenn sie mit einseitigen Symptomen der Extremitäten vergesellschaftet ist, irrtümlich eine zerebrale anstatt einer spinalen Läsion angenommen. Ein rasch erschöpfbarer Nystagmus oder ein Masseterreflex kann in ähnlicher Weise fehlgedeutet werden, keiner von beiden ist zwangsläufig pathologisch. Irrtümer entstehen auch durch unrichtige Interpretation der Reflexlebhaftigkeit. Die Eigenreflexe können lebhaft oder schwach auslösbar sein, und sie können nicht sämtlich bei jedem Menschen gefunden werden. Die Bizepsreflexe sind gewöhnlich lebhafter als die Trizepsreflexe, die Patellarreflexe können schwach sein, obwohl die Achillesreflexe lebhaft sind. Die Fingerbeugereflexe können bei manchen ganz gesunden Personen anspringen, wenn der Brachioradialisreflex oder der Pronatorreflex ausgelöst werden. Dieses Phänomen bedeutet nicht zwangsläufig eine Schädigung des mittleren Halsmarkes. Die unteren Bauchhautreflexe sind häufig weniger lebhaft als die oberen.

Eine dissoziierte Sensibilitätsstörung bei einem zervikalen Rückenmarksherd beweist nicht eine intramedulläre Läsion, sie kann auch durch Druck auf das Mark von außen entstehen. In der Zervikalregion sind die Sensibilitätsgrenzen weniger genau festzustellen. Ein hoher Halsmarkherd führt gelegentlich zur Atrophie kleiner Handmuskeln. Wahrscheinlich ist hierfür eine Durchblutungsminderung in der vorderen Spinalarterie, die das Blut kaudalwärts führt, verantwortlich wie auch für andere segmentale Diskrepanzen, etwa bei der zervikalen Myelopathie infolge Spondylose. Die Richtung des Blutflusses im kaudalen Teil der beiden hinteren Spinalarterien ist rostral, wodurch die Möglichkeit einer ischämischen Läsion in einiger Distanz von der Rückenmarkskompression gegeben ist. Das Rückenmark ist zwar reichlich mit Blut versorgt und die Vaskularisation sehr kompliziert, klinische und pathologisch-anatomische Untersuchungen lassen aber vermuten, daß es Gebiete gibt, die eine besondere Vulnerabilität für Ischämie aufweisen. Das 4. Dorsal- und das 1. Lumbalsegment sind Beispiele hierfür. Die Sensibilitätsuntersuchung kann auch eine Zone normaler Sensibilität innerhalb eines ausgedehnten Gebietes mit Sensibilitätsverlust ergeben. Eine solche sakrale Aussparung bei einem intramedullären Herd im Zervikal- oder Thorakalmark ist wahrscheinlich auf die besondere Schichtung der Fasern im Tractus spinothalamicus zurückzuführen, wo jene Fasern aus den sakralen Segmenten in dessen lateralen, oberflächennahen Teil zu liegen kommen und dort lange Zeit nicht von der intramedullären Läsion erreicht werden. Viele Rückenmarksläsionen sind inkomplett, betreffen also nur Teile des Rückenmarks, so daß Zonen normaler Sensibilität verbleiben können zwischen solchen, die sich durch Ausfall in Segmenthöhe erklären und anderen, die durch Unterbrechung aufsteigender sensibler Bahnen entstanden sind.

Das Tempo des Einsetzens einer Paraplegie oder Tetraplegie

Es gibt kein besseres Beispiel für die *Bedeutung des Zeitfaktors* bei der neurologischen Diagnose als die Paraplegie. Die richtige Einordnung von Symptomen und Befunden ist nur bei Berücksichtigung der Vorgeschichte möglich. Zwei spastisch-paretische Beine mit gesteigerten Eigenreflexen und positivem Babinski können Ausdruck einer Schädigung sein, die plötzlich entstanden ist, die sich allmählich entwickelt hat oder schubweise, und bei der das Lebensalter des Kranken noch eine zusätzliche Rolle spielt. Eine akute Paraplegie bei einem Kind spricht für eine Myelitis, bei einem bejahrten Kranken für eine Thrombose der vorderen Spinalarterie oder für eine Wirbelmetastase bei Karzinom. In mittleren Lebensjahren denkt man bei schleichendem Verlauf an eine Rückenmarkskompression durch einen spinalen Tumor oder an eine Multiple Sklerose, die in jungen Jahren sich durch akuten oder subakuten Beginn mit Remissionen auszeichnet. Wenn eine Paraplegie fast stets auf einer Rückenmarksläsion beruht, so sollte dennoch nicht vergessen werden, daß sie auch einmal durch eine Schädigung der motorischen Rindenfelder der Beine entstanden sein kann. Ein Hirntumor, z. B. ein parasagittales Meningeom, oder ein doppelseitiger Hirninfarkt bei Arteriosklerose können sich einmal hinter einer Paraplegie verbergen. Die Kausaldiagnose einer Paraplegie orientiert sich daher zweckmäßigerweise am Tempo ihres Beginns und an ihrem Verlauf.

Akute Paraplegie

Eine akut aufgetretene Paraplegie oder Tetraplegie ist meistens Folge eines Traumas, manchmal hat sie vaskuläre Ursachen – Thrombose oder Blutung in die Markssubstanz. Entsteht die Lähmung im Verlaufe von Stunden, so kann sie vaskulärer Genese sein oder Ausdruck einer akuten Myelitis.

Traumatische Rückenmarksschädigungen

In Friedenszeiten entstehen Rückenmarksverletzungen im allgemeinen durch indirekte Gewalteinwirkungen, Stürze, Kopfsprünge ins Wasser oder Verkehrsunfälle. Zu unmittelbarer Gewalteinwirkung auf die Wirbelsäule kommt es oft bei Betriebsunfällen. Im Kriege bilden die penetrierenden Schußverletzungen die häufigsten Ursachen traumatischer Querschnitte. Verletzungen durch Messer- oder Dolchstiche sind begreiflicherweise in einigen Gegenden der Welt häufiger als in anderen, und wir müssen in diesem Zusammenhang auf die 2 ersten Brown-Séquard-Syndrome zu sprechen kommen, die mir begegneten. Beides waren Zivilisten, einer wurde in einem orientalischen Bazar niedergestochen, der andere als Taxifahrer in New York. Wirbelsäulentraumata mit Rückenmarkskompression kommen am häufigsten in der unteren Thorakal- und der Lumbalregion vor, etwa bei Grubenunfällen. Verkehrsunfälle mit plötzlicher gewaltsamer Flexion der Wirbelsäule, vorzugsweise der Halswirbelsäule, sind häufig vergesellschaftet mit einer Fraktur und einer Wirbeldislokation mit konsekutiver Markschädigung. In vielen Fällen von Tetraplegie ist das röntgenologisch feststellbare Ausmaß der Wirbelsäulenverletzung überraschend gering. Die plötzliche Dislozierung der Wirbel war in diesen Fällen nur momentan, der dabei aufgetretene Rückenmarksschaden aber von Dauer. Andererseits ist ein frühes Röntgenbild oft nicht geeignet, den wahren Sachverhalt ausreichend sichtbar zu machen. Hyperextensionsverletzungen kommen am häufigsten in der Zervikalregion vor. Flexions- und Hyperextensionsverletzungen des Halsmarks können Paresen hervorrufen, die in den Armen stärker ausgeprägt sind als in den Beinen, und der Kranke kann wochenlang von stechenden oder brennenden Schmerzen in Brust und einer Hyperpathie in den oberen Extremitäten gequält werden.

Das Phänomen des spinalen Schocks, der schlaffen Lähmung und der Paraplegie in Streck- bzw. in Beugestellung ist oben beschrieben worden. Diese Phänomene hängen weitgehend vom Schweregrad der Rückenmarksschädigung ab.

Es gibt auch leichte Rückenmarksschädigungen, auf die aufmerksam gemacht werden muß. Eine flüchtige Parese mit völliger Rückbildung innerhalb weniger Stunden wird als *Commotio spinalis* bezeichnet. Motorische Schwäche und Mißempfindungen in den Extremitäten gehen dabei wahrscheinlich auf eine reversible Funktionsstörung des Markes zurück. Eine andere Form ist jene, bei der ein offensichtlich schweres Schädelhirntrauma eine milde Zervikalmarksschädigung verdeckt. Nach Wiederkehr des Bewußtseins oder wenn der Kranke bereits das Bett verlassen hat, werden Schmerzen im Nacken sowie eine Schwäche und Taubheitsgefühl in den Extremitäten geklagt, die erneute Untersuchungen in Gang setzen. In Fällen einer leichten Schädigung des mittleren Halsmarks kann der Reflexbefund an den Armen die Läsionshöhe verraten. Die Symptome seitens der langen Bahnen an den Beinen sind kombiniert mit einer Abschwächung oder Aufhebung der Bizepsreflexe, einer Umkehr des Brachioradialisreflexes (Beugung von Hand und Fingern anstelle von Beugung im Ellbogen bei erhaltenen oder gesteigerten Trizepsreflexen). Es gibt ein- oder beidseitige Variationen dieses Reflexmusters.

Wenn einem banalen oder leichten Trauma eine Tetra- oder Paraparese folgt, muß an eine präexistente Wirbelsäulenanomalie oder -erkrankung gedacht werden. Ein enger Spinalkanal, Blockwirbel oder eine Spondylose, vorzugsweise der Halswirbelsäule, mögen vorhanden sein, Veränderungen, die bis zum Trauma symptomlos geblieben waren. Bei der zervikalen Spondylose wirkt das Trauma oft nicht unmittelbar auf die Halswirbelsäule ein. Ein alter Mensch stolpert über eine Matte oder einen Teppich und schlägt mit dem Kopf auf dem Boden auf. In anderen Fällen war eine chiropraktische Manipulation oder eine Überstreckung in der Narkose das auslösende Moment. Bei einem unserer Fälle folgte einer Miktionssynkope die Tetraparese. Der Patient, ein gesunder jüngerer Mann, schlug beim Fallen mit dem Kopf gegen das Urinbecken und konnte sich nicht mehr erheben, als er zu sich kam. Radiologisch wurde ein abnorm enger Spinalkanal nachgewiesen.

Vaskuläre Rückenmarksschädigungen

Ein Schlaganfall ist ein alltägliches Vorkommnis, das Analogon am Rückenmark hingegen ein seltenes Ereignis. Es kommt vor bei Verschluß der vorderen Spinalarterie oder infolge einer Blutung bei Angiom. Die vordere und die beiden hinteren Spinalarterien erhalten im oberen Abschnitt des Spinalkanals ihr Blut aus beiden Aa. subclaviae vorwiegend über die Vertebralarterien, im unteren Abschnitt aus der Aorta über die Interkostal- und Lumbalarterien. Es existieren 6–8 vordere Wurzelarterien, die größte in der Regel im Lumbalabschnitt. Die Wurzelarterien dringen durch die Intervertebrallöcher in den Spinalkanal ein. In der oberen Thorakalregion des Rückenmarks liegt die Wasserscheide zwischen den oberen und unteren Hauptzuflüssen. Eine Ischämie des Rückenmarks bei Herzinsuffizienz etabliert sich daher an dieser Stelle.

Der thrombotische *Verschluß der vorderen Spinalarterie* setzt einen Infarkt in den vorderen zwei Dritteln des Rückenmarks. Das hintere Drittel mit

den Hinterhörnern und den Hinterstrangbahnen wird von den beiden hinteren Wurzelarterien mit Blut gespeist. Kranke mit Verschluß der vorderen Spinalarterie befinden sich gewöhnlich im mittleren oder höheren Lebensalter, die Symptome setzen abrupt und mit Schmerzen ein, manchmal vergehen einige Stunden, bis die Lähmung sich voll ausbildet. Man findet eine schlaffe Tetra- oder Paraplegie, einen dissoziierten Sensibilitätsverlust unterhalb der Läsionsstelle, Blasen- und Mastdarmlähmung und nach Abklingen des spinalen Schocks das Auftreten von Pyramidenbahnsymptomen. Der Ausfall der Vorderhörner in den zerstörten Segmenten führt zur schlaffen Lähmung der Muskulatur, die zu den betroffenen Segmenten gehören. Der Liquor ist entweder normal oder er weist eine leichte Eiweißvermehrung auf.
Ein ähnliches Bild tritt auf bei Verschluß einer Wurzelarterie. Dabei kann es auch zu ein- und herdseitigem Ausfall der Tiefensensibilität kommen. Rückenmarksinfarkte kommen vor bei atheromatösen Plaques der Aorta oder dissezierenden Aneurysmen dieses Gefäßes. Manchmal treten sie im Gefolge der Aortenchirurgie auf.
Blutungen in die Rückenmarkssubstanz – Hämatomyelie – können traumatisch oder auch spontan vorkommen. Die Blutung pflegt sich über mehrere Segmente hinweg in die graue Substanz einzuwühlen. In der Vergangenheit ist die Rolle des Traumas wahrscheinlich überschätzt worden, die überwiegende Mehrzahl der Rückenmarkshämatome entsteht aus einem blutenden Angiom. Solche Malformationen können in jeder spinalen Höhe vorkommen, die ausgedehntesten finden sich im Brustmark. Die Blutung in den Spinalkanal tritt gewöhnlich plötzlich mit Schmerzen und meningealen Reizerscheinungen nach Art einer Subarachnoidalblutung oder ähnlich einem abrupt aufgetretenen Syringomyelie-Syndrom ein – Hämatomyelie. Auch die Bildung eines extramedullären Hämatoms mit Rückenmarkskompression ist möglich. Sackförmige Aneurysmen im Spinalkanal sind hingegen extrem selten.
Die Diagnose eines spinalen Angioms kann letztlich nur durch ein Arteriogramm sichergestellt werden. Den klinischen Verdacht wird man bei episodischen Lähmungen in Verbindung mit Schmerzen und blutigem Liquor hegen. Ein Hautnävus oder ein Geräusch über der Wirbelsäule können wichtige Hinweise liefern, aber meistens fehlen solche Symptome. Das spinale Angiom vermag freilich auch eine chronische Rückenmarkserkrankung zu imitieren und sich zu keiner Zeit durch perakute oder akute Lähmung zu erkennen geben.

Subakute Paraplegie

Wenn eine Lähmung der Beine oder aller vier Extremitäten im Laufe einiger Tage entsteht, ist vor allem an eine entzündliche Ursache – eine Myelitis oder einen Abszeß – zu denken. In früheren Tagen war die Poliomyelitis die häufigste Form einer Myelitis und die Tuberkulose gewöhnlich die Ursache eines spinalen Abszesses, zwei Krankheiten, die heutzutage glücklicherweise zu den Seltenheiten zählen. Bei der *Poliomyelitis* erreicht die Lähmung im allgemeinen innerhalb von 24 Std. ihren Höhepunkt. Charakteristisch ist die Lähmung des 2. peripheren motorischen Neurons. Subjektive Sensibilitätsstörungen kommen dabei vor, zu objektivieren sind allenfalls sehr diskrete sensible Symptome, und diese sind flüchtig. Die *Wirbelkaries* manifestiert sich im Kindesalter mit fortschreitender Deformierung der Wirbelsäule und einer Lähmung der Beine infolge Rückenmarkskompression durch einen kalten Abszeß und tuberkulöses Granulationsgewebe. Eine Parese der Beine bei einem Menschen, bei dem eine Wirbelkaries bekannt ist, macht diagnostisch keine Schwierigkeiten. Es muß aber auch bei jeder Paraplegie im Kindesalter daran gedacht werden, ebenso bei älteren Menschen. Bei zwei unserer Fälle aus der allerletzten Zeit – beides ältere Patienten – stellte sich als Ursache der subakuten Paraplegie eine spinale Tuberkulose heraus. Eine auf Tuberkulose verdächtige Vorgeschichte war nicht vorhanden, die Schmerzen waren minimal, und von außen war eine Wirbelsäulendeformierung nicht zu erkennen.
Bei der *Myelitis* oder *Myelopathie* erreicht die Lähmung ihr Maximum nach einigen Tagen, es gibt aber auch akute oder perakute Fälle, die Variationsbreite ist hier sehr groß. Die Ursache des myelitischen Syndroms bleibt oft ungeklärt, wahrscheinlich handelt es sich nicht um eine Krankheitseinheit. Die Erkrankung endet meist nicht tödlich, ein Drittel der Fälle erholt sich sogar befriedigend. Eine Multiple Sklerose oder eine Virusinfektion liegen oft zugrunde. Bei diesen Patienten handelt es sich meist um jüngere Erwachsene. Eine kürzlich abgelaufene Infektionskrankheit ist dabei nicht so regelmäßig in Erfahrung zu bringen wie bei der akuten Polyneuritis. Erstes Symptom sind häufig Rückenschmerzen, gefolgt von Taubheitsgefühl und Schwäche in Füßen und Beinen. Fieber, Klopf- und Druckempfindlichkeit der Wirbelsäule sowie Wurzelschmerzen sind die Regel, auch Harnretention, die in eine Überlaufblase übergeht, wenn sie nicht behandelt wird. Manche Kranke weisen von Anfang an eine feste Sensibilitätsgrenze auf, in anderen Fällen steigt diese von unten nach oben. Unterhalb der Läsionsebene besteht eine schlaffe

Lähmung mit Eigenreflexverlust und komplettem Sensibilitätsausfall. Solche Patienten machen einen deutlich kranken Eindruck und fühlen sich auch entsprechend mitgenommen.
Zellen und Eiweiß im Liquor sind meist erhöht, der Liquordruck normal, der Queckenstedt-Versuch kann manchmal einen leicht behinderten Druckanstieg anzeigen. In der Regel kehren die motorischen und sensiblen Funktionen in den Beinen nach einigen Wochen zurück. Wie bei der akuten Polyneuritis gibt es weitgehende Erholung, dennoch bleiben nicht wenige – etwa ein Drittel – schwerer behindert. Fälle, die sich weitgehend erholen, sind zunächst auf Multiple Sklerose verdächtig. Trotzdem zeigt die Erfahrung, daß zahlreiche solche Myelitisfälle auch nach vielen Jahren keine neuen Symptome entwickeln.
Steht man einem Patienten mit einer akuten oder subakuten Paraplegie gegenüber, so verdient stets auch der Gedanke an einen *spinalen epiduralen Abszeß* Beachtung. Der Abszeß ist keineswegs häufig, seine Symptome ähneln aber sehr der Myelitis. Schmerzen, Klopf- und Druckempfindlichkeit der Wirbelsäule, Nackensteifigkeit, Prostration, Fieber, pathologischer Liquor und spinaler Querschnitt zeichnen den Abszeß aus. Fehlende Rückenschmerzen und die Entwicklung einer Lähmung innerhalb von 24 Std. sprechen für Myelitis. Ein kompletter Liquorstopp, dem die Myelographie folgen sollte, deutet auf Abszeß, ebenso eine kürzlich abgelaufene bakterielle Infektion. In jedem Fall sind Röntgenuntersuchungen notwendig, denn Zeichen einer Wirbelosteomyelitis schließen die Myelitis aus.
Eine Ursache der akuten und subakuten Paraplegie, die immer mehr Bedeutung erlangt, ist der *maligne epidurale Tumor*. Ebenso wie ein kleiner pyogener Abszeß zeitigt auch eine kleine Metastase eines Bronchial-, Mamma- oder Prostatakarzinoms in dieser Lokalisation äußerst ernste Folgen. Schmerzen bilden ein regelmäßiges Symptom, oft in gürtelförmiger Ausbreitung oder segmental in eine Extremität ausstrahlend, akzentuiert durch Husten, Niesen oder Pressen und nicht beeinflußbar durch übliche Analgetika. Wie lange die Paraplegie zu ihrer Entwicklung braucht, ist außerordentlich unterschiedlich, manchmal setzt sie abrupt ein, dann bildet sie sich langsam im Verlauf von Wochen aus. Die Lumbalpunktion und die Röntgenuntersuchung sind wichtige Maßnahmen. Eine zeitraubende Suche nach dem Primärtumor angesichts einer fortschreitenden Lähmung gehört nicht zu dem dringend notwendigen Prozedere. Auch wenn die Liquorpassage sich als frei erweist, ist die Myelographie nicht überflüssig. Hinweise auf eine Rückenmarkskompression rechtfertigen die Laminektomie ebenso wie beim spinalen epiduralen Abszeß.

Sich schleichend entwickelnde Paraplegien

Nicht wenige Rückenmarksaffektionen entwickeln sich langsam, und manche bleiben zeitlebens undiagnostiziert. Die luische Paraplegie ist selten geworden, und auch die funikuläre Spinalerkrankung (Vitamin-B_{12}-Mangel-Neuropathie) ist nicht häufig. Klinische Wachsamkeit im Hinblick auf diese beiden Paraplegieursachen ist dennoch geboten. Auch die Möglichkeit einer Rückenmarkskompression muß ständig im Auge behalten werden. Die zervikale Spondylose mit chronischer Myelopathie muß man kennen, um sie nicht mit der Multiplen Sklerose, der amyotrophischen Lateralsklerose und dem Rückenmarkstumor zu verwechseln.
Auch eine chronische Paraplegie kann mit schlaffem Muskeltonus einhergehen, wie die Systemerkrankungen des 2. motorischen Neurons, die Läsionen der Cauda equina, die Polyneuropathie und die Myopathie – Krankheiten, die oben besprochen worden sind. Die spastische Para- und Tetraplegie kann Folge einer Kompression durch Tumor, einer zervikalen Spondylose, einer amyotrophischen Lateralsklerose oder einer Multiplen Sklerose sein. Spastizität kombiniert mit Ataxie kommt bei Multipler Sklerose und bei funikulärer Myelose vor. Die Ataxie kann dabei zerebellär oder spinal sein, oder beide Formen liegen gemeinsam vor.

Zervikale Spondylose

Es handelt sich um ein Krankheitsbild des mittleren und höheren Lebensalters, gekennzeichnet durch eine Degeneration der zervikalen Bandscheiben und die Entstehung von Osteophyten, die in die Intervertebrallöcher und in den Spinalkanal vordringen. Die Bedeutung dieses Vorganges liegt darin, daß die Bedrängung von Rückenmark und Nervenwurzeln zunächst klinisch stumm bleiben kann. Neurologische Ausfallserscheinungen können den Beschwerden vorangehen. So vermag sich eine Paraparese langsam zu entwickeln, ohne daß zwangsläufig Beschwerden vorhanden sind, die auf die Zervikalregion hinweisen. Der Verdacht liegt freilich dann nahe, wenn eine Schwäche der Beine auf intermittierende Nackenschmerzen, steifen Nacken und Schmerzen in den Armen folgt. Oft ist die Beweglichkeit der Halswirbelsäule aber nicht eingeschränkt, zervikale Wurzelschmerzen oder Parästhesien sind nicht bemerkt worden, oder sie bestanden früher einmal und werden nicht mehr erinnert. Die Parese der Beine schreitet nicht immer stetig fort, sie kann für eine Weile stillstehen oder

sich sogar bessern, im ganzen gesehen verschlimmert sie sich aber. Ein Sturz oder ein Schlag in den Nacken kann eine plötzliche Verschlechterung herbeiführen.
Nicht selten weist der Befund auf eine Läsion mittlerer Halsmarkabschnitte hin, wie sie oben beschrieben wurde. In anderen Fällen ist klinisch eine Läsionshöhe nicht auszumachen. Hier muß die Myelographie weiterhelfen. Eine Vertebralarterie mit atheromatösen Plaques wird in ihrem Verlauf durch die Querfortsätze der Halswirbelsäule besonders bei Kopfbewegungen leicht einem Druck durch die Osteophyten ausgesetzt. Im höheren Lebensalter treten dann zu den radikulären und medullären Erscheinungen noch transitorisch ischämische seitens des Hirnstammes und des Kleinhirns hinzu. Führendes klinisches Syndrom ist jedoch die Hyperreflexie der unteren Extremitäten mit oft zusätzlich vorhandenem beiderseitigen Babinski. Die Spastik tritt dabei meist mehr hervor als die Parese. Die sensiblen Ausfälle sind außerordentlich variabel. Manchmal ist bloß eine gewisse Beeinträchtigung der Berührungswahrnehmung in den Fingern vorhanden, manchmal auch eine Lagesinnstörung, die den normalen Gebrauch der Hand beeinträchtigt, oft aber Hinterstrangsymptome in den Beinen mit Stand- und Gangataxie.
Die Zuordnung einer Paraplegie zu einer chronischen Myelopathie durch zervikale Spondylose stößt oft auf Schwierigkeiten. Der röntgenologische Nachweis einer Spondylose befriedigt nicht, weil er auch oft bei zweifelsfreier Multipler Sklerose, amyotrophischer Lateralsklerose, bei einem Rückenmarkstumor oder einer funikulären Spinalerkrankung gelingt. Jeder Einzelfall erfordert daher spezielle Betrachtung, die Diagnose ist nicht einfach auf das Röntgenbild zu gründen.
Für die *diagnostische Abgrenzung* der Multiplen Sklerose von der zervikalen Myelopathie ist das Fehlen von Remissionen und Hirnnervensymptomen sowie der späte Beginn des Leidens wichtig. Aber man weiß natürlich nur zu gut, daß die Multiple Sklerose auch im mittleren Lebensalter noch beginnen und auf das Rückenmark begrenzt bleiben kann, so daß sie das Bild einer Markkompression durch zervikale Spondylose oder durch einen spinalen Tumor vorzutäuschen vermag. Andererseits gibt es viele Fälle, die lange Zeit unter der Diagnose Multiple Sklerose liefen, die über Jahre hin stationär blieben und bei denen sich schließlich eine zervikale Myelopathie herausstellte. Bei der amyotropischen Lateralsklerose helfen meist die weitverbreiteten faszikulären und fibrillären Muskelzuckungen, die bei der zervikalen Spondylose, wenn vorhanden, auf wenige Muskelgruppen begrenzt bleiben. Es herrscht die Ansicht, eine globale Atrophie kleiner Handmuskeln komme bei der Spondylose nicht vor, weil sie hauptsächlich von den Segmenten C 8 und D 1 innerviert werden. Es gibt sie aber doch, wenngleich sie kein beträchtliches Ausmaß erreicht. Sie ist wahrscheinlich auf eine Blutversorgungsstörung des Rückenmarks unterhalb der Läsion zu beziehen. Eine zervikale Spondylose ist übrigens nicht selten kombiniert mit einem Karpaltunnelsyndrom. Klinisch oft nicht zu unterscheiden ist die zervikale Myelopathie vom Halsmarktumor, auch das Myelogramm hilft dabei gelegentlich nicht weiter. Auf welche Weise das Rückenmark bei der zervikalen Spondylose geschädigt wird, ist nicht ganz klar. Mechanische und vaskuläre Faktoren können zusammenwirken. Wie auch immer der Mechanismus sein mag, u. E. ist es der sagittale Durchmesser des Spinalkanals, der eine wichtige Rolle spielt. Ein Mensch mit einem engen Spinalkanal ist bei einer zervikalen Spondylose mehr gefährdet, eine Myelopathie zu erleiden, als ein anderer mit normal weitem Kanal. Der Prozeß der Spondylose engt nämlich von sich aus den Spinalkanal und die Intervertebrallöcher noch weiter ein.

Multiple Sklerose

Die zervikale Spondylose ist die häufigste Ursache einer Paraplegie jenseits des 50. Lebensjahres, häufigste Ursache in jüngeren Jahren ist die Multiple Sklerose. Über die Genese dieser rätselhaften Demyelinisierungskrankheit ist kaum etwas Sicheres bekannt, ausgenommen die Tatsache, daß sie in tropischen Zonen ausgesprochen selten vorkommt. Sie kann akut in Erscheinung treten, subakut, in Schüben oder schleichend progredient verlaufen. Eine spinale Paraplegie kann erstes Symptom sein, gewöhnlich ist sie aber Ausdruck des terminalen Stadiums. Wenige Krankheiten verwirren einen durch eine solche Vielfalt von Beschwerden und Symptomen und durch die Unvorhersehbarkeit des Verlaufs. Obwohl die Krankheit die weiße Substanz des zentralen Nervensystems befällt, gibt es dennoch nur wenige neurologische Symptome, die bei der Multiplen Sklerose nicht vorkommen können. Die Vorderhornzellen des Rückenmarks z. B. werden nur außergewöhnlich selten betroffen, Muskelatrophien gehören deshalb kaum zum Krankheitsbild. Auch Schmerzen sind ungewöhnlich, es sei denn, sie sind durch eine Trigeminusneuralgie oder durch Flexorenspasmen hervorgerufen. Das periphere Nervensystem wird praktisch ausgespart, aber manchmal lassen Beschwerden und Ausfälle in distalen Gliedabschnitten an eine „Neuritis“ denken. Es ist tatsächlich einfacher zu beschreiben, was bei der Krankheit nicht oder selten vorkommt, als die Liste all der häufigen Erscheinungen aufzuzählen. Unter den Hirnnerven bleiben die kaudalen im allgemeinen verschont, der vestibuläre Anteil des VIII. Hirnnerven kann beteiligt sein, Ertaubung ist hingegen selten. Im Falle einer spinalen Paraplegie ist eine Multiple Sklerose wahrscheinlich

a) wenn anamnestisch Remissionen und erneute Verschlimmerungen zu erfahren sind,
b) wenn anamnestisch oder durch die Untersuchung Hinweise auf eine Gehirn- oder Hirnnervenbeteiligung vorhanden sind,
c) wenn die Gangataxie intensiver ist als die motorische Schwäche dies zu erklären vermag.

Lange bevor die Paraplegie sich einstellt, können flüchtige motorische oder sensible Erscheinungen bemerkt worden sein. Diese brauchen in nicht mehr als in einer Ungeschicklichkeit der Hände bestanden zu haben, einem häufigen Fallenlassen von Gegenständen, einer übermäßigen Ermüdbarkeit der Beine, in Parästhesien verschiedenster Art, die gelegentlich von den Beinen in eine oder beide Seiten des Rumpfes ausstrahlen. Schwierigkeiten mit dem Wasserlassen und Potenzstörungen eilen der Paraplegie oft lange voraus. Hinweise auf eine oder mehrere supraspinale Herde sind die retrobulbäre Neuritis oder das Doppelbildsehen in der Vorgeschichte, das Vorhandensein eines Nystagmus oder einer internukleären Ophthalmoplegie. Taubheitsgefühl im Gesicht ist häufig, eine Fazialisschwäche aber seltener. Oft ist man sich nicht sicher, ob und wie man den Masseterreflex bewerten soll. Nystagmus ist sehr häufig, er kann fein- oder grobschlägig sein, horizontal, vertikal oder rotatorisch. Er kann auch nur einseitig vorkommen. In den Frühstadien der Krankheit sehen wir häufig rasch erschöpfbare Nystagmen oder sog. „nystaktiforme Zuckungen". Manchmal besteht der einzige Hinweis auf eine supraspinale Beteiligung in emotionalen Auffälligkeiten oder in einer leichten Störung des Sprechens. Natürlich kann man eine Euphorie als Optimismus oder Courage fehldeuten, es ist aber nicht zu bestreiten, daß dieses Symptom sehr aufdringlich sein kann. Die Dysarthrie wird im Beginn von den Kranken kaum bemerkt. Die Multiple Sklerose ist am häufigsten bei jüngeren Menschen, es gibt aber weder eine besondere Beschwerde- oder Symptomenkonstellation noch einen Laboratoriumstest, welche die Diagnose sicher stellen könnten. Oft muß man sich eine Zeitlang mit der Verdachtsdiagnose begnügen und die endgültige Diagnose vom Verlauf abhängig machen. Wie die einzelnen Symptome im Krankheitsverlauf hervortreten und sich etwa wieder zeitweilig zurückbilden, ist kennzeichnender als es die einzelnen Symptome an sich sind.

Beim Menschen im mittleren Lebensalter können Verlauf und Symptomatik ganz anders aussehen. Man ist konfrontiert mit einer schleichenden Paraparese und die Unterscheidung von einer Rückenmarkskompression gelingt keineswegs immer. Das Myelogramm ist entscheidend. Anders bleiben die zervikale Spondylose und der Rückenmarkstumor unentdeckt. Bei diesem Krankheitsverlauf liegt der einzige Hinweis auf die Multiple Sklerose als Ursache der Rückenmarksläsion im Nachweis einer zusätzlichen Beeinträchtigung alternierender Bewegungen und einer Koordinationsstörung eines Armes. In den Beinen muß speziell nach einer zusätzlichen Ataxie gefahndet werden. Doppelseitige Pyramidenzeichen sind oft schon in einem Stadium vorhanden, in dem der Patient nur über Beschwerden in einem Bein klagt. Auch die Bauchhautreflexe verschwinden bei der Multiplen Sklerose schon bald, wenn sich Pyramidenzeichen entwikkeln. Jedoch gibt es Ausnahmen.

Sensible Ausfälle können diskret sein, selbst wenn sensible Beschwerden einen wesentlichen Teil der Klagen ausmachen. Am ehesten finden sie sich in distalen Gliedabschnitten, sie sind nicht intensiv und betreffen Berührungswahrnehmung und Schmerzempfindung. Vibrations- und Lagesinnstörung können einige Zeit anhalten und sich dann wieder bei nachlassenden Beschwerden zurückbilden. Eine sensible Grenze am Rumpf ist in der Regel nicht auszumachen, gelegentlich beobachtet man allerdings ein partielles Brown-Séquard-Syndrom.

Das Lhermitte-Zeichen kommt am häufigsten bei der Multiplen Sklerose vor, ist allerdings nicht pathognomonisch. Beim Beugen des Kopfes tritt ein elektrisierendes Gefühl im Nacken auf, das die Wirbelsäule hinunterstrahlt, manchmal bis in die Beine hinein. Selten zieht es vom Nacken nach oben oder die Wirbelsäule hinauf. Das Lhermitte-Zeichen wird auch bei Halsmarktumoren, bei zervikaler Spondylose und bei der funikulären Spinalerkrankung beobachtet. Es ist unabhängig vom Stadium der Multiplen Sklerose, häufig aber ist es ein Frühsymptom und wird von den Patienten spontan angegeben. Bei einem jungen Mann, der es beim Friseur erstmals erlebt, deutet es in der Regel auf eine Multiple Sklerose. Bemerkt es ein Herr in mittleren Jahren beim Kegeln, dürfte es Ausdruck einer zervikalen Spondylose sein.

Bei der Autopsie findet man zwar zahlreiche Demyelinisierungsherde, was aber nicht bedeutet, daß die Krankheitsschübe auf jeweils neu entstandenen Plaques beruhen müssen. Es gibt keine straffe Korrelation zwischen klinischem und morphologischem Befund. Möglicherweise liegen frischen Schüben so subtile Veränderungen in der weißen Substanz zugrunde, daß sie anatomisch nicht nachgewiesen werden können. Auch die bekannte Exazerbation von Beschwerden bei Ermüdung oder bei Fieber ist zu flüchtig, um sie als Demyelinisierungsvorgang ansehen zu können. Verschwommensehen oder sogar transitorische relative Skotome lassen sich schon durch ein heißes Bad provozieren. Die Symptome der Multiplen Sklerose sind zu keiner Zeit zwangsläufig multipel oder disseminiert. Beispielsweise können die Trigeminusneuralgie, die Abduzenslähmung, die Fazialisparese, der Lageschwindel und auch eine fortschreitende Paraparese monosymptomatische Erscheinungen der Krankheit darstellen. Es gibt Fälle, die permanent über ausgedehnte Sensibilitätsstörungen klagen und bei denen man dennoch keine Ausfälle objektivieren kann. Vielleicht benötigen wir feinere Tests, um Frühsymptome bei dieser Krankheit nachweisen zu können. Auf die Bedeutung der visuellen evozierten Potentiale wurde bereits aufmerksam gemacht. Eine Verzögerung der kortikalen Reizantwort läßt sich bereits messen, wenn traditionelle Untersuchungsmethoden noch keine Hinweise auf eine Läsion im visuellen System liefern. Auch Defekte spinaler Leitungsbahnen können mit der Methode der Ableitung von Reizantworten aus den primären Rindenfeldern nach peripherer sensibler Stimulation entdeckt werden.

Die Multiple Sklerose ist auch der „Affe unter den Krankheiten" genannt worden. Natürlich machen viele Fälle aufgrund ihres schubweisen Verlaufs und der vielfältigen Beschwerden wenig diagnostische Schwierigkeiten. Aber die Multiple Sklerose kann andere Krankheiten täuschend ähnlich imitieren. Im Jugendalter kann sie sich darstellen wie eine akute Enzephalitis. Mit fokalen Krampfanfällen oder einer progredienten Hemiparese ahmt sie einen Hirntumor nach und mit einer schleichenden Tetraparese und Kleinhirnsymptomen einen Tumor des Foramen occipitale magnum, der sich dann nur durch eine Myelographie ausschließen läßt. Die Demyelinisierungsherde im Rückenmark sind manchmal kaum von einem Rückenmarkstumor zu unterscheiden. Endlich gibt es in den Frühstadien der Multiplen Sklerose auch die Verwechslungsmöglichkeit mit einer Neurose. Unbestimmte Klagen über starke Ermüdbarkeit, Schwindel, Unsicherheit, flüchtige Sehstörungen und bei Männern Impotenz können den neurologischen Ausfallserscheinungen um Jahre vorauseilen. Ist eine emotionale Labilität vorhanden, scheint irrtümlich der Verdacht auf „Hysterie" gerechtfertigt. Die Krankheit hat es an sich, gelegentlich auch den vorsichtigsten Arzt zu narren. Wenn ein Patient mit den genannten Beschwerden dann auch noch äußert, er fürchte, an Multipler Sklerose zu leiden, sollte man dieser Äußerung wegen die Diagnose nicht voreilig verwerfen. Der Patient könnte nämlich recht behalten.

Rückenmarkstumor

Bedauerlicherweise sind die beiden häufigsten Rückenmarkstumoren, das Meningeom und das Neurinom, viel weniger oft Ursache einer Paraplegie als die Multiple Sklerose und die zervikale Spondylose; denn die Entfernung der genannten Geschwülste kann zu vollständiger Heilung führen. Die Erscheinungen des Rückenmarkstumors entwickeln sich langsam und allmählich, überraschenderweise geht die Vorgeschichte sehr oft über etwa $1^1/_2$ Jahre. Die Symptome treten nur selten akut auf, wenngleich uns ein Fall bekannt ist, bei dem eine plötzliche Parese der Beine eintrat, als der Patient nach einem Autobus rannte. Remissionen der Beinlähmung sprechen nicht für den Tumor, sie kommen aber auch einmal vor. Die weniger häufigen intramedullären Tumoren, größtenteils Gliome, äußern sich im allgemeinen auf dieselbe Weise, wie jene, die das Mark von außen komprimieren.

Die Beschwerden und Symptome einer lokalen Rückenmarksläsion entstehen durch die *Schädigung nervöser Strukturen in Segmenthöhe* und durch *Unterbrechung der langen Bahnen* im Rükkenmark. Es gibt verschiedene Möglichkeiten, wie Wurzelsymptome und solche der Bahnen sich entwickeln können. Schmerzen können von der Rükkenmarksläsion selbst, aber auch von den Nervenwurzeln herrühren. Wurzelschmerzen sind scharf und schneidend, einschießend, werden an der Gliedmaßen- oder Rumpfoberfläche empfunden, und sie neigen dazu, in einer bestimmten Weise auszustrahlen. Sie werden ausgelöst oder verstärkt durch Husten, Niesen, Pressen und durch gewisse Körperbewegungen. In Ruhe bessern sie sich. Die eigentlichen Markschmerzen sind in Qualität und Lokalisation hiervon verschieden. Sie haben anhaltenden Charakter, werden als Tiefenschmerz und bohrend empfunden. Sie können in einem ständigen Brennen bestehen, ihr nächtliches Auftreten ist häufig. Solche Schmerzen im Rücken oder in den Beinen sind eher Folge der Rückenmarkskompression und weniger Ausdruck einer lumbosakralen Wurzelschädigung.

In der Regel sind Wurzelschmerzen von gleichseitigen motorischen und kontralateralen sensiblen Ausfällen gefolgt. Einseitigen sensiblen Erscheinungen kann ein allmählicher Verlust von Kraft

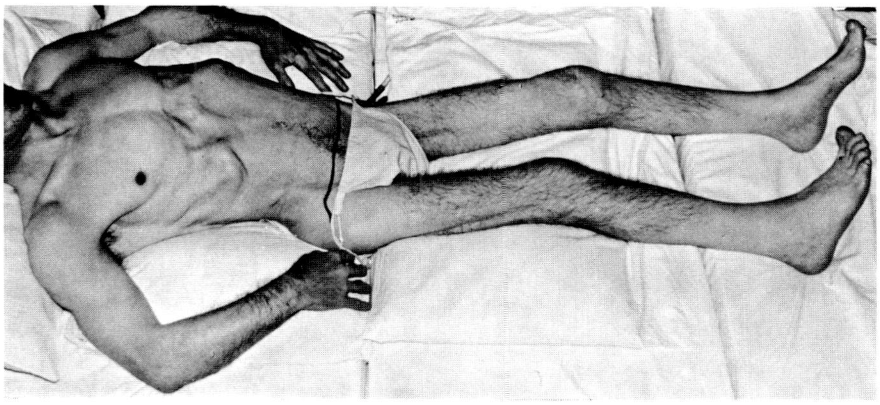

539 Traumatische Paraplegie: Kompressionsverletzung der unteren Brustwirbelsäule bei einem Grubenunglück. Beachte die Rippenfrakturen. Sensibilitätsgrenze bei D 12. 11 Jahre nach dem Unfall. (In den Abb. **539–544** ist die Sensibilitätsgrenze durch eine Linie markiert)

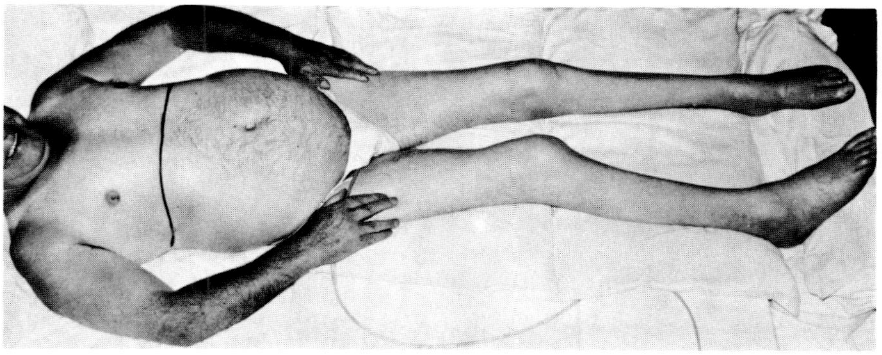

540 Paraplegie bei akuter Querschnittsmyelopathie: Die Lähmung der Beine trat plötzlich ein beim Gehen durch ein Zimmer. Akute und spontane vaskuläre Rückenmarksschädigung bei D 7. Ein Jahr nach Beginn der Symptome

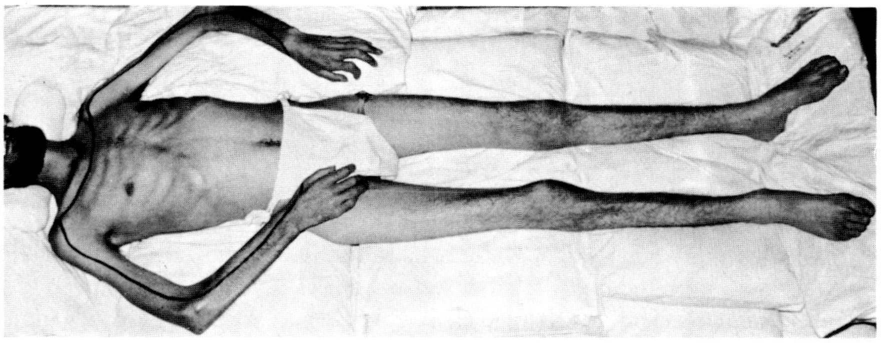

541 Traumatische Tetraplegie: Direkte Verletzung des Nackens. Sensible Grenze am Rumpf bei D 1. Atrophische Lähmung der kleinen Handmuskeln (D 1). Schwäche der Oberarmabduktion und der Ellbogenbeugung (C 5/6). 6 Monate nach dem Unfall

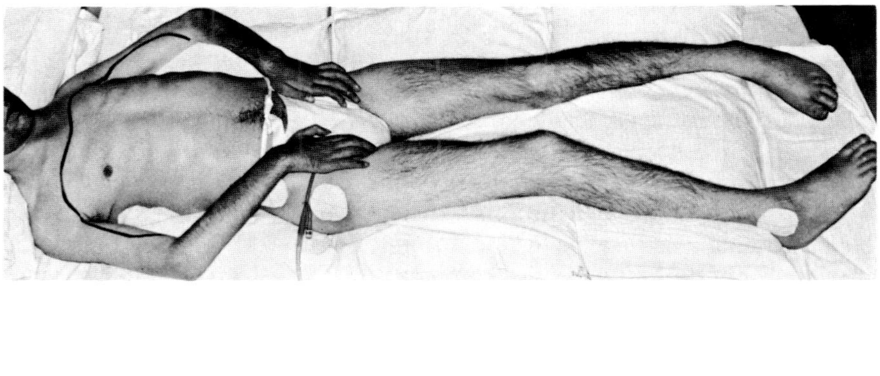

542 Traumatische Tetraplegie: Motorradunfall. Dislozierte Fraktur bei C 4/5. Sensible Grenze bei D31/2. 4 Jahre nach dem Unfall

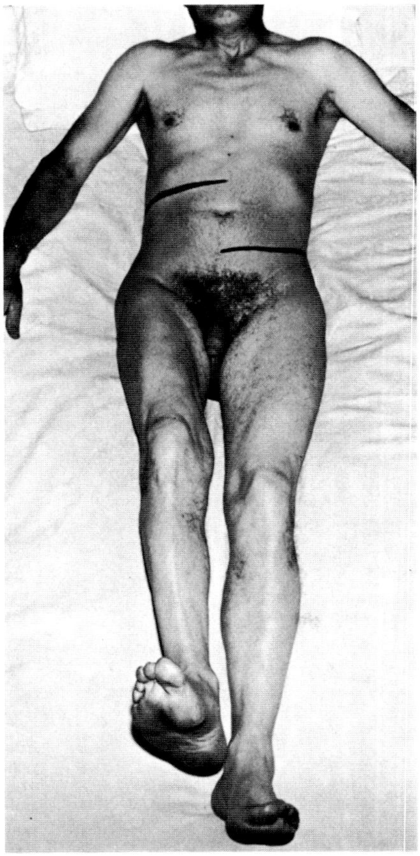

543 Rückenmarkstumor: Brown-Séquard-Syndrom bei D 8. Rechtsseitiges Meningeom. Das rechte Bein war spastisch-paretisch, Eigenreflexe gesteigert, Babinski positiv, Lage- und Vibrationssinn aufgehoben. Sensible Grenze bei D 8. Das linke Bein war viel kräftiger, wies aber eine dissoziierte Sensibilitätsstörung ab D 11 auf. Der Patient versucht gerade, sein rechtes Bein anzuheben

und Sensibilität auf der Gegenseite vorangehen. Schmerzen können lange bestehen, bevor Ausfälle nachweisbar werden. Unabhängig davon ist das stetige Schwinden der Kraft und der Sensibilität in den Beinen, verbunden mit einer Störung der Sphinkteren, ein wichtiges Kennzeichen des spinalen Tumors.

Bei intramedullären Geschwülsten ist eine ein- oder doppelseitige dissoziierte Sensibilitätsstörung wahrscheinlich, die von der Läsionshöhe einige Segmente nach unten reicht oder alle Bezirke unterhalb der Läsion einbezieht. Wurzelschmerzen sind nicht zu erwarten, jedoch eine Muskelatrophie in den direkt betroffenen Segmenten infolge Zerstörung der Vorderhornganglienzellen.

Die Tumorlokalisation im Spinalkanal entscheidet über die Ausdehnung der motorischen und sensiblen Lähmung. Die Lage des Tumors zum Rückenmark selbst beeinflußt dabei das klinische Bild. Die benignen extramedullären Neurinome und Meningeome liegen meist im thorakalen Rückenmarksabschnitt, die intramedullären Gliome häufig im lumbosakralen.

Ein extramedullärer Tumor, der von der Mittellinie ausgeht, neigt zu symmetrischen motorischen und sensiblen Ausfällen. Wächst er dabei von dorsal, führt er zunächst zu Ataxie durch Läsion der Hinterstränge, kommt er von ventral, stehen motorische Ausfälle im Vordergrund und Schmerzen fehlen. Die Folge posterolateraler Markkompression ist ein Brown-Séquard-Syndrom. Überlagern sich vaskulär bedingte Symptome oder solche, die durch kontralateralen Druck entstanden sind, kann die Lokalisationsdiagnose des Tumors am Krankenbett unmöglich werden. Die wichtigsten Erscheinungen des Rückenmarkstumors sind Wurzelschmerzen, der progrediente Verlust der groben Kraft und die Ausbildung eines Niveaus der sensiblen Ausfälle. Die Eiweißvermehrung im Liquor, der Stopp im Queckenstedt-Versuch und im Myelogramm vervollständigen die Diagnose.

Funikuläre Spinalerkrankung (Vitamin-B_{12}-Mangel)

Diese Krankheit war früher dem Kliniker unter dem Namen subakute kombinierte Degeneration des Rückenmarks geläufig, eine weniger treffende Bezeichnung, weil man inzwischen weiß, daß Gehirn und periphere Nerven vom Krankheitsprozeß ebenfalls befallen werden können. Sie ist eine der wenigen „degenerativen" spinalen Erkrankungen, über deren Entstehung etwas bekannt ist. Sie beruht auf einer Störung der Vitamin-B_{12}-Resorption im Magen-Darm-Kanal und einer Verarmung des Körpers an diesem Vitamin. Meist ist das Fehlen des Intrinsic-Faktors im Magen die Ursache, seltener eine Malabsorption im Ileum und sehr selten eine falsche Ernährung. Der Medizinstudent von heute wird nur noch wenige Kranke mit reiner perniziöser Anämie sehen, die eine Lähmung der Beine haben. Er sieht auch keine fanatischen Vegetarier mehr, die nicht einmal Molkereiprodukte zu sich nehmen, aber er kann chronischen Psychotikern begegnen, die kein Fleisch essen und keine tierischen Produkte, oder alten Leuten mit abnehmenden Vitamin-B_{12}-Reserven infolge einer unnatürlichen Diät. Wahrscheinlich wird er mit dem Vitamin-B_{12}-Mangel bei Patienten konfrontiert, die vor Jahren gastrektomiert wurden oder eine Gastroenterostomie hinter sich brachten, oder die Strikturen, blinde Darmendigungen, Kurzschlüsse oder multiple Divertikel des Dünndarms haben.

Man kann einem Studenten heute nicht mehr die klassische Kombination von Anämie, Glossitis und progredienter spastischer Paraparese mit spinaler

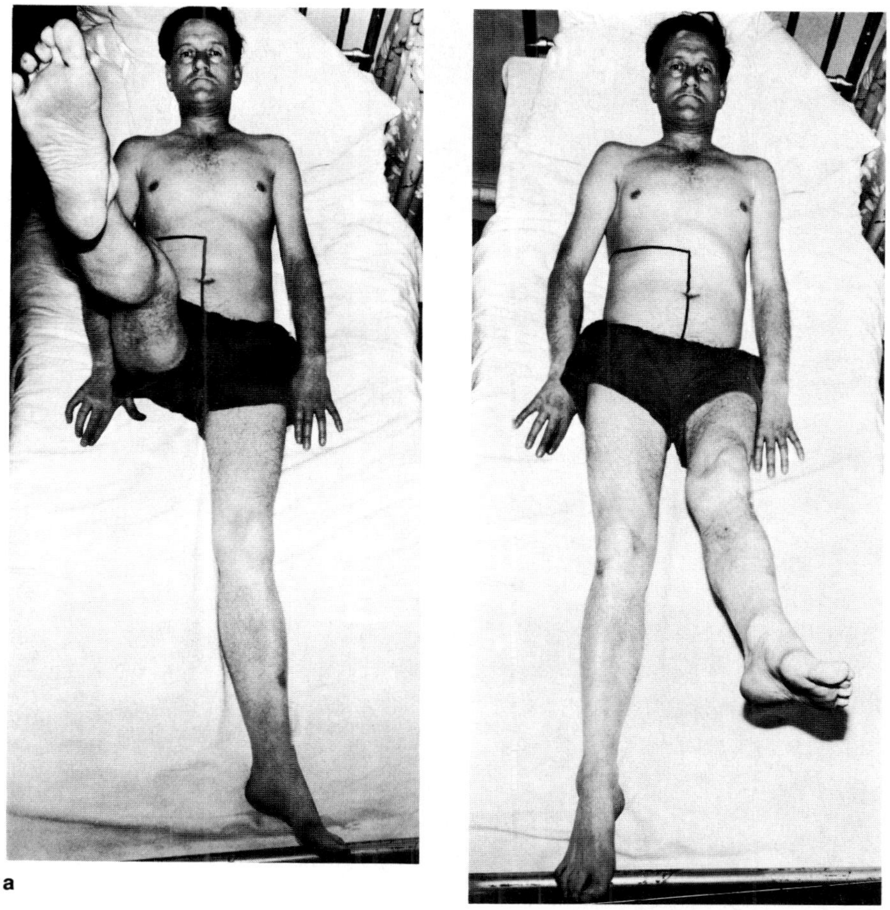

a b

544 a+b Rückenmarkstumor: Brown-Séquard-Syndrom bei C 2. Linksseitiges Meningeom. Das linke Bein war spastisch-paretisch, Patellar- und Achillesreflex links gesteigert, Fußklonus links. Beiderseits normale Plantarreflexe. Fehlende Bauchhautreflexe. Gesteigerte Armreflexe und lebhafte Fingerbeugereflexe beidseits. Sensibilitätsverlust im rechten Bein und am Rumpf bis D 7 herauf, hauptsächlich Schmerz- und Temperaturwahrnehmung betreffend. **a** Das rechte Bein war kräftig, **b** das linke Bein konnte er hingegen nur wenig anheben

Ataxie demonstrieren. Man kann ihm aber untergewichtige Patienten zeigen mit einer oder mehreren Laparatomienarben und Symptomen einer Polyneuritis an den Beinen, oder einen verwirrten umtriebigen Alten mit Paresen, der nicht sagen kann, wann seine Krankheit begonnen hat. Die zitronengelbe oder biskuitfarbene Haut und die glatte rote Zunge, die subfebrilen Temperaturen und die Kurzatmigkeit sind bei der Krankheit heute seltene Vorkommnisse.

Keineswegs alle Kranke aber mit einer megaloblastischen Anämie und den Zeichen einer Degeneration der Hinter- und Seitenstränge des Rückenmarks leiden ausschließlich an einem Vitamin-B_{12}-Defizit. Die idiopathische Steatorrhö und die Erkrankungen des Dünndarmes reagieren hinsichtlich ihrer neurologischen Ausfälle nämlich nicht befriedigend auf die Vitamin-B_{12}-Substitution, weil dabei noch andere Mangelsymptome bestehen.

Der klassische Fall mit dieser Krankheit klagt über Sensibilitässtörungen in den Beinen – Kribbeln, Ameisenlaufen, Stechen wie mit tausend Nadeln, Taubheitsgefühl in den Zehen, später auch in den Füßen und Beinen, den Fingern und Händen. Zuerst und am eindringlichsten werden sie in den unteren Extremitäten bemerkt. Taubes Gefühl und Ungeschicklichkeit bei feinen Bewegungen der Finger führt zu Schwierigkeiten in der Handhabung von Gegenständen, beim Knöpfen, Nähen und Schreiben. In diesem Stadium der Krankheit können die Erscheinungen kaum unterschieden werden von jenen einer milden chronischen Polyneuritis. Der Gang wird unsicher, die Beine verlieren an Kraft, der Muskeltonus wird schlaff. Pyramidenbahnzeichen sind im Frühstadium selten deutlich ausgeprägt, obwohl bei der Untersuchung ein Babinski-Zeichen vorhanden sein kann. Eine Sensibilitätsstörung unterschiedlicher Intensität,

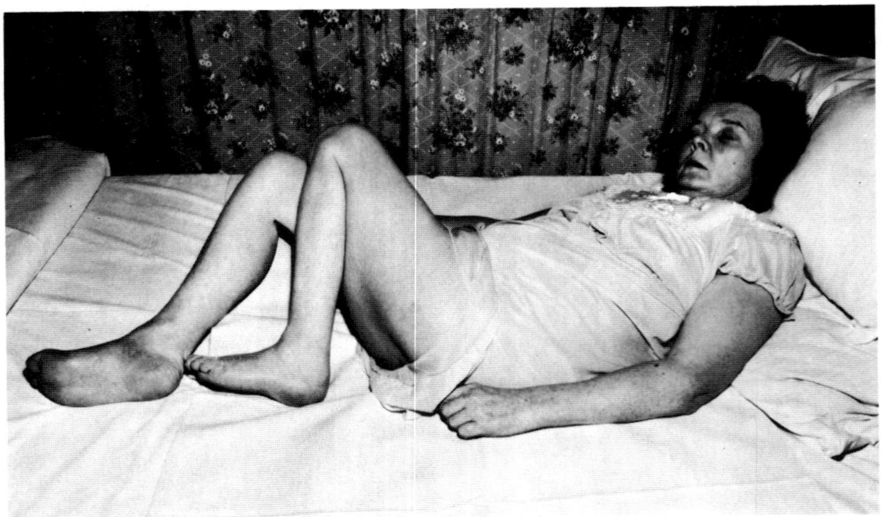

a

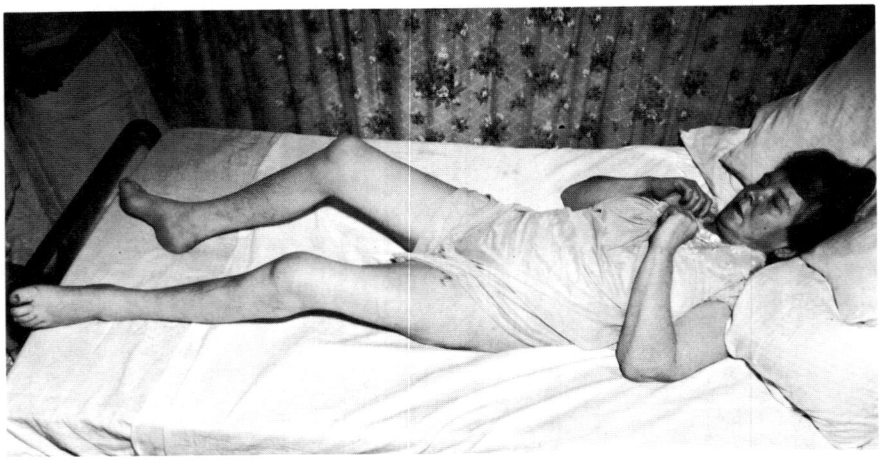

b

545 a + b Multiple Sklerose: Paraplegie in Flexionshaltung. **a** Vor der intrathekalen Phenolinjektion, **b** 4 Wochen später, die Beine sind weitgehend gestreckt

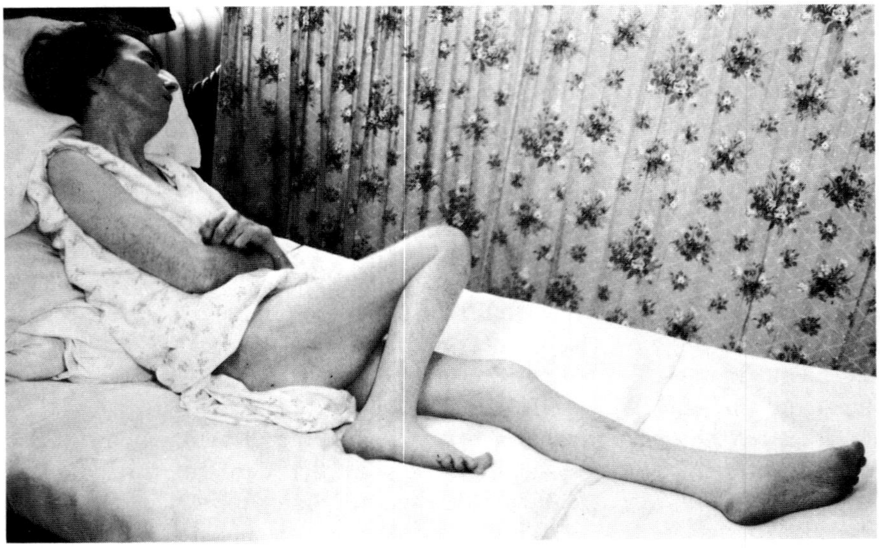

546 Multiple Sklerose: Fortwährende Beugespasmen im rechten Bein. Schließlich entstand ein persistierender Beugereflex und das Bein blieb für eine längere Zeitspanne in Flexionshaltung fixiert, es konnte aber noch passiv gestreckt werden

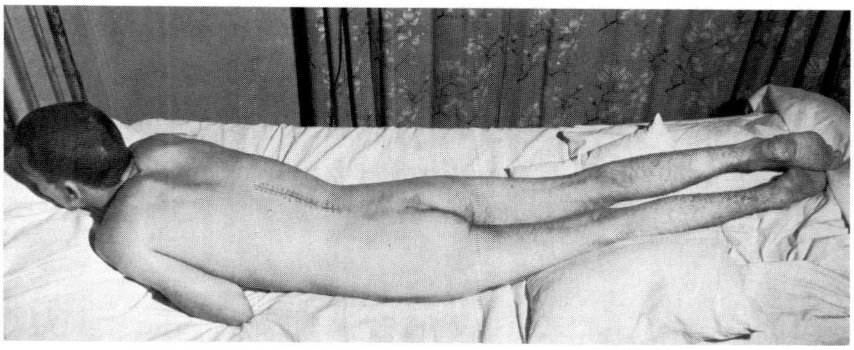

547 Traumatische Paraplegie D 12/L 1. Doppelseitiges Papillenödem. Grubenunfall. Dislozierte Fraktur D 12/L 1. Offene Reposition und Fixation mit Metallplatte am gleichen Tag. Mäßig ausgeprägte Paraparese. 5 Wochen später Sehstörung, flüchtiges Doppelbildsehen. Ausgeprägtes, beidseitiges Papillenödem. Röntgenaufnahmen des Schädels, EEG und Liquor normal. Die Ursache des Papillenödems blieb ungeklärt. Innerhalb 3 Monaten Rückbildung der Papillenveränderung. Nach 2 Jahren noch geringe Reste der Paraparese

handschuh- oder strumpfförmig angeordnet, wird häufig gefunden. Die Achillesreflexe sind abgeschwächt oder sie fehlen und der Lagesinn in den Gliedmaßen und im Becken ist stark gestört. Der Vibrationssinn kann unterhalb der Lendenwirbelsäule aufgehoben sein. Wadendruckschmerz ist inkonstant. Zu Blasenstörungen kommt es erst verhältnismäßig spät. Impotenz ist hingegen ein Frühsymptom bei Männern. Auch psychische Symptome können auftreten, ein progressiver Intelligenzabbau, eine Störung der mnestischen Leistungen, passagere Verwirrtheit oder paranoide Episoden. Ein Kranker mit chronischem Vitamin-B_{12}-Mangel ist oft schwierig und unkooperativ, zur blanden Demenz kommt es aber selten, ebenso wie zur Optikusatrophie.

Wenn aufgrund neurologischer Erscheinungen der Verdacht auf einen Vitamin-B_{12}-Mangel auftaucht, läßt er sich nicht einfach durch ein normales Blutbild oder ein unverdächtiges Sternalpunktat widerlegen. Die Veränderungen in Blut und Knochenmark können sehr diskret sein und übersehen werden. Aber der B_{12}-Spiegel im Serum liegt in der Regel unter 80 ng/ml. Es ist auch heute noch schwer verständlich, warum so viele dieser Kranken nicht anämisch sind.

Agnosie und Apraxie

Gar nicht selten findet man einen aufgrund einer neurologischen Erkrankung bettlägerigen Patienten, der nicht verwirrt ist und bei klarem Bewußtsein, dennoch ungeschickt und hilflos agiert, dabei normal spricht und keine Lähmungen hat. Bei einem solchen Fall kann eine Agnosie oder Apraxie vorliegen.

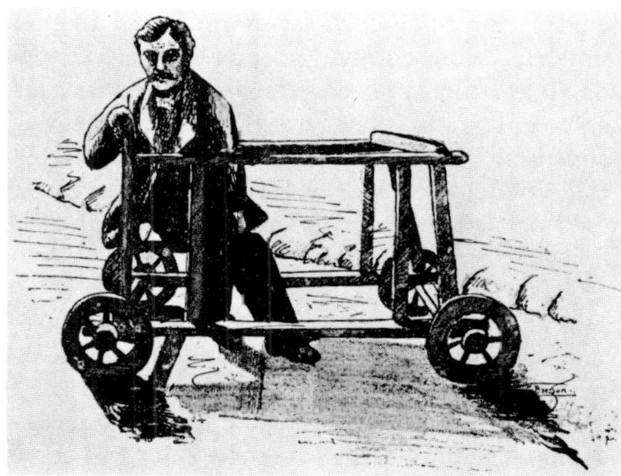

548 Eine frühe Gehhilfe: Gehwagen („Go-cart"), wie er für Paraplegiker im Hospital Bicêtre in Paris viele Jahre lang im Gebrauch war (aus *Pierre Marie:* „Vorlesungen über die Erkrankungen des Rückenmarks."Paris 1892)

Agnosie

Die Agnosie ist eine *Störung des Erkennens,* sei es des *taktilen,* des *visuellen* oder des *auditiven.* Obwohl der Kranke mit seinen Händen fühlen kann, obwohl er sieht und hört, kann er die Bedeutung des Gefühlten, Gesehenen oder Gehörten nicht erkennen. Ein Patient mit taktiler Agnosie oder Astereognosie vermag einen alltäglichen Gegenstand, der ihm bei geschlossenen Augen in die Hand gegeben wird, nicht zu identifizieren. Bei der visuellen (optischen) Agnosie handelt es sich um eine Störung des Erkennens von Gegenständen, Symbolen oder Personen, bei der auditiven (akustischen) um das Erkennen von Tönen. Meist betrifft die Störung nur eine dieser drei Sphären. Bei der Astereognosie z. B. wird ein Gegenstand, der mit der Hand nicht identifiziert werden kann, sofort erkannt, wenn die Augen geöffnet werden und er betrachtet wird. Schaut eine Person mit visueller Agnosie ein Federmesser an, so erkennt sie es nicht, das Erkennen fällt ihr aber leicht, wenn sie das Messer in die Hand nimmt. Bei der auditiven Agnosie wird die Telephonklingel, eine Stimme oder ein Musikstück erst erkannt, wenn der Patient die Augen oder die Hände zur Identifizierung mitbenutzen kann.

Die visuelle Agnosie kann die räumliche Orientierung erschweren, es kommt z. B. zu einer fehlerhaften Lokalisation von Gegenständen, zum Nichterkennen von kurz dargebotenen Objekten in einer Gesichtshälfte oder zum Verlust des topographischen Gedächtnisses, so daß Objekte nicht gesehen, Gegenstände verlegt oder verloren werden und der Kranke sich selbst in vertrauter Umgebung verirrt.

Bei der *Autotopagnosie* ist es für den Patienten schwierig, seine eigenen Körperteile zu erkennen und zu identifizieren. Er kann sich z. B. seiner linken Körperhälfte nicht bewußt sein und ihr Vorhandensein abstreiten. Autotopagnosie ist oft vergesellschaftet mit Anosognosie. Bei letzterer bemerkt der Patient eine Behinderung, etwa eine Hemiplegie oder eine Erblindung, nicht.

Die visuelle Agnosie kann auftreten bei einer Läsion der Parietookzipitalregion, besonders wenn diese bei einem Rechtshänder links lokalisiert ist. Für die auditive Agnosie ist eine Schädigung im Temporallappen der dominanten Hemisphäre verantwortlich, für die taktile Agnosie eine solche im hinteren Teil des kontralateralen Parietallappens. Mit der Anosognosie und der Autotopagnosie geht gewöhnlich eine linksseitige Hemiplegie bei Rechtshändigkeit des Betroffenen einher.

Die verschiedenen Formen der Agnosie werden bei Patienten mittleren Alters angetroffen, die an einem Hirntumor, einer Arteriosklerose oder einer degenerativen zerebralen Krankheit leiden. Deshalb sind sie nur in frühen Krankheitsstadien zu entdecken, später wegen des fortschreitenden Abbaus aber nicht mehr, allenfalls kann dann die Anamnese auf ihr Vorhandensein hinweisen. Ungeschicktes Hantieren und Unachtsamkeit werden berichtet, ein mangelndes räumliches Gedächtnis, häufiges Verirren, das Nichtauffinden des geparkten Wagens in der Stadt oder das Verfehlen des Heimweges. Zeugen mögen behaupten, der Patient sei durcheinander gewesen, und wenn diese Behauptung vom Arzt als Bewußtseinsstörung mißdeutet wird, übersieht er die Agnosie. Auf der Krankenstation werden Störungen des Erkennens meist zuerst vom Pflegepersonal bemerkt. Die Krankenschwester berichtet etwa, daß der Patient die Uhrzeit nicht ablesen kann, sein Bett oder seine Habseligkeiten nicht zu identifizieren vermag oder gar die Stationsschwester nicht kennt, vom Flur oder von einer anderen Krankenstation nicht mehr zurückfindet.

Apraxie

Agnosie ist eine Störung des Erkennens, *Apraxie eine solche des Handelns.* Trotz ungestörter Wahrnehmung, normalen Erkennens, Fehlens von motorischen, sensiblen oder koordinatorischen Störungen vermag der Kranke bestimmte, ihm vertraute Handlungsabläufe nicht zu vollziehen, weder spontan noch auf Aufforderung. Die Apraxie kann motorische Abläufe des Gesichtes, des Rumpfes oder der Extremitäten betreffen. Dabei braucht der Kranke sich seiner Behinderung nicht bewußt zu

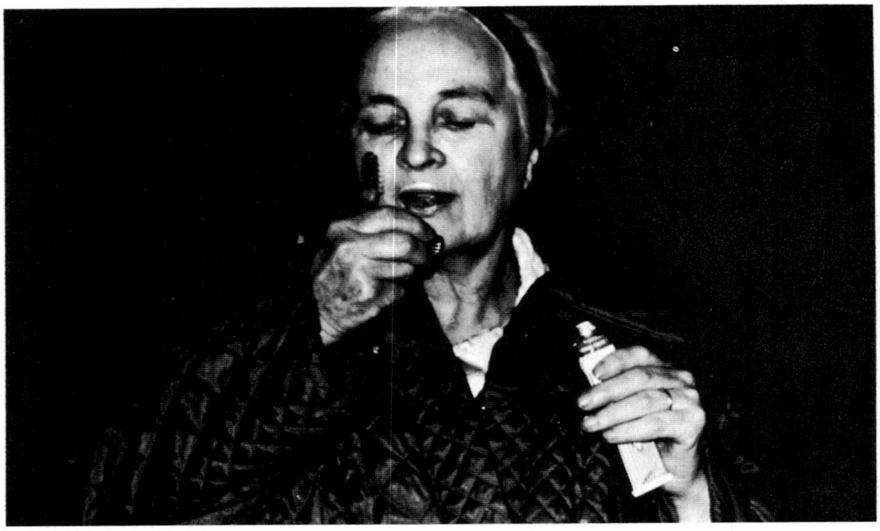

549 Apraxie. Linksparietales Gliom: Mit einer Tube Zahnpasta und einer Zahnbürste in den Händen ist sie nicht in der Lage, ihre Zähne zu putzen. Es gelingt ihr nur das Aufschrauben des Tubenverschlusses. Ansonsten irrt sie sich dauernd im Handlungsablauf und hat offensichtlich größte Schwierigkeiten mit der Ausführung der Aufgabe

sein, bis sie durch die Untersuchung aufgedeckt wird.
Bei der Gesichtsapraxie gelingen Bewegungen, wie das Schließen der Augen, das Pfeifen oder das Herausstrecken der Zunge, nicht. Betrifft die Apraxie die oberen Extremitäten, macht die Handhabung gebräuchlicher Gegenstände Schwierigkeiten, wie etwa der Umgang mit einem Füllfederhalter, einem Kamm oder einer Zahnbürste, das Herausziehen einer Brille aus einem Futteral, das Aufsetzen der Brille, das Aufziehen einer Uhr, das Entfernen eines künstlichen Gebisses, schließlich das An- und Auskleiden. Eine ganze Weile werden solche Störungen von einem Kranken toleriert, ohne daß er darüber spricht, er klagt vielmehr über Kopfschmerzen oder schlechtes Gedächtnis. Gibt man ihm eine Schachtel Zigaretten mit Zündhölzern, vermag er die Zigarette nicht anzuzünden. Auch können besondere manuelle Fähigkeiten beeinträchtigt sein, wie das Schreiben, das Zeichnen und das Konstruieren. Bei der *konstruktiven Apraxie* versagt der Patient beim Legen einfacher geometrischer Muster, wie Dreiecken, Vierecken oder Kreuzen mit Zündhölzern. Eine Apraxie der Beine kann aussehen wie eine Parese oder eine Ataxie. Der Patient zögert, scheint das Bein nicht anheben und es vor das andere setzen zu können, und im Bett bewegt er seine Beine in unbeholfener Weise. Die Rumpfapraxie erschwert das Sitzen auf einem Stuhl oder auf einem Klosett, das Herumdrehen im Bett oder das Besteigen einer Untersuchungsliege.
Wie bei der Agnosie, so sind die Läsionen bei der

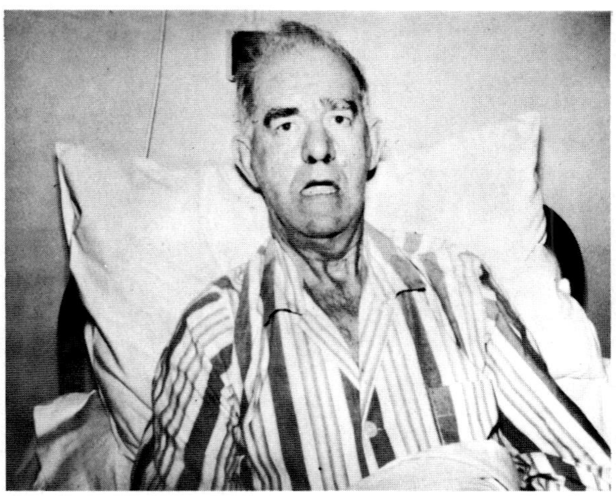
a

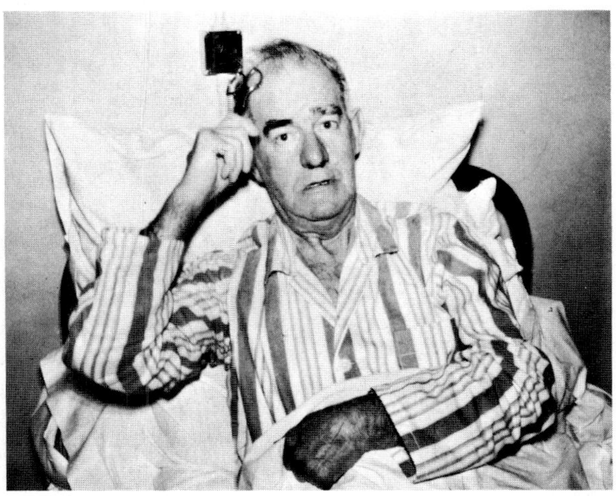
b

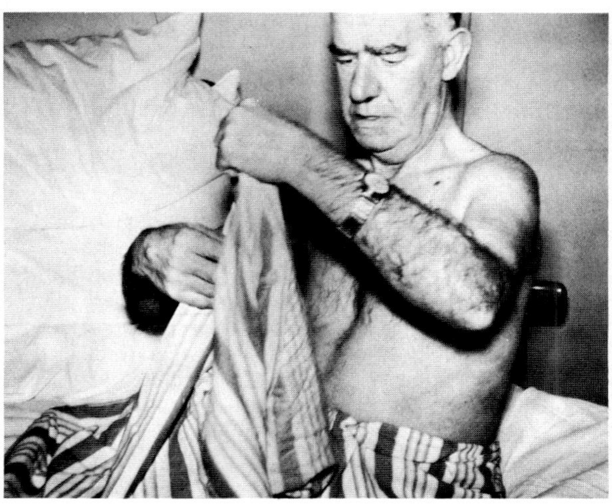
c

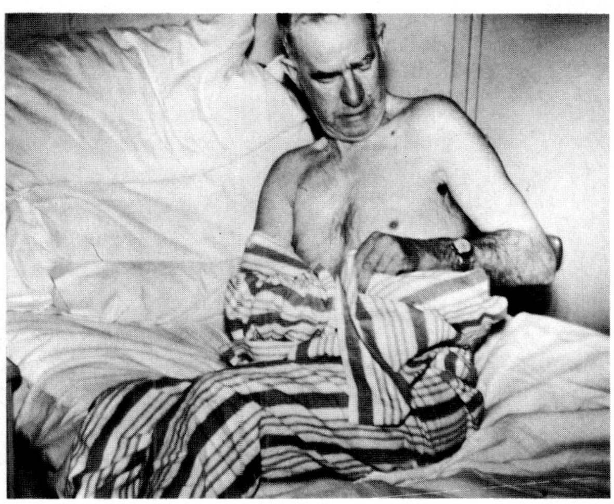
d

550 a–d Apraxie. Rechts parietookzipitales Gliom: **a** Es sieht aus, als sei die Oberkieferprothese heruntergefallen. Er hat aber die Unterkieferprothese verkehrt herum eingesetzt. **b** Gibt man ihm eine Schere und fordert ihn auf, sie zu benutzen, versucht er, sich damit zu kämmen. **c+d** Ankleideapraxie. Man zog ihm die Schlafanzugjacke aus und reichte sie ihm wieder zum Anziehen. Dabei hat er große Schwierigkeiten und wird zornig

Apraxie oft diffuse, etwa Hirngeschwülste oder zerebralatrophische Prozesse. Eine topographische Zuordnung der Apraxie zu einer bestimmten Hirnregion ist schwierig. Der Balken, das Scheitelhirn und die prämotorischen Felder dürften eine Rolle spielen. Ein Herd in der dominanten Hemisphäre kann eine bilaterale Apraxie hervorrufen, ein solcher in der rechten hinteren Parietalregion eine kontralaterale Apraxie, ein Herd im Corpus callosum bei einem Rechtshänder eine solche der linken Seite. Eine Läsion der rechten Parietookzipitalregion führt meist zur *Ankleideapraxie.*

Ein Kranker mit einer Scheitellappenläsion kann ataktisch sein, hemiparetisch, oder er kann eine schwere Stereoagnosie haben. Eine solche von parietal ausgelöste Extremitätenparese zeichnet sich häufig durch einen schlaffen Muskeltonus aus und nicht durch einen spastischen, ein Babinski-Zeichen kann fehlen, sogar eine Muskelatrophie kann auftreten, wie bei einer peripheren motorischen Läsion. Es besteht auch mehr eine Abneigung, die betroffene Extremität zu bewegen, als eine tatsächliche Lähmung.

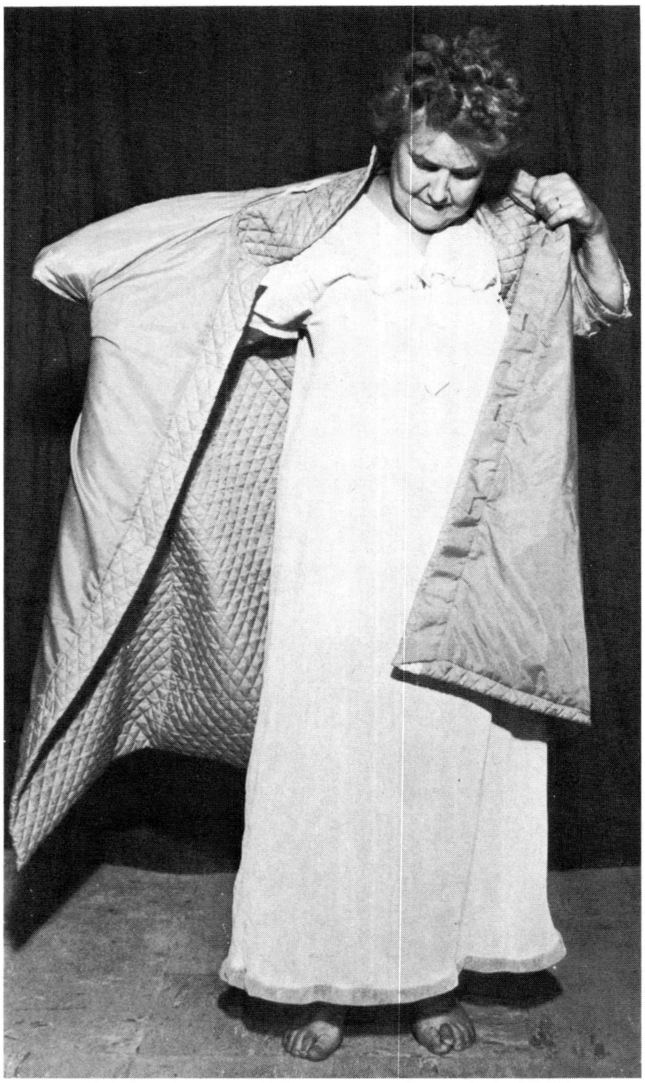

551 Präsenile Demenz. Ankleideapraxie: 60jährige Patientin. Gedächtnis-, Konzentrations- und Orientierungsstörung. Kann nicht mehr kochen und einkaufen, hat beträchtliche Schwierigkeiten mit dem An- und Auskleiden, was ihr großen Verdruß bereitet. Ohne Hilfe würde sie dazu am Morgen und am Abend eine gute Stunde benötigen. Im körperlichen Befund keine Besonderheiten, kein Hypothyreoidismus und kein Vitamin-B_{12}-Mangel. Liquor normal. Im EEG diffuse, langsame, unregelmäßige δ-Aktivität. Im Luftenzephalogramm Erweiterung der Seitenventrikel und der Sulci

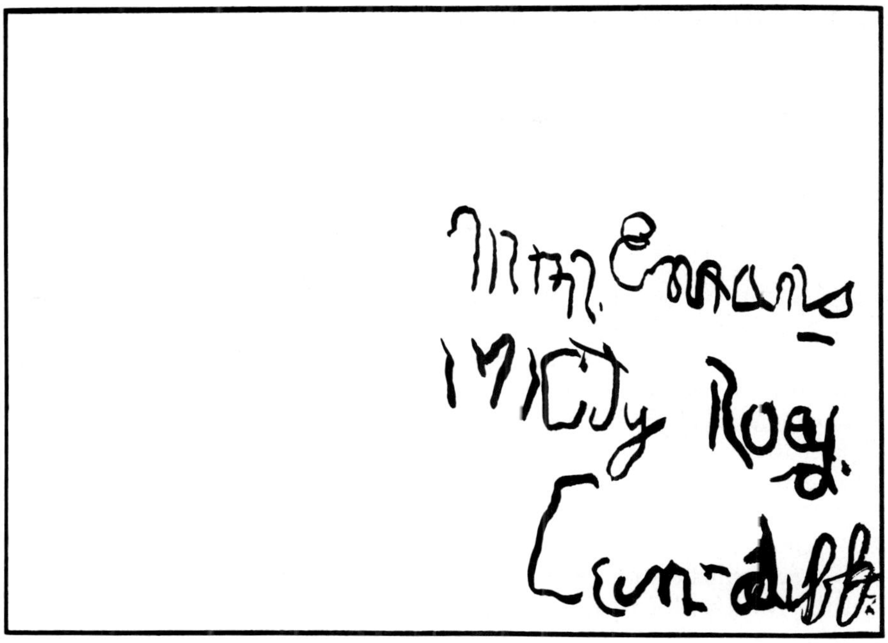

552 Rechts parietales Gliom. Handschriftprobe: Beachte, daß alles in die rechte untere Ecke des Papiers hineingedrängt ist

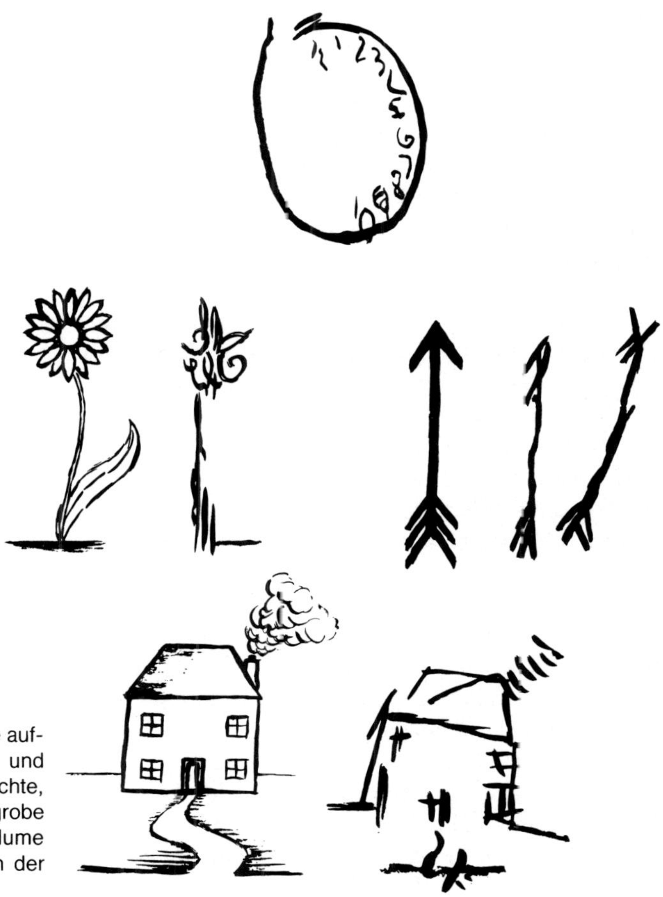

553 Rechts parietookzipitales Gliom: Der Kranke wurde aufgefordert, die Zahlen in ein Uhrzifferblatt zu schreiben und eine Blume, einen Pfeil und ein Haus abzuzeichnen. Beachte, daß die linke Zifferblatthälfte freigelassen wird, die sehr grobe und ungeschickte Ausführung beim Nachzeichnen von Blume und Pfeil und die gestörten räumlichen Beziehungen in der Kopie des Hauses

13 Hysterie

In der Nomenklatur der Krankheiten gibt es keine Bezeichnung, die schwerer zu definieren wäre als die „Hysterie". Es ist nichts damit gewonnen, wenn man so tut, als wäre dies nicht so. FREUD bezeichnete sie als Konversionsneurose, HEAD als krankhaften Geisteszustand, der mit körperlichen Erscheinungen und einer Verhaltensstörung vergesellschaftet ist. Wie wir die Hysterie auch betrachten mögen, sie hat in der Gesichte der Medizin eine außergewöhnliche Rolle gespielt. Der Name geht auf die Ansicht des Altertums zurück, sie sei das Ergebnis einer Erkrankung der Gebärmutter. Spasmen dieses Organs erzeugten den „Furor uterinus", ihre Wanderung im Körper nach aufwärts rufe die „hysterische Erstickung" hervor. Hysterische Zustände seien gekennzeichnet durch Konvulsionen, Lähmungen und Anästhesie. Allen geschichtlichen Perioden war die Mannigfaltigkeit und die Komplexität ihrer Erscheinungen gegenwärtig. SYDENHAM nannte sie den Proteus, den man nicht zu fassen kriegt. Der moderne Arzt, der nach einem Beweis für Hysterie bei einer Anästhesie des Schlundes sucht, ist in gewisser Hinsicht dem mittelalterlichen Hexenverfolger vergleichbar, der als Beweis für die Teufelskralle jene gefühllose Stelle suchte, die als sicheres Zeichen dämonischer Besessenheit galt. Wie der Hysteriker heute, wußte auch damals die besessene Person nichts von ihrer Anästhesie und die Suggestibilität des Hysterikers war einer der Faktoren, der schon früh dazu führte, die Krankheit für eine Neurose zu halten.

Wenn wir von der hysterischen Persönlichkeit reden oder von der Manifestation der Hysterie, dürfen wir das Gefühl haben, auf sicherem Grunde zu stehen. Die hysterische Persönlichkeit ist gekennzeichnet von einer emotionalen Unreife, die zu verstärkter Abhängigkeit, Neigung Aufsehen zu erregen, theatralischem Verhalten und Hörigkeit führt. Solche Menschen neigen zu hysterischen Reaktionen, aber es muß zugegeben werden, daß nicht jeder, der hysterisch reagiert, zwangsläufig diese Persönlichkeitsmerkmale aufweist.

Die aufdringlichsten Erscheinungen der Hysterie, Konvulsionen, Lähmungen, Kontrakturen, Anästhesie, kommen heutzutage nicht mehr oft zu Gesicht. Man weiß auch, daß diese Symptome nicht immer äußerer Ausdruck einer Konfliktsituation sind. Sie können bei einer Verletzung oder einer körperlichen Erkrankung auftreten, auch einer solchen, die das Gehirn einbezieht, oder sie können Manifestationen bei einer Psychose darstellen.

In vieler Hinsicht begegnen wir den gleichen Schwierigkeiten, mit denen wir bei der Hysterie konfrontiert sind, bei der *Hypochondrie.* Vielleicht gibt es gar keine Krankheit Hysterie oder Hypochondrie, aber es gibt Patienten, die sich hysterisch oder hypochondrisch verhalten. Es kann sein, daß eine Person, die unaufhörlich über Kopfschmerzen, Nackenschmerzen oder Bauchschmerzen klagt, an einer Depression leidet. Die Unterscheidung zwischen „funktionell" und „organisch" ist eine künstliche, aber sie ist nicht gänzlich zu vermeiden. Eine Neurose könnte ebenso Ausdruck eines angeborenen, konstitutionellen Defektes sein wie die Epilepsie.

Schmerzen sind die häufigsten Symptome. Meist werden sie im Gesicht oder Kopf geklagt, und sie sind therapieresistent. Sie werden sehr sinnfällig und blumenreich beschrieben unter Heranziehung von eindrucksvollen Vergleichen. Die Meinungen gehen darüber auseinander, wie man diese Schmerzen verstehen soll. So schreibt ein berühmter Neurochirurg: „Ich kann feststellen, daß ich nach langer Erfahrung mit an Gesichtsneuralgie leidenden Patienten keinen einzigen gesehen habe, dessen Schmerzen psychogener Natur gewesen sind." Andere Ärzte wiederum, und ich zähle mich selbst dazu, behaupten, daß der psychogene Gesichtsschmerz häufiger vorkommt als die Trigeminusneuralgie (Abb. **569**).

Einverständnis herrscht darin, daß Hysteriker Beschwerden beschreiben und Symptome aufweisen können, die es gelegentlich unmöglich machen, zwischen einer psychogenen Störung und einer körperlichen Krankheit zu unterscheiden. Wenn man sich dabei noch klar macht, daß die Verhaltensstörung, die Hysterie genannt wird, vielleicht Folge einer organischen Erkrankung des Nervensystems ist, werden die Schwierigkeiten und die Gefahren offensichtlich, denen der Arzt ausgesetzt ist. Heute begegnet der Student nur noch selten einem blühenden Hysteriker, wie er in den Lehrbüchern vor 50 Jahren beschrieben wurde. Das Zurückgehen der Hysterie in unserem Jahrhundert wurde besonders deutlich während des 2. Weltkrieges. Im 1. Weltkrieg war die Hysterie nämlich ein Problem. SIR WILLIAM OSLER schrieb damals: „Unsere Krankenhäuser wimmeln von Aphonischen, Stummen, Tauben, solchen, die ihr Gedächtnis verloren haben, von Anästhetischen, Spastikern, Zitterern und von Leuten mit Koordinationsstörungen, die bis jetzt selten beobachtet worden sind oder unbekannt waren." Es hat den Anschein, als ob die Hysterie früher eine primitive und grobe Manifestationsform war, eine Notlage zu demonstrieren und nach Hilfe zu suchen. Heutzutage laufen solche Dinge mehr im Verborgenen ab.

Wir sollten die Hysterie als ein klinisches Phänomen betrachten, das sowohl beim Gesunden wie beim Kranken auftreten kann. Bei einem jüngeren Menschen werden hysterische Symptome im allgemeinen auf dem Hintergrund körperlicher Gesundheit und ohne Hinweise auf eine prämorbid auffällige Persönlichkeit beobachtet. Das eigentlich Hysterische offenbart sich erst in einem typischen Anfall. Bei Menschen mittleren Alters oder bei Bejahrten sollten hysterische Symptome den Arzt aufmerksam werden und nach verborgenen Krankheiten forschen lassen, seien es solche neurologischer oder psychischer Art.

Hysterische Lähmung

Eine solche Lähmung ist begreiflicherweise von sehr unterschiedlicher Intensität und Verteilung. Im Gesicht kommt die hysterische Ptose vor. Die Augäpfel, die Gesichtsmuskeln oder die Zunge bleiben dabei stets frei. Gelegentlich gibt es einmal eine Parese der Nackenmuskeln mit einem Nachvornfallen des Kopfes auf die Brust oder Schwierigkeiten beim Hochheben des Kopfes vom Kissen. Auch Lähmungen der Rumpfmuskeln sind Seltenheiten. Die hysterische Schwäche oder Lähmung ist also ganz vorwiegend eine solche einer oder mehrerer Extremitäten. Am häufigsten ist wahrscheinlich jene eines Armes oder beider Beine.

Wenn der Kranke gehen kann, kommt es darauf an zu beobachten, wie er sich bewegt, sich an- und auskleidet und wie er sich auf die Untersuchungsliege legt. Bei der hysterischen Hemiparese ist das Gesicht ausgespart und das paretische Bein wird eher nachgeschleppt als zirkumduziert. Der Arm ist bei einer organischen Hemiparese häufig stärker betroffen als das Bein, während das Umgekehrte eher bei der hysterischen Form vorkommt. Auch gibt sich der Kranke mit letzterer hilfloser, er macht keine Anstrengung, seine Behinderung zu überwinden oder auszugleichen und verläßt sich gänzlich auf Hilfspersonen. Sein unbewegtes, unbeteiligtes Verhalten kontrastiert zu der Sorge, mit der ein organisch Gelähmter auf seine Körperstörung reagiert.

Bei der Hysterie kommt es nicht zur Lähmung einzelner Muskeln oder Muskelgruppen, sondern zu einer solchen von Bewegungsabläufen. Der Patient kann etwa behaupten, alle Bewegungen in einem bestimmten Gelenk ließen sich nicht mehr ausführen, z. B. in einer Schulter oder in einem Knie. Man muß daher bei der Untersuchung besonders auf die Verteilung der Lähmungen achten, auf die beteiligten Muskeln und herauszufinden suchen, ob die bei einer bestimmten Bewegung angeblich gelähmten Muskeln bei einer ganz anderen, bei der sie ebenfalls gebraucht werden, plötzlich funktionieren.

Der *Muskeltonus* der hysterisch gelähmten Muskulatur ist im allgemeinen normal, manchmal, wie z. B. am Arm, scheinbar schlaff, während er am Bein eher übertrieben rigide erscheint. Auch kann die Extremität in einer skurrilen Stellung steifgehalten werden, wobei der Versuch, eine solche Stellung passiv zu ändern oder zu korrigieren, auf heftigen und den Anstrengungen des Untersuchers im Kraftaufwand gut angepaßten Widerstand stößt. Gewöhnlich werden derartige Manipulationen vom Patienten mit lautstarkem Protest und schmerzverzerrten Gesichtszügen bedacht. Eine wirkliche Muskelatrophie kommt nicht vor, allenfalls eine diskrete Inaktivitätsverschmächtigung bei lange bestehendem Nichtgebrauch einer Gliedmaße. Auch pathologische Reflexe oder eine Steigerung der Eigenreflexe gehören nicht zum Bild, manchmal erscheinen die Bewegungsausschläge bei Prüfung der Eigenreflexe übertrieben groß, ohne daß diese wie bei spastischer Parese auch besonders lebhaft anspringen. Auch andere Extremitäten können die genannte, eigenartige Reflexantwort beim Hysteriker aufweisen. Einen dem Babinski analogen Reflex an den oberen Extremitäten gibt es leider nicht. Wenn ein Fußklonus bei Hysterie auftritt, ist er erschöpfbar und läuft unregelmäßig, stoßförmig ab.

Prüft man die *Muskelkraft,* so stellt man fest, daß sie oft nur in geringem Grade eingesetzt wird. Bei der Aufforderung, die Hand des Untersuchers kraftvoll zu drücken, greift die Innervation auf den gesamten Arm, auf die Schulter und das Gesicht über, während die Finger schlapp und scheinbar unbrauchbar bleiben. Eine Grimasse, ein Zusammenbeißen der Zähne und ein Atemanhalten bilden kennzeichnende Begleiterscheinungen. Ein bettlägeriger Patient, aufgefordert, ein Bein anzuheben, beginnt mit einem Vorspiel des Atemholens und Atemanhaltens, dann greift er mit beiden Händen fest in die Seiten der Matratze und spannt alle Kräfte an, bevor er keuchend und erschöpft zurücksinkt. Wenn die betroffene Extremität paretisch, aber nicht völlig gelähmt ist, wird bei der Aufforderung, einer passiven Bewegung Widerstand entgegenzusetzen, nur im ersten Augenblick und nur mit geringer Kraft innerviert.

Der Untersucher muß immer wieder nach Diskrepanzen suchen, die beweisen, daß tatsächlich *Bewegungsabläufe und nicht Muskeln gelähmt* sind. So kann ein Patient, im Bett liegend, seine Füße nicht dorsal- und plantarflektieren, aber er kann auf Hacken und Ballen ohne Schwierigkeiten gehen. Ein M. latissimus dorsi etwa wird nicht innerviert, wenn der Arm nach unten gedrückt werden soll, aber er springt an beim Hustenstoß. Bei der hysterischen Lähmung eines Beines erweist sich ein Test, den BABINSKI angegeben hat, als nützlich: Der im Bett liegende Patient soll sich zum Sitzen aufrichten, während er seine Arme über dem Abdomen kreuzt. Normalerweise werden dabei die Fersen gegen die Unterlage gepreßt. Während bei einer organischen Lähmung das paretische Bein nach oben schnellt, weil die Ferse nicht unten gehalten werden kann, bewegt sich bei hysterischer Lähmung mitunter das gesunde Bein nach oben und das angeblich gelähmte wird an die Unterlage gedrückt. Oder: Legt man seine Hand unter die Ferse eines hysterisch gelähmten Beines und bittet den Patienten, die Ferse auf die Hand zu drücken, vermag er dies nicht. Richtet er sich aber zum Sitzen auf, so ist der Druck der Ferse auf die Hand deutlich spürbar.

Neben den genannten Beobachtungen und Tests, die darauf hinauslaufen, Aggravation und Simulation festzustellen, muß schließlich auf das wichtigste Merkmal der hysterischen Parese hingewiesen werden, nämlich die *Mitkontraktion der Antagonisten* bei der Ausführung einer Bewegung. Damit kann der Effekt in den Muskeln, die die Bewegung bewerkstelligen sollen, schwächlich ausfallen, in den Antagonisten aber kraftvoll. So springt bei der Aufforderung, den Arm in der Schulter kräftig zu abduzieren, die Kontraktion des M. pectoralis in die Augen. Soll der Ellbogen gebeugt werden, tritt eine kräftige Kontraktion im Trizeps auf, die die Beugung unmöglich macht. Soll die Hand gedrückt werden, spannen sich die Extensoren am Unterarm sicht- und palpierbar an.

Die Sphinkteren sind bei der hysterischen Paraplegie in aller Regel intakt. Es gibt aber gelegentlich bei Frauen flüchtige Harnretention.

Hysterische Anästhesie

Eine Aufhebung der Sensibilität in einer oder mehreren Extremitäten oder in einer Körperhälfte ist bei Hysterie keine Seltenheit. Bei einer ersten solchen Untersuchung kann es sein, daß dem Patienten seine Störung gar nicht gegenwärtig ist. Vielleicht klagt er nur über Kopfschmerzen und die hysterische Hemianästhesie wird erst bei der Routineuntersuchung aufgedeckt oder induziert. Andererseits können sich die Beschwerden auf eine Schwäche oder gar eine Lähmung einer Extremität beziehen und gefunden wird lediglich eine Anästhesie. Die Suggestibilität des Hysterikers kommt gerade bei der Sensibilitätsprüfung deutlich zum Vorschein. So kann oft eine Anästhesie der Nase, des Schlundes oder des Nabels „hineinuntersucht" werden.

Ähnlich wie bei der Lähmung variieren auch Ausdehnung und Intensität der Sensibilitätsstörung erheblich. Meist ist eine Extremität oder ein Teil einer solchen betroffen. Die anästhetische Zone breitet sich in der Regel nach proximal bis zu einem Gelenk aus, etwa dem Knie-, Ellbogen-, Schulter- oder Hüftgelenk. Oft nimmt sie also eine gesamte Extremität ein, kann aber von Untersuchung zu Untersuchung ihre Ausdehnung verändern. Sie entspricht also *nicht einer peripheren, radikulären oder spinalen Sensibilitätsverteilung.* Ist die Anästhesie handschuh- oder strumpfförmig angeordnet, endet sie proximal abrupt und hört nicht wie bei der Polyneuritis allmählich auf. Wird die Sensibilitätsstörung auf einer Körperseite angegeben, liegt ihre Grenze genau in der Mittellinie oder reicht etwas in das gesunde Gebiet hinüber, während bei einer organischen Störung wegen der sich von beiden Seiten überlappenden Repräsentation der Mittellinienstrukturen die gestörte Seite sich nicht ganz bis zur Mittellinie ausdehnt. Ein Hysteriker kann auch behaupten, er könne das Vibrieren der Stimmgabel auf der anästhetischen Seite des Schädels oder des Sternums nicht wahrnehmen, obwohl dies wegen der Knochenleitung auch unter Bedingungen einer organischen Störung möglich ist.

Betroffen können bei der Hysterie alle sensiblen Qualitäten werden, am häufigsten sind aber feine Berührung und Schmerzwahrnehmung gestört. So können sich bei der ersten Untersuchung Temperaturwahrnehmung, Lagesinn und Vibrationssinn als regelrecht erweisen, bei wiederholter Untersuchung sind sie dann ebenfalls gestört. Ein dissoziierter Sensibilitätsausfall mit Erhaltensein der Berührungssensibilität und Verlust der Schmerz- und Temperaturwahrnehmung kommt sehr selten vor. Die Vorstellung des Patienten von der Sensibilität

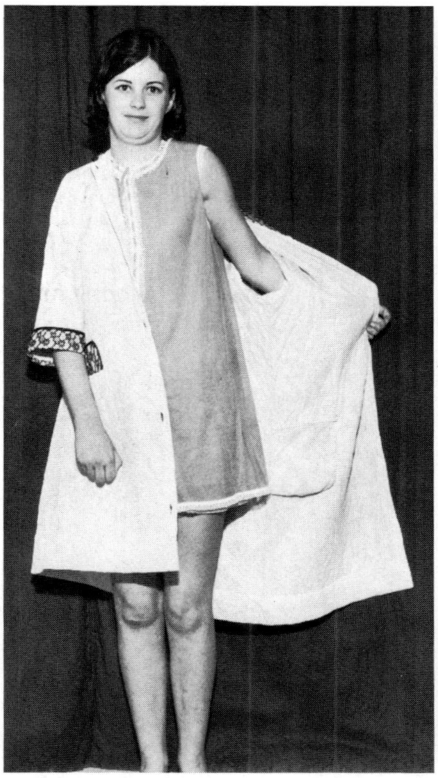
a

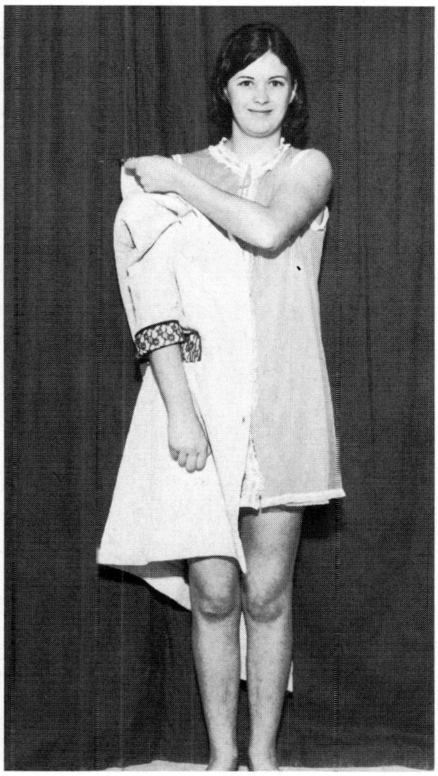
b

554 a+b Hysterische Lähmung des rechten Armes: 18jährige Studentin. Zeitweilig Schmerzen in der rechten Hand und im rechten Unterarm, danach Gebrauchsunfähigkeit des Armes seit 2 Jahren. Rückbildung innerhalb von 3 Wochen unter Physiotherapie. 2 Jahre später Rückfall, erneut Schmerzen in rechter Hand und rechtem Unterarm. Innerhalb von 48 h war der ganze rechte Arm gelähmt. Möglich waren ihr allein das Hochheben der rechten Schulter und eine schwächliche Beugung der Finger. Lebhafte Reflexe. Sensibilität: normale Berührungsempfindung, normaler Lagesinn und ungestörte Wahrnehmung für kalt. Verlust der Schmerz- und Warmempfindung bis zum Ellbogen, Vibrationssinn in der Hand gestört. Auf beruhigenden Zuspruch und suggestive Behandlung schnelle Erholung. Beachte die Indifferenz, die sie ihrer Behinderung entgegenbringt. Der Vorgang des Auskleidens hilft oft bei der Unterscheidung zwischen einer hysterischen und einer organischen Parese eines Armes: der Organiker ist bemüht, die Behinderung zu überwinden, während der Hysteriker geschickt und elegant den anderen Arm zu Hilfe nimmt

betrifft nur Berührung, Schmerz und Temperatur, die Bedeutung des Vibrations- und Lagesinnes vermag er nicht zu erkennen. So bleibt ihm auch die Tatsache verschlossen, daß er bei einer vollständigen Aufhebung des Vibrations- und Lagesinnes in seinen Fingern nicht mehr in der Lage wäre, einen Gegenstand zu identifizieren, der ihm bei geschlossenen Augen in die Hand gegeben worden ist, und seine Finger einigermaßen geschickt zu gebrauchen, wie etwa beim Binden eines Knotens, beim Zuknöpfen einer Jacke. Er weiß eben nicht, daß ein epikritischer Sensibilitätsausfall zwangsläufig mit einem Verlust der Geschicklichkeit vergesellschaftet ist.

Natürlich kann auch einmal hinter einer hysterischen Lähmung oder Anästhesie ein organischer Kern stecken. Dies ist häufig bei der Unfallneurose der Fall. So kann eine einwandfreie Ulnarisverletzung von einem vermeintlichen Sensibilitätsausfall begleitet sein, der bis zum Ellbogen reicht, eine Taubheit des gesamten Beines kann behauptet werden bei einer Verletzung des N. peronaeus communis. Freilich sind die Tests auf Hysterie und Simulation weitgehend dieselben. Auch der „Ja-und-Nein"-Test der Sensibilität ist wertvoll. Der Patient wird dabei aufgefordert, mit „Ja" zu antworten, wenn er den Nadelstich spürt und mit „Nein", wenn er ihn nicht wahrnimmt. Ein Hysteriker mit einer Anästhesie wird wahrscheinlich einen Nadelstich im gestörten Gebiet weder mit Ja noch mit Nein beantworten. Der Simulant aber reagiert auf den Nadelstich ebenfalls mit „Ja" dort, wo er meint, seine Sensibilität sei normal und mit „Nein", wo er glaubt, sie müsse gestört sein. Aller-

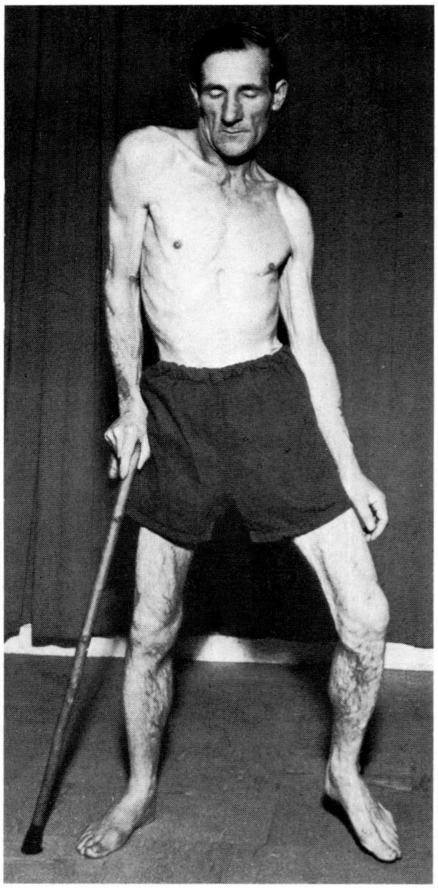

a

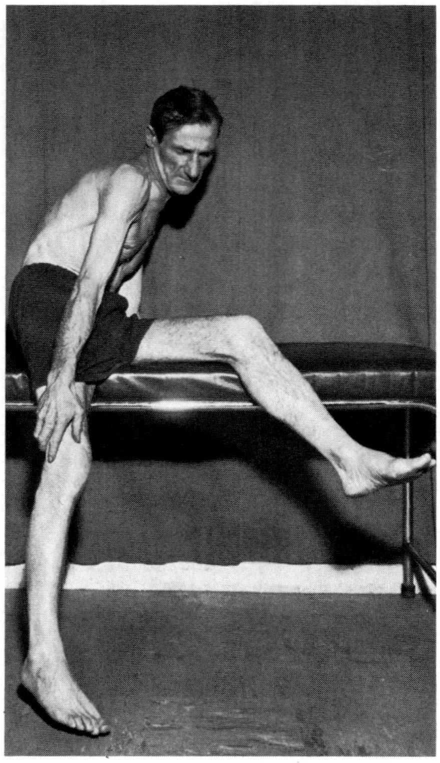

b

555a+b Hysterische Lähmung des linken Armes und des rechten Beines: 46jähriger Mann. Zwei leichte Arbeitsunfälle an zwei aufeinanderfolgenden Tagen vor 5 Jahren. Seither nicht mehr gearbeitet. Lähmung des linken Armes und des rechten Beines und grobes Stottern seit dem Trauma. Gesicht und Zunge unauffällig, normale Reflexerregbarkeit, keine Muskelatrophien. Hysterische Anästhesie der betroffenen Extremitäten. **a** Bizarrer Gang mit steifgehaltenem linken Arm und Nachschleppen des rechten Beines. Kommt dennoch dabei sehr gut voran. **b** Das Besteigen einer Untersuchungsliege ist mühsam, ,,erschöpfend" und erst auf ein Glas Wasser trat ,,Erholung" ein. Keine ,,belle indifference", aber fanatische Entschlossenheit, eine Entschädigung zu erkämpfen. Es ist wirklich schwierig zu glauben, daß diese Art von Hysterie ihre Wurzeln im Unterbewußten hat

dings ist dieser Test kein sicheres Unterscheidungsmerkmal zwischen Hysterie und Simulation und in einem Entschädigungsverfahren wird der Betroffene oder der Simulant behaupten, der Test habe ihn völlig verwirrt. Jeder Richter wird ihm dafür volles Verständnis entgegenbringen.

Hysterischer Anfall

Im allgemeinen macht die Unterscheidung eines hysterischen von einem epileptischen Anfall keine größeren Schwierigkeiten. Der klassische Ablauf der Ereignisse beim großen epileptischen Anfall kommt beim hysterischen nicht vor: Lippenzyanose, Zungenbiß und Urinabgang gehören nicht zum hysterischen Anfall. Dieser *Anfall setzt oft mit einer Erregung oder einem Tremor ein,* der sich stetig steigert, er wird offensichtlich in Szene gesetzt und verrät die Absicht, zumal wenn er zu Hause im Familienkreis erfolgt, im Untersuchungszimmer des Arztes oder auf der Krankenstation während einer Visite. Der Patient kann „zusammenbrechen" oder in einer dramatischen Weise zu Boden gehen mit einem einleitenden demonstrativen Torkeln. Mobiliar und Kleidung werden dabei oft nicht geschont.

Es gibt zwei Formen hysterischer Anfälle, die diagnostisch Schwierigkeiten bereiten können. Einmal der jugendliche Kranke, häufig weiblichen Geschlechts, mit sicherer Epilepsie, dessen Anfälle sich häufen, schwerer werden und auf steigende Dosen von Antiepileptika nicht mehr ansprechen.

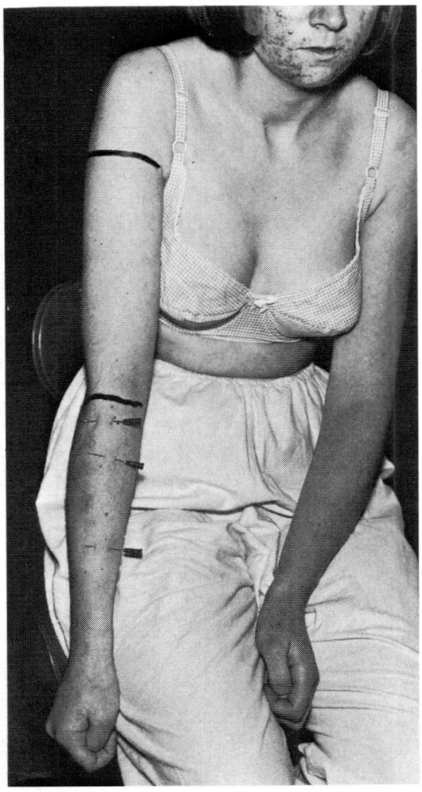

556 Hysterische Anästhesie: Akute Lähmung und Anästhesie des rechten Armes bei einer Schülerin. Beginn beim Einpacken ihrer Bücher in die Schulmappe am Abend, bevor sie zur Schule ging, wo in einigen Tagen eine Abschlußprüfung bevorstand. Beachte die entstellende Gesichtsakne. Wechselnde obere Grenze der Anästhesie. Ein übereifriger Helfer meinte, 3 Nadeln seien notwendig, um die Anästhesie zu demonstrieren

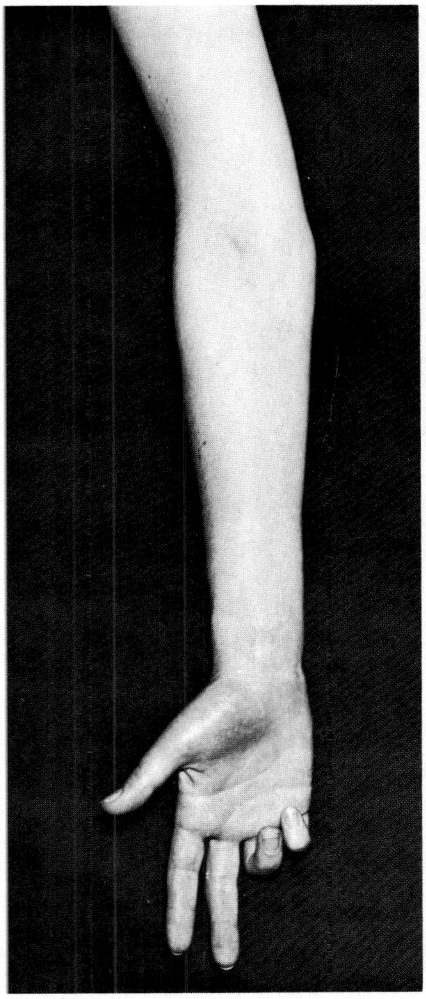

558 Hysterische Kontraktur des 4. und 5. Fingers: Eine junge Frau erlitt einen Schlag gegen den rechten Ellbogen bei der Arbeit. „Vor Schmerz schwanden mir die Sinne". Es bestanden passagere Parästhesien im Ulnarisgebiet und nach einigen Tagen begann sich der 4. und 5. Finger zu krümmen. Keine klinischen oder elektromyographischen Zeichen einer Ulnarisverletzung. Sensibilität normal. Beachte, daß die Finger nicht nur in den Interphalangealgelenken, sondern auch in den metakarpophalangealen gebeugt sind

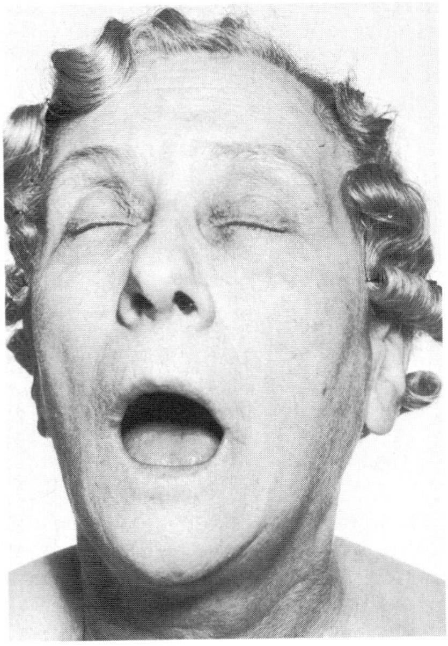

◀ **557** Hysterischer Blepharospasmus: 65jährige Patientin. Kopfschmerzen, Schwindel, Unsicherheit und viele sonderbare Klagen über Sehstörungen, von denen die auffälligsten Anfälle waren, in denen sie ihre Augen nicht mehr öffnen konnte. Neurologisch keine Besonderheiten. Wenn sie die Augen mit aller Kraft schloß, konnte sie sie nicht mehr öffnen. Es kam zu lebhaftem Grimassieren beim Versuch, die Augen aufzumachen. Passivem Öffnen durch den Untersucher widersetzte sie sich. Dieses Symptom verschwand nach einer Durchuntersuchung in einem Krankenhaus, die anderen Beschwerden bestanden fort

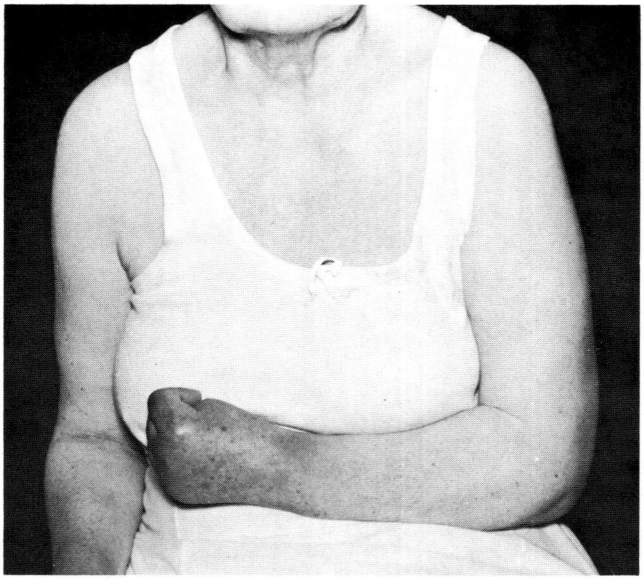

559 Hysterische Lähmung des linken Armes: Besteht seit 6 Jahren. Sie hatte eine Reihe kleiner gynäkologischer Operationen hinter sich gebracht. „Mein Arm wurde von Operation zu Operation schwächer, bis er gelähmt war." Der Arm wurde über dem Abdomen gehalten, der Daumen dabei in die Finger eingeschlagen. Beachte die Verschmächtigung des linken M. deltoideus und die Schwellung und Verfärbung der linken Hand. Keine Sensibilitätsstörung. Die Faust konnte noch passiv durch den Untersucher geöffnet werden, die Beweglichkeit des Schultergelenkes war eingeschränkt, das Gelenk „eingefroren". Der Ehemann hatte festgestellt, daß die Hand sich im Schlaf öffnete

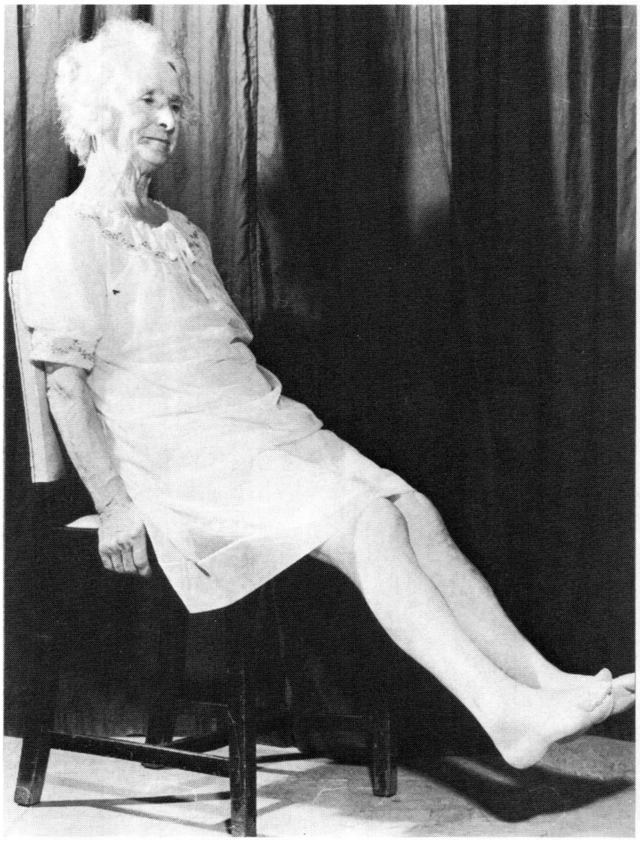

561 Hysterische Fixation beider Kniegelenke: 74jährige Witwe, die allein lebte. Kürzlich erfolgte bei ihr ein Einbruch. Kurz danach war sie plötzlich nicht mehr fähig, die Knie zu beugen. Sie bemerkte das erstmals, als sie morgens aus dem Bett aufstehen wollte. Keine Hinweise auf irgendeine organneurologische Erkrankung. Sie konnte Zehen, Füße und Beine im Hüftgelenk bewegen, hielt dabei die Knie steif gestreckt und setzte Versuchen, sie passiv zu beugen, heftigen und kraftvollen Widerstand entgegen. Keine Sensibilitätsstörung. Sphinkteren in Ordnung. Wenn sie auf einem Stuhl saß, hielt sie ihre Beine gestreckt von sich. Der Zustand dauerte 2 Wochen und verschwand dann allmählich

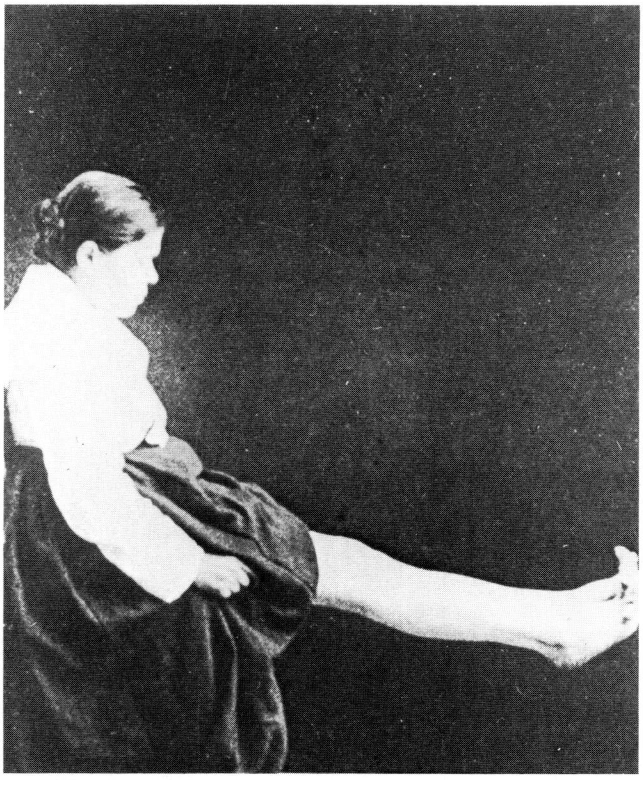

◀ **560** Hysterische Fixation in den Knien: Eine Abbildung aus „Nouvelle Iconographie de la Salpêtrière: Clinique des Maladies du Système Nerveux", erschienen in 28 Bänden von 1888 bis 1918 unter der Direktion von *Charcot*. Vergleiche diese Abbildung mit Abb. **562**

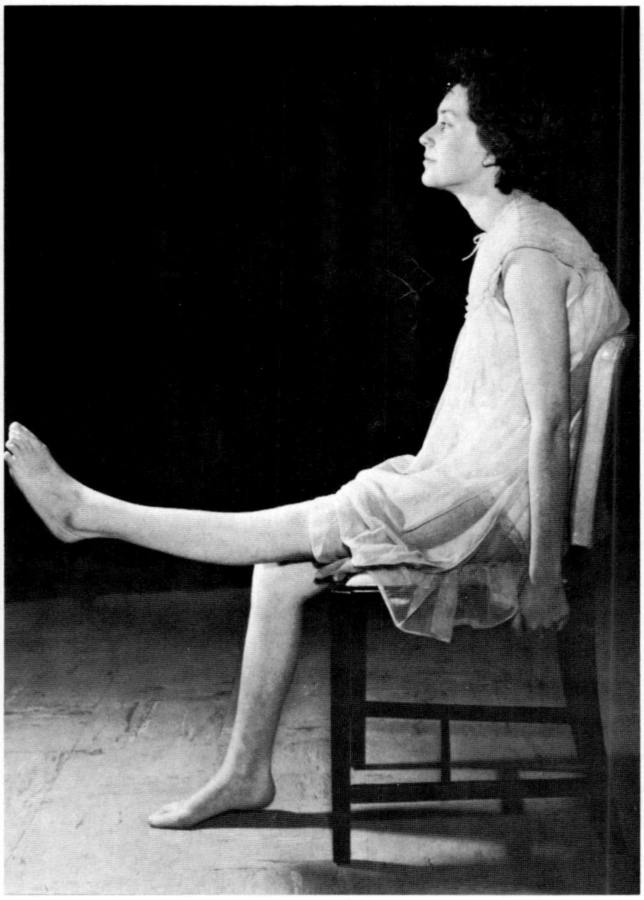

562 Hysterische Fixation des linken Knies: Beginn mit Schmerzen im linken Oberschenkel und Knie im Alter von 15 Jahren. Lange Zeit erfolglos orthopädisch behandelt. In Narkose konnte die volle Beweglichkeit des Knies nachgewiesen werden. Sie saß und stand mit Unterstützung, wobei sie das linke Knie steif ausgestreckt hielt. Es konnte auch mit Gewalt nicht gebeugt werden. Sie hielt sich 2 Jahre im Krankenhaus auf, eine Ursache der Störung wurde nicht gefunden. Auch eine psychologische Exploration war vorausgegangen. Die Behandlung wurde auf das Knie gerichtet, nicht auf die Psyche, und bestand in Physiotherapie. Das Symptom wurde geheilt

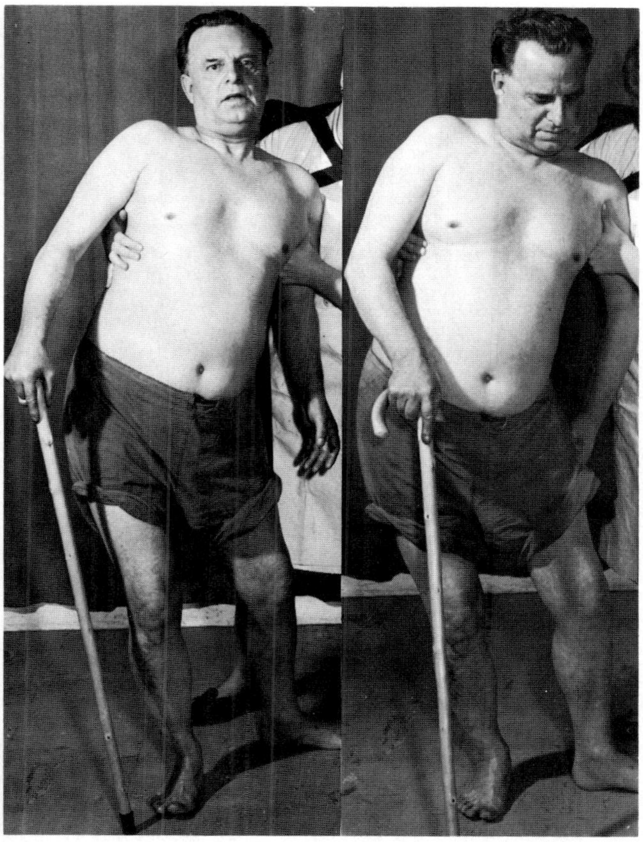

a **b**

563 a + b Hysterische Hemiplegie (links): **a** Die theatralische Pose ist augenfällig. **b** Wenn er aufgefordert wurde, einen Schritt nach vorn zu machen, packte er sein linkes Hosenbein und versuchte, das Bein mit dem Arm hochzuheben. Besteht seit einem Jahr

Ein solcher Patient hat oft zwei Formen von Anfällen, epileptische und zusätzlich hysterische, wobei es ungemein schwierig sein kann festzustellen, welche Form häufiger geworden ist. Unmöglich kann die Unterscheidung werden, wenn der Patient gezwungen wird, Bettruhe einzuhalten. Besser ist es, ihn außer Bett zu beobachten und alle Vorkommnisse genau zu registrieren. Die andere Form von Anfällen, die diagnostisch manchmal schwer einzuordnen ist, sind die Temporallappenepilepsien. Der Patient selbst ist vielleicht unfähig, eine hinreichende Beschreibung seiner Anfälle zu liefern, und die Feststellungen von Augenzeugen kranken daran, daß sie über den Bewußtseinszustand des Patienten im Anfall nicht orientiert sein können und die Vielfalt gestörten Verhaltens und motorischer Entäußerung bei diesem Anfallstyp nicht kennen. Das kann sogar während eines stationären Aufenthaltes vorkommen. Der Schlüssel zur Diagnose ist hier meist eine umfassende und zuverlässige Vorgeschichte. Hieran mangelt es oft, während aufwendige Untersuchungen einschließlich EEG, noch bevor eine gründliche Anamnese erhoben wurde, eher zu häufig durchgeführt werden. Diese erlaubt freilich nicht stets und immer eine einwandfreie Unterscheidung zwischen hysterischen und epileptischen Anfällen vom Typ der temporalen Epilepsie, sie klärt aber nicht wenige Fälle und vermag zweifelhafte Laboratoriumsergebnisse vernünftig einzuordnen.

Hysterische Amnesie

Der Erinnerungsverlust bei der hysterischen Amnesie kann *von kurzer oder langer Dauer* sein. Er kann sich über eine exakt anzugebende Periode

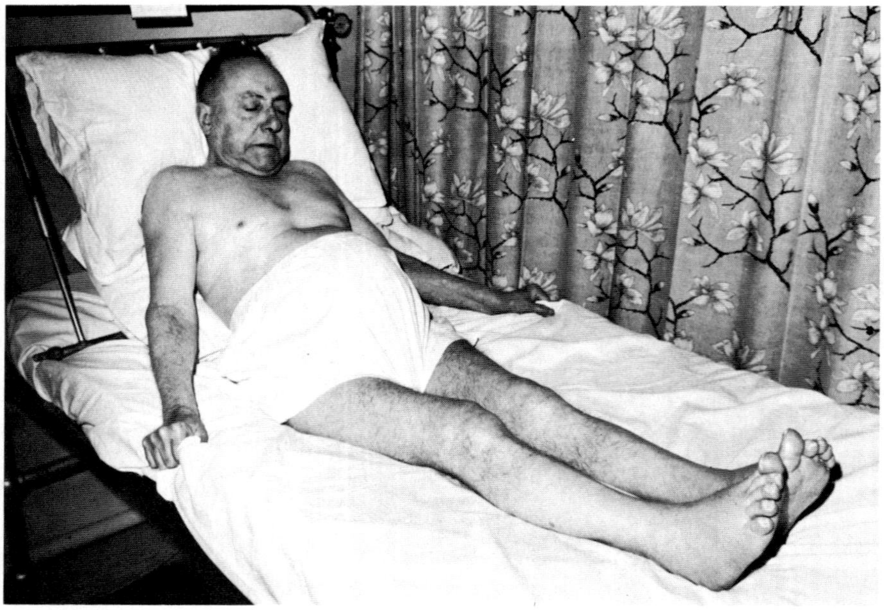

564 Hysterische Paraplegie: Seit 2 Jahren bestehend, mit Schmerzen im Rücken und in den Beinen. Normale Sphinkterfunktionen, normale Reflexerregbarkeit, schlaffer Tonus der Beine. Keine Sensibilitätsstörung. Er versucht gerade, auf Aufforderung einen Fuß hochzuheben. Beachte die überflüssige Anstrengung, die zusammengebissenen Zähne, die geschlossenen Augen und die Hände, die sich an der Matratze festkrallen

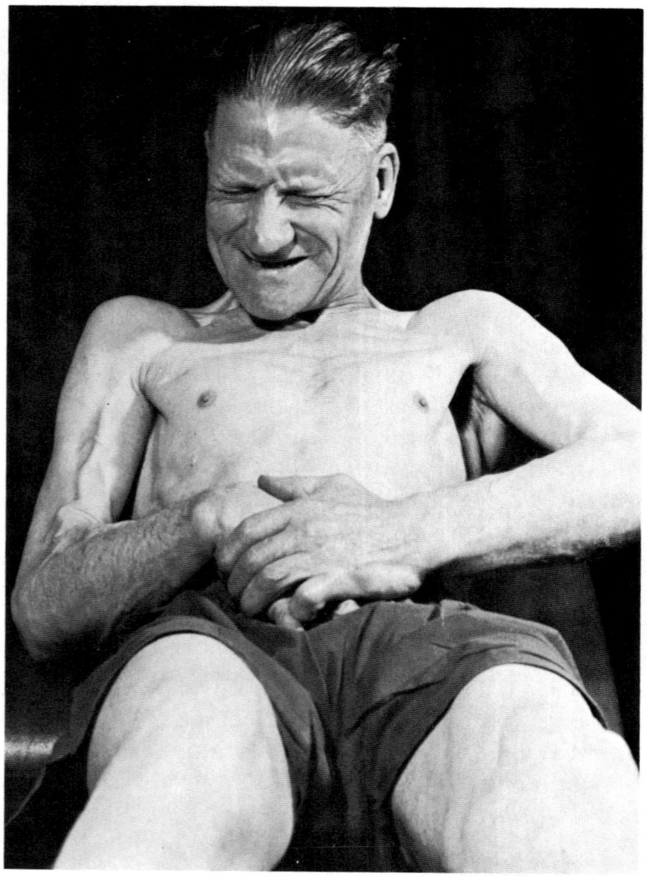

a

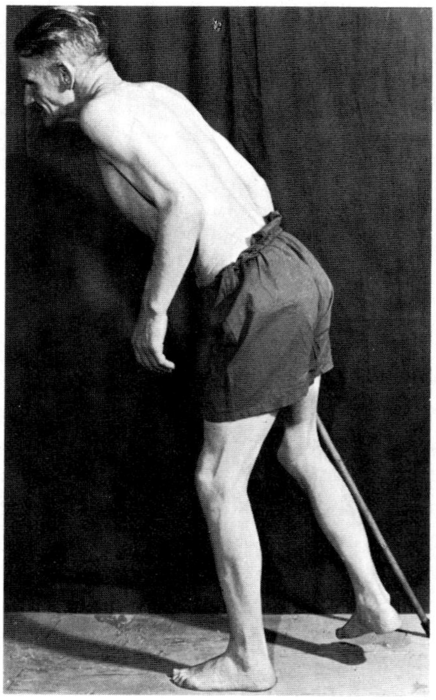

b

565 a + b Posttraumatische Hysterie: Seit 10 Jahren arbeitsunfähig nach einer „Rückenzerrung" bei der Arbeit und einer lumbalen Laminektomie 10 Jahre später. **a** Versuch, sich aufzusetzen. Beachte den „Kraftaufwand". **b** Das Rückgrat wird steifgehalten wie eine Eisenbahnschiene und der Gang ist einigermaßen exzentrisch

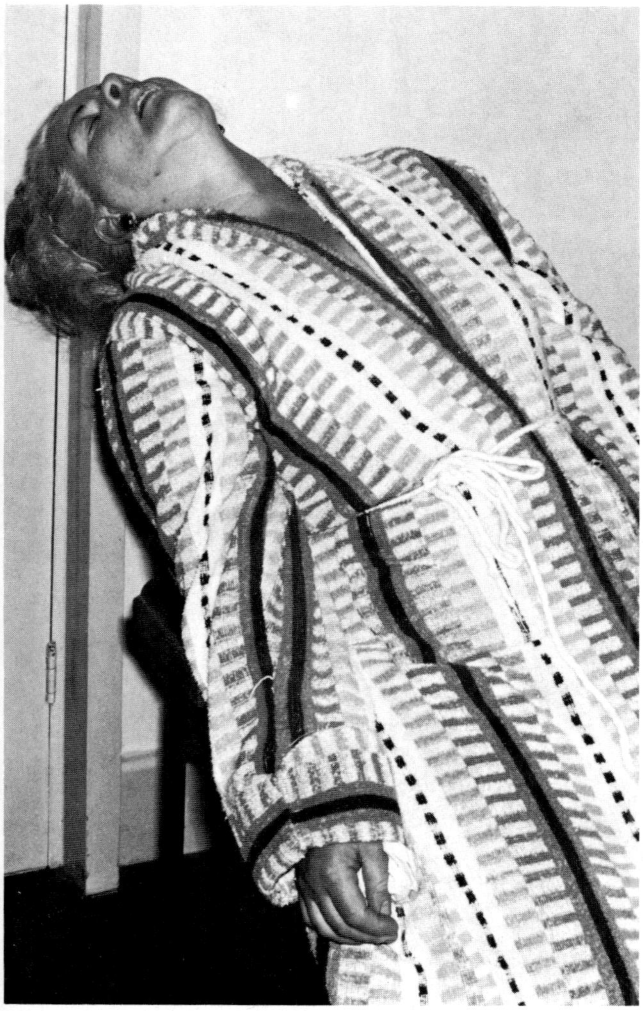

566 Hysterischer Anfall: Die Patientin fiel bei der ersten Aussprache in einer dramatischen Pose immer wieder nach hinten, sei es von einem Stuhl oder von der Untersuchungsliege. Die Erholung war ebenso abrupt und gefolgt von einem Gelächter und von Tränen

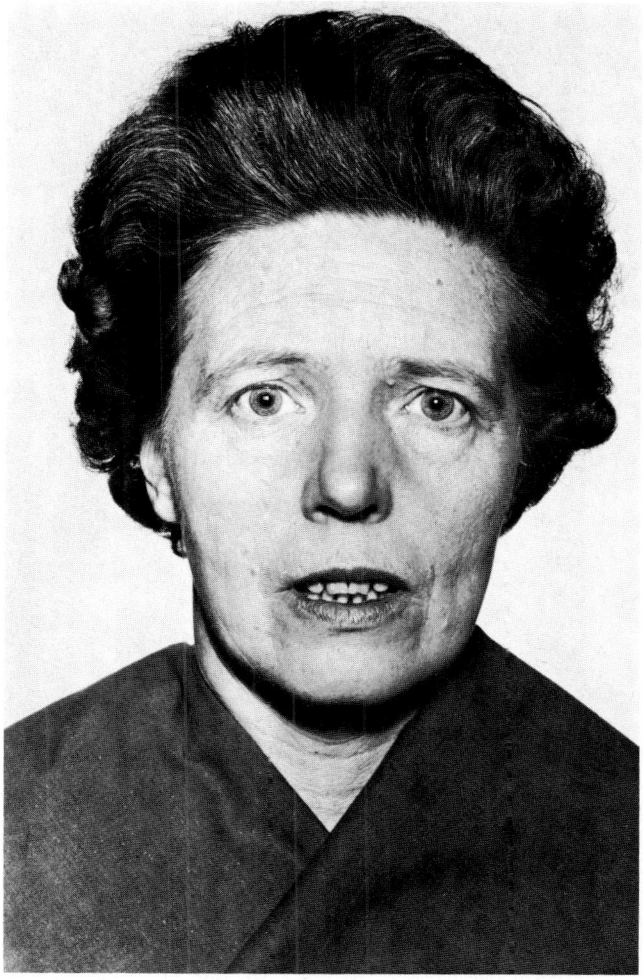

567 Hysterischer Trismus: Die Patientin konnte in den letzten 6 Jahren ihren Mund nicht vollständig öffnen. Beginn mit akuten Schmerzen im linken Kiefergelenk beim Beißen eines Zwiebacks. Artikulation und Schluckakt waren nicht gestört. Viermal wurden manuelle Behandlungen unter Narkose vorgenommen, wiederholte Injektionen in das linke Kiefergelenk appliziert, verschiedene Drahtschlingen gelegt und bißärdernde kieferchirurgische Maßnahmen angestellt, schließlich eine Probeeröffnung des Kiefergelenkes. Sie machte auch eine Caldwell-Luc-Operation* durch und eine orthopädische Behandlung wegen Rückenschmerzen über mehrere Monate, eine 25jährige Behandlung mit mehreren Operationen wegen Schmerzen im rechten Handgelenk und wegen zahlreicher kleinerer neurotischer Beschwerden. Das Photo läßt das volle Ausmaß der Mundöffnung erkennen

von einem oder zwei Tagen erstrecken, was am häufigsten vorkommt, oder über eine längere Zeit. Wenn ein Gedächtnisverlust für das gesamte zurückliegende Leben angegeben wird, ist dieser nicht glaubhaft. Tatsächlich ist es oft unmöglich zu sagen, ob eine periodische Amnesie hysterischer Genese gewesen ist oder ob sie vorgetäuscht wird. Im Falle der Hysterie ist die Erinnerungslücke selten vollständig, sondern sie rankt sich um einen Gedächtnisverlust für die eigene Aktivität und manchmal die eigene Identität. Sie ist als Konversionssymptom aufzufassen mit Bezug auf irgendein unangenehmes Erlebnis oder oft als Furcht vor Entdeckung. Andererseits kann die Fluchtreaktion ein Versuch sein, einem unerträglichen Angstzustand oder einer depressiven Verstimmung zu entgehen: Flucht nach innen. Im **hysterischen Dämmerzustand** kann der Kranke umherirren, ohne sich über Zeit, Ort und seine eigene Person ganz im klaren zu sein. Ein solcher Zustand endet meist abrupt, wobei der Patient plötzlich die Gewißheit hat, daß eine lange Periode verstrichen ist, von der er nichts weiß. Wenn dabei ein Verbrechen begangen wurde, schützt der hysterische Gedächtnisverlust nicht von vornherein vor strafrechtlicher Ver-

* Kieferhöhlenradikaloperation

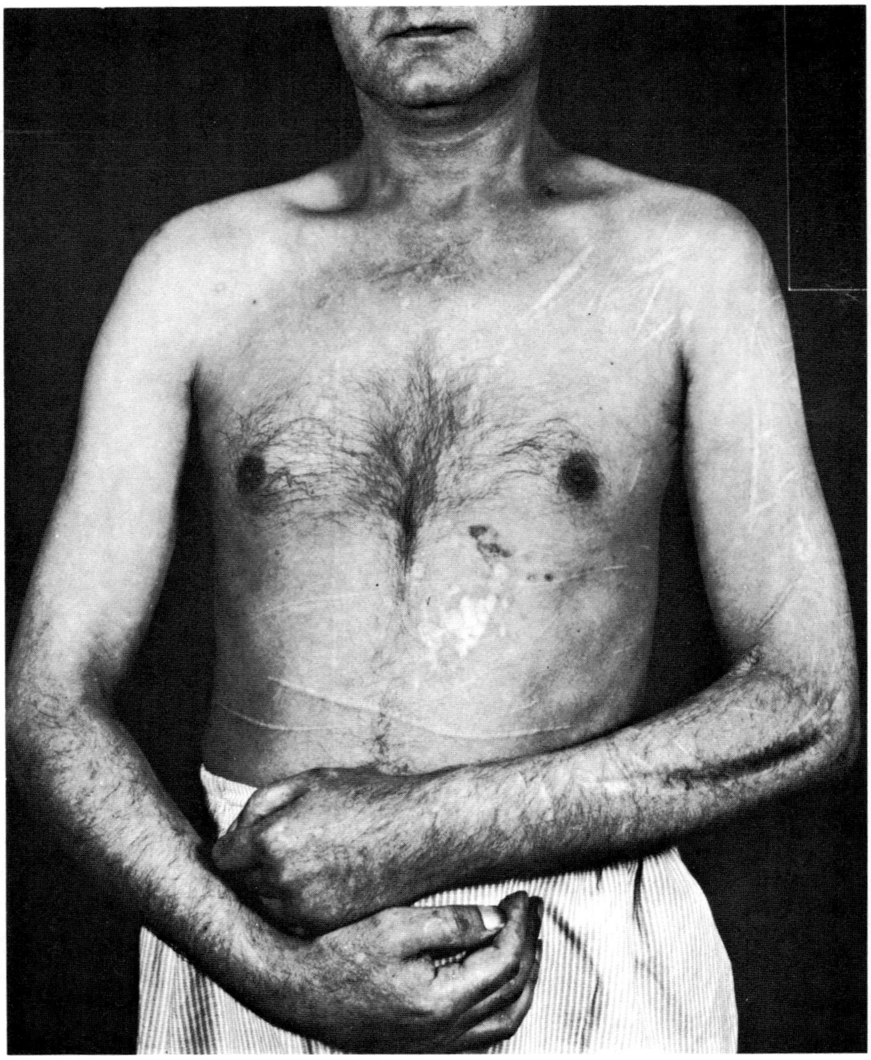

a

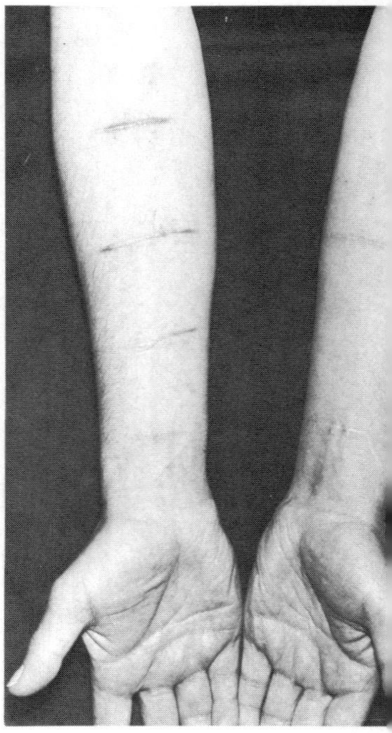

b

568 a + b Selbstverletzung: **a** Ein Patient, der ins Krankenhaus aufgenommen wurde zur Untersuchung auf Epilepsie. Eine solche lag nicht vor. **b** Ein Kranker, der ins Hospital geschickt wurde zur Untersuchung auf hypoglykämische Anfälle. Amnestische Episoden und ein Stupor hysterischen Ursprungs

antwortlichkeit. Im hysterischen Dämmerzustand kann ein Mensch erschöpft und krank wirken, aber er ist in der Lage, in diesem Zustand ausreichend für sich selbst zu sorgen. Eine hysterische Amnesie kann rezidivieren, sie soll sogar bei Patienten, die einmal eine posttraumatische Erinnerungslücke durchgemacht haben, häufiger vorkommen, so als ob das erste Ereignis das zweite gebahnt hätte.

Die hysterische Amnesie ist *differentialdiagnostisch* stets abzugrenzen vom epileptischen Dämmerzustand, von einem Dämmerzustand bei Enzephalitis und von der transitorisch globalen Amnesie.

Die Amnesie bei Epileptikern tritt in der Regel nach einem Anfall auf und ist passager, klinisch hervorstechendes Symptom ist sie gelegentlich bei der Temporallappenepilepsie. Die Amnesie kann auch einmal einem Anfall vorausgehen. Dann sind aber Automatismen, Depersonalisation und andere Verhaltensabweichungen zusätzlich vorhanden und die Amnesie nur selten das alleinige Symptom. Ein Erinnerungsverlust kann ein frühes oder auch ein führendes Symptom bei einer Enzephalitis sein, die die Schläfenlappen des Gehirns befallen hat. Es kommt vor bei der Herpes-simplex-Enzephalitis und bei der akuten tuberkulösen Meningoenzephalitis.

Eine häufige Amnesieform ist die transitorisch globale. Männer in mittleren Lebensjahren werden gewöhnlich betroffen, die Gedächtnisstörung setzt abrupt ein, es kommt nicht zu einer Störung der Wahrnehmungsleistung oder der persönlichen Orientierung. Während der Attacke fragen solche Patienten oft wiederholt, wo sie sind oder was sie tun sollen. Die retrograde Erinnerungslücke kann sich zunächst über Jahre ausdehnen, schrumpft dann aber allmählich bis auf einige Minuten oder wenige Stunden zusammen und umgreift schließ-

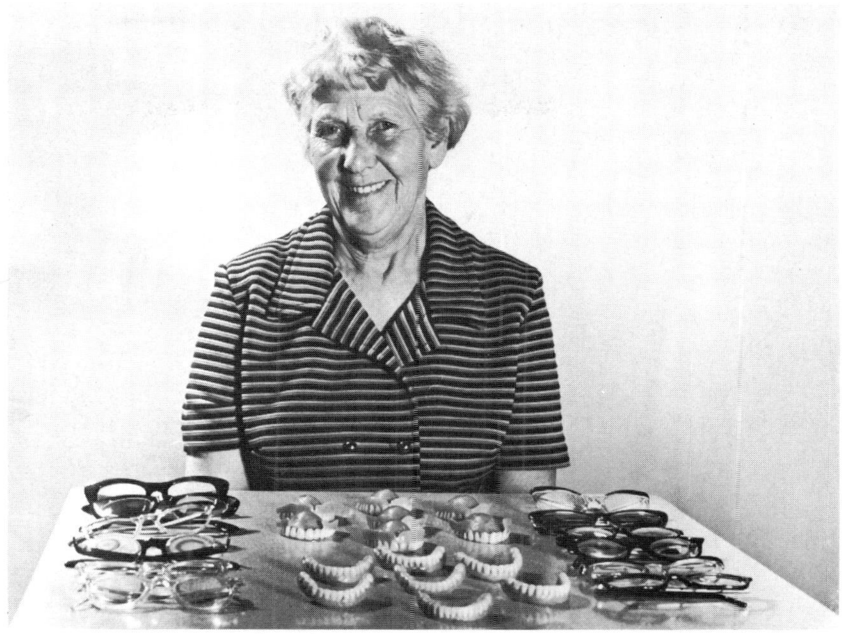

569 Psychogener Gesichtsschmerz: 67jährige Frau. Anamnese mit Gesichtsschmerzen, meist linksseitig, seit 37 Jahren. Es wurde die Diagnose Trigeminusneuralgie gestellt, eine entsprechende Behandlung war jedoch erfolglos geblieben. Ausgezeichneter Gesundheitszustand. Die Vorgeschichte ergab, daß sie wegen charakteristischer Anfälle von Trigeminusneuralgie seit Jahren unaufhörlich Ärzte konsultierte. In ihrer Handtasche hatte sie 15 komplette Zahnprothesen und 15 Brillen in die Klinik mitgebracht, wovon sie allerdings nichts gebrauchen konnte, weil sie „die Schmerzen provozierten". Insgesamt besaß sie 26 Zahnprothesen. Mit ihren Schmerzen lebte sie glücklich, und sie äußerte vergnügt: „Trotz allem gehe ich in die Zahnklinik, ich werde es durchfechten"

lich nur noch die Zeit vom Beginn der Attacke bis zur vollständigen Erholung. Für die Ereignisse während der amnestischen Attacke besteht völlige Amnesie, in der Attacke verhalten sich die Patienten nicht auffällig. Provozierend kann Kälteexposition wirken, ein kaltes Bad, eine kalte Dusche oder Schwimmen im kalten Wasser. Manche Patienten weisen Symptome einer zerebrovaskulären Krankheit auf und flüchtige EEG-Veränderungen während oder kurze Zeit nach der Episode. Wahrscheinlich ist die transitorisch globale Amnesie Symptom einer Ischämie beider Temporallappen des Gehirns infolge einer vertebrobasilären Insuffizienz und als amnestischer Schlaganfall aufzufassen. Anders als der junge selbstunsichere Mensch mit einer hysterischen Amnesie und einer evidenten Indifferenz gegenüber dieser Störung ist der ältere nach einer transitorisch globalen Amnesie von seinem Erinnerungsverlust augenblicklich tief beeindruckt und seine Fragen und Zweifel erweisen den Ernst der Erkrankung.

Anorexia nervosa

Sie ist selten beim männlichen Geschlecht und tritt in drei typische Symptome:
1. Eine kennzeichnende Einstellung gegenüber der Nahrungsaufnahme – entschiedene Enthaltsamkeit und strikte Zurückweisung. 2. Eine endokrine Störung – bei Frauen gewöhnlich eine Amenorrhö, bei Männern Libido- und Potenzverlust mit verminderter Produktion von hypophysärem Gonadotropin. 3. Eine krankhafte Voreingenommenheit gegen Fettleibigkeit oder überwertige Ideen des Patienten über sein normales Gewicht. Die Existenz von Zentren im Hypothalamus, die das Sexualverhalten, die Menstruation und die Nahrungsaufnahme regeln, stützen die Annahme, daß der Anorexia nervosa eine Hypothalamusstörung zugrundeliegt. Zahlreiche klinische Zeichen – trockene Haut, Lanugobehaarung, Bradykardie, arterielle Hypotension, Knöchelödeme, Akrozyanose und reduzierter Grundumsatz sind wahrscheinlich Folgen des Nahrungsmangels. Dennoch sind viele dieser Patienten recht lebhaft und aktiv.

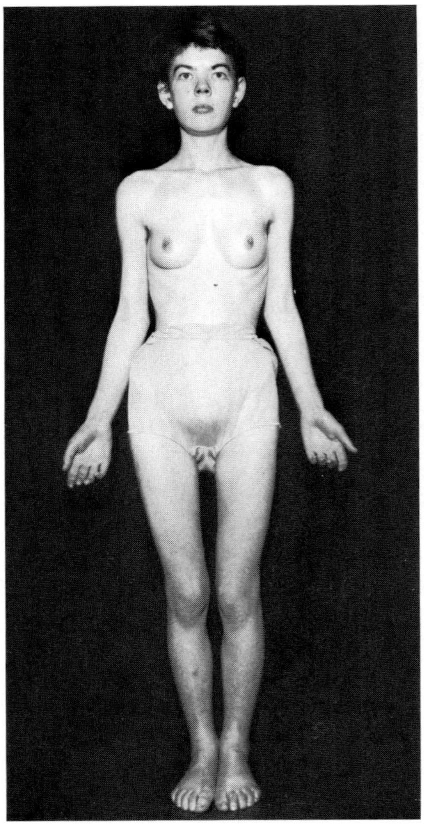

a

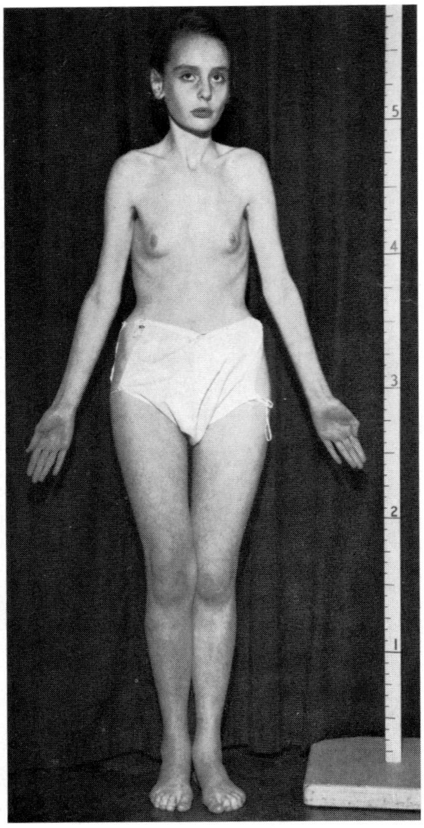

b

570 a+b Anorexia nervosa. **a** schwerer Gewichtsverlust beim Versuch abzunehmen. Schwierige familiäre Verhältnisse. Füße und Hände kalt und zyanotisch. Die Streckseiten der Extremitäten und der Rücken sind mit flaumiger Behaarung bedeckt. Die Brüste sind bei der Anorexia nervosa häufig gut ausgebildet. **b** Die Anorexia nervosa war in diesem Fall nur eine von mehreren Erscheinungsformen einer psychischen Krankheit

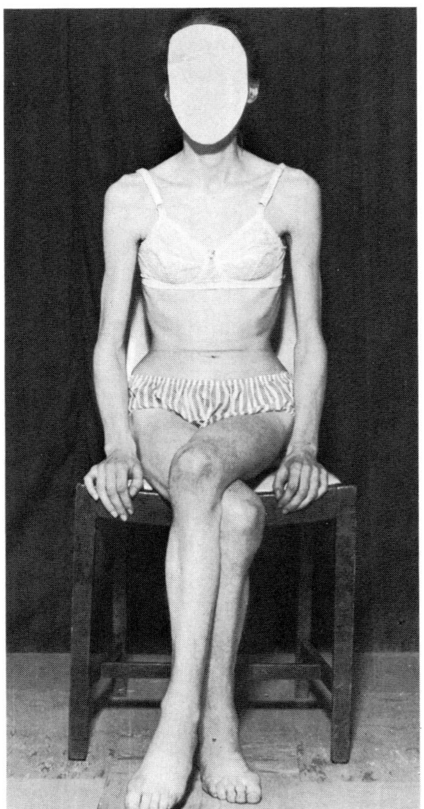

◀ **571** Anorexia nervosa, Hängefuß: 28jährige Patientin. Der linke Fuß hängt seit 6 Monaten. Typische Lähmung des N. peronaeus communis mit positivem Tinel-Zeichen am Fibulaköpfchen und einer motorischen Leitungsunterbrechung. Abgemagert, wiegt knapp 34,5 kg, Amenorrhö seit 6 Monaten. Schwere Anorexie. Hirsutismus. Bei der Untersuchung kein Hinweis auf Steatorrhö oder Malabsorption. Reagierte günstig auf Chlorpromazin, proteinreiche und hochkalorische Diät

14 Iatrogene neurologische Erkrankungen

Zwischenfälle bei diagnostischen Maßnahmen

In diesem letzten Abschnitt möchten wir dem Studenten vor Augen führen, daß das Nervensystem ebenso wie andere Körperorgane durch Untersuchung und Behandlung Schaden nehmen kann. Die toxischen Wirkungen vieler moderner Arzneimittel sind zwar recht gut bekannt und der Arzt kann sein Handeln darauf einrichten. Aber selbst bei einer ganzen Reihe von Routineuntersuchungen kommen Zwischenfälle vor. Auch darf man nicht vergessen, daß die Aufnahme in ein Krankenhaus für einen Patienten ein psychisches Trauma darstellen kann, ganz unabhängig davon, was der Arzt tut oder läßt. Es ist ein Akt der Höflichkeit, den Kranken darüber aufzuklären, warum er im Krankenhaus ist und warum bestimmte Untersuchungen vorgenommen werden müssen. Im allgemeinen werden der Patient oder seine Angehörigen über die Natur der Krankheit aufgeklärt, wenn eine Diagnose möglich ist. Fallen aber alle Untersuchungen negativ aus, können Mißverständnisse entstehen. Es kann an der Kommunikation zwischen Arzt und Patient mangeln, Gesagtes kann mißverstanden werden oder die Aufklärung kann den Verhältnissen nicht gerecht geworden sein. In diesem Stadium kann bei einem Kranken der Keim zu einer Neurose gelegt werden. Wir alle kennen Patienten, die die einfachsten Informationen oder Ratschläge nicht begreifen oder sie wieder vergessen. Die Gefahren wachsen in dem Maße wie die Anzahl der Untersuchungen zunimmt. Manche Untersuchungen und Eingriffe sind unangenehm und erfordern eine gewisse Selbstüberwindung seitens des Patienten. Andere sind harmlos, sehen aber angsterregend aus. Viel unnötige Qual und Fehlverarbeitung kann vermieden werden, wenn dem Kranken und seiner Familie klar gemacht wird, was die einzelnen Untersuchungen und Tests ergaben oder auch nicht ergeben haben, und was die Resultate bedeuten.
Viele neurologischen *Diagnostikverfahren* bergen potentielle Risiken, dennoch ist es auffällig, wie mit fortschreitender Beherrschung der Technik die Komplikationen seltener werden. Wird Liquor entnommen oder gegen Luft oder positive Kontrastmittel ausgetauscht, so lauert ständig die Infektionsgefahr. Ein solcher Eingriff ist daher keine Routinemaßnahme, sondern bedarf jedesmal einer klaren Indikation. Eine Lumbalpunktion ist überflüßig bei einer Migräne oder einer Ischias, erübrigt sich auch in vielen Fällen von Multipler Sklerose. Die Luftfüllung vermag eine Hirnatrophie sichtbar zu machen, diese Diagnose kann meist aber auch mit einfachen klinischen Mitteln gestellt werden. Die zerebrale Angiographie kann man in ähnlicher Weise überstrapazieren. Dieser Eingriff ist keinesfalls stets harmlos. Bei einem älteren Menschen mit Hypertension oder Arteriosklerose kann durch die Traumatisierung der Halsarterie und etwaigen unangenehmen Folgen an der Injektionsstelle ein Hirninfarkt ausgelöst werden. Den jungen Arzt im

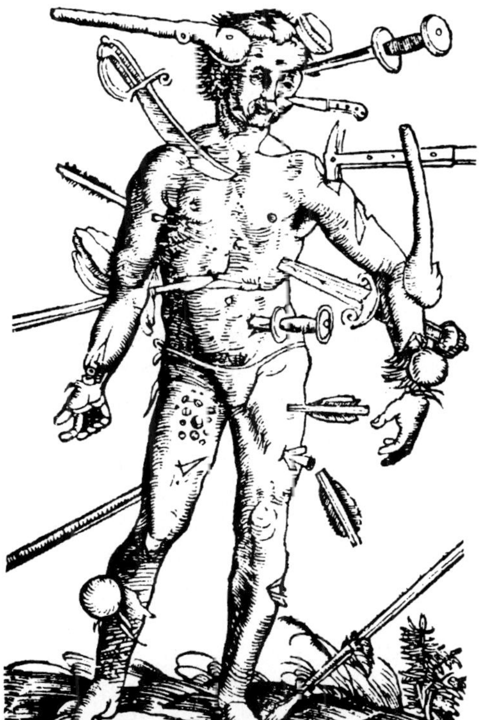

572 Der „Wundenmann" (*Paracelsus* 1536). *Paracelsus* wurde auch als „Luther der Medizin" bezeichnet. Dieser Schweizer Arzt war eine der großen Arztpersönlichkeiten der Renaissance. In dieser Abbildung stellte er die verschiedenen Verletzungen durch die damaligen Waffen dar praktischen Jahr sollte es mit Stolz erfüllen, wenn er dem Patienten die Gründe und die Art einer beabsichtigten diagnostischen Untersuchung erklären kann, und er sollte anstreben, diese technischen Maßnahmen alsbald selbst zu erlernen, damit er sie auch eigenhändig anwenden kann. Die einfache und nahezu schmerzlose Prozedur einer Lumbalpunktion kann zur Tortur werden einfach dadurch, daß der Patient nicht richtig gelagert oder die Nadelspitze nicht vorher inspiziert worden ist.

Unerwünschte Arzneimittelwirkungen

Gesundheitsschädliche Folgen ärztlicher Behandlung sind nicht erst eine Errungenschaft der Neuzeit. Zu Zeiten, in denen medizinhistorische Schriften wieder einmal entdeckt werden, wird auch stets wieder von neuem die Geschichte vom Purgieren, von den blasenziehenden Pflastern und dem Aderlaß erzählt. Den heutigen Leser stört daran, welche Bedeutung diesen Maßnahmen früher zugemessen wurde. Aber was mag man später einmal über uns denken, wo z. B. in England jährlich 20 Millionen Rezepte über Barbiturate ausgestellt werden? Schädliche Nebenwirkungen von Arzneimitteln können jahrzehntelang unbemerkt bleiben. Dies war beim Aspirin und seiner Wirkung auf den Magen-Darm-Kanal der Fall, beim Phenacetin und der Niere und beim Pyrazolon und den Leukozyten. Etwa 10% der Krankenhausbetten sollen mit Patienten belegt sein, die in irgendeiner Weise unter den Auswirkungen einer Therapie leiden. Arzneimittelnebenwirkungen sind jedoch keineswegs stets unerwünscht, man sollte daher besser von *unerwünschten Wirkungen* sprechen. Das Auftreten *unerwarteter Nebenwirkungen* eines Medikamentes hat schon manchmal zur Entdeckung eines neuen Arzneimittels geführt. Hierfür gibt es Beispiele. Die Beobachtung einer Polyurie bei der Quecksilberbehandlung der Lues führte zur Entwicklung des Mersalyl, die Hypoglykämie unter Sulfonamiden zu den Sulfonylharnstoffen in der Behandlung des Diabetes mellitus und die Euphorie der proniazidbehandelten Tuberkulösen hatte ihren Grund darin, daß dieses Medikament Monoaminooxydase zu hemmen vermag, womit es als Antidepressivum verwendet werden konnte.

Unerwünschte Nebenwirkungen von Arzneimitteln können aufgrund ihrer chemischen Struktur oder in Analogie zu tierexperimentellen Ergebnissen von den Pharmakologen vorhergesagt werden.

Die Einrichtung eines Registers für unerwünschte Medikamentenwirkungen hat sich von großem Wert erwiesen. Damit konnte 1952 in den USA festgestellt werden, daß Chloramphenicol zu aplastischer Anämie führen kann. Aufgrund eigener klinischer Beobachtungen stellten wir den Zusammenhang zwischen Thalidomid und Phokomelie fest, den Darmverschluß nach Verabfolgung von darmlöslichem Kaliumchlorid, die Zunahme der Asthmatodesfälle seit Einführung der Sprayaerosole, die thromboembolischen Komplikationen unter oraler Antikonzeption und das Auftreten tödlicher hypertensiver Krisen unter Monoaminooxydasehemmern.

Eine seltene Störung, z. B. die Phokomelie, wird zweifellos früher mit einem neuen Medikament in Zusammenhang gebracht als eine häufige, wie etwa die intrazerebrale Blutung. In unserem Lande ist die Spina bifida häufig, während das Cranium bifidum selten vorkommt. Würde letzteres plötzlich epidemische Häufigkeit annehmen, würde natürlich sofort ein neuer ursächlicher Faktor vermutet werden müssen. Eine ständige Aufmerksamkeit des Klinikers in Verbindung mit einer zentralen Dokumentation von Arzneimittelnebenwirkungen ist bei der ständig umfänglicher werdenden medikamentösen Therapie von entscheidender, um nicht zu sagen lebenswichtiger Bedeutung. Manchmal besitzt dieses Problem einen geographischen Aspekt. In der Schweiz war beispielsweise wie überall die primäre pulmonale Hypertension eine seltene Erkrankung, bis ein Appetitzügler (Aminorexfumarat) dort auf den Markt kam. Dieses Medikament bewirkte im Laufe von 6–12 Monaten Dyspnoe, synkopale Anfälle und Symptome der Rechtsherzinsuffizienz. Es wurde deshalb aus dem Handel gezogen. In Japan erfreute sich Clioquinol, ein Medikament gegen Gastroenteritis, 30 Jahre lang weiter Verbreitung, bis man herausfand, daß es neurotoxisch wirkt und für die subakute Myelooptikoneuropathie (SMON) verantwortlich ist. Mehr als 10000 Fälle mit dieser Erkrankung sollen in Japan aufgetreten sein, in anderen Teilen der Welt ist die Krankheit jedoch selten geblieben.

Stoffwechsel der Arzneimittel

Schon lange ist bekannt, daß die individuelle Reaktion auf die therapeutische und die toxische Wirkung eines Medikamentes sehr unterschiedlich ist. Die Absorptionsgeschwindigkeit eines Arzneimittels im Verdauungstrakt und die Eiweißbindung sind weniger wichtig für den Plasmaspiegel als die *Metabolisierungsrate*. Viele Medikamente werden in der Leber abgebaut. Die Oxydation erfolgt durch Enzyme im endoplasmatischen Retikulum der Leberzellen. Die Enzymaktivität kann in Gegenwart anderer Substanzen gesteigert (Enzyminduktion) oder vermindert (Enzyminhibition) werden. Die Konzentration eines Arzneimittels im Plasma wird ständig beeinflußt durch Absorption, Verteilung, Stoffwechsel und Ausscheidung. Dabei variiert die Geschwindigkeit des Metabolismus eines Medikamentes von einem Individuum zum anderen, die verantwortlichen Faktoren können sowohl genetische wie äußere sein. So gibt es z. B. genetische Unterschiede in der Menge medikamentenmetabolisierender Enzyme in der Leber. Ein Enzym, das ein bestimmtes Pharmakon metabolisiert, kann bei dem einen Individuum vorhanden sein, bei einem anderen fehlen. Die Azetylierungsrate von Isoniazid ist genetisch bestimmt, an langsam azetylierenden Enzymen kann es in bestimmten Leberzellen mangeln. Im Vereinigten Königreich ist das Gen, das die langsame Azetylierung steuert, dreimal häufiger als das für die rasche Azetylierung verantwortliche, während in Japan das Verhältnis umgekehrt ist. Die hohen Plasmaspiegel von Isoniazid, die bei langsamer Azetylierung erreicht werden, fördern verständlicherweise Komplikationen wie Isoniazidneuropathie und Demenz. Eine fehlerhafte Phenytoinhydroxylierung ist ebenfalls genetisch verursacht, aber glücklicherweise selten. Solche Fälle neigen zu Dysarthrie, Ataxie und Nystagmus, weil schon normale Phenytoindosen zu hohen Plasmakonzentrationen führen.

Untersuchungen über den Plasmaspiegel von Medikamenten bei ein- und zweieiigen Zwillingen bestätigen eine genetische wie auch eine nichtgenetische Abhängigkeit des Arzneimittelstoffwechsels. Als wichtiger Faktor erwies sich die gleichzeitige Verabreichung eines zweiten Arzneimittels. So steigert Phenobarbital die Oxydationsrate bestimmter Pharmaka, beseitigt diese schneller aus dem Blut und senkt damit deren Plasmaspiegel. Der blutgerinnungshemmende Effekt von Warfarin kann verloren gehen, wenn Phenobarbital ebenfalls eingenommen wird. Weniger weiß man über die stoffwechselhemmende Wirkung eines Pharmakons auf das andere, wie etwa im Falle des Tolbutamids, das gemeinsam mit Sulfonamiden zu einer schweren Hypoglykämie führen kann. Alkohol hemmt vermutlich die Metabolisierung mancher Pharmaka, wie z. B. die des Warfarin.

Durch Monoaminooxydasehemmer ist man auf Beispiele von *Medikamenteninteraktionen* gestoßen. MAO-Hemmer blockieren die Synthese bestimmter sympathikomimetischer Amine, wie die des Dopamins, Tyramins, Serotonins und in geringerem Grade des Noradrenalins und Adrenalins.

Schließlich kann eine Interaktion auch an den Rezeptoren auftreten. Es ist lange bekannt, daß zwei Stoffe hinsichtlich ihres pharmakologischen Effektes in Konkurrenz treten können. So ist die Kombination mancher hypotensiv wirkender mit antidepressiven Pharmaka nicht ungefährlich. Die trizyklischen Antidepressiva wie Imipramin und Amitryptilin wirken stark hemmend auf die Aminpumpe, welche den Kreislauf der Katecholamine aufrechterhält. Blutdrucksenker wie etwa die adrenergen Blocker Guanethidin und Bethanidin sind in adrenergen Nervenendigungen konzentriert. Dadurch kann die Kombination von Antidepressiva mit Hypotensiva einen starken Blutdruckanstieg auslösen.

Die genannten Gefahren bei der Anwendung von Arzneimitteln gelten besonders dann, wenn es sich um ältere Patienten handelt. Bei diesen haben wir es nicht nur mit einer geringeren Toleranz gegenüber Medikamenten im allgemeinen zu tun und mit einer Beeinträchtigung ihrer Ausscheidung über die Nieren – ganz zu schweigen von den Wechselwirkungen zwischen Sedativa, Tranquilizern, Antidepressiva und Antikoagulantien –, sondern auch mit den Auswirkungen des intellektuellen Abbaues, der Vergeßlichkeit und der Verwirrtheit. Ein präziser Therapieplan kann unter diesen Umständen unmöglich werden. Die psychische Störung wird möglicherweise verschlimmert, Unsicherheit und Schwindel durch Blutdruckabfall akzentuiert. Man soll bei alten Patienten nicht zögern, ein Medikament zu entziehen, wenn es keine eindeutig günstige Wirkung entfaltet, und man soll Arzneimittelkombinationen nach Möglichkeit vermeiden. Ein alter Mensch hat oft zahlreiche Beschwerden, sie alle einzeln mit verschiedenen Medikamenten behandeln zu wollen, wäre unsinnig.

Neurologische Komplikationen der Arzneimittelbehandlung

Seit Jahrhunderten ist die gebräuchlichste Form der Medikamentenapplikation die orale. Vor 20 Jahren war der häufigste Grund einer durch Arzneimittel angegriffenen Gesundheit der Medikamentenmißbrauch. Er scheint auch noch weiter anzusteigen, aber man hat darüber hinaus auch mit den nachteiligen Wirkungen bei sachgemäßer Behandlung zu kämpfen. In früheren Zeiten war die Therapie einmal einfach und risikolos, aber auch wenig wirksam. Heutzutage wird sie immer komplexer, wesentlich wirksamer, aber auch ständig riskanter. Die Gefahr beruht auf der Toxizität vieler moderner Arzneimittel.

Der therapeutische Effekt der meisten gebräuchlichen Medikamente wird durch Wechselwirkung mit biologischen Vorgängen erreicht. Der pharmakologische Vorgang ist bei Licht betrachtet ein toxischer, der vom Arzt durch genaue Dosierung und Auswahl des richtigen Wirkungsspektrums unter Kontrolle gehalten werden muß. Je wirksamer das Medikament, desto wichtiger sind diese beiden Vorsichtsmaßnahmen.

Die Nebenwirkungen einer Arzneimittelbehandlung sind in der folgenden, leicht zu überblickenden Tabelle zusammengestellt:

Medikamentennebenwirkungen

1. Allergische Reaktionen	z. B. Methyldopa-induzierte hämolytische Anämie
2. Überschießende pharmakologische Wirkung	Antikoagulantien Antihypertensiva
3. Pharmakologische Nebeneffekte	Antihistaminika Antibiotika Steroide
4. Genetische Umstände	Primaquin*-Anämie Suxamethonium** – Apnoe Porphyrie: Sulfonamide, Barbiturate Diabetes: Steroide Favismus: Saubohnen
5. Echte Toxizität	Absolute: z. B. Antikonvulsiva und Antiparkinsonmittel Relative: z. B. bei Niereninsuffizienz (Streptomycin, Nitrofurantoin)
6. Medikamenteninteraktion	Alkohol und Hypnotika MAO-Hemmer und Morphin, Pethidin, Amphetamin Phenobarbital und Phenytoin Phenobarbital und Phenylbutazon Phenobarbital und Warfarin***

* Malariamittel
** Depolarisierendes Muskelrelaxans
*** Antikoagulans

1. Überempfindlichkeitsreaktion (Arzneimittelallergie): Das Wort Arzneimittelallergie ist eine mehr laienhafte Bezeichnung für vielfältige Reaktionen, eingeschlossen Fieber, Hauterscheinungen, Ödem, Gelenkschwellungen, Lymphknotenschwellungen und Blutbildveränderungen. Bei der Mehrzahl dieser Reaktionen läßt sich ein Antigen-Antikörper-Mechanismus wie bei der Methyldopa-bedingten hämolytischen Anämie nicht nachweisen. Es ist aber möglich, daß bei manchen medikamentenbedingten Polyneuritiden oder Enzephalitiden eine allergische Arteriitis vorliegt.

2. Überschießender therapeutischer Effekt: Beispiele dieser Art bilden die Fälle alarmierenden und manchmal tödlichen Mißbrauches von Antikoagulantien und Antihypertensiva.

3. Pharmakologische Nebenwirkungen: Sie brauchen in nicht mehr zu bestehen als in einer anderen als der gewünschten pharmakologischen Eigenschaft eines Arzneimittels. Beispiel ist die einschläfernde Wirkung der Antihistaminika, das Verschwinden der normalen Darmflora unter antibiotischer Therapie und die Störung des hormonellen Gleichgewichtes durch Steroide.

4. Genetische Umstände: In anderen Fällen liegen den Nebenwirkungen genetische Faktoren zugrunde. Wir befinden uns hier auf dem Gebiet der pharmakologischen Genetik mit dem Beispiel der Primaquin-induzierten hämolytischen Anämie und der Suxamethonium-bedingten Apnoe. In beiden Fällen handelt es sich um die Folgen eines angeborenen Enzymmangels, der Glucose-6-Phosphat-Dehydrogenase im ersteren, der Pseudocholinesterase im letzteren Fall. Es gibt noch andere. Manchmal liefert eine zufällige Beobachtung den Schlüssel zu einer neuen Form wie im Falle des japanischen Chirurgen, der bemerkte, daß Wasserstoffperoxyd gelegentlich im Mund nicht schäumt. Es stellte sich heraus, daß der Grund hierfür das Fehlen des Enzyms Katalase in Speichel und Blut ist.

Beim Diabetes mellitus und der Porphyrie haben wir es mit ererbten Störungen zu tun, deren Symptome sich entweder spontan manifestieren oder erst durch Einwirken eines weiteren Faktors. Beim Diabetes mellitus kann dieser Faktor eine Steroidbehandlung sein, bei der Porphyrie Barbiturate oder Sulfonamide. Noch interessanter ist die Tatsache, daß der krisenauslösende Faktor bei diesen ererbten Störungen nicht ein Arzneimittel zu sein braucht, sondern auch ein normaler Bestandteil der Nahrung sein kann. Beim Favismus, einem Mangel an Glucose-6-Phosphat-Dehydrogenase, sind Saubohnen verantwortlich für die Auslösung der akuten hämolytischen Anämie. Der Lathyrismus (epidemische spastische Paraplegie) dürfte auf ganz ähnlichen Mechanismen beruhen.

5. Echte Toxizität: Hier geht es meist um langdauernde Behandlungen, so etwa um das Kind mit epileptischen Anfällen oder die ältere Person mit Parkinsonismus. Das Kind mag drei oder vier verschiedene Antikonvulsiva einnehmen, ohne daß die Anfälle sistieren, dabei ist es aber auffallend verlangsamt und schwerfällig. Der alte Kranke versucht ein oder zwei Medikamente einzunehmen mit geringem oder gar keinem Effekt, statt dessen fühlt er sich benebelt und niedergeschlagen.

Ein kumulativer toxischer Medikamenteneffekt kann bei Niereninsuffizienz auftreten. Ältere Patienten und solche mit Nierenerkrankungen sind besonders anfällig für Mittel wie Streptomycin, Nitrofurantoin und ganglienblockierende Antihypertensiva.

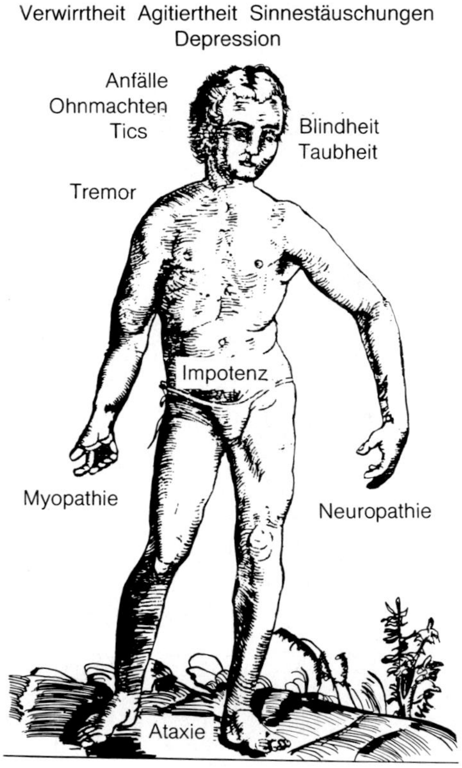

6. Medikamenteninteraktion: Der summative Effekt von Alkohol und Hypnotika auf die Herabsetzung der Hirnleistung ist schon lange bekannt. Sie können sich zu tödlicher Wirkung potenzieren. Neuerdings wurde ein potenzierender Effekt von Monoaminooxydasehemmern auf eine ganze Reihe von Substanzen entdeckt, darunter Morphin, Pethidin und Amphetamin. Es kann dabei zu schwerer Hypotension kommen. Unter Monoaminooxydasehemmern kann aber auch eine schwere hypertensive Krise in Verbindung mit besonderen Käsesorten oder Fleischextrakten, wahrscheinlich infolge deren Tyramingehaltes, auftreten.

Eine Reihe von Arzneimitteln, unter denen das bekannteste das Phenobarbital ist, vermögen die Bildung von medikamentenmetabolisierenden Enzymen in den Lebermikrosomen zu stimulieren (Enzyminduktion). So wird der Abbau von Phenytoin durch Phenobarbital beschleunigt. Phenobarbital verstärkt auch den Abbau von Warfarin, so daß

◀ **573** Der arzneimittelgeschädigte Mann des Jahres 1968. Die Waffen des Mittelalters sind verschwunden. Der moderne Mensch kann blind, taub, verrückt, anfallskrank, gelähmt oder impotent werden durch die moderne medikamentöse Therapie

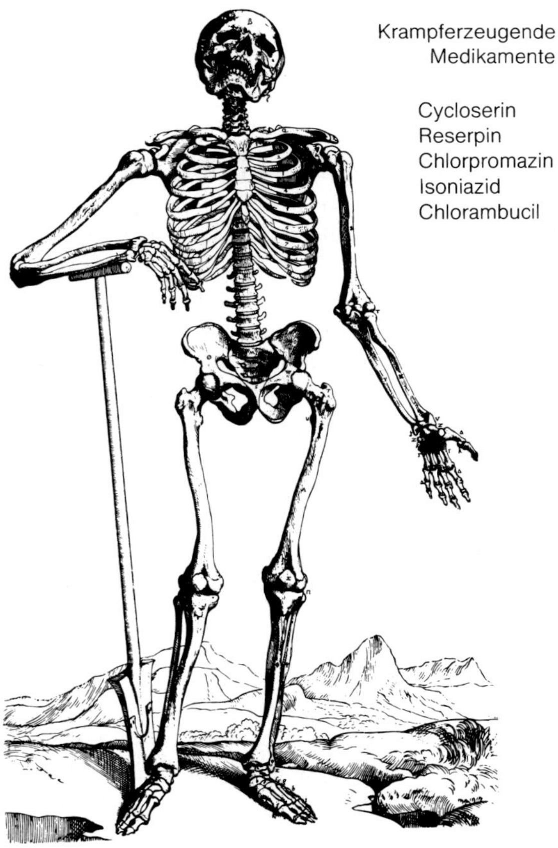

574 Arzneimittel, die Krampfanfälle hervorrufen können

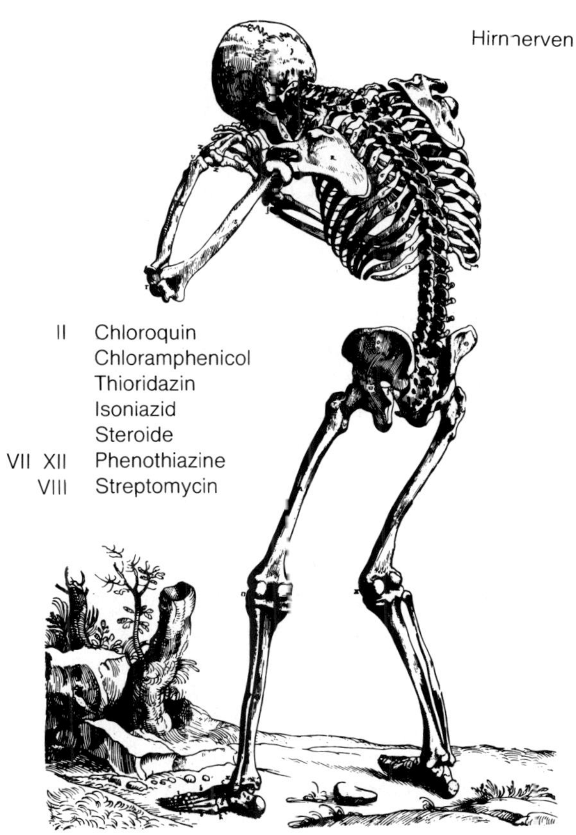

575 Arzneimittel, die Hirnnervenlähmungen hervorrufen können

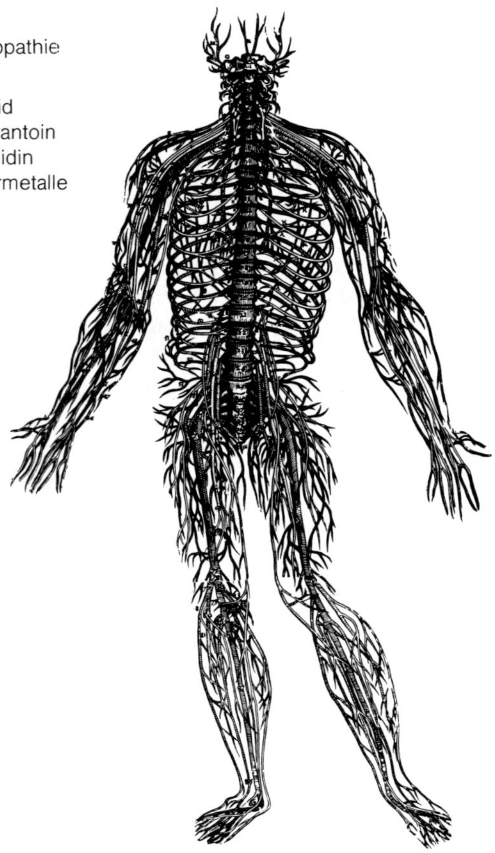

576 Arzneimittel, die zu Polyneuropathie führen können

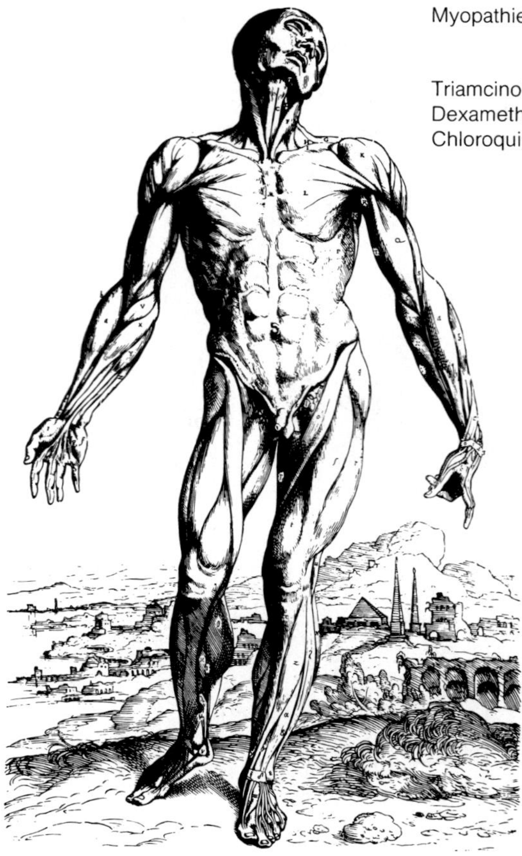

577 Arzneimittel, die zu einer Myopathie führen können

der gewünschte antikoagulierende Effekt ausbleibt. Oder der Kranke, mit Warfarin und Phenobarbital aus dem Krankenhaus entlassen, fängt gefährlich an zu bluten, wenn Phenobarbital nachher abgesetzt oder durch andere Sedativa ersetzt wird, die keine leberenzymstimulierende Wirkung haben.

Neurotoxizität kommt *auf allen Ebenen des Nervensystems* vor. Klinisch äußerst sie sich in Krampfanfällen, extrapyramidal-motorischen Erscheinungen, Hirnnervenlähmungen, Polyneuropathie und Myopathie. Medikamente, die derartige Nebenwirkungen besitzen, sind in den Abb. 574–577 aufgeführt. Um die neurotoxischen Effekte nicht einfach tabellarisch zu ordnen, zogen wir es vor, sie mit schönen Holzschnitten aus VESALIUS' „De Humani Corporis Fabrica, Libri Septem" (1543) zu illustrieren. Viele Medizinhistoriker glauben, daß „De Humani Corporis Fabrica" überhaupt das bedeutendste medizinische Buch ist, das jemals geschrieben wurde und daß seine Illustrationen von einem großen Künstler stammen.

Medikamenteninduzierte Epilepsie

Viele Arzneimittel verursachen Krämpfe oder Koma, wenn sie in genügend hoher Dosis appliziert werden. Besonders wichtig sind die *Phenothiazine*. Chlorpromazin und Thiopropazat können die Neigung zu epileptischen Anfällen verstärken oder den ersten epileptischen Anfall überhaupt auslösen. Auch *Reserpin*, weit verbreitet als Tranquilizer und Antihypertensivum, kann Anfälle hervorrufen. Es ist eine der am stärksten dämpfend wirkenden Substanzen, die allgemein gebräuchlich sind.

Das Tuberkulostatikum *Isoniazid* kann gelegentlich ebenfalls zu Krämpfen führen, aber auch zu psychischen Störungen. Ebenso hat *Chlorambucil*, ein Stickstofflost-Derivat, epileptogene Eigenschaften. Eine andere tuberkulostatische Substanz, die Anfälle und psychische Störungen hervorrufen kann, ist das *Cycloserin*. Das Mittel kann jahrelang ohne Beanstandung eingenommen werden, bis der erste Anfall auftritt, und wenn dem Arzt die Einnahme des Medikamentes nicht bekannt ist, vermutet er allzu leicht eine zerebrale Komplikation der Tuberkulose.

Intravenös oder intrathekal appliziertes *Penicillin*

führt zu Krampfanfällen, wenn die Konzentration im Liquor 10 E/ml überschreitet. Dem gefährlichen neurotoxischen Effekt von Penicillin begegnet man auch in der kardiopulmonalen Bypass-Chirurgie am offenen Herzen.

Toxische Störungen der Hirnnerven

Retina und Sehnerv

Die Optikusatrophie unter arsenhaltigen Medikamenten und die Chininamblyopie sind heute sehr selten. Pigmentdegeneration der Netzhaut kann unter einigen *Phenothiazinderivaten* vorkommen, darunter Thioridazin. *Chloramphenicol,* die einzig wirksame Substanz gegen Typhus, jedoch mit der Gefahr der Knochenmarksdepression, kann zur Optikusatrophie führen.
Sehnervenatrophie wurde auch bei Kindern beobachtet, die *Isoniazid* wegen Lungentuberkulose erhielten. Ein Papillenödem infolge benigner intrakranieller Drucksteigerung kommt bei langdauernder *Steroidbehandlung* vor, bevorzugt bei Kindern.
Ein besonders wirksames Medikament ist in diesem Zusammenhang das *Chloroquin,* ein Chininderivat, das häufig gegen rheumatische Arthritis und Lupus erythematodes verschrieben wird. Es kann sowohl die Kornea wie die Retina affizieren. Erstere Affektion läuft gewöhnlich symptomlos ab und bildet sich nach Absetzen zurück. Typisch dabei ist das Auftreten von Höfen um grelle Lichter. Hiergegen ist die Netzhautaffektion weitgehend irreversibel, sie besteht in einer Kaliberverminderung der Arterien, Ödem und Pigmentstörungen, ähnlich denen der Retinitis pigmentosa. Dabei kann es zur Nachtblindheit kommen. Die Routinekontrolle der Sehschärfe unter Chloroquintherapie ist nicht ausreichend zur Verhütung toxischer Netzhautschäden, weil der zentrale Visus relativ spät beeinträchtigt wird. Nötig sind vielmehr regelmäßige Fundus- und Gesichtsfeldkontrollen unter Chloroquin.
Hornhautverletzungen kommen bei *Corticosteroid-Augentropfen* vor, wenn eine Herpes-simplex-Keratitis besteht. Chronische Verabreichung von *Corticosteroiden* kann zur Katarakt führen. Kleine Trübungen, beginnend am hinteren Linsenpol bilateral, kann man bei diesen Patienten mit dem Augenspiegel erkennen. Werden die Corticosteroide abgesetzt, schreiten die Veränderungen jedoch kaum mehr fort. *Ethambutol,* ein anderes Tuberkulostatikum, kann das Farbensehen stören und zu Skotomen führen. Bei Kindern sollen *Nalidixinsäure* und *Tetracycline* ein Papillenödem und eine gutartige Schädelinnendrucksteigerung hervorrufen können. Eine intrakranielle Drucksteigerung bei Kindern unter chronischer Steroidtherapie erfordert allmähliches Absetzen des Mittels, damit nicht zusätzlich eine Stauungspapille auftritt.
Die wichtigsten Substanzen, die ein Glaukom ingangsetzen oder verschlimmern können, sind Spasmolytika, Antihistaminika, psychotrop wirkende und Antiparkinsonmittel. Glaukom durch Blockierung des Kammerwinkels kommt unter *Trihexyphenidyl*-Behandlung des Parkinsonismus vor, weil dieses Medikament mydriatisch wirkt. Das Winkelblockglaukom entwickelt sich dabei langsam und oft unbemerkt, weil Schmerzen ausbleiben und das Auge sich nicht rötet.
Weniger ernst ist das Verschwommen- oder Schleiersehen unter atropinähnlichen Substanzen, die Mydriasis und Akkommodationslähmung machen. *Ganglienblocker* können die Akkommodation beeinträchtigen, Stimulantien die Fokussierung. Manche *Diuretika* (Acetazolamid), *Sulfonamide* und *Tetracycline* können eine vorübergehende Myopie auslösen. Zeitweise Veränderungen der Refraktion kommen auch bei Frauen unter *oraler Antikonzeption* vor. Katarakt, Glaukom und Retinitis infolge Zytomegalievirusinfektion können die Komplikation einer *immunsuppressiven Therapie* nach Nierentransplantation darstellen.

Hörnerv

Das wichtigste Medikament, das hier genannt werden muß, ist das *Streptomycin,* das den vestibulären ebenso wie den kochleären Anteil des Nerven schädigt. Dieser Effekt ist schon ein Jahr nach Entdeckung dieses wirksamen Tuberkulostatikums im Jahre 1945 festgestellt worden. Schwindel tritt gewöhnlich bereits im ersten Behandlungsmonat auf, und zum Vestibularisausfall kommt es in etwa jedem zweiten Fall unter einer Tagesdosis von 1 g. Es sieht allerdings so aus, als ob kleine Tagesdosen über längere Zeit den Nerven ebenso schädigen wie höhere Dosen über kurze Zeit verabreicht. Bei Jugendlichen hört der Schwindel meistens schon wenige Wochen nach Absetzen des Medikamentes auf, während die Erholung bei älteren Personen nur langsam und unvollständig erfolgt. Selten gibt es nach Streptomycin einen Vestibularisschaden, der erst Monate nach Beendigung der Therapie auftritt. Anders die Hörstörung, die sich schleichend entwickelt und zur Ertaubung sowohl während als auch erst Monate nach Absetzen des Streptomycin führen kann. Die Gefahr des ototoxischen Effektes von Streptomycin ist besonders groß bei bejahrten Personen mit Niereninsuffizienz, weshalb das Mittel hier nur mit äußerster Vorsicht angewandt werden darf.
Auch andere Aminoglykosid-Antibiotika können

das Hör- und Gleichgewichtsorgan schädigen. *Streptomycin* und *Gentamycin* betreffen hauptsächlich den vestibulären Anteil, *Neomycin* und *Kanamycin* den kochleären. Die parenterale Verabreichung von Neomycin erfolgt nur noch selten wegen der Gefahr der Ertaubung, die noch größer ist als unter Streptomycin, und weil Kanamycin weniger ototoxisch wirkt. Auch die lokale Anwendung von Neomycin führt zur Ertaubung.
Eine weitere Gruppe von Substanzen mit gehörschädigenden Eigenschaften sind bestimmte Diuretika wie die *Etacrinsäure*. Auch dabei kann es zur Ertaubung kommen.

N. oculomotorius, N. facialis, kaudale Hirnnerven

Störungen der Augenmotilität, der Gesichts-, Mund-, Schlund-, Kehlkopf- und Halsmuskulatur können unter *Phenothiazin*-Therapie beobachtet werden, und zwar bald nach Einsetzen der Behandlung infolge individueller Idiosynkrasie. Manifestieren sie sich erst etwas später, werden sie oft nicht so schnell erkannt. Beide Male sind sie kombiniert mit den Erscheinungen des medikamentösen Parkinsonismus – ausdrucksloses Gesicht, Rigor, Tremor, Speichelfluß und Gangstörung. Dystonische Bewegungsstörung und Verkrampfungen besonders der Mund-, Zungen-, Gesichts- und Halsmuskulatur können hinzutreten, aber auch okulogyre Krisen, spastischer Schiefhals oder Mißempfindungen im Mund und Schlund ohne objektivierbaren Befund, die das Sprechen, Kauen und Schlucken beeinträchtigen können. Ein Kranker mit medikamentös induziertem Parkinsonismus leidet jedoch nicht auch gleichzeitig an okulogyren Krisen. Der medikamentöse Parkinsonismus ist wesentlich häufiger beim weiblichen Geschlecht und er korreliert mit der Dosis und der Behandlungsdauer. Gesichts- und Munddyskinesien sind jedoch dosisunabhängig und ein Initialsymptom. Sie verschwinden auch meist nach Absetzen der Therapie, nur ganz gelegentlich sind sie von Dauer und dann möglicherweise von unbegrenzter. Das Risiko scheint bei dementen Patienten größer zu sein, wo eine zerebrale Vorschädigung bestand, eine Elektrokrampftherapie vorausging oder eine Leukotomie.
Phenothiazine sind heute derart verbreitet, daß jeder Patient, besonders Frauen in mittleren Jahren, die über ungewöhnliche Sensationen an Lippen, im Mund oder Schlund klagen und eine unwillkürliche Bewegungsstörung in dieser Region bieten, nach einer vorausgehenden Phenothiazintherapie befragt werden müssen.
Die phenothiazinbedingten extrapyramidalen Symptome können reversibel, sie können auch irreparabel sein. Der Parkinsonismus, die Akathisie (motorische Ruhelosigkeit) und die Dystonie sind weitgehend rückbildungsfähig. Oft ist der Parkinsonismus auch nur diskret und wenig störend. Die Akathisie kann aber als Agitiertheit fehlgedeutet werden, was zu Dosissteigerung verführt. Die akuten dystonen Störungen verschwinden meist schon innerhalb eines Tages. Trismus und Nackenrigor legen gern die Fehldiagnose Tetanus, Meningitis oder Enzephalitis nahe. Auch Hysterie wird erwogen. Irreparable Dyskinesien bilden eine ernst zu nehmende Kehrseite einer langdauernden Tranquilizerbehandlung. Sie sind im gesellschaftlichen Leben äußerst störend, machen ein solches vielleicht sogar unmöglich und trotzen jeder Therapie. Eine Beziehung zwischen der individuellen Ansprechbarkeit auf ein Medikament und dem Risiko extrapyramidal-motorischer Nebenwirkungen scheint nicht zu bestehen.
Hin und wieder sahen wir Kranke, die über lange Zeit mit stark wirkenden Tranquilizern behandelt worden sind, meist in psychiatrischen Anstalten, und bei denen eine Proteinvermehrung im Liquor aufgetreten war. Anläßlich einer gründlicheren neurologischen oder psychiatrischen Untersuchung stieß man auf diesen Befund, der durch die Grundkrankheit nicht erklärt wird. Vielleicht ist auch die Liquoreiweißvermehrung ein Medikamenteneffekt.
Störungen der Nichtwillkürmotorik sind leidige Nebenwirkungen des *Levodopa*. Die Mehrzahl der mit diesem Medikament behandelten Parkinsonkranken entwickelt bis zu einem gewissen Grad derartige Motilitätsstörungen. Sowohl die Höhe der Tagesdosis wie die Gesamtdosis sind für den Zeitpunkt des Auftretens dieser Nebenwirkung verantwortlich. Nach zweijähriger Behandlung bieten die meisten Kranken eine solche Störung. Ihre Art ist dabei recht variabel. Es existieren drei Haupttypen:
1. Bewegungen im Kopfbereich: sie erinnern an die Phenothiazindyskinesien, Schnüffeln, Grimassieren, Kauen, Zungenrollen, Schnalzen, Hin- und Herschieben und Lockern der Zahnprothesen.
2. Körperbewegungen: sie sind seltener und können Brust, Bauch oder Zwerchfell betreffen.
3. Gliedmaßenbewegungen: sie können als auffallendes Gestikulieren imponieren, in einem Herumschlagen mit den Armen, in Fingerzuckungen, Verkrampfungen und Ruhelosigkeit der Beine, schleudernden Bewegungen der Füße oder rhythmischem Spreizen der Zehen bestehen.
Diese Levodopa-Effekte treten jedoch nicht auf bei gesunden Kontrollpersonen, die mit vergleichbaren Dosen behandelt werden, und auch nicht bei Kran-

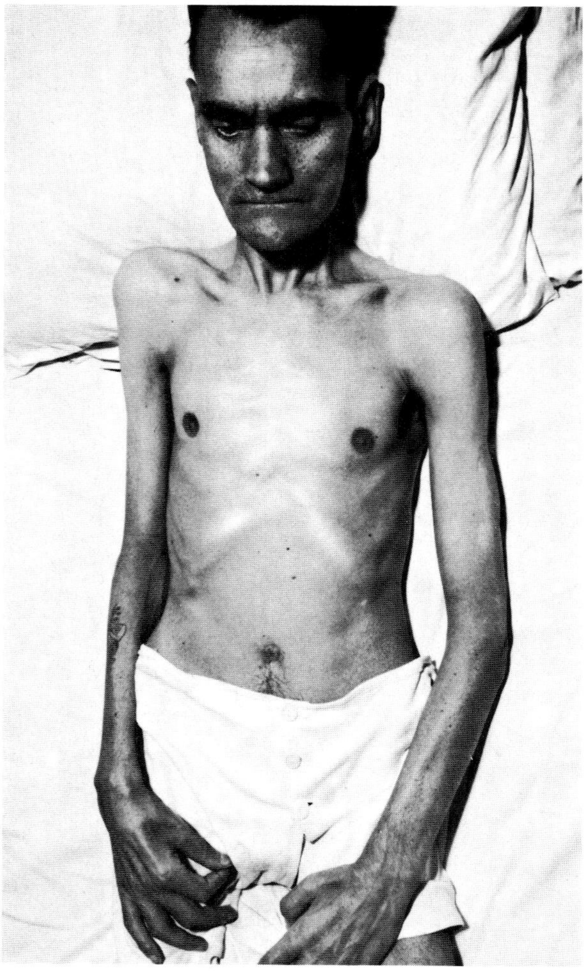

a

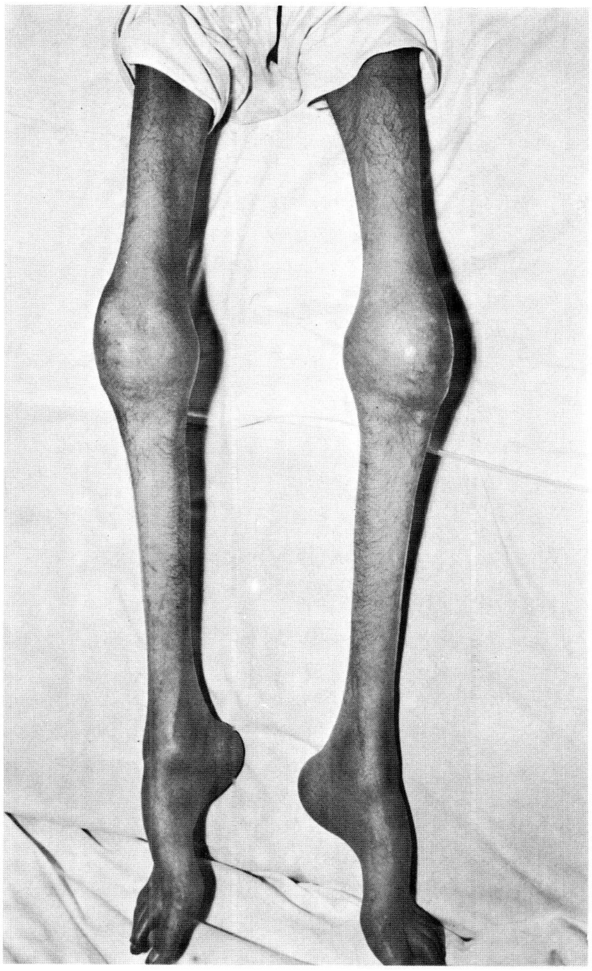

b

578 a+b Polyneuropathie und epileptische Anfälle: Ein Kranker mit ankylosierender Spondylitis, Arthritis und Lungentuberkulose. Er bekam Krampfanfälle unter Cycloserin und eine Polyneuritis nach Isoniazid und Phenylbutazon

ken, die wegen einer anderen, nicht striären neurologischen Erkrankung unter Levodopa stehen. Sie werden aber manifest, wenn Levodopa gegen Dystonie, die Chorea Huntington, die Wilson-Krankheit oder die progressive supranukleäre Lähmung eingesetzt wird. Diese Erfahrungen legen es nahe, daß eine Schädigung des striären Systems des Hirnstammes oder striärer Rezeptoren Voraussetzung für die Entwicklung der Levodopa-induzierten Störung der unwillkürlichen Motorik ist.

Polyneuropathie

Es ist schon gesagt worden, daß *Schwermetalle,* etwa Arsen, Blei und Quecksilber in unseren Tagen selten Ursache einer Polyneuropathie sind. Die *Thalidomid*-Polyneuropathie war eine vorwiegend sensible, Lähmungen waren die Ausnahme, aber zahlreiche Patienten litten noch lange Zeit nach Absetzen des Medikamentes unter lästigen Parästhesien. Zwei wichtige Arzneimittel sind in diesem Zusammenhang das *Isoniazid* und das *Nitrofurantoin.*

Isoniazid wird seit über 20 Jahren in der Behandlung der Tuberkulose angewandt und in angemessenen Dosen ist es bemerkenswert wenig toxisch. Seine Toxizität hängt weitgehend von der Dosis und der Behandlungsdauer ab. Toxische Erscheinungen sind selten bei 5–10 mg/kg Körpergewicht und Tag. Die Isoniazid-Polyneuropathie ist bedingt durch einen Pyridoxinmangel. Simultane Verabreichung dieses Vitamins beugt der Entwicklung der Polyneuropathie vor. Es gibt Hinweise darauf, daß Unterschiede in der Metabolisierungsrate von Isoniazid genetische Gründe haben. Wer Isoniazid langsam inaktiviert, neigt zur Polyneuropathie bei Dauerbehandlung.

Nitrofurantoin wird häufig angewandt gegen bakterielle Infektionen der Harnwege. Das Mittel kann

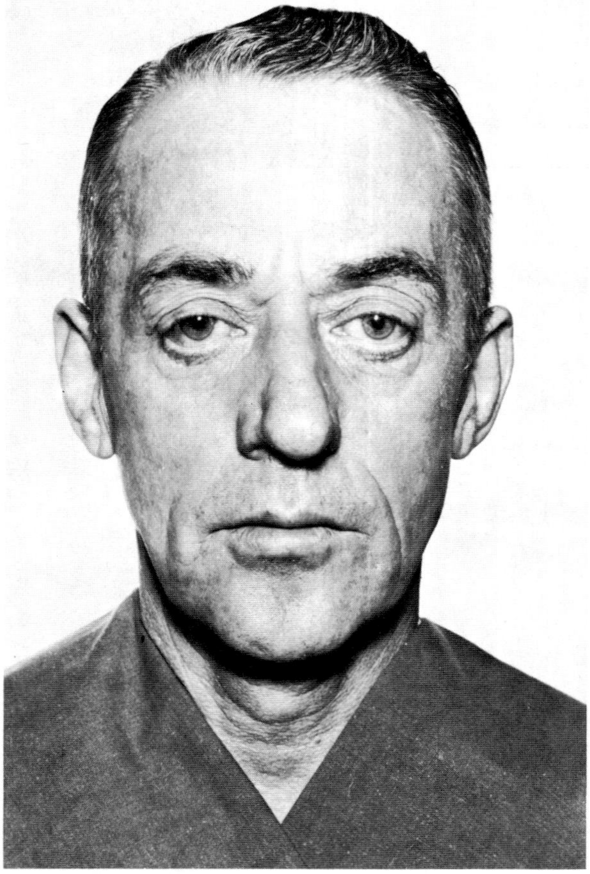

579 Medikamentös bedingter Parkinsonismus: Wurde mit der Diagnose Parkinsonismus von einem medizinischen Gutachtergremium überwiesen, das die Folgen eines Betriebsunfalles zu beurteilen hatte. Er arbeitete seit 3 Jahren nicht mehr, ohne daß eine körperliche Behinderung bestand. Starrer Blick, Unbeweglichkeit, akinetischer Gesichtsausdruck nach Phenothiazin. Er hatte 20 Tabletten/Tag mehrere Jahre lang eingenommen

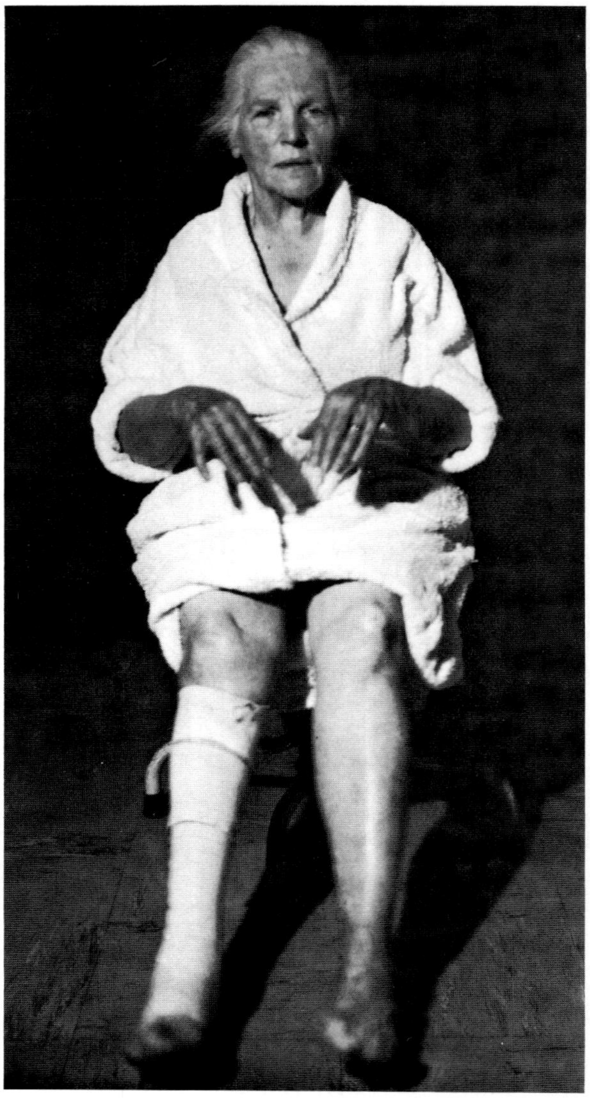

580 Medikamentös induzierter Parkinsonismus: Grobschlägiger Tremor und Rigor der Extremitäten bei einer Kranken, die 3 × 50 mg Promazin/Tag über 16 Tage eingenommen hatte. Ekzem am rechten Bein. Die Erscheinungen setzten am 10. Tage ein und verschwanden 3 Tage nach Absetzen des Medikamentes. Die verschwommenen Konturen der Hände und Füße sind Folge des Tremors

eine Polyneuropathie hervorrufen, ohne daß der Mechanismus bekannt ist. Ihr Auftreten ist besonders dann zu befürchten, wenn eine Niereninsuffizienz besteht. Die Tagesdosis von 400 mg sollte nicht über 2 Wochen hinaus verabreicht werden, eine geringere Tagesdosis ist hingegen über längere Zeit vertretbar.

Neu in die Liste der Polyneuropathie verursachenden Medikamente ist das *Vincristinsulfat* getreten, ein Indolalkaloid des Immergrüns (Vinca rosea) und Chemotherapeutikum bei akuter Leukämie und Karzinom.

Ethoglucid (Epodyl), eine alkylierende Substanz für die i. a. Injektion oder regionale Perfusion in der Krebsbehandlung kann ebenfalls zu Polyneuropathie führen. Diese gibt es auch bei lokaler Anwendung von *Stickstofflost*. Die meisten dieser Chemotherapeutika gegen Malignome beeinträchtigen die Funktion des Knochenmarkes, was bis zu einem gewissen Grade durch regionale Perfusion vermieden werden kann. Polyneuropathie ist auch beschrieben worden nach *Imipramin, Gluthetimid* und *Disulfiram,* welch letzteres (Antabus) in der Behandlung des Alkoholismus eingesetzt wird. Auch *Methaqualon,* ein Bestandteil des volkstümlichen Schlafmittels Mandrax, verursacht Polyneuropathie.

Wegen ihrer Eigenschaft, die neuromuskuläre Transmission zu blockieren, führen bestimmte An-

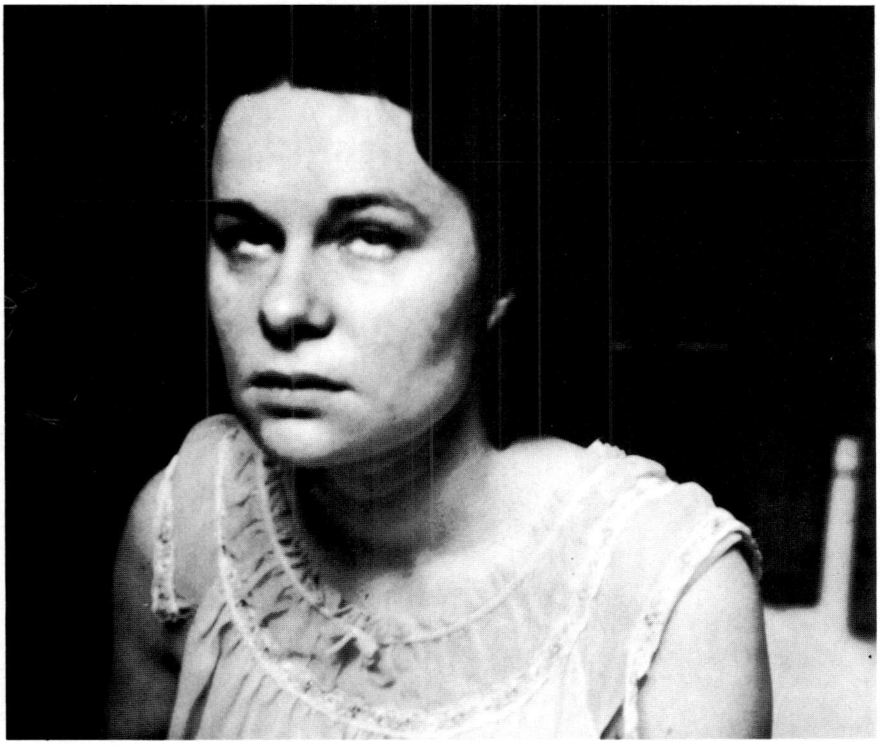

581 Medikamentös bedingte okulogyre Krisen: Die Krankenschwester eines Psychiatrischen Krankenhauses erhielt zwei i. m. Injektionen von Perphenazin zu 5 mg während eines Migräneanfalles. Am folgenden Tag fühlte sie sich benommen und hatte okulogyre Krisen. „Ich hatte das Gefühl, als müßte ich die ganze Zeit an die Decke starren". Schwierigkeiten beim Sprechen: „Meine Zunge und meine Kehle sind wie geschwollen". Steifheit der Hand- und Nackenmuskeln. Die Erscheinungen verschwanden innerhalb von 12 h nach einer Injektion von Procyclidin 10 mg i. v.

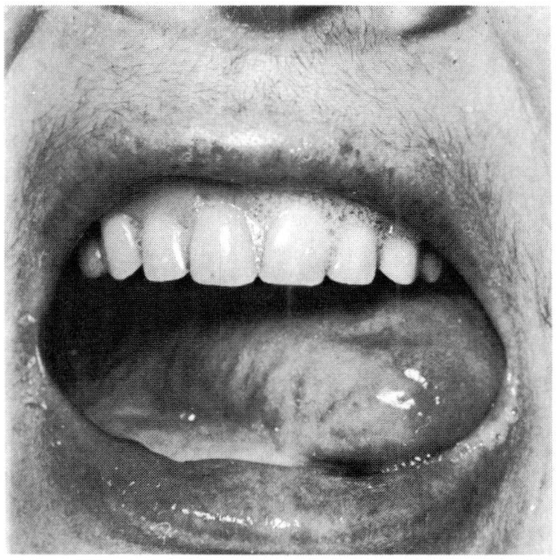

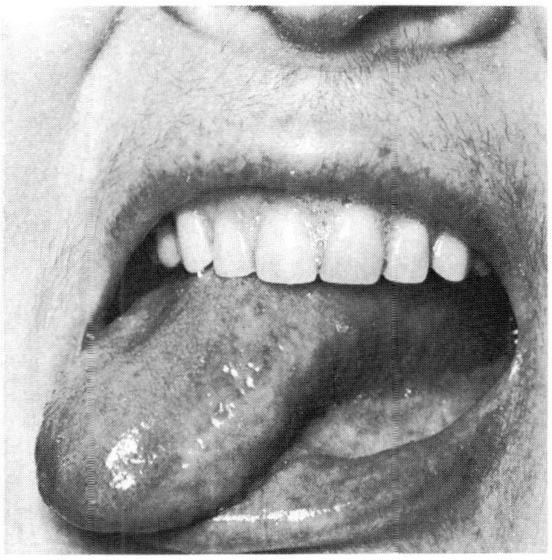

582 Medikamentös induzierte Bewegungsunruhe von Mund und Zunge: Die Patientin leidet an einer agitierten Depression und wurde 15 Monate lang mit Imipramin, 3 × 50 mg/Tag, Trifluoperazin, 5 mg/Tag, und Trihexyphenidyl, 2 × 2 mg/Tag, behandelt. Es kam zu einer Dysarthrie, Erschwerung des Schluckens, Schmatzbewegungen der Lippen, Öffnen und Schließen des Mundes und Dyskinesien der Zunge. Das Photo wurde aufgenommen, nachdem die Medikamente bereits 2 Monate abgesetzt waren. Es kam nur zu einer geringen Besserung, und nach einem Jahr war die Bewegungsstörung immer noch vorhanden, wenngleich weniger stark ausgeprägt

tibiotika zu Muskelschwäche. *Streptomycin, Neomycin* und *Viomycin* sind curare-ähnlich wirkende Substanzen, während *Polymyxin* und *Kanamycin* den neuromuskulären Übergang durch Depolarisation blockieren. Atemlähmung ist eine gefährliche Komplikation dieses antibiotikainduzierten neuromuskulären Blocks.

Suxamethonium ist ein Muskelrelaxans, ebenfalls ein neuromuskulärer Blocker vom depolarisierenden Typ, der durch die Pseudocholinesterase aufgespalten wird. Prolongierter Atemstillstand ist die Folge des Fehlens, einer zu niedrigen Konzentration oder einer atypischen Form der Pseudocholinesterase im Blutserum.

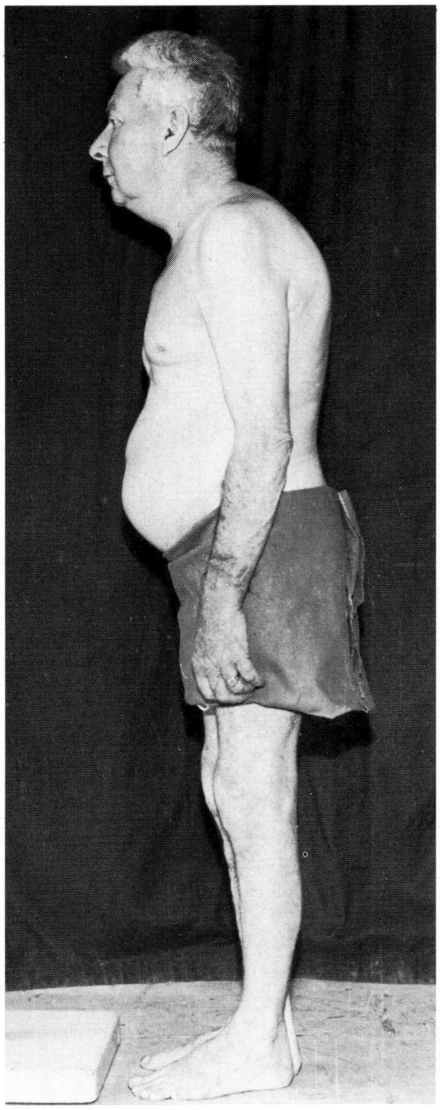

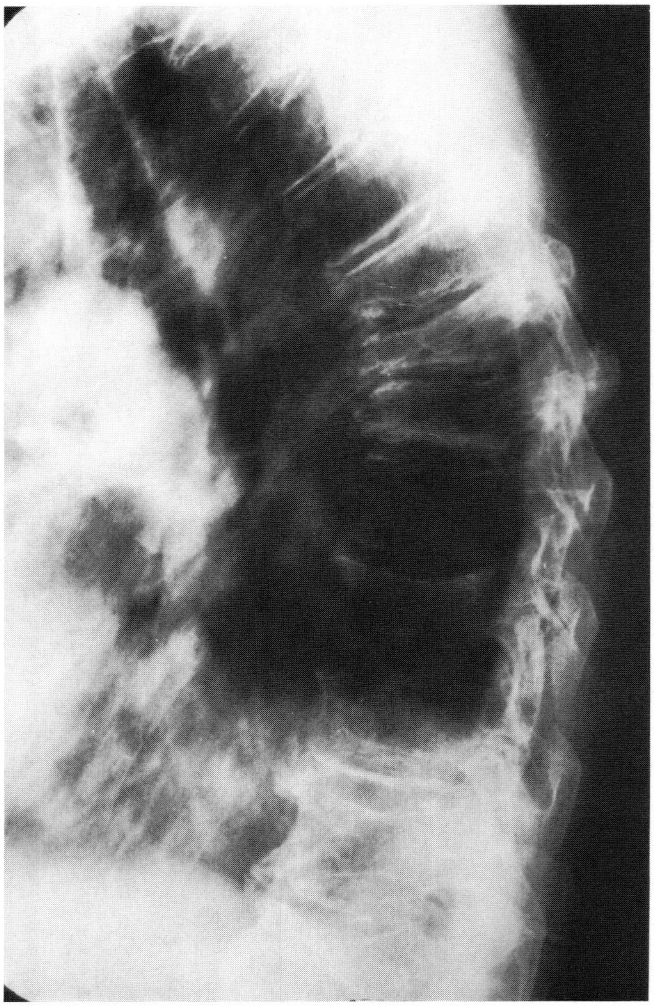

b

a

583 a+b Steroid-Cushing, Myopathie, Osteoporose und multiple Wirbelfrakturen: 62jähriger Patient. Chronische Berylliumvergiftung mit entsprechenden pulmonalen Erscheinungen bei einem Arbeiter eines Metallegierungsbetriebes. 7 Jahre mit Steroiden behandelt. **a** Progrediente Myopathie des Schulter- und Beckengürtels. Schmerzlose Ruptur einer Achillessehne, Purpura, Blutergüsse, dünne atrophische Haut, blühend rotes Gesicht und Kyphose. Keine Neuropathie. **b** Das Röntgenbild der Brustwirbelsäule im seitlichen Strahlengang zeigt die Osteoporose und die Wirbelfrakturen

Myopathie

Eine Myopathie ist eine seltene Arzneimittelkomplikation. Bei langdauernder *Steroidtherapie* kann es aber zu Muskelschwäche und Muskelschwund in Schulter- und Beckengürtel kommen. *Triamcinolon* und *Dexamethason* spielen dabei eine Rolle. Auch *Chloroquin* kann eine Myopathie, Neuropathie oder Neuromyopathie hervorrufen. Ebenso wie die Veränderungen an der Hornhaut des Auges sind auch die Muskelveränderungen weitgehend reversibel.

Carbenoxolon-Na (Biogastrone) wurde mehrere Jahre zur Behandlung des Magenulkus benutzt. Es kann Muskelschwäche infolge Hypokaliämie verursachen. Auch passagere Hypertension, Ödeme und Kaliummangel sind berichtet worden, letzterer zu schlaffer Tetraparese führend, in manchen Fällen auch zur Myoglobinurie. Die Muskelenzyme im Serum können vermehrt sein. Akute Muskelschwäche ist auch noch eine Woche nach Absetzen von Biogastrone beobachtet worden.

Gelegentlich kommt es auch nach *Emetin* zur Myopathie. Emetin ist ein wirksames Medikament gegen die Amöbenruhr, aber es hat zahlreiche toxische Eigenschaften in hohen Dosen und über längere Zeit, u. a. schädigt es das Herz.

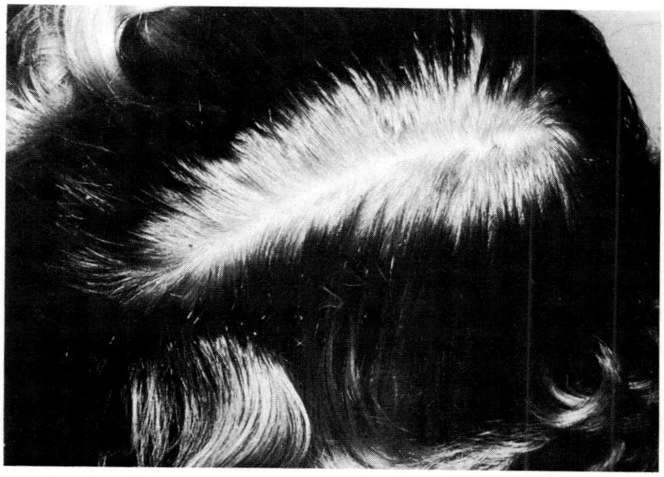

584 Depigmentierung des Kopfhaares, Nebenwirkung der Mephenesin-Therapie, eines Muskelrelaxans: Es ist nicht bekannt, auf welche Weise die Substanz in die Melanogenese eingreift. Auf dem Photo entspricht die Zwischenzone dunklen Haares einem Zeitraum von 6 Wochen, in dem die Patientin das Mittel nicht einnahm. Die hellen Wurzeln und Enden der Haare sind während der Mephenesineinnahme entstanden. Der Patient leidet an Multipler Sklerose

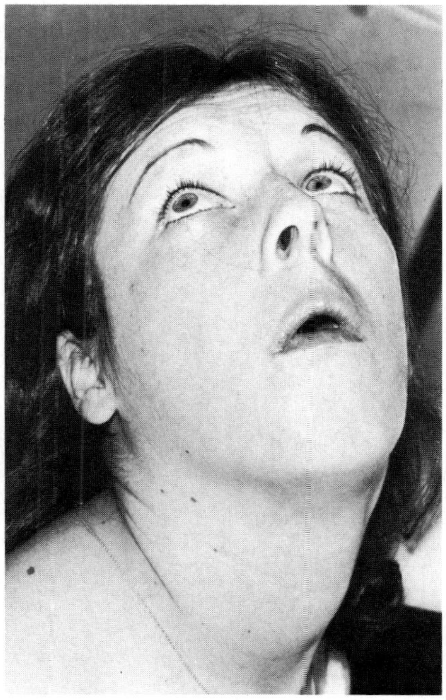

585 Akute medikamentenbedingte Dyskinesie: 16jähriges Mädchen. Als Notfall zugewiesen wegen rezidivierender dystoner Kopf- und Halsbewegungen sowie okulogyrer Krisen über mehrere Stunden. Es war zu erfahren, daß ihr versehentlich ein Phenothiazinpräparat (Fluphenazin) verordnet worden war. Ihr Arzt war der Meinung, ihr ein „Tonikum" gegeben zu haben, als sie ihn am Morgen wegen Halsweh und Unpäßlichkeit aufgesucht hatte. Die dystone Reaktion ist eine echte Idiosynkrasie, denn sie hatte nur 4–5 mg der Substanz eingenommen. Die Erscheinungen verschwanden in der Nacht, am nächsten Morgen fühlte sie sich wieder wohl

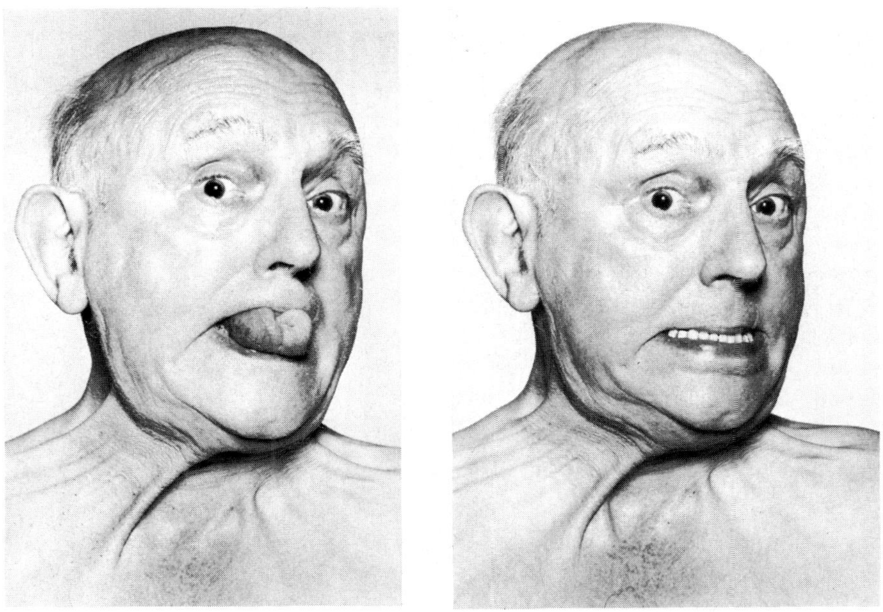

a b

586a+b Parkinsonismus: Gesichtsdyskinesie bei einem Kranken, der 4 g l-Dopa/Tag über 1 Jahr hin eingenommen hatte. Rigor, Tremor und Akinese waren unter dieser Therapie vollständig beseitigt worden. Nach Reduktion der Dosis um 1 g/Tag fühlte er sich wieder etwas behindert und die Mimik fror ein

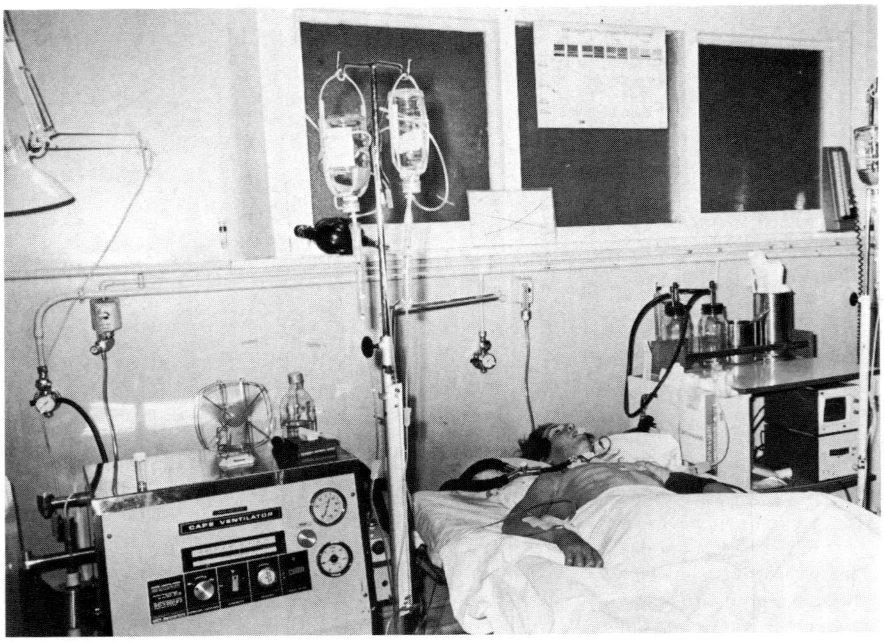

587 Penicillin-Enzephalomyelopathie: Eine Stunde nach intrathekaler Injektion von 300000 IE ungelösten kristallinen Penicillins (anstelle von 10000 IE) traten bei diesem Patienten mit Verdacht auf Virusmeningitis (aber trübem, sterilem Liquor) Krampfanfälle auf, er geriet ins Koma und in einen Atemstillstand. Weite reaktionslose Pupillen, Opisthotonus mit Enthirnungsstarre. Es entwickelte sich noch ein Diabetes insipidus und der Patient verstarb nach 10 Tagen. Der Penicillinspiegel im Liquor betrug 256 IE/ml. Bei der Autopsie war das Gehirn weich mit ausgedehnten kortikalen Nekrosen, Verflüssigung des mittleren Brustmarkes mit extensiven fibrinösen Exsudaten. Die Hypophyse war nekrotisch und enthielt Blutungen. Krämpfe und Koma sind bekannt nach intraventikulärer, zisternaler und intrathekaler Injektion von Penicillin. Massive i. v. Gaben von Penicillin können Anfälle und Koma bei Niereninsuffizienz hervorrufen. Auch nach kardiopulmonaler Bypass-Operation ist Status epilepticus und Koma nach hohen i. v. Penicillindosen beobachtet worden. Wegen der neurotoxischen Wirkungen des Penicillins sind heute kaum mehr Indikationen für die intrathekale Applikation dieses Mittels bei der Behandlung der Meningitis vorstellbar

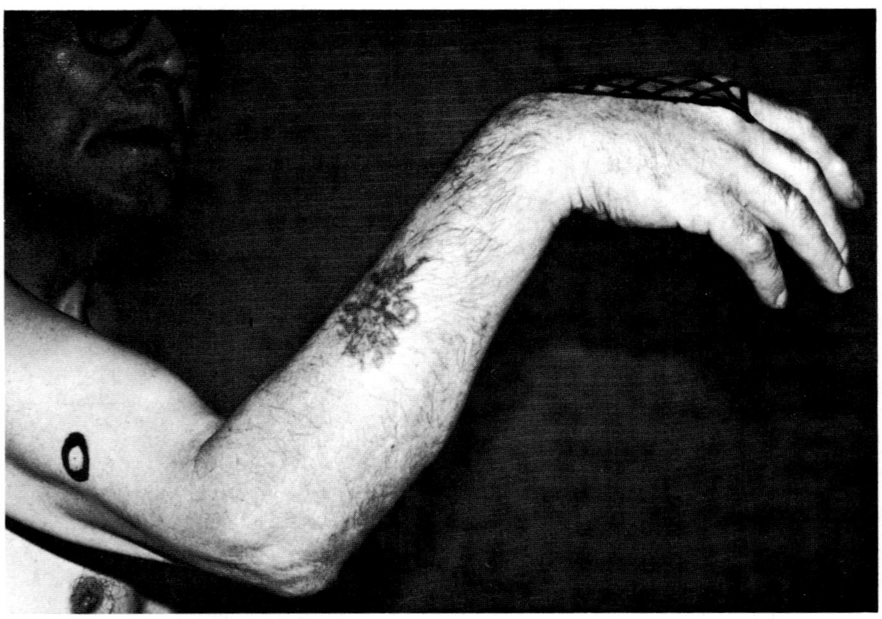

588 Radialislähmung: Injektion von Penicillin in den N. radialis an der Stelle, die durch einen Ring markiert ist (anstatt in den M. deltoideus). Schmerzen und Mißempfindungen strahlten sofort in das sensible Hautareal des Nerven aus. Beachte die Fallhand und das große anästhetische Gebiet auf dem Handrücken, das ausgedehnter ist als bei Drucklähmungen des Nerven. 2 Wochen nach der Schädigung, als das Photo aufgenommen wurde, war noch keine Besserung zu verzeichnen

Neurologische Komplikationen nach Injektionen und Impfschäden

Beispiele dieser Art sind die lokalen Nervenschädigungen am Ort der Injektion, die neurologischen Reaktionen einer vorbeugenden Immunisierung und die Folgen der intrathekalen Arzneimittelapplikation.

Zur ersteren Art gehören Ulnaris- und Medianusschäden am Ellbogen und Handgelenk bei *i. v. Injektionen.* Nicht selten erwacht ein Kranker aus der *Narkose,* in der ihn der Schmerz vor der Nervenschädigung nicht warnen konnte, der ihn aber bei Wiederkehr des Bewußtseins zu quälen beginnt. Schwere und dauernde Nervenschäden kommen unter diesen Umständen vor. Eine andere Ursache lokaler Nervenschädigung sind fehlerhaft plazierte *i. m. Injektionen.* So können Einspritzungen in die Mm. glutaei den N. ischiadicus und solche, die in den M. deltoideus falsch appliziert werden, den N. radialis schädigen.

Reaktionen auf *körperfremdes Eiweiß* vermögen sich auf allen Ebenen des Nervensystems zu manifestieren, es kommen Polyneuritiden und Radikuli-

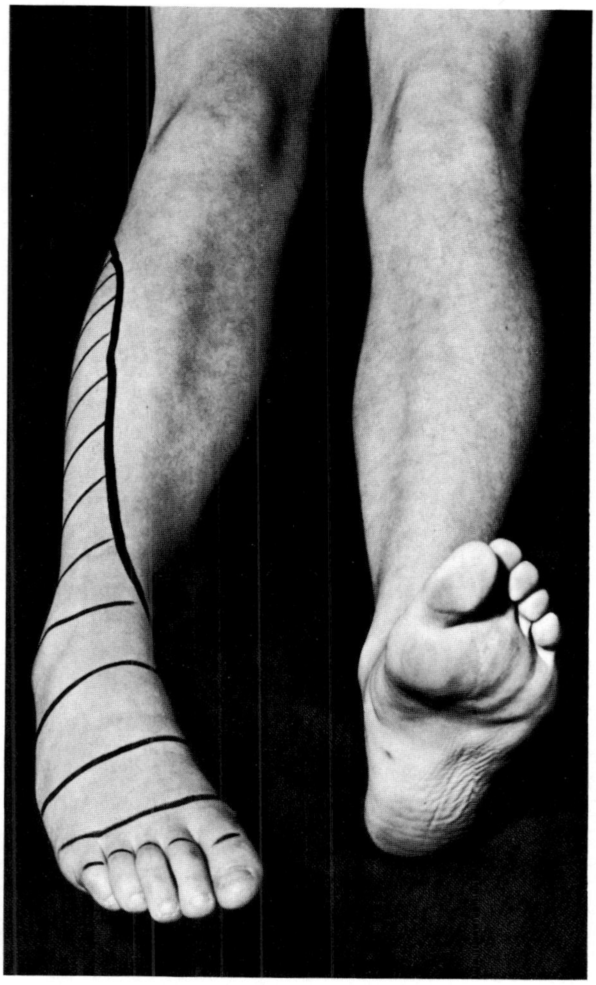

589 Lähmung des N. ischiadicus: 20jährige Frau. Barbituratvergiftung. 48stündiges Koma. Lähmung des rechten Beines unterhalb des Knies, nachdem sie das Bewußtsein wiedererlangt hatte. Fehlender Achillesreflex, Patellarreflex auslösbar. Das Gebiet gestörter Sensibilität ist eingezeichnet. Der N. ischiadicus wurde geschädigt durch eine i. m. Tetracyclininjektion in den M. glutaeus. Die Aufnahme wurde 8 Wochen nach der Injektion gemacht. Die Patientin kann den rechten Fuß noch immer nicht anheben ▶

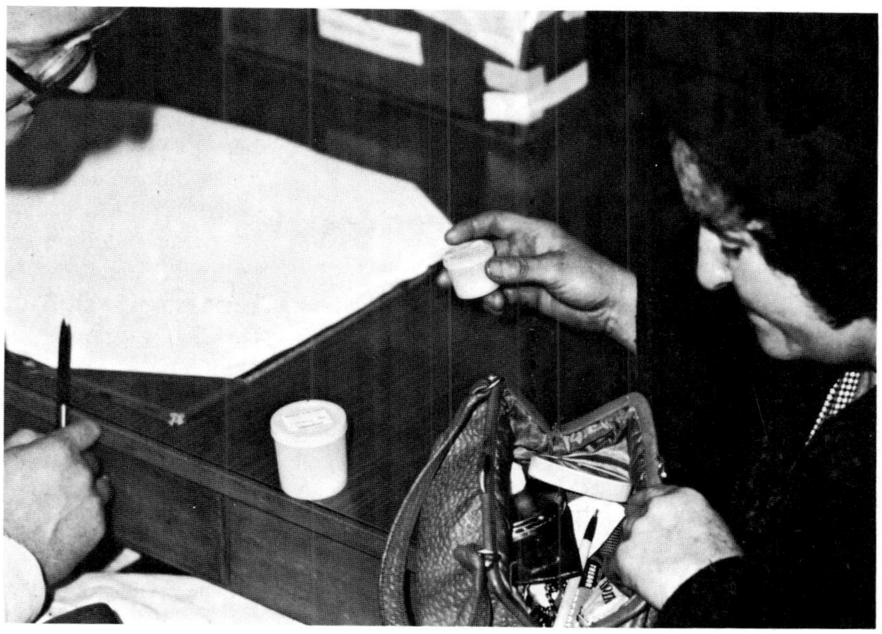

590 Die Pillen im Handtäschchen: Eine gute Krankengeschichte muß auch Einzelheiten über vorangegangene Behandlungen enthalten. Die Tabletten in der Handtasche können oft die Ursache von Beschwerden schlagartig aufklären, wo alle eingehenden Untersuchungen negativ verlaufen tiden, Myelitiden und Meningoenzephalitiden vor. Die Serumkrankheit nach Injektion von körperfremdem Protein bricht in der Regel um den 12. Krankheitstag nach der Injektion aus mit Hautjukken, Fieber, urtikariellem Exanthem und Schwellung der Gelenke. Eine akute neurologische Affektion kann sich einmal daran anschließen. Solche Komplikationen kommen vor nach Antiserum gegen Tetanus und gegen andere Infektionskrankheiten. Die Serumkrankheit ist im wesentlichen eine allergische Vaskulitis. Die neurologische Reaktion bei der Serumkrankheit ist überwiegend die Schultergürtel-Radikuloneuritis, die von der spontan auftretenden Form nicht unterscheidbar ist. Polyneuritis ist selten, Myelitis und Enzephalitis sehr ungewöhnlich.

Ähnliche Krankheitsbilder kommen vor nach *Schutzimpfung* gegen Typhus, Tetanus, Keuchhusten, Diphtherie, Tollwut und Pocken, und zwar meist etwa eine Woche nach der Impfung, nach Keuchhustenimpfung können jedoch schon am nächsten Tag Krampfanfälle, Bewußtseinsstörung bis zum Koma und Halbseitenlähmung auftreten. Typhus-Paratyphus-A- und -B-Impfung hat eine hohe Inzidenz zentralneurologischer Komplikationen. Nach Tollwutimpfung treten akute Demyelinisierungen auf ähnlich denen der Multiplen Sklerose.

Das Einbringen eines Erregers oder einer *chemischen Substanz in den Lumbalkanal* oder in die Cisterna cerebellomedullaris kann sehr ernste, wenn nicht tödliche Folgen zeitigen. Peinliche Asepsis ist hier stets vonnöten. Man vergesse nie die schweren Reizerscheinungen am Gehirn, wenn Penicillin in den Subarachnoidalraum gelangt.

Auch bei einer fulminanten Meningitis ist das Einbringen von 10 000 IE Penicillin in 10 ml Kochsalzlösung nicht ungefährlich. Bei fast allen Meningitiden ist die parenterale Applikation von Penicillin vorzuziehen.

Neurologische Komplikationen der chirurgischen Behandlung

Hierunter versteht man Schädigungen *unter* der Operation oder Komplikationen *nach* einem operativen Eingriff.

Paresen bestimmter Muskelgruppen oder einer Extremität können Folge unsachgemäßer Lagerung auf dem Operationstisch sein. *Drucklähmungen* entstehen unter Narkose und Muskelrelaxation an nicht hinreichend geschützten Gliedmaßen. Kompression auf den ausgestreckten Arm kann zu Fallhand oder zu Ulnarislähmung führen, Druck einer Beinstütze in Steinschnittlage zu Peronäuslähmung mit Hängefuß. In Trendelenburg-Position (Kopftieflage, Schulterstützen) kann der Plexus brachialis durch die auf den Halsansatz drückenden Schulterstützen komprimiert werden.

Manipulationen an der Wirbelsäule bieten ebenfalls Gefahren. Sie kommen vor im Laufe von Operationen oder als besondere Therapieform. Im ersteren Fall ist es die exzessive Beugung der Lendenwirbelsäule und der Hüftgelenke, die einen Hängefuß infolge Bandscheibenvorfalles zur Folge haben kann. Eine übermäßige passive Bewegung der Halswirbelsäule eines alten Menschen mit zervikaler Spondylose in Narkose birgt die Gefahr der Tetraparese. Derartiges kommt vor bei Operationen im Pharynx oder bei Hyperextension zwecks Einführung eines Endoskopes.

Die *Liquorfistel* nach Operationen in der Nase und die *Impotenz* nach Sympathektomie sind weitere Beispiele unmittelbarer Operationskomplikationen. Die chirurgische Behandlung von Malignomen an Kopf und Hals kann einen *Karotisverschluß* mit konsekutivem Hirninfarkt herbeiführen oder einen doppelseitigen *Jugularisverschluß* mit Stauungspapille. Überhaupt scheinen die neurologischen Komplikationen der modernen aggressiven, aber auch erfolgreicher werdenden Krebsbehandlung im Ansteigen begriffen zu sein. Zusätzlich zu den direkten und den indirekten Folgen des chirurgischen Eingriffes treten die der Strahlentherapie und der Chemotherapeutika (Steroide, Methotrexat, Vincristin). *Polyneuropathie* ist eine bekannte mögliche Komplikation der Dialyse bei Nierenversagen.

Auch invasive Methoden kleineren Ausmaßes wie die Lumbalpunktion oder die Karotisangiographie sind nicht frei von Komplikationsmöglichkeiten. Wiederholte lumbale Liquorentnahme kann zur Entwicklung *spinaler Epidermoide* führen, die Karotisangiographie einen *Hirninfarkt* zur Folge haben. Es gibt auch heute noch Patienten, denen vor vielen Jahren Thoriumdioxyd (Thorotrast) injiziert wurde. Diese Substanz, 1928 eingeführt, diente zur Röntgendarstellung von Hohlräumen, z. B. des Nierenbeckens, der Hirnkammern und zur Sichtbarmachung von Blutgefäßen. 20 Jahre später hatten sich Tumoren *(Thorotrastome)* in der Leber gebildet.

Beispiel einer gefährlichen Komplikation nach einer ungefährlichen medizinischen Maßnahme ist die *maligne Hyperpyrexie** im Anschluß an eine Narkose. Der Vorgang ist genetisch geprägt. Der

* Akute peranästhetische familiäre Rhabdomyolyse (Zsigmund 1980).

Kranke leidet an einer symptomlosen Myopathie und reagiert mit exzessivem Fieberanstieg sowie Muskelrigidität auf die verschiedensten Narkotika. Die Mortalität beträgt 60%, bei Überlebenden muß mit neurologischen und renalen Folgen gerechnet werden. Der biochemische Grund für diese Störung ist unbekannt.

Zu den neurologischen Folgen nach einem operativen Eingriff gehören *Nerven- oder Plexusverletzungen* etwa bei der Entfernung zervikaler oder axillärer Lymphknoten, sowie bei Eingriffen im Abdomen oder am Damm. Wichtiger aber sind jene Fälle ohne direkte Nervenverletzung. Hierzu einige Beispiele:

Die *funikuläre Spinalerkrankung* kann nach einer totalen oder partiellen Gastrektomie, einer Gastroenterostomie, einer enteralen Anastomosenoperation oder durch Bildung blind endender Darmschlingen auftreten. Sie manifestiert sich unter dem Bild der chronischen Polyneuropathie oder der kombinierten Systemerkrankung des Rückenmarks, selten einmal in Form einer hirnorganischen Demenz.

Die funikuläre Myelose entsteht durch Intrinsic-Faktormangel nach atrophischer Gastritis. Jedoch ist der Vitamin-B_{12}-Mangel nicht allein für die neurologischen Symptome nach Gastrektomie verantwortlich, denn es kommt dabei auch eine normale B_{12}-Resorption bei normalem Blutspiegel vor. Myelopathie und Polyneuropathie sind dabei ähnlich der bei der Zöliakie der Erwachsenen, deren Ätiologie noch ungeklärt ist.

Bei partieller Gastrektomie werden $^2/_3$–$^3/_4$ des Magens reseziert. Sie wird beim Magen- und Duodenalulkus vorgenommen und befreit die Patienten in der Regel von ihren Beschwerden. Die tiefgreifende Veränderung in den physiologischen gastrointestinalen Verhältnissen verursacht aber immer einmal wieder besorgniserregende Störungen. Häufig kommt es zum Gewichtsverlust, eine Steatorrhö kann zur Resorptionsstörung der fettlöslichen Vitamine A, D und E führen. Das Mangelsyndrom – Anämie, Vitamin-B_{12}-Mangel und Folatmangel – setzt dabei erst spät ein. Auch wenn es zu *Erkrankungen der Knochen* kommt, treten diese erst Jahre nach der Gastrektomie auf. Bei der Osteoporose liegt ein aktueller Mangel an Knochengewebe vor, das noch vorhandene ist jedoch normal kalzifiziert. Eine Anfälligkeit für Frakturen ist die Folge. Ein Kalziumverlust des Knochens liegt bei der Osteomalazie vor, wahrscheinlich infolge Vitamin-D-Mangels. Es kommt zu Schmerzen, Empfindlichkeit der Knochen und Muskelschwäche, Kalzium- und Phosphatspiegel im Serum sind dabei häufig niedrig, die alkalische Phosphatase erhöht. Kranke,

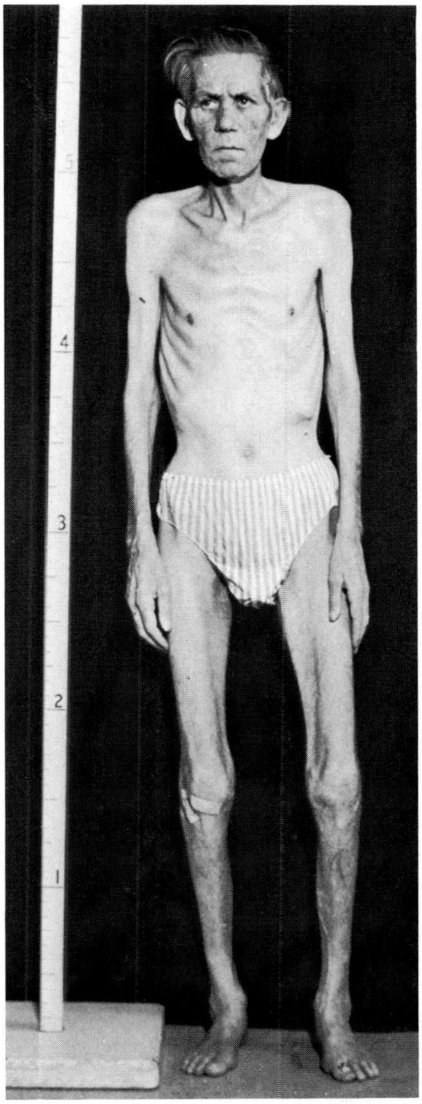

591 Malabsorptionssyndrom: Chronische sensomotorische Polyneuropathie seit 3 Jahren bei einem Patienten, der vor 14 Jahren einer Gastroenterostomie unterzogen worden war

die nach einer Gastrektomie schlecht ernährt aussehen, sollen Kalzium und Vitamin D erhalten.

Auf die Schilddrüsenchirurgie kann ein *Hypothyreoidismus* folgen, der neurologische Symptome bildet (s. S. 345). Chirurgische Eingriffe an der Schilddrüse können auch verantwortlich sein für den *Hypoparathyreoidismus*. Die *subakute Enzephalopathie* oder *Myelopathie* nach portokavaler Anastomose ist ein weiteres Beispiel für eine chirurgisch ausgelöste Stoffwechselstörung bzw. eine Mangelwirkung. Diese Operation wird gewöhnlich vorgenommen bei Leberzirrhose oder splenogener Anämie (Hypersplenismus). Die Enzephalopathie verläuft in diesen Fällen subakut und ist gekennzeichnet durch intermittierende Störungen des Bewußtseins und der Motorik. Seltener ist ein stetig

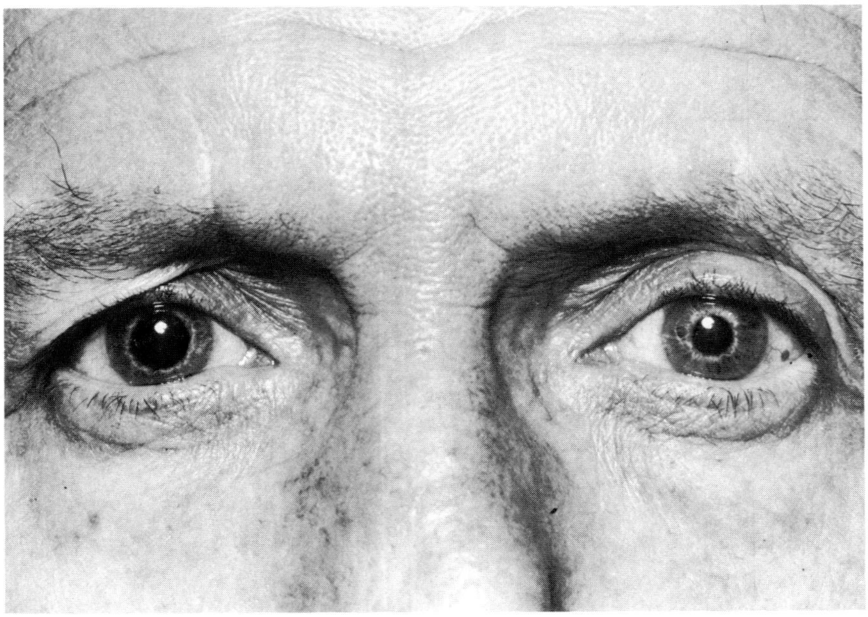

a

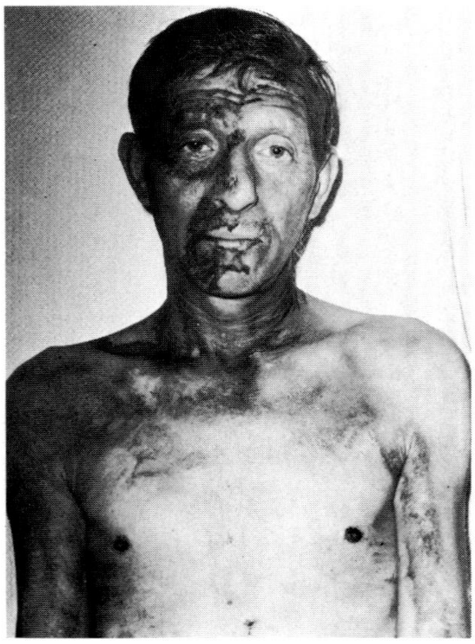

b

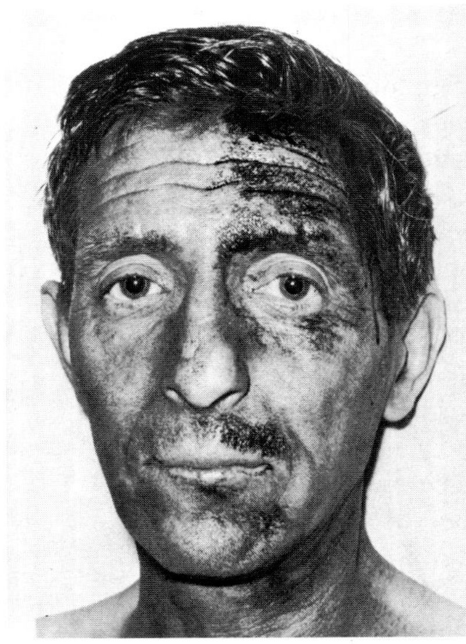

c

592 a–c Postoperatives Geschmacksschwitzen: 45jähriger Mann. Resektion des linken Lungenoberlappens wegen Tuberkulose vor 10 Jahren. Seitdem bemerkte er eine Schweißsekretionsstörung auf der linken Gesichtsseite. Immer wenn er schwitzte, blieb die linke Seite trocken. Andererseits verursachte der Geruch oder der Geschmack von gewürzten Speisen profusen Schweißausbruch gerade über der linken Gesichtsseite. Wenn er sich solche Speisen nur vorstellte, trat das Schwitzen nicht ein, jedoch schon dann, wenn er vor einem Fisch- oder Pommes-frites-Laden stand. **a** Horner-Syndrom links. **b** Schweißtest: Beachte das Ausbleiben der Schweißsekretion auf der linken Gesichtsseite und der linken Schulter. **c** Geschmacksschwitzen: Fische, Kartoffelchips und Soßen lösen reflektorisch Schwitzen der linken Gesichtshälfte aus. Reflektorisches Geschmacksschwitzen kommt als angeborene Anomalie vor, idiopathisch im Erwachsenenalter, nach Fazialislähmung oder Operation in der Parotisgegend (aurikulotemporales Syndrom). Es ist bei Syringomyelie beschrieben worden, nach zervikaler Sympathektomie und Thorakotomie. Man nimmt an, daß das Geschmacksschwitzen nach einer Nervenschädigung durch aberrierende Nervenfasern während der Regeneration entsteht

progredienter Verlauf mit zerebralen, zerebellären und spinalen Erscheinungen.

Nach bilateraler Ureterokolostomie kann es zur Hypokaliämie kommen. Sie gibt sich zu erkennen durch *periodische fluktuierende Gliedmaßenlähmung* mit Eigenreflexausfall und parästhetischen Mißempfindungen, somit die familiäre periodische Lähmung und die Myasthenia gravis nachahmend.

Schließlich noch zwei Beispiele aus dem neuen Gebiet der Gefäßchirurgie: Hier gibt es die *Paraplegie* nach Eingriffen an der Aorta und die *zerebralen Komplikationen* der Herzchirurgie. Rückenmarks- und Hirninfarkte sind in beiden Fällen geläufig. Die Aortenchirurgie kann Teilen des Rückenmarks Blut entziehen. Verschleppung von embolischem Material ins Gehirn liefert die wahrscheinliche Erklärung für Ödem und Ischämie des Zentralorgans bei Eingriffen am Herzen. Der Herzstillstand kann ebenfalls Ursache eines Hirndauerschadens sein. Man darf annehmen, daß ein Blutstopp zum Gehirn von mehr als 4 min. zu irreversiblen Veränderungen des Hirngewebes führt, wobei die neurologischen Symptome von einer diskreten Beeinträchtigung intellektueller Fähigkeiten, Gedächtnis- oder Visusstörungen bis zu Krampfanfällen, Demenz, Enthirnungsstarre und Tod reichen.

Neurologische Komplikationen der Strahlentherapie

Die Schädigung des *Plexus brachialis* ist eine bekannte Folge der radikalen Mastektomie mit Röntgennachbestrahlung. Das Rückenmark kann betroffen werden bei der Bestrahlung von nasopharyngealen Karzinomen und das Gehirn durch Strahlenbehandlung eines intrakraniellen Tumors. In Fällen mit chronisch progressiver Armplexuslähmung ist es oft unmöglich, diese Komplikation mehr dem Chirurgen oder mehr dem Strahlentherapeuten zuzuschreiben. *Zervikale Strahlenmyelopathien* haben eine Latenz von 6–18 Monaten zwischen Bestrahlungsende und Auftreten der ersten fokalen Symptome, die dann rasch in Erscheinung treten. Die Strahlenmyelopathie hat die höchste Inzidenz nach Röntgenbehandlung maligner Tumoren des Rachens, der Speiseröhre und des Halses. Der *Strahlenschaden am Gehirn* weist eine kurze Latenz von nur wenigen Wochen auf, die Symptome setzen plötzlich ein und ähneln oft der der akuten Multiplen Sklerose. Nur wenige Monate nach der Bestrahlung beginnt der Patient über Übelkeit, Schwindel und Unsicherheit zu klagen, und bei der Untersuchung findet man eine zerebelläre Ataxie mit Nystagmus. Das morphologische Bild ist oft mehr das einer Demyelinisierung als das einer Blutgefäßschädigung. Die bald nach der Bestrahlung manifest werdende Strahlenenzephalopathie führt begreiflicherweise häufig zur fälschlichen Annahme eines Tumorrezidivs.

Die Strahlenmyelopathie kann sich wenige Monate nach der Behandlung durch flüchtige Sensibilitätsstörungen bemerkbar machen, die in den folgenden 3 Monaten wieder zurückzugehen scheinen. Eine andere Form ist die selektive Zerstörung von Vorderhornganglienzellen mit schlaffer Extremitätenlähmung. Eine dritte Form schließlich manifestiert sich unter dem Bild des akuten Rückenmarkinfarktes. Häufiger noch ist der chronisch progrediente Verlauf, dessen pathologisch-anatomische Basis nur schwer begreifbar ist.

Die hippokratische Verpflichtung, unseren Patienten unter keinen Umständen Schaden zuzufügen, ist in neuerer Zeit von Sir Robert Hutchison (1871–1960) in die schönen Worte gekleidet worden:

„Gott bewahre uns davor, das Alleinsein nicht ertragen zu können, alles Neue anzubeten und Altes geringzuschätzen, das bloße Wissen über die Weisheit zu stellen, die Wissenschaftlichkeit über die Bildung, die Klugschnackerei über den gesunden Menschenverstand, auch davor, in Kranken nur Fälle zu sehen und sie an unserer Behandlung schwerer tragen zu lassen als an ihrer Krankheit."

Deutschsprachige Literatur zur Neurologie

BIRNBERGER, K. L., D. BURG: Examens-Fragen Neurologie. Zum Gegenstandskatalog, 2. Aufl. Springer, Berlin 1978

BODECHTEL, G.: Differentialdiagnose neurologischer Krankheitsbilder, 3. Aufl. Thieme, Stuttgart 1974

BRONISCH, F. W.: Die Reflexe und ihre Untersuchung in Klinik und Praxis, 5. Aufl. Thieme, Stuttgart 1979

CHUSID, J. G.: Funktionelle Neurologie. Springer, Berlin 1976

DELANK, H. W.: Neurologie, 2. Aufl. Enke, Stuttgart 1981

DUUS, P.: Neurologisch-topische Diagnostik. Anatomie – Physiologie – Klinik. Thieme, Stuttgart 1976

HALLEN, O.: Klinische Neurologie, 2. Aufl. Springer, Berlin 1975

JANZEN, B. R.: Elemente der Neurologie auf der Grundlage von Physiologie und Klinik. Springer, Berlin 1969

JANZEN, R.: Neurologische Diagnostik, Therapie, Prognostik. Enke, Stuttgart 1975

JOPPICH, G., F. J. SCHULTE: Neurologie des Neugeborenen. Springer, Berlin 1968

LAHODA, F., A. ROSS: Basistext zur neurologischen Untersuchung. Springer, Berlin 1977

MUMENTHALER, M.: Klinische Neurologie. Thieme-Lernbuch für Ärzte und Studenten. Thieme, Stuttgart 1973

MUMENTHALER, M.: Neurologie. Ein Lehrbuch für Ärzte und Studenten, 6. Aufl. Thieme, Stuttgart 1979

POECK, K.: Lehrbuch der Neurologie, 5. Aufl. Springer, Berlin 1978

SCHEID, W.: Lehrbuch der Neurologie, 4. Aufl. Thieme, Stuttgart 1980

SCHEID, W., E. GIBBELS: Therapie in der Neurologie und Psychiatrie einschließlich Rehabilitation. Thieme, Stuttgart 1969

SCHENCK, E.: Neurologische Untersuchungsmethoden, 2. Aufl. Thieme, Stuttgart 1975

WOLTER, W., H. SCHLIACK: Arbeitsbuch Neurologie. Urban u. Schwarzenberg, München–Wien–Baltimore 1978

Medikamentenverzeichnis

Freie Namen	Präparate
Acenocumarol	Sintrom Geigy
Acetazolamid	Diamox Lederle
ACTH	ACTH Schering
	Synacthen Ciba
Äthylbiscoumacetat	Tromexan Geigy
Aminorexfumarat	Apiquel Mc Neil
	Menocil Cilag
	(beide Präparate nicht mehr im Handel)
Amphetamin	Pervitin Temmler
Amytriptilin	Tryptizol Sharp & Dohme
	Saroten Tropon
	Laroxyl Roche
Antihistaminika	Soventol Knoll
	Systral Astra
	Fenistil Zyma-Blaes
	Avil Hoechst
	Antistin Ciba
	Ilvin Merck
	Repeltin Bayer
	Bonamine Roerig
	Vomex A Endopharm
	Tavegil Sandoz
Antikoagulantien	Phenprocoumon s. d.
	Warfarin s. d.
	Acenocoumarol s. d.
	Äthylbiscoumacetat s. d.
Antikonvulsiva	Carbamazepin s. d.
	Clonazepam s. d.
	Nitrazepam s. d.
	Oxazolidin s. d.
	Phenobarbital s. d.
	Phenytoin s. d.
	Primidon s. d.
	Succinimide s. d.
	Valproinat s. d.
Arsentrioydlösung 1%ig in saurem oder alkalischem Milieu	Fowler-Lösung
B. A. L. (British Antilewisit Dimercaprolum)	Sulfactin Homburg
Bethanidin	Esbatal Burroughs-Wellcome
Butyrophenon	Haldol Janssen
	Glianimon Tropon
Carbamazepin	Tegretal Geigy
	Timonil Desitin
Carbenoxolon-Na	Biogastrone Homburg
Carbimazol	Carbimazol Henning
Chlorambucil	Leukeran Deutsche Wellcome
Chloramphenicol	Chloromycetin Parke-Davis
	Leukomycin Bayer
	Paraxin Boehringer
Chloroquin	Resochin Bayer
Chlorpromazin	Megaphen Bayer
Clioquinol	Mexaform S Ciba
Clonazepam	Rivotril Roche
Cycloserin	D-Cycloserin Roche
	Cycloserin „Kabi“ Deutsche Kabi
Dexamethason	Fortecortin Merck
	Millicorten Ciba
	Decadron Sharp & Dohme
Diazepam	Valium Roche
Disulfiram	Antabus Tosse
Edrophoniumchlorid	Tensilon Roche
Emetin	Emetinumhydrochloricum DAB
Ephedrin	Ephedrinum hydrochloricum DAB
	Ephedrin Knoll
	Ephetonin Merck
Ergotamintartrat	Gynergen Sandoz
	Ergotamin Medihaler Kettelhack Riker
Eserin	s. Physostigmin
Etacrynsäure	Hydromedin Sharp & Dohme
Ethambutol	Myambutol Lederle
Ethoglucid	Epodyl ICI Pharmaceuticals
Gentamycin	Refobacin Merck
Glutethimid	Doriden Ciba
Guanethidin	Ismelin Ciba
	Leron Bayer
Homatropin	Homatropinum hydrobromicum DAB 6 1%ige Augentropfen
	Homatropin POS Augentropfen Bernhard, Buxmann
Hydrocortison (Cortisol)	Hydrocortison Ciba/Hoechst
	Ficortril Pfizer
Imipramin	Tofranil Geigy
Isoniazid	Neoteben Bayer
	Rimifon Roche
Kanamycin	Kanamycin Grünenthal
Levodopa	Brocadopa Merckle
	Helfo-dopa Promonta
	L-Dopa-ratiopharm ratiopharm
	Larodopa Roche
	Levodopa Woelm
	Madopar Roche
	Nacom Sharp & Dohme

Freie Namen	Präparate
Mephenesin	Rhex „Hobein“ Hobein
Mersalyl	Salyrgan Hoechst
Metacholiniumchlorid	Mecholylchlorid Merck/Sharp & Dohme
Methaqualon	Revonal Merck
Methotrexat	Methotrexat Lederle
Methyldopa	Presinol Bayer
	Sembrina Boehringer
Nalidixinsäure	Nogram Winthrop
Neomycin	Neomycin Upjohn
Neostigmin	Prostigmin Roche
Nitrazepam	Mogadan Roche
Nitrofurantoin	Furadantin Boehringer
	Ituran Promonta
	Uro-Tablinen Sanorania
	Urolong Thiemann
	Phenurin Merckle
Oxazolidin	Tridione Abbott
	Paradione Abbott
	Petidiol Gerot
Perphenazin	Decentan Merck
Pethidin	Dolantin Hoechst
Phenobarbital	Luminal Bayer/Merck
	Phenaemal Woelm
	Chloraldurat Pohl
	Paraldehyd DAB
Phenothiazin	Promazin s. d.
	Chlorpromazin s. d.
	Triflupromazin s. d.
	Perphenazin s. d.
	Promethazin s. d.
Phenprocoumon	Marcumar Roche
Phenylbutazon	Butazolidin Geigy
Phenytoin	Zentropil Nordmark
	Epanutin Parke Davis
	Phenhydan Desitin
Physostigmin	Physostigminum salicylium DAB
Polymyxin	Polymyxin Pfizer
Prednisolon	Decortin-H Merck
	Urbason Hoechst
	Decortilen Merck
Prednison	Decortin Merck
	Cortidelt Russel
	Ultracorten Ciba
Primaquine	Primaquin Bayer
Primidon	Mylepsinum ICI-Pharma
	Liskantin Desitin
Procyclidin	Osnervan Wellcome
Promazin	Protactyl Wyeth
	Verophen Bayer
Promethazin	Atosil Bayer

Freie Namen	Präparate
Propranolol	Dociton ICI-Pharma
Pyridostigmin	Mestinon Roche
Reserpin	Sedaraupin Boehringer Mn
	Serpasil Ciba
Stelazine	s. Trifluoperazin
Steroide	Hydrocortison, Cortisol s. d.
Glucocorticosteroide	Prednison s. d.
	Prednisolon s. d.
	Triamcinolon s. d.
	Dexamethason s. d.
Streptomycin	Solvo-strept S Heyl
	Streptomycin Sarbach Hefa Frenon
	Streptomycinsulfat Horm Hormonchemie
	Streptomycinsulfat Heyl Heyl
	Streptothenat Grünenthal
Succinimide	Suxinutin Parke Davis
	Petnidan Desitin
	Pyknolepsinum ICI-Pharma
	Petinutin Parke Davis
Suxamethonium	Pantolax Reiss
	Succinyl Asta
Tetrabenazin	Nitoman Roche
Thalidomid	Contergan Grünenthal (nicht mehr im Handel)
Tetracyclin	Achromycin Novalis
	Hostacyclin Hoechst
	Steclin Heyden
	Supramycin Grünenthal
	Tefilin Heilit
	Tetracyclin Heyl Heyl
	Tetracyclin-ratiopharm ratiopharm
	Tetralution Merckle
Thiopropazat	Tonoquil Boehringer Mn
Thioridazin	Melleril Sandoz
Tolbutamid	Artosin Boehringer Mn
	Rastinon Hoechst
Triamcinolon	Delphicort Lederle
	Volon Heyden
Trifluoperazin	Jatroneural Röhm Pharma
Triflupromazin	Psyquil Heyden
	Neurocil Bayer
Trihexyphenidyl	Artane Cyanamid
Valproinat	Ergenyl Labaz
	Orfiril Desitin
	Convulex Byk Gulden
Vincristin	Vincristin Lilly
Viomycin	Viocin Pfizer
Warfarin	Cumadin Iptor

Sachverzeichnis

Halbfette Ziffern verweisen auf Abbildungsnummern